Callwey

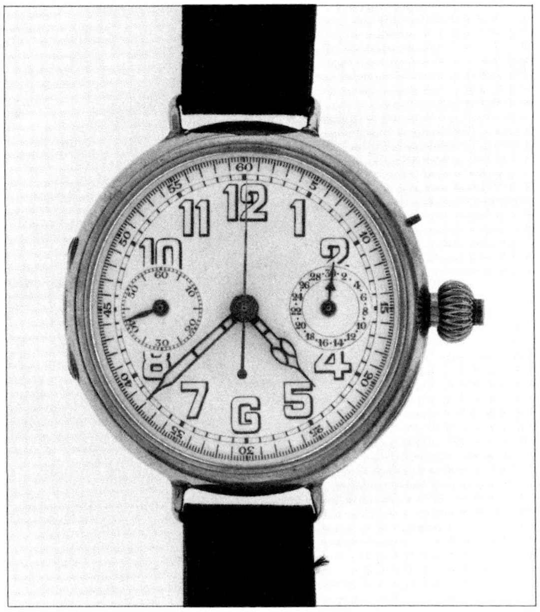

Gerd-R. Lang □ Reinhard Meis

CHRONOGRAPHEN Armbanduhren

Die Zeit zum Anhalten

Callwey

Herausgeber
Christian Pfeiffer-Belli

Die Deutsche Bibliothek – CIP-Einheitsaufnahme

Chronographen, Armbanduhren: Die Zeit zum Anhalten / Gerd-R. Lang; Reinhard Meis. [Hrsg. von Christian Pfeiffer-Belli]. – München: Callwey, 1992
ISBN 3-7667-1011-7
NE: Lang, Gerd-R.; Meis, Reinhard; Pfeiffer-Belli, Christian [Hrsg.]

Umschlaggestaltung Baur + Belli Design, München, unter Verwendung der Abbildungen 247/248
Lithos Brend'amour, Simhart GmbH & Co., München
Satz und Druck Kösel, Kempten
Bindung Schauenburg GmbH., Schwanau-Allmannsweier
Printed in Germany 1992
ISBN 3-7667-1011-7

Inhalt

H

I

J

K

L

M

N

O

P

R

S

T

U

V

W

X

Z

Vorwort

Mechanische Armbanduhren zu sammeln ist populär geworden. Die Literatur darüber erreicht die Grenze des Unüberschaubaren. Selbst die Uhrenindustrie hat diese Uhren längst wieder in ihre Produktion aufgenommen und stellt mechanische Uhren in großen Stückzahlen her. War es anfangs noch die mechanische Uhr mit Mondphase, so geht heute der Trend hin zur komplizierten Uhr, dem Chronographen. Bei einem Chronographen hat man die Möglichkeit, über eine Drückermechanik von außen einen Zeiger in Gang zu setzen, ihn anzuhalten und wieder auf Null zurückzustellen, ohne die Zeitanzeige zu verändern. Nun sind solche Chronographen keineswegs eine Erscheinung aus jüngster Zeit, sondern waren schon im letzten Jahrhundert als Taschenuhr und seit der Jahrhundertwende als Armbanduhr bekannt und viel in Gebrauch. Lediglich in den 60er und 70er Jahren hat die aus Fernost hereindrängende Quarzuhr eine Zäsur herbeigeführt und die mechanische Uhr in den Hintergrund gestellt.

Die Idee, ein Buch nur über Chronographen zu schreiben, entstand in der »Patentschriften-Auslegestelle des Württ. Landesgewerbeamtes Stuttgart«. Ich war seinerzeit auf der Suche nach Patentschriften über Tourbillons für mein Buch »Das Tourbillon«. Dazu hatte mir ein freundlicher Beamter den Keller mit den damals ausgelagerten alten Patentschriften für einen Tag zum »Stöbern« überlassen. Tourbillon-Patentschriften fand ich zwar fast keine, aber zum Thema Chronographen hatte ich am Abend ca. 400 Seiten Patentschriften kopiert, die heute den Roten Faden zu diesem Buch bilden. Zum Verständnis erteilter Patente habe ich nur solche herausgesucht, die eine erkennbare andersartige Funktion beinhalteten. Der »Fundus« war sehr viel höher, und würde man alle jene Patente über Chronographen hinzurechnen, die bereits für Taschenuhren erteilt worden waren, hätte ich mehrere tausend Seiten kopieren müssen.

In Herrn Gerd-R. Lang fand ich einen Partner, der seine Lebensaufgabe den Chronographen gewidmet hat, selbst fasziniert ist von mechanischen Uhren und heute solche Uhren unter dem Namen »Chronoswiss« wieder produziert und vertreibt. Es gibt wohl kaum ein Chronographenwerk, das er nicht kennt. In zahlreichen Gesprächen haben wir versucht, eine Abgrenzung zu finden, wie man das Thema »Armband-Chronographen« vorstellen könnte, und sind zu dem Schluß gekommen, die Chronographen aus der Gruppe Armbanduhren herauszunehmen, um sie als selbständiges Uhrwerk zu behandeln. Sowohl von der Gebrauchsmöglichkeit als auch vom mechanischen Aufbau ist der Chronograph ein Uhrwerk mit einer zusätzlichen Funktion, die unabhängig von der Zeitanzeige benutzt werden kann. Wer sich mit diesen Chronographenwerken befaßt, wird bald an einen Punkt gelangen, an dem er durch Widersprüchlichkeiten, unzählige Wiederholungen und Unüberschaubarkeit der Kaliber in der bisherigen Literatur – eingeschlossen auch die von der Industrie herausgegebenen Werksucher – die Übersicht verliert. Dieses Buch soll dazu beitragen, die Armband-Chronographen in einem Bildteil zunächst aus der Sicht auf das Zifferblatt zu ordnen und zum anderen die einzelnen Werkkonstruktionen, von denen über 250 Kaliber bekannt sind, in sogenannten »Kaliberfamilien« zusammenzufassen.

Mit einem vorangestellten Text soll das Thema Armband-Chronograph verständlich gemacht werden. Da allgemein angenommen wird, daß ein Chronograph, der auf Bruchteile einer Sekunde genau die gestoppte Zeit anzeigen kann, auch selbst als Uhr so genau geht, ist diesem Thema ein Kapitel über die Genauigkeit der Chronographen gewidmet, in dem besonders auf das Regulierorgan »Unruh mit Spirale« eingegangen wird. Das hierin Gesagte trifft auch auf Uhren ohne Chronograph zu und soll ein Beitrag zur allgemeinen Uhrenentwicklung sein, der aber im Zusammenhang mit Chronographen hier eine besondere Bedeutung erhält. Im Kapitel »Das Gesicht des Chronographen« sind alle gebräuchlichen Anzeigesysteme vorgestellt und erklärt, die oft ihren Ursprung von einer Anzeige auf einer Taschenuhr ableiten. In dem Kapitel »Die Technik der Chronographen« bilden die bereits erwähnten Patentschriften den Roten Faden, der eine authentische Entwicklung der einzelnen Mechaniken aufzeigt und überdies eine brauchbare Datierung erlaubt. Nicht immer war ein erteiltes Patent der Beweis dafür, daß es eine gute Erfindung war. So wird der Leser feststellen, daß das eine oder andere Patent nie in Serie gegangen ist. Dies schmälert aber die erfinderische Leistung nicht. Gute Ideen waren und sind oft in der Herstellung für ein Massenprodukt zu teuer, so daß in der Serie einer billigeren und einfacheren Lösung der Vorzug gegeben wurde. Das mag unverständlich klingen. Aber Funktionssicherheit und kalkulierbarer Gewinn waren die Regenten der Produktion. Leider gingen beide Regenten nicht immer im Gleichschritt. Dennoch sind in nunmehr fast einhundert Jahren viele faszinierend schöne Armband-Chronographen hergestellt worden, die das handwerkliche Können – auch in einer Massenproduktion – der Uhrenindustrie unter

Beweis stellen. Wohl in keiner Sparte der Mechanik ist eine solche Vielfalt an Lösungsmöglichkeiten realisiert worden wie in der Uhrenindustrie und hier in der Herstellung von Chronographenwerken.
Bei der Zusammenstellung des Bildteils erhob sich rasch die Frage nach dem Ordnungskriterium. Chronologisch, nach Marken oder wie sonst? Die Autoren haben sich schließlich von den Funktionen auf dem Zifferblatt leiten lassen und stellen zuerst die reinen Chronographen mit Zähleinrichtungen, dann jene mit Sonderfunktionen und solche mit besonderen Gehäuseformen vor. Eine weitere Gruppe beinhaltet Chronographen mit zusätzlichen Anzeigen, die keine Chronographenfunktionen sind, wie Datum und automatische Aufzüge. Schließlich ist in einem Anhang noch einmal eine Zusammenstellung der Werke aufgezeigt, die eine genaue Bestimmung der einzelnen Kaliber gestattet: allerdings nur soweit, wie es sich bei den Kalibern um tatsächlich unterschiedliche Konstruktionen handelt (von denen insgesamt 117 gefunden werden konnten). Alle wichtigen Daten und Funktionen dazu sind in den Bildlegenden zu finden.

An dieser Stelle möchte ich mich bei den nachfolgenden Institutionen und Persönlichkeiten herzlich bedanken; hauptsächlich für das Zurverfügungstellen von Chronographen zum Fotografieren, die in den Bildteil aufgenommen wurden, aber auch für technische Informationen, die für mich nicht erreichbar waren: Auktionshaus Antiquorum, Genf; Alan Banbery, Patek Philippe, Genf; R. de Cuellar, Zürich; Auktionshaus Dr. Crott, Aachen; Franz Josef Kuck, München; Harald Goebel, Zürich; Auktionshaus Joseph, Mönchengladbach; Herrn Hartmann, Düsseldorf; Gisbert L. Brunner, München; Roland Carrera, Neuchâtel; Erwin Eisenegger, La Chaux-de-Fonds; Jack W. Heuer, Bern; Francis Meyer, Biel; Heinz Rollier, Lengnau/CH; Jean Zurbuchen, La Chaux-de-Fonds; Hans Stahl, Konstanz; Christian Pfeiffer-Belli vom Callwey-Verlag, München; Klaus Zimmermann, Zürich; Patentschriften-Auslegestelle des Württ. Landesgewerbeamtes Stuttgart und allen Sammlern, die namentlich nicht genannt werden wollen.

Wahlwies im Mai 1992 *Reinhard Meis*

Definition

Das Wort »Chronograph« hat von jeher zu zahlreichen Deutungen geführt. Die beiden Wortstämme »Chrono...« (in Zusammensetzung auftretendes Bestimmungswort mit der Bedeutung: zeit..., Zeit...) und »...graph« (in zusammengesetzten Substantiven auftretendes Grundwort mit der Bedeutung: Schrift, Geschriebenes, Schreiber) lassen sich übersetzen mit dem Wort: Zeitschreiber. In der Tat war auch das erste Gerät dieser Art eine Uhr, die die zu messende Zeit auf das Zifferblatt schrieb. Das war im Jahr 1822 die Erfindung von Rieussec (1804–1852), die er Chronograph nannte. Mit einem Zeiger, der als kleiner Tintenschreiber ausgebildet war, schrieb Rieussecs Uhr die zu messende Zeit direkt auf das Zifferblatt und zwar so, daß zu Beginn des Meßvorganges und an dessen Ende ein kleiner Punkt markiert wurde. Der Abstand zwischen beiden entsprach der inzwischen verstrichenen Zeit. Dieser Chronograph, der die Zeit tatsächlich »schreibend« markierte, war im Gebrauch noch recht umständlich. Zum einen mußte ständig das Zifferblatt gesäubert bzw. gewechselt werden und zum anderen war für gut fließende Tinte zu sorgen.

Schon bald hatte man Taschenuhren konstruiert, die mit Sekundenzeigern ausgestattet waren, welche die genommene Zeit nur durch ihre Stellung anzeigten. Allerdings wurde dabei das ganze Uhrwerk angehalten. Ein solches System konnte auf die Dauer nicht befriedigen, weil nach jedem Meßvorgang die tatsächliche Anzeige der Uhrzeit verlorengegangen war. Irreführenderweise findet man oft auf diesen Taschenuhren, vornehmlich jenen aus England, die Benennung Chronograph. Solche Uhren wurden auch mancherorts als sogenannte »Doctor-Watch« bezeichnet, was wohl auf eine mögliche Benutzergruppe dieser Uhren hinweisen sollte. Der klassische »Chronograph« in heutigem Sinn hat grundsätzlich drei Funktionen: Starten, Anhalten und Nullstellen.

Um keine Irrtümer aufkommen zu lassen, muß die Bezeichnung »Chronograph« von jener, die »Chronometer« heißt, unterschieden werden. Ein Chronometer ist eine Uhr (hier also eine Armbanduhr), die bei einer Gangprüfung eine vorgegebene Genauigkeit bewiesen hat und deshalb als »Chronometer« bezeichnet werden darf. Ihre technische Ausstattung ist dabei unwesentlich, d. h., es ist für die Chronometerprüfung jede Uhr zugelassen, egal ob sie ein zusätzliches Kalenderwerk, einen zusätzlichen Chronographen oder beides besitzt. Auch ein (später) hinzugekommener automatischer Aufzug hat auf eine Chronometerprüfung keinen hindernden Einfluß. Ausschlaggebend für die Bezeichnung »Chronometer« sind die erzielten Gangergebnisse, die je nach Prüfungsordnung in einem mehr oder weniger detaillierten Gangzeugnis die Genauigkeit nachweisen. Somit kann auch ein Chronograph die offizielle Bezeichnung »Chronometer« erhalten.

Von der Mechanik her besteht ein Chronograph aus einer normalen Uhr, die kontinuierlich die Uhrzeit anzeigt, und der ein unabhängiger Chronographenmechanismus angegliedert ist. Die Chronographenzeit wird zwar von dem normalen Uhrwerk gesteuert, ist aber in ihrer Anzeige vollkommen unabhängig, d. h., der Chronograph kann zu jeder beliebigen Zeit gestartet, angehalten und/oder auf Null zurückgestellt werden. Dazu ist mindestens ein sogenannter Chrono-Zeiger, allgemein als zusätzlicher (zweiter) Sekundenzeiger aus der Mitte, notwendig. Er ist in den meisten Uhren mit einem (oft kleineren) Minutenzählzeiger gekoppelt.

Äußerlich erkennbar ist ein Chronograph daran, daß er einen (meist kleinen) ständig mitlaufenden Sekundenzeiger besitzt und einen zweiten manuell zu betätigenden (meist großen) Sekundenzeiger aus der Mitte hat. Weiter finden wir meist auf einem kleinen Hilfszifferblatt (bei der 3 oder der 12) den bereits oben erwähnten Minutenzähler, der beispielsweise 30, 45 oder 60 Minuten zählt. Den ersten Mechanismus für eine solche Taschenuhr, der das Starten, Anhalten und wieder auf Null Stellen des Sekundenzeigers erlaubte, hat der Schweizer Adolph Nicole, der sich in England niederließ, im Jahr 1862 erfunden.

Der Armband-Chronograph ist nichts anderes als ein kleiner Taschen-Chronograph; lediglich die Art und Weise, wie er getragen und bedient wird, ist unterschiedlich. Deshalb ist die Werkgröße aus praktischen Gründen wesentlich kleiner gehalten. Über 200 verschiedene Werke (Kaliber) in mehr als 25 unterschiedlichen Werkgrößen hat man in den folgenden Jahren entwickelt. Die kleinsten vollständigen Chronographenwerke hatten einen Durchmesser von ca. 21 mm (9½'''), eine erstaunliche Leistung der Uhrmacherkunst. Der heutige Armband-Chronograph hat allgemein beiderseits der Aufzugkrone je einen Drücker, um den Chronographenmechanismus zu bedienen. Die manchmal vorhandenen zusätzlichen Kalenderangaben sind vom Chronographenmechanismus unabhängig.

Geschichte

Das 19. Jahrhundert war für die Schweizer Uhrenindustrie von großer Bedeutung. Zahlreiche Uhrenmanufakturen wurden in dieser Zeit gegründet, die mit ihrem Namen die Schweizer Uhr in der Welt bekannt machten. Es war hier nicht mehr der einzelne berühmte Uhrmacher, der mit seinen Gesellen eigenhändig am Werktisch einzelnen Uhren fertigte, sondern kleine und mittlere Unternehmen (Fabriken), die im Zuge der Industrialisierung Uhren als »Massenware« in weiten Bereichen maschinell herstellten. Diese Manufakturen fertigten meist eigene Werke und beschafften sich alle weiteren Zubehörteile, wie Zifferblätter, Zeiger, Gehäuse und Lederbänder von auswärts, um im eigenen Haus eine komplette Uhr zusammenstellen zu können, die mit dem Namen des Unternehmens versehen auf den Markt gebracht wurden. Allerdings standen diese Manufakturen mehr oder weniger in Konkurrenz zu den reinen »Ebauchesfabriken«, die nur Rohwerke (ébauches) herstellten, welche von den Finisseuren und Etablisseuren gekauft und zu kompletten Uhren verarbeitet wurden.

Die Finisseure sind jene Gruppe der Unternehmer, die die Rohwerke fertigstellten, in der Hauptsache Steine einsetzten, die Hemmung einbauten und dem Werk optisch den letzten Schliff gaben, wodurch es komplett war zum Einbau in ein Gehäuse. In der Uhrenindustrie spricht man heute bei diesem letzten Arbeitsgang vom »Einschalen« der Werke.

Die Ebauchesfabrikanten treten in der Öffentlichkeit viel weniger in Erscheinung; sie sind meist nur den Manufakturen und Uhrmachern bekannt, obwohl erstere ca. 80% aller in der Schweiz hergestellten Uhrwerke produzierten.

Die Gruppe der Etablisseure umschließt mehr Händler und Organisatoren bzw. Produktionsleiter, welche entweder von den Finisseuren komplette Werke kauften oder in eigenen Werkstätten angekaufte Rohwerke fertigstellten, die Zifferblätter (oft auch die Werke) mit eigenen Namen oder Firmenzeichen versahen und so die Uhren auf den Markt brachten, allgemein in der mittleren und unteren Preislage.

Als zu Beginn dieses Jahrhunderts in den ersten beiden Jahrzehnten die Armbanduhr immer mehr in Gebrauch kam, ließ auch der Armband-Chronograph nicht lange auf sich warten. Es sei hier nochmals daran erinnert, daß die Taschenuhr mit großem Sekundenzeiger aus der Mitte schon vor 1800 existierte. Ein Mechanismus, mit dem der Zeiger angehalten und wieder in Gang gesetzt werden konnte, war durchaus üblich, allerdings mit dem Nachteil, daß dabei das ganze Werk angehalten werden mußte, womit die eigentliche Uhrzeit verlorenging. Um nun einen unabhängigen und anhaltbaren Sekundenzeiger zu schaffen, hat man Werke entwickelt, die ein komplettes Sekundenwerk besaßen, welche sich separat starten und anhalten ließen. Trotz dieser Verbesserung war es immer noch nicht möglich, den Sekundenzeiger von einer bestimmten Marke aus (z. B. von der Zwölf) zu starten. Um 1844 schuf Adolph Nicole eine erste Nullstellvorrichtung, die er zum Patent anmeldete, aber erst 1862 stellte Nicole eine wirklich brauchbare Taschenuhr vor, die für den Sekundenzeiger alle drei notwendigen Funktionen: Start, Stopp und Nullstellung beinhaltete. Der Chronograph in Form einer Taschenuhr war damit seit 1862 bekannt, und als im Dezember 1888 das Eidgenössische Amt für gewerbliches Eigentum (Patentamt) seine Arbeit aufnahm, beinhalteten die ersten Patente zahlreiche Erfindungen zur Verbesserung des Chronographen. Das Patent Nr. 12 wurde am 1. Dezember 1888 veröffentlicht. In den ersten fünf Monaten folgten weitere 15 Patente (Nr. 12, 35, 103, 108, 156, 207, 235, 259, 300, 359, 390, 542, 740, 783, 927, 986, 1017), die sich nur auf die Verbesserung des Chronographen bezogen – jene, die für die Taschenuhren anderer Art oder überhaupt für Uhren allgemein eingereicht wurde, nicht eingeschlossen.

Der Übergang vom Taschen-Chronograph zum Armband-Chronograph vollzog sich in zwei Schritten. Der erste war eine Umgestaltung der Gehäuse, so daß die »Taschenuhr« mittels eines Lederriemens am Arm getragen werden konnte. Hierbei gab es jene Taschenuhrgehäuse, die man mit festen oder beweglichen Bügeln für das Armband versah und wo man die Aufzugskrone mit dem Drücker für Starten, Anhalten und Nullstellen bei der 12 beließ. Bei einigen Modellen brachte man nur aus Symmetriegründen auf der gegenüberliegenden Seite bei der 6 eine genau gleiche (nutzlose) Aufzugskrone mit Bügelkopf an. Die hierzu verwendeten Taschenuhrwerke waren ausnahmslos in Lepine-Ausführung, wobei die Beschriftung der Zifferblätter um 90° »gedreht« aufgedruckt werden mußte. Wenn der Zähler dann bei der 3 und der kleine, ständig mitlaufende Sekundenzeiger bei der 9 zu liegen kam, bedeutete dies noch nicht, daß es sich um ein Savonnette-Werk handelt. Taschenuhrwerke mit Chronograph in Savonnette-Ausführung, d. h., die Aufzugskrone und das Lager des Sekundenrades stehen im Winkel von 90° zueinander, hat es m. W. damals gar nicht gegeben. Lediglich Werke mit Chronograph und Repetition, die in Armbanduhren keine Verwendung fanden, hatten Savonnette-Ausführung. Eine andere Möglichkeit bestand darin, die komplette Taschenuhr in ein ledernes »Kapselgehäuse« mit Lederband zu stecken.

Der zweite Schritt war die Verkleinerung der Werke. Um 1910 kamen die ersten kleinen Chronographen-Werke (13‴) als Armbanduhr auf den Markt, wie aus einem Prospekt der Firma Moeris ersichtlich. Auch die Firma Omega hat schon um 1913 in einer Anzeige für einen Chronographen als Armbanduhr geworben, wobei es sich hier noch um eine umgebaute Taschenuhr handelte.

Bezogen auf die Armbanduhr waren die Hersteller für den Armband-Chronographen im wesentlichen die Ebauchesfabrikanten, die nur die Rohwerke dazu herstellten. Es waren dies die Fabrikanten A.-A. Hahn (Landeron), P. Berret, J.-B. Berret und O. Schmitz unter dem Namen Venus S.A. und J. und Ch. Reymond (später Valjoux S.A.). Nicht zu der Ebauches S.A. gehörten die Firmen Lemania und Universal, welche auch eigenständig Armband-Chronographenwerke herstellten.

Über die Genauigkeit der Chronographen

Die Temperaturkompensation

Die Verkleinerung der Werke zwang natürlich auch dazu, das Schwingsystem »Unruh und Spirale« im gleichen Verhältnis zu verkleinern. Für das Räderwerk und seine Verzahnung war dies kein Problem, aber das Schwingsystem barg Schwierigkeiten in sich, die bei immer kleiner werdender Unruh und Spirale bald eine Grenze setzten, welche einen befriedigenden Gang nicht mehr gewährleistete, insbesondere bei der Temperaturkompensation. Für eine gut regulierende Armbanduhr war es notwendig, die Unruh – in bekannter Weise wie bei Taschenuhren – mit einem Bimetallreif auszustatten und die dazugehörige Spirale aus blau angelassenem Kohlenstoffstahl herzustellen, welche mit Endkurven versehen dann das Schwingsystem bildete. Es hatte sich aber bald gezeigt, daß diesem Schwingsystem – obwohl es für Taschenuhren mit großem Regulieraufwand zu Höchstleistungen getrieben werden konnte –, bei Armbanduhren ein Erfolg versagt blieb. Die Tatsache, daß die übliche Stahlspirale durch die Temperaturschwankungen ihre Elastizität änderte, war ja hinlänglich bekannt, und die große Zahl an Temperaturkompensationen, die diesen Fehler ausgleichen sollten, ist kaum überschaubar. Je kleiner aber die Unruhen, desto schwieriger wurde es, eine befriedigende Kompensation zu erhalten.

Schon bevor die »kleine« Armbanduhr auf den Markt kam, hatte man auf Grund der Veröffentlichungen des Physikers Charles-Edouard Guillaume (1861–1938) beim von ihm gefundenen »Invar«, einer Eisen-Nickel-Legierung mit knapp 36% Nickelgehalt, angenommen, daß eine solche Legierung auch ein Spiralfedermaterial sein könnte. Die Aussicht, daß eine Spirale bei Temperaturschwankungen ihre Länge nicht ändert und möglicherweise auch ihre Elastizität behält, mußte dazu führen, sie mit einer Invar-Unruh zu einem genaugehenden Schwingsystem zu kombinieren. In der Tat hat der Schweizer Präzisionsregleur Paul Perret (1854–1903) gleich nach Bekanntwerden dieser Invar-Legierung (in Zusammenarbeit mit Guillaume) erste Versuche angestellt, die aber wenig Erfolg hatten. Erst mit Perrets verbessertem »spiral-compensateur«, der aus einer anderen Zusammensetzung der Nickel-Eisen-Legierung als Invar bestand, aber wieder in Verbindung mit einer Invar-Unruh stand, stellte sich der Erfolg ein. Seine gewonnenen Ergebnisse veröffentlichte er in zwei Schriften 1901 und 1907. Erstmals wurde darin von Perret vorgeschlagen, eine monometallische Unruh (aus Neusilber) mit einer Nickel-Eisen-Spirale (28–30 Teile Nickel) zu verwenden.

Aus der Formel für die Schwingungsdauer

$$T = 2\pi \sqrt{\frac{\theta}{D}} \qquad (1)$$

erkennt man, daß das Trägheitsmoment θ der Unruh in einem direkten Verhältnis zu dem Direktionsmoment D (Rückstellmoment) der Spirale steht. Bezogen auf die Frequenz f lautet die Formel

$$f = \frac{1}{2\pi} \sqrt{\frac{D}{\theta}} \qquad (2)$$

Das Direktionsmoment der Spirale ergibt sich aus ihren Abmessungen Länge l, Brerite b, Dicke h und ihrem Elastizitätsmodul E bei der Temperatur t; eingesetzt in 2 ergibt sich

$$f = \frac{1}{2\pi} \sqrt{\frac{E\, h^3\, b}{12\, l\, \theta}} \qquad (3)$$

Erhöht sich die Temperatur t um Δt auf t_1, werden die nachstehenden temperaturabhängigen Größen beeinflußt:

$$\begin{aligned} E_1 &= E\,(1 + \eta\,\Delta t) \\ h_1 &= h\,(1 + \alpha\,\Delta t) \\ b_1 &= b\,(1 + \alpha\,\Delta t) \\ l_1 &= l\,(1 + \alpha\,\Delta t) \\ \theta_1 &= \theta\,(1 + \beta\,\Delta t)^2 \end{aligned}$$

Es bedeuten hier:

η = thermoelastischer Koeffizient der Spiralfederlegierung
α = linearer Ausdehnungskoeffizient der Spirale
β = linearer Ausdehnungskoeffizient der Unruh.

Nach Erhöhung der Temperatur t um Δt auf t_1 ergibt sich die Frequenz f_1

$$f_1 = \frac{1}{2\pi} \sqrt{\frac{E\, h^3\, b\,(1 + \eta\,\Delta t)\,(1 + \alpha\,\Delta t)^3}{12\, l\, \theta\,(1 + \beta\,\Delta t)^2}} \qquad (4)$$

Die relative Frequenzänderung ist also

$$\frac{\Delta f}{f} = \frac{f - f_1}{f} \qquad (5)$$

Wenn sich nach der Temperaturerhöhung um Δt die Frequenz nicht ändern soll, muß die Kompensationsbedingung lauten:

$$\frac{f - f_1}{f} = 0 \qquad (6)$$

Setzt man nun die Werte aus Formel 3 und 4 in 6 ein und löst den ganzen

Ausdruck nach η (unter Vernachlässigung der kleinen Glieder) auf, so erhält man Kompensationsbedingung für die Spirale

$$\eta = 2\beta - 3\alpha \qquad (7)$$

Aus Formel 7 erkennt man, daß der thermoelastische Koeffizient η positiv und in einem ganz bestimmten Verhältnis von linearem Ausdehnungskoeffizient der Spirale zu linearem Ausdehnungskoeffizient der Unruh stehen muß. In erster Näherung ist der lineare Ausdehnungskoeffizient (für die Nickel-Stahl-Spirale) $\alpha = 12 \cdot 10^{-6}$ und (für eine Unruh aus Zink) $\beta = 30 \cdot 10^{-6}$, woraus sich ein $\eta = 2\beta - 3\alpha = 0{,}24 \cdot 10^{-4}$ ergibt. Aus dieser Abschätzung sieht man, daß eine Spirale, um Kompensation zu erreichen, einen verhältnismäßig kleinen, positiven, thermoelastischen Koeffizienten haben muß.

Die Nachteile des alten Systems mit Bimetallunruh und Stahlspirale waren:

1. Große Magnetempfindlichkeit, die eine Uhr zum Stehenbleiben veranlaßte, wenn sie in ein Feld ab 20–30 Oersted (1600–2400 Ampère/Meter) gebracht wurde.
2. Zeitraubende Regulierarbeit durch Versetzen der Gewichtsschrauben auf dem Bimetallreif, um die Kompensation der Spirale zu bewirken.
3. Großer Sekundärfehler bei Raumtemperatur, d.h., wenn bei zwei Temperaturen (+5° und +35 °C) gute Kompensation herrscht, bleibt zwischen diesen Temperaturen ein merklicher Restfehler.
4. Bleibende Verformung der Reifenden, die ein einseitiges Verändern des Trägheitsmomentes verursachen.
5. Starke Rostanfälligkeit sowohl der Spirale als auch der Unruh.
6. Teure Herstellung des Unruhkörpers mit Bimetallreif.

Der Vorschlag von Perret zielte nun in die Richtung

1. eine monometallische Unruh mit linearem Ausdehnungskoeffizienten zu verwenden, die aus einem unmagnetischen Werkstoff besteht und
2. diese mit einer Spirale aus möglichst unmagnetischem und nicht rostendem Werkstoff hoher Elastizität und kleinem thermoelastischem Koeffizienten zu verwenden und das, weil
3. ein solches System wesentlich billiger in der Herstellung sein wird.

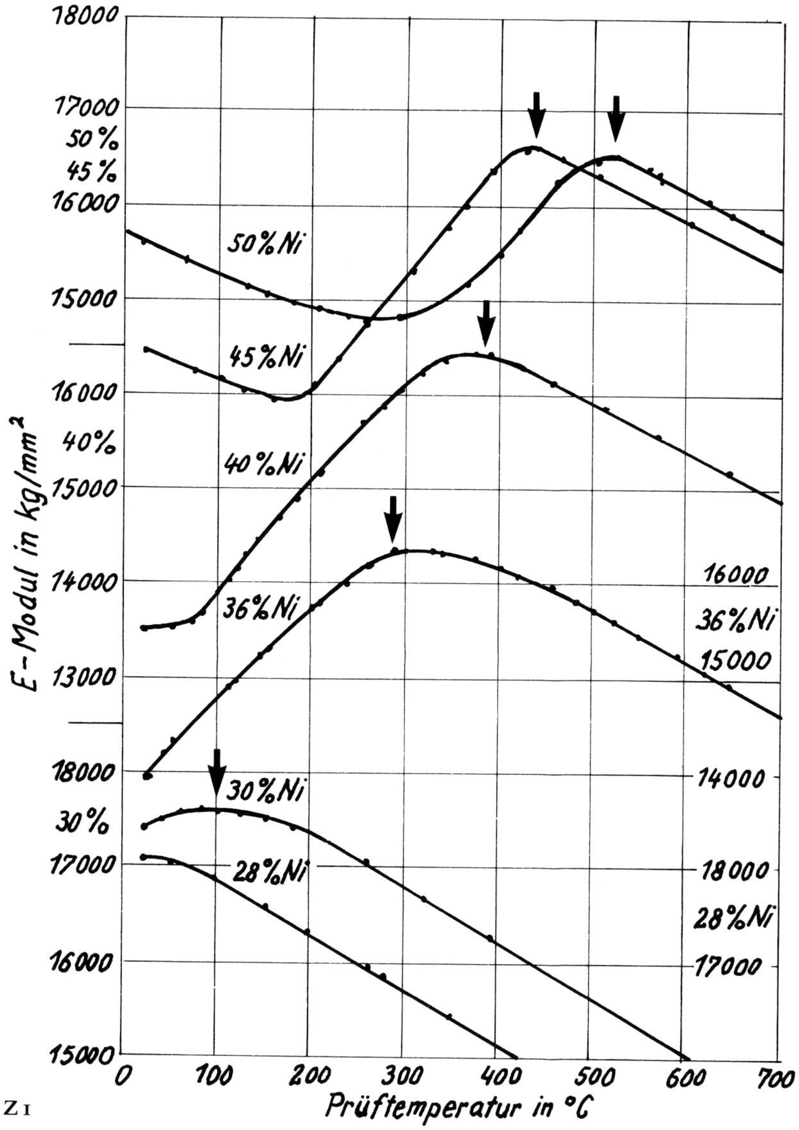

Z 1

Mit diesem Vorschlag Perrets waren die ersten Ansätze zur Herstellung einer »selbstkompensierenden Spirale« gegeben, jedoch waren seine bisher gefundenen Legierungen alle noch zu weich. Guillaume hatte in den 20er Jahren weitere Untersuchungen vorgenommen, um Perrets Forderungen zu erfüllen, indem er der Nickel-Eisen-Legierung Wolfram und Kohlenstoff zusetzte, um eine höhere Elastizität zu erhalten. Bei sorgfältiger Schmelze war eine Verbesserung gegenüber Perrets ersten Spiralen erkennbar, aber erst durch weiteres Zulegieren von Chrom erhielt Guillaume einen Werkstoff mit genügend kleinem, thermoelastischen Koeffizient, dem er den vom Invar (*inva*riabel) abgeleiteten Namen »Elinvar« (*El*astizität *inva*riabel) gab. Zu Spiralen verarbeitet, wurde der »Elinvar-Spirale« nun große Aufmerksamkeit geschenkt.

Es hatte sich nämlich gezeigt, daß bei einer bestimmten Legierungszusammensetzung (30–50% Nickel) nun der E-Modul in einem Temperaturbereich von ca. 0–50 °C fast konstant blieb, bzw. sogar leicht positiv wurde. Z 1 zeigt beispielhaft Messungen des Elastizitätsmoduls verschiedener Eisen-Nickel-Legierungen nach Glühen bei 1000 °C, die erkennen lassen, daß in bestimmten Temperaturbereichen der E-Modul bis zur Curie-Temperatur (schwarzer Pfeil), auf die später noch eingegangen wird, ansteigt; eine Eigenschaft, die dem Nickel zuzuschreiben ist. Allerdings war der thermoelastische Koeffizient des Elinvars, aus dem die Spiralen hergestellt wurden, von Guß zu Guß so verschieden, daß immer nur eine kleine Menge der Güsse zu Spiralen verarbeitet und in einer Unruh mit bestimmten Ausdehnungskoeffizienten verwendet werden konnten, die gute Ergebnisse zeigten. Das war unbefriedigend und teuer.

Zunächst hat Paul Ditisheim versucht, mit einer monometallischen Messing-Unruh, an der zwei kleine Hilfskompensations-Bimetallstreifen angebracht waren (sogenannte »Affix-Compensateurs«), das Problem der unterschiedlichen Elinvar-Legierungen zu lösen, was zwar gute Erfolge zeigte, aber auch noch zu teuer war. Eine andere Lösung mit einer Hilfskompensation bestand darin, daß man eine aufgeschnittene Stahl-Unruh verwendete, in deren Reifenden kleine Messingstreifen eingesetzt wurden. Dies war aber nichts anderes als eine typische Bimetall-Unruh mit jetzt reduzierten Messingstreifen in Anpassung an die Elinvar-Spirale mit allen ihren bereits bekannten Fehlern.

Auch die Kombination Elinvar-Spirale mit einer Volet-Unruh konnte die Forderung »monometallische Unruh mit Elinvar-Spirale« nicht befriedigend lösen. Volet verwendete für den Unruhreif Invar und für die Schenkel Messing bzw. Aluminium. Bei Erwärmung dehnten sich die Messingschenkel aus und ovalisierten den unaufgeschnittenen Unruhreif. Aber auch mit diesem System war eine brauchbare Kompensation nicht vollständig erzielbar, weil der mittlere Ausdehnungskoeffizient von Invar und Messing nicht groß genug war, um die Elinvar-Spirale vollständig zu kompensieren. Außerdem war Volets Unruh wohl mehr für Taschenuhren geeignet.

Reinhard Straumann hat nun gefolgert, daß eine monometallische Unruh aus einem Material bestehen müsse, dessen Ausdehnungskoeffizient in zwei sich kreuzenden Richtungen verschieden ist. Eine derart thermische Anisotropie fand er im Reinzink und in Kupfer-Zink- bzw. Cadmium-Zink-Legierungen. Da diese Legierungen in unbehandeltem Zustand zu weich für die Herstellung von Unruhen waren, wurden diese Materialien durch Walzen verfestigt und durch Wärmebehandlung rekristallisiert. Messungen haben ergeben, daß danach z. B. der lineare Ausdehnungskoeffizient in Walzrichtung bis zu $40 \cdot 10^{-6}$ und quer zur Walzrichtung nur $13 \cdot 10^{-6}$ betrug, also ein Verhältnis von 3:1 hatte. Es zeigte sich dabei, daß sowohl der Walzgrad als auch die nachfolgende Warmbehandlung einen reproduzierbaren Einfluß auf die thermische Anisotropie des Werkstoffes ausübten, womit Straumann einen Weg gefunden hatte, die Unruhen individuell den jeweiligen Elinvar-Spiralen anzupassen.

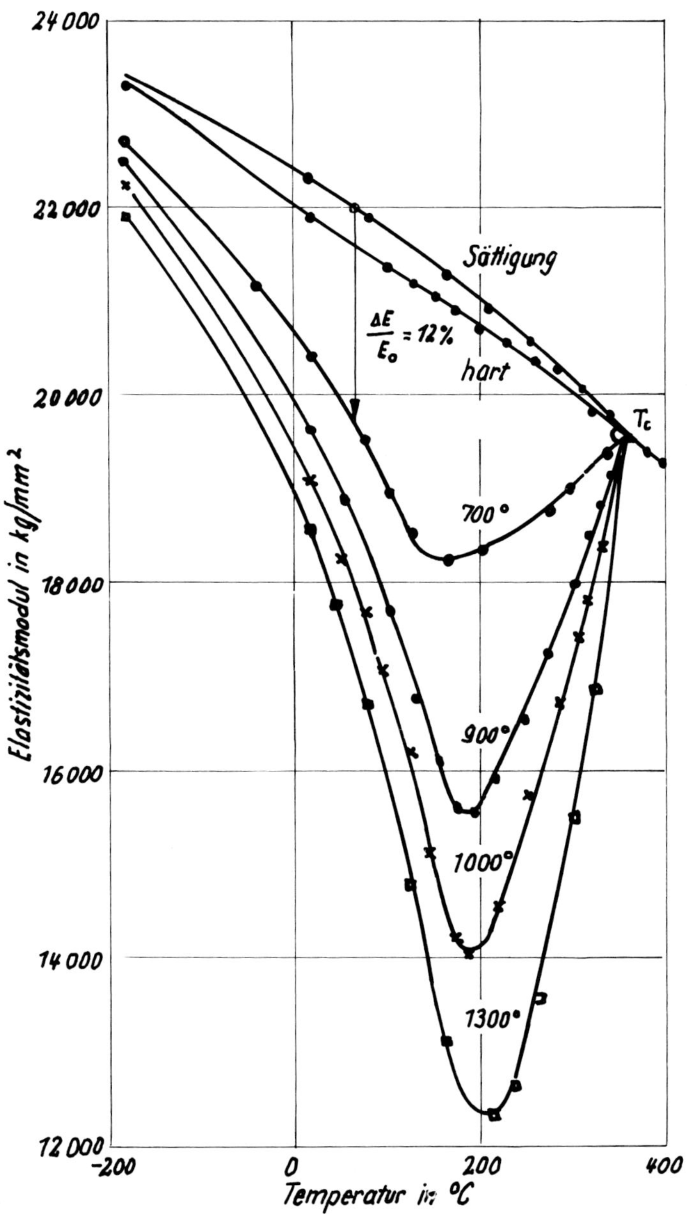

Z 2

Im Prinzip arbeitete diese Straumann-Unruh ähnlich wie die Volet-Unruh, nämlich so, daß ihre Ausdehnung längs der Schenkel größer war als quer dazu, wodurch sich der Unruhreif ovalisierte. Mit verschiebbaren Gewichten auf dem Reif ließ sich eine Kompensation nun sehr genau einstellen. Wenn auch die Unruh jetzt vollkommen unmagnetisch war, blieb doch die Magnetempfindlichkeit der Elinvar-Spirale – zumindest in Feldern über 100 Oe – als Nachteil erhalten. Zudem besaß die Elinvar-Spirale eine noch zu große Dämpfung und war deshalb für Präzisionsuhren 1. Qualität nicht geeignet. Deshalb hat der »Praktiker« Straumann Ende der 20er Jahre parallel zu seinen Versuchen, eine anpassungsfähige Unruh zu entwickeln, Überlegungen angestellt, die Elinvar-Spirale selbst weiter zu verbessern. Es lag dabei nahe, den Urheber der Elinvar-Legierung, Guillaume, dafür zu gewinnen; jedoch blieben diese Bemühungen Straumanns erfolglos.

Das anormale Verhalten des E-Moduls von ferromagnetischen Stoffen war hinreichend bekannt und wurde als »ΔE-Effekt« bezeichnet. Mit der Deutung des ΔE-Effektes hat man sich Anfang der 30er Jahre sowohl theoretisch (R. Becker) als auch experimentell (Kersten und Förster) intensiv beschäftigt. Z 2 zeigt in einer Messung von W. Köster das Verhalten des E-Moduls an reinem Nickel in Abhängigkeit der Temperatur, womit der ΔE-Effekt deutlich erkennbar wird. Oberhalb der Curie-Temperatur T_c (bei ca. 360 °C) fallen alle Kurven zusammen. Die oberste Kurve zeigt Nickel in gesättigtem Zustand, d. h. bei einem hinreichend hohen, angelegten Feld. Dann folgt eine Kurve für hartes Nickel, welches durch Recken und Walzen entstand. An den weiteren Kurven ist jeweils die Glühtemperatur angegeben. Hier erkennt man, daß ab einer bestimmten Temperatur (ca. 200 °C) der E-Modul nach anfänglichem Sinken jeweils wieder bis zur Curie-Temperatur ansteigt. Der Unterschied zwischen dem E-Modul in gesättigtem Zustand und dem jeweils senkrecht darunterliegenden E-Modul nach dem Glühen entspricht dem ΔE-Effekt.

Die störende Magnetempfindlichkeit der Elinvar-Spirale in der Uhr hatte Straumann schon länger veranlaßt, sich mit dem Ferromagnetismus zu beschäftigen, weil er offenbar eine wichtige Rolle spielte. Ferromagnetische Stoffe (sogenannte Ferromagnetika) sind unter den chemischen Elementen die drei Metalle der Eisengruppe Eisen, Nickel und Kobalt, ferner die Legierungen dieser Metalle unter sich und zum Teil auch jene Legierungen, mit selbst nicht ferromagnetischen Elementen wie Chrom, Kohlenstoff, Mangan, Molybdän, Titan, Silizium und Wolfram, um nur einige zu nennen. Alle ferromagnetischen Stoffe zeigen die Eigenschaften des Ferromagnetismus nur in festem Zustand. Die erste Deutung des Ferromagnetismus war die Hypothese, daß die Elementarmagnete beim Ferromagnetikum auch im unmagnetischen Zustand vorhanden seien, sich aber in völliger Unordnung befänden, so daß ihre Wirkungen nach außen nicht in Erscheinung treten, sich folglich aufheben. Erst ein äußeres, angelegtes Magnetfeld würde nach und nach alle Elementarmagnete bis zur technischen Sättigung in Richtung des Feldes ausrichten. Weiter nahm man an, daß bei Temperaturerhöhung die wachsende Wärmebewegung der Moleküle dieser Ausrichtung der Elementarmagnete entgegenwirkte. Diese Hypothese, die auf Ampère und Weber zurückgeht, konnte Pierre Weiss 1907 in seinem Grundgedanken bestätigen, wobei die tatsächlichen Verhältnisse wesentlich komplizierter lagen. Es waren nach Weiss nicht nur einzelne Elementarmagnete regellos verteilt, sondern schon im »jungfräulichen« Zustand des Materials kleinere Bereiche, sogenannte Domänen, die unterhalb der Curie-Temperatur bis zur technischen Sättigung spontan magnetisiert waren. Bei diesen einzelnen Bereichen (auch als Weiss'sche Bezirke bezeichnet) bewirkt nach der »Weiss'schen Theorie des Ferromagnetismus« ein äußeres Magnetfeld nur eine teilweise Ausrichtung der magnetischen Dipole (früher Elementarmagnete), da dessen orientierende Wirkung durch die Temperaturbewegung gestört wird; bis bei Erreichen der Curie-Temperatur der Ferromagnetismus in Paramagnetismus übergeht, d. h., der Stoff wird dann unmagnetisch. Pierre Curie hatte bereits 1895 festgestellt, daß alle ferromagnetischen Körper oberhalb einer für die einzelnen Stoffe charakteristischen Temperatur ihre ferromagnetische Eigenschaft verlieren. Diese Grenztemperatur heißt nach ihm »Curie-Temperatur« oder »Curie-Punkt«. Sie liegt für Eisen bei 769 °C, für Nickel bei 356 °C und für Kobalt bei 1075 °C. Die Größe der einzelnen Weiss'schen Bezirke liegt zwischen 10^{-4} cm und einigen Zentimetern Dicke. Bitter konnte später nicht nur die Weiss'sche Theorie des Vorhandenseins spontan magnetisierter Bezirke durch sehr feines Eisenoxidpulver, das sich an den Grenzflächen der Bezirke stärker ansammelte, beweisen, sondern auch die Richtung der spontanen Magnetisierung unter dem Mikroskop sichtbar machen, wobei man dann von sogenannten »Bitter-Streifen« spricht. Einen weiteren Beweis für die Richtigkeit der Weiss'schen Theorie lieferte 1919 Barkhausen. Er konnte die Drehprozesse, d. h. das (sprunghafte) Ausrichten der Weiss'schen Bezirke in die Feldrichtung (die nach ihm benannten Barkhausen-Sprünge) hörbar machen.

Z 3a zeigt schematisch regellos verteilte Elementarmagnete in einem Ferromagnetikum. Das Ausrichten der Elementarmagnete in die Feldrichtung beim Anlegen eines äußeren Feldes H spielte sich nicht nur im mikroskopischen Bereich ab, sondern bewirkte auch eine Längenänderung, die man als »Magnetostriktron λ« bezeichnete (Z 3b).

$$\lambda = \frac{\Delta l}{l} \quad (8)$$

Auch wenn man die Feldrichtung umkehrt, erfährt der Stab die gleiche relative Längenänderung (Z 3c). Für die Ausrichtung der Elementarmagnete bis zur technischen Sättigung ist ein endliches Feld notwendig, dem sich die Eigenspannung σ_i entgegenstellt. Die Größe der Eigenspannung σ_i ist in erster Näherung abhängig von der Richtung der spontanen Magnetisierung. Überlagert man der Eigenspannung σ_i eine äußere Zugspannung σ bei Abwesenheit eines Feldes H, so werden die spontan magnetisierten Bezirke ebenfalls gedreht – und zwar in Richtung der Zugspannung σ – und ergeben neben der rein elastischen Dehnung ε_o eine zusätzliche magnetostriktive Dehnung ε_m. Allerdings sind dabei die einzelnen magnetisierten Bereiche nicht alle in die gleiche Richtung (Nord–Süd–Nord–Süd usw.) ausgerichtet als ob ein magnetisches Feld angelegt worden wäre, das eine Magnetisierung des Stabes herbeigeführt hätte, (wie Z 3b und Z 3c), sondern je nach kleinstem ursprünglichen Winkel zur Zugrichtung, z. B. Nord–Süd–Süd–Nord mit der Folge, daß nach außen hin kein Magnetismus in Erscheinung tritt (Z 3c).

Nach neuerer Theorie von Bloch muß die Weiss'sche Theorie zumindest ergänzt werden. Bloch hat zuerst (1933) theoretisch berechnet, daß bei Magnetisierungsvorgängen nicht nur die Drehungen einzelner Elementarbezirke Ursache des Ferromagnetismus sind, sondern vielmehr auch Wandverschiebungen zwischen den einzelnen Bereichen. Unter einer Wand (auch als Block-Wand bezeichnet) versteht man das Übergangsgebiet zweier sich berührender Bezirke mit unterschiedlicher Richtung der spontanen Magnetisierung. Die modellmäßige Vorstellung der Wandverschiebungen besteht nun darin, daß bei Anlegen eines anwachsenden, kleinen magnetischen Feldes die Richtung der spontanen Magnetisierung beibehalten bleibt; die »Bloch-Wände« werden aber in der Weise verschoben, daß sich diejenigen Bezirke vergrößern, deren Winkel zur Richtung der spontanen Magnetisierung zur Feldrichtung klein sind. Die »günstig« magnetisierten Bezirke – bezogen auf die angelegte Feldrichtung – vergrößern sich auf Kosten der »ungünstig« magnetisierten Bezirke, führen aber gleichwohl eine Magnetostriktion herbei. Der bereits oben erwähnte ΔE-Effekt ist nun der Unterschied zwischen dem E-Modul in unmagnetisiertem Zustand und im magnetisch gesättigten Zustand eines Ferromagnetikums. Der magnetostriktive Dehnungsanteil ε_m läßt sich leicht unterdrücken, wenn der Prüfling einem Feld ausgesetzt wird, das ihn bis zur technischen Sättigung magnetisiert. Dabei wird die spontane Magnetisierung in der Feldrichtung festgehalten und kann bei Anlegen einer Zugspannung σ keine Drehungen oder Wandverschiebungen ausführen, die eine magnetostriktive Dehnung ε_m hervorrufen würde. Es wird in diesem Fall nur der normale E-Modul E_o gemessen.

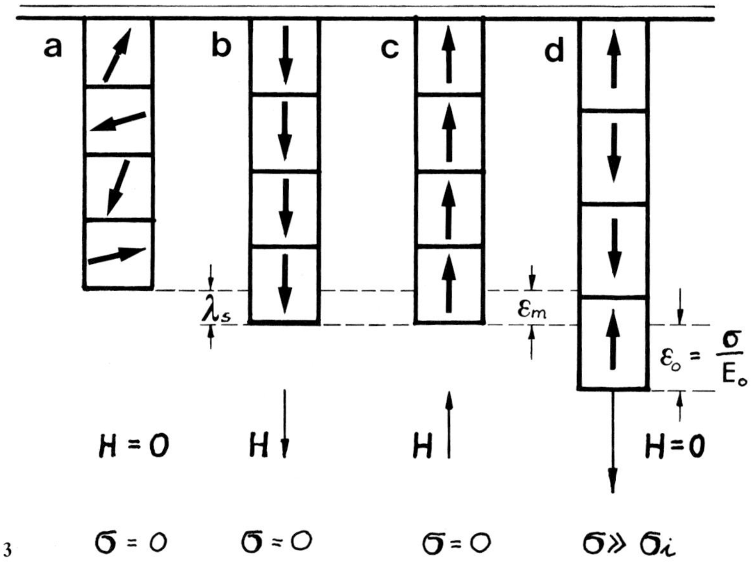

Z 3

$$E_o = \frac{\sigma}{\varepsilon_o} \quad (9)$$

E_o ist dabei die normale elastische Dehnung, wie sie ein nicht ferromagnetischer Werkstoff erleidet, während vor dem Einwirken eines magnetischen Feldes der etwas kleinere E-Modul E gemessen wird.

$$E = E_o - \Delta E \quad (10)$$

Es ist eingangs schon gesagt worden, daß der thermoelastische Koeffizient η für die Kompensationsbedingung: Elinvar-Spirale mit monometallischer Unruh positiv sein müsse, d. h. bei steigender Temperatur muß der E-Modul E (leicht) positiv werden. Für den Temperaturgang des E-Moduls kann man aufgrund der Befunde für nichtferromagnetische Werkstoffe annehmen, daß der normale Anteil E_o auch eines Ferromagnetikums gleichförmig bis zum Schmelzpunkt abnimmt. Hingegen geht der magnetostriktive Anteil ΔE mit steigender Temperatur bis zum Curie-Punkt T_c, bei der die spontane Magnetisierung völlig verschwindet, allmählich auf Null. Es wurde weiter schon darauf hingewiesen, daß sich der Magnetostriktion, also dem Ausrichten der Elementarbezirke in Zugrichtung, die (innere) Eigenspannung σ_i entgegenstellt, so daß es bei der Temperaturkompensation allein auf die Größe dieser Eigenspannung σ_i ankommt.

Die Nivarox-Spirale

Anhand der bis in die 30er Jahre publizierten Veröffentlichungen über die theoretischen und experimentell gefundenen Grundlagen ferromagnetischer Legierungen hat Straumann den Schluß gezogen, daß bei den Elinvar-Spiralen ihre Kompensationsfähigkeit durch Verändern der Eigenspannung σ_i im Werkstoff beeinflußt werden kann, was ja auch durch Kaltverformen und Tempern gemacht wurde. Allerdings waren die Ergebnisse nicht in der Weise befriedigend, wie sie von Straumann für die Massenherstellung der Spiralen, insbesondere für die kleinen Armbanduhren, gefordert wurden. Guillaume war an der Weiterentwicklung der Elinvar-Legierung für Spiralen nicht interessiert, und so blieb Straumann auf sich selbst gestellt. Für ihn waren zwei Probleme zu lösen.

1. Die Magnetempfindlichkeit zu verringern, ohne daß der Kompensationseffekt verschwindet und
2. die Elastizität bei geringer Dämpfung so weit zu steigern, daß sich die Selbstkompensation gerade noch vollziehen kann.

Für die Lösung des zweiten Problems stieß Straumann mehr zufällig auf die Veröffentlichungen aus dem Siemens-Konzern von G. Masing und O. Dahl aus den Jahren 1929/30, in denen die aushärtende Wirkung des Berylliums als geringer Zusatz in Legierungen untersucht worden war. Sogleich setzte er sich mit der Vakuumschmelze Heraeus in Hanau in Verbindung. Offenbar hatte man hier in der Vakuumschmelze Hanau – für Straumann im Ausland – mehr Verständnis für sein Problem als seine eigenen Landsleute in der Schweiz, und in sehr kurzer Zeit wurde eine Arbeitsgemeinschaft – für die Herstellung einer besseren Elinvar-Legierung – gegründet, an der sich auch der Federnhersteller Carl Haas in Schramberg beteiligte.
Zunächst hat man aus der bekannten Elinvar-Legierung (25% Ni, 10% Cr, 1% C Rest Fe) das Härtemittel C (Kohlenstoff) durch Be (Beryllium) mit Zusätzen von Wolfram, Molybdän, Titan, Silicium und Mangan ersetzt, so daß je nach Wahl und Dosierung dieser Zusätze eine Reihe verschiedener Legierungen zur Verfügung stand, deren ferromagnetische Eigenschaften von paramagnetisch bis zur Magnetempfindlichkeit der alten Elinvar-Spirale beliebig abgestuft werden konnten. Da sie im Temperaturbereich für Gebrauchsuhren (0° bis +50 °C) einen fast unveränderlichen E-Modul besaßen und auch nicht oxidierten, gab Straumann diesen Legierungen den Namen »Nivarox« (elastisch *ni*cht *var*iabel und nicht *ox*idierend). Eine typische Legierungszusammensetzung war 33 Ni, 8 W, 1 Be, 0,8 Mn, 0,1 Si, Rest Fe oder es wurden anstatt 8 W 6 Mo zulegiert.

Die Magnetempfindlichkeit

In einer zweiten Versuchsreihe hat man unter Beibehaltung der Legierungszusätze den Nickelanteil zwischen 29% und 37% variiert und dabei eine Abhängigkeit des Temperaturkoeffizienten vom Nickelgehalt festgestellt bzw. die Möglichkeit erhalten, dem Temperaturkoeffizienten den gewünschten Wert zu geben. Mit einem selbstentwickelten Gerät zur Messung der Magnetostriktion bei verschiedenen Temperaturen konnte Straumann nach dem Walzen den nun noch notwendigen Glühprozeß, welcher für den Aushärtungsvorgang verantwortlich war, im voraus genau bestimmen. Durch diese Nachbehandlung der Nivarox-Legierung mittels Walzen, Recken und Glühen konnte auch der Curie-Punkt beliebig zwischen −20° und +100 °C gelegt werden. Hiermit war Straumann nun in der Lage, auch das oben geschilderte erste Problem reproduzierbar zu lösen, indem er den Curie-Punkt ungefähr auf 50 °C legte. Da ja bekanntlich die Magnetempfindlichkeit ferromagnetischer Stoffe (z. B. die der Nivarox-Spirale) mit Steigen der Temperatur bis zum Curie-Punkt allmählich auf Null geht, war sie kurz unterhalb desselben nur noch sehr schwach, so daß eine Uhr mit Nivarox-Spirale in einem Feld von 1000 Oe noch ging, hingegen jene mit der alten Elinvar-Spirale, deren Curie-Punkt bei ca. +380 °C lag, schon in Feldern von 120–150 Oe stehenblieb. Vergleichsweise versagen Uhren mit Stahlspiralen bereits in Feldern von nur 20 Oe ihren Dienst. Wie schon ausgeführt, kamen die Schmelzen der Elinvar-Legierungen von Guß zu Guß derart verschieden heraus, daß eben nur ein Teil davon die gewünschten Kompensationseigenschaften besaß. Bei der Herstellung der Nivarox-Legierung hatte man durch die Nachbehandlung ein Mittel an der Hand, die Schmelze im »Nachherein« noch stark zu beeinflussen, so daß der thermoelastische Koeffizient regulierbar wurde.

Die Amplitudenkompensation

Die beiden bisher beschriebenen Eigenschaften, die Temperaturkompensation und die schwache Magnetempfindlichkeit, haben bereits zwei wesentliche Vorzüge der Nivarox-Spirale gegenüber der Stahlspirale gezeigt. Auf einen weiteren Vorzug, der wiederum auf das ferromagnetische Verhalten, insbesondere auf magnetostriktive Erscheinungen zurückzuführen ist, soll hier noch hingewiesen werden. Er wird als »Amplitudenkompensation« bezeichnet.
Die Amplitudenkompensation bewirkt, daß große und kleine Schwingungsweiten der Unruh zeitgleich erfolgen, d. h. die Unruh isochron schwingt. Früher hat man bei der Verwendung der Bimetall-Unruh mit Stahlspirale den Isochronismus durch die Form der Endkurven bzw. die Lage der Rückerstifte herbeizuführen gesucht. Bei den großen Taschenuhr-Unruhen war der Einfluß, den die Hemmung auf die Schwingung ausübte, wesentlich kleiner als bei Armbanduhr-Unruhen. So ist z. B. bei großer und kleiner Amplitude die mitgenommene Masse des Ankers immer gleich und beeinflußt das Trägheitsmoment der Unruh. Dies wirkt sich bei kleiner Amplitude natürlich viel stärker aus als bei großer. Die Ursache für kleinerwerdende Amplituden ist einmal das langsam abnehmende Antriebsmoment der Zugfeder und über längere Zeiträume hinaus das allmählich dicker werdende Öl.
Eine Amplitudenkompensation der Unruh wird möglich aufgrund der Abhängigkeit des Elastizitätsmoduls von der Spannungsamplitude σ_A der Nivarox-Spirale. Dies hängt wiederum eng zusammen mit den ferromagnetischen Erscheinungen, insbesondere mit der Magnetostriktion des Spiralfederwerkstoffes. Der normale E-Modul ergibt sich aus der angelegten Zugspannung σ und der elastischen Dehnung E_o.

$$E_o = \frac{\sigma}{\varepsilon_o} \qquad (11)$$

Wenn hier bei der Betrachtung des E-Moduls von »angelegter Zugspannung σ« gesprochen wird, so müßte bei der Übertragung auf die Verhältnisse für eine Spirale richtiger von einem Biegemoment σ_B gesprochen werden, was aber qualitativ auf dasselbe herauskommt. Beim Einwinden und Auswinden der Spirale entstehen im Spiralfederband bei jeder Halbschwingung gleichzeitig Zug- und Druckspannungen. Um die Abschätzung übersichtlich zu halten, wird hier nur der Zugspannungsanteil berücksichtigt.

Es wurde schon gesagt, daß sich der wirksame E-Modul E aus der Differenz des E-Moduls E_o im gesättigten Zustand (bzw. unter großem Zug σ) und des Betrages des ΔE-Effektes ergibt: $E = E_o - \Delta E$; d. h., im Anfangsbereich der Belastung ist der E-Modul kleiner und wird mit wachsender Zugspannung σ (bei kleiner werdendem ΔE-Effekt) größer. Die gesamte Dehnung ε setzt sich somit zusammen aus der normalen elastischen Dehnung ε_o und der sich ihr überlagernden magnetostriktiven Dehnung ε_m.

$$\varepsilon = \varepsilon_o + \varepsilon_m \qquad (12)$$

Daraus ergibt sich für den tatsächlich wirkenden E-Modul

$$E = \frac{\sigma}{\varepsilon_o + \varepsilon_m} \qquad (13)$$

Da nun mit wachsender Zugspannung σ die magnetostriktive Dehnung ε_m kleiner wird, erhöht sich dementsprechend der wirkende E-Modul. Dabei ist es unwesentlich, ob es sich um einen gleichmäßig anwachsenden Zug handelt, oder um eine anwachsende Schwingungsamplitude, die sowohl Zug- als auch Druckspannungen erzeugt.

F. Förster und W. Köster haben 1937 experimentell an schwingenden Stäben festgestellt, daß der wirkende E-Modul nicht von Anfang an steigt, sondern bei kleinen Amplituden zuerst etwas abfällt und erst nach Durchlaufen eines Minimums beginnt anzusteigen, wenn man einem ferromagnetischen Stab (Eisen-Nickel-Legierungen) von Null an eine anwachsende Schwingungsamplitude aufzwingt. M. Kornetzki konnte 1938 dieses unerwartete Verhalten bei kleinen Amplituden quantitativ begründen. Auf die mathematische Ableitung von Kornetzki wird hier verzichtet, und es sollen nur die physikalischen Erscheinungen gedeutet werden. Im Bereich sehr kleiner Zug- und Druckspannungen bei ferromagnetischen Stoffen, also noch bevor es zur teilweisen oder vollständigen Ausrichtung (Drehprozesse) der Elementarbezirke in die jeweilige Zugrichtung kommt, treten bei jeder Auslenkung irreversible Wandverschiebungen auf, d. h., wenn der Stab bei seiner Schwingung die Ruhelage durchläuft, bildet sich ein Teil der verschobenen Wände nicht mehr zurück. Diese Erscheinung kann parallel zum Anlegen kleinster Felder als Remanenz betrachtet werden. Ob diese Remanenz daher rührt, daß einige Wände nicht vollständig in ihre alte Lage zurückgehen, weil sie an Gitterstörungen hängenbleiben, oder weil evtl. sehr kleine Elementarbezirke vollständig in größere übergehen und nach Zurückgehen der Zugspannung gar nicht mehr neu entstehen, soll hier nicht erörtert werden.

Es zeigt sich aber, daß die magnetostriktive Dehnung ε_m mit wachsender Amplitude erst beschleunigt zunimmt, ehe sie unter dem Einfluß der Annäherung an die magnetische Sättigung langsamer als im Anfang ansteigt. Hieraus muß gefolgert werden, daß sich zu Anfang der Biegung des Stabes der magnetostriktiven Dehnung ε_m eine zweite (quadratische) überlagert, die offenbar nur so lange andauert, bis der Bereich der Sättigung beginnt. Kornetzki konnte dies anhand einer Ableitung nach dem Raylaigh-Gesetz quantitativ begründen, daß nämlich die Spannungs-Dehnungs-Kurve in ihrem Anfang eine Parabelkurve ist. Daraus folgt für die Schwingungsamplitude, wenn sie für kleine Amplituden aufgezeichnet wird, eine lanzettförmige Hysteresisschleife, deren Neigung dem wirkenden E-Modul entspricht. Trägt man nun die ganze Spannungs-Dehnungs-Kurve im Bereich unterhalb der Streckgrenze für einen schwingenden Stab auf, dessen Amplitude bei Null beginnt, so folgt die Kurve O–B anfangs bis σ_1 einer Parabel (Z 4). Der E-Modul ist dann die Neigung einer Tangente an dem Parabelbogen, der aufgrund der Parabelfunktion (bis zur Spannung σ_1) linear abnimmt (vgl. Z 5). Mit zunehmender Amplitude geht die Magnetostriktion allmählich in die Sättigung, d. h., der Dehnungsanteil ε_m wird kleiner, so daß die Spannungs-Dehnungs-Kurve O–U nun flacher verläuft, bzw. bei Erreichen der Sättigung (σ_2) in eine Gerade übergeht, die der Hookschen Gerade O–S entspricht, aber um den Betrag der Magnetostriktion λ_s nach oben versetzt ist. Die Kurve O–S würde man messen, wenn vor Anlegen einer Zugspannung durch ein magnetisches Feld die Magnetostriktion unterdrückt wird. Die Kurve O–A ist die Anfangssteigung des E-Moduls.

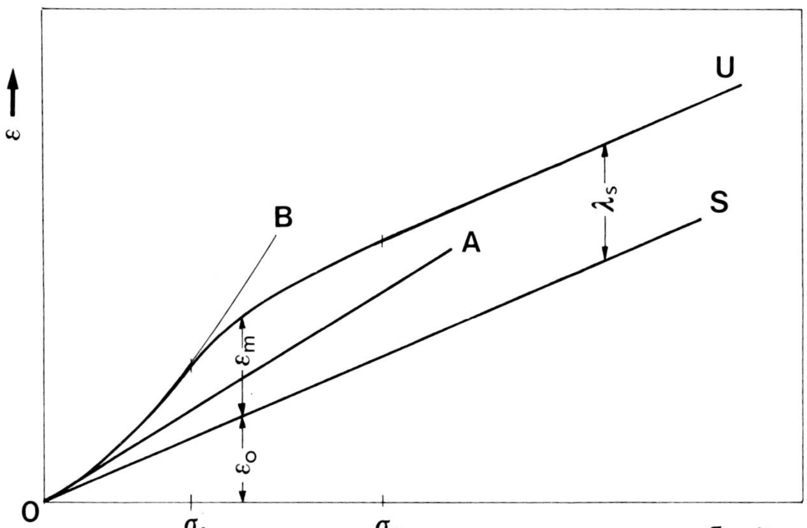

Z 4

Leitet man nun aus der Spannungs-Dehnungs-Kurve O–U die Funktion des E-Moduls ab, erhält man nach Z 5 die Kurve E des wirkenden E-Moduls. Man sieht, daß in dem kleinen Amplitudenbereich bis σ_1 – in der lt. Z 4 der parabelförmige Kurventeil O–B gilt – der E-Modul bei wachsender Spannungsamplitude (O bis σ_1) linear sinkt und dann in eine flache Kurve übergeht, bis er im Bereich der Sättigung (ab der

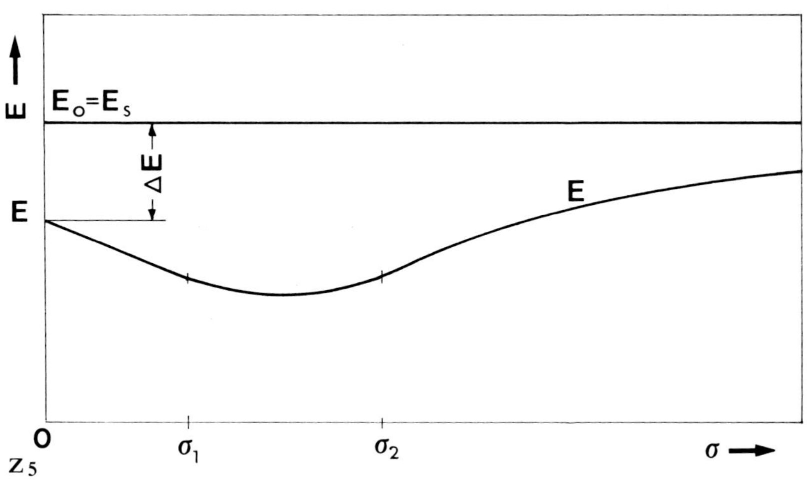

Z 5

Spannung σ_2) wieder zu steigen beginnt und schließlich $E_0 = E_s$ erreichen würde. Der ΔE-Effekt ergibt sich also aus der Differenz $E_0 - E = \Delta E$.
Zurückkommend auf die Nivarox-Spirale kann man davon ausgehen, daß die Biegungen in der Spirale – gleichbedeutend mit der Amplitude des schwingenden Stabes –, wenn die Unruh nur kleine Schwingungen ausführt, sehr klein sind; d. h., sie sich im Bereich von $0-\sigma_1$ oder höchstens zwischen σ_1 und σ_2 befinden, so daß tatsächlich eine Amplitudenkompensation erreicht werden kann. Wie steil der Abfall des E-Moduls bei kleinen Amplituden ist, hängt von der inneren Spannung σ_i ab, die ja durch mehrere äußere Einwirkungen beeinflußbar ist. Straumann hat nun durch die richtige Wahl der Spiralfederabmessungen die Amplitudenkompensation beeinflussen können, insbesondere durch das Verhältnis von Länge l und Dicke h der Spirale. Aus Formel 3 geht hervor, daß die Dicke h mit dritter Potenz in die Rechnung eingeht, also nur unwesentlich verändert zu werden braucht. Im wesentlichen muß also nur die Länge der Spirale geändert werden.
Die Tabelle zeigt eine Zusammenstellung der um 1940 angebotenen Elinvar- und Nivarox-Spiralen mit ihren wichtigsten Eigenschaften, insbesondere der Temperaturkompensation und des Sekundärfehlers.

Wie genau ist die gestoppte Zeit?

Wenn man davon ausgeht, daß Chronographen ab Mitte der 30er Jahre mit Elinvar-Spiralen und ab ca. 1940 mit Nivarox-Spiralen und entsprechend mit einer monometallischen Glucydur-Unruh ausgerüstet waren, lag der thermische Koeffizient zwischen 0 und 0,5 Sekunden pro Grad Celsius, d. h., bei 10 Grad Temperaturunterschied hatte die Uhr in 24 Stunden im ungünstigsten Fall einen Fehler von 5 Sekunden oder bei einer Meßdauer von z. B. 45 Minuten 0,156 Sekunden. Die angezeigte Zeit auf dem Zifferblatt ist bestenfalls 0,2 Sekunden ($\frac{1}{5}$-Sekundenteilung) genau und entspricht also in etwa der tatsächlichen Genauigkeit der Uhr selbst. Wird ein Chronograph zur Erlangung eines offiziellen Gangscheines in ein Observatorium eingereicht, so unterliegt die Prüfung den gleichen Bedingungen wie bei Armbanduhren ohne Chronograph. Lediglich am 6. Tag der Prüfung wird die Uhr mit eingeschaltetem Chronographen kontrolliert und zwar in der Lage vertikal (Krone unten). Handelt es sich um einen Armbandchronometer mit Chronograph, so wird er einer Zusatzprüfung unterzogen (Angaben von Neuchâtel) und zwar 3 Tage mit eingeschaltetem Chronographen in der Lage Zifferblatt oben und 3 Tage mit eingeschaltetem Chronographen vertikal, davon 12 Stunden mit Krone unten.
Die Genauigkeit des Chronographen (ohne eingeschaltete Mechanik) hängt also in erster Linie von dem Schwingungssystem selbst ab und erst in zweiter Linie von der mehr oder weniger großen Reibung des Chronographenmechanismus, der natürlich eine (oft nur sehr kleine) Belastung darstellt. Die Entwicklung der »selbstkompensierenden Nivarox-Spirale« war ein großer Fortschritt nicht nur für die preiswerte Herstellung, sondern auch für die Zuverlässigkeit und Genauigkeit der Armbanduhren ganz allgemein und verdrängte rasch die Schwingsysteme mit Bimetall-Unruh und Stahlspirale.

3. Kompensations-Spiralfedern für monometallische Unruhen

Art der Spiralfeder	Zu verwendende Unruh	Qualität	Farbe	Thermischer Koeffizient	Sekundärer Kompensationsfehler	Physikalische Eigenschaften	Herkunft
				Sek.	Sek.		
Elinvar 1	Glucydur	gut	weiss oder blau	0 bis 0,5	0 bis 3	wenig magnetisch und unoxydierbar	Société des Fabriques de Spiraux Réunies Genève, La Chaux-de-Fonds, Bienne
Elinvar 1	mit Hilfskompensat.	»		0 bis 0,5	0 bis 3		
Elinvar 2	Glucydur	ziemlich gut	»	0,5 bis 2	0 bis 3	»	
Elinvar 3	Nickel	gewöhnlich	»	2 bis 4	0 bis 4	»	
Parélinvar 1	»	billig	»	4 bis 6	0 bis 5	»	
Parélinvar 2 / **Mélior**	»	»	»	5 bis 6	0 bis 5	»	
Métélinvar 1	Glucydur	gut	blau oder weiss	0 bis 0,5	0 bis 3	praktisch nicht magnetisch und unoxydierbar, sehr gute Elastizität	
Métélinvar 2	»	»		0,5 bis 2	0 bis 3		
Métélinvar 3	Nickel	gewöhnlich	»	2 bis 4	0 bis 4		
Nivarox I Werke von 13'' an	Glucydur (od. Beryllium)	für Gangscheine sehr gut	blau	0 bis 0,5	0 bis 3	unmagnetisch und unoxydierbar	Société Anonyme Nivarox St-Imier
Nivarox I Kleine Werke		gut	»	0 bis 1	0 bis 8	sehr gute Elastizität	
Nivarox II	»	sehr gut / gut	braunrot	0 bis 2	0 bis 8	»	
Nivarox III	Nickel	gewöhnlich	»	2 bis 4	0 bis 8	»	
Nivarox IV	»	gewöhnlich	weiss	4 bis 6	0 bis 8	»	
Nivarox V	»	billig	»	6 u. mehr	0 bis 8	»	

Das Gesicht des Chronographen

Zifferblattanzeige

Der Chronograph mit Minutenzähler

Es wurde bereits an anderer Stelle gesagt, daß ein Chronograph einen vom normalen Uhrwerk unabhängigen Chronographenzeiger hat, der mittels eines Drückers von außen gestartet, angehalten und wieder auf Null zurückgestellt werden kann. Der Chronographenzeiger (oft auch nur als Chrono-Zeiger bezeichnet) ist in den meisten Fällen als großer Sekundenzeiger in der Mitte des Zifferblattes über dem Stunden- und Minutenzeiger angeordnet und steht in seiner Nullstellung genau über der 12. Nach dem Starten beginnt er sich in kleinen Sprüngen zu drehen. Jeder Sprung entspricht einem Teilstrich auf dem Zifferblatt, respektive einer Zeiteinheit von $1/5$ s, d. h., das kleinste noch ablesbare Intervall ist eine Fünftelsekunde. Dies ergibt sich zwangsläufig aus der Mechanik des Uhrwerkes, genauer gesagt aus der Schwingungszahl der Unruh, welche allgemein 18000 Halbschwingungen in der Stunde macht, somit also fünf in der Sekunde. Da durch die Hemmung bei jeder Halbschwingung ein Zahn des Hemmrades durchgelassen wird, aber zwischen den einzelnen Momenten jeweils eine kleine Pause liegt, bewegt sich auch das Räderwerk »ruckweise«. Diese ruckweise Drehung des Räderwerkes wird direkt auf das Räderwerk des Chronographen übertragen, wodurch sie über den Zeiger sichtbar wird. Grundsätzlich macht auch der Minuten- und der Stundenzeiger diese ruckweise Drehung mit, jedoch sind deren Bewegungswege so klein, daß man sie mit dem Auge nicht wahrnimmt. (Später wurden auch Armband-Chronographen hergestellt, die eine höhere Schwingungszahl als 18000 Halbschwingungen pro Stunde hatten; in diesen Fällen sind die Sprünge des Sekundenzeigers dementsprechend kleiner.)

Dem Zeitgeschmack entsprechend ist auf dem Zifferblatt die normale Minutenteilung nochmals in Fünftelsekunden unterteilt, oder es ist eine zusätzliche Skala für den Chrono-Zeiger außerhalb der Minutenteilung angeordnet. Es ist allgemein üblich, daß dem Chrono-Zeiger ein Minutenzählzeiger angegliedert ist, der nach jeder Umdrehung des Chrono-Zeigers – entsprechend 60 Sekunden – um einen »Strich« weiterrückt. Damit ist eine Zeitnahme von mehreren Minuten möglich. Der Drücker zum Betätigen des Chronographen befindet sich bei frühen Modellen (Z 6) entweder in der Aufzugskrone oder seitlich im Gehäuse (Z 7) bei der 2 oder der 4. Es gibt auch Konstruktionen, bei denen durch Drücken der Aufzugskrone selbst (oft auch nur als Krone bezeichnet) der Chronograph in Gang gesetzt wird. Bei diesen »Ein-Drücker-Chronographen« folgen alle Funktionen, wie Starten, Anhalten und Nullstellen, immer nacheinander.

Der Chronograph mit zwei Drückern

Im Jahr 1934 wirbt die Firma G.-Leon Breitling (Patent-Nr. 172129) in ihren Anzeigen erstmals mit einem Armband-Chronograph, der zwei Drücker hat (Z 8), die seitlich neben der Krone im Gehäuse bei der 2 und der 4 angeordnet sind. Mit dem Drücker bei der 2 läßt sich der Chronograph beliebig oft wechselweise starten und anhalten, und mit dem Drücker bei der 4 kann er jeweils nach dem Anhalten wieder auf Null zurückgestellt werden. Diese Mechanik ist für Armbanduhren neu und wird rasch auch von anderen Firmen praktiziert. In Anzeigen finden wir

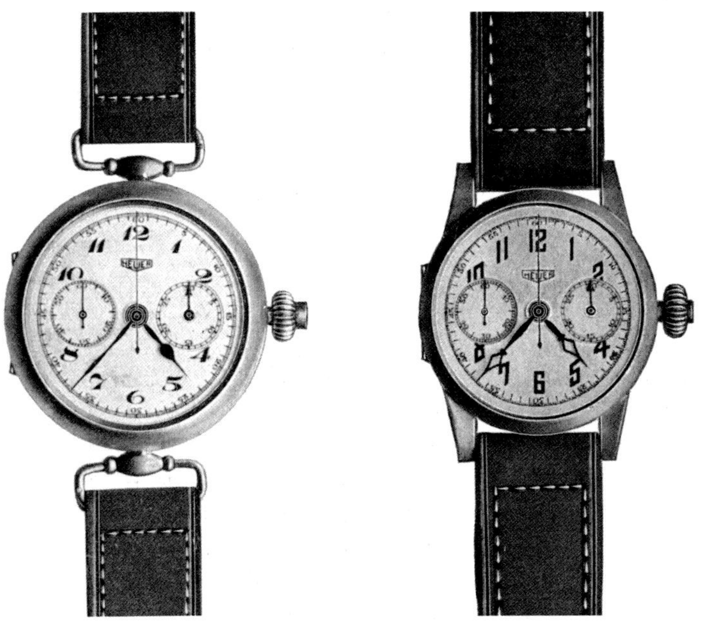

Z 6

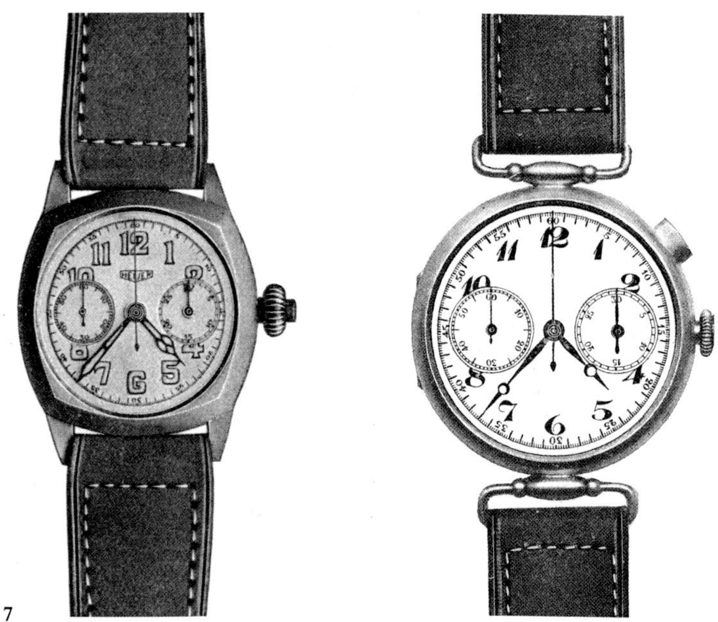

Z 7

hierfür zuweilen die Bezeichnung: Chronograph mit addierender Schaltung o. ä. Dies bedeutet, daß mehrere unabhängige Ereignisse zeitlich aneinandergereiht werden können, und erst, wenn der gesamte zu messende Vorgang vorüber ist, muß der Chronograph auf Null zurückgestellt werden. Eine Addition mehrerer Ereignisse war ohne zwischenzeitliches Nullstellen mit dem Ein-Drücker-Chronograph nicht möglich. Allerdings ist der Zwei-Drücker-Chronograph keine Erfindung für eine Armbanduhr, sondern die Firma G.-Leon Breitling in La Chaux-de-Fonds hatte sich schon 1923 diese Mechanik für eine Taschenuhr unter der Patent-Nr. 105532 patentieren lassen (siehe auch Seite 37). Erst 1934 meldete sie das Patent unter der Nr. 172129 und 175564 für einen Zwei-Drücker-Armband-Chronographen an.

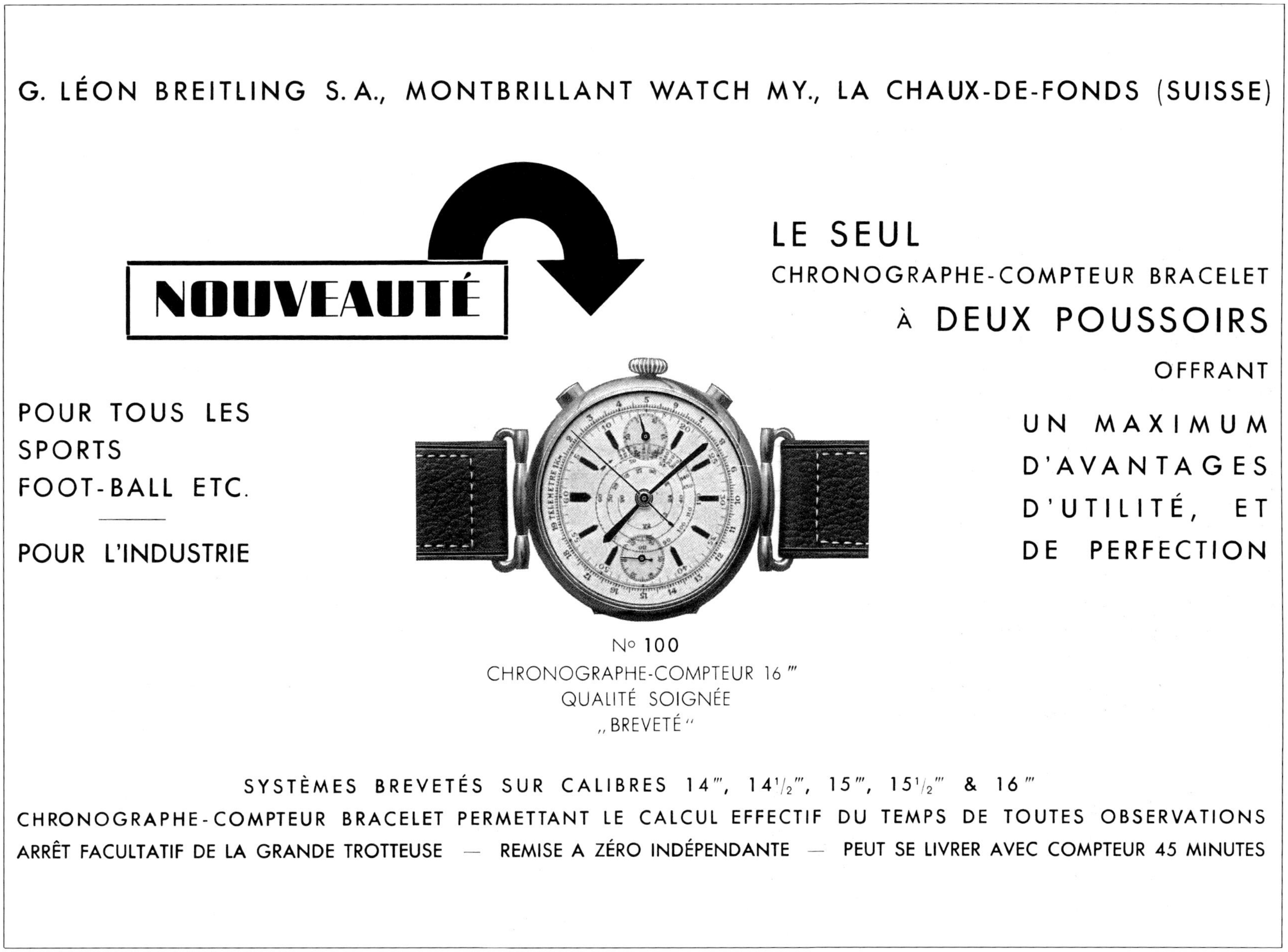

Z 8

Der Chronograph mit Stundenzähler

Fast alle Armband-Chronographen haben einen ständig mit dem Uhrwerk mitlaufenden, kleinen Sekundenzeiger, der auf dem Zifferblatt meist von der Mitte links bei der 9 angeordnet ist. Der Minutenzähler befindet sich dann gegenüberliegend bei der 3 und hat eine Zählteilung für eine Umdrehung von 15, 30 oder 45 Minuten. Es gibt aber auch Konstruktionen, bei denen sich die kleine Sekunde bei der 6 befindet und der Minutenzähler bei der 12, der dann aber meist 60 Minuten zählen kann. Solche Chronographen neueren Datums sind z. B. jene der Manufacture des Montres & Chronographes Pierce S.A. in Biel. Noch längere Zählzeiten als 60 Minuten sind mit einem Zeiger nicht mehr praktikabel. Deshalb hat man einen zweiten, sogenannten Stundenzähler mit eigenem Zifferblatt hinzugefügt, der nur die Stunden (in Halbstundenschritten) zählte. Der Mechanismus dazu befand sich fast immer unter dem Zifferblatt, und die Anzeige – meist für 12 Stunden – auf dem Zifferblatt war bei der 6 angeordnet, so daß ein Chronograph mit Stundenzähler in symmetrischer Aufteilung drei Hilfszifferblätter hatte (Z 9); eine ständig mitlaufende kleine Sekunde bei der 9, einen 30-Minutenzähler bei der 3 und einen 12-Stundenzähler bei der 6. Mehrere Stundenzählmechanismen

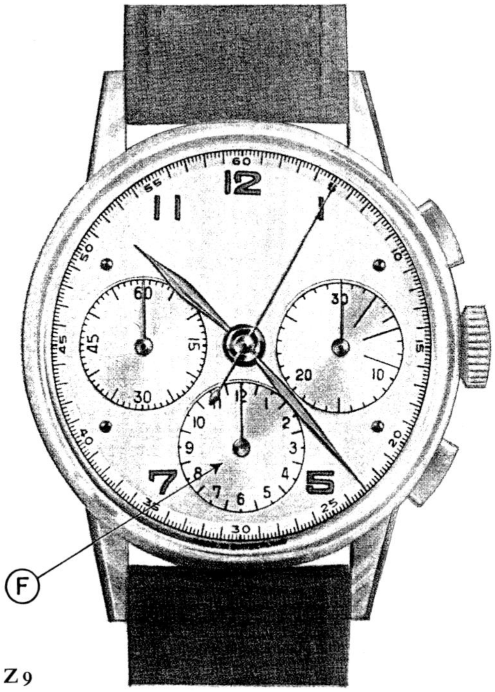

Z 9

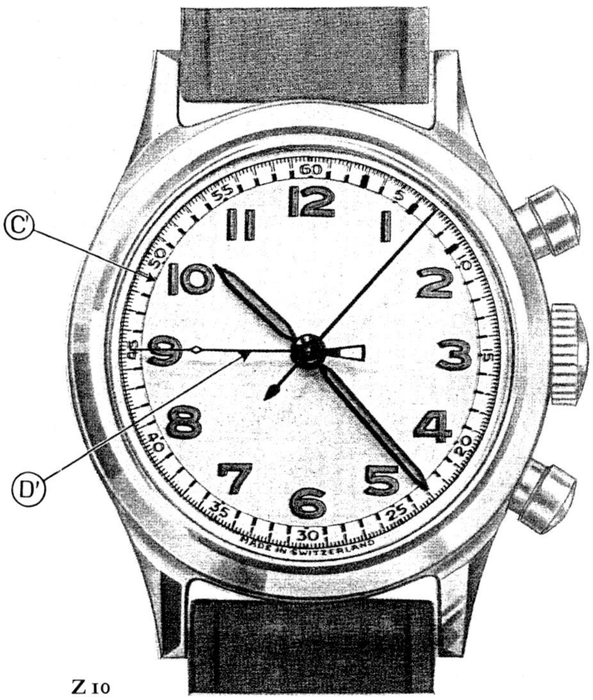

Z 10

sind patentiert worden, über die im einzelnen an anderer Stelle berichtet werden wird. Hier sei noch darauf hingewiesen, daß die Firma Mido in Biel im Jahre 1939 einen Armband-Chronographen anbot, der einen Minutenzähler aus der Mitte besaß (Z 10). Bei dieser Konstruktion nach dem Patent Nr. 209685 befanden sich vier Zeiger übereinander in der Mitte des Zifferblattes. Zuunterst die beiden Zeiger des Uhrwerkes für die Zeitangabe in Stunden und Minuten, dann der Minutenzählzeiger und als oberer Zeiger der Chrono-Zeiger. Der Minutenzählzeiger, meist farbig oder formal gekennzeichnet, benötigte keine zusätzliche Teilung auf dem Zifferblatt. Er war in seiner Länge so dimensioniert, daß die normale Minutenteilung auch für den Zählzeiger Verwendung fand. Für den Chrono-Zeiger war die Minutenteilung noch in Fünftelsekunden unterteilt.

Der Doppelzeiger-Chronograph

Vieles, was bei Taschenuhren üblich war, hat man auf Armbanduhren übertragen, so auch einen zweiten Chrono-Zeiger, der als »Rattrapante-Zeiger« oder »Schleppzeiger« bezeichnet wird. Die Konstruktion eines solchen »Doppelzeiger-Chronographen« geht auf Joseph Thaddaeus Winnerl (1799–1886) in Paris zurück, der eine solche Uhr um 1870 vorstellte (Z 11). Zahlreich sind die Konstruktionen und Patente für Taschenuhren, die Übertragung auf eine Armbanduhr war meist nur noch eine Verkleinerung der bewährten Mechanik. Doppelzeiger-Chronographen haben in der Hauptsache drei Drücker, von denen zwei in üblicher Weise (für Starten und Anhalten bei der 2 und für die Nullstellung bei der 4) am Gehäuse angeordnet sind. Der dritte Drücker befindet sich in der Aufzugskrone und ist für die Bedienung des Rattrapante-Zeigers gedacht, welcher haargenau über dem Chrono-Zeiger sitzt und bei flüchtiger Betrachtung von oben gar nicht erkennbar ist (Z 12). Beim Start laufen beide Zeiger – wie ein Zeiger – an. Drückt man nun den Rattrapante-Drücker, bleibt nur der Rattrapante-Zeiger stehen, während der Chrono-Zeiger ohne Unterbrechung weiterläuft. Ein nochmaliger Druck auf den Rattrapante-Drücker läßt den Rattrapante-Zeiger dem Chrono-Zeiger augenblicklich nachspringen, so daß beide Zeiger wieder

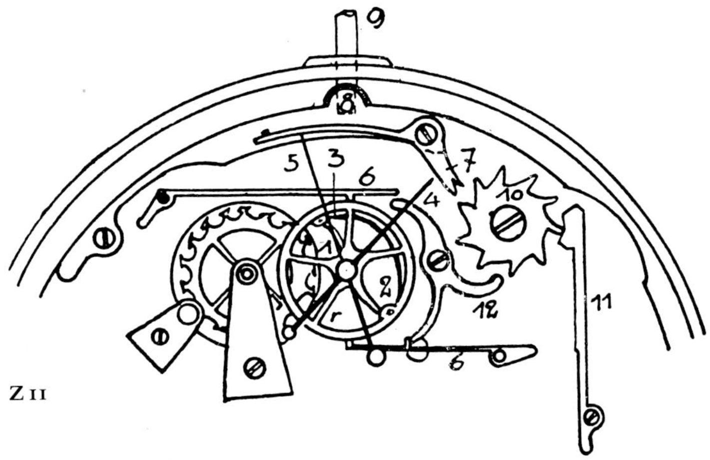

Z 11

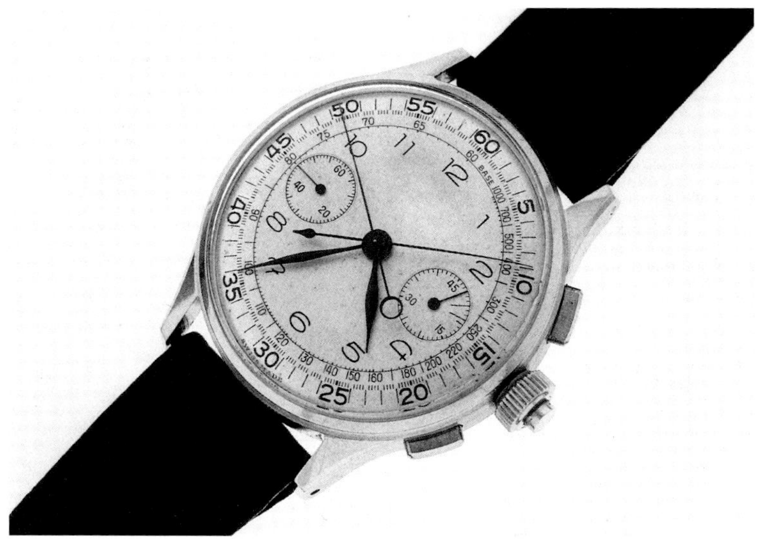

Z 12

wie ein Zeiger weiterlaufen. Dieses Zwischenzeitenmessen läßt sich beliebig oft wiederholen. Betätigung des Drückers bei der 2 hält beide Zeiger an, und ein zweiter Druck auf den selben Drücker läßt beide weiterlaufen. Auch dieser Vorgang kann beliebig oft wiederholt werden. Erst wenn nach dem Anhalten der Null-Drücker bei der 4 gedrückt wird, springen beide Zeiger auf Null (12 Uhr) zurück, wodurch der Meßvorgang beendet ist. War der Rattrapante-Zeiger bereits angehalten und hatte er beim Anhalten des Chrono-Zeigers nicht dessen Stellung, verharrt ersterer auch beim Nullstellen des Chrono-Zeigers auf seiner haltenden Position. Um in diesem Fall auch den Rattrapante-Zeiger auf Null zu stellen, muß der Rattrapante-Drücker in der Krone gedrückt werden, was bewirkt, daß der Rattrapante-Zeiger dem Chrono-Zeiger nachspringt, auch wenn letzterer bereits auf Null steht. So kommen beide Zeiger wieder übereinander und »verschmelzen« zu einem.

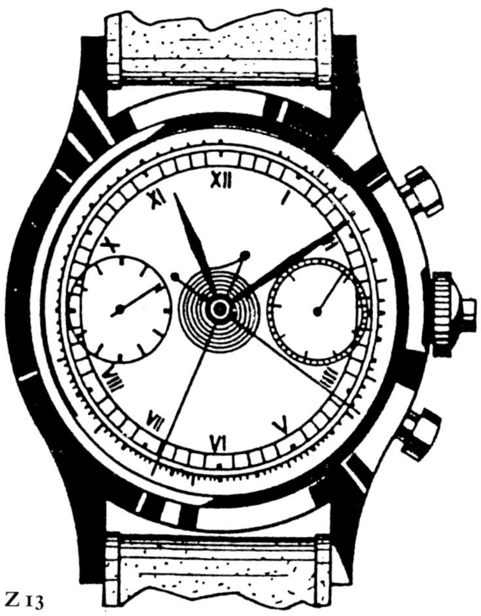

Z 13

Doppelzeiger-Chronographen gibt es nur mit Minutenzähler oder auch mit Minutenzähler und Stundenzähler. Georges Dubey und René Schaldenbrand aus La Chaux-de-Fonds (Schweiz) haben sich unter der Patent-Nr. 260791 in vereinfachter Form einen Doppelzeiger-Chronographen patentieren lassen, der zwar auch zwei anhaltbare Chronographenzeiger besaß, die aber auf dem Zifferblatt sichtbar, durch eine feine Spirale (Z 13), miteinander verbunden waren. Der Rattrapante-Zeiger konnte nur so lange festgehalten werden, wie der Drücker in der Krone gedrückt blieb, denn schon beim Loslassen sprang er dem weiterlaufenden Chrono-Zeiger augenblicklich nach. Bei diesem System konnten nur Ereignisse bis höchstens 60 Minuten als Zwischenzeit gemessen werden (siehe dazu auch Seite 50). Diese Doppelzeiger-Chronographen (sie werden nicht ganz korrekt als Mono-Rattrapante-Chronograph bezeichnet) besaßen einen Minutenzähler in Verbindung mit dem Chrono-Zeiger.

Der Mono-Rattrapante-Chronograph

Der »echte« Mono-Rattrapante-Chronograph ist als solcher vom Zifferblatt her nicht erkennbar. Sein Gesicht entspricht einem normalen Chronographen mit einem Chrono-Zeiger und zwei Drückern in üblicher Anordnung. Erst beim Betätigen der Drücker wirkt seine Funktion in der Weise, in der der Drücker bei der 2 alle drei Funktionen innehat, Start, Anhalten und Nullstellung. Der Drücker bei der 4 ist der Rattrapante-Drücker, mit dem der Chrono-Zeiger, solange ersterer gedrückt ist, angehalten wird. Beim Loslassen des Drückers springt der Chrono-Zeiger augenblicklich an die Stelle, die er erreicht hätte, wenn er nicht angehalten worden wäre. Würde er zum Beispiel nach 20 Sekunden 10 Sekunden lang anhalten, spränge er beim Loslassen von 20 gleich auf 30 Sekunden und liefe, als wäre nichts gewesen, kontinuierlich weiter, bis er abermals angehalten oder gestoppt wird. Die Zeit des Anhaltens ist auch bei diesem System auf 60 Sekunden begrenzt bzw. würde darüber hinaus die Uhr zum Stehenbleiben zwingen. Ein Minutenzähler ist hier üblich (siehe auch Seite 51). Ganz allgemein haben Mono-Rattrapante-Chronographen auf dem Zifferblatt keine spezielle Teilung, sondern wie die meisten anderen einfachen Chronographen eine Teilung in Fünftelsekunden.

Die Chronostopp-Funktion

Die Uhren, die eine Chronostopp-Funktion besitzen, sind keine echten Chronographen im Sinne der vorangestellten Definition; auch wenn vom Zifferblatt her der Anschein erweckt wird, daß eine solche Uhr mit einem Drücker ein Chronograph sei. Bei diesem handelt es sich lediglich um eine Nullstell-Funktion, d. h., wenn der Drücker oder die Krone betätigt wird, springt der Chrono-Zeiger (zentraler Sekundenzeiger) zwar auf Null zurück, läuft aber nach dem Loslassen des Drückers sofort wieder weiter. Es gibt weder ein Anhalten des Zeigers an beliebiger Stelle noch ein echtes Nullstellen, bei dem der Chrono-Zeiger auf der Null (12 Uhr) stehen bleibt. Mit diesen Uhren war es nur möglich, kurze Ereignisse (innerhalb einer Minute) zu messen, allerdings nur insoweit, als die Startzeit genau definiert werden konnte. Die Stoppzeit mußte bei laufendem Zeiger geschätzt werden. Als weitere Funktion erleichterte diese Mechanik das genaue Einstellen der Uhrzeit im Vergleich mit einer anderen genaugehenden Uhr. Über dem Zifferblatt befand sich außer den üblichen Zeigern für Stunde und Minute nur noch ein zentraler, ständig mitlaufender Chrono-Zeiger. Die Bezeichnungen Chronograph oder Chronostopp sind irreführend und täuschen (oft nicht unbeabsichtigt) nur einen Chronographen vor.

Zifferblatteinteilung

Die Telemeter-Skala

Die bloße Zeiteinteilung mit der Genauigkeit einer Fünftelsekunde war bald nicht mehr befriedigend, erforderten doch alle nachfolgenden Beurteilungen eines gemessenen Ereignisses eine mathematische Rechenoperation. Deshalb hat man Skalen entwickelt, die ein direktes Ablesen ohne anschließende Rechnung gestattet. Am häufigsten finden wir eine Skala, die unter gewissen Bedingungen eine Entfernungsmessung in Kilometern erlaubte. Auf dem Zifferblatt über oder neben einer in Kilometern geeichten Skala ist zu lesen: TELEMETER. Die Vorsilbe: tele..., Tele... steht für das Bestimmungswort mit der Bedeutung: weit, fern, und in Zusammensetzung mit der Silbe: ...meter (Telemeter) bedeutet es: Entfernungsmesser. Der Entfernungsmessung liegt die Schallgeschwindigkeit in der Luft zugrunde. Sieht man z. B. in der Ferne den Blitz eines Gewitters und zählt die Sekunden, die verstreichen, bis der Donner zu hören ist, sind die Sekunden multipliziert mit der Schallgeschwindigkeit (333 m/s) ein Maß für die Entfernung bis zum Ort des Gewitters. Bereits 1892 hatte sich Theodore Schaedeli aus La Chaux-de-Fonds einen Taschen-Chronographen patentieren lassen, mit dem eine sehr genaue Entfernungsmessung in Schritten von 51 Metern möglich war. Diese hohe Auflösung ergab sich durch einen in 30 Sekunden umlaufenden

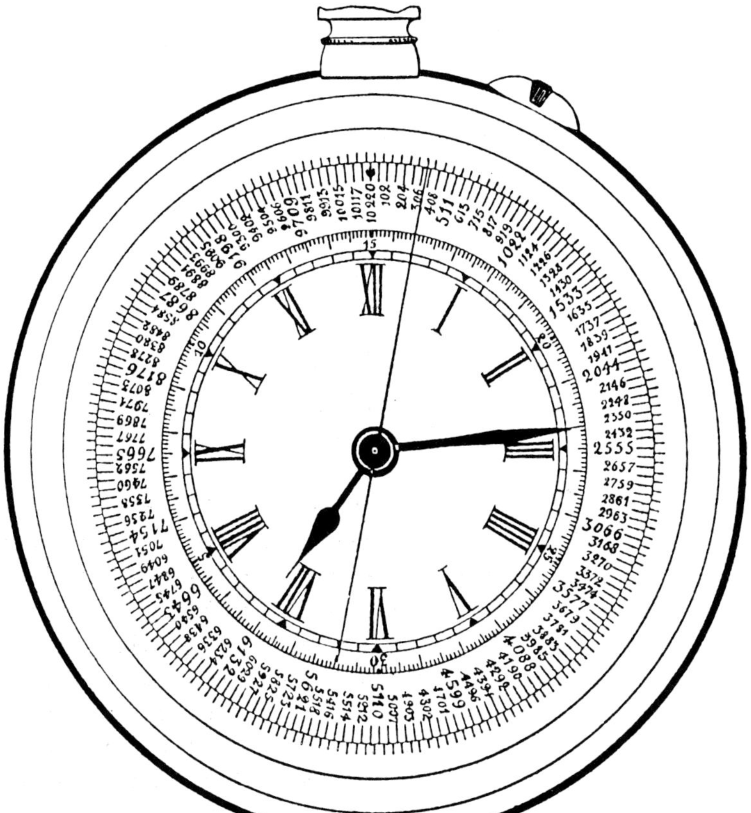

Z 14

Chrono-Zeiger und eine sehr feine Zifferblatteinteilung, auf der die Entfernung eines Ereignisses direkt in Metern angegeben war (Z 14). Die geeichte Skala galt für eine Lufttemperatur von 16 °C, in der der Schall 340,67 m/s zurücklegt. Beispielsweise gab Schaedeli auch weitere Korrekturwerte an, die es erlaubten, rechnerisch Entfernungen bei Messungen in anderer Umgebungstemperatur zu bestimmen.

Korrekturwerte für Schallgeschwindigkeiten

In Luft	20 °C	+ 0,50 m	je volle	100	Meter
"	16 °C	+ 0,00 m	"	100	"
"	10 °C	– 0,56 m	"	100	"
"	5 °C	– 1,50 m	"	100	"
"	0 °C	– 3,00 m	"	100	"

In Lufttemperatur 20 °C würde der Schall in 1 Sekunde 340,67 + 3,4067 m mal 0,5 = 1,7034 + 340,67 = 342,37 m zurücklegen, hingegen wären es bei 0 °C nur 340,67 – 10,22 = 330,47 m. Diese korrigierten Werte entsprechen in etwa der einschlägigen Literatur in Physik, wobei die Luftfeuchtigkeit und der Luftdruck in der Korrektur nicht berücksichtigt sind.

Die meisten Armband-Chronographen haben, wie in Z 15 eine Telemeter-Skala, der eine Schallgeschwindigkeit von 333,33 m/s zugrunde liegt. Hieraus ergibt sich eine Graduierung auf dem Zifferblatt für eine Entfernung bis 20 km, die direkt abgelesen werden kann, mit einer angezeigten Genauigkeit je nach Teilung von 0,1 bis 0,5 km. Die Schallgeschwindigkeit mit 333,33 m/s entspricht einer Lufttemperatur von ca. 5–10 °C. Es ist also bei genauen Messungen in Normaltemperatur der Luft (20°–30 °C) eine Korrektur nach obiger Tabelle sinnvoll.

Schallgeschwindigkeiten in Luft unter Normaldruck 760 torr

Lufttemperatur	Geschwindigkeit
– 40 °C	306,5 m/s
– 20 °C	319,3 m/s
– 0 °C	331,8 m/s
+ 20 °C	343,8 m/s
+ 40 °C	355,3 m/s
+ 100 °C	387,2 m/s

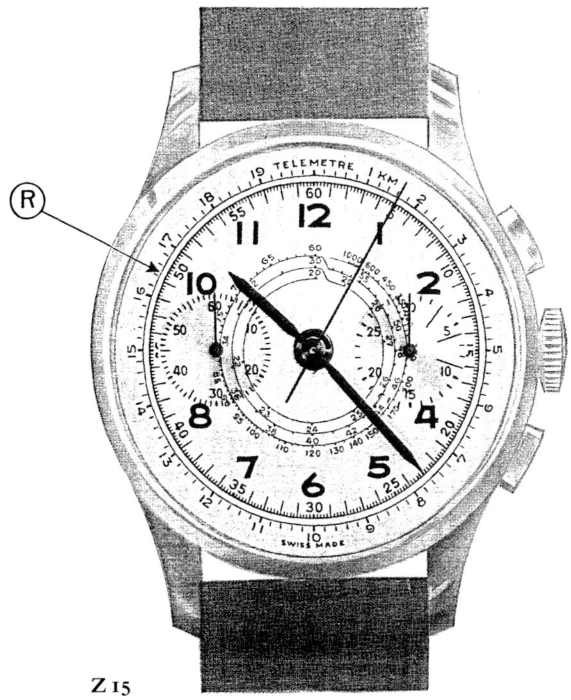

Z 15

Die Telemeter-Skala liegt auf den Zifferblättern meist ganz außen und ist, wie bereits erwähnt, mit »Telemeter« oder »Telemètre« bezeichnet. Vorzugsweise ist hierfür oft die Farbe Blau verwendet worden. Die größte ablesbare Entfernung (20 km) ergibt sich aus der natürlichen Rechnung: 333 m/s mal 60 Sekunden (für einen Umlauf des Chrono-Zeigers) = 19980 Meter oder aufgerundet: 20 Kilometer.
Uhren, die für den Export bestimmt waren, hatten oftmals eine Eichung in Meilen. Auf den Zifferblättern dieser Uhren findet man die Angabe »Telemeile« bzw. als Zahl ~ 12.62.. Meilen. Aus der Rechnung 1 englische Meile entspricht 1609,3 m ergibt sich für die Schallgeschwindigkeit 1609,3 Meilen : 333 m/s = 4,83 s. 1 Meile : 4,83 s = 0,2069 Meilen/s. Bezogen auf 60 Sekunden ergibt dies 60 s · 0,2069 Meilen/s = 12,415 Meilen. Der Aufdruck auf dem Zifferblatt zeigt oft die Angabe 12,625 o. ä. Hierin ist bereits ein Korrekturfaktor enthalten. Umgerechnet entspricht der Wert 12,625 Meilen einer Schallgeschwindigkeit von ca. 338,59 m/s bei 15° Lufttemperatur.

Die Tachymeter-Skala

Eine zweite häufig anzutreffende Teilung auf dem Zifferblatt eines Armband-Chronographen ist eine Tachymeter-Skala zur Messung von Geschwindigkeiten, sei es nun die eines Autos, eines Radfahrers oder eines Fußgängers. Die Vorsilbe: Tachy... findet sich oft in Zusammensetzung eines Bestimmungswortes mit der Bedeutung: schnell oder Geschwindigkeit. Bei dieser Skala ist dem Benutzer die Berechnung für die Geschwindigkeit v eines Objekts (v = s/t) abgenommen. Dabei ist s der zurückgelegte Weg und t die verbrauchte Zeit. Es kann die Geschwindigkeit, bezogen auf eine meist kleinere Distanz (200 m oder 1000 m) direkt abgelesen werden. Fährt beispielsweise ein Auto in einer Stunde bei gleicher Geschwindigkeit 60 km weit, so hat es eine Geschwindigkeit von 60 km/h oder 600000 m/3600 s. Für eine Distanz von 1000 m würde es 3600 s/60 = 60 s benötigen. Würde es mit doppelter Geschwindigkeit fahren, also in einer Stunde 120 km zurücklegen, entspräche dies einer Zeit auf 1000 m von 3600 s/120 = 30 s. Wie auf den Zifferblättern mit einer Tachymeter-Skala leicht festzustellen ist (vgl. Z 17), sind die Geschwindigkeiten 60, 80, 120 usw. (km/h) direkt ablesbar.

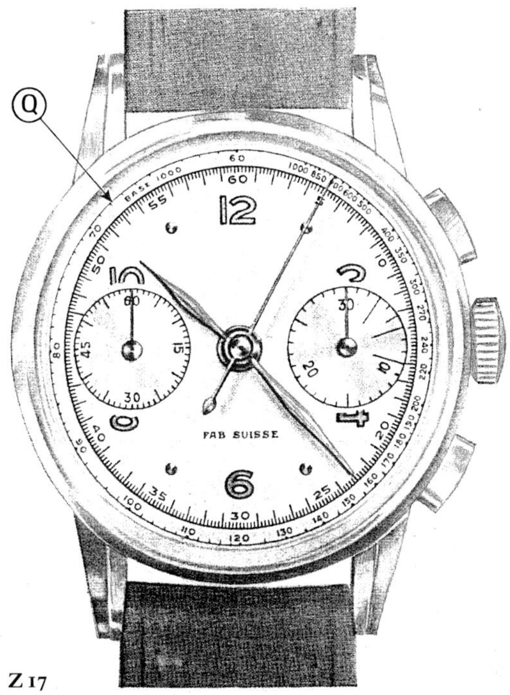

Z 17

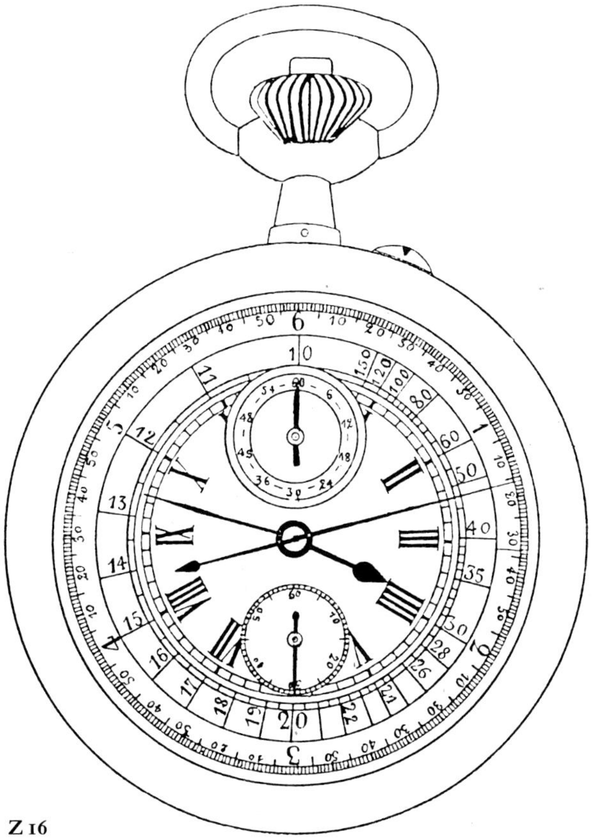
Z 16

Um 1900 hatte sich Léon Guinand aus Brenets (Schweiz) einen Tachymeter-Chronographen unter der Patent-Nr. 21709 patentieren lassen, der Geschwindigkeiten von 150 bis 10 Stundenkilometern direkt anzeigte, ein für damalige Verhältnisse beachtlicher Meßbereich (Z 16). Allerdings war es dazu erforderlich, daß der Chrono-Zeiger in sechs Minuten einen Umgang machte. Als nachteilig mußte man hinnehmen, daß die Skala für die Sekunden nur in Sekundenschritten, nicht wie sonst üblich in Fünftelsekunden, ablesbar war. Bei modernen Chronographen (Z 17) mit Tachymeter-Skala sind meist Gechwindigkeiten von 1000 bis 60 km/h ablesbar.

Um eine genauere Ablesung der Geschwindigkeit über einen größeren Bereich zu erhalten, ließ sich 1907 F. Amez-Droz in Genf eine sogenannte »Schnecken-Tachymeter-Skala« (Z 18) unter der Patent-Nr. 39276 patentieren, die von ihm für eine Taschenuhr mit beidseitigem Zifferblatt vorgeschlagen wurde. Bei einem Umlauf des Sekundenzeigers in zwei Minuten erhielt er bei 5½ Umläufen (allerdings hier im Gegenuhrzeigersinn, weil sich die Tachymeterskala auf der Rückseite der Taschenuhr befand) einen Geschwindigkeitsbereich von 60 km/h bis hinunter zu 5 km/h. Diese Schnecken-Tachymeter-Skala ist später häufig auf Zifferblättern der Armband-Chronographen wiederzufinden und zwar so, daß die äußere Skala von meist 1000 km/h bis 60 km/h (60 Sekunden = 1 Umlauf) ging und dann im Innern des Zifferblattes für zwei oder drei

Fig. 2.

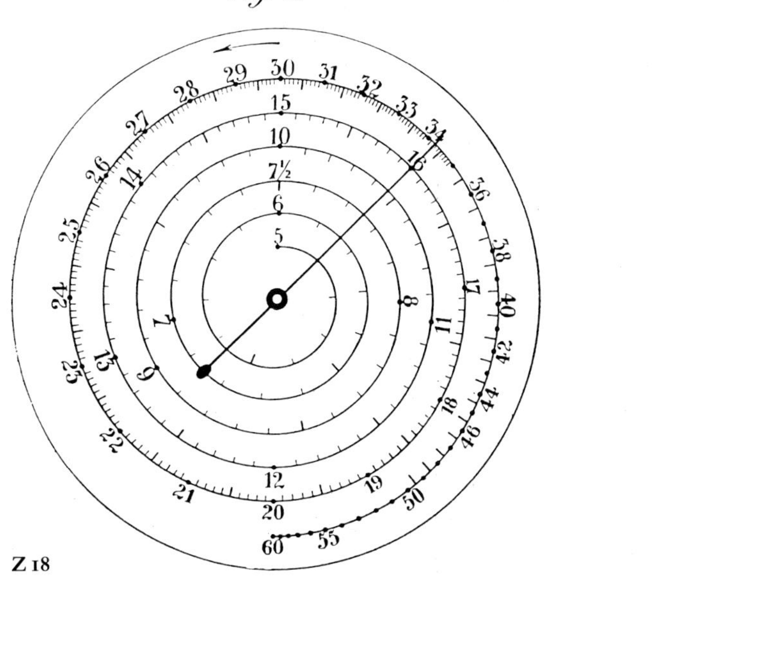
Z 18

Umgänge weiterführte, mit der dann bis hinunter zu 20 oder 15 Stundenkilometern gemessen werden konnte. Ganz allgemein ist eine Tachymeter-Skala, genauer gesagt, der Beginn der ablesbaren Höchstgeschwindigkeit, ein Maß zur Datierung eines Chronographen. Armband-Chronographen aus den 20er Jahren beginnen mit 300 oder 360 km/h, in den 30er Jahren beginnen die Skalen bereits oft schon mit 400 km/h, und um 1940 finden wir Angaben von 500 km/h. 1950 sind Geschwindigkeiten mit 750–800 km/h angegeben, und ab der Mitte der 50er Jahre sind 1000 km/h ablesbar. Diese Steigerung läuft parallel zu den immer schneller werdenden Autos und Flugzeugen. Die Anpassung der Chronographen an den Fortschritt der Technik bestand hier nicht in der Änderung der Mechanik, sondern lediglich im Aufdruck der Zahlen auf dem Zifferblatt. Natürlich war die Ablesung bei einem so kleinen Zifferblatt nicht so genau wie bei einer speziell dafür geschaffenen großen Taschenuhr. Dennoch bieten die Chronographen mit Tachymeter eine direkte Geschwindigkeitsablesung auf einer Meßstrecke von 1000 Metern. Allgemein sind Tachymeterskalen mit: BASE 1000 oder KM 1000 bezeichnet. Es gibt aber auch solche Teilungen in Meilen, wenn die Uhren für den Export bestimmt waren. Nicht selten sind beide Skalen, sowohl die Telemeter als auch die Tachymeter, auf demselben Zifferblatt vorhanden. Ein solches Zifferblatt wirkt sehr technisch, ist aber nicht besonders übersichtlich (siehe Z 15).

Der Pulszähler-Chronograph

Eine dritte Variante für eine direkte Ablesung auf dem Zifferblatt war die Pulszähler-Skala, die speziell für Ärzte gedacht war. Die Pulsfrequenz ist häufig ein Maß für den Gesundheits- oder Belastungszustand des Menschen. Ohne spezielle Uhr ist man genötigt, für eine feste Zeitdauer (15 s, 20 s oder 30 s) die Pulse zu zählen, um dann rechnerisch die Pulsschläge in der Minute zu bestimmen. Dies bereitet normalerweise keine Schwierigkeiten. Die Pulszähler-Skala (Z 19) erleichtert bzw. erspart das Rechnen, weil die Pulsfrequenz direkt auf der Uhr angezeigt wird, wenn die auf der Uhr angegebenen Pulse (meist 30 oder 20) nach Drücken auf Start gezählt werden. Häufige Angaben sind: CALCULE SUR 30 PULSATIONS oder GRADUE POUR UNE OBSERVATION DE 20 PULSATIONS oder GRADUE POUR 30 PULSATIONS (Z 20). Hat jemand eine schnelle Pulsfrequenz, läuft der Chrono-Zeiger für die gleiche Anzahl der Pulsschläge nicht so weit wie bei jemandem, der einen langsamen Puls hat. Jeweils nach 20 oder 30 Pulsen wird der Chrono-Zeiger angehalten und auf der Pulsometer-Skala direkt die Pulsschläge für eine Minute abgelesen.

Der Atmungszähler-Chronograph

Für Sportler und Mediziner kann es wichtig sein, die Atmungsfrequenz festzustellen. Für diesen Zweck findet man auf einigen Zifferblättern der Chronographen eine spezielle Skala, ähnlich der Pulszähler-Skala, mit der durch wenige Atmungen (DUE POUR 5 RESPIRATIONS) die Atmungs-Frequenz in einer Minute abgelesen werden kann (Z 21). Der Meßbereich lag meist zwischen 60-14 und 40-10 Atmungen pro Minute, ein Bereich, der bei Menschen möglich erscheint. In vielen Fällen findet sich die Atmungszähler-Skala auf einem Zifferblatt, das auch eine Pulszähler-Skala aufweist, weil Atmungsfrequenz und Pulsfrequenz häufig zusammenhängen.

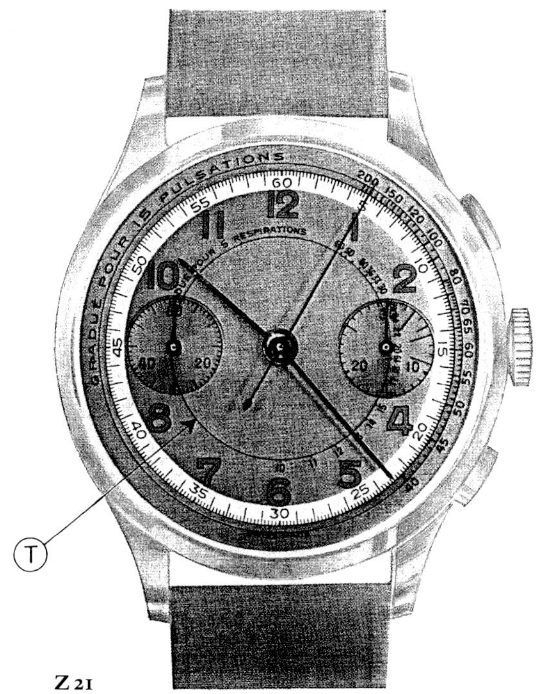

Z 21

Der Produktionszähler-Chronograph

Die Industrialisierung hat zur Massenfertigung zahlreicher Artikel geführt. Dies war nicht nur eine Folge des großen Bedarfs, sondern es lag ihr auch eine Planung zugrunde, die durch sinnvolle Arbeitsvorbereitung möglich wurde. Dazu mußte man die Herstellungszeiten der einzelnen Teile eines Erzeugnisses ganz genau berechnen, kennen und vor allem nachprüfen können. Dies war leicht feststellbar, wenn die Herstellung für ein Teil z. B. eine halbe Stunde dauerte. Bei der Herstellung kleiner Teile,

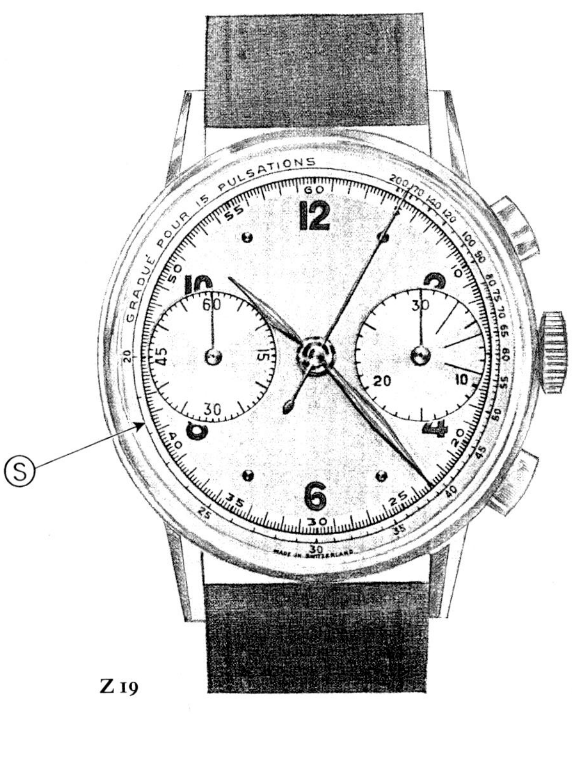

Z 19

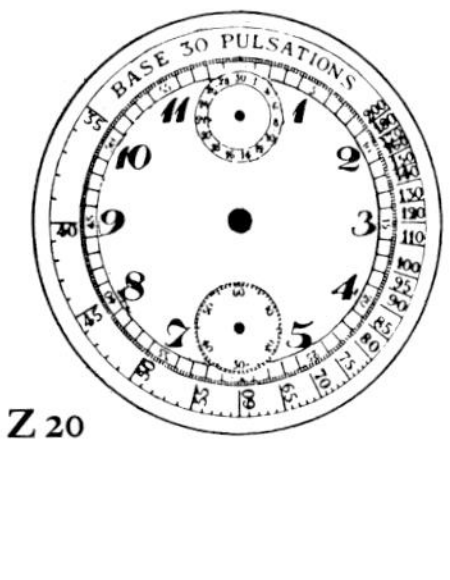

Z 20

sei es nun automatisch oder in Handarbeit, von denen in der Minute mehrere fertig wurden, war eine genaue Produktionszahl pro Stunde nicht mehr durch einfaches Zählen möglich. In einer solchen Situation bedient man sich eines Produktionszähler-Chronographen (Z 22). Die Produktionszähler-Teilung hilft, die Produktionskapazität für gleichartige Stücke in einer Serienfertigung festzustellen. Bei Beginn der Fertigung eines Serienstücks wird der Chronograph gestartet und am Ende der Bearbeitung angehalten. Der Zeiger auf dem Zifferblatt zeigt dann an, wieviele Stücke pro Stunde hergestellt werden, vorausgesetzt, ein Stück dauert in der Herstellung nicht länger als 60 Sekunden. In Z 22 zeigt der Chrono-Zeiger nach Beendigung eines Stücks auf 750, d. h., in der Stunde werden 750 Stück dieses Artikels hergestellt. Liegt die Herstellungszeit nahe einer Sekunde oder darunter, ist es besser, wenn die Herstellungszeit für mehrere Stücke (z. B. zehn) ermittelt wird. In diesem Fall wäre die Produktion in einer Stunde 10 × 750 = 7500 Stück. Dauert die Herstellungszeit für ein Stück länger als 60 Sekunden, also zum Beispiel 80 Sekunden, so ist die Stunde (3600 Sekunden) durch die gemessene Zeit zu dividieren – 3600 : 80 = 45. Dieser Quotient 45 entspricht der Produktion von 45 Stück pro Stunde.

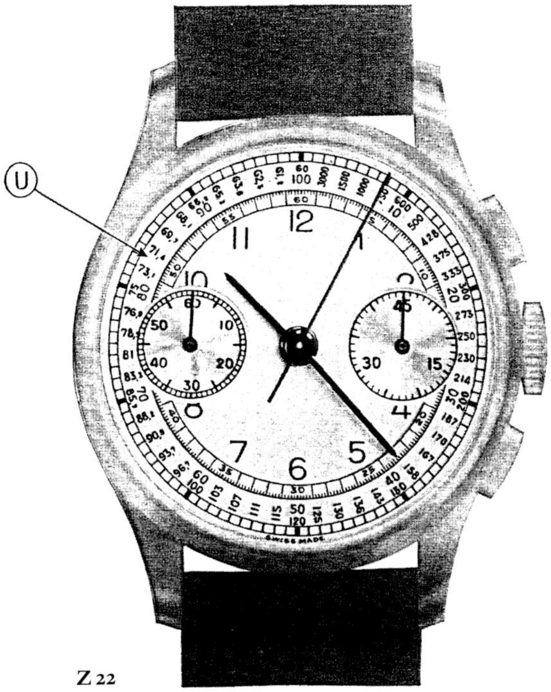

Z 22

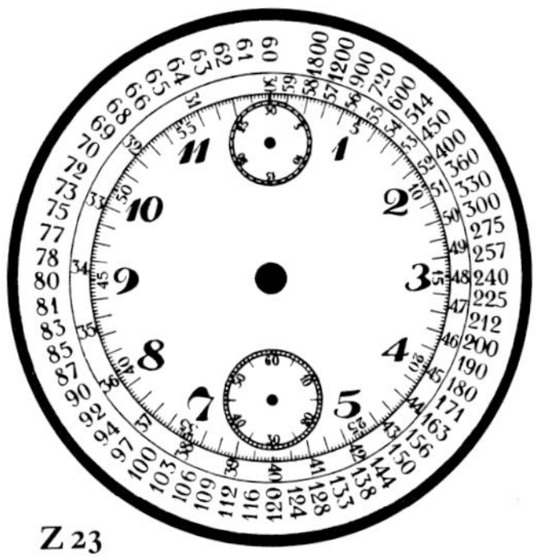

Z 23

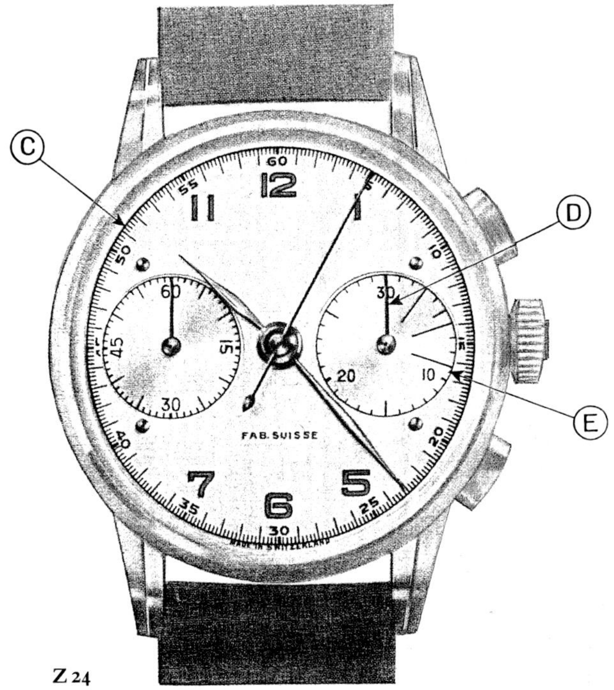

Z 24

Die Zifferblattanzeige war nicht einheitlich. Der Chronograph in Z 22 hat Angaben von 3000 bis 60 Einheiten. Auf dem Zifferblatt Z 23 findet man Angaben von 1800 bis 60 und in einer zweiten Reihe innen, von 59 bis 30 Einheiten. Bei diesen speziell für industrielle Zwecke bestimmten Chronographen ist oft noch eine Teilung im dekadischen System (d. h., eine Minute hat 100 Sekunden und eine Stunde 100 Minuten) anzutreffen. Diese Angabe ist meist in einer besonderen Skala (1 bis 100) neben der üblichen im Sexagesimalsystem (auf der Zahl 60 aufbauend) zu finden.

Der Telefoneinheitenzähler

Lange Zeit war es bei der Post üblich, daß die Telefongebühren nach Einheiten im Drei-Minuten-Takt berechnet wurden, insbesondere dann, wenn Gespräche mit Teilnehmern im Ausland geführt wurden. Sehr hilfreich war hier der Minutenzähler auf einem Chronographen, der nicht nur die Minuten ganz allgemein registrierte, sondern speziell für das Telefonieren alle drei Minuten eine besondere Markierung aufwies. Meist waren die ersten drei Einheiten, also der dritte, der sechste und der neunte Minutenstrich, etwas länger als die übrigen (Z 24). So war leicht mit einem Blick feststellbar, ob man beim Telefonieren bereits die nächste gebührenpflichtige Einheit überschritten hatte oder nicht. Als später die Gebühren differenzierter berechnet wurden, erübrigte sich diese Drei-Minuten-Markierung und wurde auf den Zifferblättern nicht mehr verwendet.

Der Gezeiten-Chronograph

Dieser Chronograph (Z 25) birgt zwei verschiedene Angaben. Das Hilfszifferblatt X des Minutenzählers ist in der Mitte in sechs Sektoren zu je 5 Minuten farbig unterteilt. Die dunklen Felder sind blau, die hellen in der versilberten Farbe des Zifferblattes. Im Segelsport sind die Regeln so, daß bei Regatten z. B. dem Startschuß ein zweiter genau nach 5 Minuten folgt, und erst nach diesem Moment, keinesfalls vorher, darf das Segelboot die Startlinie überfahren. Andererseits kann man in den zwischen den beiden »Startschüssen« liegenden 5 Minuten alle notwendigen Vorbereitungen treffen, um das Überqueren der Startlinie möglichst genau beim zweiten Schuß zu erreichen. Die farbigen Sektoren stehen direkt in Zusammenhang mit der Betätigung des Chronographen.
Das linke Hilfszifferblatt zeigt die »Solunar-Perioden« oder Gezeiten an. Unter Gezeiten versteht man das Kommen und Gehen der Flut an der Küste oder in Häfen. Noch heute ist es üblich, daß in sogenannten Gezeitentafeln für den jeweiligen Ort am Meer die Zeit des Hoch- und Niedrigwassers, bezogen auf eine feste Marke, angegeben ist. Um sich dieser Gezeiten ständig zu vergewissern, hat man Uhren geschaffen, die ein Erkennen der Zeitpunkte im voraus gestatten, wann die Flut ihren Höchststand und wann die Ebbe ihren niedrigsten Stand erreicht hat. Das Gezeitenzifferblatt hat außen eine 24-Stundenteilung und in der Mitte

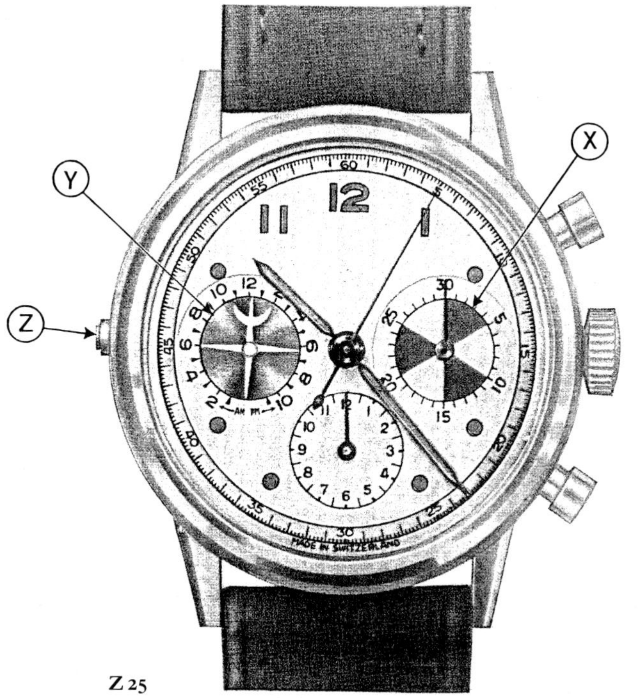

Z 25

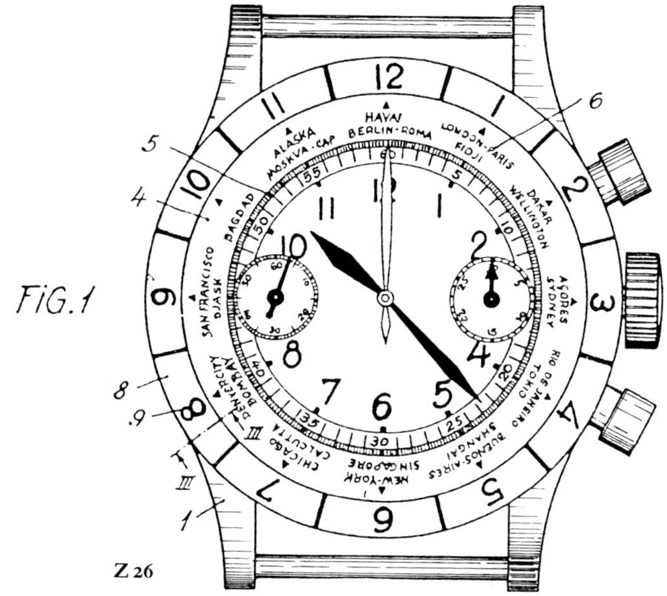

Z 26

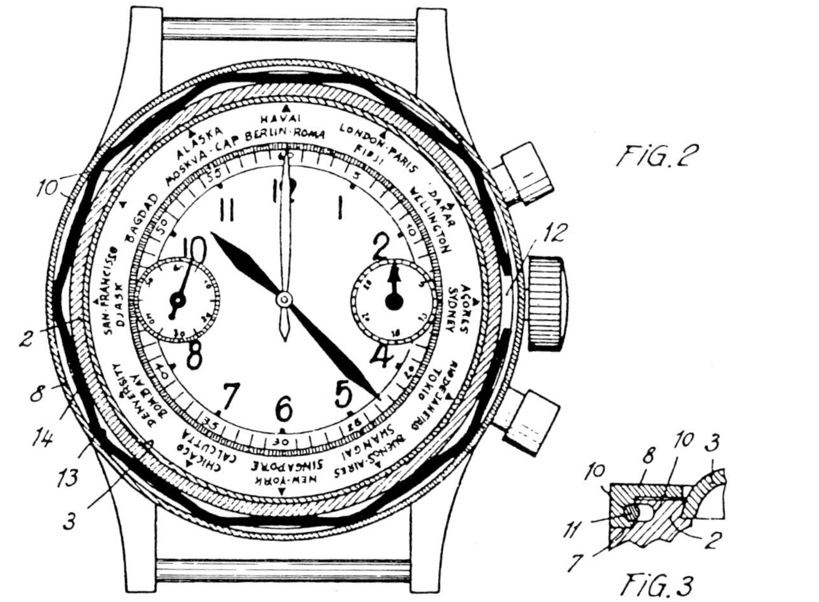

eine in vier Sektoren geteilte, sich drehende Scheibe Y. Diese Scheibe trägt ein Achsenkreuz. Die Sektoren unten und oben (Moment in der Darstellung) sind blau mit der Bedeutung Flut und die beiden Sektoren rechts und links gelb mit der Bedeutung Ebbe. Die Scheibe Y dreht sich im Zyklus des Mondumlaufes und zeigt über den Spitzen des weißen Achsenkreuzes jeweils Ebbe und Flut an. Die Achsenkreuze sind nicht genau rechtwinklig, sondern zwei sich gegenüberliegende Spitzen haben eine Differenz von 12 Stunden und 25 Minuten, der Zeit eines Gezeitenwechsels. Mit dem Drücker Z in der Gehäusewandung kann die Scheibe, entsprechend den Gezeiten eines Hafens oder Ortes, voreingestellt werden. Diese Gezeitenanzeige steht nicht in Verbindung mit dem Chronographenmechanismus, ist aber z. B. beim Segelsport an der Küste sehr hilfreich.

Stellringe am Gehäuse

Stundenzähler und Weltzeitangaben

Stellringe, drehbare Scheiben und Glasreifen sind bei Armbanduhren nicht ungewöhnlich. Sie wurden sowohl für die Zeitanzeige als auch zum Aufziehen der Uhr oder Stellen der Zeiger verwendet. 1941 ließ sich Philippe Weiss aus La Chaux-de-Fonds für einen Armband-Chronographen einen Stellring mit einer 12-Stundenteilung patentieren (Patent-Nr. 215450), der für zwei Aufgaben vorgesehen war. Z 26 zeigt die Zeichnung, die der Patentschrift beigefügt war. Der Patentanspruch bezog sich einerseits auf die Art der Befestigung des Stillringes mittels einer wellenförmigen Drahtfeder (Z 26, Fig. 2 und Fig. 3) und andererseits auf die Funktion des Ringes selbst, in Zusammenhang mit Zonenzeitangaben (Z 26, Fig. 1). Das Chronographenwerk hatte einen 30-Minutenzähler. Dementsprechend ist der Stellring in Stunden und Halbstunden unterteilt, so daß er als Stundenzähler verwendet werden kann, wenn die Ziffer 12 nach dem Starten des Chronographen über den Stundenzeiger gedreht wird.

Wie in Z 26, Fig. 1 erkennbar, sind auf dem feststehenden Zifferblatt korrespondierende Städtenamen angegeben, die sich im Bereich der sich auf dem Erdball gegenüberliegenden Zonenzeiten befinden. Der Unterschied beider Orte ist genau 12 Stunden. (Singapur und New York liegen genau 12 Stunden auseinander, d. h. wenn es in Berlin 12 Uhr ist, ist es in New York 6 Uhr morgens und in Singapur 6 Uhr bzw. 18 Uhr abends.) Will man nun zur Normalzeit (die Zeit, die die Uhr gerade anzeigt) wissen, wie spät es z. B. in Sydney (Australien) ist, so stellt man die Ziffer 12 des Stellringes auf die Marke: ACORES (Azoren) bzw. SYDNEY und liest nun über dem Stundenzeiger auf dem Stellring die Stunde ab. In Z 26, Fig. 1 ist es ca. 10.30 Uhr Normalzeit, in Sydney wäre es dann ca. 7.30 Uhr abends. Die Uhrzeit abends oder morgens verlangt bei diesem System, das keine 24-Stundenteilung hat, etwas geographisches Verständnis. Diejenigen Orte, die vom Standort des Beobachters ostwärts liegen, rechnen von 12 Uhr Mittag vorwärts in die Abendstunden, und jene Orte, die westwärts liegen, rechnen die Zeit von 12 Uhr Mittag rückwärts in die Morgenstunden hinein.

Der Chronograph mit Rechenschieber

Bei zahlreichen Skalen, wie Telemeter, Tachymeter, Produktionszähler usw., wurde eine mathematische Rechnung durch entsprechende Skalierung vorweggenommen, allerdings mit dem Nachteil, daß eine jeweilige Berechnungsgrundlage vorhanden sein mußte, z. B. die Schallgeschwindigkeit, die Meßmarken 1000 Meter oder eine Einheitenskala von 3000 bis 60. Mit einer logarithmischen Skala war es nun möglich, jede beliebige Rechenoperation (multiplizieren und dividieren) durchzuführen, wie sie auch mit einem Stabrechenschieber herkömmlicher Art möglich ist. Eine solch drehbare logarithmische Skala gegen eine feststehende hat sich die Firma Graef & Cie. Fabrique MIMO in La Chaux-de-Fonds (Schweiz) 1941 unter der Patent-Nr. 216202 patentieren lassen. In Z 27, Fig. 1 bis Fig 3 sind die der Patentschrift beigefügten Zeichnungen wiedergegeben. Der Patentanspruch bezog sich nicht auf die logarithmische Teilung selbst, denn diese ist altbekannt. Sie wurde schon von Jost Bürgi (1552–1632) und J. Napier für mechanische Rechenhilfsmittel verwendet. (Die heutige Form des Rechenschiebers mit Zunge geht auf S. Partridge, um 1662, zurück.) Der Patentanspruch begründete sich

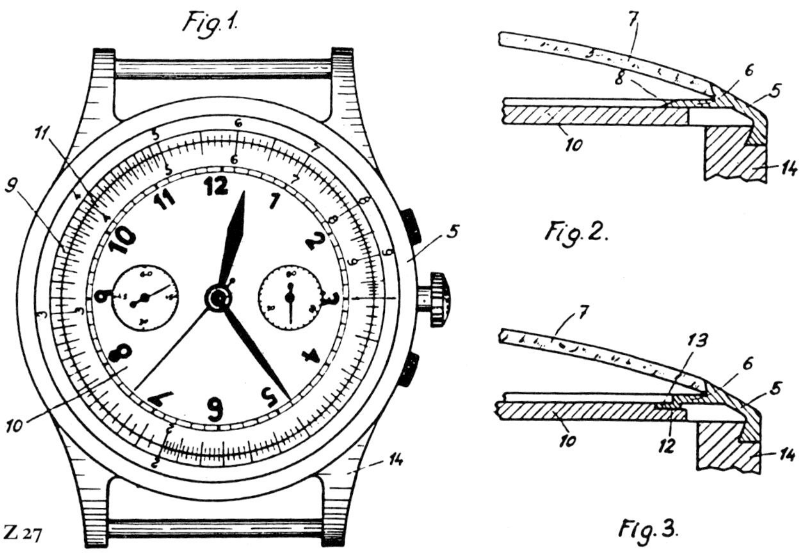

Z 27

vielmehr darauf, wie eine solche kleine logarithmische Skala drehbar an einem Uhrengehäuse zu befestigen und zu bedienen sei, ohne daß ein Luftspalt die genaue Ablesung beeinflußt. Z 27, Fig. 2 und Fig. 3 zeigt einige Konstruktionsbeispiele, wie sie von der Firma Graef & Cie. in der Patentschrift vorgeschlagen wurden. Der Stellring 5 mit dem eingesetzten Glas 7 ist auf dem Gehäuse 14 drehbar gelagert. Die eine Skala befindet sich auf dem feststehenden Zifferblatt 10, und die drehbare Skala 6 im Stellring 5. In Fig. 2 hat die Skala 6 eine Schräge 8 und liegt so ohne Spalt auf dem Zifferblatt auf. In Fig. 3 hat das Zifferblatt 10 eine Stufe, in der die Skala 13 des Stellringes 6 geführt wird. Die Skalen mit den logarithmischen Einteilungen 1,0 bis 9,9 waren gegen Berühren und Verkratzen durch das Glas 7 geschützt.
Die Genauigkeit der Ablesung hing wesentlich von dem guten Aneinandervorbeiführen der Skalen ab. Diese Rechenschieberskala war zwar auch auf einfachen Armbanduhren anwendbar, aber sie hatte bei Armband-Chronographen eine besondere Bedeutung. Durch die Möglichkeit, kurze Zeitintervalle zu messen, ohne die Anzeige zu verlieren, konnte hier auf der Uhr gleich die notwendige Rechnung durchgeführt werden.

Aber auch das Rechnen mit Wechselkursen oder mit Papierformaten, Vergrößerungs- und Verkleinerungsverhältnissen läßt sich leicht auf der Uhr durchführen. In den 50er und 60er Jahren, als der Taschenrechner noch nicht selbstverständlich war, hat man auch Fliegeruhren für Piloten mit Rechenscheiben versehen.

Chronographen mit zwei Kronen

Das Patent von Universal Perret & Berthoud

Mit zwei oder drei Drückern und einer Krone waren mögliche Bedienungen, die an einer Uhr vorgenommen werden konnten, nicht erschöpft. Auffälligerweise haben zwei Firmen in der gleichen Zeit offenbar dieselbe Idee gehabt, nämlich eine zweite Krone anzubringen, mit der zusätzliche Anzeigeelemente betätigt werden sollten. In dieser Angelegenheit wurden kurz hintereinander drei Patente eingereicht, und zwar am 6. November 1940 von der Firma »Manufacture des Montres Universal Perret & Berthoud S.A., Genève (Suisse)«, am 22. September 1941 ein Nachtrag zur Einreichung vom 6. November 1940 von der gleichen Firma und am 23. Februar 1943 von der Firma »Excelsior Park, Le Fils de Jeanneret-Brehm, St.-Imier (Suisse)«. Es ist zu vermuten, daß hier die Firma Excelsior Park Kenntnis von dem Vorhaben der Firma Universal Perret & Berthoud erhielt und nun ihrerseits nach einer ähnlichen Lösung suchte. Wenn sie auch grundsätzlich die bereits von Universal Perret & Berthoud geschützten Möglichkeiten nicht nachahmen durfte, so gab es doch eine »Umgehung« der angemeldeten Patente, die patentrechtlich statthaft war. Merkwürdig ist dabei, daß das zuletzt eingereichte Patent als erstes der drei am 16. Februar 1945 unter der Patent-Nr. 235072 veröffentlicht wurde, und die beiden anderen mit der Patent-Nr. 235608 am 16. April 1945 und der Patent-Nr. 239879 am 1. März 1946. Eine herkömmliche Lösung der Zeigerstellung wie in normalen Armbanduhren war ja bekannt und bedurfte keines Schutzes mehr. Der Mechanismus für eine zweite Krone mußte also so angelegt werden, daß er patentrechtlich schutzwürdig wurde; zum Beispiel so, wie es die Firma Universal Perret & Berthoud einreichte. Aber, wie so häufig, wurden deren Ideen vor ihrer Veröffentlichung von findigen Ingenieuren umgangen, um den gleichen oder zumindest einen ähnlichen Zweck mit einer zweiten Krone zu erreichen.
Die Firma Universal Perret & Berthoud hatte sich einen Kronenmechanismus patentieren lassen, der ein zweites Zeigerwerk befähigte, eine Uhrzeit einzustellen, die als Erinnerung (ähnlich wie eine Weckzeit) dienen sollte. Diese Uhren waren auch als »Memento-Chronograph« im Handel geführt bzw. von der Ebauches SA. so bezeichnet worden. Z 28, Fig. 1 zeigt einen solchen Chronograph mit Minuten- und Stundenzähler in normaler Anordnung. Zusätzlich befindet sich unter der 12 ein kleines Hilfszifferblatt V mit einer 12-Stundenteilung, dessen Zeiger mit Hilfe der zweiten Krone W (auf der linken Seite des Gehäuses) unabhängig vom Uhrwerk gestellt werden könnten. Nach dem Stellen verharren die Zeiger in Ruhe, sie haben keine Verbindung zum Uhrwerk. Die Anzeige diente lediglich als »visuelles Gedächtnis«. Z 28, Fig. 2 zeigt das dazugehörige Räderwerk unter dem Zifferblatt, das auch Gegenstand des Patentanspruches (Nr. 235072) war. Betätigt wurde der Stellmechanismus durch Ziehen der Krone, ähnlich wie bei der Zeigerstellung mit der Krone auf der rechten Seite.

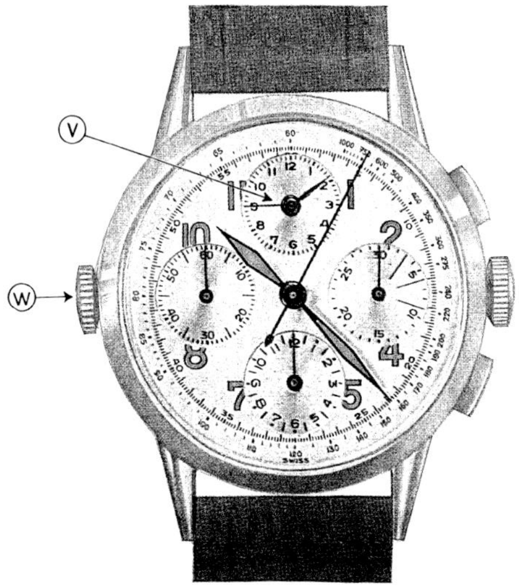

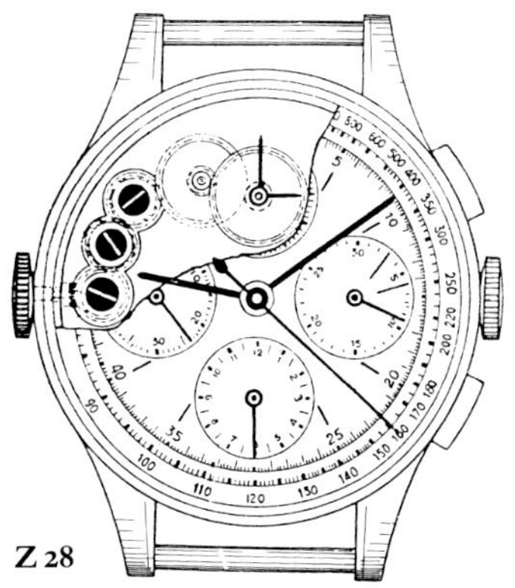

Z 28

Im nachfolgenden Patent Nr. 235608, wie in Z 29, Fig. 1 bis Fig. 5 dargestellt, sind Konstruktionsbeispiele und die Funktionsweise veranschaulicht. In Fig. 1 ist die Räderkette mit den Rädern 15, 16 und 17 dargestellt, die wegen des engen Raumes unter dem Zifferblatt notwendig sind, um das Wechselrad 13 des Zeigerwerkes 11, 12 und 14 zu treiben. Fig. 2 ist der Schnitt II, wie in Fig. 1 angegeben. Fig. 3 und Fig. 4 zeigen die Lagerung der Stellwelle 22, die ähnlich ist wie die Befestigung einer normalen Aufzugwelle. Die Besonderheit dieses Mechanismus ist, daß erst durch Ziehen an der Krone bis zum Einrasten das Zeigerwerk gestellt werden kann. Dabei wird der Vierkant 25 in den achtkantigen Durchbruch des »Zeigerstellrades 24« gezogen. Die beiden Kehlungen 26 und 27 in der Stellwelle 22 (Fig. 2) bestimmen die Einrasttiefe. Nach dem Wiedereindrücken der Krone 18 läßt sich diese im »Leerlauf« vor- und rückwärts drehen und sichert so ein ungewolltes Verstellen der »Erinnerungszeiger«. Fig. 5 zeigt den Schnitt V in Fig. 2, in dem der achtkantige Durchbruch im Zeigerstellrad 23 erkennbar wird.

Das Patent von Excelsior Park

Für die Firma Excelsior Park war nun ein Zeigerstellmechanismus mit einer zweiten Krone in der oben geschilderten Art durch Ziehen der Krone aus patentrechtlichen Gründen nicht durchführbar. Deshalb hat sie einen »umgekehrten Weg« gefunden, indem die Einrastung zum Räderwerk durch Drücken der Krone herbeigeführt wurde. In diesem Fall mußte dafür gesorgt werden, daß die Krone durch eine Feder selbsttätig wieder herausgedrückt wird. Z 30, Fig. 1 bis Fig. 7 zeigt einige Beispiele, die der Patentschrift Nr. 235072 erläuternd beigefügt waren. Der Patentanspruch gründete sich auf eine Krone 5, mit der der ständig mitlaufende kleine Sekundenzeiger zur beliebigen Zeit, unabhängig vom möglichen Chronographenwerk, auf eine gewünschte Position gestellt werden kann; z. B. auf Null. Wie aus Fig. 2 ersichtlich, war dieser Mechanismus nicht nur für Chronographen vorgesehen, sondern auch in anderen Armbanduhren anwendbar. Allerdings bekam die zweite Krone 5 dann einen anderen Platz am Gehäuse. Z 30, Fig. 3 zeigt eine Aufsicht und Fig. 4 den in Fig. 3 angegebenen Schnitt IV durch den Stellmechanismus. Darin sitzt der Sekundenzeiger 4 mit einem Rad 7 drehbar auf dem verlängerten Sekundenradzapfen. Das Rad 7 ist durch eine Friktionsfeder (Fig. 3) gehalten. Wird die Krone 11 gedrückt, rückt das Zeigerstellrad 9 in Eingriff mit dem Übertragungsrad 8 und hält Rad 7 mit dem Sekundenzeiger 4 fest. Wird die Krone im gedrückten Zustand gedreht, läßt sich damit der Sekundenzeiger in eine beliebige Position drehen und läuft von dieser Stelle nach dem Loslassen der Krone wie gewohnt weiter. Zum Herstellen des Eingriffes der Räder 8 und 9 zum »Sekundenrad 7« hat sich Excelsior Park weitere Möglichkeiten patentieren lassen, die in Fig. 5 bis Fig. 7 offenkundig werden. Der Patentanspruch begründete sich hier auf die Art und Weise, mit welchen Federelementen der Eingriff ausgerastet werden sollte. Fig. 4 zeigt eine Schraubenfeder 12, Fig. 5 eine Blattfeder 14, die gleichzeitig das Übertragungsrad 8 trägt, und Fig. 6 eine Blattfeder 16. Bei der Anordnung in Fig. 6 ist das Übertragungsrad 8 nicht vorhanden. Zur Verdeutlichung sind die Blattfedern schwarz hervorgehoben.

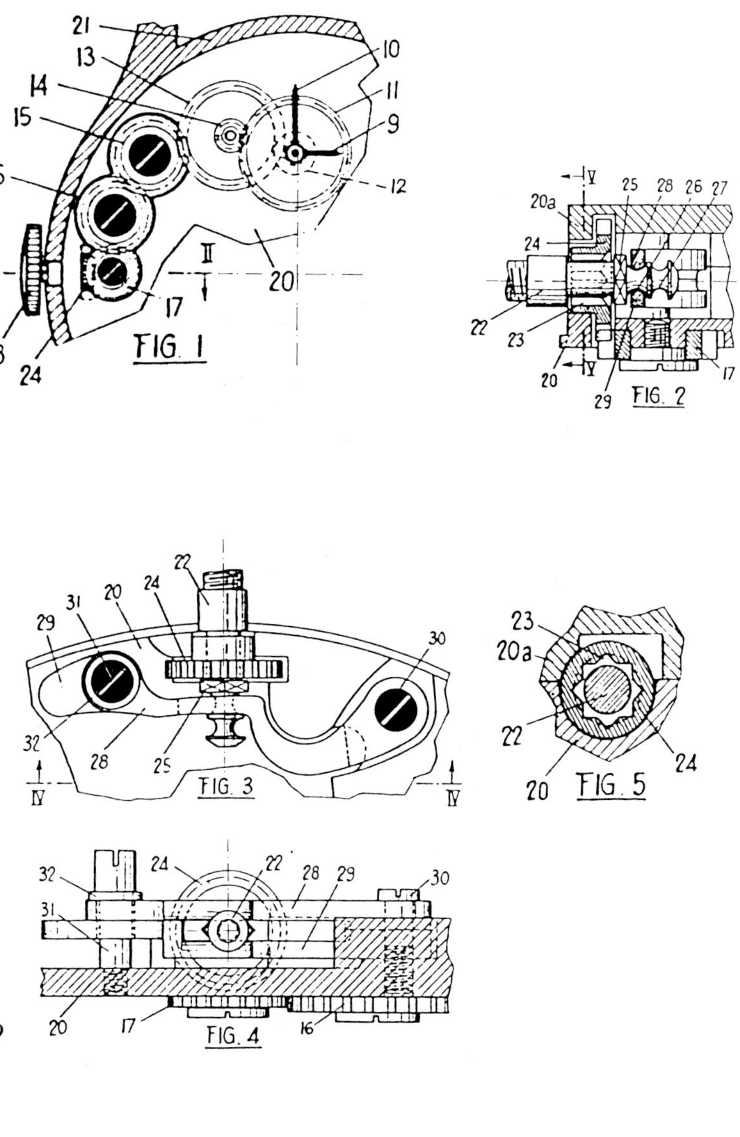

Z 29

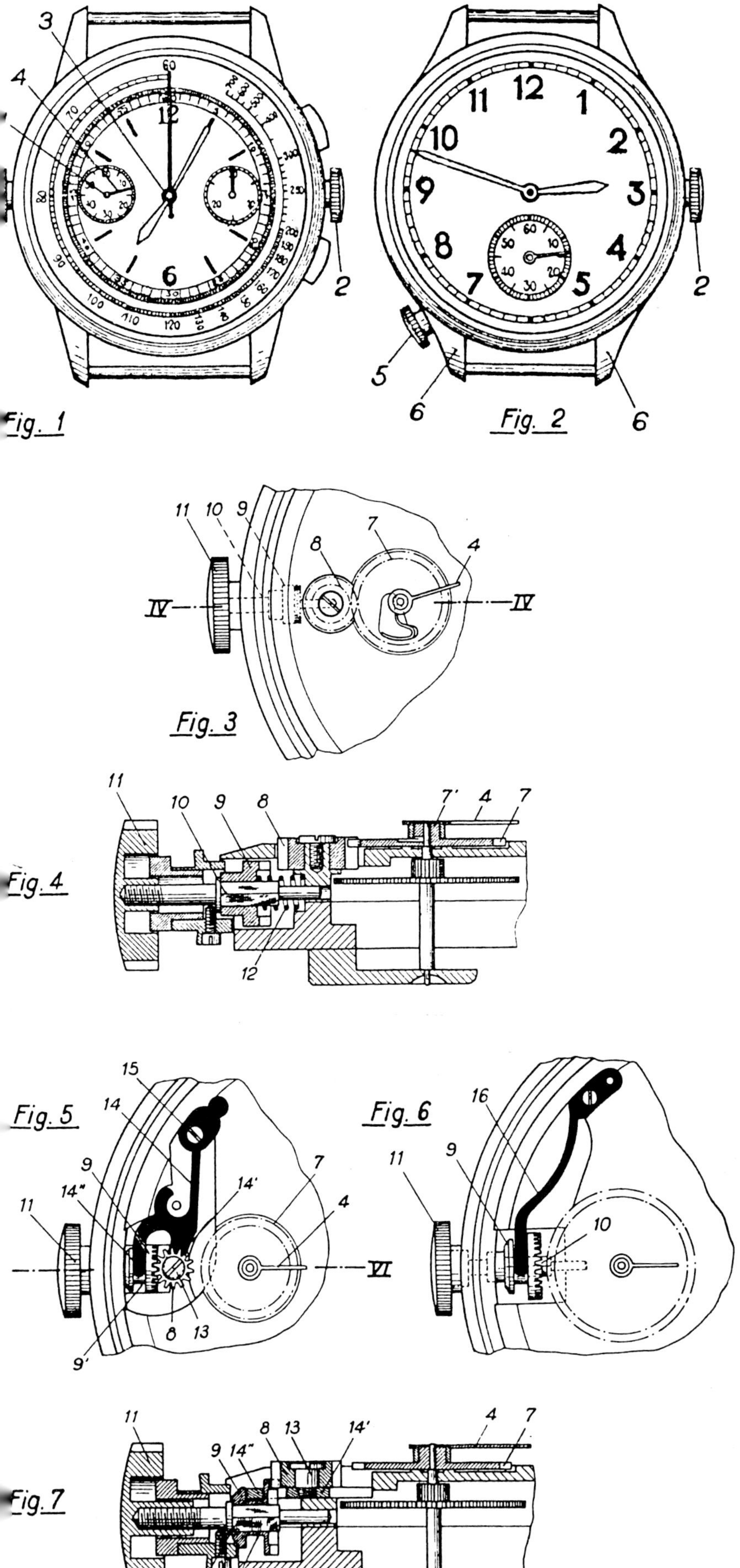

Z 30

Hilfsanzeige zur Orientierung

Der Kompaßzeiger

Auf der ständigen Suche, Uhren mit brauchbaren zusätzlichen Indikationen zu versehen, hat die Firma Excelsior Park für Uhren, die bereits mit einer zweiten Krone ausgestattet waren (vgl. Z 30), den sogenannten »Nordzeiger« wiederentdeckt. Dies war ein ständig mitlaufender 24-Stundenzeiger, der allerdings nicht wie üblich zur Zeitanzeige gedacht war, sondern zur Orientierung im Freien benutzt werden konnte. Z 31 zeigt den Armband-Chronographen mit Krone O für die normale Zeigerstellung und Krone G' zur Einstellung des kleinen Sekundenzeigers F' und den Nordzeiger E mit Pfeilspitze, auf dem ein Buchstabe N (= Norden) angebracht war. Zu benutzen war die Uhr so, daß der normale Stundenzeiger auf den Stand der Sonne gerichtet wurde und dann der Orientierungszeiger die Himmelsrichtung Norden wies. Die Art und Weise, mittels einer Uhr die Himmelsrichtung festzustellen, war nicht neu. Auch ohne einen Nordzeiger läßt sich diese mit einer gewöhnlichen Uhr ermitteln, indem man auch den Stundenzeiger auf die Sonne richtet und den Winkel zwischen dem Stundenzeiger und 12 Uhr auf dem Zifferblatt halbiert. In Richtung auf die Sonne weist die Halbierung nach Süden bzw. davon gegenüber auf Norden. Ein Orientierungs- oder Nordzeiger übernimmt diese Winkelhalbierung automatisch. Lediglich beim Zeigerstellen der Uhr muß darauf geachtet werden, daß der Nordzeiger um 12 Uhr mittags auf der 12 über der 6-Uhr-Angabe steht.

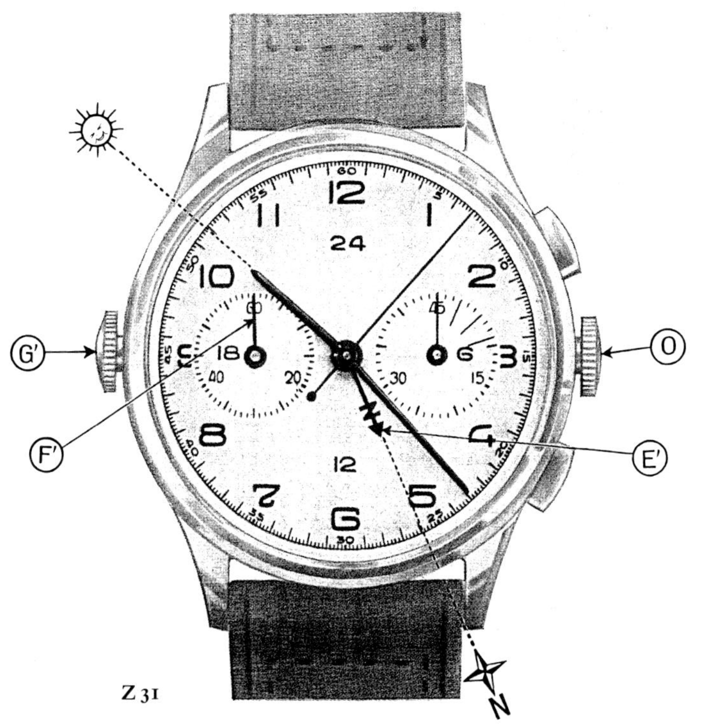

Z 31

Aber auch der Orientierungszeiger selbst war keine neue Erfindung der Firma Excelsior Park, denn schon im Jahre 1891 hatte sich Philipp Reinhard aus Bern unter der Patent-Nr. 3531 einen »Kompaßzeiger« auf einer Taschenuhr patentieren lassen, der den gleichen Zweck wie oben beschrieben erfüllen sollte. Z 32 zeigt die stilisierte Zeichnung aus der Patentschrift, in der die Sonne vom Autor hinzugefügt wurde.

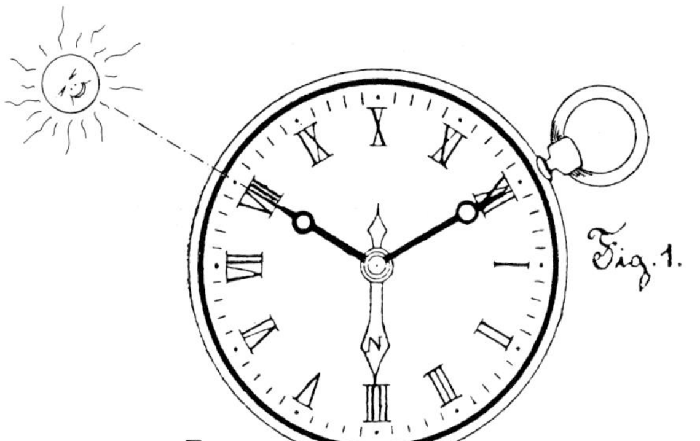

Z 32

band-Chronographen unter der Patent-Nr. 190771 patentieren. Da sich der Kompaß im Zifferblatt befand (Z 33), war es notwendig, alle Stahlteile aus unmagnetischem Material herzustellen, da die feine Kompaßnadel nicht durch störenden Magnetismus beeinflußt werden durfte. Dies galt auch für die Zeiger, die ständig über der Kompaßnadel kreisten. Z 33, Fig 2 zeigt einen Schnitt durch den Kompaß, aus dem die Art der Nadellagerung erkennbar wird. Die Uhr mußte genau waagerecht gehalten werden, damit die Kompaßnadel 8 nicht in der Ausdrehung des Zifferblattes 1 von unten streifte. Die Nadel selbst war auf einem flachen Körner 9 gelagert und zwar so knapp, daß sie in keiner Position herausrutschen konnte, in der waagerechten Stellung der Uhr aber wieder selbsttätig in ihre vorbestimmte Position zurückglitt. Um ein Verkippen zu verhindern, hatte die Nadel nach unten eine Art Hülse, die sich über die Verdickung 12 der Körnerspitze stülpte. Das Zifferblatt 1 hatte ein rundes Loch 7, durch welches die Kompaßnadel sichtbar war..

Die Kompaßnadel in der Armbanduhr

Bei starker Bewölkung versagte aus verständlichen Gründen das oben beschriebene Orientierungssystem mit einem Nordzeiger, wenn der Stand der Sonne nicht erkennbar war. An solchen Tagen war nur ein richtiger Kompaß nützlich. War man es schon von Taschenuhren gewöhnt, daß sie zuweilen mit einem kleinen (meist schlecht funktionierenden) Kompaß ausgestattet waren, so hat man diese Art auch auf Armbanduhren übertragen. Die Firma Charles Albert Nicolet in Tramelan (Bern, Schweiz) ließ sich 1937 einen solchen Kompaß für einen Arm-

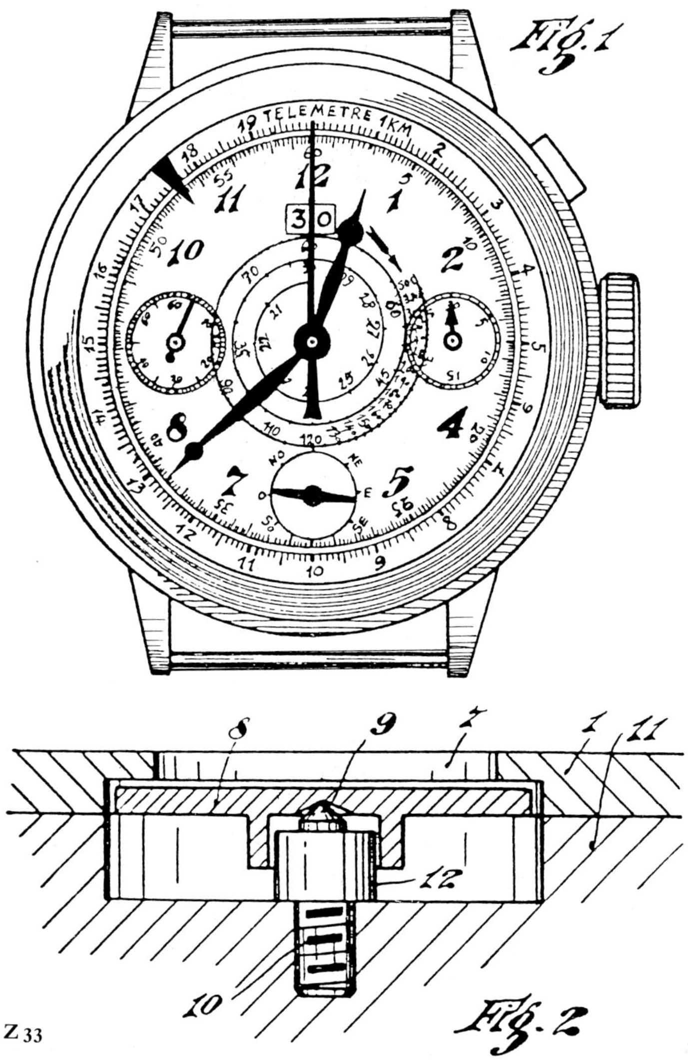

Z 33

Kalenderangaben

Der Vollkalender

Kalenderangaben waren auf Uhren neben der normalen Uhrzeit wohl die brauchbarste Einrichtung, denn Uhrzeit und Datum liegen nahe beieinander. Kalenderangaben waren auf allen Uhren möglich. Auch Armband-Chronographen wurden mit allerlei Kombinationen der Kalenderangaben versehen. Der einfache Kalender hatte nur einen Datumzeiger oder ein Datumfenster. Später kam dann die Angabe des Wochentages entweder mit Zeiger oder im Fenster hinzu. Als »Chronograph mit Vollkalender« versteht man die Kalenderangaben: Datum, Wochentag und Monatsangabe. Die Verteilung dieser Angaben auf dem Zifferblatt war sehr verschieden. Bei älteren Modellen wurde häufig das Datum mit einem Zeiger aus der Mitte auf einer Datumsskala ganz außen am

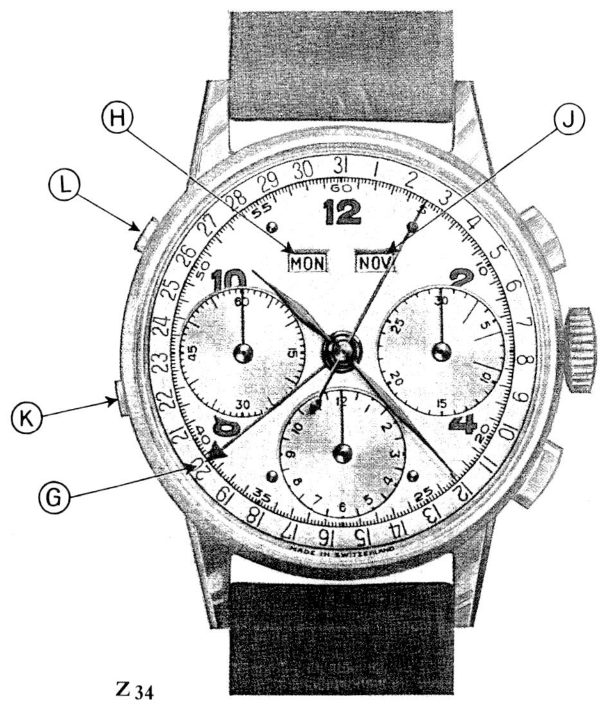

Z 34

Zifferblatt angegeben, hingegen Wochentag und Monat in jeweils einem kleinen Fenster, besonders dann, wenn zusätzlich auf dem Zifferblatt ein Stundenzähler vorhanden war.
Z 34 zeigt ein typisches Beispiel einer solchen Uhr mit deutscher Beschriftung. Auf dem Zifferblatt zeigt der Zeiger G das Datum, das Fenster H den Wochentag und das Fenster J den Monat an. Um die Kalenderangaben justieren zu können, hatten diese Uhren im Gehäuse an verschiedenen Stellen kleine (mehr oder weniger sichtbare) Drücker (L und K), mit denen das Datum (gemeinsam mit dem Wochentag) und der Monat gestellt werden konnten.

Die Mondphase

Mit den Angaben eines Vollkalenders waren die Bedürfnisse noch nicht befriedigt. Als weitere Angabe bot sich fast von selbst die Anzeige der Mondphase an, da sie der Monatsangabe ähnlich war. Der technische Aufwand blieb gering und die Anzeige hinreichend genau. Allgemein basiert die Mondphasenangabe auf dem Zyklus von 29½ Tagen (bezogen auf den synodischen Monat), zu deren Darstellung eine Mondscheibe mit zwei Monden und am Rand 59 Zähnen nötig ist. Der Fehler, der sich aufgrund des tatsächlichen Mondumlaufes mit 29 Tagen, 12 Stunden, 44 Minuten und 2,9 Sekunden zur Mondphasendarstellung auf einer Uhr ergibt, ist für den täglichen Gebrauch vernachlässigbar gering. Die Anzeige selbst war durch ein Mondgesicht dargestellt und hatte oft ihren Platz in einer Aussparung des Stundenzählerblattes. Der Doppelbogen M in Z 35 sollte (mehr symbolisch) auch das zu Anfang und am Ende einer Mondphase tatsächlich sichtbare Erscheinungsbild des Mondes am Himmel veranschaulichen. Meist hatte die Mondscheibe zum Justieren einen eigenen Drücker im Gehäuse.

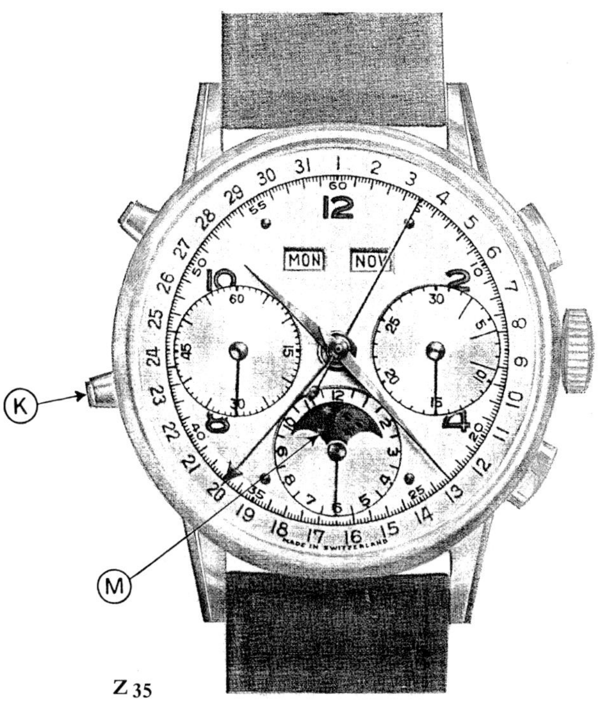

Z 35

Diese Kalender- und Mondphasensysteme waren unabhängig von den Chronographenmechanismen, weshalb man die Kombination Vollkalender und Mondphase auch auf anderen Uhren findet bzw. auf Doppelzeiger-Chronographen wie in Z 36. Hier waren die Drücker A, B und O auf der rechten Seite zur Betätigung des Chronographen und die Drücker L und K zur Justierung des Kalenders und der Mondphase notwendig. Je nach Art des Gehäuses waren sie sichtbar (vgl. Z 34 und Z 35) oder unsichtbar (Z 36).

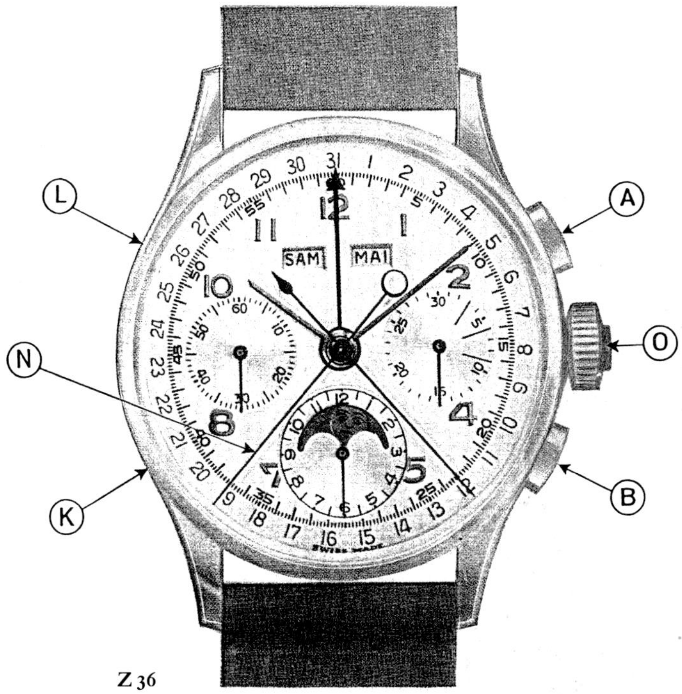

Z 36

Der Ewige Kalender

Die höchste Stufe der technischen Vollkommenheit sind Chronographen mit »Ewigem Kalender«, wie sie bis heute von einigen namhaften Firmen in der Schweiz hergestellt wurden und noch werden. Allen voran ist hier die Firma Patek Philippe & Co in Genf zu nennen, die schon sehr früh einen solchen Mechanismus, der bereits auf Taschenuhren (Patent Nr. 1018 vom 23. Mai 1889) praktiziert wurde, auch für Armbanduhren entwickelt hat. Diese Ewigen Kalender konnten sowohl auf normalen Armbanduhren als auch auf Chronographen montiert werden. Deren Funktionsweise war so, daß in der Datumanzeige die 30tägigen von den 31tägigen Monaten selbsttätig unterschieden wurden, ebenso der Februar mit 28 bzw. im Schaltjahr mit 29 Tagen. Ob eine Uhr mit einem Ewigen Kalender ausgerüstet war oder nicht, ist von außen nicht sichtbar, wenn die Schaltjahresangabe fehlt. Für eine Ewige Kalenderangabe ist ein sogenanntes »Vier-Jahres-Rad« notwendig, auf dessen Rand ein Schaltzyklus der Monate von vier Jahren nacheinander durch mehr oder weniger tiefe Stufen dargestellt ist; diese Stufen werden von einem Hebel abgetastet, der wiederum den Datumzeiger befähigt, immer das richtige Datum anzuzeigen. In den letzten Jahren sind diese Ewigen Kalendersysteme von einigen Firmen wieder neu entwickelt worden. Die Firma IWC hat einen Schaltmechanismus entwickelt, der keine Korrekturtaster benötigt und lediglich in einer Schnellschaltung eingestellt werden kann. Die Mondphase ist so berechnet, daß sich eine Korrektur erübrigt.

Die Technik des Chronographen

Bezeichnung der Teile

Werkseite der Chronographen

Wie in der Uhrmacherei allgemein üblich, haben die Einzelteile des Chronographenmechanismus eigene Namen, die unverwechselbar sein sollen. Leider besteht aber auch hier von Land zu Land, ja selbst von Gegend zu Gegend, keine einheitliche Terminologie, so daß es eben doch vorkommt, ein und dasselbe Teil mit verschiedenen Namen zu belegen. Um hier eine Zweideutigkeit zu vermeiden, werden im nachfolgenden diejenigen Namen für die Einzelteile verwendet, wie sie von den Herstellerfirmen, insbesondere der Ebauches S.A., benutzt werden und wie sie auch zur Ersatzteilbestellung in den hierfür geschaffenen Katalogen und Listen aufgeführt sind. Es lassen sich zwei Hauptarten der Chronographen definieren:
a. Der Chronograph mit Schaltrad und
b. der Chronograph ohne Schaltrad.
Bei den unter b. bezeichneten Chronographen ist eine weitere Differenzierung in
b1. Chronograph ohne Schaltrad mit Schwingtrieb und
b2. Chronograph ohne Schaltrad mit Reibrad
sinnvoll, die später im einzelnen besprochen werden soll.
In Z 37 ist der Chronographenmechanismus (Kaliber Valjoux 23) mit Schaltrad dargestellt, worin die einzelnen Teile mit Nummern belegt sind. Sie gelten sowohl für die Schweizer als auch für die deutschen Bezeichnungen. Eine Zuordnung der wichtigsten Nummern und Namen ist in der folgenden Zusammenstellung aufgezeigt. Nicht die Form des Teils, sondern dessen Funktion ist allgemein für die Benennung maßgebend gewesen. In Z 38 sind neben den bereits aufgelisteten Nummern noch einige spezielle Hebel bezeichnet, die nur in Chronographen ohne Schaltrad (Kaliber Landeron 48) vorkommen. Sie sind in der nachfolgenden Liste mit einem Stern gekennzeichnet.

Nr. 8000	Chrono-Zentrum-Rad mit Herz
Nr. 8020	Minutenzählrad mit Herz
Nr. 8060	Mitnehmerrad
Nr. 8070	Schaltrad
Nr. 8080	Kupplung
Nr. 8100	Sternrad-Wippe mit Rad
Nr. 8139*	Schalthebel
Nr. 8140	Schalthebel
Nr. 8180	Nullsteller
Nr. 8200	Blockierhebel
Nr. 8219*	Herzhebel
Nr. 8220	Herzhebel
Nr. 8270	Minutenzählradfeder
Nr. 8290	Friktionsfeder
Nr. 8320	Kupplungsfeder
Nr. 8325*	Sternrad-Wippenfeder
Nr. 8335	Schalthebelfeder
Nr. 8340*	Nullstellerfeder
Nr. 8345	Blockierhebelfeder
Nr. 8350*	Herzhebelfeder
Nr. 8355	Schaltradfeder

Der Vollständigkeit halber sollen hier auch die »Einzelteile« für Doppelzeiger-Chronographen (Rattrapante) angeführt werden, die jeweils mit

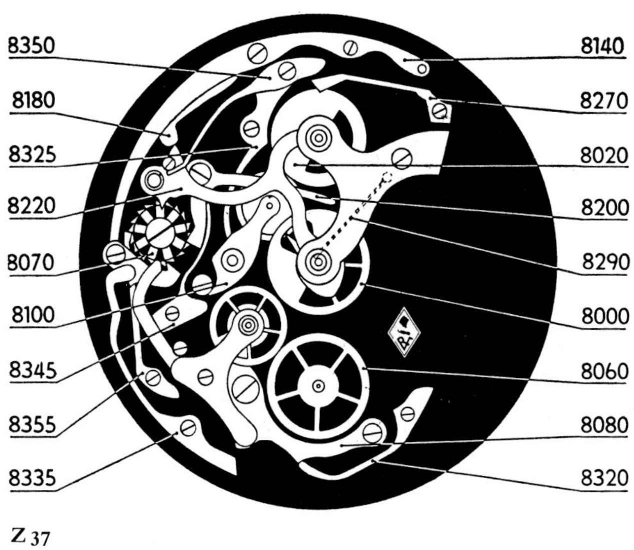

Z 37

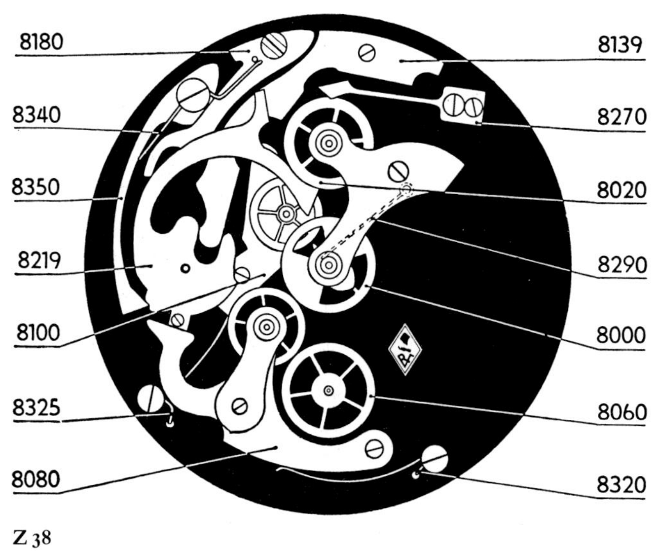

Z 38

88.. beginnen. Der Zeichnung Z 39 liegt das Kaliber Venus 185 zugrunde. Die übrigen Nummern entsprechen der Auflistung der Ersatzteile wie auf S. 32. Im Text werden später nur diese Namen verwendet, wobei es vorkommen kann, daß sehr unterschiedlich geformte Hebel oder Räder den gleichen Namen tragen.

Nr. 8801	Doppelzeigerrad
Nr. 8803	Doppelzeigerhebel
Nr. 8805	Rolle für Doppelzeigerhebel
Nr. 8820	Doppelzeiger-Schaltrad
Nr. 8821	Doppelzeiger-Schaltsperre
Nr. 8831	Schalthebel für Doppelzeiger-Vorrichtung
Nr. 8851	Federzange für Doppelzeiger-Vorrichtung
Nr. 8860	Zangenhalter für Doppelzeiger-Vorrichtung
Nr. 8870	Doppelzeigerrad-Kloben
Nr. 8880	Chrono-Zentrumrad

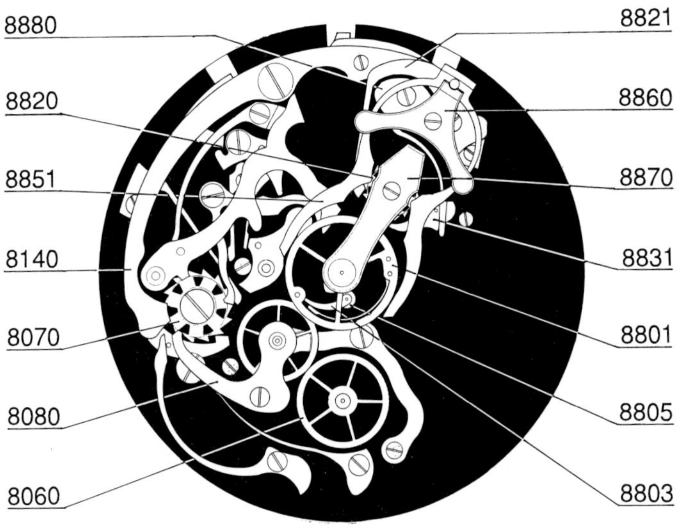

Z 39

Zifferblattseite der Chronographen

Zifferblattseitig sind zwei Systeme zu erwähnen. Z 40 zeigt den Mechanismus des Stundenzählers, der sich allgemein unter dem Zifferblatt befindet und in verschiedenen Ausführungen vorkommt. Die Namen der wichtigsten Einzelteile sind hier ebenfalls mit Ihren Bestellnummern aufgelistet.

250	Stundengrad
401	Aufzugwelle
435	Wippe (Zeigerstellhebel)
445	Stellhebel (Winkelhebelfeder)
8600	Stundenzählerrad
8610	Übertragungswippe
8620	Stundenzählerbrücke
8651	Abzug-Steuerung
8680	Stundenherzhebel
8760	Friktionsfeder für Stundenzählerrad

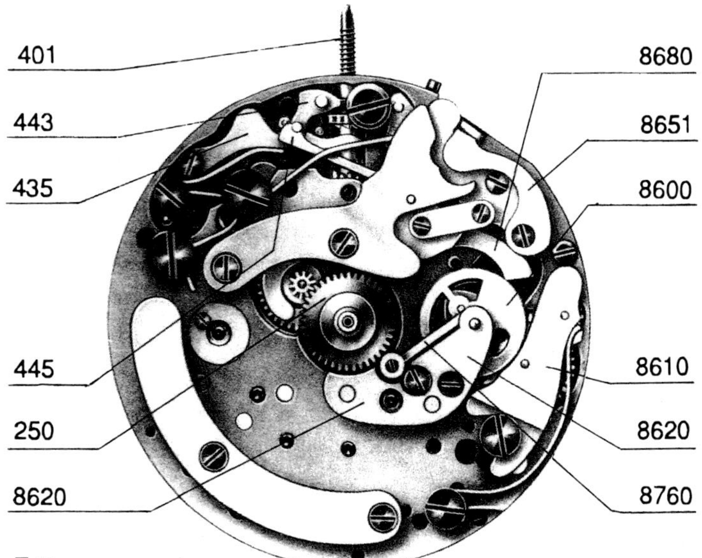

Z 40

Z 41 zeigt auch die Zifferblattseite, jedoch hier mit einem Kalenderwerk. Auch bei Kalenderwerken kommen mehrere Systeme vor und zwar solche mit Zeigern und solche mit Scheiben. Da die kalendarischen Angaben nichts mit dem Chronographenmechanismus zu tun haben, sollen hier die wichtigsten Einzelteile nur deshalb genannt werden, weil erstere oft in Verbindung mit einem Armband-Chronographen auf den Uhren vorhanden sind.

856	Datumzeiger
2556	Datumstern-Mitnehmerrad
2557	Datumsternanzeiger
2560	Tagesstern-Mitnehmerrad
2561	Tages-Kalenderscheibe mit Stern
2562	Monats-Kalenderscheibe mit Stern
2567	Tagesdoppelkorrektor
2568	Monatskorrektor

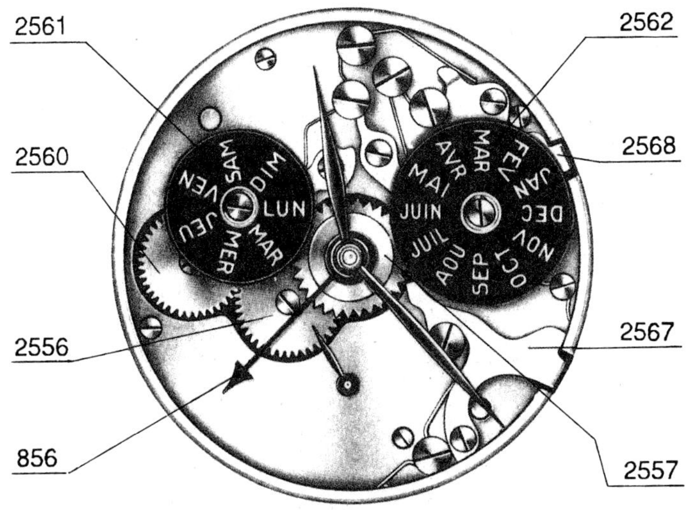

Z 41

Mechanik der Werke

Der Chronograph mit Schaltrad

Es wurde eingangs bereits das Wesen eines Chronographen dargestellt; hier soll nun seine Funktion erklärt werden. Dazu ist es angebracht, in einzelnen Schritten vorzugehen, und zwar so, wie sie auch durch die manuelle Betätigung mit einem (oder zwei) Drückern vollzogen werden. Der Chronographenmechanismus ist bei Armbanduhren mit wenigen Ausnahmen auf der Rückseite des Werkes angeordnet, so daß dieser nach dem Öffnen des Gehäuses vollständig sichtbar wird. In Z 42 sind übersichtshalber nur die Teile dargestellt, die zur Erklärung erforderlich sind, wobei die normale Funktion einer Armbanduhr vorausgesetzt wird. Auch sind diejenigen Teile, die für einen Minutenzähler erforderlich sind, hier weggelassen. Die verschiedenen Mechaniken, welche eine Zählung der Minuten bewirken, werden an anderer Stelle (S. 54) ausführlich besprochen. Das Funktionen steuernde Element in Chronographen mit Schaltrad ist das Schaltrad F, welches aus einem unteren Teil, dem Sperrad mit dreieckigen Zähnen, und einem oberen Teil mit aufrecht stehenden, tortenstückähnlichen Säulen (oder Kolonnen) besteht. Diese Säulen betätigen die Kupplung W, den Herzhebel N und den Blockierhebel B. Das Schaltrad F wird nach jeder Betätigung des Drückers G vom Schalthebelhaken E des Schalthebels D um einen Zahn des unteren Sperrades im Uhrzeigersinn weitergeschaltet. Dessen jeweils eingenommene Position wird durch die Schalthebel-Sperrfeder R bis zum nächsten Schaltvorgang festgehalten. In Z 42 ist der Moment »Start« dargestellt. Das Mitnehmerrad S sitzt oberhalb der Brücke fest auf der Welle des Sekundenrades und dreht sich kontinuierlich mit den Rädern des Uhrwerkes. Das Kupplungsrad K ist lose drehbar in der Kupplung W gelagert und steht in dem dargestellten Moment mit dem Chrono-Zentrumrad C, auf welchem zifferblattseitig der große Sekundenzeiger sitzt, im Eingriff. Die Kupplung W hat ihren Lagerpunkt in der Exzenterschraube T, die mit dem Lager des Mitnehmerrades S und dem des Kupplungsrades K eine gerade Linie bildet. Mit der Exzenterschraube T läßt sich die Eingriffstiefe des Mitnehmerrades zum Kupplungsrad einstellen. In der gezeigten Stellung des Schaltrades sind der Herzhebel N gegen den Druck der Herzhebelfeder N' und der Blockierhebel B gegen die Blockierhebelfeder B' durch die Säulen (schwarz eingezeichnet) abgehoben. Das Ende W' der Kupplung liegt zwischen zwei Säulen und kann so den Eingriff Kupplungsrad K zum Chrono-Zentrumrad C herstellen. Wie weit das Ende W' zwischen die Säulen eintauchen kann, bestimmt indirekt die Exzenterschraube U. Mit ihr wird die Eingriffstiefe Kupplungsrad K zum Chrono-Zentrumrad C bestimmt.

Ganz allgemein ist noch zu erwähnen, daß diese drei Räder immer eine sehr feine Verzahnung aufweisen, wobei die Zähne eine dreieckige Form haben. Mit dieser Form soll erreicht werden, daß beim Starten, wenn also der Eingriff Kupplungsrad K und Chrono-Zentrumrad C plötzlich hergestellt wird, der Sekundenzeiger auf dem Zifferblatt einen möglichst »unsichtbaren« Sprung macht, dadurch, daß die spitzen Dreieckzähne gut ineinandergeführt werden, ohne sie gegeneinander zu verschieben. Oft ist es sogar so, daß das Chrono-Zentrumrad doppelt so fein gezahnt ist wie die beiden anderen Räder. Je feiner die Verzahnung, desto geringer ist die notwendige Verdrehung der Räder zueinander, was im nachteiligen Fall durch den großen Sekundenzeiger auf dem Zifferblatt störend sichtbar werden würde.

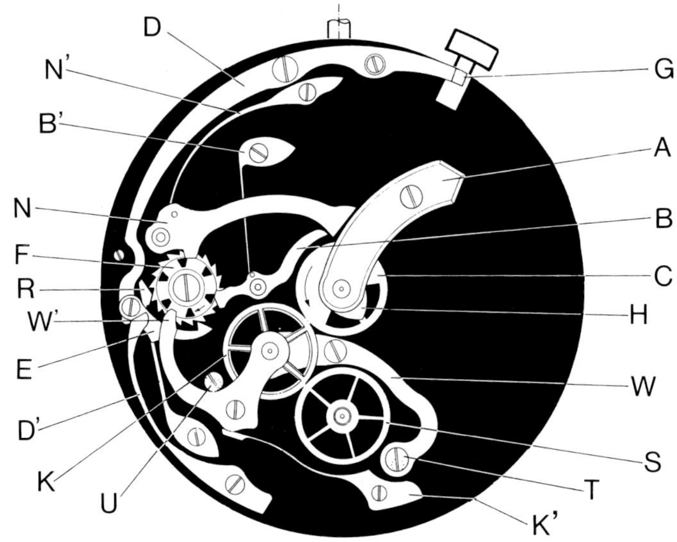

Z 42

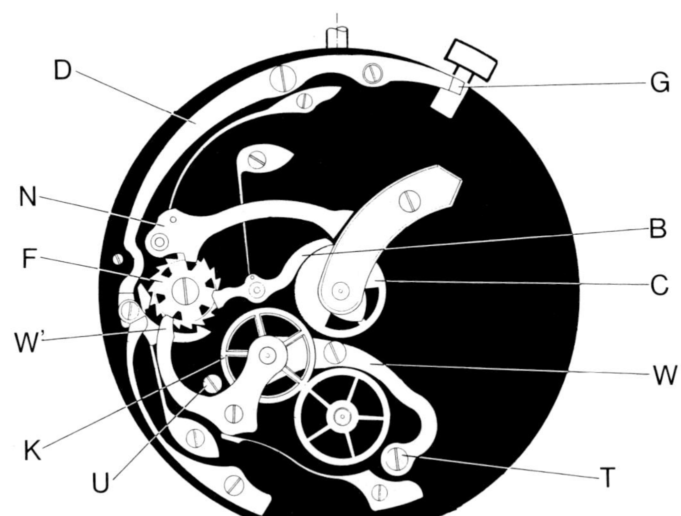

Z 43

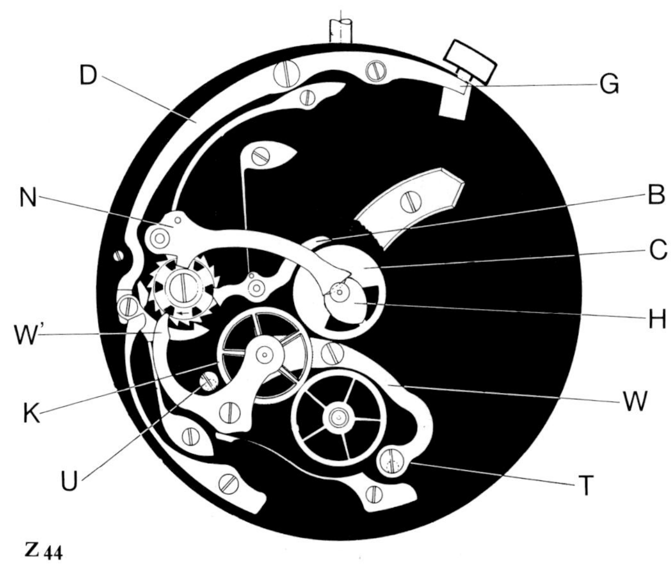

Z 44

Wird der Drücker G nochmals betätigt (Z 43), rückt das Schaltrad F durch die Bewegung des Schalthebels D und dessen Schalthebelhaken um einen Zahn weiter. Dabei schiebt sich nun eine Säule unter das Ende W' der Kupplung und hebt das Kupplungsrad K aus dem Eingriff mit dem Chrono-Zentrumrad C. Es ist deutlich erkennbar, daß die Kupplung W von der Exzenterschraube U abgehoben wurde. Hierbei bleibt aber das Kupplungsrad K mit dem Mitnehmerrad S in Eingriff. Gleichzeitig ist der Blockierhebel B von »seiner« Säule abgefallen und wird durch die Blockierhebelfeder B' mit seiner inneren Wölbung an das Chrono-Zentrumrad C gedrückt, um es in dessen momentaner Stellung festzuhalten. Damit ist auch der Chrono-Zeiger auf dem Zifferblatt angehalten. Dieser Moment ist in Z 43 wiedergegeben.

Ein wiederholtes Betätigen des Drückers G, wie in Z 44 gezeigt, führt das Nullstellen des Chrono-Zeigers bzw. des Chrono-Zentrumrades C herbei. Das Schaltrad F wurde abermals um einen Zahn weitergerückt, wobei nun die Nase des Herzhebels N von »ihrer« Säule abfällt, und der Herzhebel durch die Herzhebelfeder N' gegen das Sekundenherz H auf dem Chrono-Zentrumrad gedrückt wird. Die Form des Sekundenherzens bewirkt, daß das Chrono-Zentrumrad augenblicklich eine genau vorbestimmte Stellung einnimmt; zifferblattseitig springt nämlich der Chrono-Zeiger (wenn vorhanden, auch der Minutenzähler) während dieses Vorganges auf Null bzw. auf die Ziffer 12. Damit dies geschehen konnte, wurde zuvor von einer vorbeiführenden Säule des Schaltrades der Blockierhebel B abgehoben, um das Chrono-Zentrumrad freizugeben. Es war ja, wie in Z 43 gezeigt, festgehalten worden. Damit ist ein Zyklus: Starten, Anhalten und Nullstellen vollzogen. Mit der nächsten Betätigung des Drückers beginnt wieder die Funktion Start.

Bei den ersten Armband-Chronographen, die sich aus der Umgestaltung einer Taschenuhr ergaben, befanden sich Drücker und Aufzugkrone meist an demselben Platz, nämlich in der Richtung des Armbandes (vgl. Abb. 1,3) bzw. in Verlängerung der Linie von 6 Uhr nach 12 Uhr. Es hat sich bald gezeigt, daß ein Bedienen des Chronographen durch einen Drücker in der Krone in der Art, wie die Uhr getragen wurde, unbefriedigend war. In den 20er Jahren, als die Armbanduhr zum Massenartikel wurde, hatte man aus rein praktischen Gründen die Aufzugkrone rechtwinklig zum Armband angeordnet, damit sich die Uhr, ohne sie vom Arm nehmen zu müssen, aufziehen und stellen ließ. Mit den Armband-Chronographen verfuhr man ganz ähnlich. Allerdings beließ man den Drücker meist noch in der Krone oder versetzte ihn etws nach oben, in die Höhe der 2, so daß dann zwei Bedienungselemente dicht nebeneinander am Gehäuse vorhanden waren. Sicherlich bedurfte es der Gewöhnung, einen Armband-Chronographen dieser Art zu bedienen, und es hat nicht an Versuchen gefehlt, Verbesserungen einzuführen. Bei üblichen Taschenuhren war die Bedienung »handfreundlich«. Der Drücker wurde bei Lépine-Modellen stets mit dem Daumen betätigt. Bei den neuen Armband-Chronographen geschah dies zwangsläufig mit dem Zeigefinger, und als Gegendruck kam der Daumen zur Hilfe. Diese Art der Bedienung war nicht so elegant, weil durch die Hand möglicherweise das Gesicht des Zifferblattes etwas verdeckt wurde. Marcel Dépraz aus Le Lieu (Schweiz) glaubte nun, hier Abhilfe schaffen zu müssen, und ließ sich 1932 eine Konstruktion unter der Patent-Nr. 157096 schützen, bei der die Aufzugkrone 14 und der Drücker 9 im rechten Winkel zueinander standen. Z 45, Fig. 1 und Fig. 2 zeigt seine Anordnung in einer Aufsicht auf die Brücken mit sichtbaren Sperrädern.

Der Schalthebelhaken 4 ist in Fig. 1 am Ende des Schalthebels 10 gelagert und wird durch einen weiteren Hebel 9, der in Punkt 7 gelagert ist, an dem Stift 7 in Pfeilrichtung betätigt. Die Position des Schaltrades 2 mit fünf Säulen wird durch die Schaltradfeder 3 bestimmt bzw. gehalten. Angedeutet sind das Aufzugrad 15 und das Sperrad 16 für die normale Aufzugfeder. In Punkt 14 befindet sich die Aufzugwelle. Fig. 2 zeigt eine

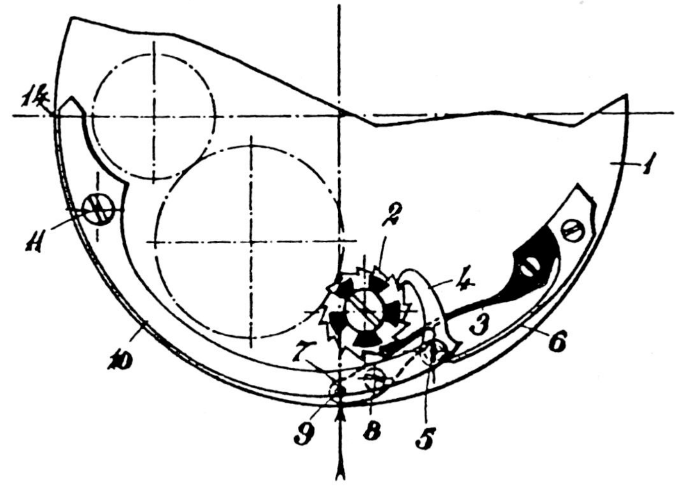

Fig. 1

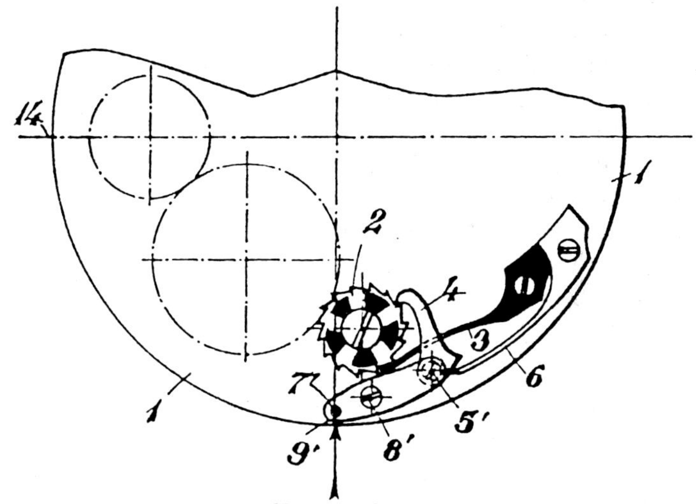

Z 45 Fig. 2

Vereinfachtung der Konstruktion aus Fig. 1, indem der Schalthebel 10 weggelassen ist und der Hebel 9' mit der Schraube 8' direkt auf der Platine 1 gelagert ist. Diese Anordnung, in einem Armbanduhr-Chronographen verwirklicht, führt dazu, daß sich die Aufzugkrone wie gewohnt bei der 3 befindet und der Drücker (über dem Armband) bei der 6, mit dem Vorteil, daß er nun mit dem Daumen betätigt werden kann (bzw. muß), und der Zeigefinger über der 12 den Gegendruck bildet. Bei dieser Betätigungsart bleibt das Zifferblatt unverdeckt. Es sind eine Zeitlang solche Armband-Chronographen auf dem Markt gewesen (vgl. Abb. 31), konnten sich aber nicht durchsetzen, weil andere Konstruktionen noch mehr Vorteile boten, insbesondere der »Zwei-Drücker-Chronograph« von L. Breitling.

Modebedingt hat man schon in den 20er Jahren Formwerke für Herrenuhren gebaut; Anfang der 30er Jahre wurden mehrere Versuche unternommen, auch Chronographen als Formwerke zu gestalten. Einige dieser Versuche fanden ihren Niederschlag in einer Patentschrift. Henri Jacot-Guyot aus Neuchâtel erhielt 1933 ein Patent (Nr. 161093) auf einen »Formwerk-Chronographen« mit Minutenzähler. Das Besondere seiner Konstruktion war eine »digitale« Sekundenanzeige mittels der Scheibe 16 unter einem Ausschnitt im Zifferblatt (Z 46, Fig. 2) und eines zusätzlichen Sekundenzeigers auf einem separaten Sekundenkreis, der eine Teilung von 1 bis 10 Sekunden aufwies. Z 46, Fig. 1 zeigt die Mechanik seiner Konstruktion. Der ganze Mechanismus befindet sich unter dem Zifferblatt. Die Aufzugwelle 20 ist in der Mitte des Werkes angeordnet. Mit dem Hebel 4 wird durch Ziehen in Richtung zur Aufzugwelle 20 das Schaltrad 2 betätigt. Das Mitnehmerrad 7 sitzt nicht, wie sonst üblich, auf der Sekundenradwelle, sondern ist separat gelagert und wird vom Kleinbodenrad getrieben. Es treibt über das Kupplungsrad 8 das Chrono-Rad 9. Mit dem Chrono-Rad 9 ist eine Scheibe 10 mit einer Beschriftung 0...5...10...15...20... fest verbunden. Die äußere Verzahnung der

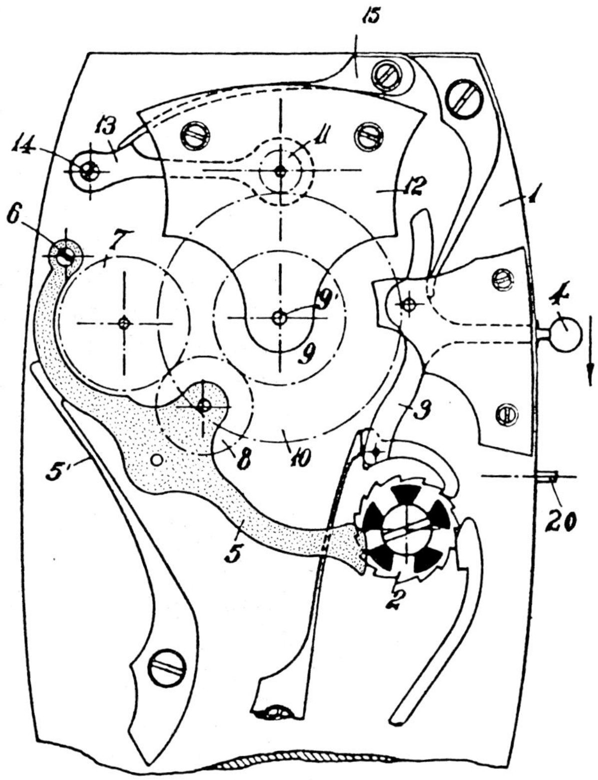

Fig. 1

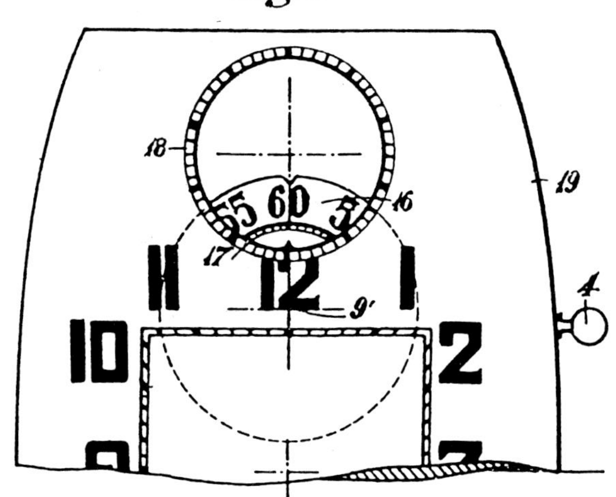

Fig. 2

Z 46

Scheibe 10 greift in das Rad 11, auf dessen Welle der Sekundenzeiger sitzt, welcher in 10 Sekunden eine Umdrehung macht. Auf dem Zifferblatt befindet sich meist eine Einteilung 0–9 im Gegenuhrzeigersinn, die sich aus der Übersetzung ergibt. In der Patentzeichnung sind die Hebel für die Nullstellung und die Räder für den Minutenzähler nicht eingezeichnet, aber in den später gefertigten Uhren selbstverständlich vorhanden (vgl. Abb. 2/3).

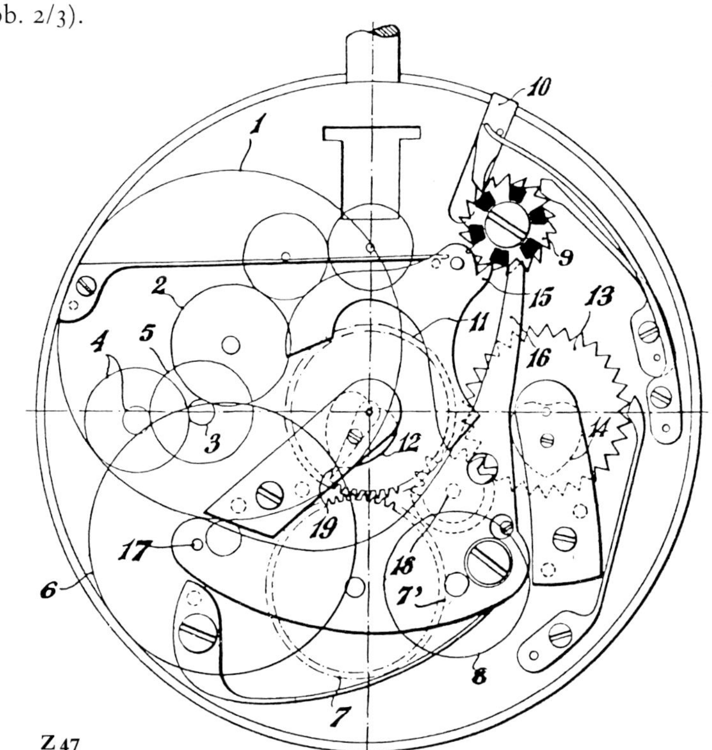

Z 47

Schon vor der Jahrhundertwende fand in der Uhrenindustrie eine Entwicklung statt, die jenen Uhrenfabrikanten, die Wert auf genaue Uhren legten, viel Verdruß bereitete. Es war Georg Friedrich Roskopf (1813–1889), der in den 70er Jahren mit seiner Erfindung eine zuverlässige, aber sehr billige Uhr produzierte, die allgemein nach ihm benannt wurde, die Roskopf-Uhr. Sie besaß ein Rad weniger im Laufwerk, war ohne Steine, alle Stahlteile waren nicht gehärtet, und die Platinen und Räder blieben ohne Vergoldung. Uhren nach diesem Prinzip wurden später, nachdem die Patente abgelaufen waren, von mehreren Fabrikanten nachgebaut und in riesigen Stückzahlen auf den Markt gebracht. Als die Armbanduhr zum Massenartikel wurde, übertrug man auch auf diese das Roskopf-System. 1933 ließ sich die Fabrique d'Ebauches Vénus S.A. in Moutier (Schweiz) einen Chronographen mit Zähler für ein Roskopf-Werk patentieren. Z 47 zeigt die Patentzeichnung (Nr. 159450). Der Antrieb für die Unruh (nicht eingezeichnet) erfolgt vom Federhaus 1 über das Trieb des ersten Rades 6, welches in das Trieb des Rades 7' eingreift. Dieses treibt das Trieb des Hemmrades 8. Mit der Welle des Rades 7' ist ein zweites Rad 7 fest verbunden. Das Rad 7, 7' ist unten in der Platine gelagert und oben in der Kupplung 16, die wiederum in Punkt 17 ihren Drehpunkt hat. Der Ein-Drücker-Mechanismus hat drei Funktionen. In Z 47 ist die Stellung: Start gezeigt. Die Verzahnung des Rades 7 greift in das Chrono-Zentrumrad 11, auf welchem das Herz 12 und der Finger 19 montiert sind. Finger 19 greift bei jeder Umdrehung in das Sternwippenrad 18, das das Minutenzählrad 13 treibt. Ein nächster Druck auf den Drücker 10 läßt das Schaltrad 9 um einen Zahn weitergehen, mit der Folge, daß die »Nase« der Kupplung 16 von einer Säule des Schaltrades (schwarz eingezeichnet) angehoben wird, wodurch Rad 7 aus dem Eingriff mit dem Chrono-Zentrumrad 11 rückt. Der Chrono-Zeiger bleibt stehen. Ein erneutes Betätigen des Drückers 10 hält die Kupplung 16 in ihrer Position, läßt aber den Herzhebel 15 von seiner Säule des Schaltrades 9 abgleiten, was bedeutet, daß das Chrono-Zentrumrad und das Minutenzählrad beide auf Null zurückgestellt werden. Das eigentliche Zeigerwerk wird von Rad 2, das mit leichter Reibung auf dem Federhaus 1 sitzt, getrieben. Auf dem losen Viertelrohr 3 ist der Minutenzeiger befestigt. Rad 4 ist das Wechselrad, und das Stundenrad 5 sitzt wiederum lose auf dem Viertelrohr 3.

Das Patent von Breitling

Hatte man zunächst Aufzugkrone und Drücker voneinander getrennt und damit erreicht, daß bei Betätigung des einen Elements das andere nicht behindert oder versehentlich betätigt wird, so wurde es als weiterhin störend empfunden, daß die Funktionen Starten, Anhalten und Nullstellen immer nur nacheinander folgten. Die Firma Breitling hatte wohl zuerst die Idee, einen Armband-Chronographen mit zwei Drükkern auszustatten. Mit dem »ersten« Drücker (bei der 2) konnte der Chronograph abwechselnd beliebig oft gestartet und angehalten werden, wobei sich die genommenen Zeiten addierend aneinanderreihten. So war es möglich, mehrere gleiche oder ähnliche Ereignisse, die zu verschiedenen Zeiten begannen, in einzelnen Meßvorgängen zusammenzuzählen, ohne den Chronographen zwischenzeitlich auf Null zu stellen. Das Nullstellen erfolgte nach dem Anhalten mit dem 1. Drücker nur mit dem zweiten Drücker (bei der 4). Diese Mechanik mit zwei Drückern ließ sich die Firma Breitling 1933 unter der Patent-Nr. 172129 patentieren. In Z 48, Fig. 1 und Fig. 2 sind die Patentzeichnungen wiedergegeben. Fig. 1 zeigt die Anordnung der Hebel des Chronographenmechanismus. Neben der Aufzugkrone befindet sich links der Drücker 14 zum Starten und Anhalten mittels des Schalthebels 15, der über den Schalthebelhaken 15a das Schaltrad 4 betätigt. Die Kupplung 6 liegt auf einer Säule des Schaltrades 4 und hat dadurch das Kupplungsrad 5 aus dem Eingriff mit dem Chrono-Zentrumrad gehoben. Wird nun der zweite Drücker 11 betätigt, führt dies die Nullstellung des Chrono-Zeigers herbei. Daran direkt beteiligt sind der Nullsteller 12 und der Nullsteller-Hilfshebel 13 (beide schwarz), die jeweils auf einer Ansatzschraube gelagert sind. Der Nullsteller-Hilfshebel führt den Herzhebel 10 in die Position, wie in Fig. 2 gezeigt, und legt sich dabei gleichzeitig gegen das Sekundenherz (2) und das Minutenherz (3) mit der Folge, daß beide Zeiger auf Null zurückspringen. Während dieses Vorganges hebt die Nase 16 des Herzhebels 10 die Sternradwippe 8 am Stift 17 aus dem Wirkungsbereich des Fingers 9 unter dem Sekundenherz (2). Diese Bewegungsfreiheit des Herzhebels 10 wurde durch die Stellung des Schaltrades 4 möglich, indem seine »Nase« zwischen zwei Säulen (schwarz) gleiten konnte.

Ein Nullstellermechanismus, bestehend aus zwei Hebeln, war auf die Dauer aus technischen Gründen keine befriedigende Lösung, so daß die Firma Breitling schon ein halbes Jahr später (Mai 1935) die Funktionen der Hebel bzw. Drücker umgestaltete. Bei der ersten Konstruktion (Z 48) befand sich der Drücker für Start und Stopp (unten) bei der 4 und für die Nullstellung bei der 2. Bei der zweiten Konstruktion (Patent-Nr. 175564), wie in Z 49 gezeigt, befand sich der Drücker für Start und Anhalten bei der 2 und der Nullsteller bei der 4. Der Vorteil lag darin, daß die Nullsteller-Hebel 12 und 13 in Z 48 wegfielen, und statt dessen der Herzhebel direkt vom Drücker 29 (Z 49, Fig. 1 und 2) betätigt wurde. Mit

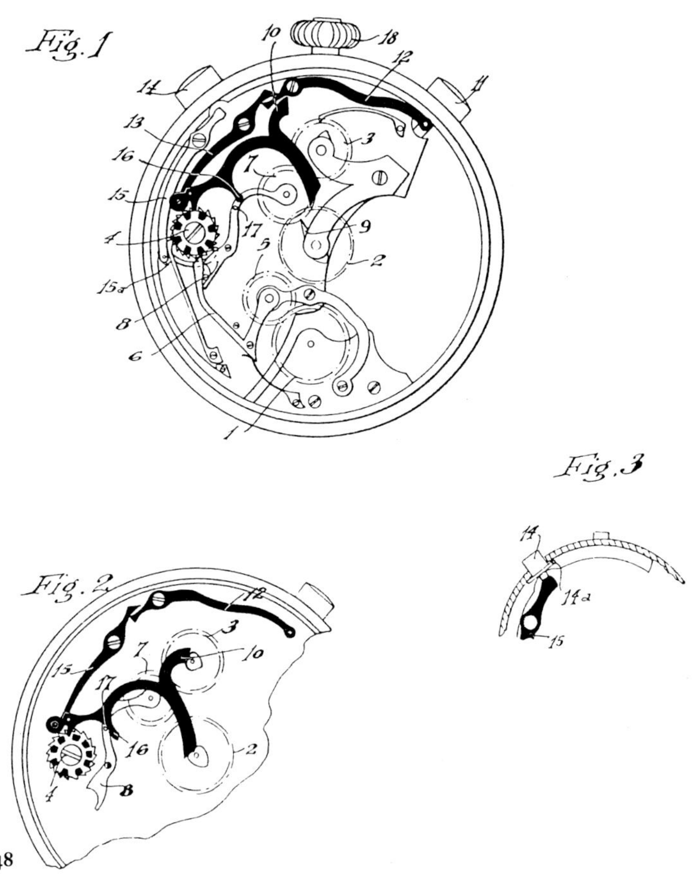

Z 48

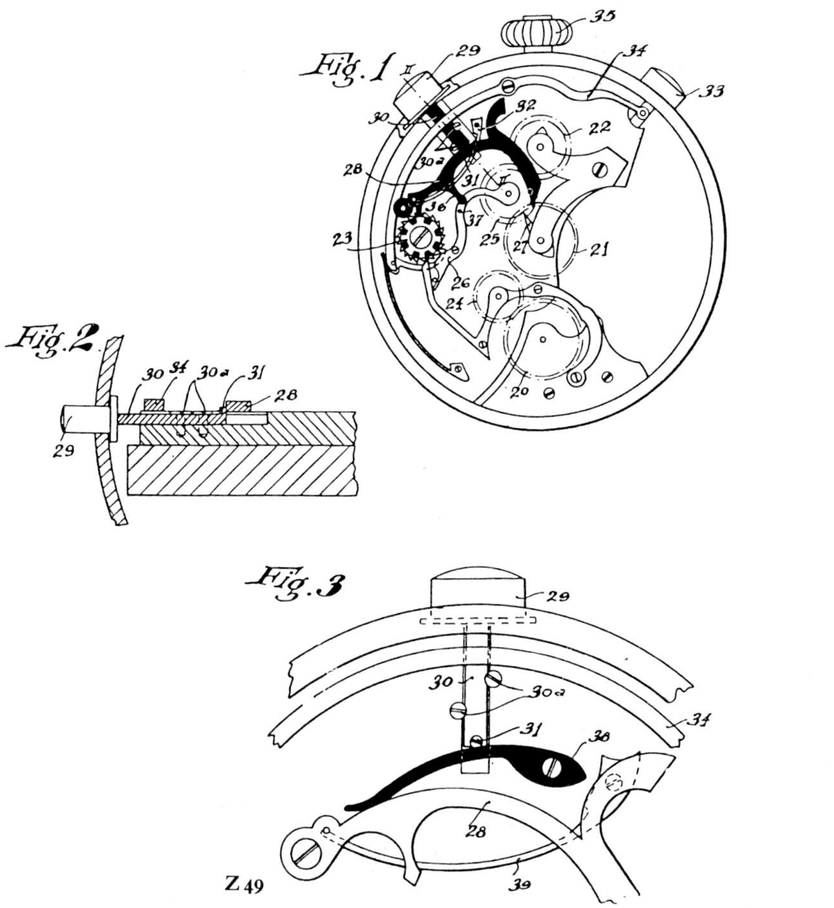

Z 49

einer direkten Betätigung des Drückers 29 auf Herzhebel 28 war der Nachteil verbunden, daß der herbeigeführte Druck unmittelbar auf das Lager des Chrono-Zentrumrades 21 wirkte, und beim Loslassen Herzhebel 28 und Drücker 29 durch die Feder 32 zurückgeführt wurden. Eine etwas »sanftere« Betätigung des Herzhebels 28 erreichte man mit einem Hilfshebel 38, welcher in seiner Hebelwirkung besser angeordnet war (vgl. Fig. 3 in Z 49), wie jene Hilfshebelkonstruktion 12 und 13 in Z 48, Fig. 1.
Trotz des vorteilhaften Zwei-Drücker-Systems der Firma Breitling sind in den Jahren danach Ein-Drücker-Systeme zum Patent angemeldet worden, meist jedoch solche mit ausgefallenen Zifferblattanordnungen. Henri Jacot-Guyot hat in Anlehnung seines Patents Nr. 161093 von 1933 ein weiteres System für ein Formwerk unter der Patent-Nr. 172778 (1935) patentieren lassen, bei dem die Anzeige der Stunden und Minuten auf dem rechteckigen Zifferblatt von der Chrono-Zeit getrennt sein sollte. Dies war eine Modeerscheinung seiner Zeit. Seinen Patentanspruch bezog er auch nicht auf eine neue Mechanik des Chronographen, sondern lediglich auf die Anordnung der Zeiger: hier ist nämlich das Zeigerwerk nach unten versetzt, und der Chrono-Zeiger befindet sich im oberen Teil des Zifferblattes. Z 50, Fig. 2 gibt eine Ansicht der Anordnung des Räderwerks, wie es bei Formwerken allgemein üblich war. In Fig. 1 ist der Mechanismus dargestellt, worin mit Hebel 8 das Schaltrad 7 betätigt wird (Ein-Drücker-System). Das Kupplungsrad 11, welches in der Kupplung 10 gelagert ist, stellt die Verbindung vom Mitnehmerrad 6 zum Chrono-Zentrumrad 12 her. Auf die Sekundenradwelle 4 (Fig. 2) ist das Mitnehmerrad 6 zifferblattseitig aufgepreßt. Die Nullstellung erfolgt über den Herzhebel 14 am Herz 13. Bei diesem System ist die Reihenfolge: Starten, Anhalten und Nullstellen immer nacheinander. Zwischenzeitennehmen ist nicht möglich. Fig. 3 zeigt einen Schnitt II–III durch die Platine mit der Versetzung des Zeigerwerks vom Minutenrad 17 nach unten. Dabei sind zwangsläufig die Zeiger vertauscht, so daß der Minutenzeiger 24 unter dem Stundenzeiger 22 sitzt. Rad 18,19 entspricht dem Wechselrad, ebenfalls in umgekehrter Anordnung. Die Betätigung des Chronographen erfolgt durch Ziehen des Hebels 8 in Richtung zur Aufzugwelle 25.
Ebenfalls für ein Formwerk auf der Basis des Sysems Roskopf hat Henri Hofer aus Genf 1936 ein Patent unter der Nr. 181588 erhalten. Sein Patentanspruch bezog sich auf einen zum zentralen Chrono-Zeiger zusätzlichen, kleinen Sekundenzeiger, mit dem der 25ste Teil einer Sekunde abgelesen werden konnte. Dies wurde erreicht, indem das Hemmrad eine

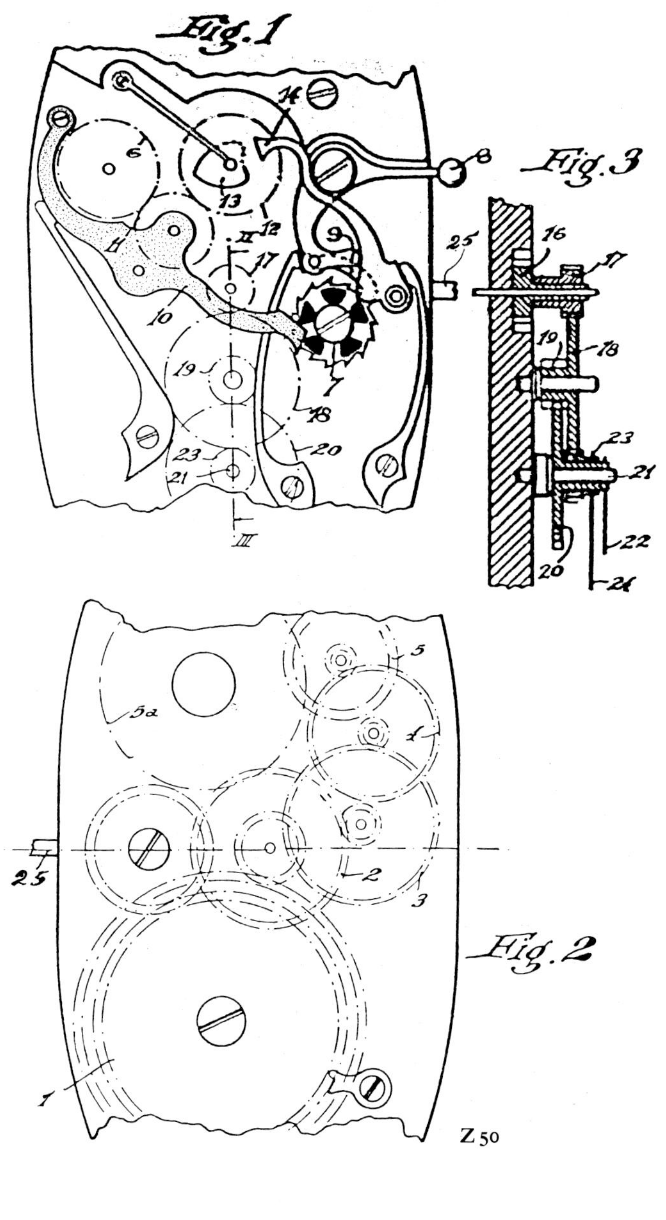

Z 50

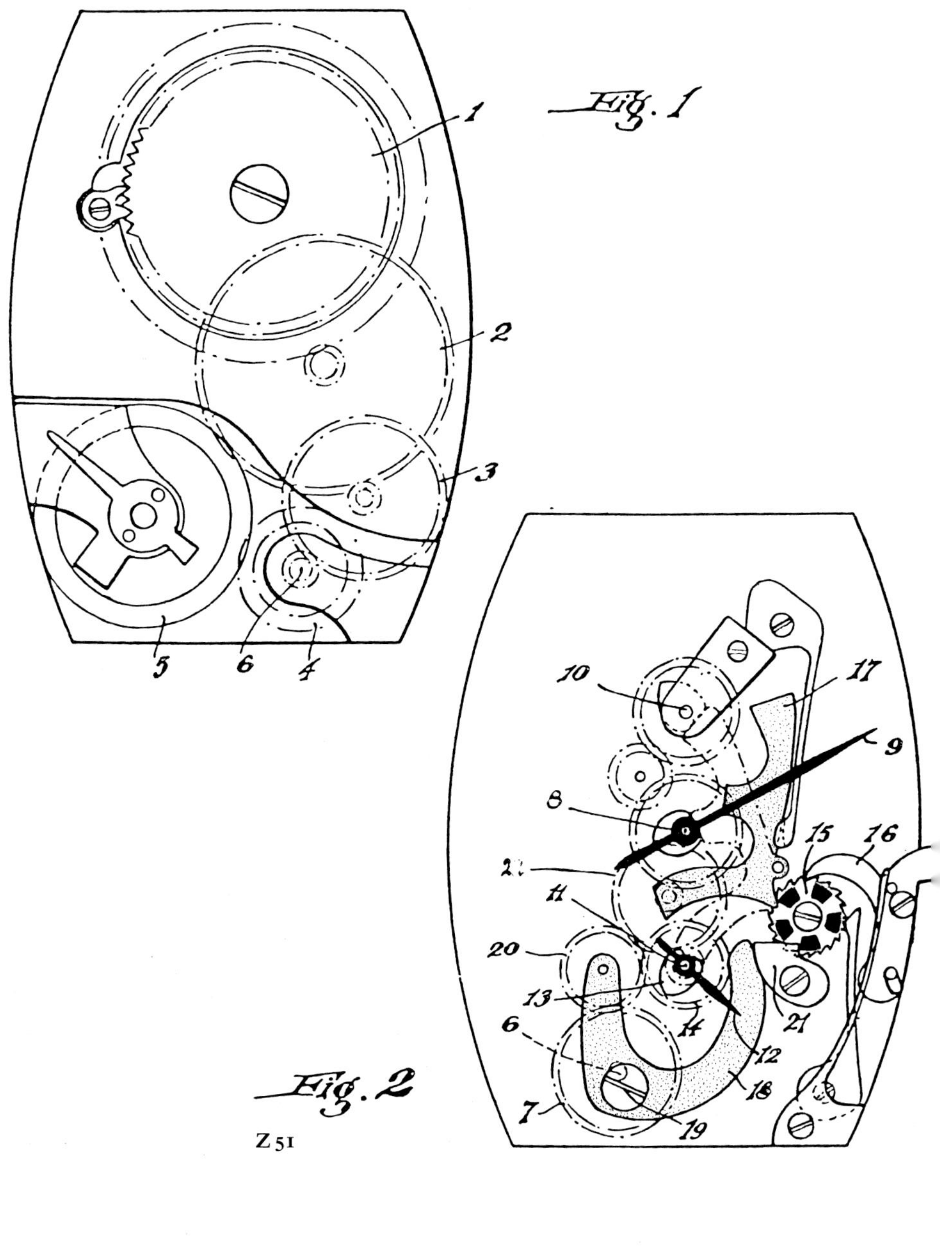

Z 51

Umdrehung in 6 Sekunden machte; gegenüber herkömmlichen Uhren also etwas schneller drehte. Z 51 zeigt in Fig. 1 die Räderwerksanordnung von der Brückenseite, und Fig. 2 den Chronographenmechanismus unter dem Zifferblatt. Der Antrieb der Chronographenräder erfolgt über das Mitnehmerrad 7, welches auf dem Hemmrad sitzt. Die Kupplung 18 hat ihren Drehpunkt in 6 und trägt das Kupplungsrad 20. Bewegt wird die Kupplung 18 nicht direkt von den Säulen des Schaltrades 15, sondern durch einen Hilfshebel 21. Das Chrono-Zentrumrad mit seinem Herzen ist in Punkt 8 gelagert, der Mitte des Werkes, und trägt den großen Chrono-Zeiger. Der Minutenzähler wird über das Sternwippenrad 13 bewegt und ist in Punkt 10 gelagert. In der Position Start treibt das Mitnehmerrad 7 das Kupplungsrad 20, welches seinerseits Rad 14 treibt. Das Trieb des Rades 14 greift in ein Zwischenrad 22, dessen Trieb das Chrono-Zentrumrad 8 treibt. Beim Anhalten rückt das Kupplungsrad 20 aus dem Eingriff mit Rad 14, wodurch die Räderwerkkette 14, 21, 8 bis 10 ohne Antrieb ist, und die Zeiger dadurch stillstehen. Beim Nullstellen fällt nun der Herzhebel 17 mit seinen drei Flächen jeweils gegen die Herzen (13, 8, 10) und stellt die Zeiger auf Null. Wie und wo das normale Zeigerwerk für Minuten und Stunden anzuordnen ist, vermerkt die Patentschrift von Hofer nicht. Dies ist offenbar dem Uhrenhersteller überlassen.

Die permanente Nullstellung

Eineinhalb Jahre, nachdem sich die Firma Breitling ihren Zwei-Drücker-Chronographen patentieren ließ, stellte die »Fabrique des Longines Francillon & Co. S.A., St.-Imier« ebenfalls einen Zwei-Drücker-Chronograph als Patent vor. Es wurde 1936 unter der Nr. 183262 eingetragen. Der Patentanspruch bezog sich auf eine verbesserte Funktion in der Weise, als mit dem einen Drücker 28 (Z 52) die beiden Funktionen: Start und Anhalten ausgeführt werden können. Nach der Anhalt-Funktion können mit dem Drücker 29 der Chrono-Zeiger und der Minutenzähler auf Null zurückgestellt werden. Als zusätzliche Funktion ließ sich Longines einen Mechanismus patentieren, der mit dem Drücker 29 betätigt werden konnte, nämlich während der Funktion Start. D. h., wenn der Chrono-Zeiger lief, konnte er durch Drücken des Drückers 29 direkt – ohne Anhalten – auf Null gebracht werden. Beim Loslassen des Drückers 29 lief der Chrono-Zeiger sofort wieder an. Die hierfür recht komplizierte Mechanik ist in der Patentzeichnung Z 52 dargestellt und soll im einzelnen erklärt werden. Das Chrono-Zentrumrad 1, auf dem der Chrono-Zeiger sitzt, wird über das Kupplungsrad 3 vom Mitnehmerrad 2 getrieben. Auf der Welle des Chrono-Zentrumrades sitzt der Finger, welcher nach jeder vollen Umdrehung das Sternwippenrad 9 um einen Zahn weiterschaltet mit der Folge, daß auch das Minutenzählrad 7 um eine Teilung entsprechend einer Minute weiterrückt. In Z 52 ist die Position: Start dargestellt, d. h., der Chrono-Zeiger läuft, weil die Nase der Kupplung 4 von einer Säule des Schaltrades 14 abgefallen ist und somit den Eingriff Kupplungsrad 3 zum Chrono-Zentrumrad hergestellt hat. Zuvor hatte eine Säule des Schaltrades 14 den Blockierhebel 24 vom Chrono-Zentrumrad 1 abgehoben. Nach einer zweiten Betätigung des Drückers 28 wird über den Schalthebel 31 und dessen Schalthebelhaken 33 das Schaltrad 14 um einen Zahn weitergerückt, wodurch erstens die Nase der Kupplung 4 auf eine Säule zu liegen kommt und somit den Eingriff zum Chrono-Zentrumrad 1 trennt. Zweitens fällt die Nase des Blockierhebels 24 von seiner Säule ab, was dazu führt, daß sich der Blockierhebel auf das Chrono-Zentrumrad legt und es in seiner momentanen Position festhält. Würde man aber, während sich der Chrono-Zeiger bewegt, nun anstatt des Drückers 28 (Anhalten) den Drücker 29 betätigen, geschähe folgendes: Er würde in Punkt 37 den Hilfshebel 38, welcher in Schraube 39 gelagert ist, betätigen. Hilfshebel 38 drückt mit seinem freien Ende gegen den Stift 40 im Herzhebel 18 und führt seine »geraden Flächen« gegen die Herzen des Chrono-Zentrumrades 1 und des Minutenzählrades 7. Damit aber eine augenblickliche Nullstellung erfolgen kann, muß vorher sowohl der Eingriff Kupplungsrad zum Chrono-Zentrumrad als auch Sternwippenrad 9 zum Minutenzählrad 7 getrennt werden. Dies geschieht mit dem Stift 17 im Herzhebel 18, der die Sternwippe niederdrückt, die in Punkt 13 gelagert ist. Die verlängerte Nase 16 der Sternwippe hebt dabei gleichzeitig das Kupplungsrad 3 aus dem Eingriff zum Chrono-Zentrumrad. Jetzt können beide Zeiger auf Null springen. Im Moment des Loslassens des Drückers 29 wird durch die Feder 20, die von der anderen Seite am Stift 40 angreift, der Hilfshebel 38 in seine Ausgangslage zurückgeführt, mit der Folge, daß auch der Herzhebel 18 zurückgeführt wird. Das bewirkt nun wieder ein Zurückgleiten der Sternwippe und der Kupplung, so daß die beiden vorher getrennten Eingriffe augenblicklich wiederhergestellt sind. Dies bedeutet: Der aus dem Laufen plötzlich auf Null zurückgestellte Chrono-Zeiger beginnt von Null an erneut zu laufen. [vgl. Abb. 78, 79]

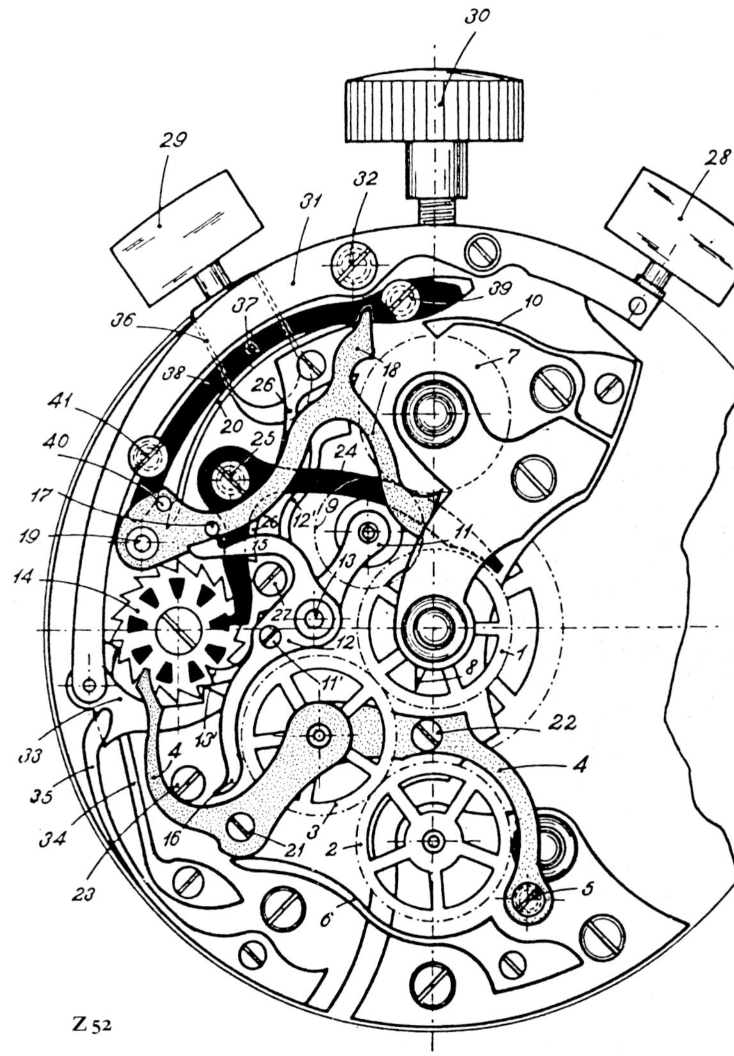

Z 52

Der Chronograph ohne Schaltrad

Chronographen ohne Schaltrad waren nicht so sehr eine Erscheinung des Erfindergeistes, sondern vielmehr eine »notwendige« Entwicklung, die sich fast von selbst im Zuge der Normalisierung und Normung in der Schweizer Uhrenindustrie ergab. Diese Normalisierungsbestrebungen begannen schon Ende der 20er Jahre. Die Ebauches S.A., welche als Holdinggesellschaft die Rohwerkfabrikation zusammenzuschließen versuchte, hatte bis in die 30er Jahre bereits 90% des Marktes der Rohwerke vereint. Von 400 verschiedenen Kalibern, die die Ebauches S.A. herstellte, sind allein 80 Kaliber Chronographen-Rohwerke gewesen. Sie wurden ausnahmslos von den beiden Firmen Vénus S.A. in Münster und Charles Hahn & Cie. in Le Landeron fabriziert. Dieser hohe Ausstoß an preisgünstigen Chronographen-Kalibern bedeutete eine echte Konkurrenz gegenüber den in der Selbständigkeit verbliebenen kleineren Manufakturen, die eigene, meist sehr qualitätvolle Chronographenwerke produzierten.

Die neuen Chronographenwerke, die zu Beginn der 40er Jahre auf den Markt kamen, waren schon ganz im Zeichen der Kostensenkung und rationalisierter Herstellung entstanden: es waren nämlich möglichst viele Teile automatisch zu stanzen mit der Notwendigkeit einer vollkommenen Austauschbarkeit ohne Nachbehandlung. Dies bezog sich insbesondere auf das Schaltrad mit Schalthebel und Haken, sowie die Federn, welche nach der alten Methode als Frästeile mit verschieden hoher Materialstärke teuer zu stehen kommen. Bei den neuen Chronographen wurde das Schaltrad durch einen Hebelmechanismus ersetzt, der in der Art eines »Totpunktschalters« arbeitete. Mehrere Hebel waren so angeordnet, daß der Herzhebelbegrenzer die Steuerfunktion des Schaltrades übernahm und abwechselnd in eine Rechts- oder Linksdrehung versetzt wurde. Die meisten Federn wurden aus Flachmaterial gestanzt oder aus Stahldraht gebogen.

Die Landeron-Kaliber

Im Jahre 1940 wurde der Ebauches S.A., zu der die Firma Charles Hahn & Cie. in Le Landeron schon seit 1927 gehörte, ein Chronograph ohne Schaltrad patentiert (Nr. 209394), der zur Betätigung drei Drücker benötigte; für jede Funktion einen. Z 53 zeigt die (etwas abgeänderte) Patentzeichnung, in der der Drücker 16 für Start, Drücker 17 für Anhal-

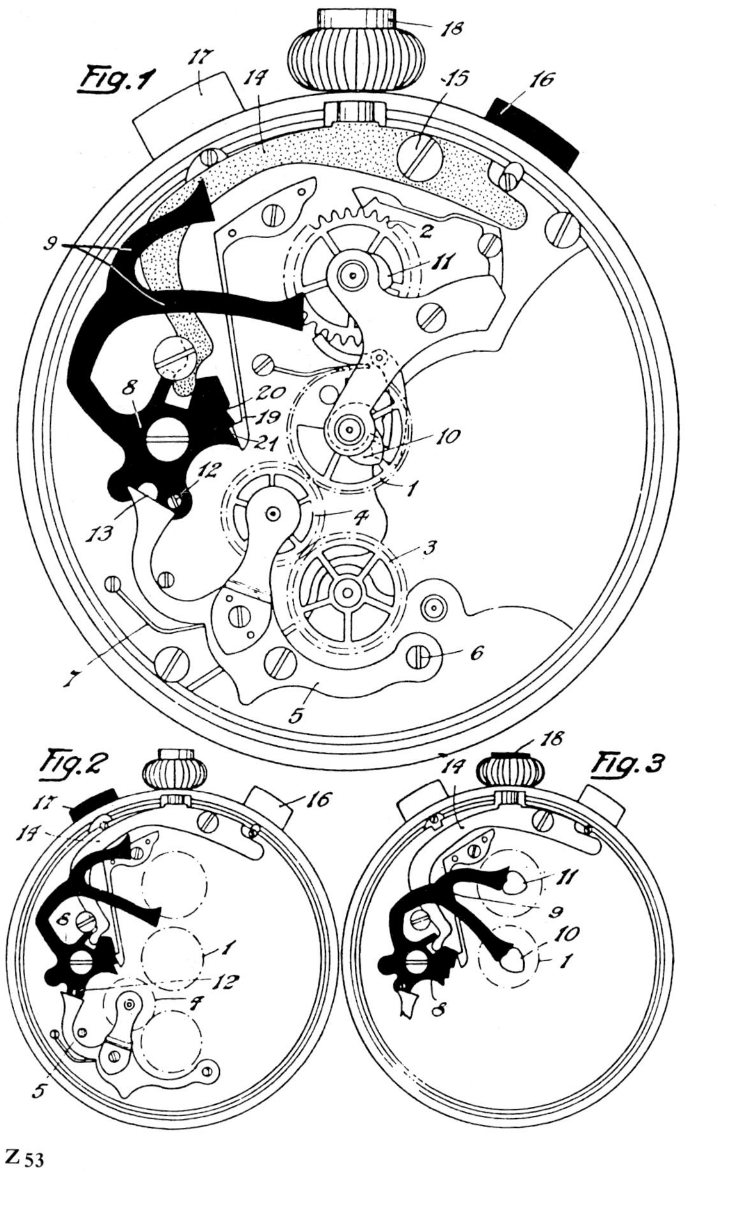

Z 53

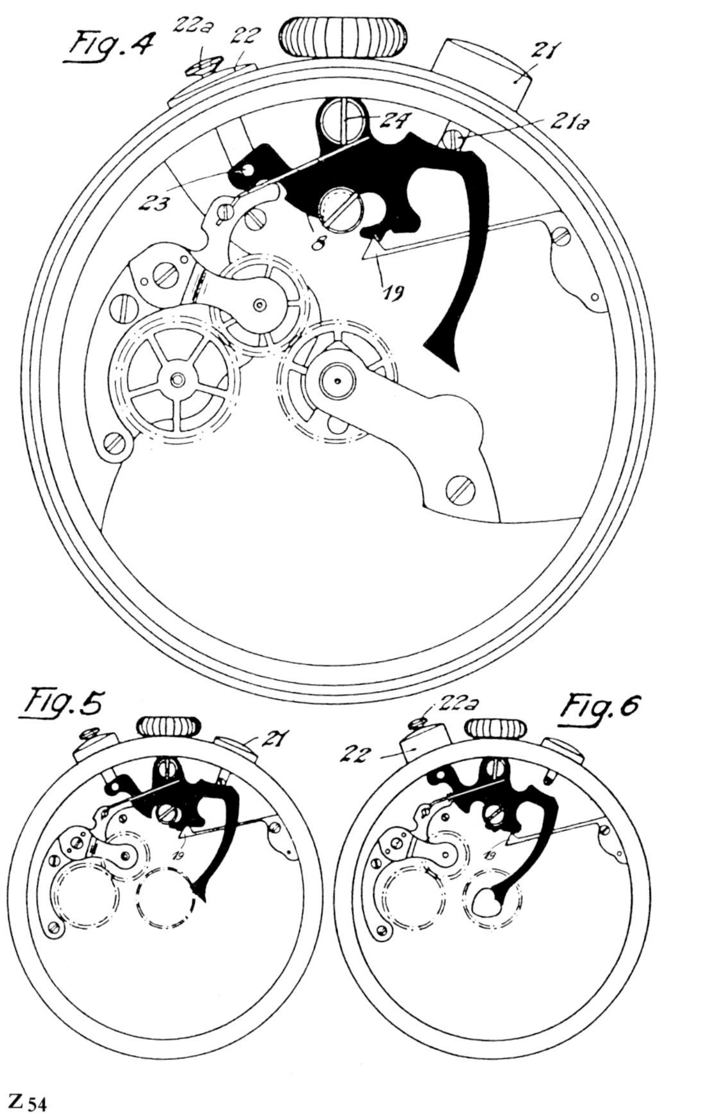

Z 54

ten und der Drücker 18 in der Aufzugkrone für das Nullstellen vorgesehen waren. Der Schalthebel 14, welcher von allen drei Drückern bewegt wird, steuert den Herzhebel 8 mit den beiden »Hammerflächen 9« für die Nullstellung. Die Kupplung 5 liegt unter dem Druck der Feder 7 an der Schraube 12 im Herzhebel an. Die Ansatzschraube 15 bildet das Lager für den Schalthebel 14. Die Lage des Herzhebels 8 wird nach jeder Betätigung eines der Drücker an den beiden Stufenflächen 20 und 21 durch die Klinkenfeder 19 bestimmt. Allerdings ist die Position »Nullstellen« insofern nicht besonders sicher, weil der Herzhebel nach dem Nullstellen (Fig. 3) nicht an den Herzen verharrt, sondern durch die Klinkenfeder 19 in die Ruhestellung (Anhalten in Stufe 20) zurückfällt. In dieser Position (Fig. 2) ist das Chrono-Zentrumrad instabil und lediglich durch eine kleine Schleiffeder gehalten. Ein Blockierhebel war wohl aus Sparsamkeitsgründen fortgelassen. In einer noch etwas einfacheren Form wurde in dem Patent eine zweite Ausführung vorgeschlagen (Z 54, Fig. 4), die für eine Zwei-Drücker-Betätigung vorgesehen war, wobei der Start-Drücker 22 durch Ziehen an demselben (Fig. 5) die Nullstellung be-

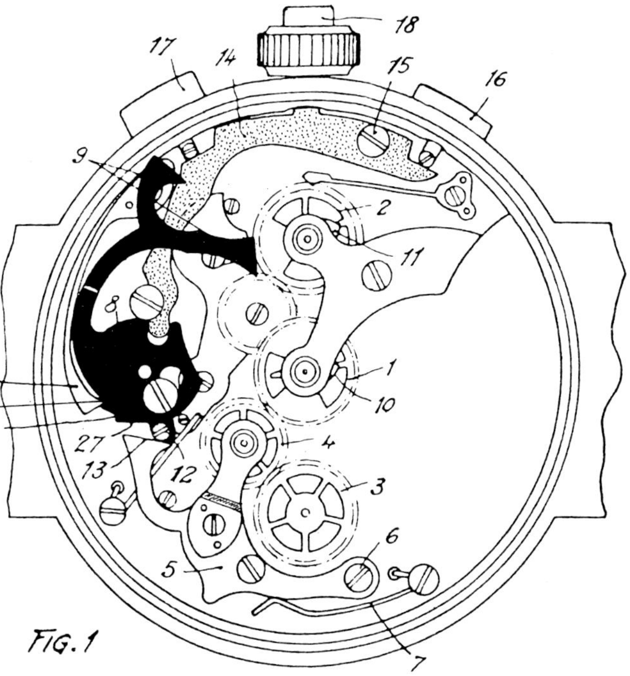

Z 55 *FIG. 1*

wirkte. Für den praktischen Gebrauch war dies keine besonders befriedigende Lösung. Die Nullstellung blieb ebenfalls unsicher, weil hier der Hammer des Herzhebels 8 von der Klinkenfeder 19 selbsttätig wieder angehoben wurde.

Kaum ein Jahr später lag bereits ein Zusatzpatent (Nr. 216336) vor (Z 55), welches im Patentanspruch ausdrücklich darauf hinwies, daß der Herzhebel 8 nach dem Nullstellen durch den Drücker 18 in der Krone an den Herzen 10 und 11 verharrt, bis erneut durch den Drücker 17 gestartet wird. Die Drei-Drücker-Mechanik blieb vorerst noch erhalten, so daß jede Funktion einzeln von einem eigenen Drücker herbeigeführt wurde. Das Neue im Sinne eines technischen Fortschritts war der Verlegen der Klinkenfeder 19 (ursprünglich auf der rechten Seite vom Herzhebel 8, siehe Z 53) auf die linke Seite des Herzhebels 8 (Z 55, Fig. 1), wodurch sie dann nach dem Nullstellen weiter auf den Herzhebel 8 drückte. So blieben die Hämmer 9 an den Herzen 10 und 11 mit der Folge, daß letztere in ihrer Position (Nullstellung) festgehalten wurden. Diese Funktion wirkte wie ein Blockierhebel.

Das Patent von Dèpraz

Marcel Dèpraz hat wohl erkannt, daß ein separater Drücker für die Nullstellung Vorteile bot, aber eine ungewollte Betätigung direkt nach dem Starten ohne Wirkung sein müßte. Für seine Konstruktion erhielt er 1940 das Patent Nr. 210862, in dem er beanspruchte, daß bei einem Chronograph mit drei Drückern die Nullstellung nur nach dem Anhalten erfolgen konnte. Z 56, Fig. 1 und Fig. 2 zeigt die Patentzeichnung, in der der Schalthebel 14 mit einem Hilfshebel 27 und dem Herzhebel 20 in ihrer Zusammenwirkung dargestellt werden. Fig. 1 zeigt die Stellung Start, Fig. 2 die Stellung Anhalten. Der Hilfshebel 27 ist unter der Schraube 28 gelagert und wirkt als Wippe, die durch die Feder 33 an dem Stift 31 ständig in eine Linksdrehung gezwungen wird, wobei sich der Stift 29 an die äußere Kante des Herzhebels 20 legt. Nach der Betätigung Start durch den Drücker 16 befindet sich der Herzhebel 20 in seiner äußersten linken Position. Dabei hat sich Stift 29 des Herzhebels 27 in die Kerbe 30 des Herzhebels gelegt. Würde nun der Drücker 18 in der Krone mit der Funktion Nullstellen betätigt, kann der Schalthebel 14 nicht in Aktion treten, weil der Herzhebel 20 durch den Stift 29 im Hilfshebel 27 zurückgehalten wird. Ein sofortiges Nullstellen direkt nach dem Starten kann also nicht erfolgen. Dazu muß erst der Drücker 17 mit der Funktion Anhalten betätigt werden. In diesem Fall wird zuerst der Hilfshebel 27 (Fig. 2) mit seinem Stift 29 aus der Kerbe 30 des Herzhebels gerückt, um den Herzhebel freizugeben, allerdings nur so weit, bis das Kupplungsrad 9 aus dem Eingriff zum Chrono-Zentrumrad 3 gerückt ist. Nach dieser Anhaltfunktion ist nun auch das Nullstellen mit Drücker 18 möglich, indem der Herzhebel in seine äußerste Rechtslage schnellen kann und dort, gehalten von der Klinkenfeder 24, so lange an den Herzbacken

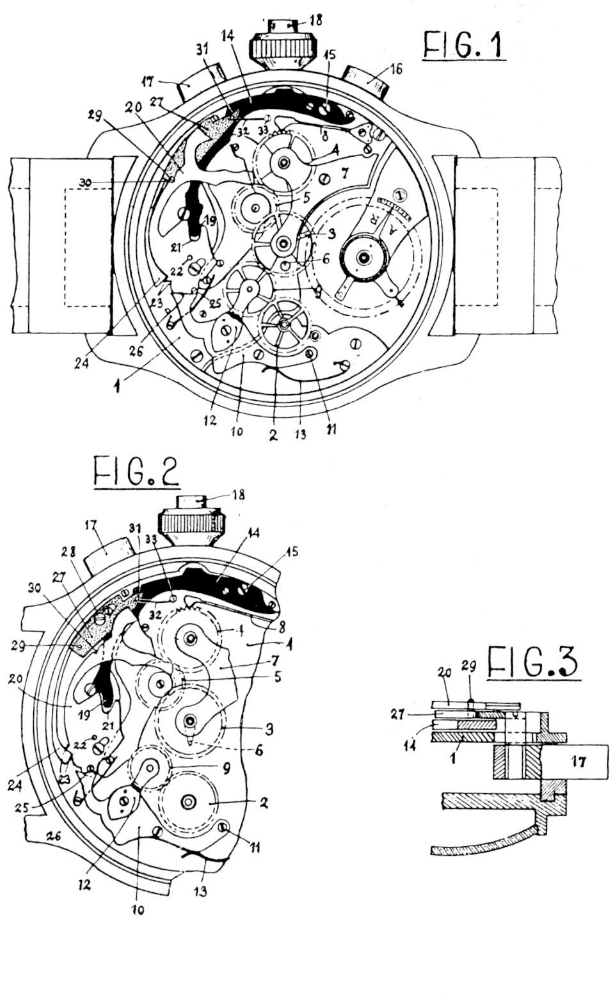

Z 56

verbleibt, bis erneut Start gedrückt wird. Dieser ausgereifte Drei-Drükker-Chronograph ist vermutlich etwas zu spät serienreif geworden, denn man gab jenen Modellen (nach dem Patent Nr. 216602), die nur zwei Drücker besaßen, den Vorzug. Ob dies ausschließlich aus Kostengründen geschah oder ob aus Gründen der einfacheren Handhabung, läßt sich heute schwer feststellen. Die Grundlage für diese Drei-Drücker-Version war eben auch das spätere Landeron-Kaliber 47.

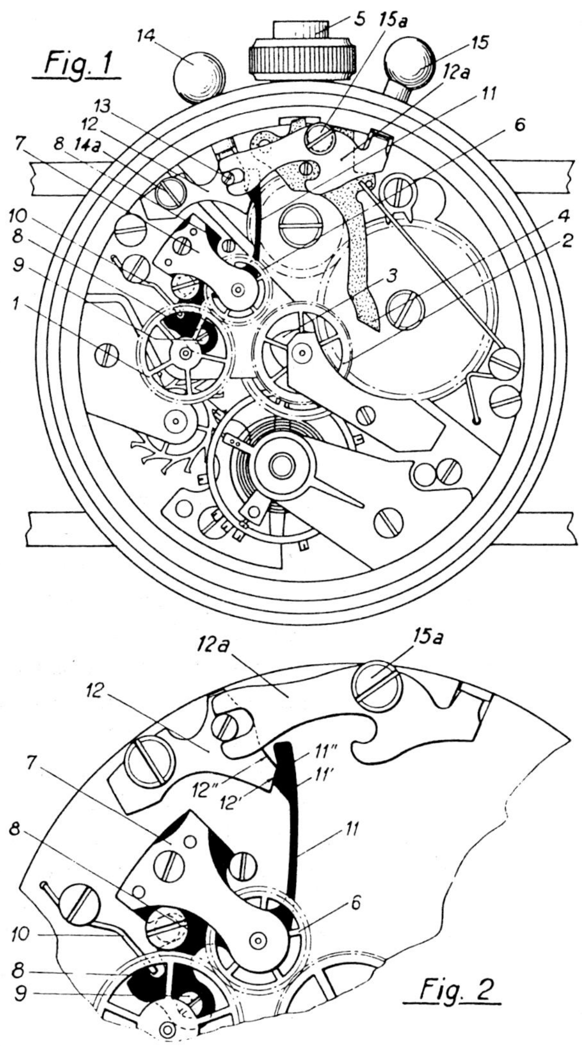

Z 57

Obwohl sich der Zwei-Drücker-Chronograph bereits durchsetzte, hat sich Dèprez noch 1942 einen weiteren Drei-Drücker-Chronograph unter der Nr. 232948 patentieren lassen, der wieder für jede Funktion einen eigenen Drücker besaß. Z 57 zeigt die Patentzeichnung, aus der erkennbar ist, daß kein Minutenzähler vorhanden war. In ungewohnter Weise war hier die Kupplungswippe 8 (schwarz) innerhalb der Linie Mitnehmerrad-Kupplungsrad in der Schraube 9 gelagert. Die Schaltwippe 12a besaß keine Rückstellfeder, so daß der jeweils betätigte Drücker 14 oder 15 nach dem Loslassen eingedrückt blieb. Über den Drücker 5 in der Krone konnte nach der Stellung Anhalten durch den Drücker 14 der Herzhebel 4 gegen das Herz 3 des Chrono-Zentrumrades gedrückt werden, welches augenblicklich die Nullstellung des Chrono-Zeigers zur Folge hatte. Bei dieser Konstruktion handelte es sich um einen einfachen und preiswerten Chronographen, der nur einen anhaltbaren Sekundenzeiger aus der Mitte besaß.

Das Patent von Jacot-Guyot

Nach wie vor mußte auch bei diesen neuen Konstruktionen ohne Schaltrad für den Herzhebel besondere Präzision verlangt werden, weil der aus einem Stück gefertigte Hebel mit zwei »Hammerflächen« auf zwei Herzen gleichzeitig treffen mußte. In der Massenherstellung kam es immer wieder vor, daß nur eine der beiden fest auf den Herzbacken auflag, die andere jedoch nicht berührte, so daß das Herz etwas Spiel hatte. In der Folge stand der entsprechende Zeiger eben nicht genau auf Null, sondern mal etwas rechts, mal etwas links davon. Um diesem Übelstand abzuhelfen, sind zahlreiche Konstruktionen ersonnen worden, die meisten mit einem zweiteiligen, federnden Herzhebel, der allerdings weiterhin aus einem Stück bestand. Henri Jacot-Guyot aus Neuchâtel erhielt 1941 ein Patent (Nr. 213644) auf einen Herzhebel mit beweglichen »Hämmern«, mit denen das Nullstellen sehr exakt geschah (Z 58). Dabei konnten sich die Hämmer der Lage der Herzen anpassen, was ein Justieren jedes einzelnen Hammers, wie sonst üblich, erübrigte. In Anlehnung an die Patente Nr. 209394 und 216336 benötigte auch diese Konstruktion von Jacot-Guyot drei Drücker für Start, Anhalten und Nullstellen, wobei der Übergang von Start zu Null direkt durch Betätigen des Drückers 10 in der Krone unmittelbar nach dem Drücken des Drückers 9

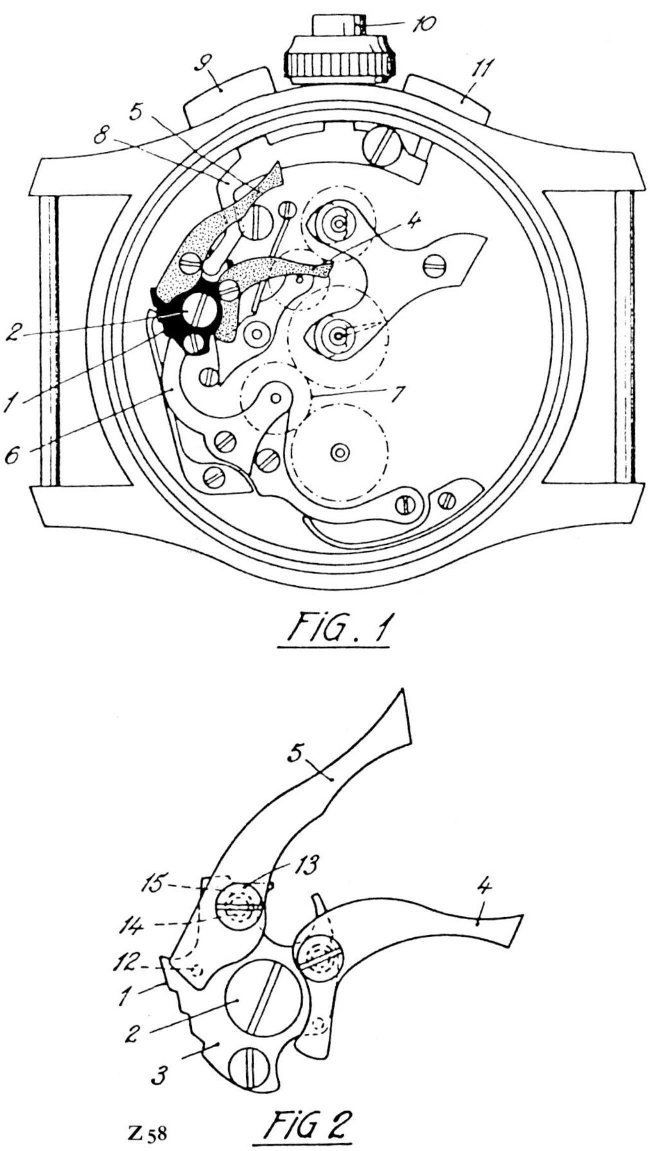

Z 58

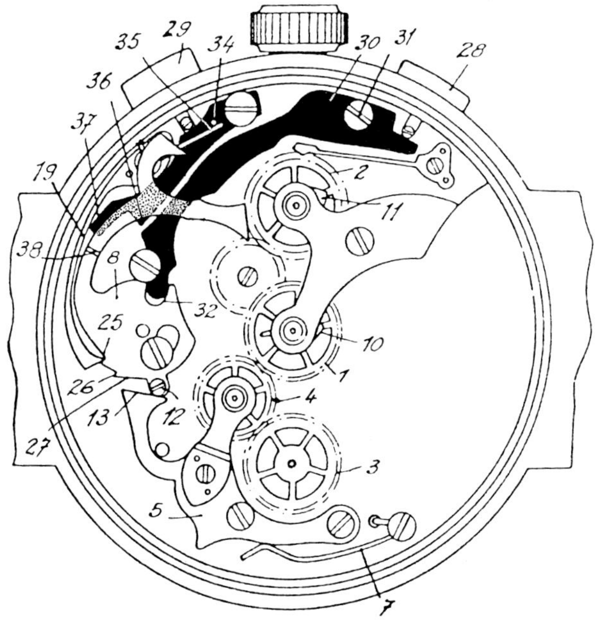

FIG. 1

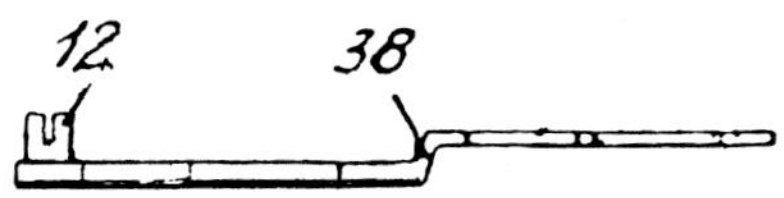

FIG. 2

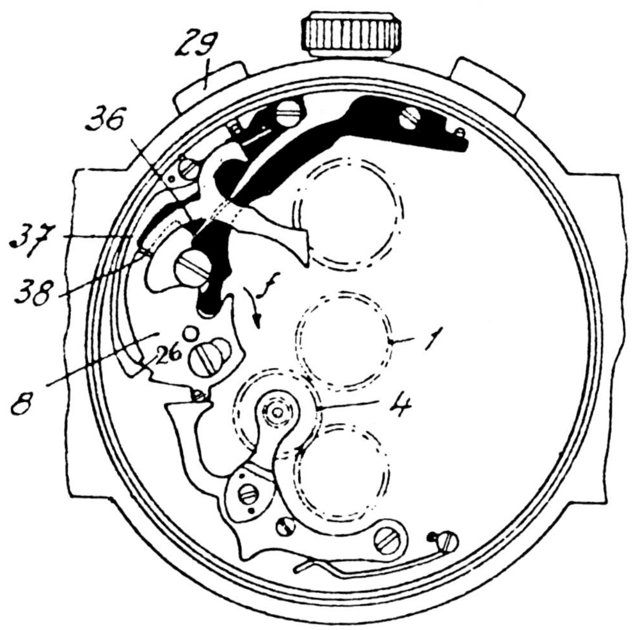

FIG. 3

Z 59

erfolgen konnte. Diese Funktion war nicht immer als positiver technischer Fortschritt zu bewerten: Wenn z. B. der Drücker 10 versehentlich betätigt wurde, ging die gemessene Zeit (leider) verloren.

Man war bei den Chronographen mit Schaltrad schon an zwei Drücker gewöhnt, so daß die hier verwandten Drei-Drücker-Methoden eher störend bzw. teuer waren. Diese Einsicht fand noch im Jahre 1941 durch ein weiteres Zusatzpatent (Nr. 216602) ihren Niederschlag, indem jetzt eine Zwei-Drücker-Mechanik patentiert wurde (Z 59). Der Unterschied zu dem vorherigen Patent (Z 55) liegt darin, daß der Schalthebel 30 durch Betätigen des Drückers 28 nur noch die Startfunktion erbrachte. Mit dem Drücker 29 wurde sowohl die Anhaltfunktion als auch das Nullstellen erreicht. Um beide Funktionen durch den Drücker 29 zu realisieren, war der Hilfshebel 34 notwendig, der die markante Ecke 36 und die Nase 37 besaß. Notwendigerweise erhielt der Herzhebel 8 einen Knick 38 (Fig. 2), dessen Wirkung im folgenden beschrieben werden soll. Der Start geschah in üblicher Weise durch den Drücker 28. Beim Anhalten mit dem Drücker 29 legte sich die Ecke 36 des Hilfshebels auf den Schalthebel 30, der in Schraube 31 gelagert ist, und bewegte den Herzhebel 8 so weit in eine Rechtsdrehung, bis er durch Anschlagen des Knicks 38 an der Nase 37 blockierte. Während dieser Bewegung wurde der Eingriff Kupplungsrad 4 und Chrono-Zentrumrad 1 getrennt, wodurch die Zeiger stehenblieben. Die Klinkenfeder 19 drückte aber weiter auf die Schräge der Kerbe 26, so daß der Herzhebel unter rechtsdrehender Federspannung stand. Beim Loslassen des Drückers 29 hebt die Feder 35 den Hilfshebel 34 mit seiner Nase 37 aus dem Anschlag am Knick 38 des Herzhebels, so daß letzterer noch ein kleines Stück vorrücken kann, bis sich Kerbe 26 an der Klinkenfeder 19 abstützt. Dabei hat sich der Knick 38 des Herzhebels 8 so weit unter der Nase 37 vorbei bewegt, daß nun bei einer erneuten Betätigung des Drückers 29 die Nase direkt auf den Herzhebel drückt und ihn aus der Kerbe 26 hebt. Der jetzt freigewordene Herzhebel schnellt dabei weiter in seiner Drehrichtung vor und findet seinen Anschlag, indem sich die Hammerflächen auf die Herzen 10 und 11 legen, wodurch die Nullstellung herbeigeführt wird. Mit dieser Mechanik war jetzt ein sicheres Nullstellen bzw. Starten und Anhalten mit nur zwei Drückern möglich. Diese letzte Konstruktion ist später als Kaliber Landeron 48 in großen Stückzahlen produziert worden. Hiermit war aber keineswegs der Entwicklungsstand bei Landeron-Kalibern beendet, sondern es folgten noch viele Kaliber, die weiter kleinere Verbesserungen (im Sinne einer Kostensenkung) beinhalteten.

Die Venus-Kaliber

Bei den späten Ausführungen der Chronographen mit Schaltrad war es üblich, daß der eine Drücker die Funktion Start und Anhalten innehatte und der andere Drücker ausschließlich die Funktion Nullstellen. Dies war anfangs – wie bereits dargestellt – bei Chronographen ohne Schaltrad nicht der Fall, weil der Schalthebel (anfangs) aus einem Stück bestand und etwa in der Mitte zwischen den beiden Drückern gelagert war, wodurch er wie eine starre Wippe funktionierte. Die Firma Venus S.A. hatte noch in den 40er Jahren einen Chronographen ohne Schaltrad herausgebracht, der von der Drückerbetätigung jenem mit Schaltrad glich. Dazu war es notwendig, den Schalthebel mehrteilig auszubilden, so daß er wie ein »Wechsler« arbeiten konnte. d. h., er führte während der Betätigung eine Knickbewegung aus. Die einzelnen Funktionsphasen sollen mit Z 60, Fig. 1–4 erklärt werden.

In Z 60, Fig. 1 ist das Werk (Kaliber Venus 188) mit dem oben sichtbaren Chronographenmechanismus dargestellt. Die Mechanik befindet sich in der Ruhestellung, d. h., der Chrono-Zeiger und der Minutenzähler stehen beide auf Null. Rechts oben ist der Start-Stopp-Drücker G und links oben der Nullstell-Drücker A. Die wirkenden Räder und Hebel sind im folgenden aufgelistet: L = Minutenzählrad, D = Wechsler, H = Nullsteller, B = Sternwippe, N = Herzhebel, R = Sperre für den Herzhebelbegrenzer E, F = Kupplung, M = Wechslerfeder, O = Minutenzählrad-Sperre, P = Sternwippenrad, C = Chrono-Zentrumrad, K = Kupplungsrad und S = Mitnehmerrad.
Um den eigentlichen Schaltmechanismus zu veranschaulichen, sind in Fig. 2 und Fig. 3 die Sternwippe B und das Minutenzählrad L nicht eingezeichnet. Weiter ist der Herzhebel N (der mit dem Herzhebelbegrenzer E verschraubt ist) abgenommen, so daß nun der Herzhebelbegrenzer E und der Wechsler im Zusammenspiel dargestellt werden können. In Ruhestellung (Fig. 2) befindet sich der Wechsler D (gepunktet) immer in gleicher Position über der Nase E' des Herzhebelbegrenzers E. Durch Betätigen des Start-Drückers G wird der Herzhebelbegrenzer E in eine Linksdrehung (siehe Pfeil) geführt, bis die Sperre R diese Bewegung begrenzt. Dabei gibt das Ende N' des Herzhebels N die Kupplung F am Stift F' frei, so daß das ständig mitlaufende Kupplungsrad K augenblicklich den Eingriff Mitnehmerrad S zum Chrono-Zentrumrad C herstellt. Der Chrono-Zeiger läuft. Nach dem Loslassen des Drückers G nimmt der Wechsler D wieder seine Ruhestellung (gepunktet in Fig. 2) ein. Da nun die Nase E' links vom Wechsler D liegt, bewirkt ein erneuter Druck auf den Drücker G, daß der Herzhebelbegrenzer in eine Rechtsdrehung (siehe Pfeil in Fig. 3) geführt wird. Bei dieser Bewegung hebt der Herzhebel N mit seinem Ende N' die Kupplung F am Stift F' wieder aus dem Eingriff zum Chrono-Zentrumrad C, so daß der Chrono-Zeiger augenblicklich stehenbleibt. Dieses Wechselspiel zwischen Starten und Anhalten kann mit dem Drücker G beliebig oft wiederholt werden, wobei der Chrono-Zeiger weiterläuft oder angehalten wird. Er geht dabei nicht auf Null zurück.
In der Stellung Anhalten liegt der Nullsteller H links vom Herzhebel N. Wird nun der Drücker A betätigt, legt sich der Stift H' des Nullstellers H gegen den Herzhebel N und bewirkt eine Rechtsdrehung, und zwar so weit, bis sich die beiden äußeren Enden gegen die jeweiligen Herzen L' und C' legen und diese in Drehung versetzen (Fig. 4). In ihrer äußeren

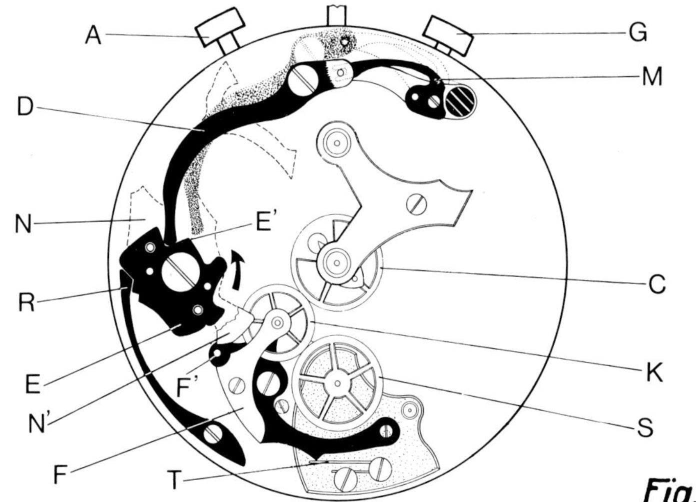

Fig. 2

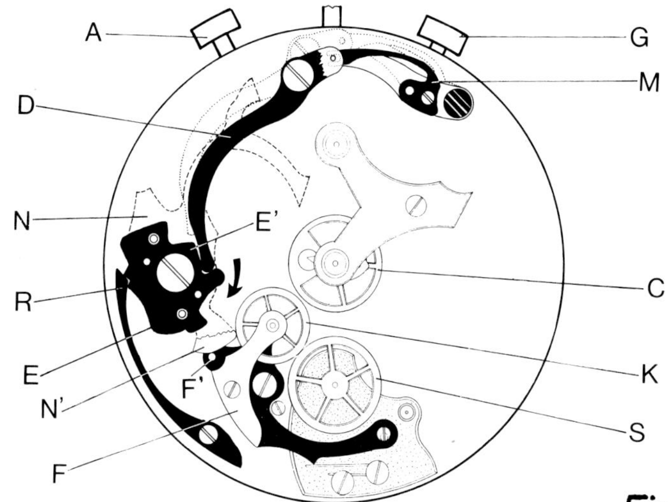

Fig. 3

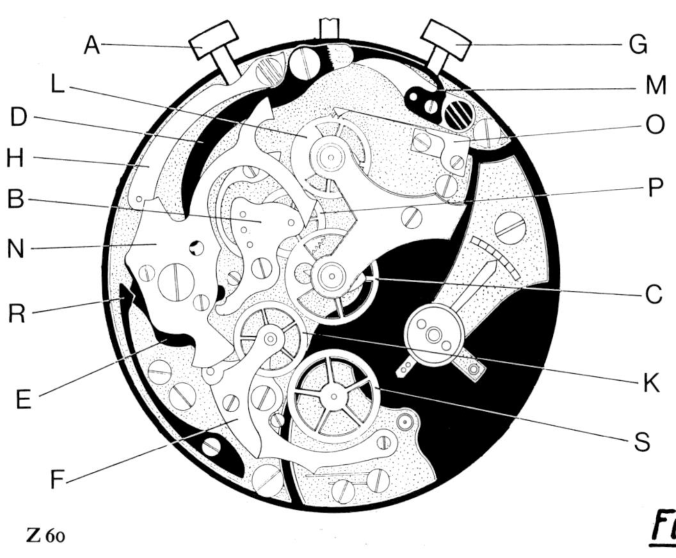

Z 60
Fig. 1

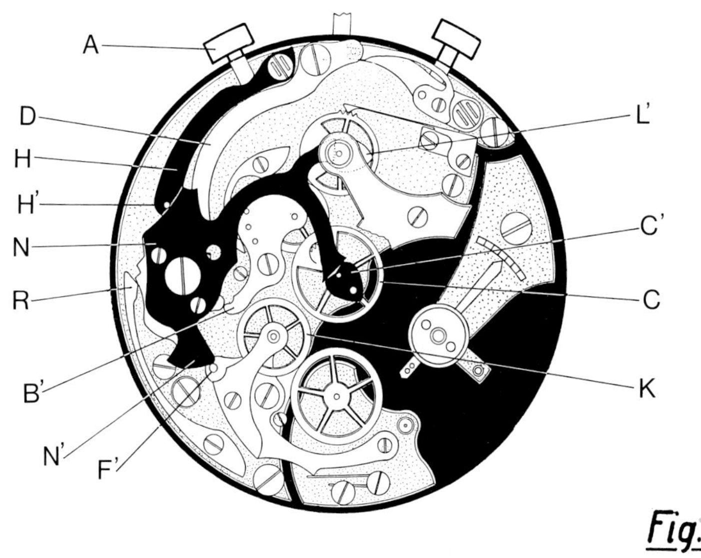

Fig. 4

Position liegen jeweils beide Herzbacken an den geraden Flächen des Herzhebels an mit der Wirkung, daß dann beide Zeiger (Chrono-Zeiger und Minutenzählzeiger) auf Null stehen. Der Herzhebel wird in dieser Stellung von der Sperre R gehalten, bis durch erneutes Betätigen des Drückers G der Wechsler D in eine Linksdrehung geführt wird, was der Funktion Start (Fig. 2) gleichkommt. Es sei noch bemerkt, daß während der Phasen Anhalten und Nullstellen der Stift F' in der Kupplung F am unteren Ende N' des Herzhebels N ständig anliegt. Während der Bewegung des Herzhebels zur Nullstellung wird das Sternwippenrad P aus dem Wirkungsbereich des Chrono-Zentrumrades C geführt, und zwar an der Nase B' der Sternwippe B (Fig. 1 und Fig. 4). Wie in Fig. 2 und Fig. 3 gestrichelt eingezeichnet, befindet sich der Herzhebel N in der Stellung Start (Fig. 2) und Anhalten (Fig. 3) außerhalb des Wirkungsbereiches des Chrono-Zentrumrades C und des Minutenzählrades L. Die Funktionsweise dieser Venus-Kaliber ohne Schaltrad ist also genau gleich wie bei einem Chronographen mit Schaltrad und Zwei-Drücker-Mechanik.

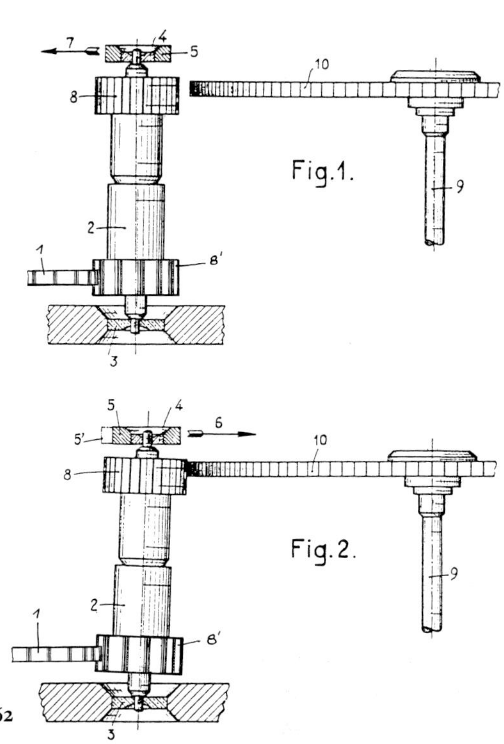

Z 62

Der Chronograph mit Schwingtrieb

Das Ein- und Ausrasten zweier Stirnräder ist bei Chronographen wohl am häufigsten praktiziert worden. Allerdings hat es schon sehr früh auch andere Konstruktionen gegeben, so z. B. den Chronograph mit Schwingtrieb. Diese Funktionsweise war nicht auf Armbanduhren beschränkt, sondern nahm ihren Ursprung schon bei Taschenuhren. Das Patent Nr. 2547 von 1890 beinhaltet bereits ein solches, wenn auch sehr aufwendiges System, bei dem ein doppeltes Trieb 90° zu seiner Achse geschwenkt werden mußte, um gleichzeitig in zwei Räder »einzurasten«. Z 61 zeigt die Patentzeichnung von Charles Schlatter. Darin standen die beiden zu verbindenden Räder A und B in unterschiedlicher Höhe mit einem um die Triebdicke großen Zwischenraum nebeneinander. Die Welle mit den beiden Trieben C, C' war in der Gabel D gelagert, welche nach hinten verlängert (im Winkel zu 90°) in die Welle E überging. Fig. 2 zeigt eine Draufsicht und Fig. 3 die Sicht von vorne seines Systems, dessen Funktion deutlich erkennbar wird. Das Rad A trug den Chrono-Zeiger und das Rad B war das Sekundenrad. Aus heutiger Sicht ist ein solches System, bei dem gleichzeitig zwei Eingriffe (A und C bzw. C und D) hergestellt werden müssen, schon bedenklich und nicht die vorteilhafteste Lösung, weil zu leicht einer der beiden Eingriffe aufsetzen und damit das ganze System blockieren könnte. Bei späteren Konstruktionen ist man dazu übergegangen, den »Schwenkpunkt« in das untere Zapfenlager zu legen, wodurch dann einer der Eingriffe ständig erhalten blieb. Z 62 zeigt die vereinfachte Funktionsweise. Allgemein ist neben dem Sekundenrad 1 eine Welle mit Doppeltrieb 8, 8' in der Platine gelagert. Das untere Trieb 8' steht ständig mit dem Sekundenrad 1 in Eingriff. Das obere Lager 4 der Welle ist in dem Kupplungshebel 5 gelagert. Beim Betätigen des Drückers für Start schwenkt der Kupplungshebel 5 nach rechts (Pfeil 6 in Fig. 2) und bringt Trieb 8 in den Eingriff mit dem Chrono-Zentrumrad 10. Da die obere Verzahnung des Triebes 8 und des Chrono-Zentrumrades 10 doppelt so fein ist wie jene des unteren Eingriffs, ist ein »Springen« des Chrono-Zeigers kaum sichtbar. Beim Betätigen des Drückers für Anhalten schwenkt das Trieb wieder zurück (Pfeil 7 in Fig. 1), damit sich beim Nullstellen das Chrono-Zentrumrad frei drehen kann. Die Lager 3 und 4 für die Doppeltriebwelle sind etwas weiter als üblich, damit sich im geschwenkten Zustand die Zapfen darin nicht verklemmen; ein Verlust an Präzision ist dies aber nicht.

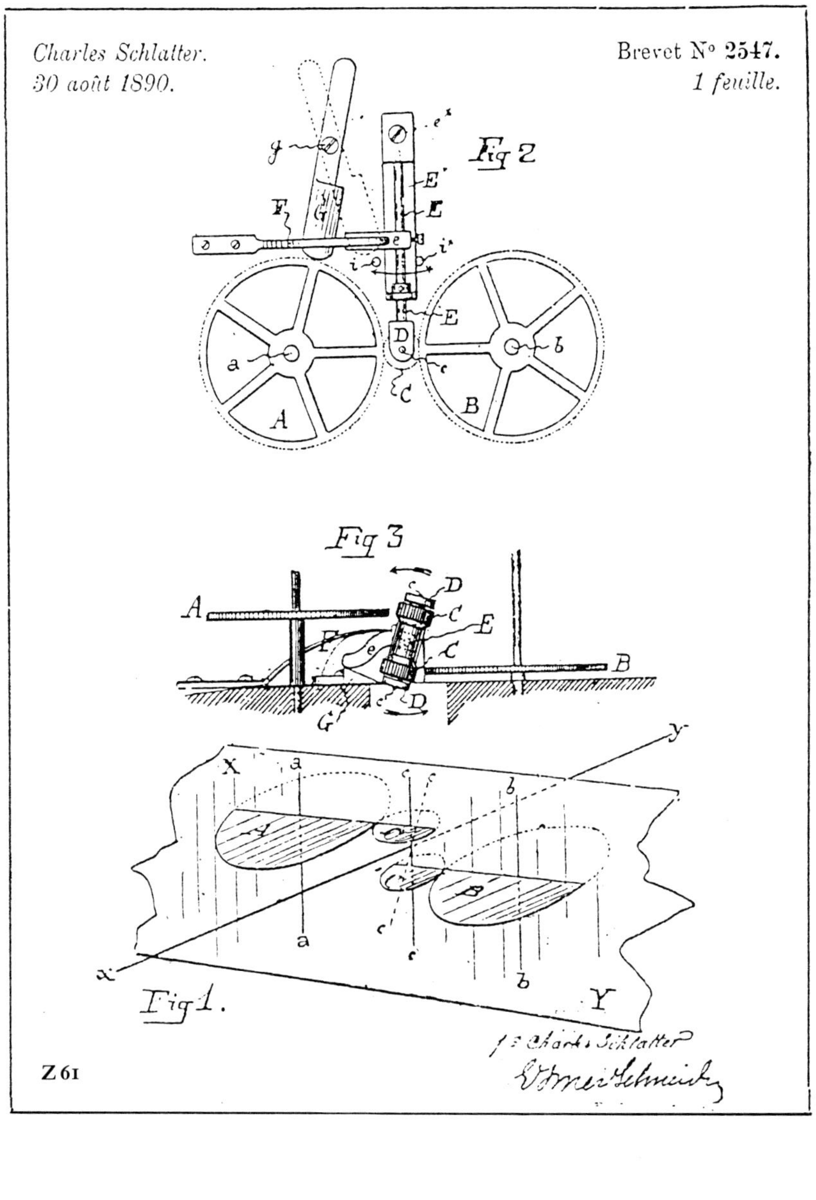

Z 61

In einer einfachen Ausführung (ohne Zähler) meldete die amerikanische Firma Bulova Watch Company Inc. New York (mit Niederlassung in Biel) schon 1938 eine Konstruktion zum Patent an, welche allerdings erst 1940 unter der Nr. 208214 veröffentlicht wurde (Z 63). Dieses System hatte nur einen Chrono-Zeiger ohne Zähler und war für eine Armbanduhr bestimmt. Es war ein Mechanismus, der mit nur zwei Hebeln, dem Kupplungshebel 33 und dem Herzhebel 46, auskam. Z 63, Fig. 1 zeigt die Sicht auf das Werk. Einen typischen Schalthebel gibt es nicht, sondern nur einen Schalthaken 9, der direkt in das Schaltrad 39 greift. Von letzterem wird der Kupplungshebel 33, welcher unter der Schraube 34 gelagert ist, gesteuert. In einer separaten Brücke 25 ist das Sekundenrad 23 gelagert (Fig. 2), welches oben ein kleines Mitnehmerrad 28 trägt, das in das fest gelagerte Kupplungsrad 37 greift. Das gleichgroße Chrono-Zentrumrad 35 ist oben in der Kupplung 33 gelagert und unten im Minutenradzapfen 31. Die Welle 30 des Chrono-Zentrumrades hat in der Bohrung 16 des Mitnehmerrades reichlich Spiel, so daß es eine gewisse Schwenkung zuläßt. Diese Schwenkung ist so bemessen, daß sie den Eingriff zum Kupplungsrad 37 herstellen oder trennen kann. Ein wie im Vorangegangenen (Z 62) beschriebenes Schwingtrieb ist nicht vorhanden, da das Chrono-Zentrumrad direkt geschwenkt wird. In der getrennten Position erfolgt dann auch die Nullstellung, indem sich der Herzhebel 46 unter dem Einfluß der Drahtfeder 47 gegen das Herz 36 legt, welches über dem Chrono-Zentrumrad befestigt ist, und dort bis zum erneuten Start verharrt. Um den Chrono-Zeiger in der Stellung Anhalten zu sichern, drückt eine dünne Drahtfeder 44 gegen den oben etwas verlängerten Zapfen des Chrono-Zentrumrades. Der Druck der Feder 44 muß so bemessen sein, daß er während des »Gehens« die Uhr nicht nachteilig beeinflußt oder gar zum Stehenbleiben bringt. Bei dieser einfachen

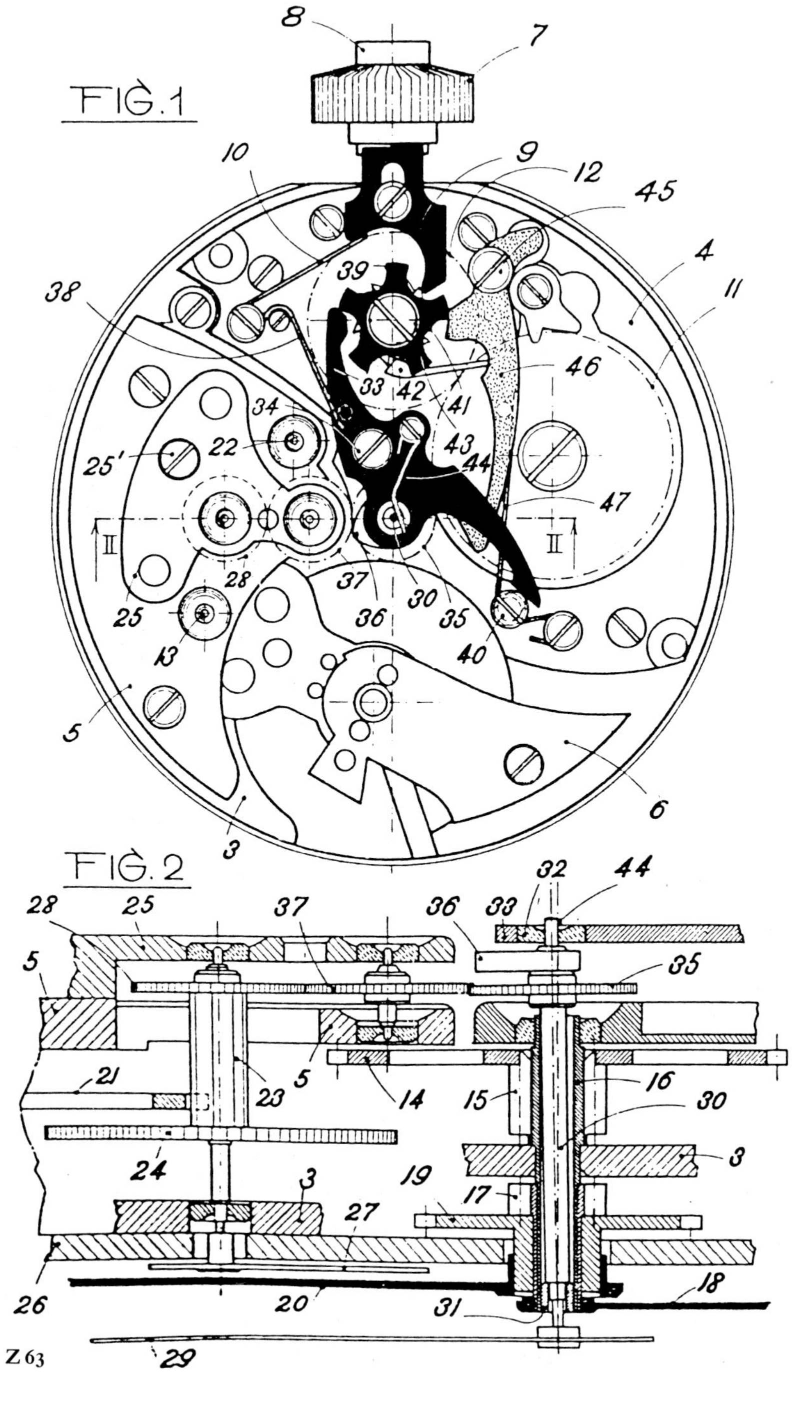

Z 63

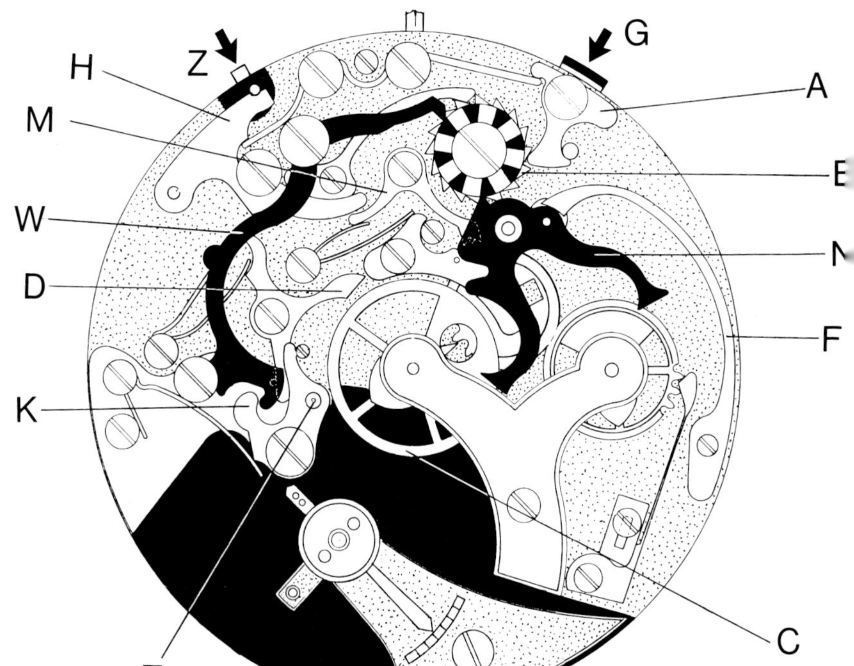

Z 64

Konstruktion ist ein additionales Anhalten und Starten, d. h. ein Zählen mehrerer Ereignisse nacheinander, ohne zwischendurch auf Null stellen zu müssen, nicht möglich. Die drei Schaltungen Start, Anhalten und Nullstellen erfolgen stets nacheinander.

Ungefähr aus der gleichen Zeit um 1940 stammt das Kaliber Venus 177 mit Schwingtrieb. Dieses ist allerdings mit sehr viel mehr Aufwand hergestellt worden und hat zusätzlich einen Minutenzähler, der sich im Gegensatz zu den allgemein üblichen Anzeigen bei der 12 befindet; der kleine, ständig mitlaufende Sekundenzeiger bei der 6. Auffallend ist bei diesem Kaliber, daß das Minutenrad nicht in der Mitte plaziert ist, sondern etwas exzentrisch. Nur das Chrono-Zentrumrad ist in der Mitte des Werkes gelagert. Z 64 zeigt eine schematische Werkzeichnung in der Position »Gehen«. Von einem Schalthebel ist nur noch die Schaltklinke A übriggeblieben, die direkt das Schaltrad B betätigt. Der Kupplungshebel K, in dem das Schwingtrieb T gelagert ist, wird von der Wippe W bewegt. Die Wippe W ruht entweder auf einer Säule des Schaltrades oder sie liegt zwischen zweien; in Z 64 ruht sie auf einer Säule. Nach der nächsten Betätigung des Drückers G fällt sie in eine Lücke, wodurch das untere Ende der Wippe die Kupplung K abhebt und den Eingriff zum

Chrono-Zentrumrad C trennt. Im gleichen Moment legt sich der Blokkierhebel D, der unter dem Einfluß der Feder am unteren Stift (gestrichelt eingezeichnet) der Wippe W anlag, auf den Umfang des Chrono-Zentrumrades und hält es in seiner momentanen Position fest. Ein erneuter Druck auf den Drücker G würde die Wippe W durch eine Säule des Schaltrades B wieder anheben und das Schwingtrieb T mit dem Chrono-Zentrumrad verbinden. Ein additionales Zählen einzelner Abschnitte nacheinander wäre also hier möglich. Das Nullstellen ist nur über den Drücker Z möglich, wenn die Nase des Herzhebels N in der Höhe zwischen zwei Säulen steht; gleichbedeutend mit der Position Anhalten. Der Herzhebel wird in einer Art Vorbereitungsstellung von dem unter Federspannung stehenden Herzhebelriegel M gehalten, bis ersterer durch den Drücker Z über den Nullsteller H freigegeben wird und sich unter dem Einfluß der Feder F auf die Herzbacken legt. Daraufhin springen die Zeiger auf Null.

Aus der Mitte der 40er Jahre ist das Kaliber Valjoux 77, welches ebenfalls ein Schwingtrieb als Kupplungselement besitzt. Auch dieses Werk (Z 65) ist schon von außen »erkennbar«, weil sich hier auch der Minutenzähler unter der 12 befindet und die kleine Sekunde bei der 6. Die Anzahl der verwendeten Hebel ist genau gleich, lediglich ihr Zusammenwirken etwas unterschiedlich. Auch die Verwendung von (billigen) Drahtfedern, das Fortlassen eines Mitnehmerrades und eines Kupplungsrades zeigen das Bestreben nach Kostensenkung. Allerdings ist bei dieser neueren Konstruktion das Minutenrad in der Mitte plaziert, und die Welle des Chrono-Zentrumrades C führt durch die Welle des Minutenrades hindurch. Die Wippe W, welche vom Schaltrad B bewegt wird, ist hier etwas kürzer als jene in Z 64. Da aber das Schwingtrieb T an derselben Stelle in der Platine gelagert ist, also in dem Winkel Sekundenrad S und Chrono-Zentrumrad C, ist hier der Kupplungshebel K länger gehalten. Wie in Z 64 ist hier der Drücker G für Start und Anhalten rechts von der Krone – bei der Uhr am Arm oben – und wirkt auf den Schalthebel A, dessen Klinke das Schaltrad B bewegt. Die Nullstellung erfolgt über den Drükker Z, wobei die Abläufe ähnlich sind wie in Z 64 beschrieben. Der Herzhebelriegel liegt hier auf der rechten Seite, hat aber die gleiche Funktion, nämlich in der Position Anhalten den Herzhebel N festzuhalten. Das spätere Kaliber Valjoux 92 mit Schwingtrrieb stellt die ursprüngliche Lage des Zählers bei der 3 und die kleine Sekunde bei der 9 wieder her, so daß man die Art des Werkes von außen nicht erkennen kann.

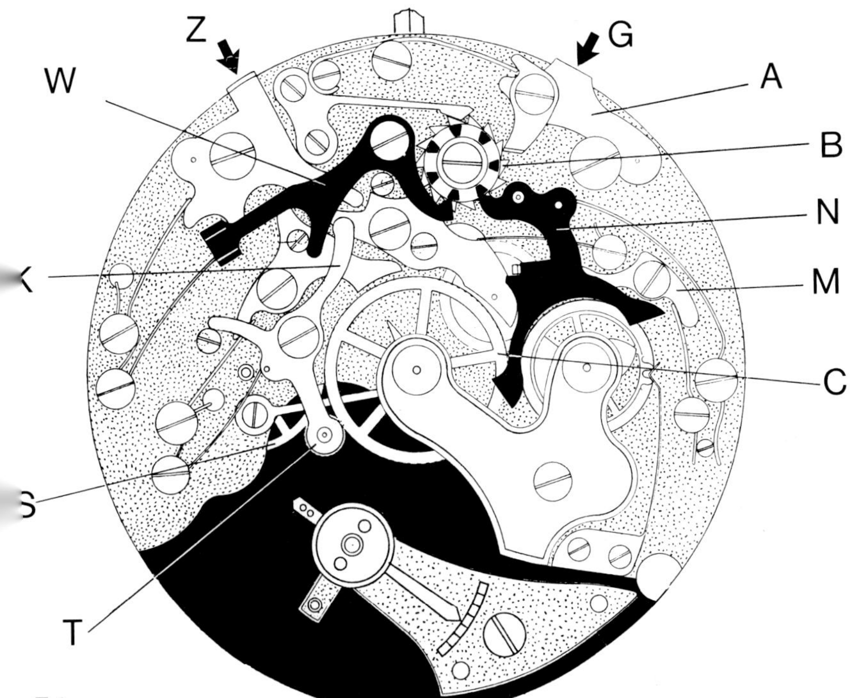

Z 65

1953 ließ sich die Firma Excelsior Park, Les Fils de Jeanneret-Brehm in St.-Imier einen kombinierten »Kupplungshebel mit Sternwippe« unter der Patent-Nr. 287624 patentieren, der eine erhebliche Einsparung an Federn und Hebeln mit sich brachte. Der Patentanspruch bezieht sich hauptsächlich auf eine kleine Feder 12 (Z 66, Fig. 3), die an der Sternwippe 8 justierbar befestigt ist und die Aufgabe des Blockierhebels übernimmt bzw. einen solchen mit einer notwendigen Feder erübrigt. Wenn nämlich

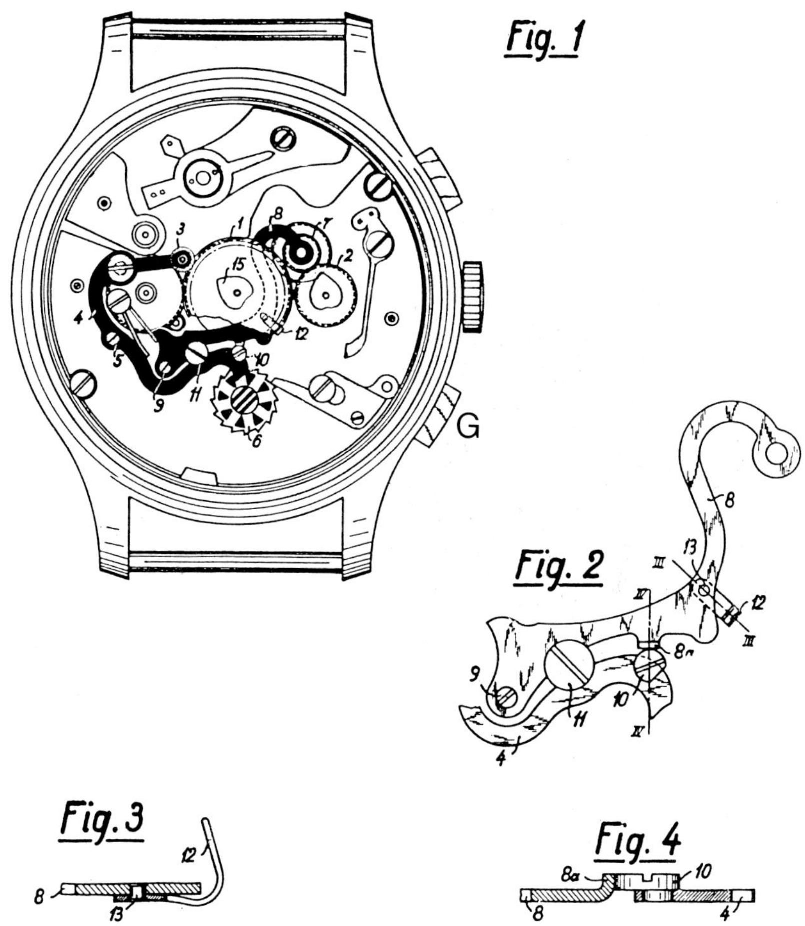

Z 66

mit dem Drücker G die Position Anhalten herbeigeführt wird, hebt die Exzenterschraube 10 (Fig. 4) die Sternwippe 8, welche in 9 gelagert ist, an bzw. das Sternwippenrad 7 aus dem Eingriff mit dem Minutenzählrad. Diese Hebung bewirkt weiter, daß sich die Feder 12 von außen gegen das Chrono-Zentrumrad 1 legt und es in seiner momentanen Stellung festhält. Während des Nullstellens bleibt die Feder 12 am Chrono-Zentrumrad 1 liegen, welches an der Feder entlangschleift. Der Druck der Feder ist einerseits so leicht, daß eine Beschädigung der Zähne des Chrono-Zentrumrads nicht erfolgt, und sie andererseits das Chrono-Zentrumrad genügend festhält, um ein selbsttätiges Verrücken des Chrono-Zeigers zu verhindern. Fig. 2 zeigt die Einzelheiten der Sternwippe 8 und die Lage der beiden Schnitte III-III für Fig. 2 und IV-IV für Fig. 4.

Der Chronograph mit Reibungskupplung

Bei den bisher besprochenen Chronographen handelte es sich um Systeme, bei denen mittels eines Kupplungsrades oder eines Schwenktriebes Eingriffe zwischen Rädern durch »horizontales« Verschieben herbeigeführt werden, d. h., ein Mechanismus bewegt Hebel in der Ebene der Platine. Bei dem Chronographen mit Reibungskupplung werden Räder oder Wellen in axialer Richtung bewegt, und die Verbindung zweier Räder oder Wellen wird durch Haftreibung oder ineinanderfahrende Konen hergestellt. Dieses Prinzip ist nicht neu und auch nicht zuerst bei Armbanduhren angewendet worden, sondern schon in Taschenuhren. Bereits 1892 hatte Henri Jacot-Burman das Patent-Nr. 5597 für eine Neuerung des Ingangsetzens eines Chronographenmechanismus erhalten. Z 67 zeigt seine Patentzeichnung, in der Fig. 1 eine Ansicht der wichtigen Teile von oben und Fig. 2 und Fig. 3 zwei Seitenansichten sind. Das Mitnehmerrad A und das Chrono-Zentrumrad B haben beide außen eine sehr feine Verzahnung mit Dreieckszähnen. Das Rad D ist das Minutenzählrad. Im Gegensatz zu anderen Chronographen sind die Achsenabstände dieser Räder fest. Ein Ein- und Auskuppeln erfolgt hier durch Auf- oder Absenken des Chrono-Zentrumrades B. Fig. 2 zeigt den Mechanismus nach der Nullstellung, in der das Chrono-Zentrumrad B angehoben über dem Mitnehmerrad A steht. Unüblich ist das Schaltrad F, welches keine aufrechtstehenden Säulen besitzt, sondern – ähnlich wie ein Transmissionsrad – schräge »Säulen f«. Von diesen wird die Feder E gehoben und gesenkt; dabei hebt mit seinem äußersten Ende ein Rad B^3 das komplette Chrono-Zentrumrad (B, B^1, B^2, B^3, C) an – und zwar gegen die oben auf dem Zapfen b′ ruhende Feder G. Beim Start fällt die Feder E in eine Lücke zwischen zwei Säulen f. Feder G drückt nun die Chrono-Zentrumwelle B′ am Zapfen b′ nach unten, bis sich die beiden Schrägen an den Rädern A und B berühren – und weiter, bis die beiden feinen Verzahnungen sich ineinanderschieben. Augenblicklich wird das Chrono-Zentrumrad B vom Mitnehmerrad A gedreht. Der Chrono-Zeiger läuft (Fig. 3). In der Stellung Anhalten bzw. Null liegt die Feder J mit leichtem Druck in der Ausfräsung h′ an dem Zapfen b′ an und verhindert so ein ungewolltes Vor- oder Zurückspringen des Chrono-Zeigers. Die Nullstellung erfolgt mittels eines Herzhebels (nicht eingezeichnet) am Herz B^2 in gewohnter Weise.

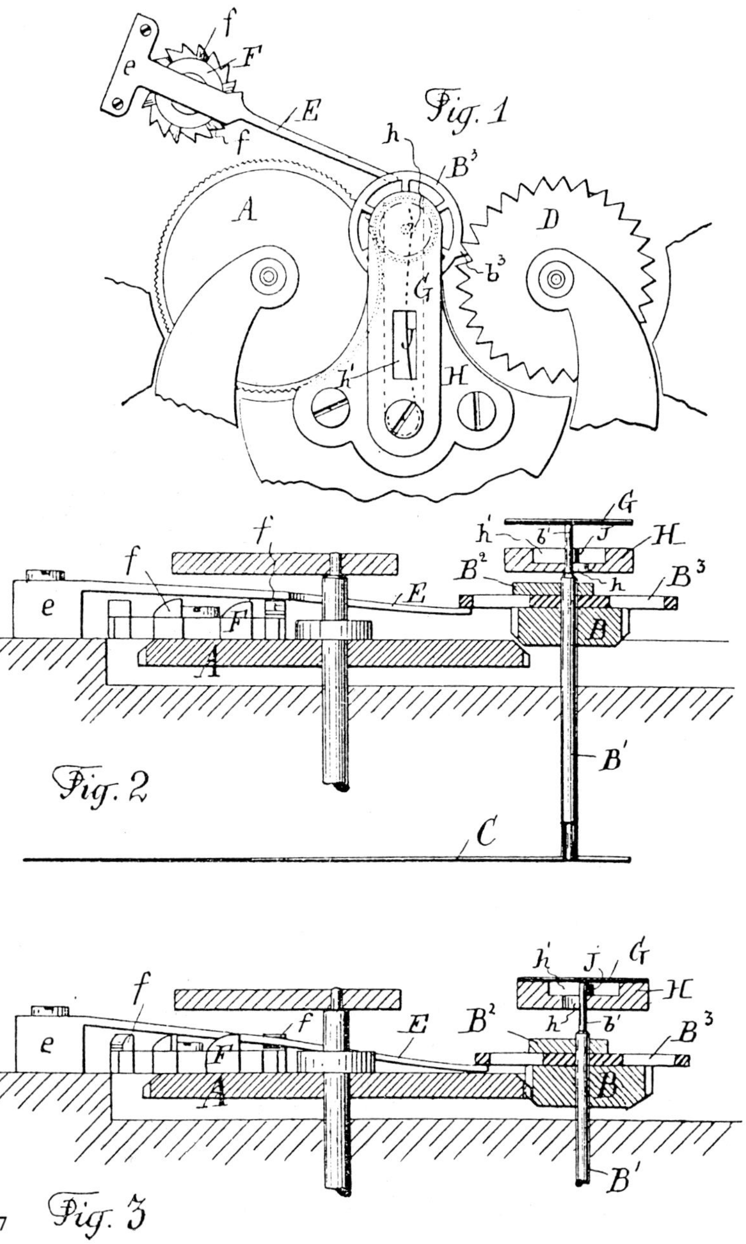

Z 67

Als die Armbanduhr in den 20er Jahren immer mehr an Bedeutung gewann, wurden spezielle Armbanduhr-Kaliber entwickelt, bei denen auch das System mit »Reibungskupplung« Anwendung fand. Albert Bovet aus Fleurier reichte 1934 ein Patent ein, das unter der Nummer 175402 1935 veröffentlicht wurde. Er hatte damit auf einfachste Weise einen Mechanismus entwickelt, der alle Bedingungen für die Funktion eines Chronographen mit einem Drücker erfüllte. Die Funktionen Start, Anhalten und Nullstellen folgten stets nacheinander. Z 68 zeigt seine Patentzeichnung, in der das Sekundenrad 10 in der Mitte des Werkes angeordnet ist. Weder sind ein Chrono-Zentrumrad noch andere Räder für den Chronographen vorhanden. Der Chrono-Zeiger sitzt auf der Welle 2, die durch eine Bohrung 8 im Sekundentrieb 9 führt. Über die Wippe 13, die in 12 gelagert ist (Fig. 2, Fig. 3), kann die Chrono-Welle 2, welche durch die Bohrung 14a führt, am Herz 6 gehoben werden. Das Heben und Senken wird durch die Nase 18 (Fig. 1) des Herzhebels 15, der jeweils auf einer Stufe der Säulen (schwarz in Fig. 1 eingezeichnet) aufliegt, bestimmt. Die Bohrung 8 im Trieb 9 ist im oberen Teil konisch; und in diese Bohrung paßt ein gleichartiger Konus 7 auf der Chrono-Zentrumwelle. In der Position Start ist die Wippe 13 in ihrer untersten Stellung. Die Kupplungsfeder 5 drückt sanft auf den oberen Zapfen 2 der Chrono-Zentrumwelle und mit ihr den Konus 7 in die Bohrung 8, wodurch ersterer mitgenommen wird. In der Position Anhalten (Fig. 1) drückt die Feder 24 (Fig. 2) die Wippe 13 nach oben und hebt den Konus 7 aus seinem Sitz in Bohrung 8 mit der Folge, daß der Chrono-Zeiger augenblicklich stehenbleibt. Die sich ergebende Friktion zwischen der Unterseite des Herzes 6 und der Oberseite der Wippe 13 verhindert ein unkontrolliertes Verrücken des Chrono-Zeigers. Eine nochmalige Betätigung des Drückers 22 läßt die Nase des Herzhebels 15 zwischen zwei Säulen fallen, womit die Nullstellung herbeigeführt ist, indem sich der Hammer 17 gegen das Herz 6 legt. Ein Minutenzähler war bei der Patentanmeldung nicht vorgesehen. Der Patentanspruch bezieht sich auf den Konus, der ein »Mitnehmen« oder »Nichtmitnehmen« des Chrono-Zeigers gestattet, indem eine Welle axial verschoben wird.

Zwei Monate später, nachdem Bovets Patent im Oktober 1935 veröffentlicht worden war, reichte Mader & Co. aus Chézard einen Mechanismus zum Patent ein, der in ähnlicher Weise funktionierte. Sein Patent mit der

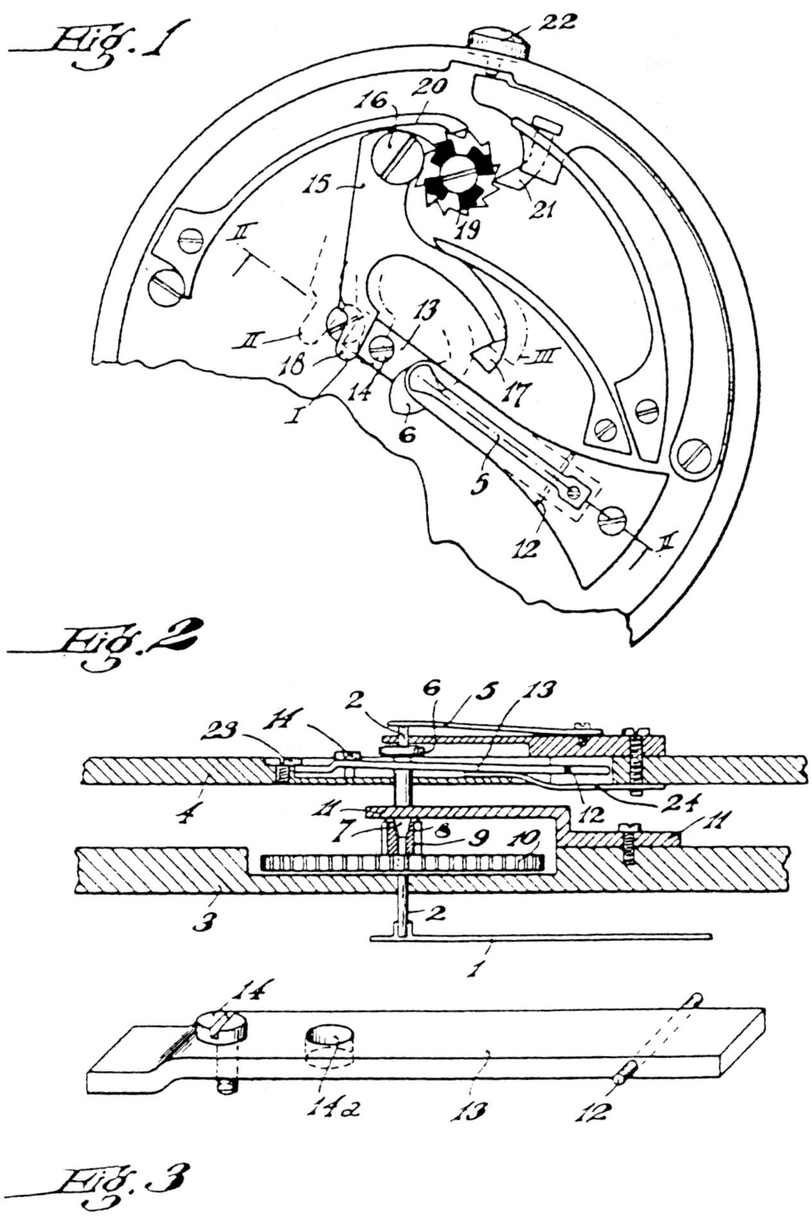

Z 68

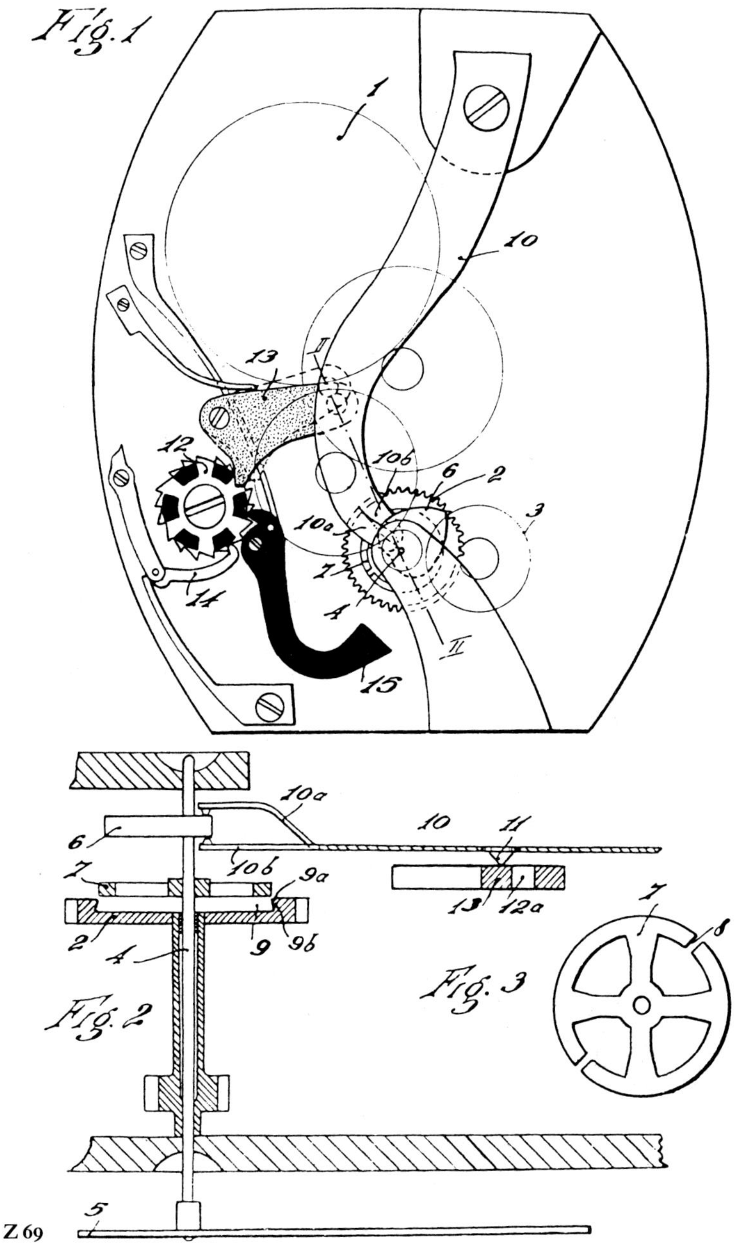

Z 69

Nummer 187475 wurde 1937 veröffentlicht. Z 69 gibt ein Bild davon, mit dem das Ausführungsbeispiel für ein tonnenförmiges Werk mit normalem Räderwerk vorgeschlagen wird. Der anhaltbare Chrono-Zeiger 5 befindet sich auch nicht in der Mitte des Werkes, sondern Mader & Co. schlägt einen anhaltbaren und auf Null zu stellenden »kleinen« Sekundenzeiger vor, der auch auf einem separaten Zifferblatt angeordnet sein kann. Das Sekundenrad 2 hat keine Zapfen, sondern läuft auf einer axial verschiebbaren Welle 4, die unten in der Platine gelagert ist und oben in einem separaten Kloben über dem Werk. Mit dieser Chrono-Welle 4 sind die Federscheibe 7 (Fig. 3) und das Herz 6 (Fig. 2) fest verbunden. Das etwas stärker gehaltene Sekundenrad, welches in üblicher Weise in das Trieb des Hemmrades eingreift, hat eine Ausdrehung 9, die einen leichten Hinterstich 9b aufweist. Die Federscheibe 7 besitzt zwei Schlitze 8. Von einem auf die Federhausbrücke montierten Kloben führt eine geschwungene Feder 10, die in einer Gabel 10a/10b endet, bis an die Welle 4 und umschließt schnabelförmig das Herz 6. Vom Schaltrad 12 gesteuert, wird die Wippe 13, die unter die Feder 10 faßt, bewegt. Im Wirkungsbereich der Feder 10 hat die Wippe 13 ein Loch 12a, in welches die Spitze 11 hineinrutschen kann und somit eine vertikale Bewegung der Feder 10 verursacht. Diese Auf- und Abbewegung hat zur Folge, daß die Gabel 10a/10b die Chrono-Welle 4 am Herz 6 axial verschiebt. In der Position Start wird demzufolge die Feder 7 in die Ausdrehung 9 des Sekundenrades gedrückt. Aufgrund der beiden Schlitze 8 verklemmt sich die Scheibe und wird vom Sekundenrad mitgenommen, wodurch beide, Sekundenrad und Chrono-Welle, mit dem Sekundenzeiger 5 eine feste Einheit bilden. In der Position Anhalten schwenkt die Wippe 13 nach links, wonach die Spitze 11 nach oben gehoben wird (Fig. 2). Dies hat dann umgekehrt zur Folge, daß die Federscheibe 7 wieder aus dem Sekundenrad gehoben wird, und der Sekundenzeiger stehenbleibt. Die Gabel 10a/19b ist so ausgebildet, daß sie auch die Funktion der Friktion übernimmt, d. h., der kleine Sekundenzeiger bleibt in seiner momentanen Stellung festgehalten. Nach einer weiteren Betätigung des Drückers (nicht eingezeichnet) fällt die Nase des Herzhebels 15 zwischen zwei Säulen und stellt den Sekundenzeiger durch Anlegen an den Herzbacken auf Null. Die Funktionen Start, Anhalten und Nullstellen können nur nacheinander erfolgen.

Einen wirklich großen Erfolg konnte die Manufacture Pierce S.A. aus Bern verbuchen, die u.a. einen Chronographen herstellte, der große Beliebtheit fand und als volkstümlich einzustufen wäre. Sein eher unübersichtlicher Mechanismus funktionierte zuverlässig. Z 70 und Z 71 sollen diesen veranschaulichen. Z 70 zeigt die Werkansicht von oben mit den einzelnen Hebeln und Federn, die für die Steuerung des Schiebemechanismus notwendig sind. Z 71 zeigt einen »Schnitt« durch das Werk, bei dem allerdings die wirkenden Elemente in gerader Linie dargestellt sind.

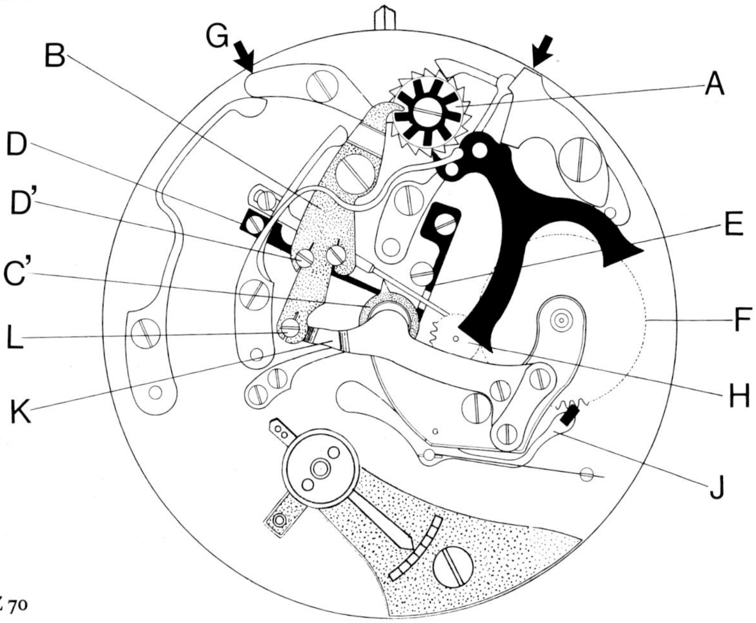

Z 70

Anstelle des üblichen Minutenrades – welches hier exzentrisch plaziert ist – läuft die Chrono-Zentrumwelle C in der Mitte des Werkes. Sie ist unten in der Platine in einem Futter gelagert. Auf der Chrono-Zentrumwelle C läuft lose ein Trieb M, welches vom Kleinbodenrad P getrieben wird. Mit dem Trieb M fest verbunden ist eine Scheibe, die an ihrer Stirnfläche kleine Spitzen hat. Fest verbunden mit der Chrono-Zentrumwelle C ist eine Plastikscheibe N, darüber ein (noch drehbarer) Ring C mit dem Finger für den Minutenzähler, und darüber das Herz R. Der Zapfen der Chrono-Zentrumwelle ragt oben aus dem Kloben ein Stückchen heraus. Über dem Zapfen befindet sich die Kupplungsfeder K. Schwarz eingezeichnet sind die Hubfeder D und die Begrenzungsfeder E für die Höhenluft des Triebes M. Über den Drücker G wird das Schaltrad A bewegt, welches mittels der Säulen (schwarz eingezeichnet) die gepunktete Schaltwippe B bewegt. In dieser Wippe B sind zwei justierbare Schrauben D und L. Die Schraube D hebt und senkt die Kupplungsfeder K und Schraube L die Hubfeder D. In Z 70 und Z 71 ist der Moment Nullstellung bzw. Ruhestellung gezeigt. Wird nun Drücker G betätigt, schaltet das Sperrad A um einen Zahn weiter, so daß die Schaltwippe B nach links schwenkt (Z 71). Dabei drückt die Schraube L auf die Kupplungsfeder K und Schraube D auf die Hubfeder D. Die Kupplungsfeder K ihrerseits drückt auf den überstehenden Zapfen und zugleich die Chrono-Zentrumwelle nach unten, weil die Hubfeder E den notwendigen Platz freigegeben hat. Das Niederdrücken wird durch Aufsetzen der Plastikscheibe N auf die Spitzen des Triebes M beendet mit der Folge, daß die Chrono-Zentrumwelle C nun von dem Trieb M mitgenommen wird. Der Chrono-Zeiger läuft. Ein nächster Druck auf den Drücker G bewirkt ein Zurückschwenken der Schaltwippe B, wodurch sich die beiden Federn K und D selbsttätig nach oben neigen. Dabei wird an der Scheibe C die Chrono-Zentrumwelle C von den Spitzen des Triebes M abgehoben und bleibt augenblicklich stehen. Ein nächster Druck auf den gleichen Drücker würde ein »Wiedereinrücken« der Chrono-Welle verursachen, so daß der Chrono-Zeiger weiterlaufen könnte. Es handelt sich bei diesem Pierce-Chronographen mit zwei Drückern also um jene schon früher besprochene Ausführung, die ein additionales Stoppen erlaubt. Es hat aber auch eine (etwas vereinfachte) Ausführung mit nur einem Drücker gegeben, mit dem ein additionales Stoppen nicht möglich war, sondern nur drei aufeinanderfolgende Schaltungen: Start, Anhalten und Nullstellen.

Z 71

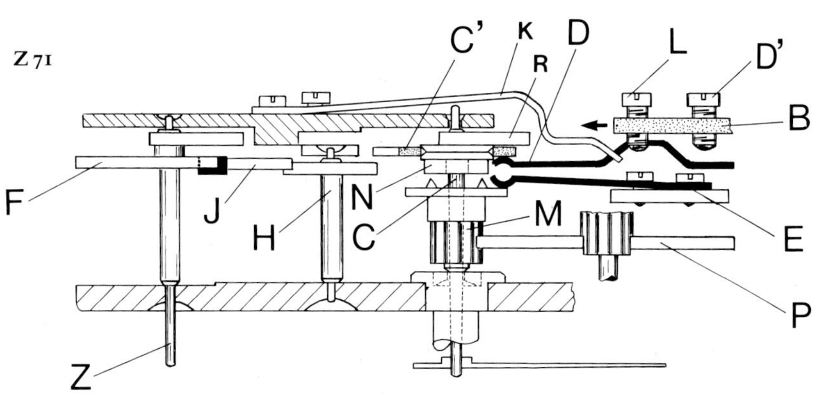

Der Chronograph »Mono-Rattrapante«

Die Bezeichnung »Mono« bezieht sich auf die Zahl der Chrono-Zeiger, d.h., der »Mono-Rattrapante« hat nur einen Chrono-Zeiger. (Das System von Dubey Schaldenbrand mit zwei Chrono-Zeigern wird gesondert besprochen.) Das System »Rattrapante« hingegen bezieht sich auf die Doppelzeigerfunktion. Es ist in der Tat so, daß beim Chronographen »Mono-Rattrapante« mit nur einem Chrono-Zeiger dieser eine Doppelfunktion hat. Die grundsätzliche Handhabe wurde bereits in einem früheren Kapitel über das Gesicht des Chronographen behandelt. Hier soll die technische Lösung besprochen werden. 1936 hatte Charles Jeanrenaud-Bovet aus Fleurier das Patent Nr. 185465 für einen Chronographen erhalten, der nur einen Chrono-Zeiger besaß, aber als Chronograph Mono-Rattrapante funktionierte. Z 72 zeigt die Patentzeichnung. Kernpunkt seiner Erfindung ist das Mitnehmerrad 9, welches lose auf der Sekundenwelle 21 (Fig. 3 und Fig. 4) sitzt. In dem Mitnehmerrad 9 ist außen ein Spiralklötzchen 22 eingesetzt. Über dem Mitnehmerrad 9 ist auf die Sekundenwelle ein Finger 23 aufgepreßt, und darüber auf dessen Rohr 24 eine Spiralrolle 25 mit einer Spirale 26, deren äußeres Ende in Klötzchen 22 befestigt ist. Diese drei Elemente – Mitnehmerrad, Finger und Spirale – wirken so, als ob sie eine feste Einheit bilden würden, d.h., die fest auf dem Rohr des Fingers sitzende Spirale ist bestrebt, durch eine gewisse Vorspannung sich einwärts zu winden. Dabei liegt das Klötzchen ständig von hinten am Finger an und »zieht« das Mitnehmerrad herum. Hielte man es fest, würde sich der Finger mit der Spiralrolle allein weiterdrehen mit der Folge, daß die Spirale weiter gespannt wird. Ließe man das Mitnehmerrad wieder los, drehte es von der gespannten Spirale »gezogen« augenblicklich nach, bis das Klötzchen wieder am Finger anschlägt. Diese schnelle Nachholbewegung überträgt sich natürlich auch auf das Kupplungsrad und das Chrono-Zentrumrad. Dabei ist

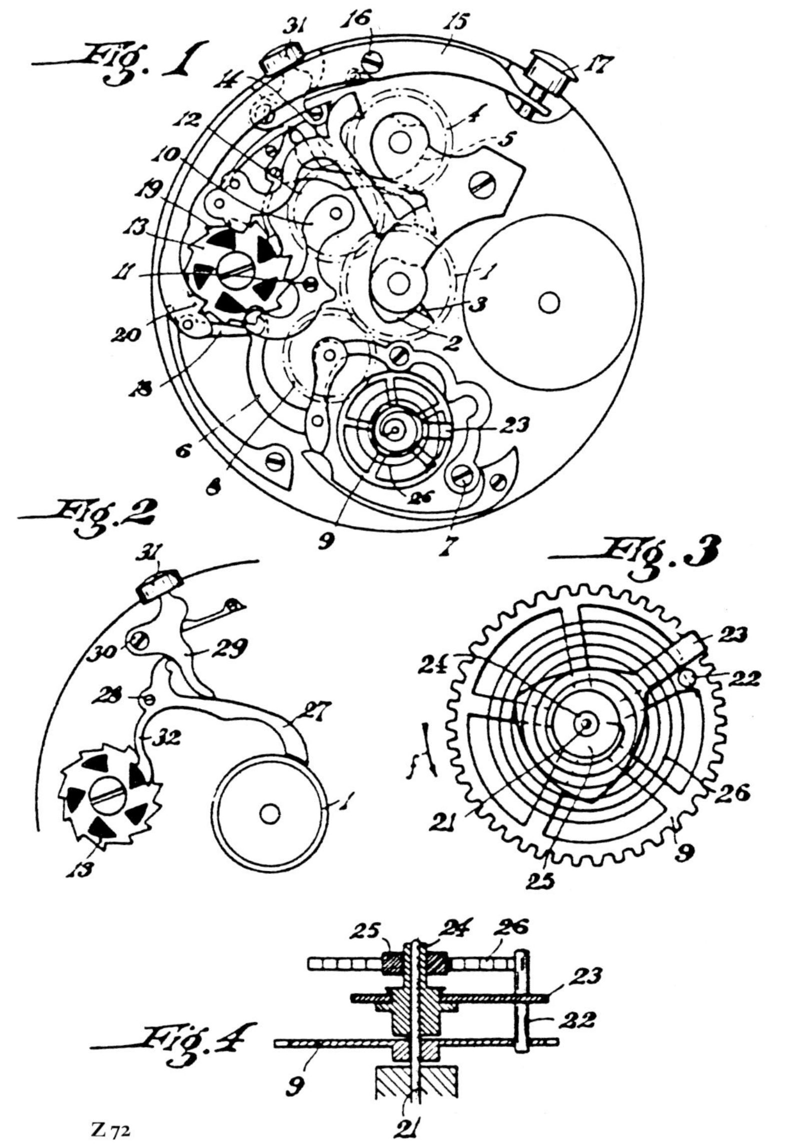

Z 72

verständlich, daß der Finger nur für (fast) eine volle Umdrehung des Sekundenrades voreilen kann, bis er von der anderen Seite auf das festgehaltene Klötzchen im Mitnehmerrad trifft. D. h., die Dauer einer möglichen Anhaltezeit beträgt knapp 60 Sekunden.

Das System von Bovet hat zwei Drücker, wovon Drücker 17 (Fig. 1) drei bzw. vier Funktionen innehat. Starten, Anhalten und Nullstellen folgen nacheinander in üblicher Weise. Zusätzlich hat er eine Hilfsfunktion. Wird nämlich in der Position Anhalten am Drücker 17 gezogen – dafür ist er mit einer Kerbe oder etwas größerer Scheibe versehen –, wird das Schaltrad 13 von der Nase 20 des Schalthebels 15 um einen Sperrzahn zurückgeschaltet, so daß die Kupplungswippe 6 wieder zwischen zwei Säulen in die Position Starten fällt. So ist es also möglich, auch ein additionales Zählen vorzunehmen, ohne über die Stellung Null zu gehen.

Mit dem Drücker 31 wird die Rattrapante-Funktion ausgelöst. Wird, während der Chrono-Zeiger läuft, der Drücker 31 betätigt, legt sich Hebel 27 von außen auf das Chrono-Zentrumrad, wie in Fig. 2 gezeigt, und hält es an. Dabei stützt sich der federnde Arm 32 auf einer Säule des Schaltrades 13 ab. Der Chrono-Zeiger bleibt stehen, und das Nachspannen der Spirale im Mitnehmerrad nimmt seinen Lauf. Nach dem Loslassen des Drückers 31 hebt der federnde Arm 32 den Hebel 27 wieder vom Chrono-Zentrumrad ab, und augenblicklich springt der Chrono-Zeiger auf die Stelle, die er gehabt hätte, wäre er nicht angehalten worden. Dies ist dadurch begründet, daß Chrono-Zentrumrad 1 und Mitnehmerrad 9 gleich viele Zähne besitzen, also eine Übersetzung von 1:1 vorhanden ist. Wie bereits erwähnt, ist das Nachspringen des Chrono-Zeigers nur innerhalb knapp 60 Sekunden möglich. Bei allen Zeiten darüber hinaus würde der Finger 23 am festgehaltenen Klötzchen blockiert und die Uhr zum Stehenbleiben gebracht werden.

In einer späteren Serienausführung hat der Schalthebel 15 zwei Klinken, und auch das Mitnehmerrad mit Spirale und Finger ist geändert worden, so daß es verschiedene Ausführungen dieses Chronographen »Mono-Rattrapante« gibt.

Der Chronograph »Mono-Rattrapante« mit Doppelzeiger

Das System von Bovet hatte offenbar nachhaltigen Eindruck hinterlassen, so daß »Erfinder« versucht waren, jenes System auch auf einen Zwei-Zeiger-Chronographen zu übertragen. 1946 haben Georges Dubey und René Schaldenbrand ein Patent angemeldet, das 1948 unter Nr. 253051 patentiert wurde. Als Chronographenwerk verwendeten sie das Kaliber Valjoux 77, auf welches sie ein »Mono-Rattrapante-System« aufbauten und zwar in der Weise, daß ein »Doppelzeigerrad« durch das Chrono-Zentrumrad hindurchgeführt wurde, welches über eine Spirale mit letzterem verbunden war. Z 73 zeigt die Patentzeichnung. In Fig. 1 ist auf den

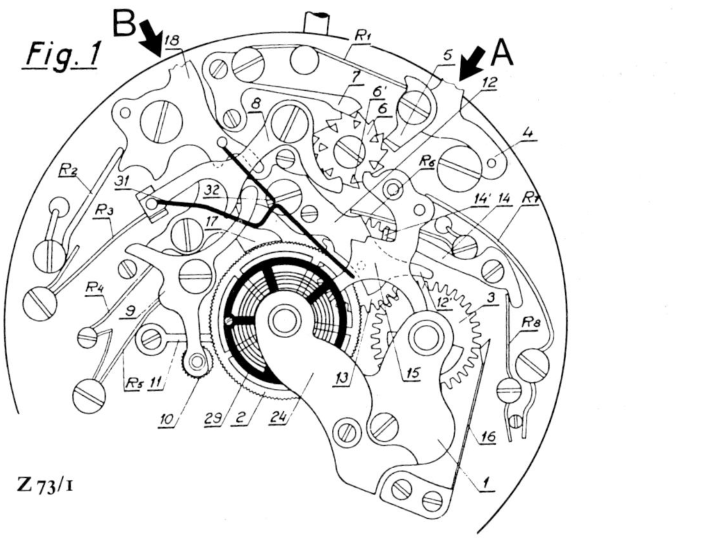

Z 73/1

Kloben 1 des Chrono-Zentrumrades ein zusätzlicher Kloben 24 für das Doppelzeigerrad geschraubt. Fig. 3 zeigt einen Schnitt durch die Zeigerwellen, in dem man erkennt, daß die Spiralrolle 26 mit der Spirale 27 fest auf der Chrono-Zentrumwelle 20 sitzt. Das äußere Ende der Spirale (mit einer gewissen Vorspannung) ist am Klötzchen 28 des Doppelzeigerrades befestigt. Der Finger 30, der das Anschlagen des Rattrapante-Zeigers genau über dem Chrono-Zeiger bewirkt, ist eine kleine, heruntergebogene Nase 30 am Rattrapante-Zeiger. Beide Zeiger laufen dadurch synchron übereinander, als ob es nur einer wäre. Die Drücker haben bei diesem »ersten« System, anders als bei jenem von Bovet, je zwei Funktionen. Der Drücker A hat die ursprüngliche Funktion Start und Anhalten des Kalibers Valjoux 77 behalten, und der Drücker B hat zu der alten

Nullstellung noch die »Rattrapante-Anhalt-Funktion« dazuerhalten. In Fig. 2 ist diese Einzelheit gezeigt. An dem Nullsteller 18 ist eine Feder 32 und an der Schaltwippe 8 eine abgewinkelte Bremsfeder 31 befestigt. Wird der Drücker B bis zu einem leicht spürbaren Druckpunkt niedergedrückt, legt sich die Spitze der Feder 32 hinter die Ecke 31 der Bremsfeder, wodurch sich deren Ende an das Doppelzeigerrad legt und es festhält. Der Chrono-Zeiger läuft immer bis zu einer vollen Umdrehung alleine weiter. Läßt man den Drücker B los, hebt Feder R^3 den Nullsteller 18 wieder an, Feder 32 hebt sich von der Ecke 31 ab, und die Bremsfeder 31 hebt vom Doppelzeigerrad ab. Die inzwischen vorgespannte Spirale zieht das Doppelzeigerrad augenblicklich nach, bis die Nase 30 wieder an den Chrono-Zeiger 19 anschlägt. Würde aber aus der »Rattrapante-Anhalt-Funktion« der Drücker B ganz eingedrückt, um die Nullstellung herbeizuführen, wird zuerst der Chrono-Zeiger auf Null gestellt; beim Loslassen des Drückers B springt dann auch der Rattrapante-Zeiger auf Null. Da die Nullstellung über das Herz höchstens 180° Drehung erfordert und dies auch gegen den vorgespannten Windungssinn der Spirale geschehen kann, muß die Vorspannung der Spirale mindestens einen bis zwei Umgänge betragen, damit sichergestellt ist, daß sie genügend Reserve hat.

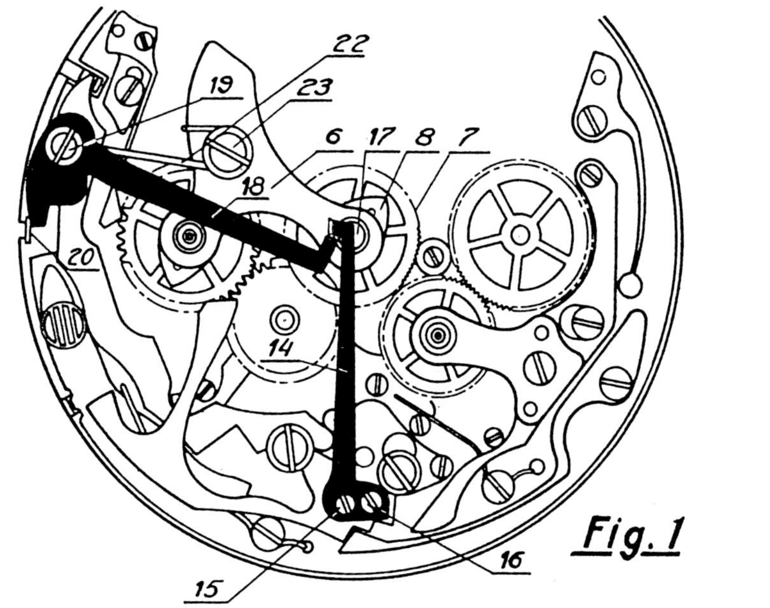

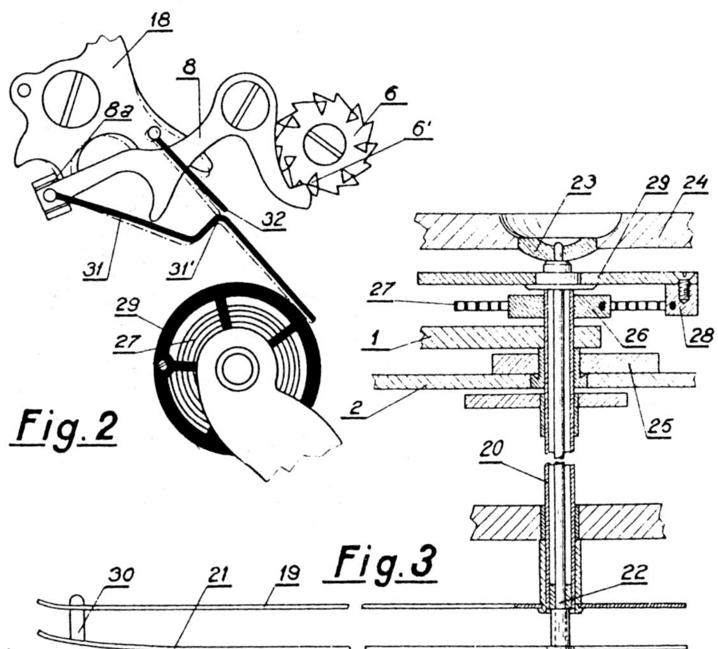

Z 73/2, 3

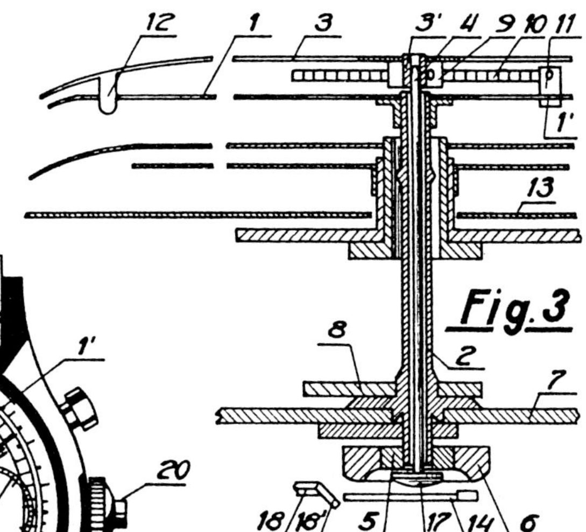

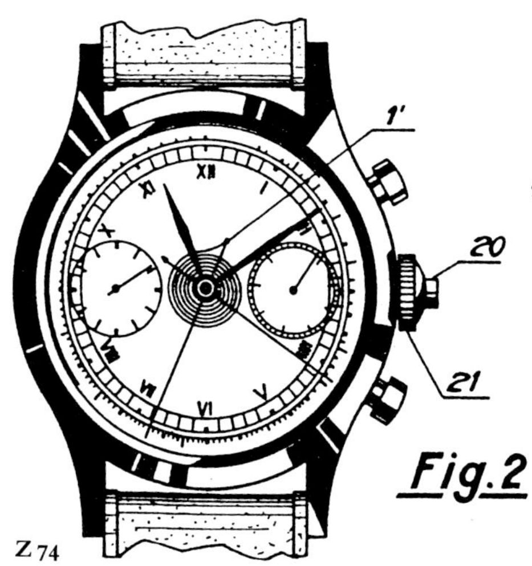

Z 74

Zu diesem Patent (Nr. 253051) wurde 1949 ein Zusatzpatent mit der Nr. 260791 veröffentlicht, das eine gewisse Vereinfachung in sich barg. Als Basis wurde das Kaliber Landeron 51 verwendet. Z 74 zeigt die Patentzeichnung mit einer Zifferblattansicht des Chronographen. Im Werk wurden nur geringfügige Änderungen vorgenommen. U. a. wurde – wie bereits in dem Kaliber Valjoux 77 – das Chrono-Zentrumrad durchbohrt und die »Rattrapante-Welle« 17 eingefügt (Fig. 3). Zifferblattseitig wurde über dem Chrono-Zeiger 1 auf die Rattrapante-Welle der Rattrapante-Zeiger fest aufgesetzt. Vorher wurde von unten auf dem Zeigerrohr 3 die Spiralrolle 9 befestigt. Das äußere Ende der Spirale 10 war in einem Klötzchen 11 befestigt, das auf dem hinteren Ende des Chrono-Zeigers 1 saß. Die Spirale verband nun – zwischen den Zeigern liegend – beide Zeiger miteinander in der Weise, daß sich der Rattrapante-Zeiger 3 mit seiner abgewinkelten Nase 12 durch die Vorspannung der Spirale 10 an den Chrono-Zeiger legte. In dieser Stellung wirkten beide, von oben gesehen, wie ein Zeiger. Die Start- und Anhaltfunktion blieb in bekannter Weise erhalten. Über einen dritten Drücker 20 in der Krone konnte der Rattrapante-Zeiger angehalten werden. Die Rattrapante-Welle hatte an ihrem unteren Ende ein »Köpfchen«, welches über das Lager 6 etwas hinausragte. Auf dem Herzhebel war eine Feder 14 befestigt, die mit ihrem vorderen Ende in der Stellung Start genau über dem Köpfchen 17 schwebte. Wird nun, während der Chrono-Zeiger läuft, der Rattrapante-Drücker 20 in der Krone gedrückt, schiebt sich Hebel 18 mit seiner Schräge 18 (Fig. 3) über die Feder 14 und drückt fest auf das Köpfchen 17. Der Rattrapante-Zeiger 3 bleibt stehen, aber der Chrono-Zeiger läuft weiter. Läßt man den Drücker 20 los, löst sich auch die Klemmung am Köpfchen 17, und der Rattrapante-Zeiger springt – durch die Spirale gezogen – dem Chrono-Zeiger nach. Auch hier ist eine Anhaltezeit des Rattrapante-Zeigers auf (fast) 60 Sekunden beschränkt; diese Zeit reicht aber allgemein aus, um eine Zwischenzeit ablesen und notieren zu können. Weil die Feder 14 auf dem Herzhebel befestigt ist, wird sie bei der normalen Nullstellung zur Seite geschwenkt, wodurch die »Rattrapante-Welle« frei wird. Beim Nullstellen folgt der Rattrapante-Zeiger dem Chrono-Zeiger vorwärts unmittelbar, und rückwärts wird er durch die Nase 12 am Zeiger direkt zurückgeführt, je nach der Stellung des Herzens im Moment der Nullstellung. Dieses zweite System von Dubey & Schaldenbrand ist in einer größeren Serie produziert worden.

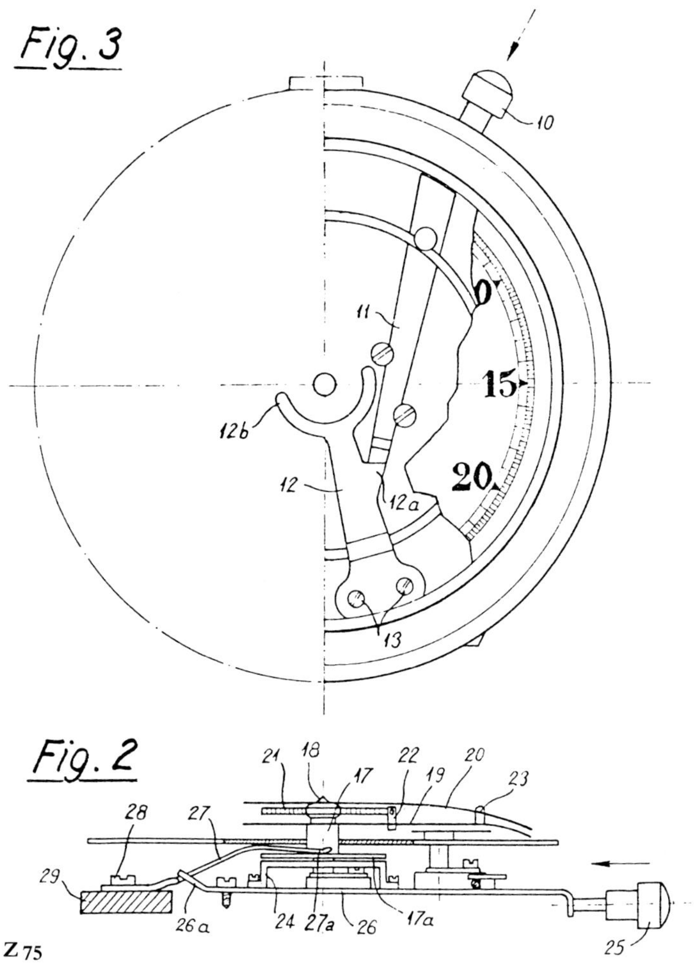

Z 75

Ein weiteres Zusatzpatent mit der Nr. 278478 erfolgte 1952, bei dem sich der ganze Rattrapante-Mechanismus unter dem Zifferblatt (Z 75) befand. Der Rattrapante-Zeiger 19 war hier unter dem Chrono-Zeiger 20 angeordnet und mit einem separaten Drücker 10 – nun nicht mehr in der Krone – anhaltbar. Der erforderliche Bremsmechanismus, bestehend aus dem Schieber 26 und der Feder 27, befand sich ebenfalls unter dem Zifferblatt. Voraussetzung war lediglich ein Ein-Drücker-Chronographenwerk, auf das der Rattrapante-Mechanismus aufgebaut werden konnte. Lediglich das Zeigerwerk mußte etwas geändert werden.

Der Doppelzeiger-Chronograph »Chronograph-Rattrapante«

Bei dem vorangegangenen Mechanismus von Dubey & Schaldenbrand war zwar ein zweiter Zeiger (der Schlepp- oder Rattrapante-Zeiger) vorhanden, aber seine Funktion war nach dem ursprünglichen System von Bovet eingeschränkt. Bei dem »echten« Chronograph mit Doppelzeiger ist dieser zweite Rattrapante-Zeiger unabhängig von der Anzahl seiner Umdrehungen bzw. von den Umdrehungen des Chrono-Zeigers.

Der Chronograph mit Doppelzeiger ist schon lange, bevor es Armbanduhren gab, in Taschenuhren angewendet worden. Zuerst hat wohl Winnerl in Paris 1831 einen Chronographen mit »nachspringender Sekunde«, wie der Doppelzeiger-Mechanismus auch genannt wird, hergestellt, allerdings noch ohne Nullstellung. Später schuf Adolphe Nicole in England einen Mechanismus, bei dem die Nullstellung beider Zeiger möglich war. Bei seinem System war der Mechanismus unter dem Zifferblatt angeordnet. Auguste Baud aus Genf fügte dem Chrono-Zeiger einen Minutenzähler hinzu und brachte den vollständigen Mechanismus über den Räderwerksbrücken an, so daß ca. um 1880 jene Form entstanden war, bei der die Doppelzeigerzange sichtbar angeordnet über dem Werk lag. Wohl um 1912 sind die ersten Armband-Chronographen mit Doppelzeiger angeboten worden, die aber noch Werke in Größe von Taschenuhren besaßen. In den 30er Jahren hatte man die Chronographenwerke bereits so weit verkleinert, daß sie sich von normalen Armbanduhrenwerken kaum noch unterschieden. Es war eine erstaunliche Leistung der Uhrmacherei, diese Vielfalt von Hebeln und Rädern auf so engem Raum unterzubringen. Anhand des sehr verbreiteten Kalibers Venus 179 soll die Funktion erklärt werden, wobei sich das Wiederholen von bereits früher Gesagtem nicht ganz vermeiden läßt. Z 76 zeigt eine komplette Werkansicht mit obenliegender Doppelzeiger-Zange (die auf das ursprüngliche Kaliber Venus 175 montiert ist). Die Doppelzeiger-Zange (Z 78) und die Lage der Räder im Zentrum (Z 77) werden nochmals separat gezeigt. In Z 76 sind die wirkenden Teile für die Doppelzeiger-Funktion bezeichnet. Mit Drücker A wurde in üblicher Weise das Schaltrad L betätigt. Es ist zu erkennen, daß die Nase der Kupplungswippe K auf einer Säule des Schaltrades ruht. Diese Position bedeutet Anhalten. Auch die Doppelzeiger-Zange F ist geschlossen, d. h., das Doppelzeigerrad G steht still. Mit dem Drücker D in der Krone wird nur das Doppelzeiger-Schaltrad E geschaltet. Drücker B hat die Nullstell-Funktion für den Chrono-Zeiger, der unabhängig vom Stand des Rattrapante-Zeigers auf Null gestellt werden kann.

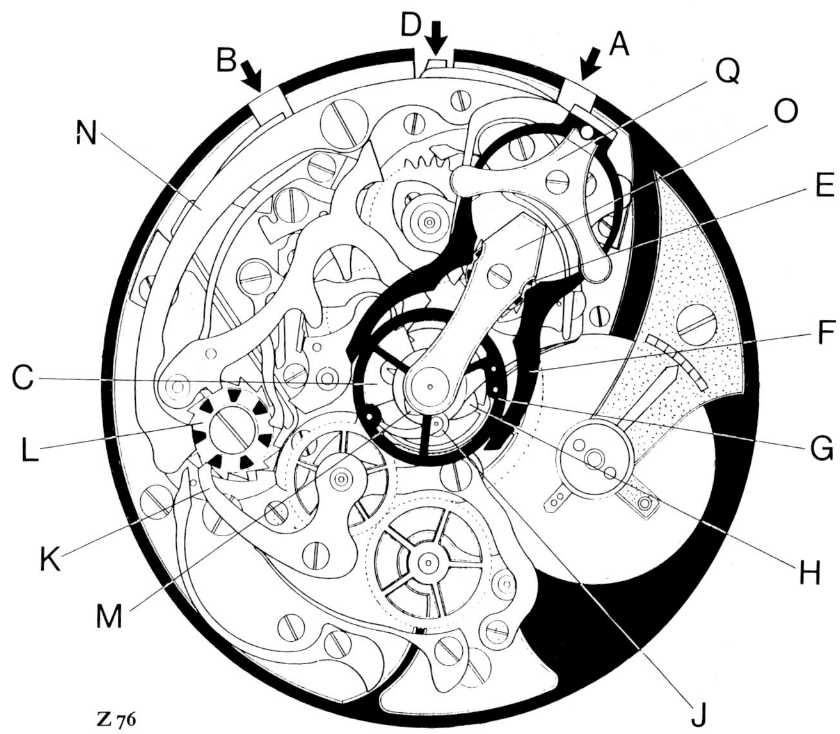

Z 76

Z 77 zeigt das durchbohrte Minutenrad P. Das Chrono-Zentrumrad C, welches vom Kupplungsrad K getrieben wird, führt mit seiner Welle C′ durch die Minutenradwelle P hindurch und trägt zifferblattseitig den Chrono-Zeiger. Unterhalb des aufgepreßten Rades C befindet sich, ebenfalls fest montiert, das Sekundenherz H. Auf der Welle des Chrono-Zentrumrades C′ über dem Rad C ist ein zweites Herz, das Doppelzeiger-Herz M. Das Chrono-Zentrumrad C ist ebenfalls durchbohrt und nimmt die Welle des Doppelzeigerrades G auf. Unterhalb des Doppelzeigerrades G ist der Doppelzeigerhebel J mit der Steinrolle beweglich montiert, der

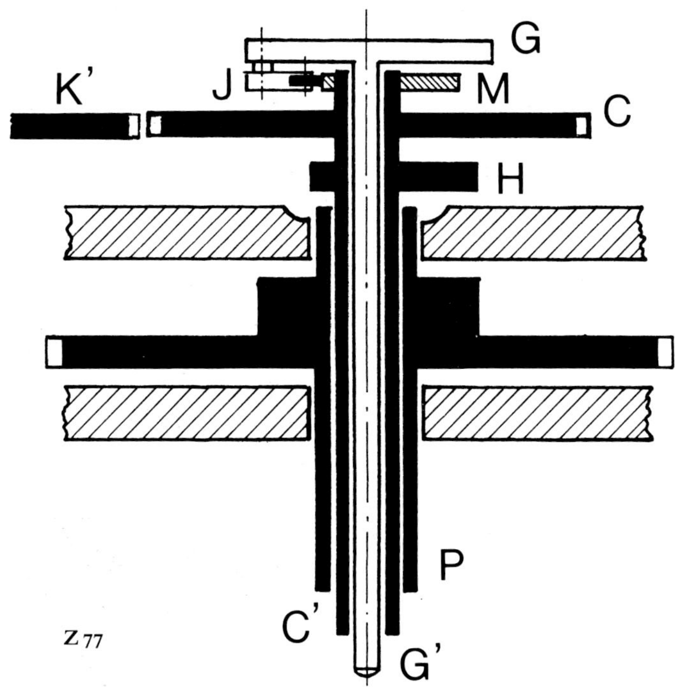

Z 77

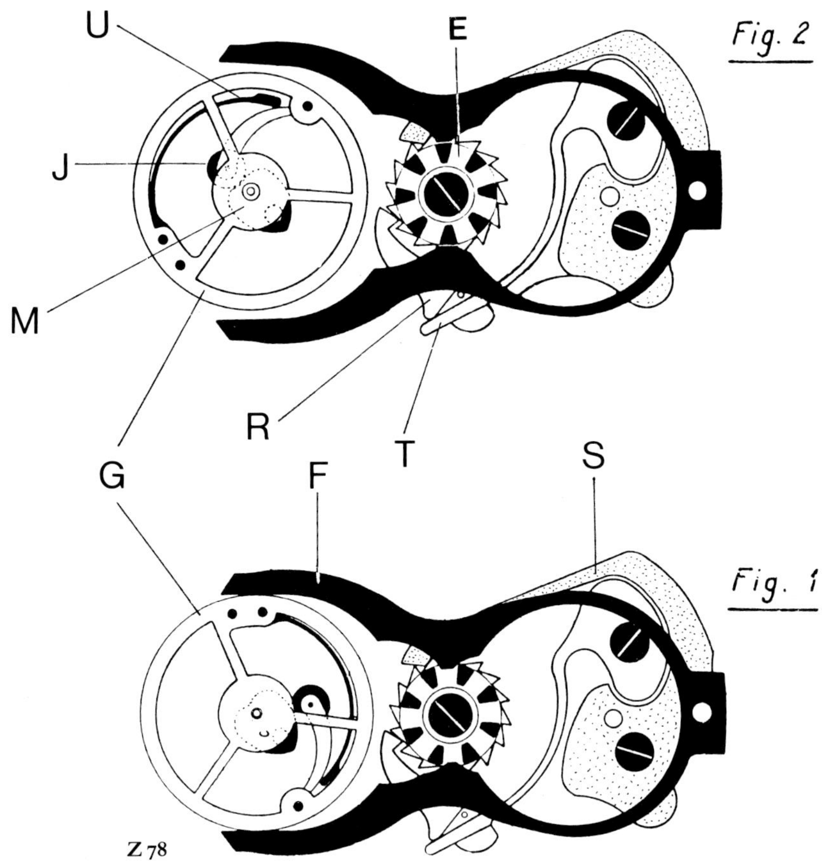

Z 78

sich unter Einfluß einer Feder gegen das Doppelzeiger-Herz M legt. Z 78 zeigt den Doppelzeiger-Mechanismus ohne den Zangenhalter Q und den Doppelzeigerrad-Kloben O, wie er in Z 76 noch vorhanden ist. Über den Drücker D wird der Schalthebel mit der Klinke R gegen die Schalthebelfeder T betätigt. Das Schaltrad E hat zwei Stellungen, die durch die Doppelzeiger-Schaltradsperre S bestimmt sind. Die beiden Stellungen beziehen sich auf »Doppelzeiger-Zange geschlossen« (Fig. 1) und »Doppelzeiger-Zange geöffnet« (Fig. 2), was durch die Säulen bestimmt wird. Ist die Zange geschlossen (Fig. 1), hält sie das Doppelzeigerrad, welches allgemein ganz glatt oder leicht aufgerauht ist, fest. Falls in dieser Position das Chrono-Zentrumrad C (Z 76) noch dreht, läuft das Doppelzeiger-Herz M unter der Steinrolle J hindurch. Dabei wird, je nach Weite vom Zentrum, der Doppelzeiger-Hebel mehr oder weniger abgehoben. Wird der Drücker D abermals betätigt, kommt die Doppelzeiger-Zange E auf zwei Säulen des Doppelzeiger-Schaltrades zu liegen und öffnet sich (Fig. 2). Dadurch wird das Doppelzeigerrad G frei. Augenblicklich läuft die Steinrolle J, welche unter dem Einfluß der Feder U steht, an dem Doppelzeiger-Herz in dessen tiefsten Punkt (zwischen die Herzbacken), wie es in Fig. 2 zu sehen ist. Weil sich das Doppelzeiger-Herz M auf dem Chrono-Zentrumrad befindet, haben beide Räder (Chrono-Zentrumrad und Doppelzeigerrad) in dieser Position immer die gleiche Lage zueinander, unabhängig davon, in welcher Stellung das Chrono-Zentrumrad zum Uhrwerk steht. Setzt man nun die beiden Zeiger so übereinander, daß sie die gleiche Stellung haben, wirken sie von oben wie ein einziger Zeiger. Man spricht hier auch vom Nachspringen des Rattrapante-Zeigers. Das Starten und Anhalten des Rattrapante-Zeigers kann – wenn der Chrono-Zeiger läuft – beliebig oft wiederholt werden, weil dieser Mechanismus unabhängig vom Nullstellen des Chrono-Zeigers ist. Steht der Chrono-Zeiger bereits auf Null, springt der Rattrapante-Zeiger ebenfalls auf Null; wird er aus dieser Position gestartet, bleibt er auf Null stehen. Umgekehrt kann aber auch der Chrono-Zeiger beliebig oft gestartet oder angehalten werden, während der Rattrapante-Zeiger steht; entweder auf Null oder an beliebiger Stelle.

Mechanik der Zähler

Die Minutenzählersysteme

Mit wenigen Ausnahmen verfügen fast alle heute gebräuchlichen Armband-Chronographen über mindestens einen zusätzlichen Zähler, den Minutenzähler. Dieser befindet sich auf dem Zifferblatt meist bei der 3 oder bei der 12. Er wird nach jeder vollen Umdrehung des Chrono-Zeigers um einen »Strich«, entsprechend einer Minute, weiterbewegt. Der Minutenzähler kann noch durch einen weiteren Zähler, den Stundenzähler ergänzt sein. Durch diese Zähler ist es möglich, auch lange und sehr lange Ereignisse chronometrisch zu dokumentieren. Zunächst sollen hier einige typische Minutenzählsysteme erklärt werden. Es haben sich drei Arten durchgesetzt: 1. der kontinuierliche (schleichende) Minutenzähler, 2. der langsam springende und 3. der springende Minutenzähler.

Der schleichende Minutenzähler

Dieses System wurde in Armbanduhren selten angewendet (Ausnahme Omega Cal. 28,9 T.1), weil es innerhalb des Räderwerks zusätzlichen Platz benötigt. Das Minutenzählrad mit feiner Verzahnung, das oben in der Chronobrücke und unten in der Platine gelagert ist, wurde über ein Schwenktrieb, welches unter der oberen Räderwerksbrücke direkt in das Minutenrad greift, gedreht. Das Ein- und Ausschwenken des Triebes in das Minutenzählrad erfolgte über eine »Sternwippe«, die von den Säulen des Schaltrades gesteuert wurde. Auf dem Minutenzählrad ist ein Herz befestigt, über das der Zählzeiger beim Nullstellen durch den Herzhebel mit dem Chrono-Zeiger gleichzeitig wieder auf Null zurückgestellt wird. Die Einfachheit der Herstellung dieses Systems wiegt den Nachteil beim Ablesen auf dem Zifferblatt nicht auf. Befindet sich nämlich der Chrono-Zeiger kurz vor der »Nullstellung«, zeigt auch der Zählzeiger schon auf einen neuen Strich, der aber noch zu der alten Zeit gehört. Beispiel: Ein Ereignis dauert 5 Minuten und 3 Sekunden. Nach z. B. 2 Minuten und 55 Sekunden steht der Chrono-Zeiger auf 5 Sekunden vor 12 und der Minutenzählzeiger auf (fast) 3 Minuten. Man könnte nun leicht ablesen 3 Minuten und 55 Sekunden, wie es beim Chronographen mit langsam springendem Zähler zu lesen wäre. Deshalb muß man beim Ablesen darauf achten, daß, solange der Chrono-Zeiger noch vor der 12 steht, vom Minutenzähler eine Minute abgezogen werden muß, und wenn der Chrono-Zeiger die 12 überschritten hat, die Minuten gelten, die tatsächlich angezeigt sind. Diese Ablesefehler waren auch ein Grund, das Zählersystem umzugestalten, um die Anzeige eindeutig interpretierbar zu machen. Dabei verharrt der Zählerzeiger auf seiner Stellung bis ca. 2 Sekunden vor 12. Erst dann rückt er um eine halbe Teilung (entsprechend einer halben Minute) vor, und im Moment, in dem der Chrono-Zeiger die 12 überschreitet, springt der Zählzeiger (um eine halbe Minute) auf den nächstliegenden Minutenzählstrich.

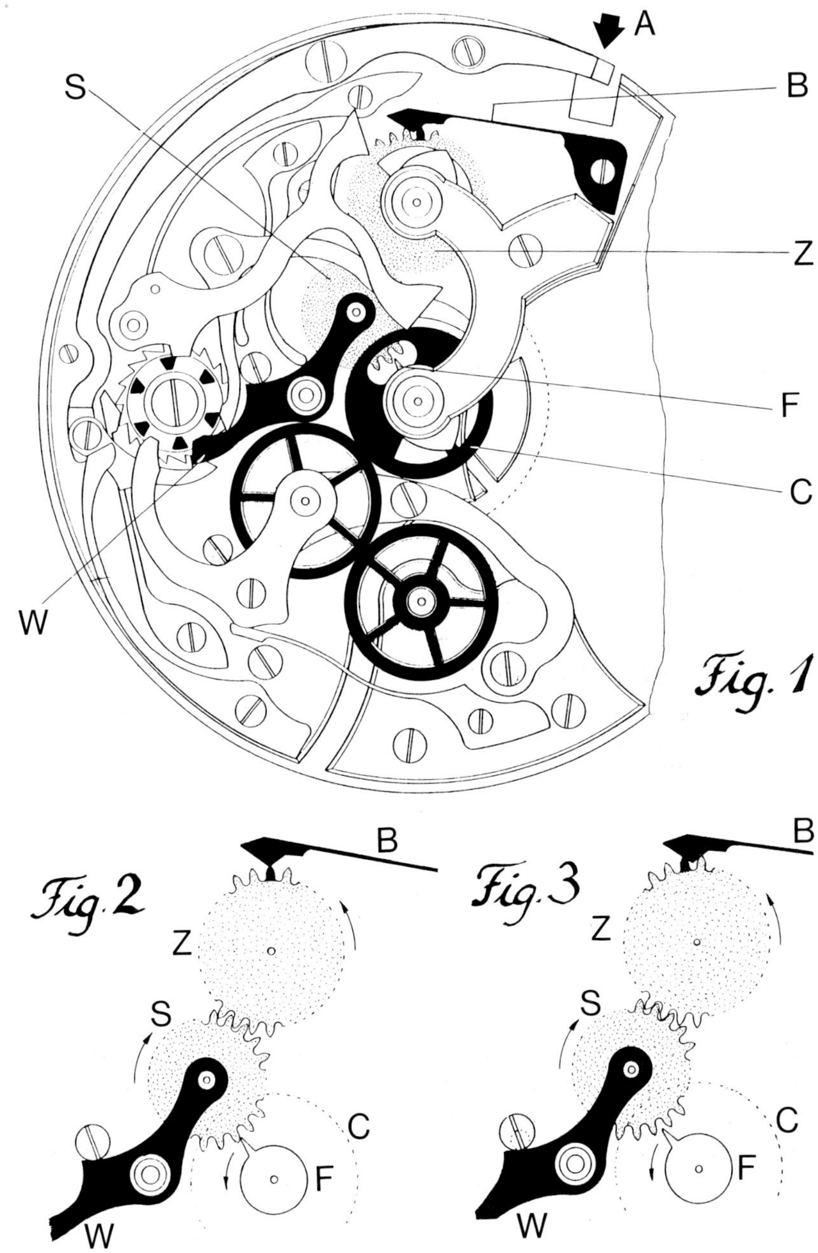

Z 79

Der langsam springende Minutenzähler

Dieses System wurde am häufigsten in Armband-Chronographen angewendet. Es funktioniert mit großer Sicherheit, und die Ablesung ist eindeutig. Z 79 zeigt einen Ein-Drücker-Chronographen (ähnlich dem Kaliber Valjoux 22), an dem der Bewegungsablauf erklärt werden soll. Unter dem Chrono-Zentrumrad C ist ein Finger F montiert, der nach jeder vollen Umdrehung des ersteren das Sternwippenrad S um einen Zahn weiterführt. Dieses wiederum steht mit dem Minutenzählrad Z in Eingriff, auf dessen verlängertem Zapfen zifferblattseitig der Minutenzählzeiger sitzt. Die Minutenzählrad-Sperre B hält das Rad Z nach jeder Weiterschaltung fest. Im einzelnen spielt sich der Zählvorgang wie folgt ab: Fig. 1 zeigt den Finger F, wie er gerade in das Sternwippenrad S greift (der schwarze Zahn des Minutenzählrades steht rechts von der Minutenzählrad-Sperre B). In Fig. 2 hat der Finger F das Sternwippenrad S und das Minutenzählrad Z soweit gedreht, daß der »schwarze Zahn« die Sperre B auf ihren höchsten Punkt gehoben hat. Der Minutenzählzeiger ist dabei um ca. eine halbe Teilung (eine halbe Minute) vorgerückt. Im nächsten Moment drückt die Sperre B das Minutenzählrad Z sprungartig nach rechts und fällt wieder zwischen zwei Zähne. Der schwarze Zahn steht jetzt links von der Sperre B (Fig. 3). Dieser Sprung des Minutenzählrades Z schaltet aber seinerseits auch das Sternwippenrad S ein Stück weiter, so daß sich der Finger F bei seiner kontinuierlichen Drehung frei aus der Verzahnung drehen kann. In der Stellung »Anhalten« wird das Sternwippenrad S vom Schaltrad aus dem Wirkungsbereich des Fingers gehoben, damit es sich beim Nullstellen ungehindert vor- bzw. zurückdrehen kann, weil es ja mit dem Minutenzählrad Z ständig im Eingriff verbleibt.

Der springende Minutenzähler

Beim springenden Minutenzähler ist die Konstruktion so, daß der Zählzeiger tatsächlich erst beim Nulldurchgang des Chrono-Zeigers auf den nächsten Minutenstrich springt. Dies setzt eine etwas kompliziertere Mechanik voraus, die allerdings schon früher in Taschenuhren erprobt wurde und Anwendung gefunden hat. Anhand der Patentzeichnung von Ulysse Nardin zu dem Patent Nr. 54714 aus dem Jahr 1911 soll die Funktion erklärt werden. Z 80, Fig. 1 zeigt die miteinander wirkenden Hebel und Räder. Darin befindet sich unter dem Chrono-Zentrumrad C nicht der sonst übliche Finger, sondern ein Exzenter E. Über diesem Exzenter »schwebt« der abgewinkelte Hebel D mit seinem Ausläufer D'. An dem Hebel D ist leicht beweglich die Klinke F befestigt. Das Minuten-

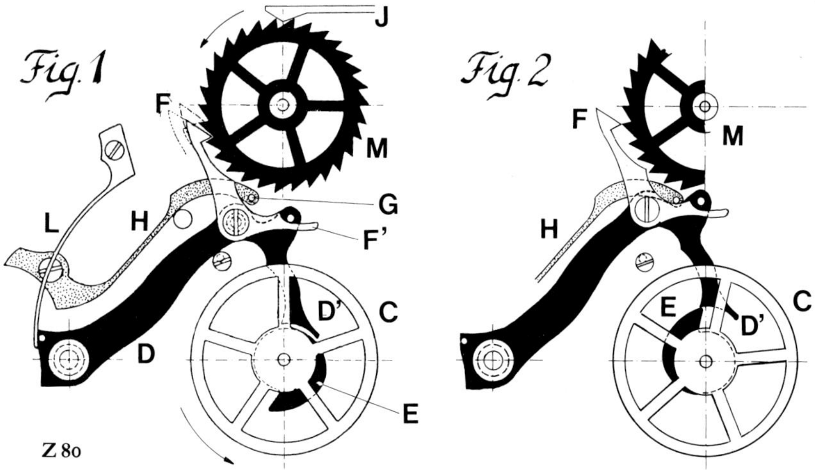

Z 80

zählrad M wird in seiner Position von der Minutenzählrad-Sperre J festgehalten. Ungefähr im letzten Viertel vor voll beginnt der Exzenter E den Hebel D an seinem Ausläufer D' zu heben. Dabei gleitet die Klinke E an einem Zahn des Minutenzählrades etwas nach links, wobei die Feder H an dem Stift G angehoben wird (Fig. 2), bis die Klinke in die Zahnlücke fällt (Fig. 1 gestrichelt). Im nächsten Moment, wenn der Chrono-Zeiger die 12 passiert, fällt der Ausläufer D' vom Exzenter ab und schnellt unter dem Einfluß der Feder L nach unten. Während dieser Bewegung zieht die Klinke F das Minutenzählrad M um einen Zahn weiter. Zifferblattseitig springt also der Minutenzählzeiger um einen Minutenstrich weiter. Auch die Firma Longines hat in ihrem Armbanduhr-Kaliber 13.33 einen solch springenden Zähler verwirklicht. Später sind noch mehrere Konstruktionen dieser Art patentiert worden; u. a. jene von Haas Neveux & Cie., aus Genf (Nr. 150982, eingereicht 1933), in welcher das Minutenzählrad über ein Zwischenrad geschaltet wurde.

Der Ebauches S.A. wurde 1939 ein Patent unter der Nr. 205246 erteilt, welches auch einen springenden Minutenzähler zum Gegenstand hatte. Z 81 zeigt die damals beigefügte Patentzeichnung. Auch in dieser Konstruktion ist unter dem Chrono-Zentrumrad 2 ein Exzenter 15 mit der Stufe 15a angebracht. Die Wippe 10 ist in 11 gelagert und hat die beiden Ausläufer 16a und 14. In Fig. 1 ist eine Gesamtansicht des Werkes dargestellt und in Fig. 2 und Fig. 3 der Schaltmoment kurz vor und kurz nach dem Springen des Minutenzählers. Die Wippe 10 wird von dem Exzenter 15 an dem Ausläufer 14 gegen die Spannung der Feder 13 gehoben, bis er im Augenblick des Nulldurchganges des Chrono-Zeigers von der Stufe 15a abfällt. Der Ausläufer 16a der Wippe 10 ist so geformt, daß er bei der schnellen Kippbewegung der Wippe 10 direkt in die Zähne des Minutenzählrades 3 greift und jeweils nur einen Zahn weiterschaltet. Damit hierbei aber nicht eine zu große Beschleunigung des Minutenzählrades hervorgerufen wird, ist gleichzeitig eine Bremse vorhanden. Die Feder 17 (Fig. 2 und Fig. 3) wirkt als eigentliches Schaltorgan und treibt das Minutenzählrad 3 vorwärts. Der Ausläufer 16a, der ebenfalls bis in die Zähne reicht, hat eine Blockierfunktion, so daß das Minutenzählrad eben nur um einen Zahn weiterrücken kann. Die genaue Stellung des Minutenzählrades wird von der Minutenrad-Sperre 19 bestimmt, die auch dann wirkt, wenn die Wippe abgehoben ist. Damit beim Nullstellen sich der Exzenter nicht hinter dem Ausläufer 14 verklemmen kann, wird die Wippe 10 vom Herzhebel 7 (gestrichelt gezeichnet) am Stift 18 gegen die Federspannung der Feder 13 aus dem Wirkungsbereich des Exzenters 15 gehoben.

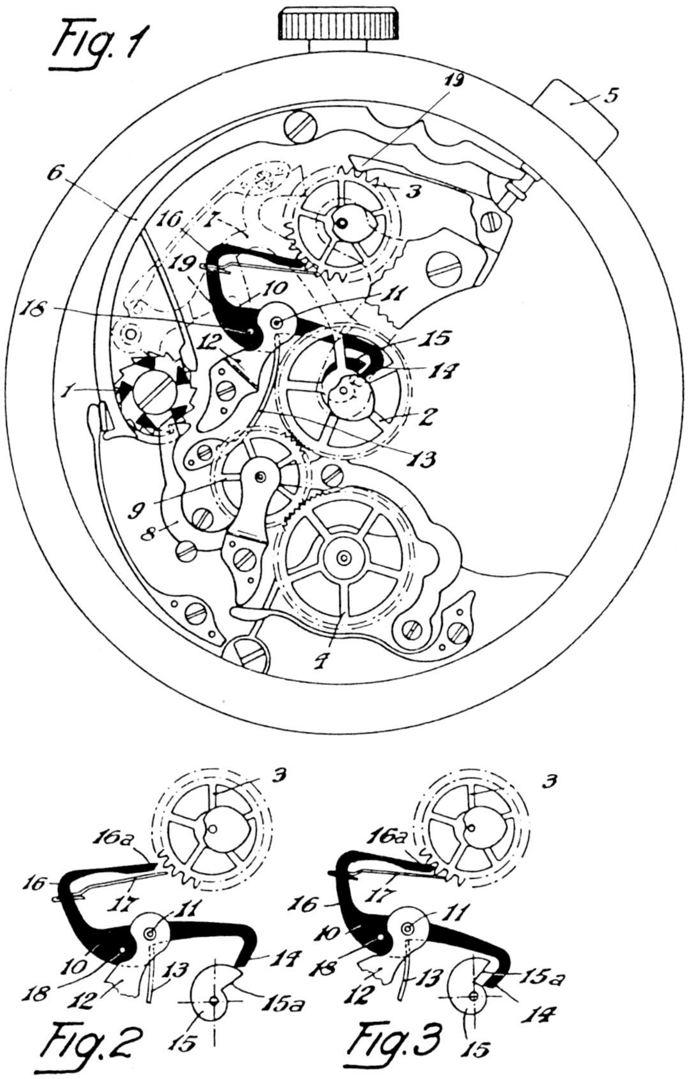

Z 81

Das Patent Nr. 209683 von Henri Jacot-Guyot und Marcel Dèpraz aus Le Lieu (ebenfalls zur Ebauches S.A. gehörend), welches 1940 veröffentlicht wurde, beinhaltet im wesentlichen dasselbe, so daß hier auf eine detaillierte Wiedergabe verzichtet werden kann.

Der Minutenzähler aus der Mitte

Die Firma Mido A.G. in Biel hat sich 1940 eine Minutenzählvorrichtung unter der Nr. 209685 patentieren lassen, bei der der Minutenzählzeiger in der Mitte des Zifferblattes angeordnet war. In ihrem Patentanspruch heißt es dazu: »Zeitmesser mit Minutenzählvorrichtung, dadurch gekennzeichnet, daß die Minutenzählvorrichtung einen zentral zum Zifferblatt des Zeitmessers angeordneten und mit einer Minuteneinteilung zusammenwirkenden Zeiger aufweist, dessen Achse ein Rad trägt, das alle Minuten von einem einen Mitnehmer aufweisenden Sekundenrad aus, über ein Zwischenrad, das auf einem zugleich als Bremse für das Sekundenrad dienenden Hebel montiert ist, um einen Zahn vorwärtsgeschoben wird; daß ferner eine einstellbare Feder zum Festhalten des Zwischenrades in der jeweiligen Stellung vorgesehen ist, und daß endlich die Achsen des genannten Zeigers und des Sekundenrades konzentrisch zueinander angeordnet sind, je einen Rückführungsexzenter tragen und gleichzeitig in die Nullage eingestellt werden können.« Z. 82, Fig. 1 zeigt die Patentzeichnung mit der Benennung der wesentlichen Teile. Die Anordnung der Wellen ist so, daß hier, ähnlich wie bei einer Rattrapante-Anordnung, drei Wellen ineinandergeführt sind. In der durchbohrten Minutenradwelle 4 läuft die Minutenzählerwelle 20 und in dieser ebenfalls durchbohrten Welle die Chrono-Zentrumwelle 1. Auf der Chrono-Zentrumwelle 1 ist das Chrono-Zentrumrad 2 mit dem Herz 24 befestigt. Auf der Minutenzählerwelle 20 ist das Rad 19 und das Herz 25 befestigt. Das Chrono-Zentrumrad 2 trägt einen Finger 11, der bei jeder Umdrehung des Chrono-Zentrumrades, d.h. alle Minuten, in ein Trieb 12 eingreift, welches um eine Achse 13 drehbar ist, die fest im Blockierhebel sitzt. Der Blockierhebel 14 ist um den Stift 15 drehbar. Das Trieb 12 steht mit dem Minutenzählrad 19 in Eingriff, so daß letzteres alle Minute um eine Teilung weitergerückt wird; lediglich bei der Nullstellung wird dieser Eingriff getrennt, indem der Herzhebel den Blockierhebel 14 anhebt und aus dem Eingriff mit dem Minutenzählrad 14 zieht, bevor der Herzhebel die Nullstellung bewirkt. Es handelt sich bei dieser ersten Ausführung um einen langsam springenden Minutenzähler. Zifferblattseitig sitzt auf der Welle 1 der Chrono-Zeiger 3 und auf der Welle 4 der Minutenzählzeiger 23, der die gleiche Teilung benutzt, jedoch nur Minuten zählt. Durch Farbe und Form sind beide Zeiger deutlich unterschieden.

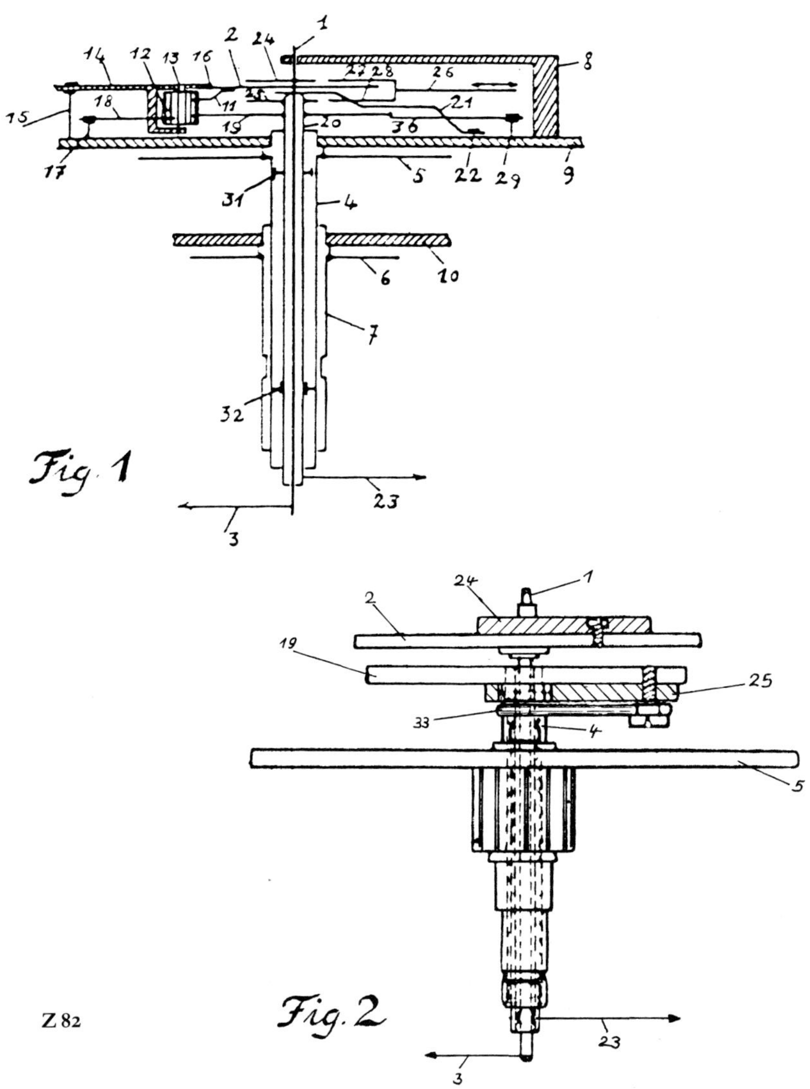

Z 82

In Z 82, Fig. 2 ist eine spätere Ausführung des Minutenzählers aus der Mitte gezeigt, bei der die Mechanik mit dem Trieb 12 fehlt. Der Einfachheit halber hat man das Minutenzählrad 19 mit leichter Reibung direkt auf der Minutenradwelle 4 befestigt. Dies hatte dann u. a. zur Folge, daß der Zählzeiger zu einem »schleichenden« Zähler wurde. Unter das Herz 25 war eine Drahtfeder 33 geschraubt, deren zwei freien Enden sich in eine Kerbe der Minutenradwelle 4 preßten. Minutenrad 5 und Minutenzählrad 19 erfuhren so stets gleichen Drehsinn und gleiche Drehgeschwindigkeit.

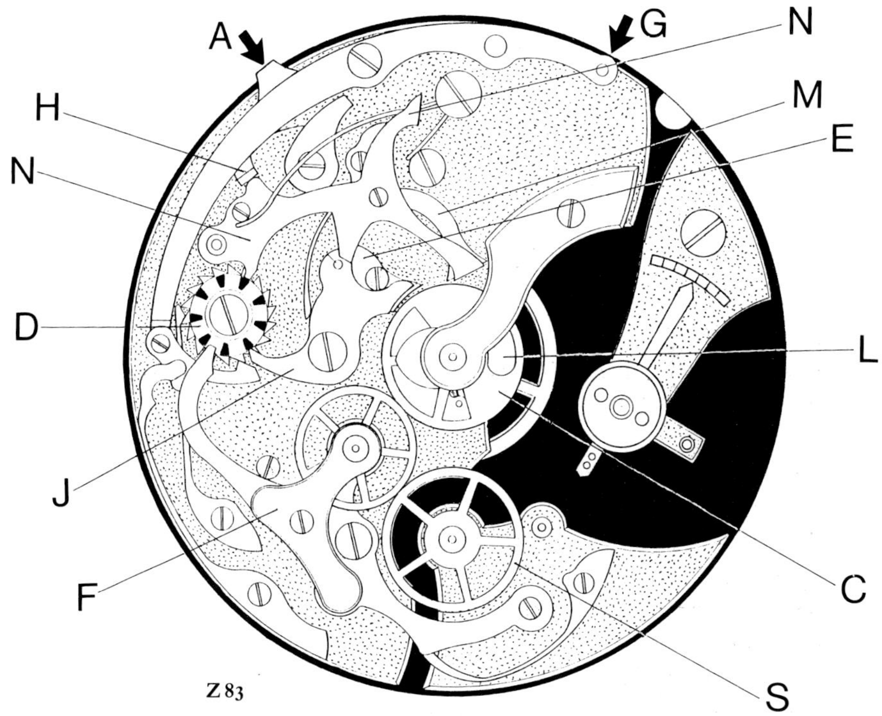

Z 83

Z 83 zeigt die Werkansicht der späteren Ausführung, die auf einem Kaliber Valjoux 23 aufgebaut ist. Mit dem Drücker G wird der Chronograph gestartet und angehalten. Mit dem Drücker A erfolgt die Nullstellung. Der Mechanismus wird über das Schaltrad D gesteuert. In der Stellung Anhalten sind sowohl das Chrono-Zentrumrad C über dem Blockierhebel J als auch das Minutenzählrad L über dem Blockierhebel E festgehalten. Da sich beide Räder übereinander befinden, sind für das Nullstellen auch zwei Herzhebel N und M in übereinanderliegender Anordnung notwendig. Dieser zentrale Zählermechanismus für zwei Zeiger aus der Mitte ist nicht erst für Armbanduhren entwickelt worden, sondern war im Prinzip schon für Taschenuhren erfunden. 1916 hatte Zacharie Pantillon aus La Chaux-de-Fonds unter der Nr. 71947 auf einen solchen Mechanismus ein Patent erhalten, der sowohl einen springenden Minutenzähler aus der Mitte als auch damit gekoppelt einen zusätzlichen springenden Stundenzähler besaß.

Die Stundenzählsysteme

Ein Stundenzähler ist eine zusätzliche, vom Minutenzähler unabhängige Einrichtung, die es erlaubt, auch über eine vom Minutenzähler angezeigte Distanz (30, 45 oder 60 Minuten) hinaus anzuzeigen. Dieser Mechanismus befindet sich bei Armbanduhren ausschließlich unter dem Zifferblatt. Ein erstes Patent für einen Stundenzähler wurde bereits 1892 für eine Taschenuhr erteilt, jene für Armband-Chronographen stammen aus den 30er und 40er Jahren. Man kann hierbei drei voneinander unterschiedliche Systeme erkennen: 1. Der Antrieb für das Stundenzählrad erfolgt über eine Kupplung zwischen Federhausdeckel und einem darüber gelagerten Rad. 2. Der Antrieb erfolgt über ein Schwingtrieb, das von der Federhausverzahnung getrieben wird. 3. Schließlich hat man auch ein System verwendet, bei dem der Antrieb vom Stundenrad her erfolgte. Bei allen Systemen wird das Starten und Anhalten über ein Schaltrad bzw. ein entsprechendes Hebelsystem durch den Drücker vorgenommen; dies gilt auch für die Nullstellung.

Der Stundenzähler mit Kupplung

In Z 84 ist die Zeichnung zum Patent Nr. 216201 wiedergegeben, welches 1941 den Firmen Veuve James Aubert & Cie. et Ebauches S.A. erteilt worden war. Fig. 2 zeigt die Zifferblattseite mit dem Minutenzählrad 15 und Fig. 3 einen Schnitt (III-III, strichpunktierte Linie) durch das Federhaus 10. Der Federhausdeckel trägt ein über den Federkernzapfen 10 hinausragendes, geschlitztes Rohr, auf dem ein schräg gezahntes Mitnehmerrad 12 sitzt, welches in der Weise befestigt ist, daß es axial verschiebbar bleibt, aber dabei die Federhausdrehungen (gezwungenermaßen) mitmacht. Der Kloben 17 ist als Blattfeder ausgebildet und kann mittels des Stiftes 20 von der werkseitig angeordneten Wippe 22, die vom Schaltrad gesteuert wird, gehoben und gesenkt werden. Das Mitnehmerrad 12 ist zwischen der Blattfeder 17 und dem Kloben 19 geführt, und die feine Schrägverzahnung kommt beim Niederdrücken der Blattfeder 17 (Start) mit dem (ebenfalls schräg verzahnten) Stundenzählrad 15 in Kontakt, wodurch letzteres mitgenommen wird. In der Stellung Anhalten ist die Blattfeder 17 angehoben, und der besagte »Eingriff« wird ausgekuppelt. Um ein unbeabsichtigtes Verdrehen des Stundenzählrades 15 zu vermeiden, befindet sich über diesem eine gabelförmige Blattfeder 16, die mit leichtem Druck auf das Stundenzählrad drückt. Bei der Nullstellung mittels des Drückers 7 wird über den Stunden-Herzhebel 23 das Stundenzählrad 15 an seinem Herz auf Null zurückgestellt. Dieser Stundenzählmechanismus kommt mit sehr wenigen zusätzlichen Bauteilen aus.

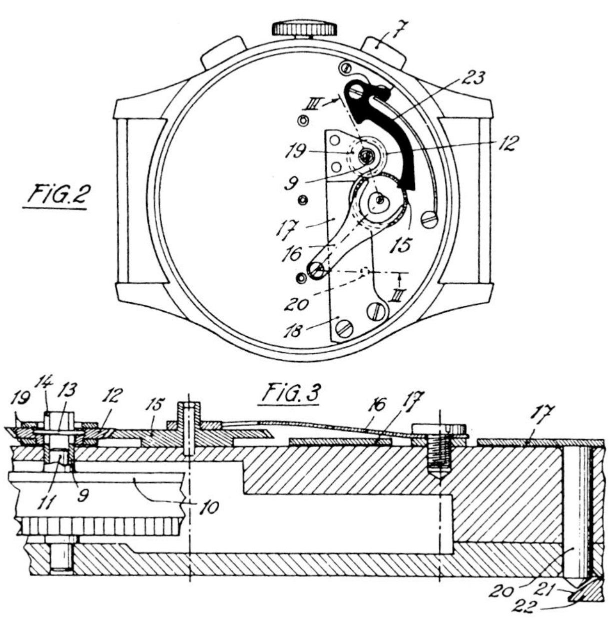

Z 84

In einer etwas abgeänderten Ausführung ist der Federhausdeckel in axialer Richtung direkt mit einer feinen Dreiecksverzahnung versehen. Auf der verlängerten Federhauswelle sitzt ein Schiebertrieb, das einerseits in die Verzahnung des Federhausdeckels greifen kann und andererseits mit dem Stundenzählrad in Eingriff steht. Das Ein- und Auskuppeln geschieht dann in ähnlicher Weise wie vorstehend beschrieben, mittels einer gabelförmigen Feder, die auf- und abgesenkt werden kann.

Der Stundenzähler mit Schwingtrieb

Ähnlich wie bei den Chronographen mit Schwingtrieb (vgl. Z 62) hat man dieses Prinzip auch für eine Stundenzählanzeige angewendet. Z 85 zeigt eine Konstruktion, die sich Marcel Dèpraz 1940 unter der Nr. 218692 patentieren ließ. Das Trieb 39 (Fig. 2) ist in der Wippe 37 gelagert und steht einerseits mit dem Stundenzählrad 40 und andererseits mit dem vom Federhaus getriebenen Doppeltrieb 50 in Eingriff. In der Wippe 37 befindet sich ein Stift 38, der durch die Platine 36 bis auf die Werkseite reicht und dort von der Kupplungswippe bewegt wird. Beim Start wird

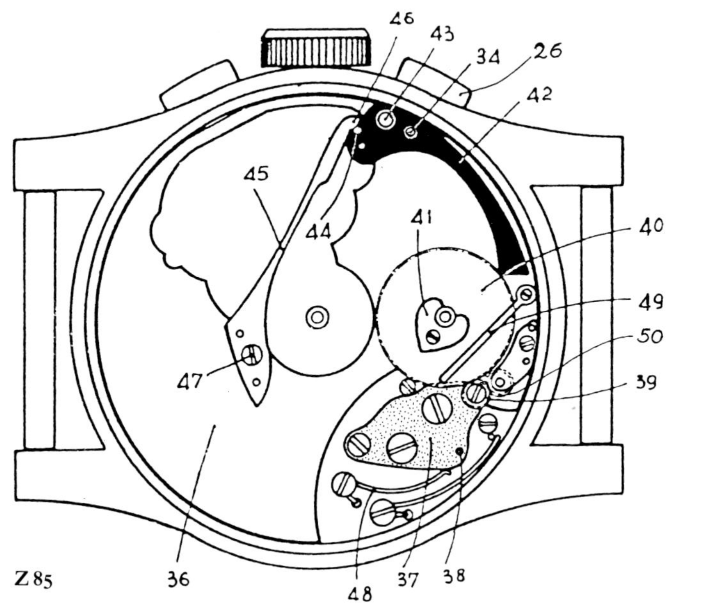

Z 85

der Eingriff zwischen dem Trieb 39 und dem Stundenzählrad 40 hergestellt und bei Anhalten wieder getrennt. Damit sich das Stundenzählrad 40 nicht selbsttätig verdreht, wird es von der Feder 49 leicht gebremst. Die Nullstellung des Stundenzählers erfolgt vollkommen separat von jener des Chrono-Zeigers und des Minutenzählers, die ihren gemeinsamen Herzhebel auf der Werkseite haben. Der Stundenherzhebel 42 wird zifferblattseitig vom Drücker 26 an Stift 34 betätigt und wirkt auf das Stundenzählherz 41, wenn die Wippe 37 abgehoben ist.

Der Stundenzähler am Stundenrad

Die Firma Martel Watch Co. S.A. aus Les Ponts-de-Martel ließ sich 1937 unter der Nr. 202179 eine Konstruktion patentieren, bei der das Stundenzählrad 21 (Z 86) vom Minutenrad 29 aus über das Kupplungsrad 22 getrieben wurde. Die Kupplungswippe 24 befindet sich unter dem Zifferblatt und wird über einen Exzenter 27, der in 29 gelagert ist und werkseitig vom Schaltrad bewegt wird, gesteuert. Es ist eine sehr ähnliche Anordnung, wie sie auch für das Starten und Anhalten des Chrono-

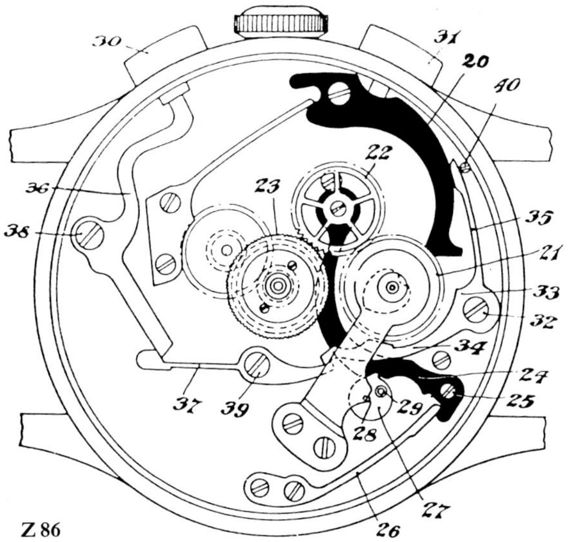

Z 86

Zeigers verwendet wird, nur daß hier dem eigentlichen Stundenrad ein zweites (23) mit feiner Verzahnung aufgeschraubt ist. Das Verhältnis Stundenradumdrehung zu Stundenzählradumdrehung ist hier 1:1, so daß mit direkter Ablesung 12 Stunden gezählt werden können. Das Stundenzählrad hat ein eigenes Herz, so daß die Nullstellung über einen separaten Herzhebel (schwarz eingezeichnet) vom Drücker 31 getätigt wird. Um ein unbeabsichtigtes Verrutschen des Stundenzählrades 21 während der Stellung Anhalten zu verhindern, wird es von einem Blockierhebel 34 gehalten, dessen Bewegung über die Hebel 36 und 37 beim Betätigen des Drückers 30 erfolgt. Während der Nullstellphase wird der Blockierhebel, der sich mit seiner rückläufigen Feder 35 am Herzhebel 20 abstützt, vorher freigegeben.

Der Digital-Analog-Zähler

Es ist mehrfach der Versuch unternommen worden, die Anzeige der Zähler (Minuten- und/oder Stundenzähler) nicht durch einen über einem Zifferblatt kreisenden Zeiger vorzunehmen, sondern mittels einer sich drehenden Scheibe, auf der die Zahlen geschrieben waren. In diesen Fällen war kein Zeiger vorhanden, sondern nur eine Markierung auf dem Zifferblatt. Die drehende Scheibe war allgemein unter dem Zifferblatt angeordnet. Durch ein »Fenster« konnte man einen Teil der sich kontinuierlich drehenden Scheibe erkennen und darauf die »gezählten Zeiten« über einer Marke ablesen. Z 87 zeigt die Zeichnung zum Patent Nr. 206476 von Philippe J. Weiss aus La Chaux-de-Fonds, die sich auf ein Zifferblatt herkömmlicher Anordnung bezieht, bei dem der Zeiger über dem Zifferblatt für die ständig mitlaufenden kleinen Sekundenzeiger bei der 9 und den 30-Minutenzählzeiger bei der 3 jeweils durch eine Scheibe unter dem Zifferblatt ersetzt wurde. Je ein »mondförmiger« Ausschnitt erlaubt das Ablesen der Scheiben durch das Zifferblatt. Der Patentanspruch bezieht sich hier nicht auf eine neue Mechanik, sondern auf die bessere Übersichtlichkeit des Zifferblattes. Allgemein ist ja bei Zifferblättern mit zusätzlichen aufgedruckten Hilfszifferblättern bei der 9 und der 3 für die Sekunden- und Minutenzählanzeiger die Ablesung schwierig, weil die verschiedenen Skalen für Tachometer und Telemeter einerseits mit jenen für die Sekunden und Minuten auf den Hilfszifferblättern andererseits ineinanderlaufen. Die Anordnung von Weiss trennt die Skalen, so daß jede für sich ununterbrochen und dadurch die genaue

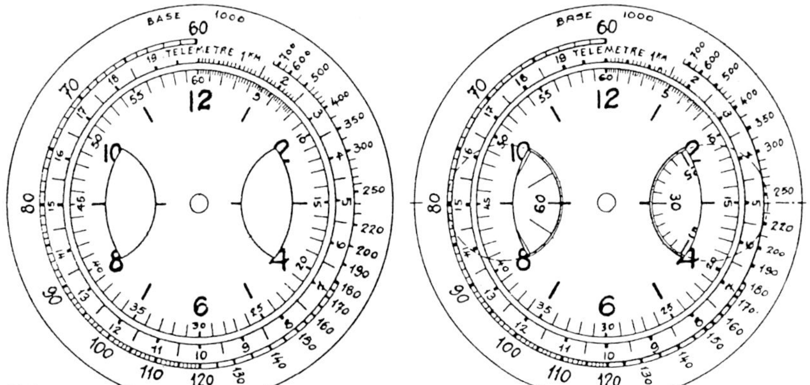

Z 87

Ablesung gewährleistet bleibt. Allerdings war ein gewisser Nachteil bei diesen Chronographen ganz allgemein, daß nämlich die Ablesung wegen der oft sehr kleinen Zahlen grundsätzlich als Problem galt, insbesondere für solche Benutzer, die auf eine Sehhilfe angewiesen waren. Um diesem Mißstand zu begegnen, hat sich die Firma A. Schild S.A. aus Grenchen 1970 unter der Nr. 531742 eine Anzeigenart patentieren lassen, bei der sowohl der Minutenzähler als auch der Stundenzähler »digital« angezeigt werden, d. h., für jede Anzeige ist eine sich drehende Scheibe unter dem mit zwei segmentförmigen Fenstern versehenen Zifferblatt vorhanden. Z 88, Fig. 1 zeigt ein Beispiel für die patentierte Anzeigenart, in der im oberen Fenster die Minuten gezählt werden und im unteren Fenster (über der 6) die Stunden 1–12. Der Antrieb für die Minutenzählscheibe erfolgt von einem Doppeltrieb 28, das direkt vom Federhaus 29 getrieben wird. Fig. 2 zeigt den Schnitt durch das Werk bzw. das Zifferblatt, in dem die beiden übereinanderliegenden Zählerscheiben 8 und 9 schwarz eingezeichnet sind. Die Stundenzählscheibe 9 sitzt mit Reibung auf dem Stundenradrohr. Beide Scheiben haben je ein Herz für die Nullstellung, die über einen gemeinsamen Herzhebel erfolgt.

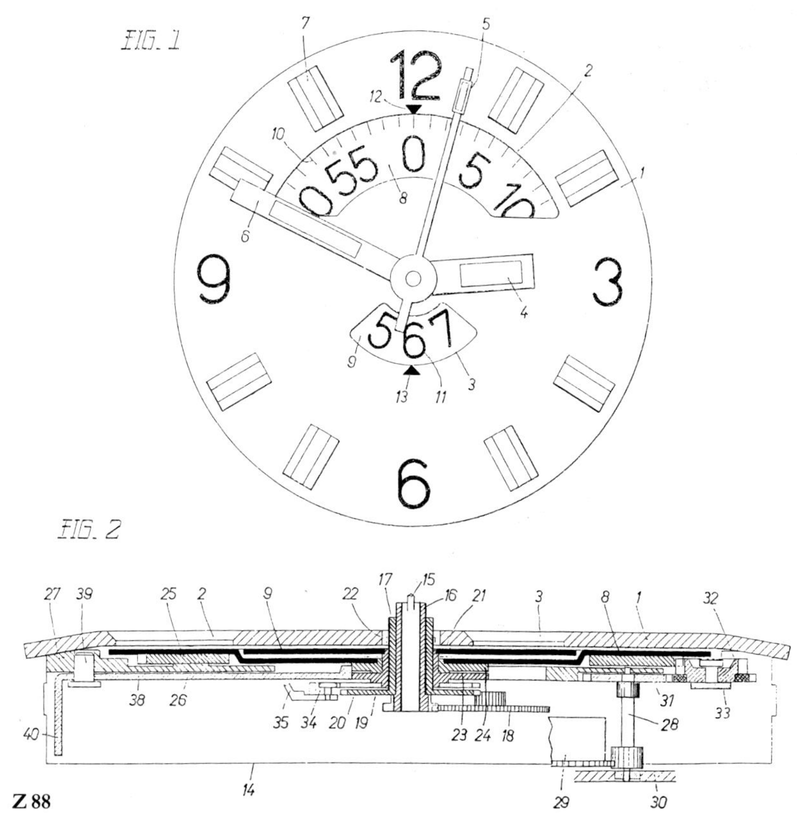

Z 88

Eine weitere Erfindung für einen Digital-Analog-Zähler wurde von Raoul-Henri Erard aus La Chaux-de Fonds 1972 zum Patent eingereicht (Nr. 558563), bei der der Minutenzähler als Scheibe mit aufgedruckten Zahlen (1–60) unter dem Zifferblatt angeordnet war. Z 89, Fig. 1 zeigt die Patentzeichnungen mit dem Gesicht des Chronographen. Der Chrono-Zeiger 3 ist wie üblich in der Mitte des Zifferblattes angeordnet. Bei der 3 ist ein Fenster, ähnlich wie es bei einer Datumanzeige praktiziert wird, in dem die sichtbar werdenden Zahlen die gezählten Minuten sind. Nach dem Start wird über ein Kupplungstrieb die Minutenzählscheibe vom normalen Sekundenrad angetrieben und läuft kontinuierlich mit dem Chrono-Zeiger (im Verhältnis 1:60). Beim Nullstellen wird die Zählscheibe über eine Übersetzung von der Werkseite her wieder auf Null zurück- bzw. vorgestellt. Das Minutenherz befindet sich auf der Werkseite. Um auch Stunden zählen zu können, hat Erard ein weiteres Ausführungsbeispiel vorgeschlagen, das einen Stellring mit 12 Sekunden im Gehäuse hat. Z 89, Fig. 2 zeigt diese Anordnung, bei der das Verstellen

Z 89

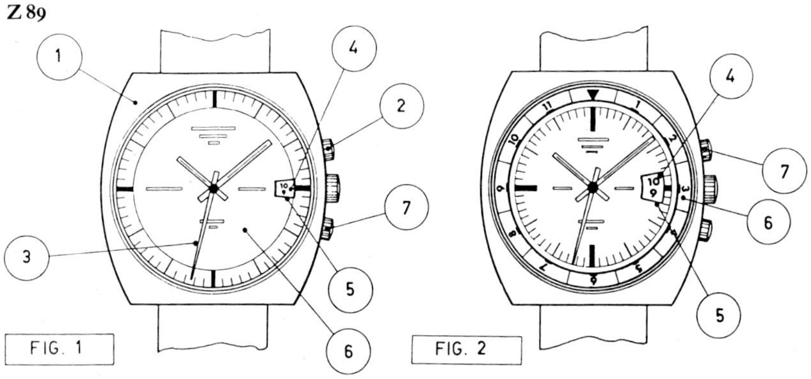

des Stundenringes mittels Drehen des Drückers 7 erfolgte. Um Ereignisse zählen zu können, die über eine Stunde hinausgehen, wurde die Dreiecksmarke (über der 12) so verstellt, daß sie über der momentanen Position des Stundenzeigers zu stehen kam. Weil sich auch während eines Start-Anhalt-Vorganges der Stundenzeiger kontinuierlich weiterbewegte, konnten die verstrichenen »Zählstunden« direkt über dem Stundenzeiger auf dem Ring abgelesen werden. Das Nullstellen des Stundenzählers mußte manuell durch Zurück- oder Vordrehen des Drückers 7 bewerkstelligt werden.

Der Chronograph mit automatischem Aufzug

Der automatische Aufzug bei Armbanduhren – kurz die Automatik –, wie er in den 50er Jahren immer häufiger auf den Markt kam und als außerordentlich bequem empfunden wurde, war eine eigenständige Entwicklung für das Uhrwerk und hat auf den Chronographenmechanismus weder Einfluß, noch ist er für dessen Funktion notwendig. Wenn trotzdem am Ende der 60er Jahre einige Firmen begannen, Chronographenwerke mit einem automatischen Aufzug zu versehen, zeigt dies, daß man bestrebt war, den traditionellen Chronographen mit Handaufzug für die moderne Zeit attraktiver zu machen. Zwischenzeitlich hatte ja die etwas unbeholfen aussehende Quarzuhr aus Fernost mit ihren Multifunktionen beinahe die mechanische Uhr vom Markt verdrängt, und überhaupt schien die mechanische Uhr in Vergessenheit zu geraten.
Eine erste Rückbesinnung auf die mechanische Uhr begann mit den Mondphasenuhren. Plötzlich war es wieder Mode, eine mechanische Uhr zu tragen, die nicht nur das Datum und den Wochentag anzeigte, sondern auch die Mondphasen, was in optisch mehr oder weniger gut gelungenem Design angeboten wurde. Im Zuge dieser neuen Armbanduhrenmode, bezogen auf mechanische Uhren, wurden 1969 gleich zwei Armband-Chronographen mit automatischem Aufzug vorgestellt, die allerdings aus zwei unterschiedlichen Konstruktionen hervorgingen.
Das wohl bekannteste Prinzip, nämlich den Rotor zentralgelagert über dem auf das Uhrwerk montierten Chronographenmechanismus anzuordnen, wurde von der Firmengruppe Zenith/Movado praktiziert (Z 90).

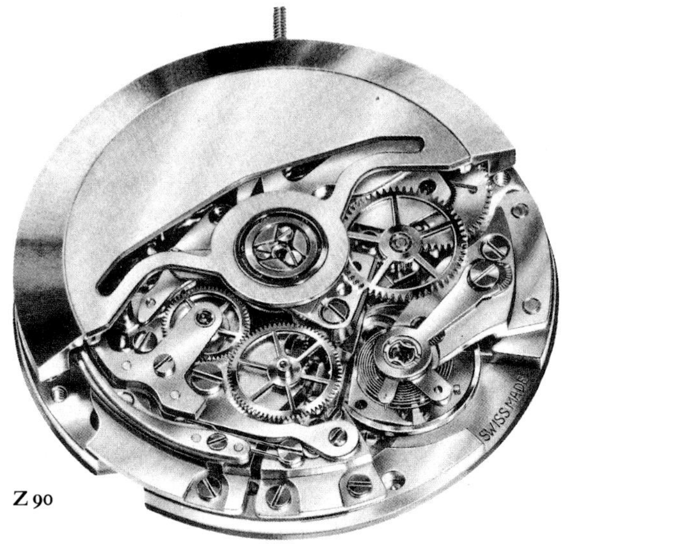

Z 90

Diese Firmengruppe ging davon aus, den ersten Chronographen mit automatischem Aufzug herausgebracht zu haben, den sie deshalb »El Primero« nannte; gleichbedeutend mit »Der Erste«. Das 13linige Werk El Primero (Kaliber 3019 PHC) wurde nicht nur von der Firmengruppe Zenith/Movado für ihre Chronographen verwendet, sondern auch als Rohwerk an andere Interessenten geliefert, die dann das Werk mit eigenem Namen signierten.
Die andere Konstruktion, die gleichzeitig in Basel 1969 auf dem Markt erschien, wurde von der Firmengruppe Breitling, Hamilton-Büren und Heuer vorgestellt. Diese Konstruktion besaß einen exzentrisch im 13¾linigen Uhrwerk (Kaliber 11) gelagerten, kleinen, massiven Rotor, wie er von der Firma Büren schon früher für besonders flache, normale Automatikuhren entwickelt worden war (Z 91).
Allerdings erhielten diese ersten Chronographenwerke durch den automatischen Aufzug eine beachtliche Höhe (6,5 bis 7,5 mm), woraus sich keine elegant-flache Uhr bauen ließ. Trotzdem wurde einerseits der Bau solch dicker Uhren durch die gerade in Mode kommenden neuen »sportlichen« Gehäuseformen begünstigt. Ausschlaggebend war hier nicht der neue Geschmack des Kunden, sondern die rationellen Herstellungsverfahren der Gehäuse, die vollkommen aus dem vollen Material herausgefräst wurden, ohne daß es einer späteren Nachbehandlung von Hand bedurfte. Andererseits mußte gerade bei den Modellen von Breitling und Heuer, die hauptsächlich für die Sportzeitmessung und die Fliegerei bestimmt waren, nicht so sehr auf flache Bauweise geachtet werden, weil ohnehin durch zusätzliche, drehbare Lunetten sowie zusätzliche Indikationen und eine gewisse Größe der aufgedruckten Zahlen die Gehäuse größer gehalten werden mußten, um ein sicheres Ablesen zu gewährleisten.

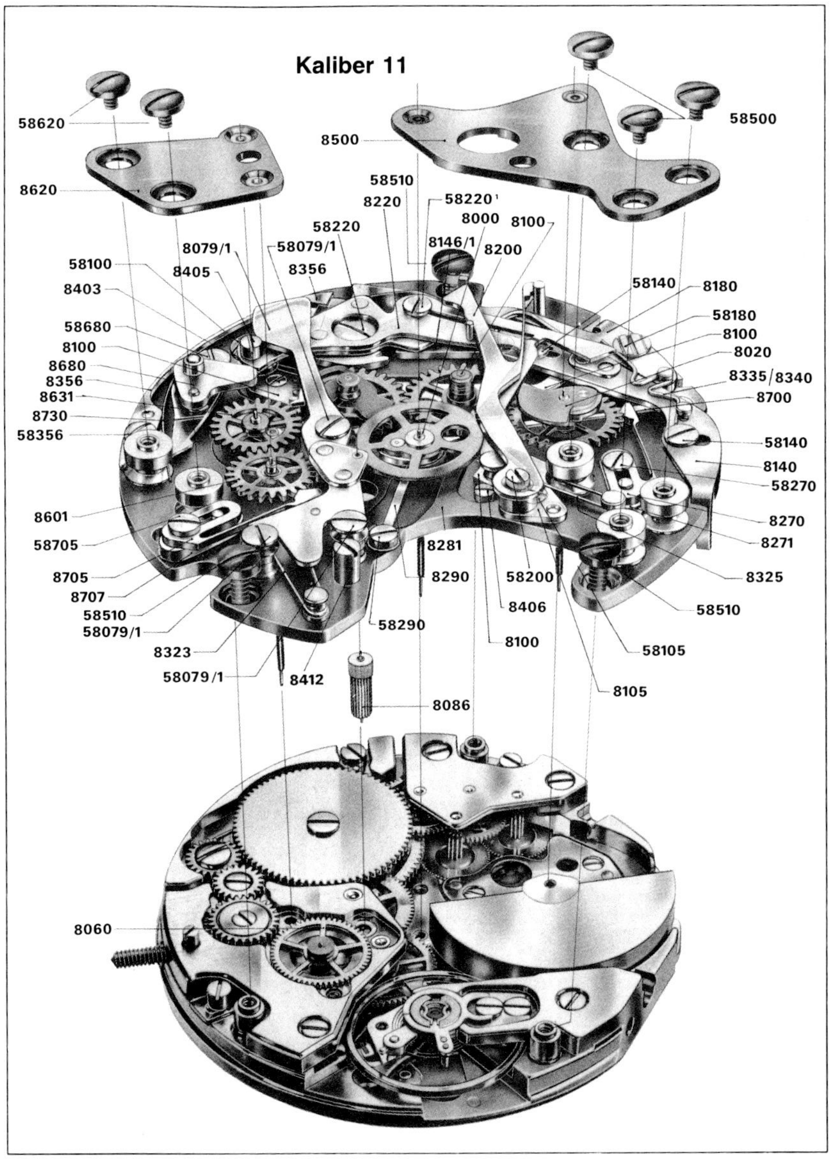

Z91 ANSICHT DES GRUNDWERKS UND DES CHRONO-MECHANISMUS

Die Firmengruppe Omega hat, wie schon früher oft praktiziert, in abwartender Weise auf die Marktreaktion erst 1972 einen von der Firma Lemania entwickelten 13$\frac{3}{4}$linigen Chronographen mit automatischem Zentralrotor (Kaliber 1040) auf den Markt gebracht. Auch hier stand flache Bauweise – das Werk war 8 mm hoch – nicht im Vordergrund. Ein Minutenzähler aus der Mitte, also vier Zeiger aus der Mitte, und eine zusätzliche 24-Stundenanzeige waren einer flachen Bauweise nicht förderlich.

Ein Jahr später (1973) konnte die Valjoux S.A. als reiner Chronographen-Rohwerkhersteller ebenfalls ein 13$\frac{3}{4}$liniges Werk (Kaliber 7750) mit automatischem Aufzug anbieten. Es hatte, ähnlich wie das automatische Omega-Werk, die beachtliche Höhe von 8 mm, dennoch ist es heute das meistverwendete Chronographen-Automatikwerk, welches von zahlreichen Firmen als Rohwerk (ébauches) gekauft wird und mit Signatur des Käufers in den Handel kommt.

Ein etwas kleineres 11$\frac{1}{2}$liniges Werk (Kaliber T.D.B.K. 1369) hat 1974 die Firma Kelek herausgebracht, dessen Höhe zwar immer noch 7,6 mm betrug; aber bei etwas größerem Gehäusedurchmesser konnte die Uhr zumindest optisch etwas flacher wirkend gestaltet werden. Auch dieses Werk war als Rohwerk erhältlich und wurde von verschiedenen Firmen in ihre eigenen Uhren eingebaut und entsprechend signiert.

Mit der Konstruktion von Dubois-Dèpraz, die eine vollständige Platine mit dem kompletten Chronographenmechanismus besaß, begann bereits eine Modulbauweise, die es erlaubte, wahlweise ein Automatikwerk mit oder ohne Chronographenmechanik auszustatten. Nicht nur das komplette Zeigerwerk für die normale Zeitanzeige, sondern auch die Chrono-Zeigerwelle nebst Minuten- und Stundenzähler befanden sich in diesem »Chronographen-Modul«. Der Antrieb für das Zeigerwerk erfolgte vom exzentrisch im Uhrwerk gelagerten Minutenrad, auf dessen Welle nicht ein sonst übliches Viertelrohr saß, sondern ein langes Trieb, welches in das Chronographenmodul hineinragte, um das Zeigerwerk zu treiben. Von diesem Antrieb abgeleitet, wurden auch der Chrono-Zeiger und die Zähler bewegt. Es ist verständlich, daß die durch diese Konstruktion notwendigen zusätzlichen Übertragungsräder ein exaktes Positionieren des Chrono-Zeigers nicht erlaubten, so daß eine genaue Ablesung von einer Fünftelsekunde unsicher blieb, insbesondere bei den Funktionen Starten und Anhalten.

Wohl in Anlehnung an dieses Konstruktionsprinzip entwickelte die Firma Frédéric Piguet ebenfalls ein Chronographenwerk, welches 1988 erstmals von der Firma Blancpain vorgestellt wurde. Dieses Chronographenwerk mit automatischem Aufzug hatte nur noch eine Höhe von 5,5 mm. Mitverantwortlich für die niedere Höhe des Werkes und gleichzeitig eine wesentliche Umgestaltung in der Übertragungsmechanik gegenüber der Dubois-Dèpraz-Konstruktion war der vertikale Kupplungsmechanismus für den Chrono-Zeiger. Ein ungewolltes Vor- oder Zurückspringen des Chrono-Zeigers beim Starten wurde mit dieser hier angewendeten vertikalen Kupplungsmechanik ausgeschlossen. Damit war der Durchbruch zu einem flachen Armband-Chronographen geschafft, womit Blancpain neben den dicken, sportlich gehaltenen Chronographen anderer Firmen nun erstmals einen äußerst flachen Armband-Chronographen mit automatischem Aufzug anbot. Kurz darauf folgte, ebenfalls von der Firma Blancpain, ein Chronograph mit Schleppzeiger, dessen Schleppzeigermechanismus sich auf das Basiswerk des einfachen Chronographen aufsetzen ließ, wodurch das ganze Werk eine Höhe von nunmehr 6,9 mm erhielt. Sicherlich zählt diese Neuentwicklung zur Krönung einer uhrentechnischen Leistung im Chronographenbau, auch wenn der vertikale Kupplungsmechanismus schon früher in Erscheinung getreten war. Möglich war diese sehr flache Bauweise durch eine jetzt sehr ausgereifte Modulbauweise, die es erlaubte, das Uhrwerk mit Datumanzeige, den Chronographenmechanismus (erster Chrono-Zeiger), den Schleppzeiger-Mechanismus (zweiter Chrono-Zeiger) und den automatischen Aufzug wahlweise miteinander zu kombinieren. Auf Wunsch kann z. B. der Chronograph mit Schleppzeiger auch ohne automatischen Aufzug geliefert werden, wobei dann das Werk eine Höhe unter 4 mm besitzt.

Zum Schluß sei noch erwähnt, daß die Firmengruppe International Watch Co. und Jaeger-LeCoultre in einer gemeinsamen Entwicklung 1988 einen Chronographen mit Minuten- und Stundenzähler vorstellte, der anstatt eines automatischen Aufzuges für den Antrieb des noch mechanischen Chronographenmechanismus und des Uhrwerks je einen kleinen Schrittmotor einsetzte, womit das Prinzip einer rein mechanischen Uhr verlassen wurde. Da diese Microelektronik wenig Platz benötigt, hatte das ganze Werk nur eine Höhe von 3,7 mm. Von einem »mechanischen« Armband-Chronographen kann man bei dieser Entwicklung allerdings nicht mehr sprechen.

Die Gehäuse der Chronographen

Taschenchronograph mit Armband

Eine Taschenuhr in der heutigen Form war seit etwa 1880 ein üblicher Gebrauchsgegenstand. Als nach 1900 die Mode aufkam, Uhren am Arm zu tragen, hat man die Taschenuhrgehäuse in der Weise etwas umgestaltet, daß sie mittels eines Lederriemens um das Handgelenk geschnallt werden konnten. Zunächst waren es noch die großen Taschenuhren (18-, 19- und 20linige Werke), die mit Bügeln bzw. zwei Ösen versehen das Anbringen eines durchgehenden Riemens erlaubten. Der Drücker befand sich in der Krone über der 12, und bei der 6 wurde aus mehr optischen Gründen eine zweite Öse (oder ein zweiter Bügelkopf, siehe Abb. 3/4) angelötet.
Eine erste Umgestaltung eines Chronographen zu einer Armbanduhr ließ sich Samuel Jeanneret 1910 unter der Nr. 17864 patentieren. Hier wurde ein Lépine-Gehäuse so auf dem Arm befestigt, daß die Krone in Richtung zur Hand zeigte. Damit dennoch die Uhr gut ablesbar blieb, mußte das Zifferblatt um 90° gedreht bzw. die Beschriftung darauf geändert werden. Notwendigerweise ergab sich daraus, daß sich die 3 und der Minutenzähler bei der Krone befanden und ihnen gegenüber bei der 9 der kleine Sekundenzeiger. Die hinteren Deckel und meist auch der Glasrand waren durch Scharniere am Gehäuse befestigt. Einige Jahre später hat man bereits an die runden Gehäuse flache Drahtösen zur Befestigung je eines einzelnen Lederbandes oder zum Durchführen eines durchgehenden, langen Lederbandes angelötet. Z 92 zeigt einen Armband-Chronographen der Firma Omega aus dem Jahre 1912.

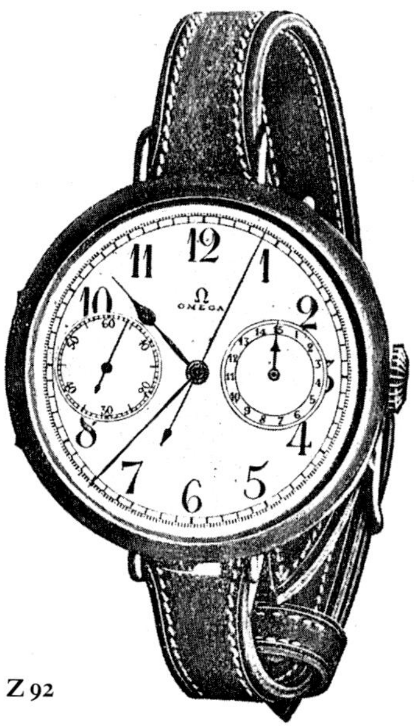

Z 92

Armbanduhren mit Chronograph

Mit Ausbruch des Ersten Weltkrieges verstärkte sich plötzlich der Bedarf an Chronographen, was dazu führte, daß 1. kleinere Werke entwickelt wurden, um sie 2. in handlichere Gehäuse einbauen zu können. Die Gehäusegrößen glichen sich den bis dahin inzwischen üblichgewordenen Armbanduhren an. Allerdings blieben die Bügel, an denen die Armbänder befestigt wurden – wegen der noch großen Werke (13‴) –, oft beweglich am Gehäuse angebracht, damit sich die Uhr und das Lederband harmonisch um das Handgelenk legen ließen. Z 93 zeigt einen 13linigen Armband-Chronograph mit beweglich montierten Armband-

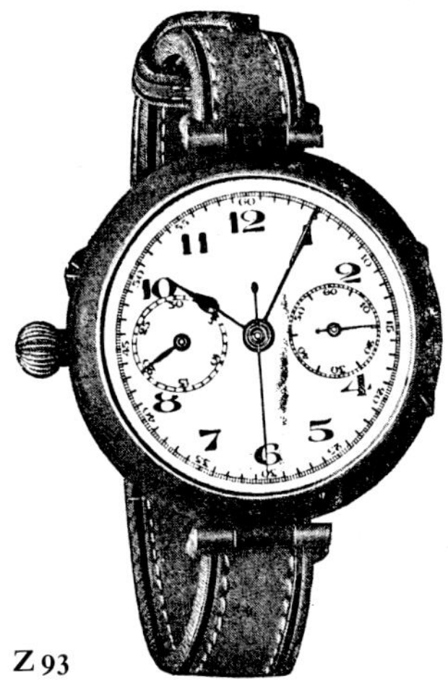

Z 93

anstößen und dem Drücker bei der 9 (evtl. für Linkshänder?). Diese Gehäuseform, bewegliche Bügel und Scharniere für Deckel und Glasränder blieben bis weit in die 20er Jahre üblich. Auch der Drücker in der Krone wurde bis dahin unverändert beibehalten.
Erst in den 30er Jahren, als man für die Massenproduktion vom Emailzifferblatt zu den Metallzifferblättern überging, wurden Drücker und

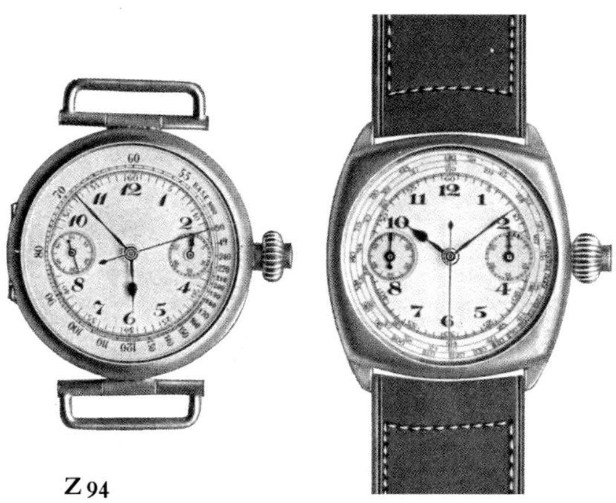

Z 94

Krone voneinander getrennt. Die Gehäuse erhielten Deckel, die nun nicht mehr mit einem Scharnier befestigt waren, sondern auf einen speziell dafür hergerichteten Gehäuserand aufgesprengt wurden. Dies galt sowohl für Stahlgehäuse als auch für solche aus Gold oder Silber. Auch der Glasreif wurde immer häufiger nur noch aufgesprengt. Der Grund dafür war insbesondere eine Kostenersparnis bei der Gehäuseherstellung, weil mindestens zwei, in einzelnen Fällen sogar drei Scharniere ersatzlos eingespart werden konnten. Bewegliche und fest angelötete Bügel bestanden nebeneinander, wie einige Beispiele in Z 94 zeigen. Die Form der separaten Drücker in der Gehäusewandung war meist rechteckig, häufig aber spitzoval.

Als 1934 die Firma Breitling den Zwei-Drücker-Chronograph herausbrachte, war dies eine Erfindung, die sich schnell verbreitete. Der eine Drücker war für die Anhalt- und Startfunktion und der andere für die Nullstellung. Mit dieser Drückeranordnung rechts und links neben der Aufzugkrone wurde es erstmals möglich, mehrere Ereignisse addierend zu messen, ohne über die früher notwendige Nullfunktion gehen zu müssen. Um dem Modetrend bei einigen Gehäuseformen Rechnung zu tragen, war es zweckmäßig, die Drücker von innen mit einer besonderen Mechanik im Gehäuse zu halten, da hier bei eckigen Gehäusen die Betätigung parallel zur Krone erfolgte, aber die Bewegung im Werk für eine radiale beibehalten wurde. Z 95 zeigt die Patentzeichnung Nr.

Z 95

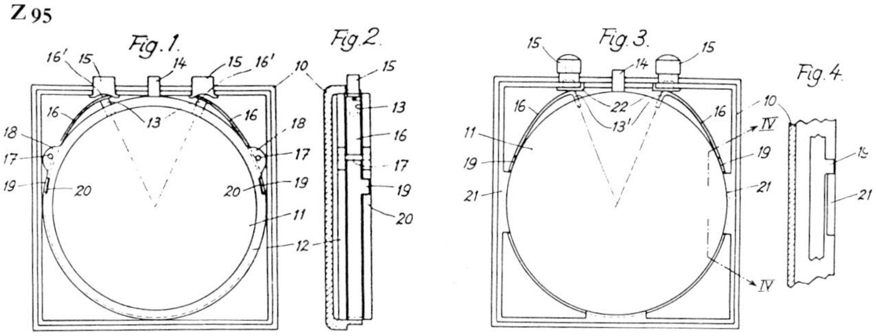

211143 aus dem Jahr 1939 von Werner Schmitz, der sich eine Drückerbefestigung für ein quadratisches Gehäuse patentieren ließ. Diese Gehäuseform war Anfang der 40er Jahre auch für Chronographen sehr beliebt. Rolex, Universal, Breitling und andere Firmen haben fast identische Uhren in dieser Form herausgebracht (vgl. Abb. 188–194).

Obwohl mit der Zwei-Drücker-Mechanik von Breitling eine wirklich brauchbare Formgebung gefunden war, hat es immer wieder Versuche und auch Patente gegeben, die davon abweichend eine Verbesserung sein sollten. Die Firma Le Coultre hat 1940 unter der Nr. 213955 ein Patent angemeldet, bei dem der Chronograph mittels eines Schiebers über der 12 in drei Positionen die Chronographenfunktionen steuerte. Z 96, Fig. 1 und Fig. 2 zeigen Zifferblatt und Werkansicht. Ein ständig mitlaufender, kleiner Sekundenzeiger war nicht vorgesehen. In der Stellung Start wurde diese Funktion vom Chrono-Zeiger aus der Mitte übernommen. Auch einen Minutenzähler gab es nicht. Hierfür war ein Stellring am Gehäuse mit 1–59 Minuten vorgesehen, der bei Beginn des zu messenden Ereignisses mit einer Marke über den Minutenzeiger gestellt wurde.

Wasserdichte Gehäusedrücker für Chronographen

1933 wirbt die Firma Universal S.A. in einer Anzeige (Z 97) für einen »ersten« wasser- und schneegeschützten Chronographen, sowohl mit tonnenförmigem als auch mit rundem Gehäuse, welche allerdings noch eckige Drücker besaßen. Worin die Abdichtung bei eckigen Drückern bestand, wurde nicht erläutert. Schon 1926 hat die Firma Rolex ein wasserdichtes Gehäuse für eine normale Herrenuhr vorgestellt, bei der die Aufzugkrone in besonderer Weise abgedichtet war. Der hintere Gehäusedeckel bei wasserdichten Uhren wurde aufgeschraubt, wobei sich zwischen Gehäuse und Deckel eine Gummi-, Blei- oder Korkdichtung befand.

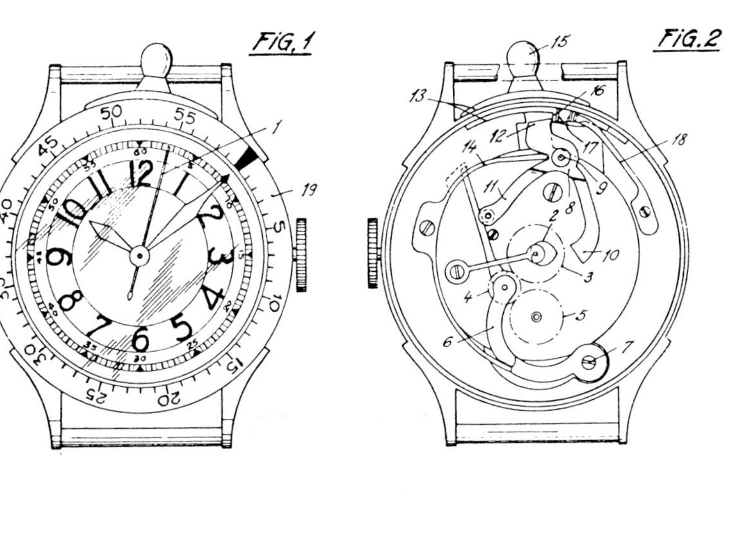

Z 96

Z 97

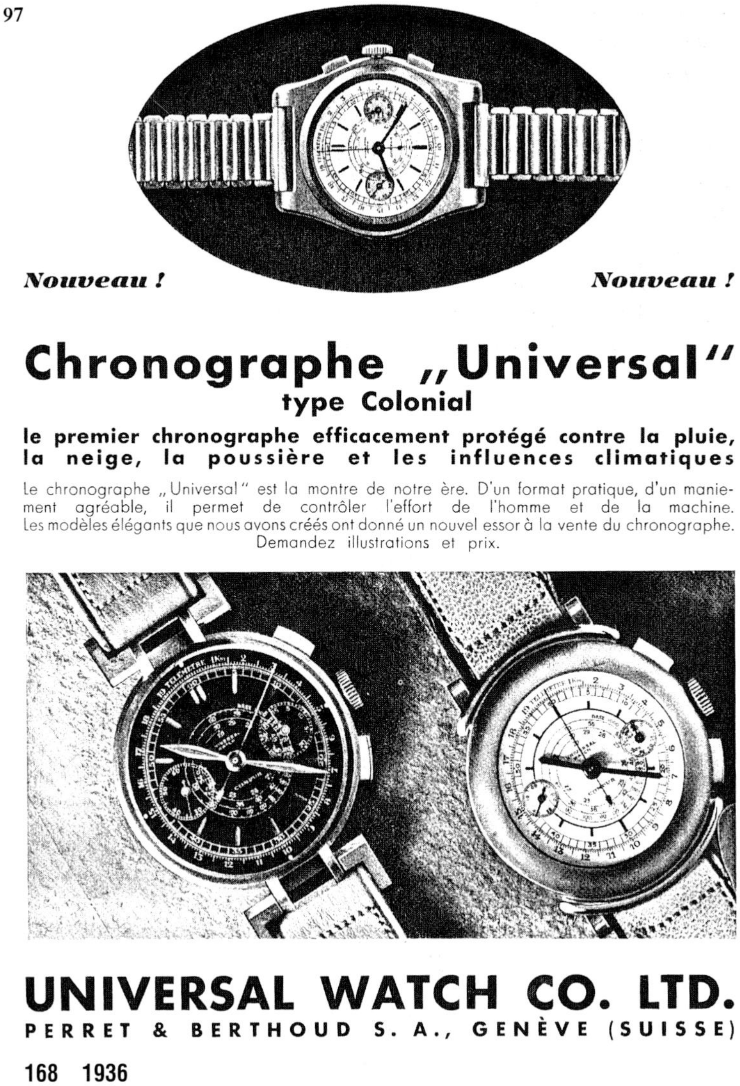

Einen wirklich wasserdichten Chronographen konnte man erst vorstellen, nachdem das Problem des Abdichtens der Drücker gelöst war. Hier haben einige Firmen erheblichen Aufwand getrieben und zahlreiche Patente erwirkt, die sich mit der Abdichtung der Drücker befaßten. Wenn auch das Abdichten der Aufzugkrone, die ja nur konzentrisch zu sein brauchte, keine Schwierigkeiten bereitete, so war das Abdichten der Drücker, welche in radialer Bewegung zum Gehäuse betätigt wurden, ein größeres Problem. Die Dichtung durfte die Betätigung, insbesondere das Zurückführen der Drücker in ihre Ausgangsposition mittels einer Feder innerhalb des Gehäuses, nicht beeinflussen und mußte leichtgängig bleiben.

Zunächst hat hier 1937 die Firma Hoeter & Cie. aus La Chaux-de-Fonds unter der Nr. 201343 ein Patent eingereicht, welches die Abdichtung der Drücker über konische Paßstücke im Gehäuse zu erreichen suchte. Z 98 zeigt drei Ausführungsbeispiele, bei denen entweder der nach außen ragende Drücker (Fig. 2 und Fig. 3) selbst konisch ausgebildet war, oder wie in Fig. 1 innerhalb des Gehäuses ein Konus 11 eingepaßt wurde, in den der Drücker 13 geschraubt war. Der jeweilige Konus sorgte im »Ruhezusand« für eine ausreichende Abdichtung (Regenwasser, Schnee, Spritzwasser etc.). Im gedrückten Zustand war der Konussitz zwar offen, aber durch eine zusätzliche Dichtung 14 (Fig. 1) bzw. 2c (Fig. 2) oder 5d (Fig. 3) war dafür gesorgt, daß dennoch kein Wasser oder keine Feuchtigkeit eindringen konnte. In der Ausführung der Fig. 3 war sogar ein doppelter Konus (5a:6 und 5c:7) vorgesehen. Mit diesen drei Ausführungen konnte zwar erreicht werden, daß eine gute Abdichtung in den beiden Endlagen des Drückers, also »gedrückt« und »losgelassen« gegeben, aber z. B. in jener Ausführung (Fig. 1) in halbgedrücktem Zustand eine Abdichtung nicht gewährleistet war. Eine weitere Schwachstelle war, daß die Rückstellfedern in den Werken allein oft zu schwach waren, um den Drücker abdichtend in den Konussitz zurückzuführen. Aus diesem Grund hat Hoeter noch im selben Jahr ein Zusatzpatent Nr. 204722 eingereicht, bei dem zwischen Drücker und Gehäuse eine elastische Dichtung eingefügt war (Z 99), die beide Schwachstellen verbessern sollte. Zum einen erhielt der Drücker durch die elastische Dichtung 4 (Fig. 1) bzw. 7 (Fig. 2) ein Rückstellmoment, das ein sicheres Schließen des Konussitzes gewährleistete; zum anderen wurde eine ständig wirkende Dichtung zwischen Gehäuse 1 und Drücker 2c bzw. 5a hergestellt.

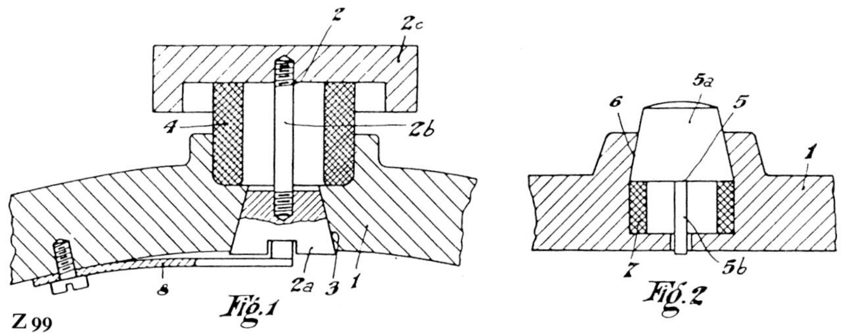

Z 99

Es hat sich einerseits bald gezeigt, daß ein Drückerkonus, direkt in das Gehäuse eingearbeitet, kostenaufwendig war und im Falle einer Undichtigkeit die Erneuerung des ganzen Gehäuses nachsichzog. Andererseits war die Spezialisierung und Arbeitsteilung ohnehin eine Domäne der Schweiz, so daß es nicht verwunderlich ist, wenn Erfinder auf die Idee kamen, den Drücker komplett auswechselbar mit und ohne Wasserdichtung herzustellen. Diese brauchten dann nur noch in die Gehäuse an vorbestimmter Stelle eingeschraubt zu werden.

Zuerst hat Fernand Surdez aus La Chaux-de-Fonds 1938 auf einen separat in ein Gehäuse montierbaren Drücker ein Patent (Nr. 205962) erhalten, der von innen eingepaßt wurde. Er war nicht wasserdicht und für Gehäuse mit eckigen Drückern gedacht. Z 100 zeigt die Patentzeichnung, aus der ersichtlich ist, daß der Drücker 2 mit einer eigenen Rückstellfeder versehen war. Damit war gewährleistet, daß aus dem Werk keinerlei zusätzliche Kraft für das Zurückstellen der Drücker benötigt wurde.

In einer weiteren Erfindung haben sich J. Boninchi und seine Söhne aus Genf 1943 von außen in die Gehäuse einschraubbare, zumeist wasserdichte Drücker patentieren lassen, die unter der Patent-Nr. 236426 bekannt wurden. In sechs Beispielen (Z 101, Fig. 1–13) werden Ausführungen gezeigt, bei denen erkennbar wird, wie auch eine Verdrehsicherung realisiert werden kann. Bei einer vollständigen Einheit »Drücker«,

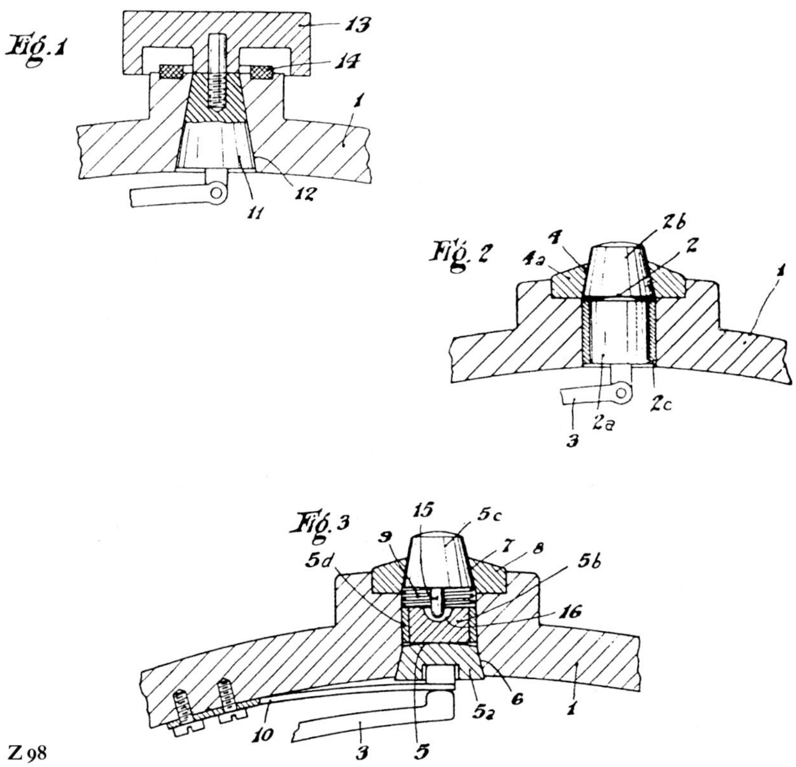

Z 98

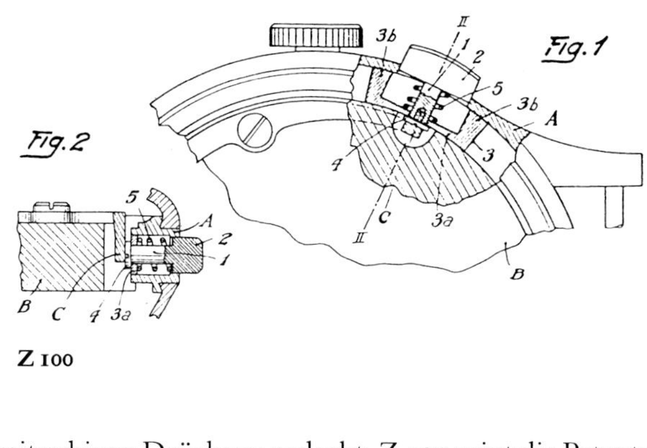

Z 100

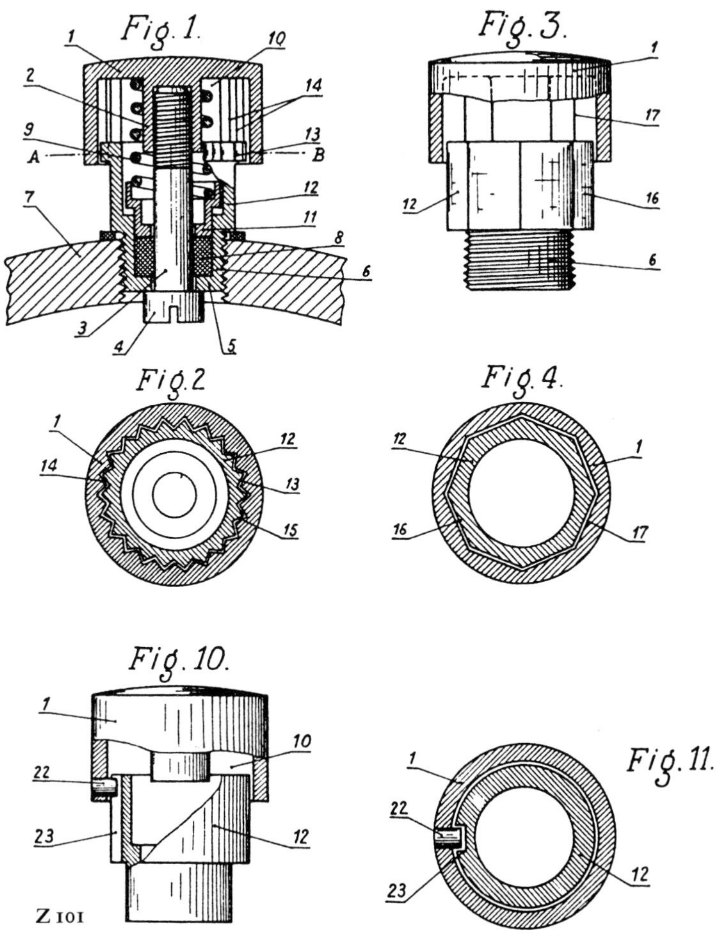

Z 101

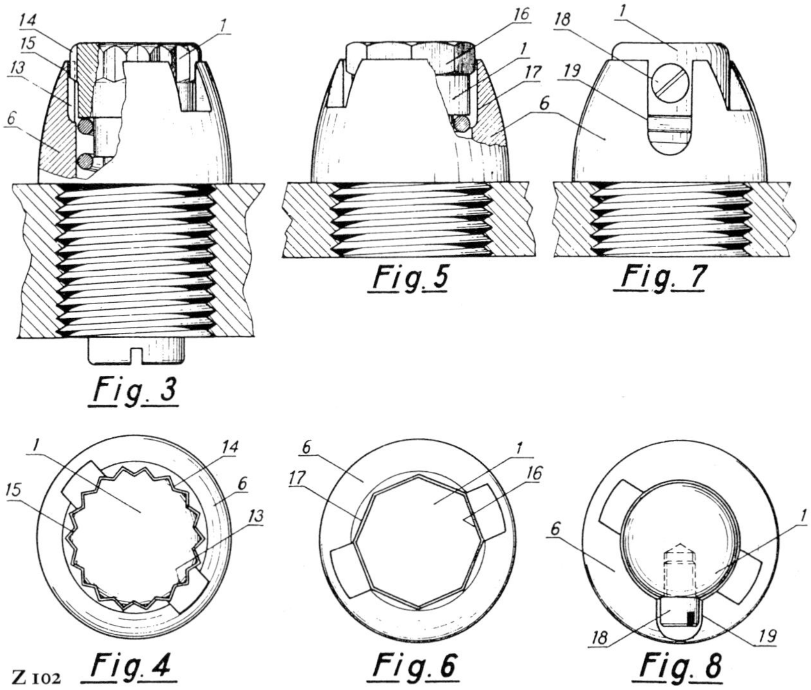

Z 102

die komplett von außen in ein beliebiges Gehäuse einschraubbar war, mußte neben der Abdichtung gegen Wasser und Feuchtigkeit ein leichtes Einschrauben mit einem Spezialschlüssel möglich sein, ohne dabei die Dichtelemente zu zerstören. Wie aus Fig. 1 ersichtlich, waren die Drücker jeweils mit einer Rückstellfeder 9 sowie einer Gummidichtung 8 versehen. Eine weitere Dichtung befand sich zwischen dem Gehäuse 7 und dem Einschraubtubus 12. Fig. 2 zeigt das Profil des Drückerkopfes 1 und des Führungstubus 12, welches ein Verdrehen der beiden Teile zueinander verhindern soll, da ohne diese Sicherung ein Einschrauben von außen unmöglich wird.

In einem nachgereichten Zusatzpatent Nr. 257306 zu dem bereits erteilten (Nr. 236424) haben die selben Erfinder (J. Boninchi & ses Fils) weitere Ausführungsbeispiele aufgezeigt, die eine Sicherung auch gegen unbeabsichtigtes Betätigen in sich bargen, indem der Drücker von außen durch eine Hülse geschützt war (Z 102). Die Hülse hatte zwei bzw. drei überkreuz liegende Einschnitte. Um den Drücker bis zur Auslösung in der jeweiligen Funktion des Chronographen niederdrücken zu können, mußte man mit dem Fingernagel in einen Schlitz hineinfahren. Ein bloßes Niederdrücken bis zum Anschlag an die Hülse vermochte den Chronographen nicht in Gang zu setzen.

Obwohl die Firma Breitling schon 1933 mit Erfolg den Zwei-Drücker-Chronograph herausgebracht hatte, erwarb sie zehn Jahre später nochmals ein Patent (Nr. 241962) für einen Ein-Drücker-Chronographen, bei dem die Aufzugkrone gleichzeitig die Aufgabe des Drückers übernahm. In Z 103 ist die Patentzeichnung wiedergegeben, in der die Aufzugwelle 6 und 7 aus zwei Teilen besteht, und zwar in der Weise, daß die beiden Teilstücke 6′ und 7′ in einer Aussparung geführt werden. Die Krone 3 läßt sich so um einen bestimmten Betrag niederdrücken, ohne dadurch die Aufzugwelle 7 in ihrer Position zu verändern. Beim Niederdrücken der Krone 3 drückt das Teilstück 5 auf eine Hülse 9, die wiederum den Schalthebel 8 des Chronographenmechanismus betätigt. Eine in der Krone vorhandene Feder 10 sorgt für das Rückstellen der Krone. Zwischen dem Tubus 2, 2′ und der Innenfläche der Krone 3 befindet sich eine Dichtung 11 gegen das Eindringen von Wasser. Wenn an der Krone 3 in

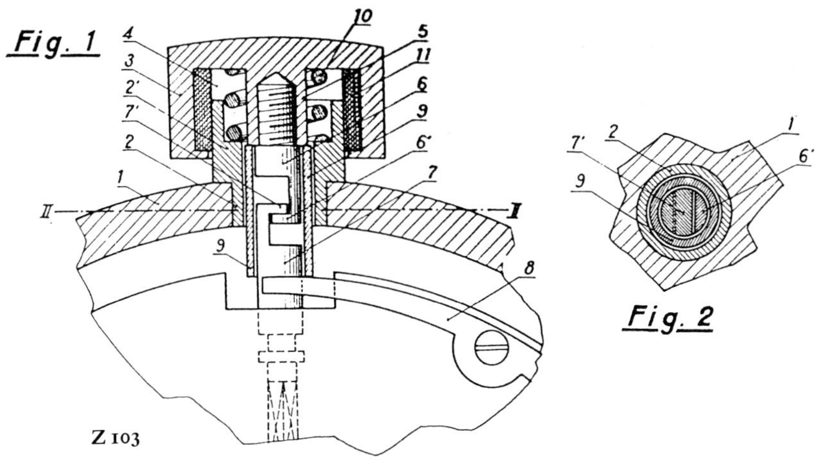

Z 103

üblicher Weise gezogen wird, kommt die Aufzugwelle 7 in Zeigerstellung. Das Vor- und Zurückdrehen der Aufzugwelle ist dadurch gewährleistet, daß jeweils der Teil 6′ in den Ausschnitt der Aufzugwelle 7 reicht und der Teil 7′ in den Ausschnitt der Aufzugwelle 6, wo sie an jeweils geraden Flächen anliegen (Z 103, Fig. 2). Diese Konstruktion hatte den wesentlichen Vorteil, ganz auf zusätzliche Drücker im Gehäuse zu verzichten, was sicherlich eine Kostenersparnis war, abgesehen von dem Modegag, einen Chronographen ohne Drücker in der Gehäusewandung anbieten zu können.

Beispiel einer Reparaturanleitung

EBAUCHES S.A.
NEUCHATEL
SCHWEIZ

Verlag Ebauches AG (französisch, englisch, deutsch, italienisch, spanisch)

VALJOUX S.A.
LES BIOUX

13''' VZ 23
29,5 mm

Zähler-Chronograph mit zwei Drückern und Schaltrad

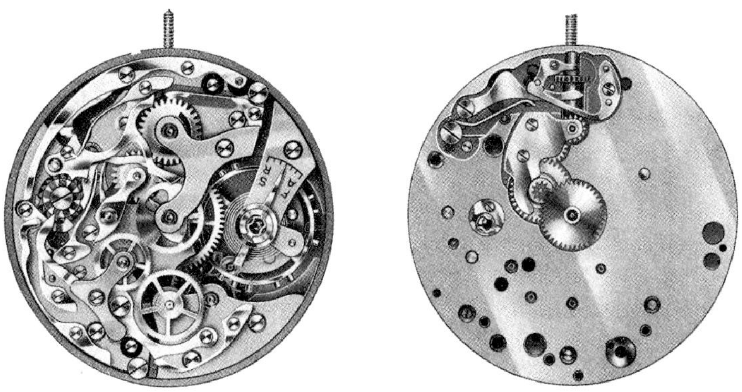

Vergrößerte Werkansicht

TECHNISCHE UND PRAKTISCHE ANLEITUNG FÜR DEN UHRMACHER

Januar 1965

ACHTUNG: Die 3 roten Punkte in der untenstehenden Abbildung verweisen auf die Exzenter. Bei der Zerlegung des Werkes sollen diese nicht entfernt oder gedreht werden.

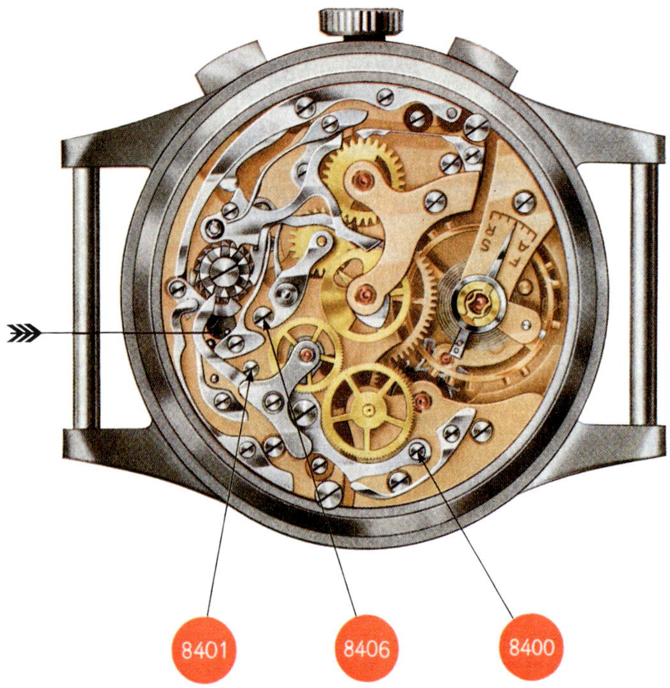

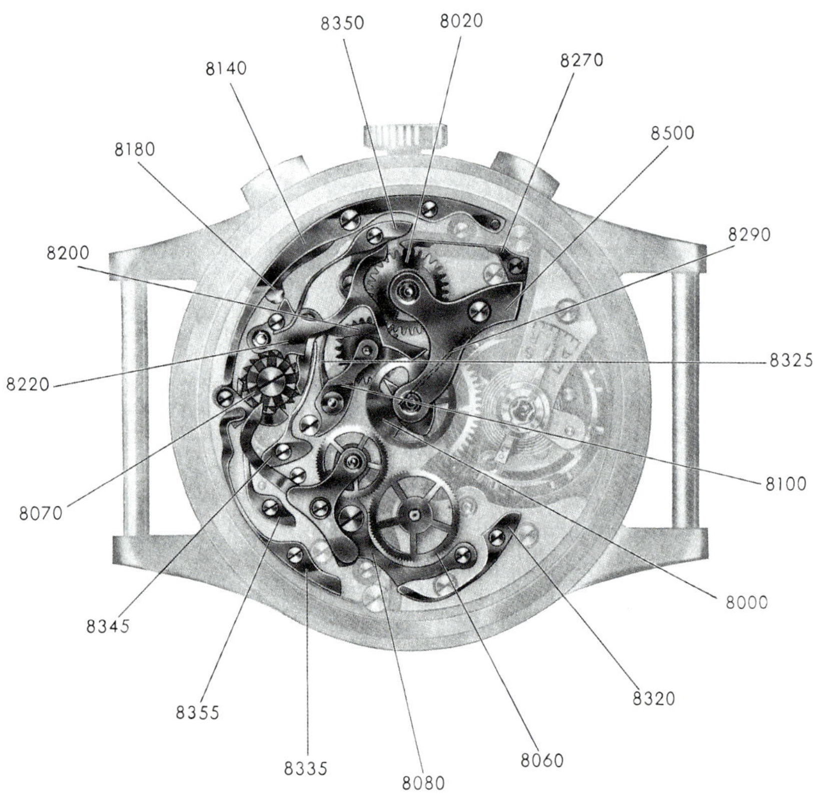

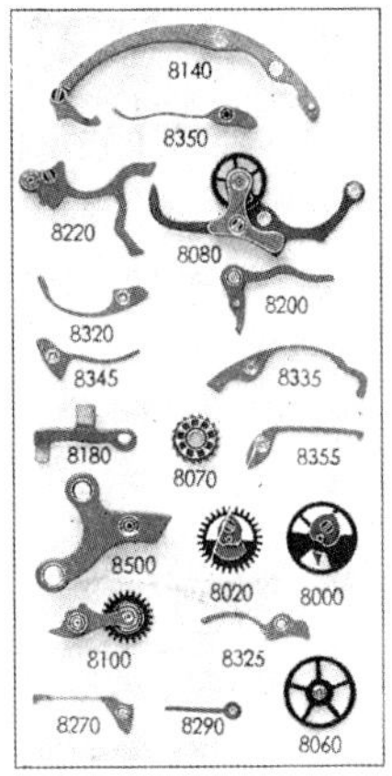

ZERLEGUNG:

1. Entspannen der Zugfeder durch Auslösen der mit Pfeil markierten Klinke.
2. Entfernen der Unruh und des Ankers.
3. Aufzugwelle herausnehmen.
4. Wenn der Schaltungs-Drücker an seinem Ansatz eine Nut aufweist, in welche der Mitnehmerstift des Schalthebels 8140 eingreift, so ist der Schalthebel zu lösen, der Drücker zu entfernen und das Werk aus dem Gehäuse zu nehmen. Wenn dagegen dieser Drücker von federnder Art ist oder Anschlaglappen aufweist, so ist zuerst das Werk herauszunehmen und dann die Drücker. Hierauf in beiden Fällen die Zeiger und das Zifferblatt entfernen.
5. Entfernen der Herzhebelfeder 8350 und des Herzhebels 8220.
6. Kupplung 8080 und ihre Feder 8320 entfernen.
7. Entfernen des Blockierhebels 8200 und seiner Feder 8345.
8. Schalthebel 8140, seine Feder 8335 und den Nullsteller 8180 entfernen.
9. Entfernen des Schaltrades 8070 und seiner Sperre 8355.
10. Chrono-Brücke 8500, Minutenzählrad 8020 und Chrono-Zentrumsrad 8000 entfernen.
11. Entfernen der Sternradwippe 8100 und ihrer Feder 8325.
12. Minutenzählrad-Sperre 8270, Friktionsfeder 8290 und Mitnehmerrad 8060 entfernen; das letztere mit Hilfe eines gabelförmigen Hebels.
13. Uhrwerk zerlegen und sämtliche Bestandteile nach gewohntem Verfahren reinigen.

KONTROLLE A:

Prüfen des Zustandes: des Fingers, der Zahnung des Chrono-Zentrumsrades sowie des Kupplungs- und Mitnehmerrades. Die Brücke von der Kupplungswippe trennen; die beiden Zapfenfutter des Kupplungsrades reinigen; letzteres, wieder an seinen Platz eingesetzt, muß absolut freie Beweglichkeit aufweisen. Bei Notwendigkeit ist auch das Sternrad und seine Wippe dem gleichen Verfahren zu unterziehen. Die Hohlwelle des Minutenrades reinigen; sich überzeugen, ob das Zapfenfutter in derselben vorhanden ist.
Zusammensetzen des Uhrwerkes; sämtliche Organe ölen; die Zugfeder um eineinzweitel Umdrehungen spannen und den Gang prüfen. Es wird empfohlen, vor dem Aufbau des Chrono-Mechanismus die Unruh und den Anker zu entfernen.

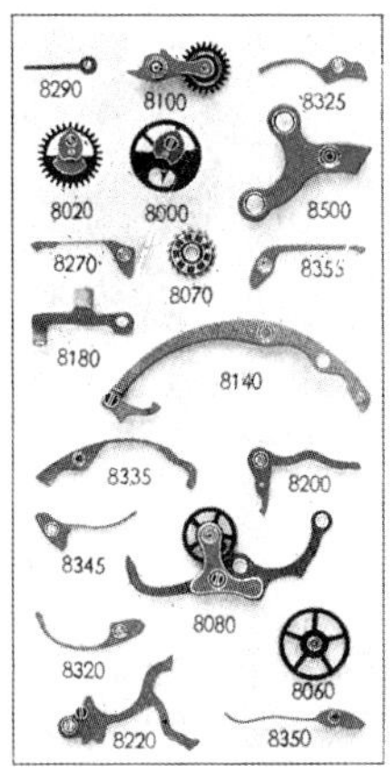

ZUSAMMENSETZEN:

1. Friktionsfeder 8290 anschrauben.
2. Sternradwippe 8100 und ihre Feder 8325 einsetzen (die Wippe soll sich in ihrem Drehpunkt frei bewegen können).
3. Einsetzen des Minutenzählrades 8020, des Chrono-Zentrumsrades 8000, nachdem sein längerer Zapfen geölt wurde (Funktionsweise der Friktionsfeder unter dem Trieb prüfen) und Chrono-Brücke 8500 anschrauben.
4. Minutenzählrad-Sperre 8270 festschrauben und prüfen, ob sie leicht gespannt ist.
5. Schaltrad 8070 anschrauben, nachdem die Schraube gefettet wurde und hierauf seine Sperre 8355.
6. Nullsteller 8180, Schalthebel 8140 und seine Feder 8335 anschrauben.
7. Blockierhebel 8200 und seine Feder 8345 einsetzen.
8. Ölen des kurzen Zapfens des Chrono-Zentrumsrades 8000 und der beiden Zapfen des Kupplungsrades; Kupplung 8080 und ihre Schraube einsetzen; Kupplungsfeder 8320 festschrauben (die Zapfen des Minutenzählrades und des Sternrades sollen nie geölt werden).
9. Mitnehmerrad 8060 aufstecken, das sich auf gleicher Höhe befinden muß wie das Kupplungsrad.
10. Herzhebel 8220 und seine Feder 8350 anschrauben.
11. Nachprüfen, ob alle Organe ungehemmte Beweglichkeit aufweisen; Anker und Unruh wieder einsetzen.

KONTROLLE B:

Nachprüfen der Eingriffe: Mitnehmerrad - Kupplungsrad; Kupplungsrad - Chrono-Zentrumsrad; sowie des Fingers in die Zahnung des Sternrades. Mechanismus auf Nullstellung bringen; sich überzeugen, ob das Chrono-Zentrumsrad gesperrt ist; dagegen soll das Minutenzählrad ein kleines Spiel aufweisen (der Herzhebel berührt dieses Herz in der Nullstellung nicht). Nachprüfen, ob zwischen dem Finger und der Zahnung des Sternrades die nötige Sicherheit vorhanden ist; ob die Arme des Herzhebels weder an den Rädern, noch an der Brücke streifen und das Kupplungsrad durch das Schaltrad in Trennstellung gehalten wird. Beim Vollzug des Nullstellens soll sich vorerst eine Nase des Nullstellers gegen den Stift des Blockierhebels stemmen und der Vorgang soll erst bei zunehmendem Druck ausgelöst werden. Die Reibungsstellen sind leicht zu fetten, am Herzhebel: diejenigen mit den Herzen, mit der Sternradwippe und mit dem Stift des Blockierhebels; an der Kupplungswippe: mit dem Schaltrad; am Blockierhebel: mit dem Schaltrad; an der Schalthebelfeder: mit der Klinke; an der Schaltrad-Sperre: mit der Zahnung des Schaltrades.

WERKEINBAU:

Die Drücker von federnder Art oder solche mit Anschlaglappen müssen eingesetzt werden bevor das Werk. Solche mit einer Nut in ihrem Ansatz dagegen sind erst einzusetzen, wenn das Werk sich im Gehäuse befindet, indem der Schalthebel und eventuell der Nullsteller entfernt werden. In beiden Fällen ist hierauf die Aufzugwelle einzuführen, die 2 Werkbefestigungs-Schrauben einzusetzen und die Funktionen des Mechanismus zu überprüfen bei Betätigung durch die Drücker. Zifferblatt sowie Stunden-, Minuten- und den kleinen Sekundenzeiger aufsetzen. Während der Herzhebel vermittelst dem Drücker gegen die Herze gedrückt wird, sind der Zentrumsekundenzeiger und der Zählzeiger aufzusetzen.

Vermerk: Dieses Werk wurde auch mit nur einem Drücker (3 Funktionen) ausgeführt. Zu diesem Mechanismus mit einem Drücker sind folgende besondern Teile notwendig, deren Nummer mit /1 ergänzt ist. Der Schalthebel 8140'/1 wird bei der Ausführung «Drücker in der Aufzugskrone» verwendet.

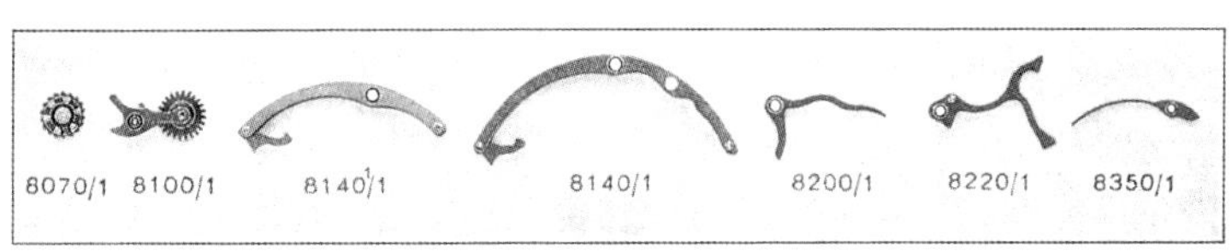

Die Bezeichnungen und Nummern der Bestandteile entsprechen denjenigen im «Technologischen Wörterbuch der Uhrbestandteile», 2. Auflage

100 Werkplatte
106 Federhaus- und Räderwerkbrücke
118 Kombinierte Brücke
121 Unruhkloben für Flachspirale
125 Ankerkloben
182 Federhaus mit Deckel
195 Federwelle
206 Minutenrad
210 Kleinbodenrad
225 Sekundenrad
245 Minutenrohr
255 Stundenrad
260 Wechselrad
301 Rücker für Flachspirale
311 Rückerplättchen mit Stein
330 Decksteinplättchen für Unruh
401 Aufzugwelle
407 Schiebetrieb
410 Aufzugtrieb
415 Sperrad
420 Kronrad
423 Kronradkern
425 Sperrkegel
430 Sperrkegelfeder
435 Wippe
440 Wippenfeder
443 Stellhebel
445 Stellhebelfeder
450 Zeigerstellrad
453 Zusatz-Zeigerstellrad
466 Deckplatte für Zeigerstellmechanismus
705 Ankerrad mit Trieb
710 Anker mit Welle
714 Ankerwelle
721 Unruh mit Flachspirale
723 Unruhwelle
730 Hebelscheibe
8000 Chrono-Zentrumsrad, montiert
8020 Minutenzählrad, montiert, 30m
8060 Mitnehmerrad
8070 Schaltrad
8080 Kupplung, montiert
8100 Sternradwippe, montiert, 30m
8102 Sternradwippen-Lagerstift
8140 Schalthebel, montiert
8180 Nullsteller
8200 Blockierhebel
8220 Herzhebel, montiert
8221 Herzhebel-Lagerstift
8270 Minutenzählrad-Sperre
8290 Friktionsfeder
8320 Kupplungsfeder
8325 Sternradwippenfeder
8335 Schalthebelfeder
8345 Blockierhebelfeder
8350 Herzhebelfeder
8355 Schaltrad-Sperre
8400 Exzenter für Kupplungs-Schwenkung
8401 Exzenter für Kupplungs-Anschlag
8406 Exzenter für Fingereingriff
8500 Chrono-Brücke

5101 Schraube für Werkbefestigung - 5106 Schraube für Federhaus- und Räderwerkbrücke mit hohem Kopf - 5106' Schraube für Federhaus- und Räderwerkbrücke mit niederem Kopf - 5118 Schraube für kombinierte Brücke - 5121 Unruhkloben-Schraube - 5125 Ankerkloben-Schraube - 5311 Rückerplättchen-Schraube - 5330 Decksteinplättchen-Schraube - 5423 Kronradkern-Schraube - 5425 Sperrkegel-Schraube - 5430 Sperrkegelfeder-Schraube - 5435 Wippen-Schraube - 5440 Wippenfeder-Schraube - 5443 Stellhebel-Schraube - 5445 Stellhebelfeder-Schraube - 5466 Schraube für Deckplatte für Zeigerstellmechanismus - 5738 Spiralklötzchen-Schraube - 5751 Zifferblatt-Schlüssel - 58070 Schaltrad-Schraube - 58080 Kupplungs-Schraube - 58140 Schalthebel-Schraube - 58200 Blockierhebel-Schraube - 58270 Schraube für Minutenzählrad-Sperre - 58290 Friktionsfeder-Schraube - 58320 Kupplungsfeder-Schraube - 58325 Sternradwippenfeder-Schraube - 58335 Schalthebelfeder-Schraube - 58345 Blockierhebelfeder-Schraube - 58350 Herzhebelfeder-Schraube - 58355 Schraube für Schaltrad-Sperre - 58500 Chrono-Brückenschraube.

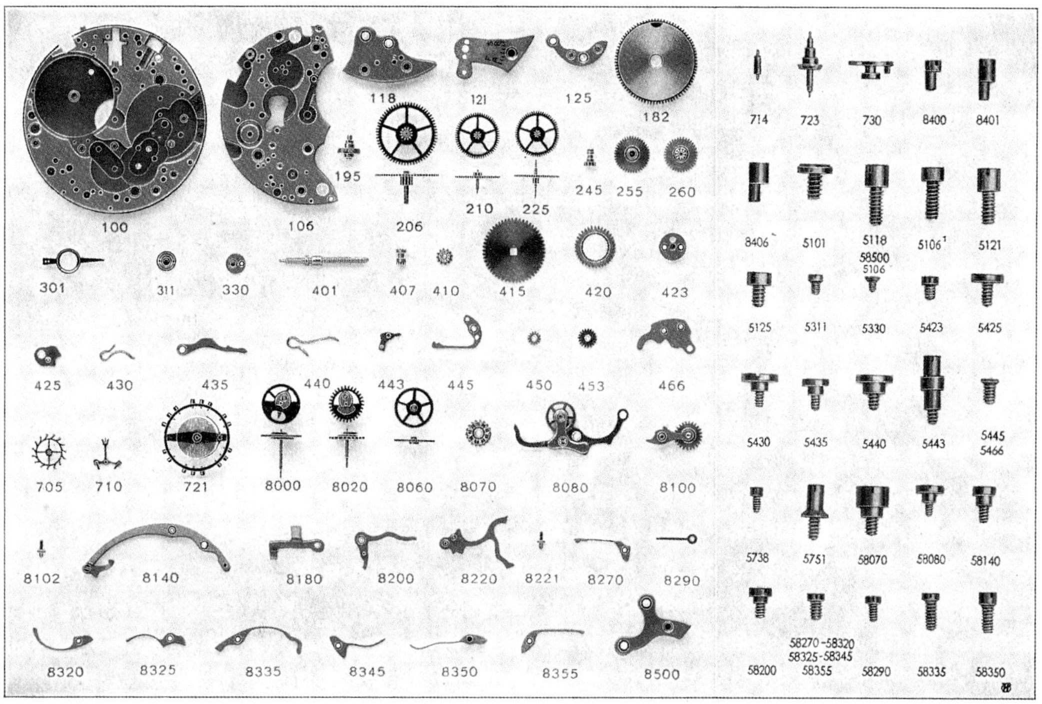

Zwecks technischer Verbesserungen dieses Kalibers wurden im Verlaufe dessen Fabrikation einige Bestandteile abgeändert. Um die verschiedenen Ausführungen, die nicht auswechselbar sind, unterscheiden zu können, wurde der Nummer ein Buchstabe beigefügt. Die Anwendung von speziellen Zeichen verweist ferner auf folgende Einzelheiten: Nummer mit * = es besteht keine Auswechselbarkeit; Nummer in Klammern = der Bestandteil wird nicht mehr hergestellt. Ältere Einzelteile, die gegenüber den hier ohne speziellen Vermerk abgebildeten eine leicht veränderte Form aufweisen, sind also mit den neuen Ersatzteilen ohne weiteres auswechselbar.

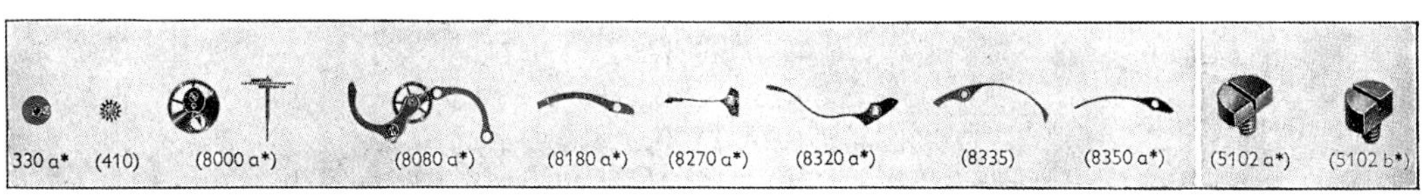

Bei Bestellung eines Bestandteiles zu einer Stoßschutz-Vorrichtung ist die Art der letzteren anzugeben. Anderseits wollen Sie sich für nähere Einzelheiten über die Bezeichnung und Numerierung der Ersatzteile des von der Ebauches AG herausgegebenen «Technologischen Wörterbuches der Uhrbestandteile», Auflage 2, bedienen.

Geben Sie bitte Ihrem Ersatzteile-Lieferanten die Nummer und die Bezeichnung der gewünschten Ersatzteile an, womit ein Irrtum vermieden und die Lieferung beschleunigt wird.

EBAUCHES S.A.

NEUCHATEL

SCHWEIZ

VALJOUX S.A.

LES BIOUX

13''' **72**
13''' **72c**
13''' **88**
29,50 mm

Minutenzähler-Chronograph, mit:

Stunden-Zähler (Kal. 72 VZ H)
Stunden-Zähler und Kalenderwerk (Kal. 72c VZ HC)
Stunden-Zähler, Kalenderwerk und Mondphasen (Kal. 88 VZ HCL)

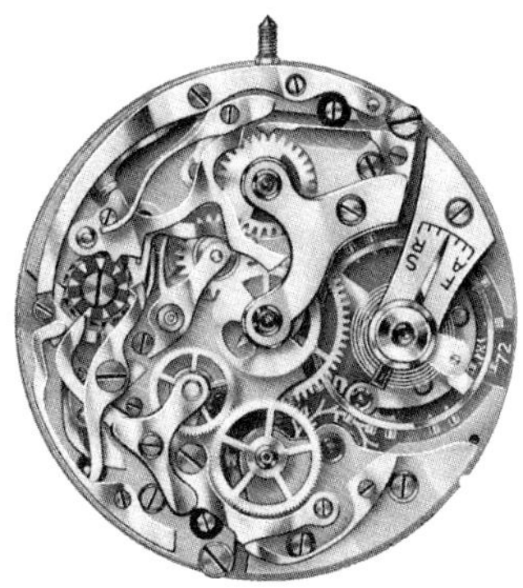

Kal. 72, 72c, 88

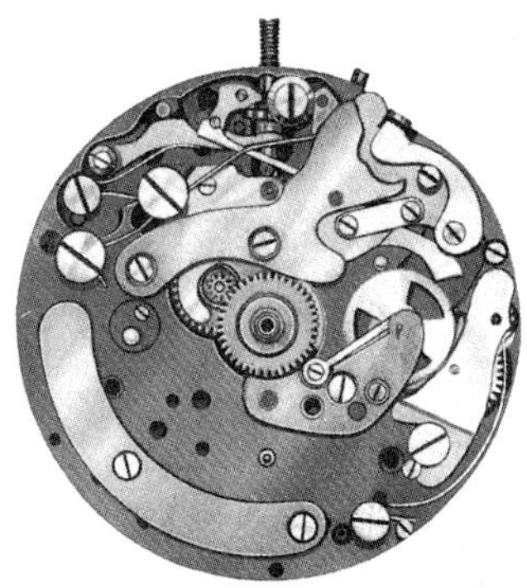

Kal. 72

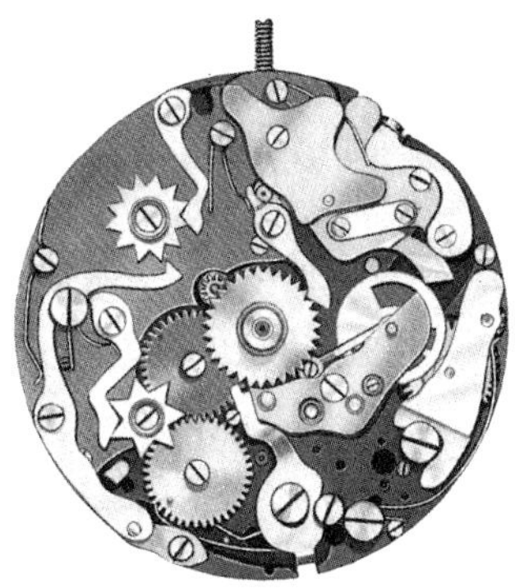

Kal. 72c

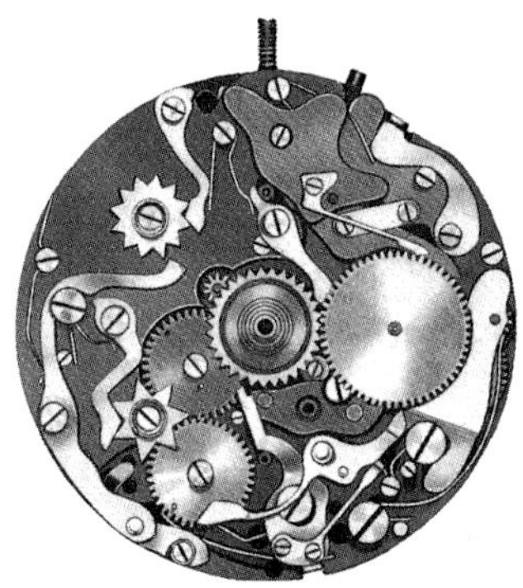

Kal. 88

Vergrösserte Werkansichten

TECHNISCHE UND PRAKTISCHE ANLEITUNG FÜR DEN UHRMACHER

Januar 1965

Chronograph mit Minuten- und Stundenzähler

13‴ 72

Der Chronograph 72 unterscheidet sich von dem Kaliber 23 (Anleitung Nr. 2) nur durch die eingebaute Vorrichtung für den Stundenzähler.

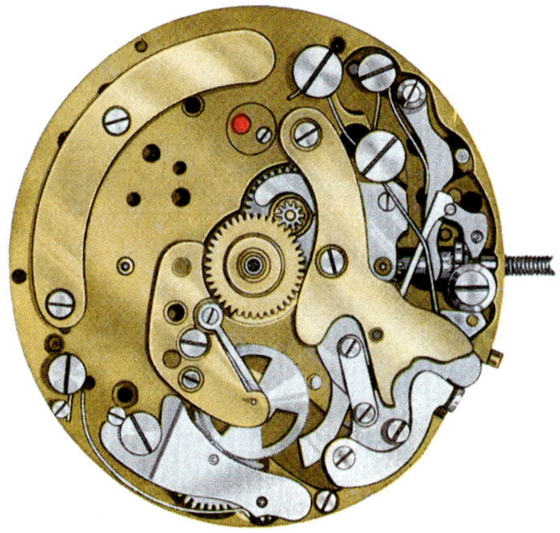

ZERLEGUNG:

Um zu der Stundenzähler-Vorrichtung zu gelangen, ist vorerst die Uhr gemäß den Arbeitsgängen 1 bis 4 (siehe Kal. 23) zu zerlegen und der Unterbrecher 8640 mit seiner Schraube zu entfernen. Hierauf die Einzelteile der Stundenzähler-Vorrichtung auf der Zifferblattseite in folgender Reihenfolge entfernen: die Friktionsfeder für Stundenzählrad 8760, die Stundenzählrad-Brücke 8620, das Stundenzählrad 8600, den Spielbegrenzungsbügel des Übertragungsrades 8750, die Übertragungswippen-Feder 8720, die Übertragungswippe 8610, das Mitnehmertrieb 8630, die Stundenherzhebel-Brücke 8681, die Abzugsfeder 8740, die Treibstange 8700, den Abzug 8650 und den Stundenherzhebel 8680. Die Bestandteile auf Sauberkeit und Abnützung prüfen.

ZUSAMMENSETZEN:

Wenn das Werk vollständig zerlegt worden ist, so sind vorerst die Arbeitsgänge 1 bis 11 (siehe Kal. 23) auszuführen; den Unterbrecher 8640 und seine Schraube einsetzen und hierauf die Einzelteile der Stundenzähler-Vorrichtung auf der Zifferblattseite in folgender Reihenfolge anbringen: den Abzug 8650, den Stundenherzhebel 8680, die Stundenherzhebel-Brücke 8681, die Treibstange 8700, die Abzugsfeder 8740, das Mitnehmertrieb 8630, die Übertragungswippe 8610 und ihre Feder 8720, den Spielbegrenzungsbügel des Übertragungsrades 8750, das Stundenzählrad 8600, die Stundenzählrad-Brücke 8620 und die Friktionsfeder für Stundenzählrad 8760.

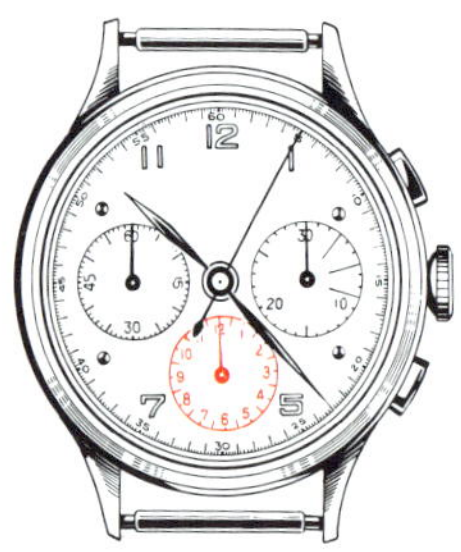

KONTROLLE UND SCHMIERUNG:

Mechanismus auf Nullstellung bringen; sich überzeugen, ob das Chrono-Zentrumrad und das Stundenzählrad gesperrt sind, dagegen soll das Minutenzählrad ein kleines Spiel aufweisen (der Herzhebel berührt dieses Herz in der Nullstellung nicht). Die Regulierung des Kontaktes des Stundenherzhebels erfolgt vermittelst des Abzug-Exzenters 8780; diejenige des Eingriffes Übertragungswippenradtrieb/Stundenzählrad vermittelst des Exzenters für Übertragungswippen-Anschlag 8791. Am Stundenherzhebel ist die Fläche des Kontaktes mit dem Herz leicht zu fetten, die Reibungsstelle der Friktionsfeder für Stundenzählrad und den Zapfen des Stundenzählrades zu ölen.

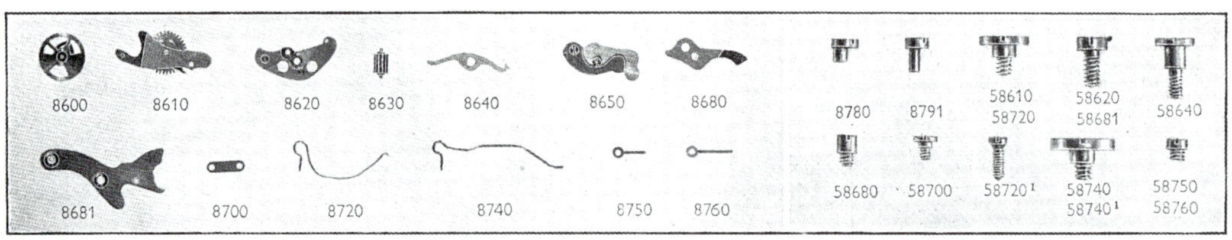

8600	Stundenzählrad, montiert	8650	Abzug, montiert	8740	Abzugfeder
8610	Übertragungswippe, montiert	8680	Stundenherzhebel	8750	Spielbegrenzungs-Bügel des Übertragungsrades
8620	Stundenzählrad-Brücke	8681	Stundenherzhebel-Brücke	8760	Friktionsfeder für Stundenzählrad
8630	Mitnehmertrieb	8700	Treibstange	8780	Abzug-Exzenter
8640	Unterbrecher	8720	Übertragungswippen-Feder	8791	Exzenter für Übertragungswippen-Anschlag

58610 Schraube für Übertragungswippe - 58620 Schraube für Stundenzählradbrücke - 58640 Unterbrecher-Schraube - 58680 Stundenherzhebel-Schraube - 58681 Schraube für Stundenherzhebel-Brücke - 58700 Treibstange-Schraube - 58720 Schraube für Übertragungswippenfeder - 58720¹ Stützschraube für Übertragungswippen-Feder - 58740 Schraube für Abzugfeder - 58740¹ Abzugfeder-Sicherheitsschraube - 58750 Schraube für Spielbegrenzungsbügel des Übertragungsrades - 58760 Schraube für Friktionsfeder des Stundenzählrades.

Die früheren Ausführungen der Bestandteile und Schrauben sind auf Seite 5 dieser Anleitung zu finden.

Die Übereinstimmung der Bestandteile und Schrauben des Uhrwerkes, des Chronograph-Mechanismus und der Stundenzähler-Vorrichtung ist auf Seite 6 dieser Anleitung ersichtlich.

Chronograph mit Minuten- und Stundenzähler und Kalenderwerk

13‴ 72c

Der Chronograph 72c unterscheidet sich von dem Kaliber 23 (Anleitung Nr. 2) nur durch die eingebauten Vorrichtungen für den Stundenzähler und das Kalenderwerk. Die Stundenzähler-Vorrichtung ist identisch mit derjenigen des Kalibers 72; nur einige Einzelteile wurden abgeändert.

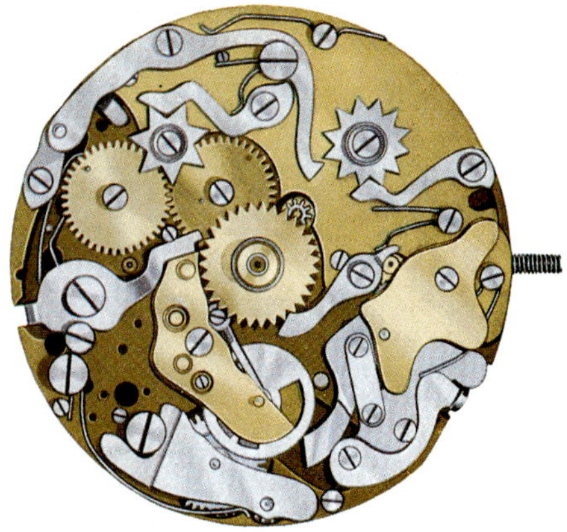

ZERLEGUNG:

Um zu der Kalender-Vorrichtung zu gelangen, ist vorerst die Uhr gemäß den Arbeitsgängen 1 bis 4 (siehe Kal. 23) zu zerlegen. Die Zerlegung der Vorrichtung kann dann ohne spezielle Anleitung erfolgen. Nicht unterlassen, die Einzelteile auf Sauberkeit und Abnützung zu prüfen.

ZUSAMMENSETZEN:

Auch das Zusammensetzen der Vorrichtung bietet keine besondere Schwierigkeit; jedoch ist folgende Einzelheit zu beachten: das Datumstern-Mitnehmerrad 2556 (Skizze) ist so einzusetzen, daß sich sein Merkzeichen E gegenüber dem Merkzeichen F des Tagesstern-Mitnehmerrades 2560 befindet, und zwar auf der Linie, die die Zentren der beiden Räder verbindet.

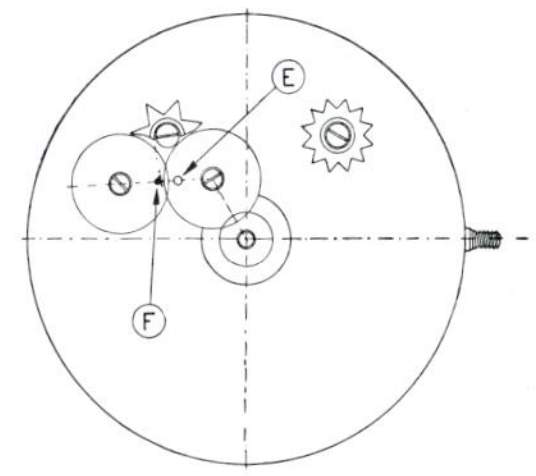

KONTROLLE UND SCHMIERUNG:

Die Aufzugwelle in die Position der Zeigerstellung bringen und das Schalten des Tages- und Datumsternes prüfen, das fast gleichzeitig zu erfolgen hat. Die Schaltung bei Betätigung durch die Korrektoren kontrollieren; hierauf die Drehpunkte der letzteren sowie der Sternsperren ölen und die Gleitflächen der Federn und Sperren fetten.

FUNKTIONSWEISE UND EINSTELLEN DES KALENDERWERKES:

Nachdem das Zifferblatt gesetzt ist, die Aufzugwelle drehen bis zum Moment, wo die Tagesscheibe eine Vorwärts-Schaltung beendet hat; Aufsetzen des Datumzeigers, des Stunden- und Minutenzeigers auf 12, des kleinen Sekundenzeigers; während die Herzhebel vermittelst des Drückers gegen die Herze gedrückt werden, sind der Zentrumsekundenzeiger und die beiden Zählzeiger in der Nullstellung aufzusetzen. Die Uhr auf die Zeit einstellen (dabei berücksichtigen, daß die Stellung, in der die Zeiger aufgesetzt worden sind, 0 Uhr bedeutet) und das Kalenderwerk vermittelst der Korrektordrücker einstellen. Die Korrektordrücker dürfen nicht betätigt werden während der Periode der automatischen Schaltung von 20 bis 2 Uhr.

Bei diesem Kaliber korrigiert der Drücker A den Datumzeiger und der Drücker BC bei einem leichten Druck die Monatsscheibe und bei einem starken Druck die Tagesscheibe.

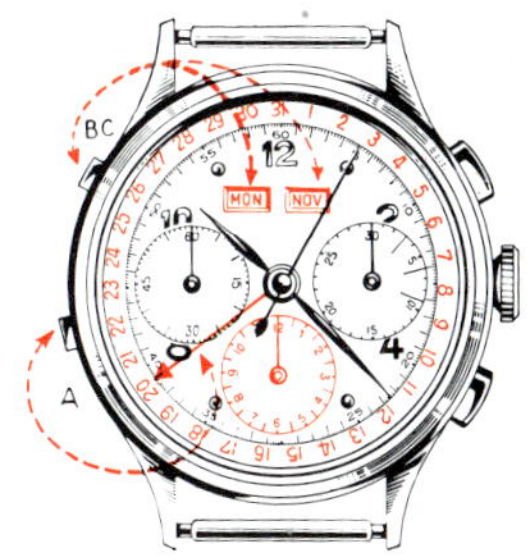

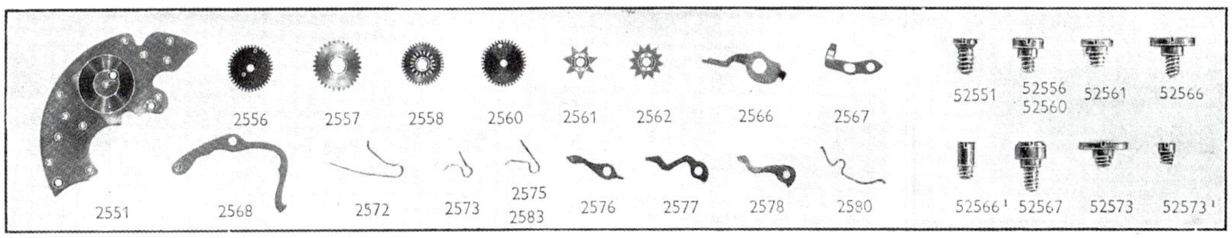

2551 Kalenderplatte
2556 Datumstern-Mitnehmerrad
2557 Datumstern
2558 Stundenrad mit Doppelzahnung
2560 Tagesstern-Mitnehmerrad
2561 Tagesstern
2562 Monatsstern
2566 Datumkorrektor
2567 Tageskorrektor
2568 Monatskorrektor
2572 Feder für Datumkorrektor
2573 Feder für Tagessperre
(2575/2583 Gemeinsame Feder für 2 Funktionen)
2575 Feder für Datumsperre
2576 Datumsperre
2577 Tagessperre
2578 Monatssperre
2580 Monatskorrektor-Feder
2583 Feder für Monatssperre

52551 Kalenderplatte-Schraube - 52556 Schraube für Datumstern-Mitnehmerrad - 52560 Schraube für Tagesstern-Mitnehmerrad - 52561 Tagesstern-Schraube - 52562 Monatsstern-Schraube - 52566 Datumkorrektor-Schraube - 52566¹ Stützschraube für Datumkorrektor - 52567 Tageskorrektor-Schraube - 52568 Monatskorrektor-Schraube - 52573 Schraube für Feder der Tagessperre - 52573¹ Stützschraube für Feder der Tagessperre - 52576 Datumsperre-Schraube - 52577 Tagessperre-Schraube - 52578 Monatssperre-Schraube - 52580 Monatskorrektorfeder-Schraube - 52583 Schraube für Feder der Monatssperre.

Die früheren Ausführungen der Bestandteile und Schrauben sind auf Seite 5 dieser Anleitung zu finden. Die Übereinstimmung der Bestandteile und Schrauben des Uhrwerkes, des Chronograph-Mechanismus, der Stundenzähler-Vorrichtung und des Kalenderwerkes ist auf Seite 6 dieser Anleitung ersichtlich.

Chronograph mit Minuten- und Stundenzähler, Kalenderwerk und Mondphasen

13''' 88

Der Chronograph 88 unterscheidet sich von dem Kaliber 23 (Anleitung Nr. 2) nur durch die eingebauten Vorrichtungen für den Stundenzähler, das Kalenderwerk und die Mondphasen. Die Vorrichtung für den Stundenzähler ist identisch mit derjenigen des Kalibers 72 oder 72c; die Vorrichtung des Kalenderwerkes ist identisch mit derjenigen des Kalibers 72c; nur einige Einzelteile wurden abgeändert.

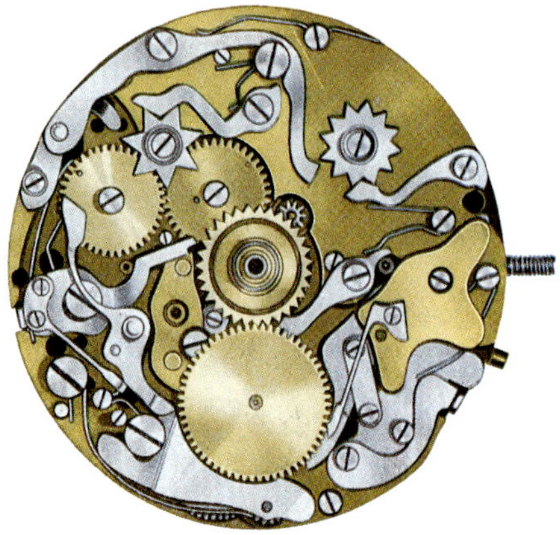

ZERLEGUNG UND ZUSAMMENSETZEN:

Um zu der Mondphasen-Vorrichtung zu gelangen, ist vorerst die Uhr gemäß den Arbeitsgängen 1 bis 4 (siehe Kal. 23) zu zerlegen. Die Zerlegung und das Zusammensetzen der Vorrichtung kann dann ohne spezielle Anleitung erfolgen.

KONTROLLE UND SCHMIERUNG:

Die Aufzugswelle in die Position der Zeigerstellung bringen und das Schalten des Mondphasensternes prüfen; diese Funktion bei Betätigung durch den Korrektor kontrollieren; den Drehpunkt der Mondphasenwippe ölen und die Gleitstellen der Federn fetten.

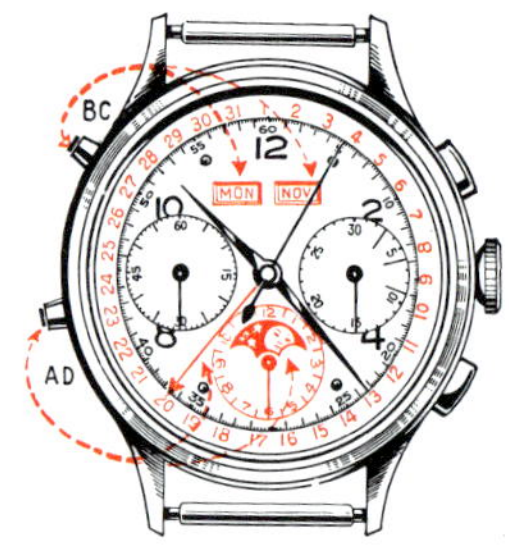

FUNKTIONSWEISE UND EINSTELLEN DER MONDPHASEN-VORRICHTUNG:

Nachdem das Zifferblatt und die Zeiger gesetzt sind, die Funktionsweise der Kalender-Vorrichtung prüfen (siehe Kal. 72c) und die Mondphase nach einem Kalender einstellen. Der Drücker AD korrigiert bei einem leichten Druck die Mondphasenscheibe und bei einem starken Druck den Datumzeiger.

Bei diesem Kaliber dürfen die Korrektordrücker für den Wochentag, den Monat und das Datum in der Zeit von 20 bis 2 Uhr und der Korrektordrücker für das Datum und die Mondphasen von 10 bis 14 Uhr, also während den Perioden der automatischen Schaltung, nicht betätigt werden.

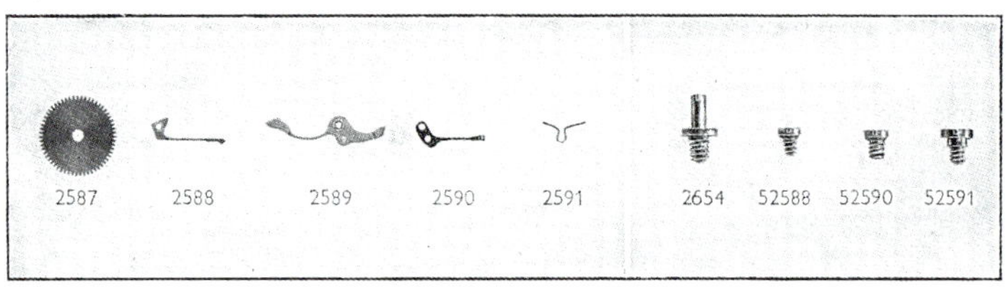

2587 Mondphasenstern
2588 Mondphasensperre
2589 Mondphasenwippe
2590 Mondphasenkorrektor
2591 Feder für Mondphasenwippe
2654 Lagerstift für Mondphasenwippe

52588 Mondphasensperre-Schraube - 52590 Mondphasenkorrektor-Schraube - 52591 Schraube für Feder der Mondphasenwippe

Die Übereinstimmung der Bestandteile und Schrauben des Uhrwerkes, des Chronograph-Mechanismus, der Stundenzähler-Vorrichtung, des Kalenderwerkes und Mondphasen-Vorrichtung sind auf Seite 6 dieser Anleitung ersichtlich.

Bildteil

Inhalt

Chronograph mit Minutenzähler bei der »12«

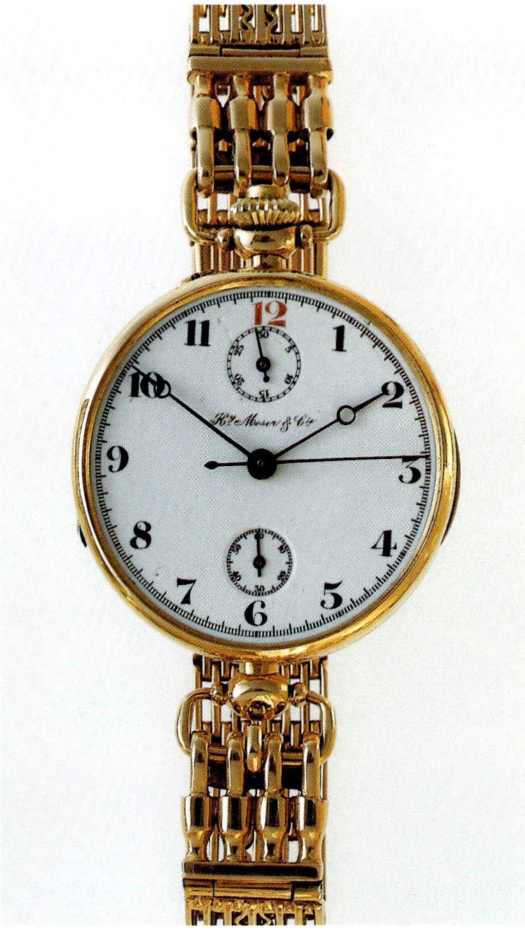

1 Henry Moser, um 1915, Goldgehäuse in 14 Kt mit Scharnier und beweglichen Anstößen. Drei Funktionen mit Drücker in der Krone. Zeigerstellen durch Stift bei der 11. Emailzifferblatt mit roter 12 und 30-Minutenzähler, gebläute Stahlzeiger. Vernikkeltes Werk mit Genfer Streifen und 17 Steinen in Ausführung I. Bimetallunruh mit Breguet-Spirale. Ø = 38 mm.
Besonderheit: springender Minutenzähler.

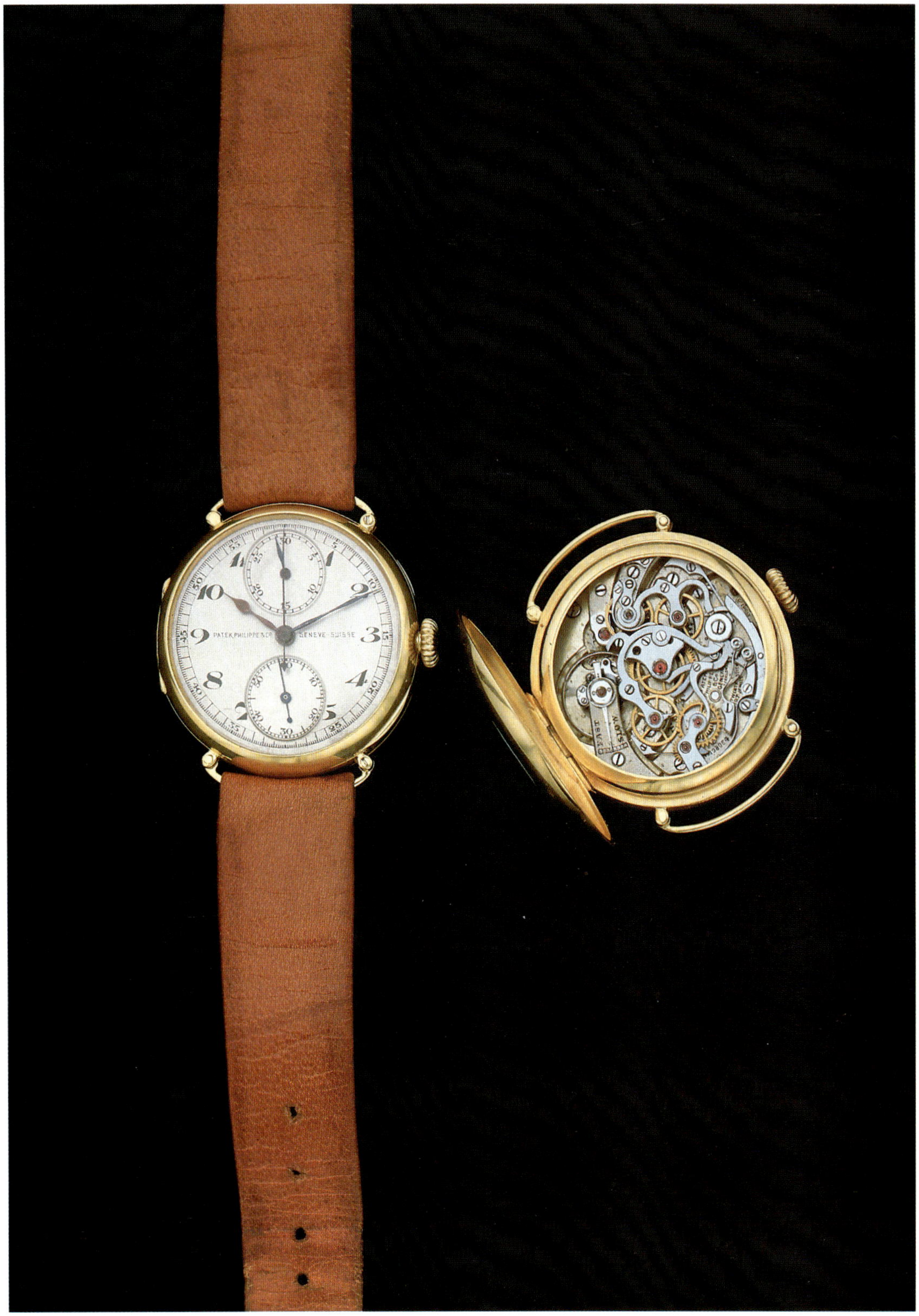

2 Patek Philippe, um 1927. Goldgehäuse in 18 Kt mit Scharnier. Drei Funktionen durch Drücken der Krone. Emailzifferblatt mit 30-Minutenzähler, gebläute Stahlzeiger. Neusilberwerk mit Genfer Streifen und 27 Steinen, in Ausführung I. Bimetall-Unruh mit Breguet-Spirale. (Werk Victorin Piguet zugeschrieben). Ø = 34 mm.

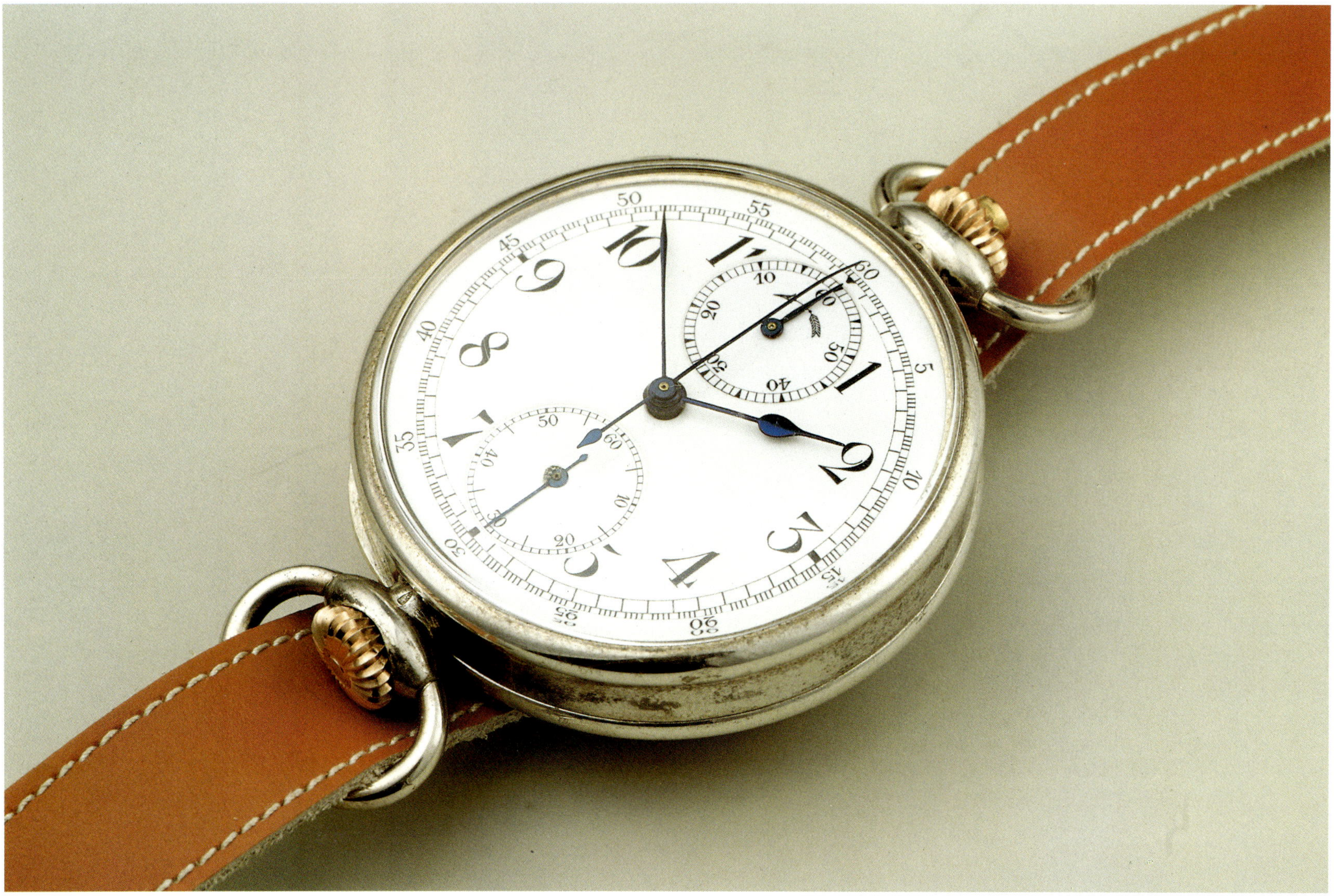

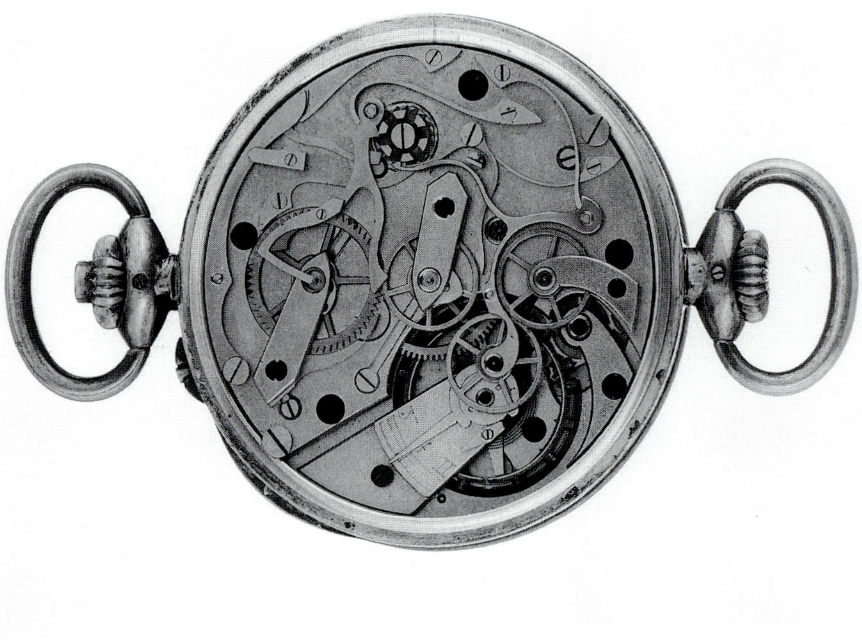

3/4 Paul Buhre, um 1910. Dreiteiliges Silbergehäuse (875) mit beweglichen Bügeln. Drei Funktionen mit Drücker in der Krone. Krone bei der 6 ohne Funktion. Emailzifferblatt mit 60-Minutenzähler, gebläute Stahlzeiger. Werk: Kaliber Nicolet 18‴, vergoldet mit gebläuten Schrauben und 17 Steinen in Ausführung I. Bimetall-Unruh mit Breguet-Spirale. ∅ = 48 mm.
Besonderheit: 60-Minutenzähler rückwärts zählend.

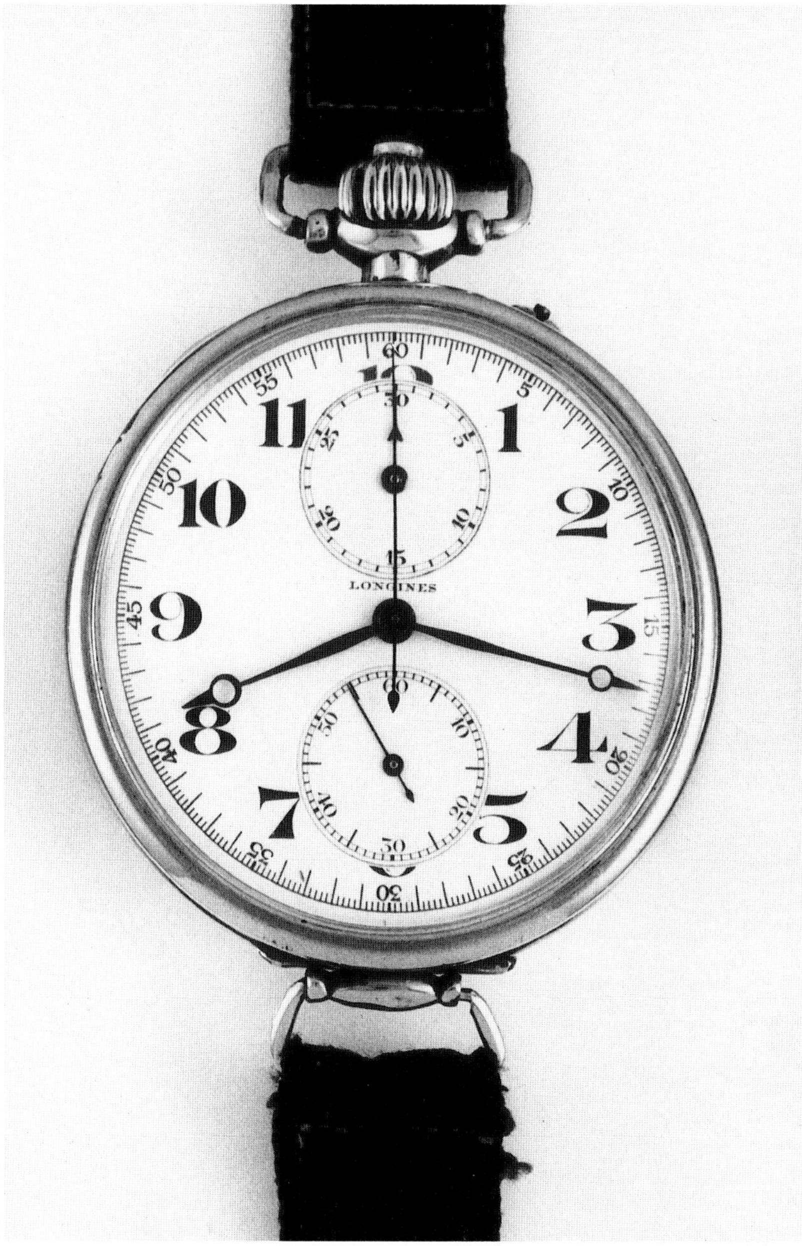

5 **Longines,** um 1910, Goldgehäuse in 14 Kt mit Scharnier und beweglichen Anstößen. Ein Drücker in der Krone für drei Funktionen. Emailzifferblatt mit 30-Minutenzähler und gebläuten Stahlzeigern. Werk: Kaliber Longines 19‴, vergoldet in Ausführung I. Bimetallunruh mit Breguet-Spirale. ∅ = 47 mm.

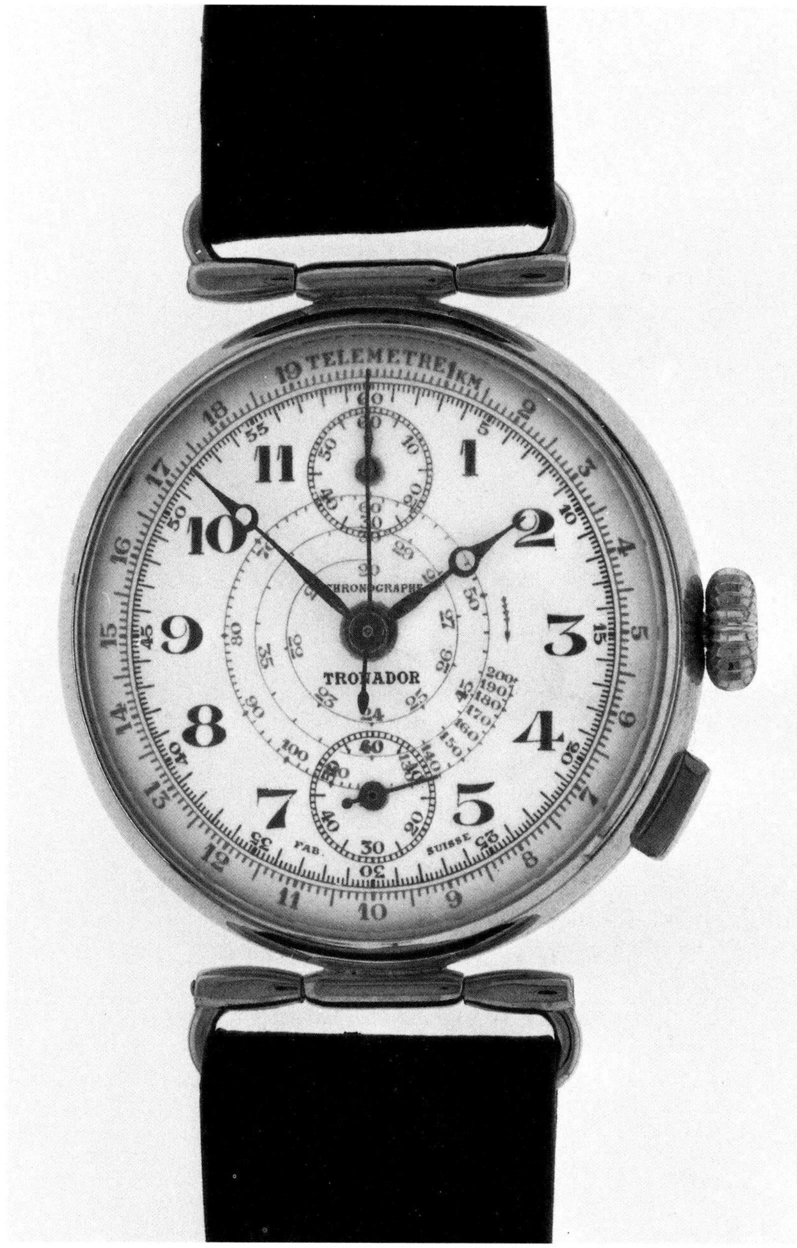

6 **Tronador,** um 1940. Dreiteiliges vergoldetes Gehäuse mit beweglichen Anstößen. Drei Funktionen mit Drücker bei der 4. Emailzifferblatt mit 60-Minutenzähler, Schneckentachy- und Telemeter, gebläute Stahlzeiger. Werk: Kaliber Pierce 134, versilbert in Ausführung II. Schraubenunruh mit Flachspirale. ∅ = 38 mm.

7 Pierce, um 1940. Stahlgehäuse mit einem Drücker bei der 4 für drei Funktionen. Versilbertes Zifferblatt mit 60-Minutenzähler, roter Tachymeterskala 500–20 km/h und Telemeterskala, Stahlzeiger. Werk: Kaliber Pierce, versilbert in Ausführung III. Unruh mit Flachspirale. ∅ = 33,5 mm. ▽

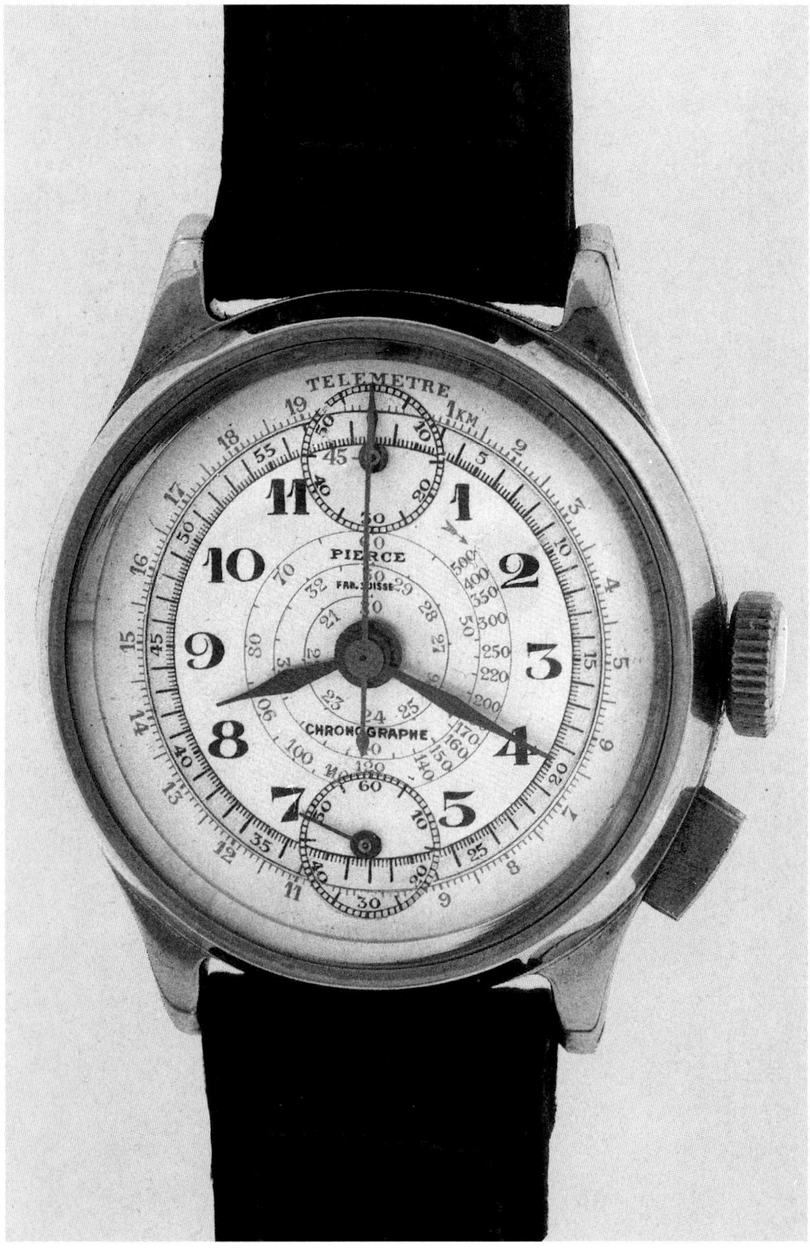

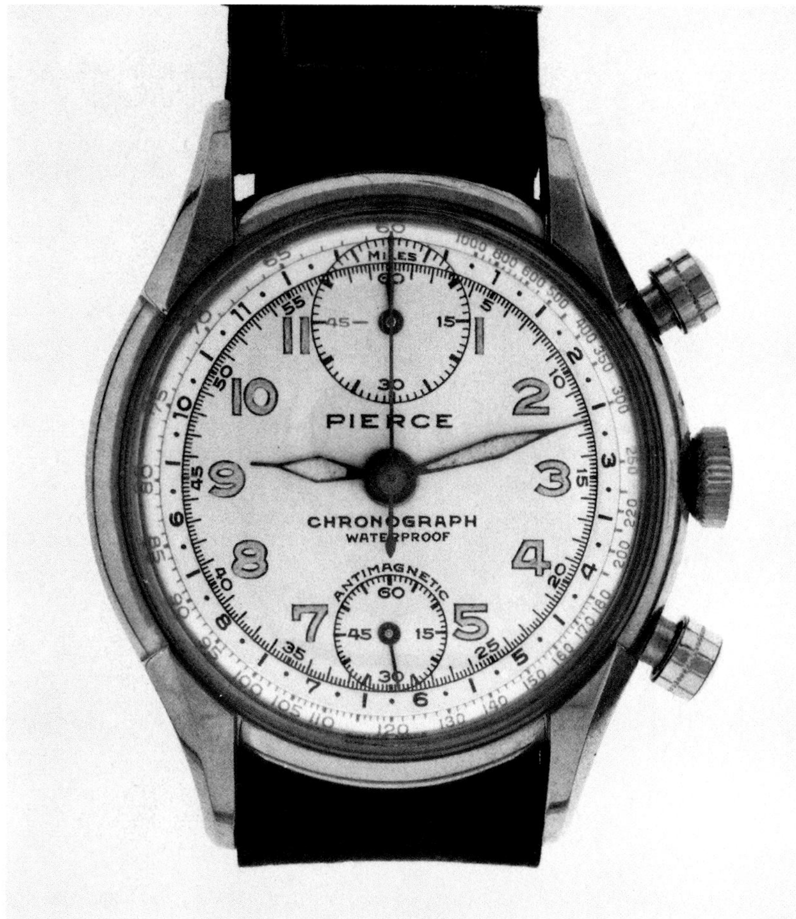

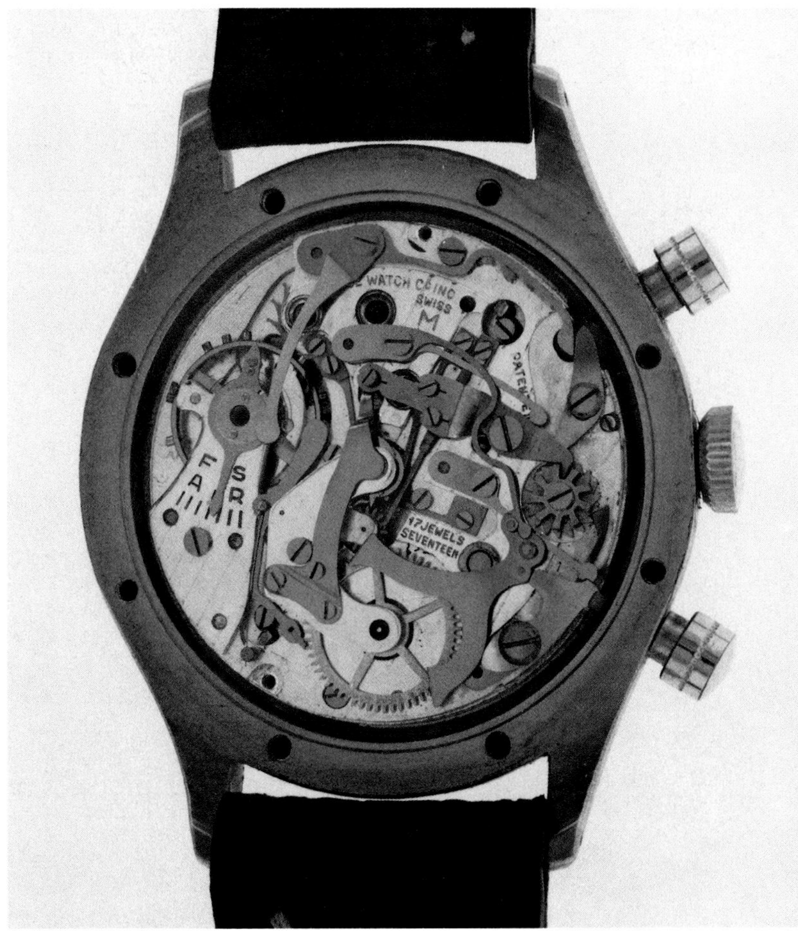

8/9 Pierce, um 1940. Vergoldetes Gehäuse mit durch acht Schrauben befestigtem Stahlboden. Metallziffernblatt mit 60-Minutenzähler, Tachymeter (blau) und Telemeter, Leuchtzahlen und -zeiger. Werk: Kaliber Pierce 134, versilbert und 17 Steine in Ausführung II. Schraubenunruh mit Flachspirale. ∅ = 37 mm. ▷

10 Pierce, um 1935. Dreiteiliges verchromtes Gehäuse mit Stahlboden. Drei Funktionen mit Drücker bei der 4. Metallzifferblatt mit 60-Minutenzähler, rotem Schneckentachymeter und Telemeter, gebläute Stahlzeiger. Werk: Kaliber Pierce 130, versilbert in Ausführung III. Schraubenunruh mit Flachspirale. ∅ = 34 mm. ▽

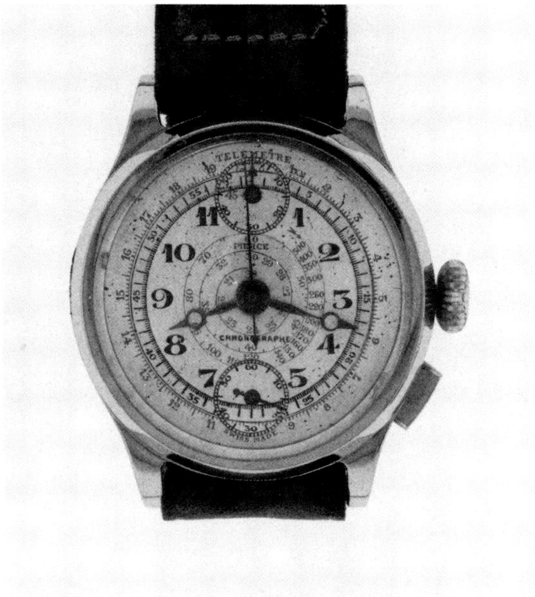

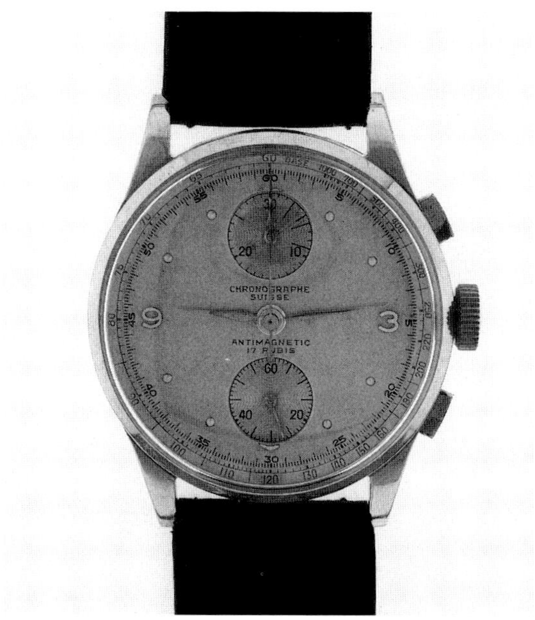

11 Anonym, um 1940. Dreiteiliges Goldgehäuse in 18 Kt mit Innendeckel. Additionsstopper. Rotvergoldetes Metallzifferblatt mit 30-Minutenzähler und Tachymeter in blau, vergoldete Zeiger. Werk: Kaliber Venus 170, mit 17 Steinen in Ausführung III. Schraubenunruh mit Flachspirale. ∅ = 37 mm.

13/14 Liban, um 1940. Dreiteiliges Goldgehäuse in 18 Kt mit Innendeckel. Additionsstopper. Schwarzes Metallzifferblatt mit Leuchtzahlen und 30-Minutenzähler, Telemeter und Tachymeter, Leuchtzeiger. Werk: Kaliber Valjoux 77 in Ausführung III mit 17 Steinen, Schraubenunruh und Flachspirale. ∅ = 34 mm. ▷

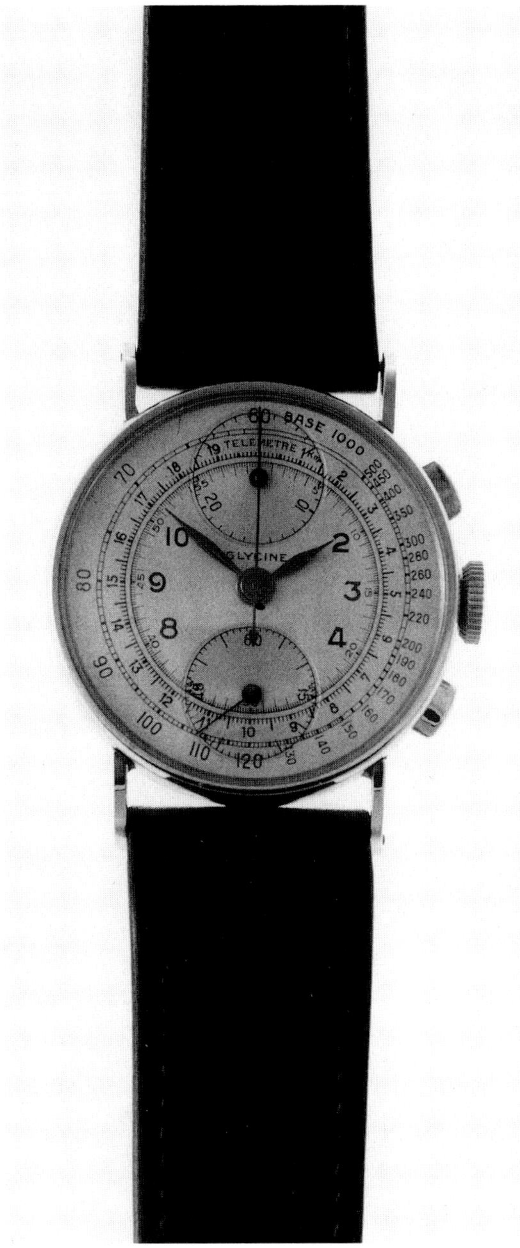

12 Glycine, um 1935. Dreiteiliges Stahlgehäuse. Additionsstopper mit ovalen Drückern. Vergoldetes Metallzifferblatt mit 30-Minutenzähler, Tachy- und Telemeter, gebläute Stahlzeiger. Werk: Kaliber Venus 170 in Ausführung II mit Schraubenunruh und Flachspirale. ∅ = 32 mm.

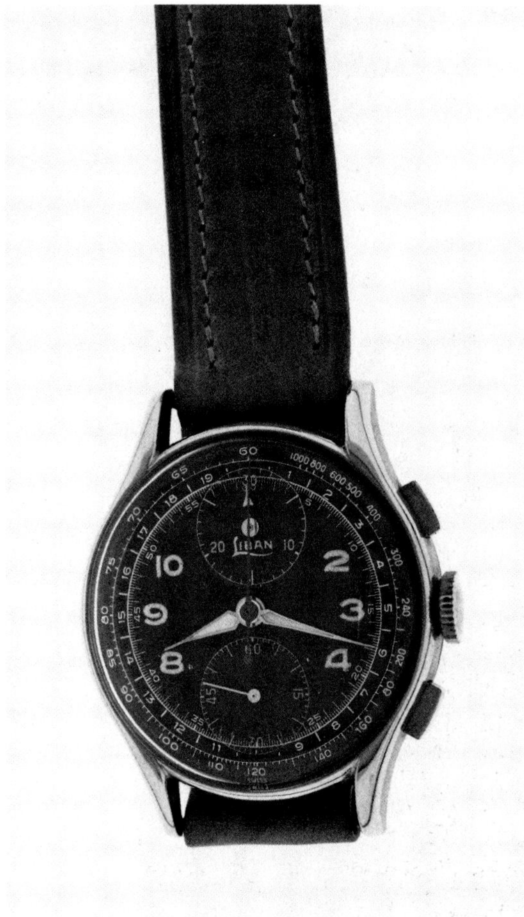

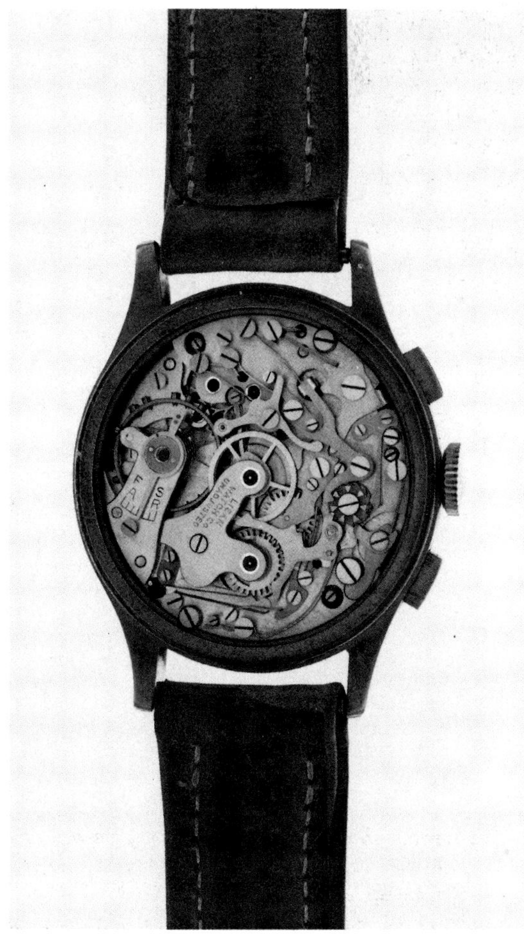

Chronograph mit Minutenzähler bei der »3«

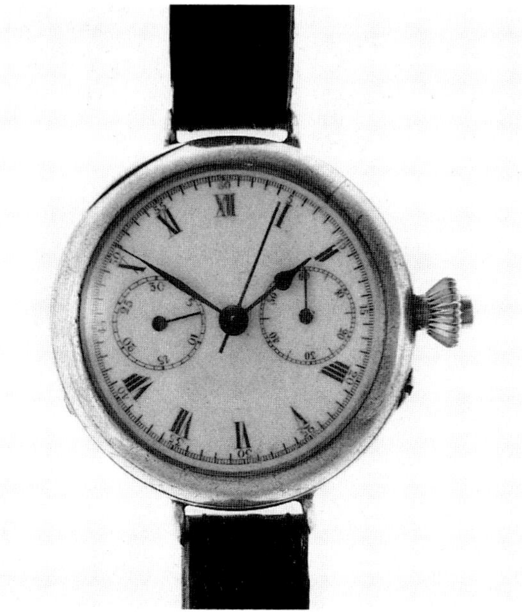

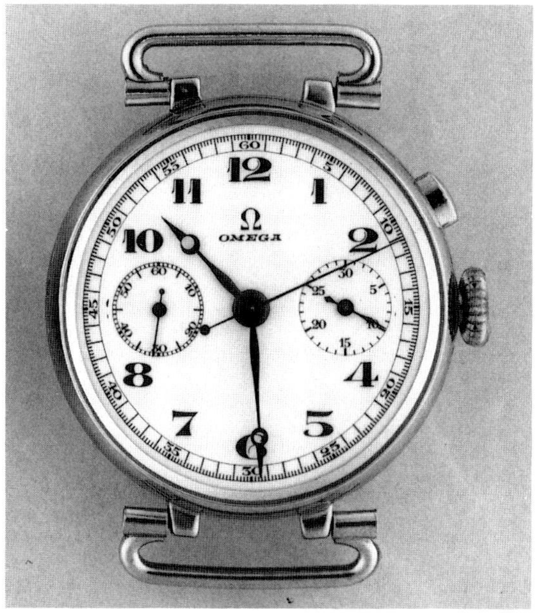

15 Anonym, um 1920. Silbergehäuse (925) mit Scharnier. Drei Funktionen durch Drücker in der Krone, Zeigerstellung durch Stift bei der 4. Emailzifferblatt mit 30-Minutenzähler. Werk: Kaliber Moeris 13‴, in Ausführung II mit Schraubenunruh und Flachspirale. ∅ = 36 mm.

16 Omega, um 1930. Dreiteiliges Neusilbergehäuse mit beweglichen Anstößen. Drei Funktionen durch Drücker bei der 2. Emailzifferblatt mit 30-Minutenzähler und gebläuten Stahlzeigern. Werk: Kaliber Omega 28.9T.1 (Lemania 13‴). Schraubenunruh mit Breguet-Spirale. ∅ = 39 mm.

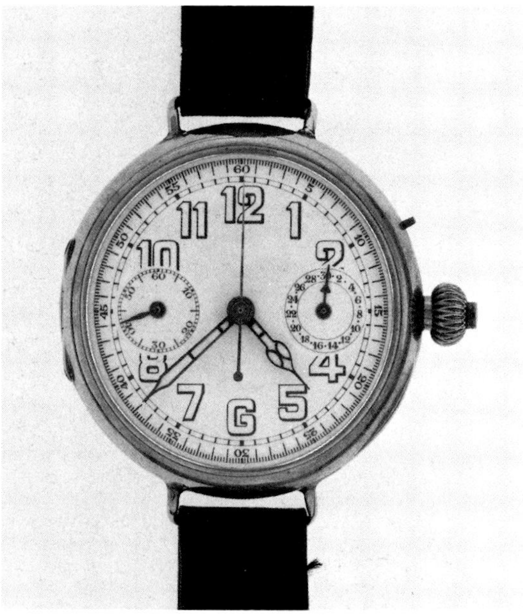

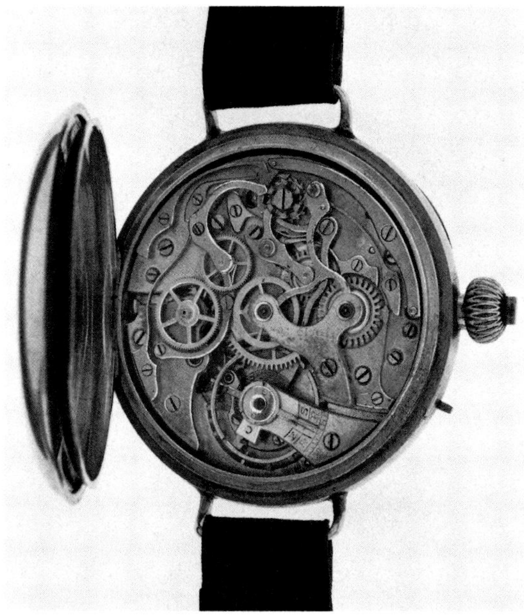

17/18 Anonym, um 1920. Goldgehäuse in 14 Kt mit Scharnier. Drei Funktionen durch Drücker in der Krone, Zeigerstellung durch Stift bei der 2. Emailzifferblatt mit 30-Minutenzähler, Leuchtzahlen und Leuchtzeigern. Werk: Kaliber Valjoux 13‴, 17 Steine, in Ausführung II mit Bimetallunruh und Breguet-Spirale. ∅ = 35 mm.

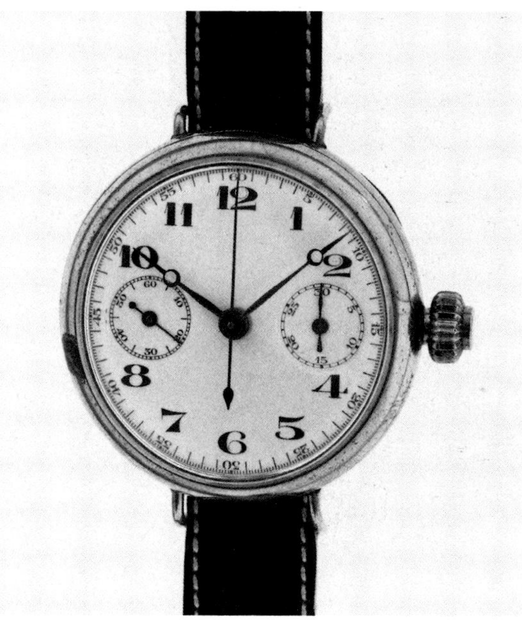

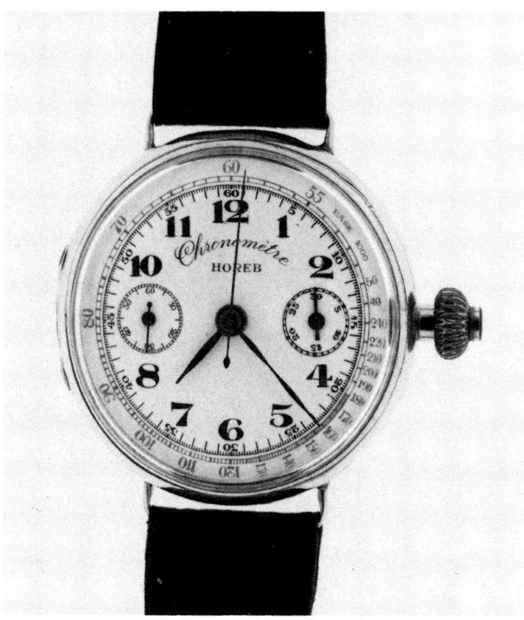

19 Anonym, um 1925. Neusilbergehäuse. Drei Funktionen durch Drücker in der Krone. Emailzifferblatt mit 30-Minutenzähler und gebläuten Stahlzeigern. Werk: Kaliber Valjoux 14‴, versilbert in Ausführung II mit Schraubenunruh und Breguet-Spirale. ∅ = 37 mm.

20 Horeb, um 1925. Goldgehäuse in 18 Kt mit Scharnier. Drei Funktionen durch Drücker in der Krone. Emailzifferblatt mit 30-Minutenzähler und roter Tachymeterskala 240–49 km/h, gebläute Stahlzeiger. Werk: Kaliber Valjoux 14‴ in Ausführung II mit Bimetallunruh und Breguet-Spirale. ∅ = 37 mm.

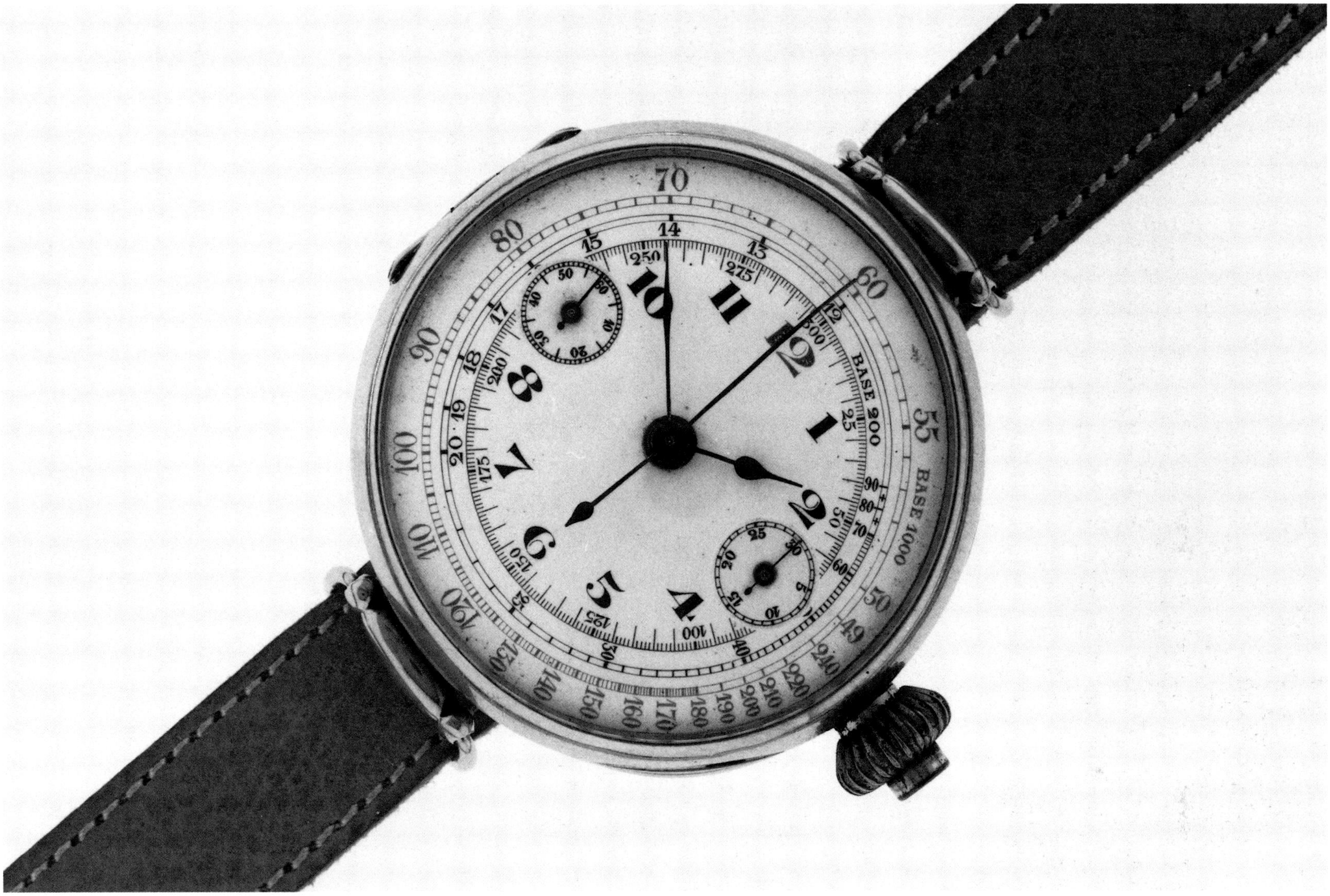

21/22 Anonym, um 1920. Goldgehäuse in 18 Kt mit Scharnier. Drei Funktionen durch Drücker in der Krone. Emailzifferblatt mit roter 12 und 30-Minutenzähler. Zwei Tachymeterskalen Base 1000:240 bis 49 in rot und Base 200: 90 bis 12 in schwarz, gebläute Stahlzeiger. Werk: Kaliber Lemania 16‴, vergoldet in Ausführung II mit Schraubenunruh und Breguet-Spirale. ∅ = 39 mm.

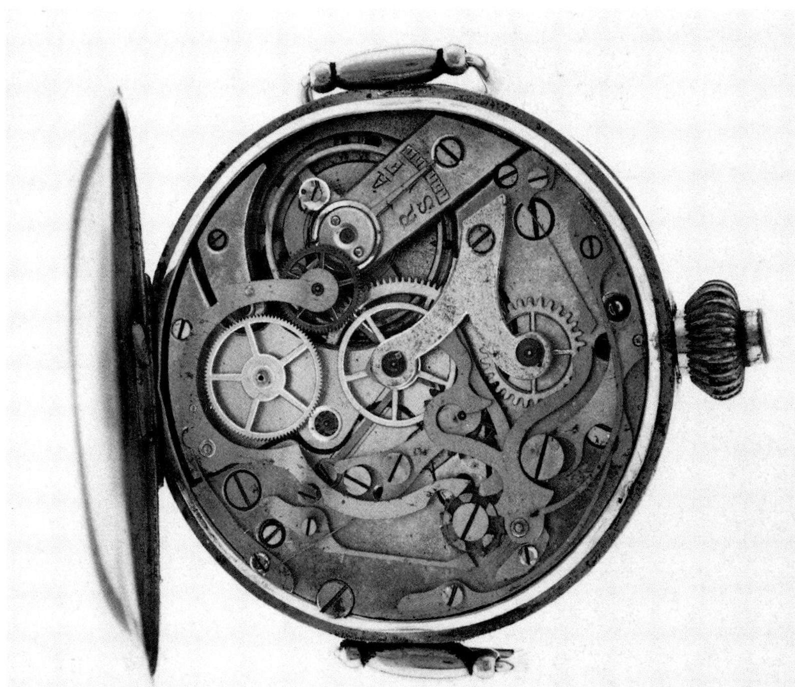

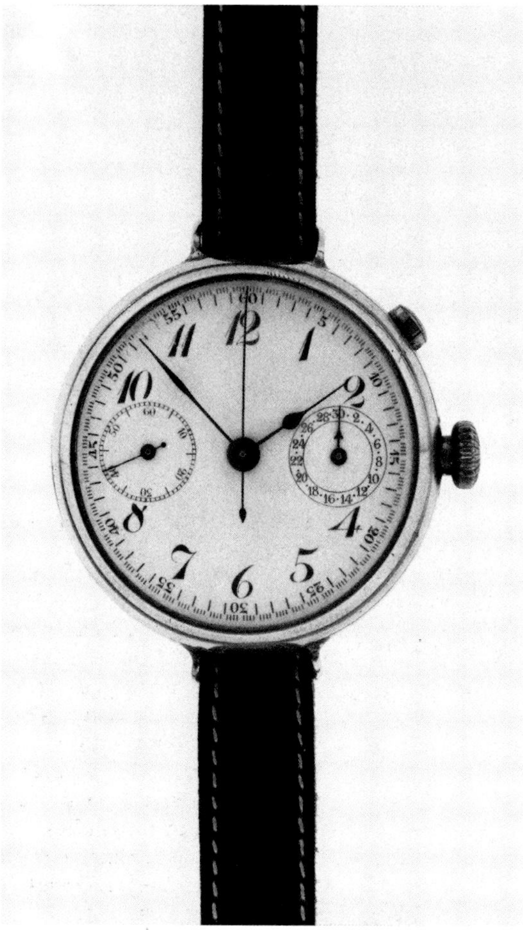

◁ **23 Breitling,** um 1915 (unterm Zifferblatt bez. Montbrillant). Silbergehäuse (800) mit Scharnier, vergoldete Drücker und Krone. Drei Funktionen durch Drücker bei der 2. Emailzifferblatt mit roter 12, 30-Minutenzähler, gebläute Stahlzeiger. Werk: Kaliber Lemania 16‴, versilbert in Ausführung II mit Schraubenunruh und Breguet-Spirale. ∅ = 41 mm.

25/26 Universal Watch, Extra, um 1925. Silbergehäuse (935) mit Scharnier. Drei Funktionen durch Drücker in der Krone. Emailzifferblatt mit roter 12 und 30-Minutenzähler. Tachymeterskala 240 bis 49 km/h in rot, gebläute Stahlzeiger. Werk: Kaliber Lemania 13‴, vergoldet mit 15 Steinen in Ausführung I. Bimetallunruh mit Breguet-Spirale. ∅ = 34 mm.

27 Anonym, um 1930. Dreiteiliges vergoldetes (20 Micron) Gehäuse. Drei Funktionen durch Drükker in der Krone. Emailzifferblatt mit roter 12 und 30-Minutenzähler. Tachymeterskala Base 1000: 240 bis 40 km/h in rot und Base 200: 90 bis 12 km/h, gebläute Stahlzeiger. Werk: Kaliber Valjoux 13‴, versilbert mit 17 Steinen in Ausführung II. Bimetallunruh mit Breguet-Spirale. ∅ = 33 mm.

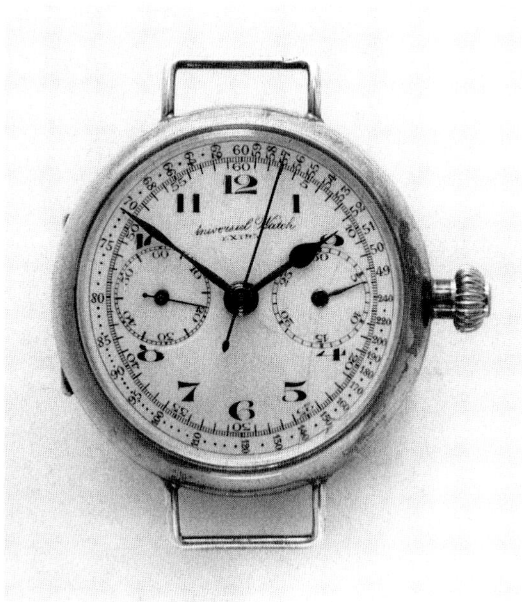

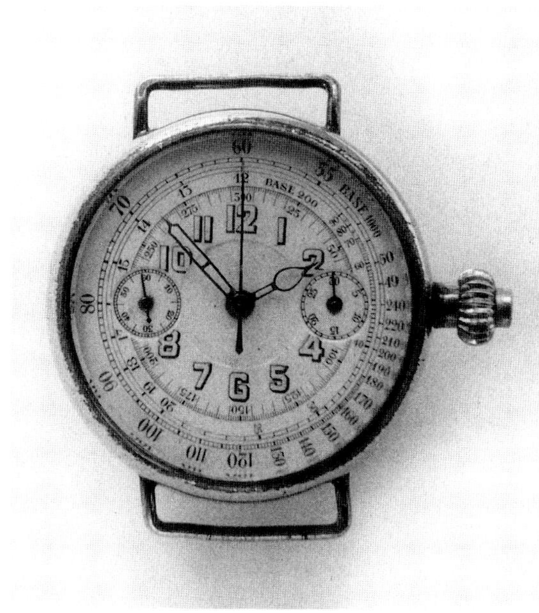

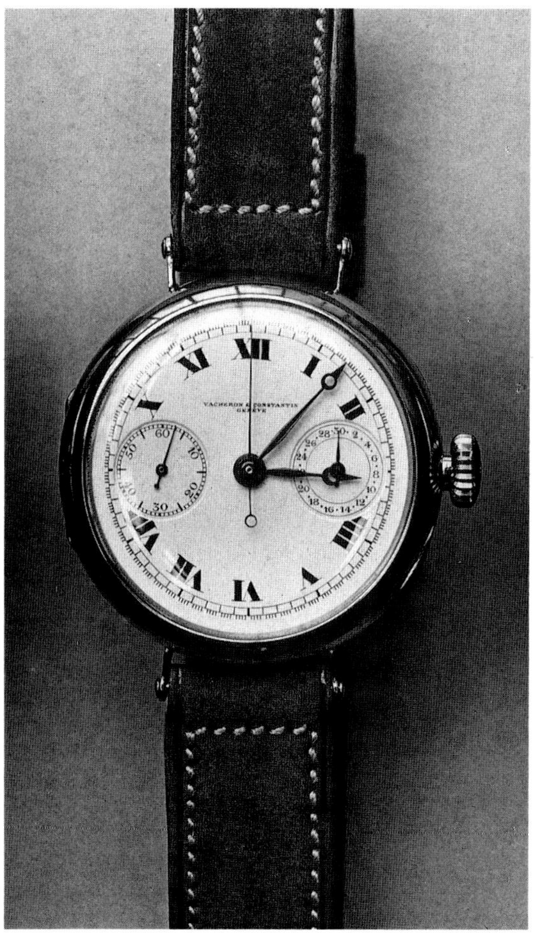

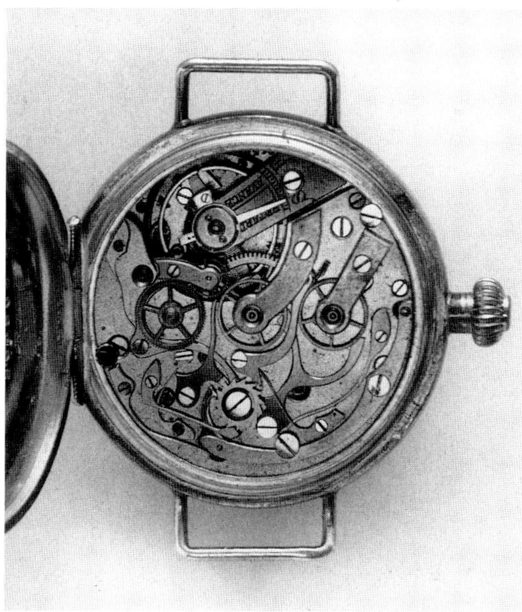

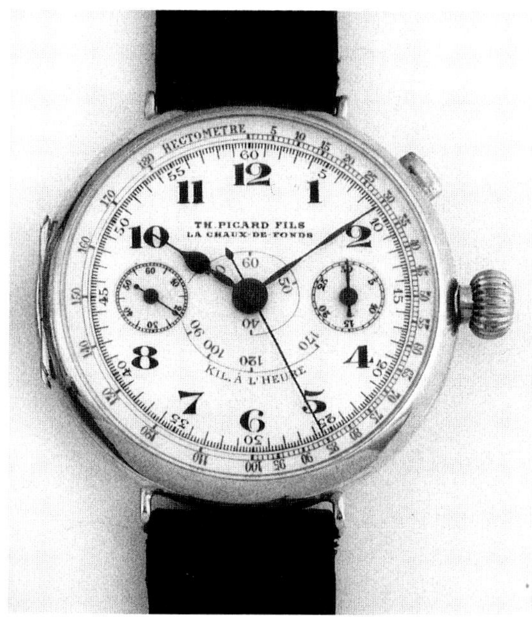

◁ **24 Vacheron & Constantin,** um 1917. Ref. 1441. Drei Funktionen durch Drücker in der Krone. Emailzifferblatt, 30-Minutenzähler, gebläute Stahlzeiger.

28 Picard Fils, um 1925. Goldgehäuse in 18 Kt mit Scharnier. Drei Funktionen mit Drücker bei der 2. Emailzifferblatt mit 30-Minutenzähler. Hektometerskala 0,01–0,200 Meilen pro Sekunde, Schneckentachymeter 170–40 km/h, gebläute Stahlzeiger. Werk: 14‴, versilbert mit Bimetallunruh und Breguet-Spirale.

29 Anonym, um 1920, Silbergehäuse (800) mit Scharnier. Drei Funktionen durch Drücker in der Krone. Emailzifferblatt mit blauer 12 und 30-Minutenzähler, gebläute Stahlzeiger. Werk: Kaliber Minerva 17‴, vergoldet mit 17 Steinen in Ausführung II. Bimetallunruh mit Breguet-Spirale. ∅ = 44 mm.

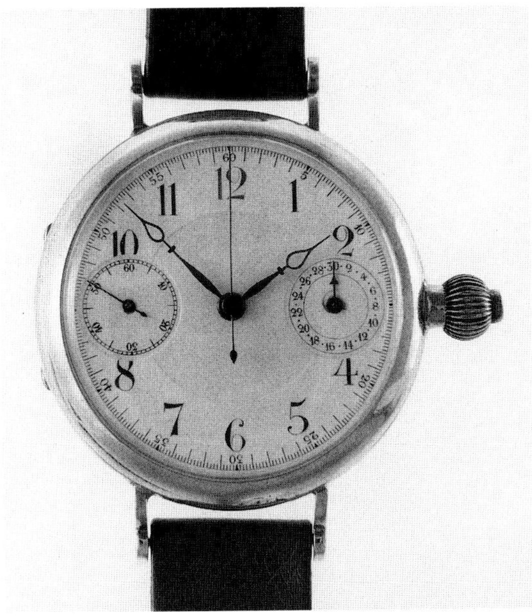

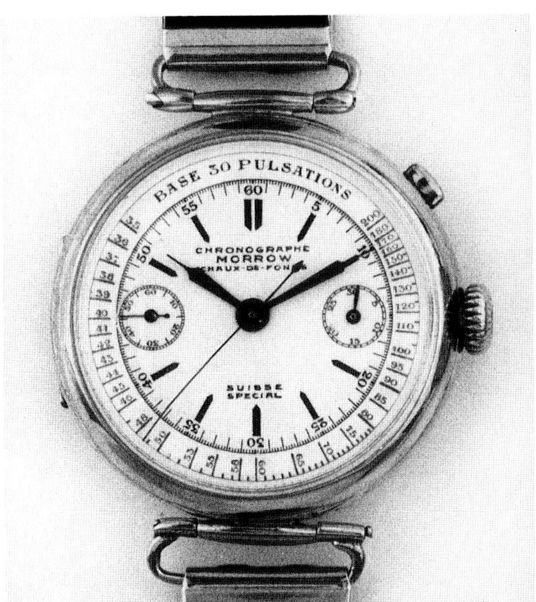

30 Morrow, um 1925. Vergoldetes Gehäuse mit beweglichen Anstößen. Drei Funktionen mit Drükker bei der 2. Emailzifferblatt mit 30-Minutenzähler und roter Pulsskala, gebläute Stahlzeiger. Werk: 14‴, versilbert mit 17 Steinen.

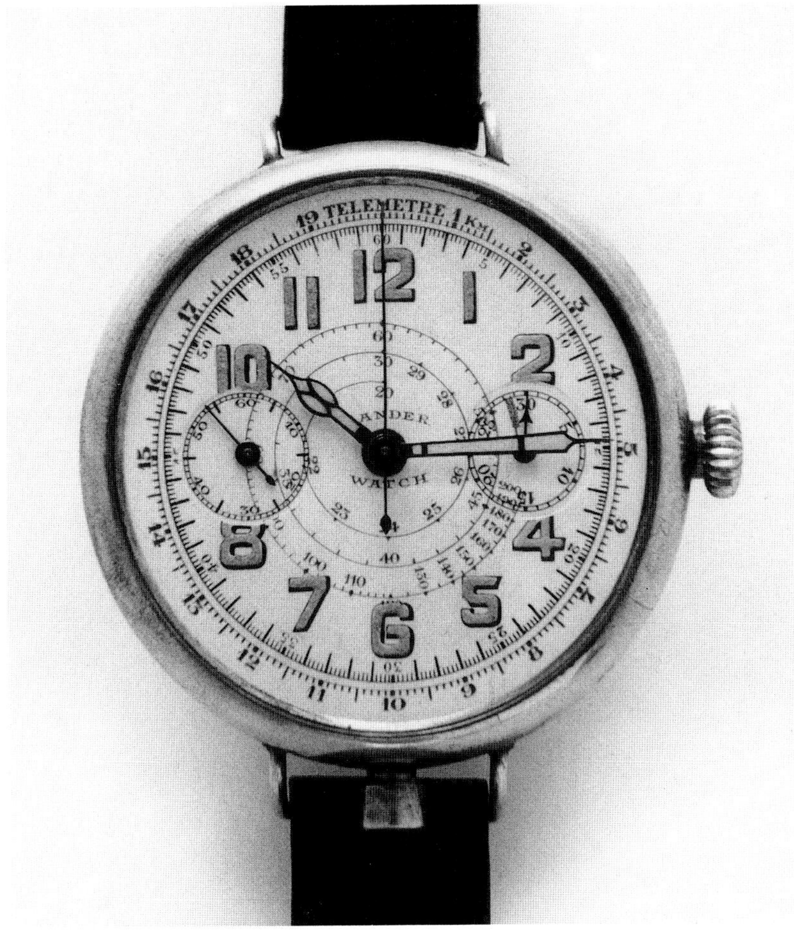

31/32 Gander Watch, um 1925. Dreiteiliges Silbergehäuse (900). Drei Funktionen durch Drükker bei der 6. Emailzifferblatt mit Leuchtzahlen und Leuchtzeigern. Telemeter- und Tachymeterskala (rot) 200 bis 20 km/h. Werk: Kaliber Universal 16‴, vergoldet mit 17 Steinen in Ausführung II. Bimetallunruh mit Breguet-Spirale. ∅ = 42 mm.

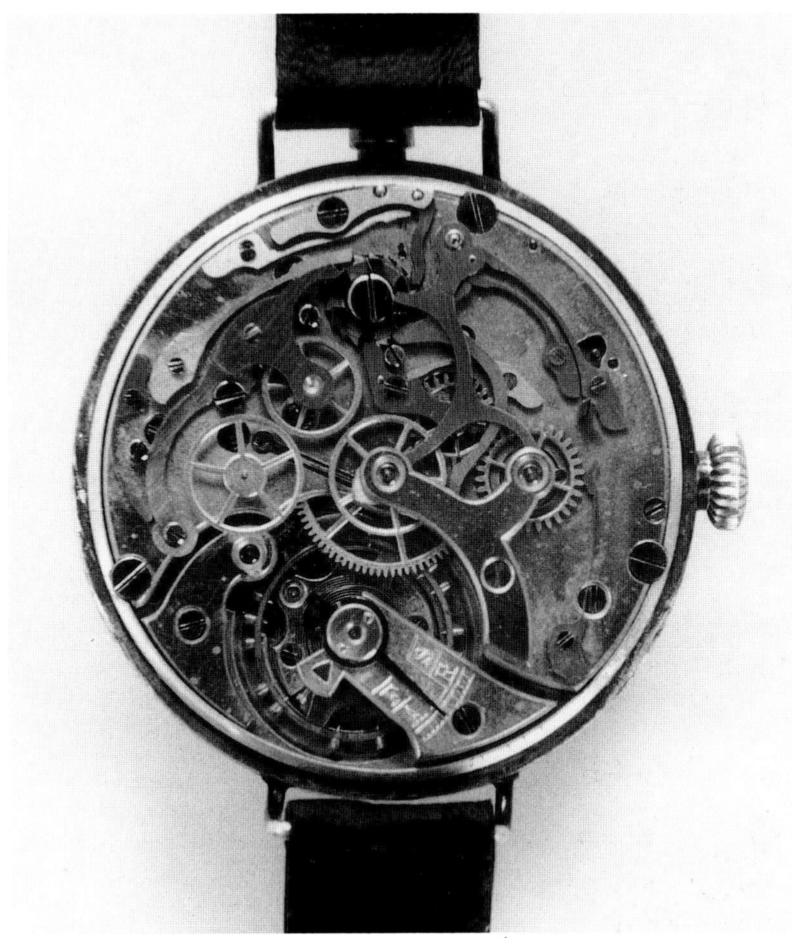

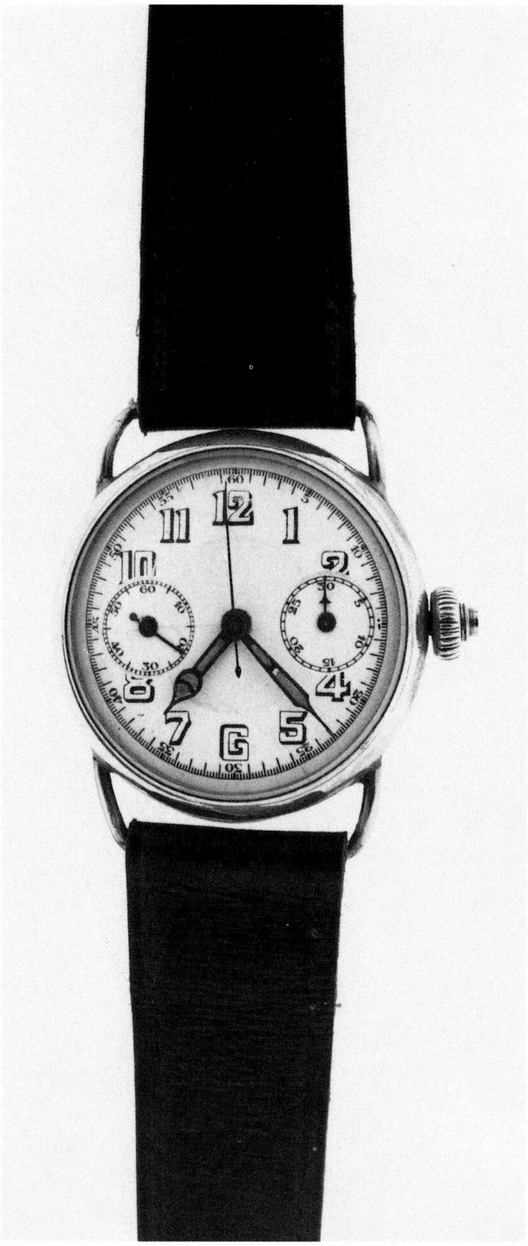

33 Anonym, um 1935, Silbergehäuse (935) mit Scharnier. Drei Funktionen durch Drücker in der Krone. Emailzifferblatt mit einem 30-Minutenzähler, Leuchtzahlen und Leuchtzeigern. Werk in Ausführung II mit Bimetallunruh und Breguet-Spirale. Ø = 33 mm.

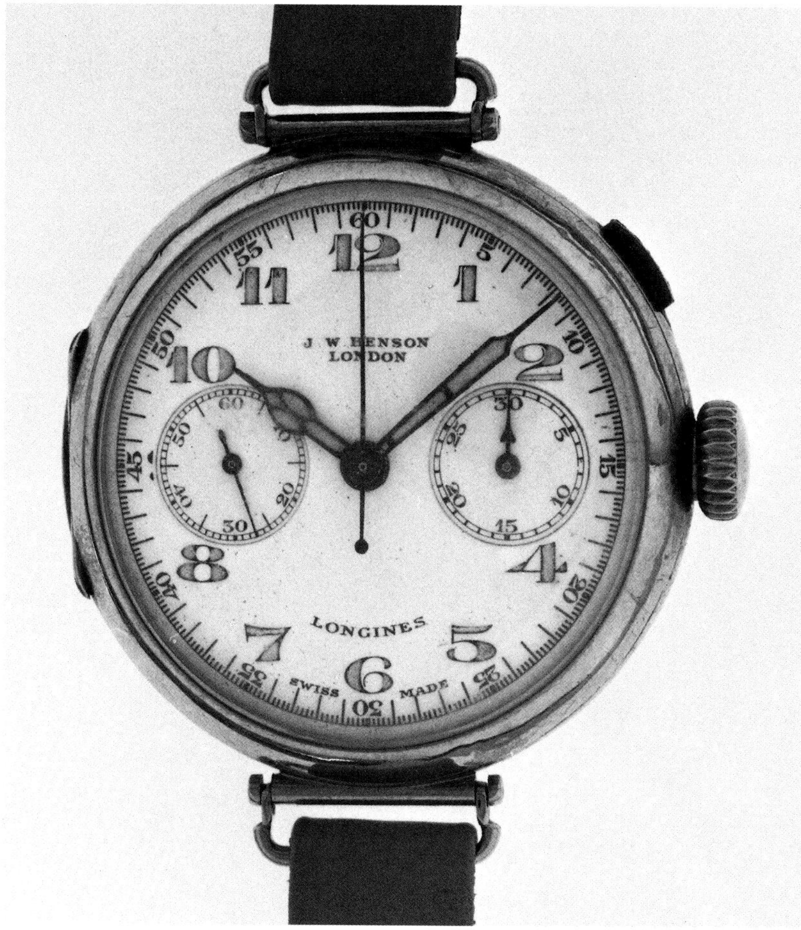

34/35 Longines (gebaut für J. W. Benson, London), um 1920. Goldgehäuse in 8 Kt mit beweglichen Anstößen. Drei Funktionen durch Drücker bei der 2. Emailzifferblatt mit 30-Minutenzähler, Leuchtzahlen und Leuchtzeigern. Werk: Kaliber Longines 13.33, vergoldet mit 19 Steinen in Ausführung I. Bimetallunruh mit Breguet-Spirale. Ø = 35 mm. Besonderheit: springender Minutenzähler.

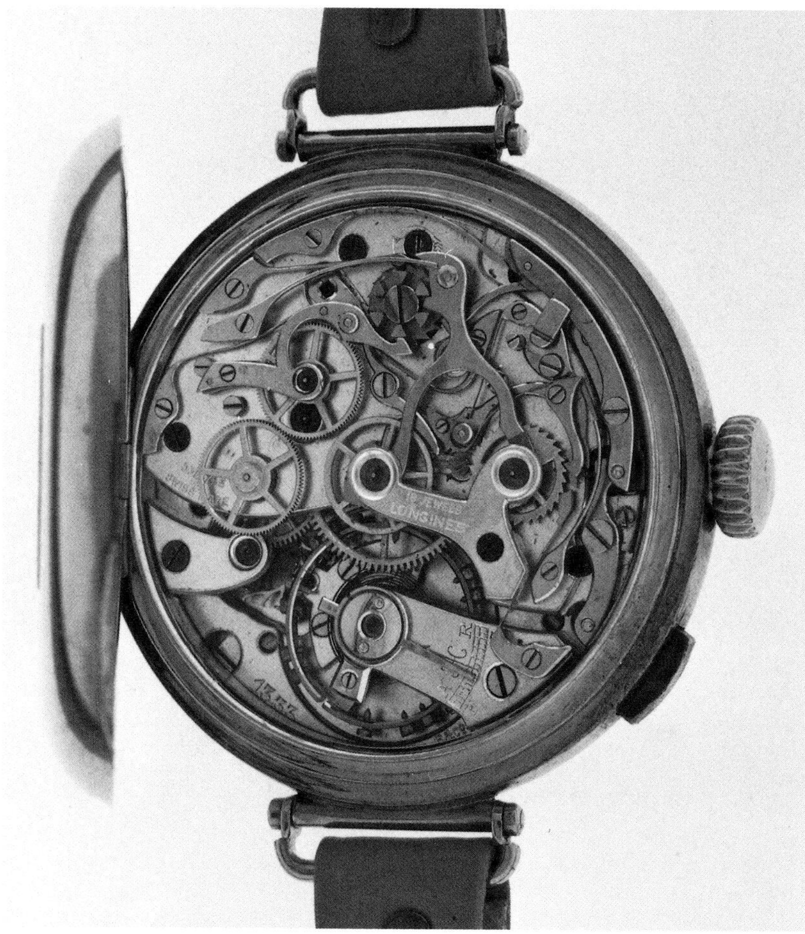

36 Zenith, um 1920, Silbergehäuse (925) mit beweglichen Anstößen in Form von Bügelringen. Drei Funktionen durch Drücker in der Krone. Emailzifferblatt mit 30-Minutenzähler und roter Tachymeterskala 200–20 km/h, gebläute Stahlzeiger. Werk: Kaliber Valjoux 15''' G. H., vergoldet in Ausführung II mit 17 Steinen, Bimetallunruh und Breguet-Spirale. Ø = 37 mm. ▷

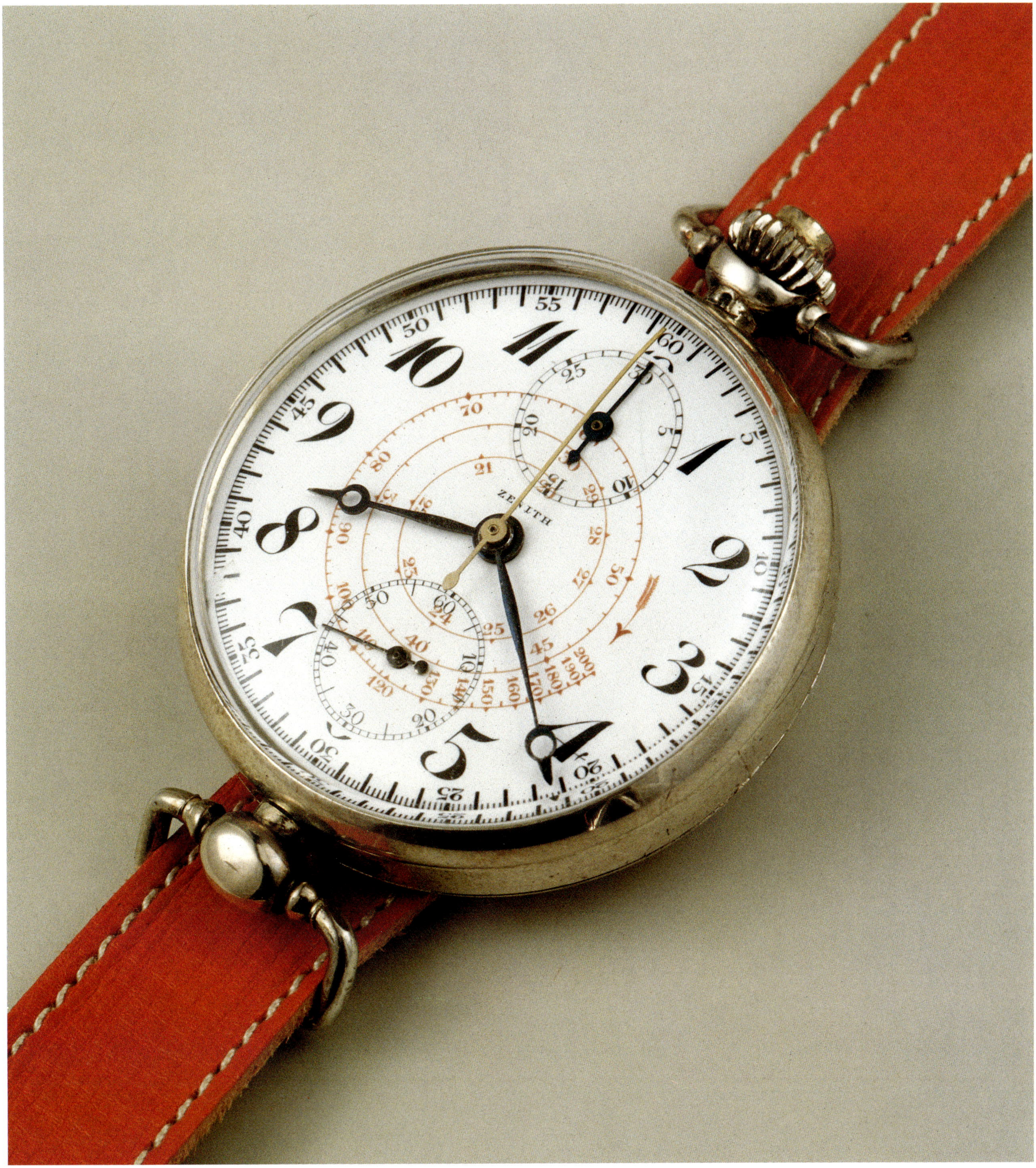
ZENITH

38 Rose Watch, um 1920. Silbergehäuse (925) mit Scharnier. Drei Funktionen durch Drücker in der Krone. Emailzifferblatt mit 30-Minutenzähler, Leuchtzahlen und Leuchtzeigern. Werk: Kaliber Hahn Landeron, versilbert mit Genfer Streifen in Ausführung II. Bimetallunruh mit Breguet-Spirale. Ø = 39 mm. ▷

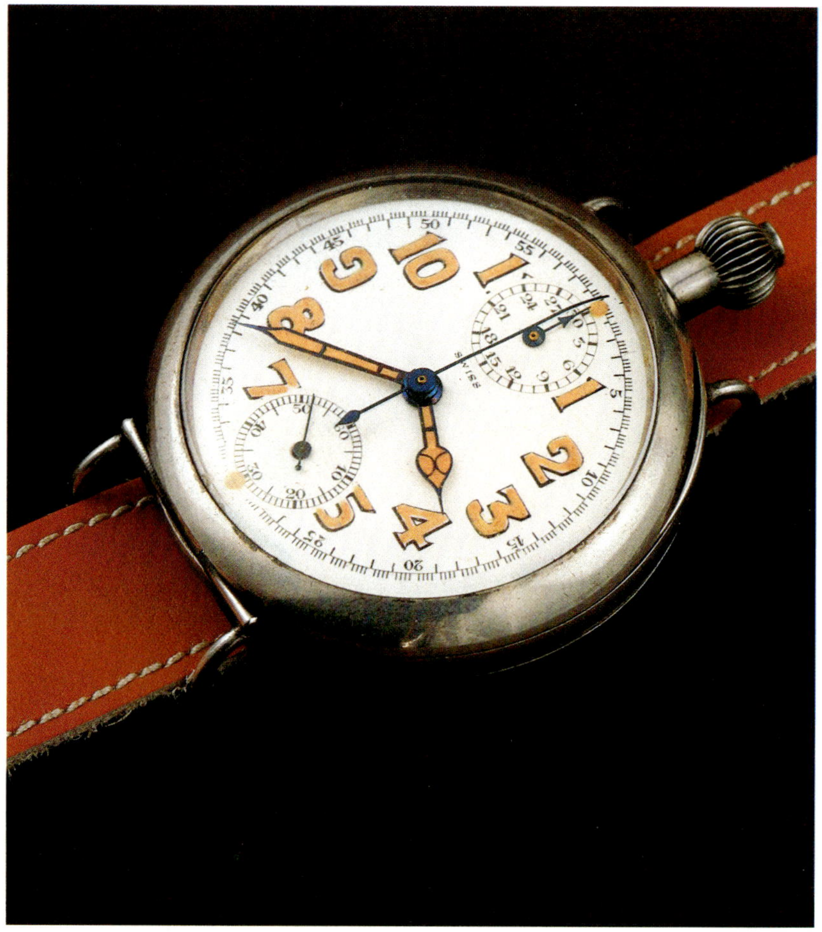

37 Olympic, um 1940. Stahlgehäuse. Zwei Drücker als Additionsstopper. Versilbertes Zifferblatt mit 30-Minutenzähler. Blaue Tachymeterskala 500 bis 60 Meilen/h und Telemeterskala in rot. Werk: Kaliber Venus 170, versilbert mit 17 Steinen in Ausführung II. Schraubenunruh mit Flachspirale. Ø = 33 mm. Besonderheit: Telemeterskala in englischen Meilen; 1 Meile = 1609,3 m. ▽

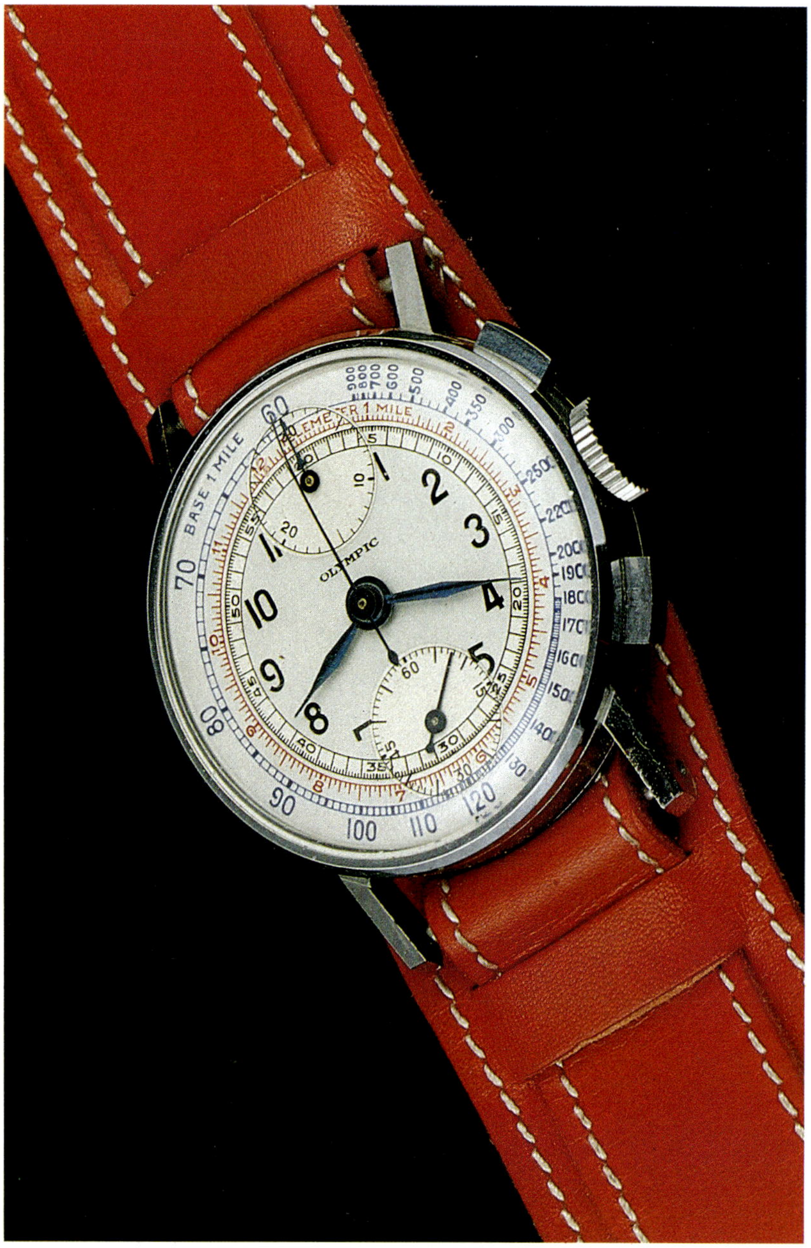

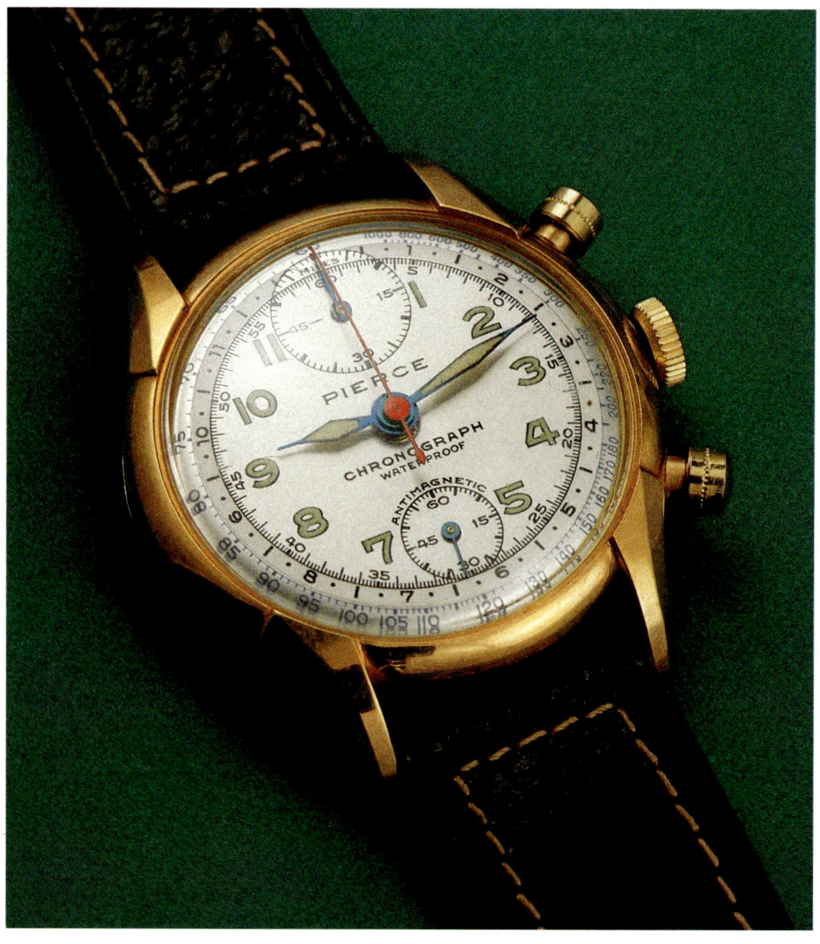

39 Pierce, um 1935. Dreiteiliges Goldgehäuse in 18 Kt. Zwei Drücker als Additionsstopper, Nullstellung bei der 2. Versilbertes Zifferblatt mit 60-Minutenzähler, Tachymeterskala in blau und Telemeterskala. Leuchtzahlen und Leuchtzeiger. Werk: Kaliber Pierce 134, versilbert mit 17 Steinen in Ausführung II. Schraubenunruh mit Flachspirale. Ø = 37 mm. ▷

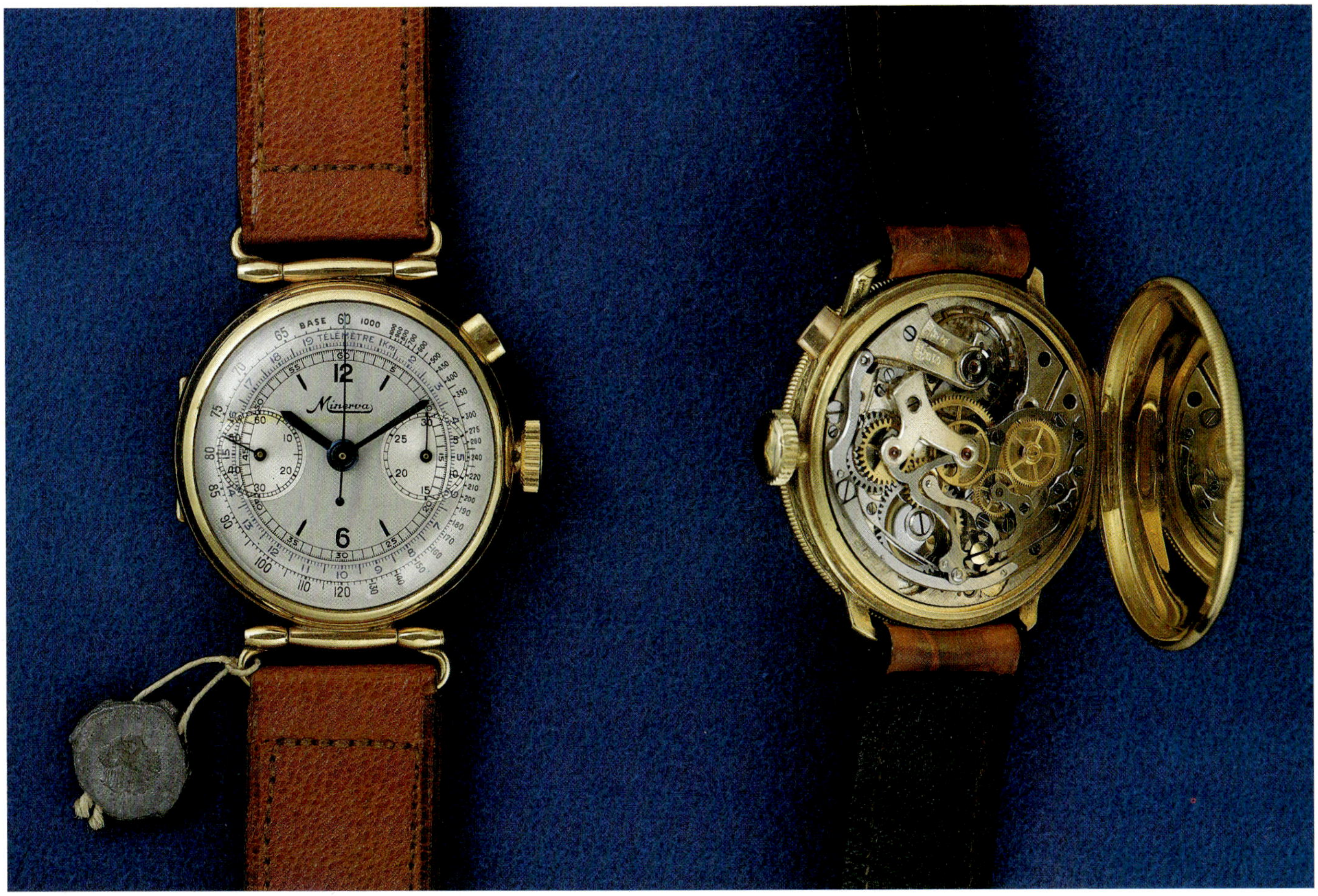

40 Minerva, um 1935. Goldgehäuse in 18 Kt mit Scharnier und beweglichen Anstößen. Drei Funktionen durch Drükker bei der 2. Versilbertes Zifferblatt mit 30-Minutenzähler, Tachymeterskala und Telemeterskala in blau, gebläute Stahlzeiger. Werk: Kaliber Minerva 13–20, versilbert in Ausführung I. Bimetallunruh mit Breguet-Spirale. ∅ = 36 mm.

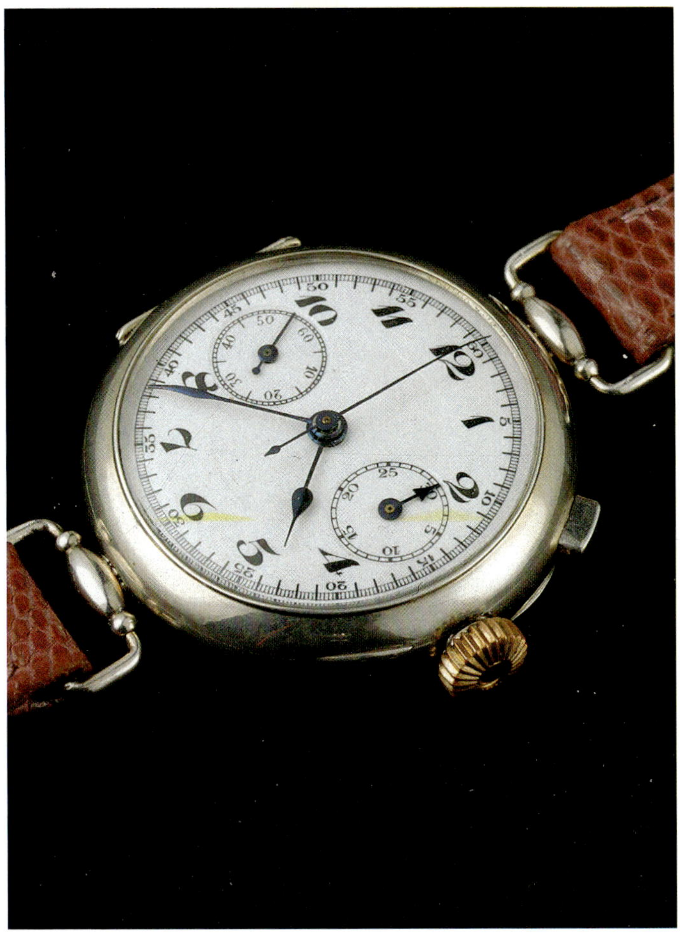

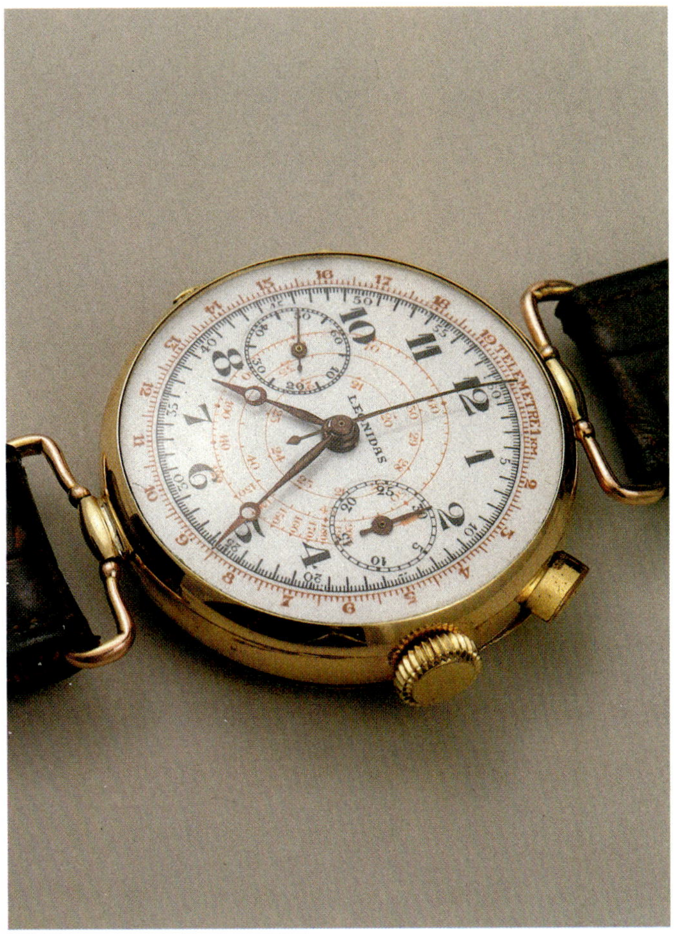

41 Anonym, um 1930. Silbergehäuse (800) mit Scharnier. Drei Funktionen durch Drücker bei der 2. Emailzifferblatt mit 30-Minutenzähler und gebläuten Stahlzeigern. Werk: Kaliber Minerva 13–20, versilbert in Ausführung I. Bimetallunruh mit Breguet-Spirale. ∅ = 36 mm.

42 Leonidas, um 1935. Goldgehäuse in 18 Kt mit beweglichen Anstößen. Drei Funktionen mit Drücker bei der 2. Emailzifferblatt mit 30-Minutenzähler. Rote Schneckentachymeterskala 200 bis 20 km/h und rote Telemeterskala. Gebläute Stahlzeiger. Werk: Kaliber Valjoux 15''' GH, 17 Steine, Ausführung II. ∅ = 38 mm.

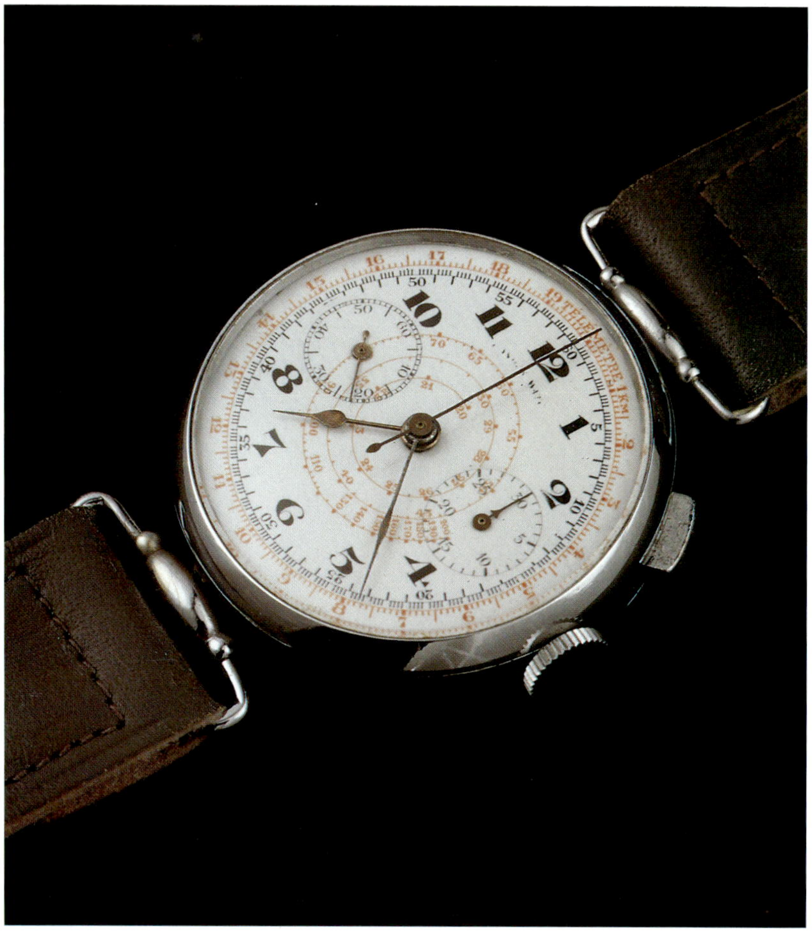

◁ **43 Unver Watch,** um 1930. Verchromtes Neusilbergehäuse mit beweglichen Anstößen. Drei Funktionen durch Drücker bei der 2. Emailzifferblatt und Schneckentachymeterskala 200–20 km/h und Telemeter in rot, gebläute Stahlzeiger. Werk: Kaliber Valjoux 15‴ GH, versilbert mit 17 Steinen in Ausführung II, Schraubenunruh mit Flachspirale. ∅ = 38 mm.

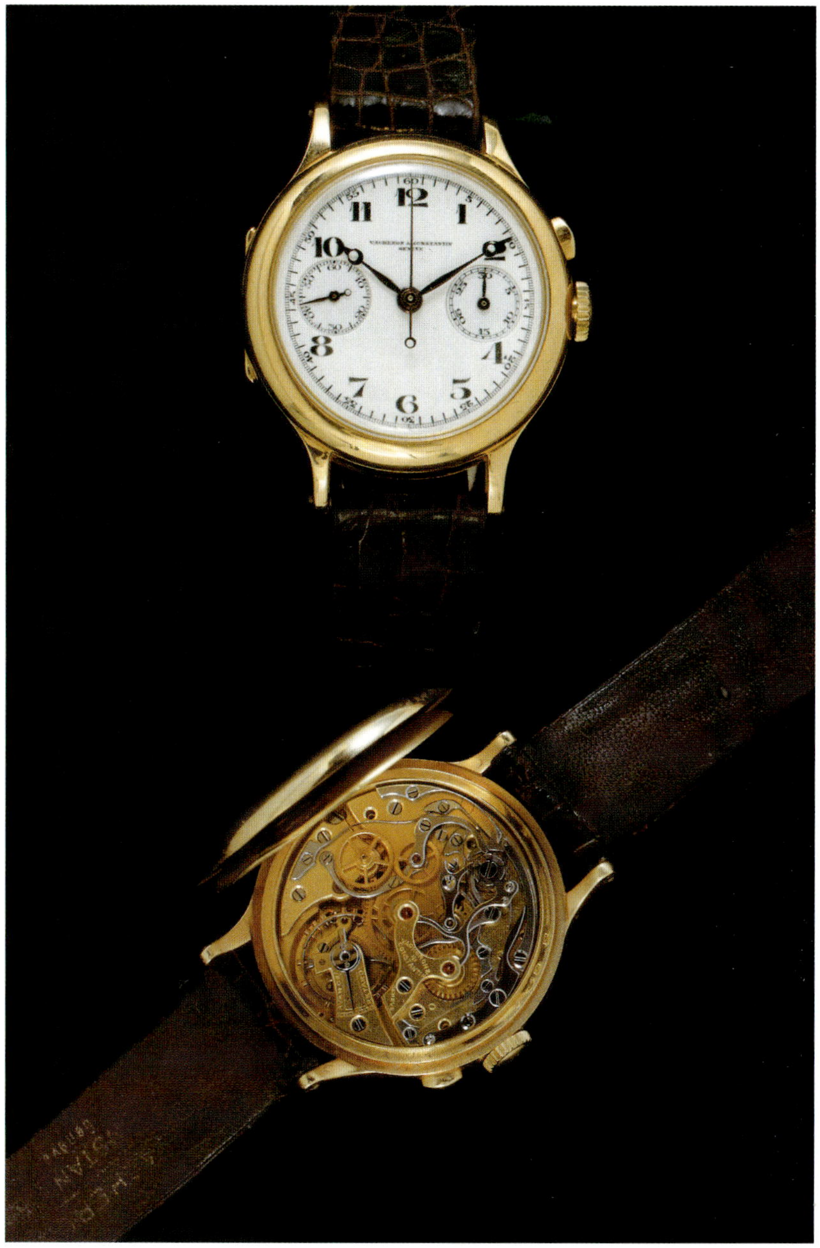

45 Vacheron & Constantin, um 1925. Goldgehäuse in 18 Kt mit Scharnier. Drei Funktionen durch Drücker bei der 2. Emailzifferblatt mit 30-Minutenzähler und gebläuten Stahlzeigern. Bimetallunruh mit Breguet-Spirale. ∅ = 33 mm.

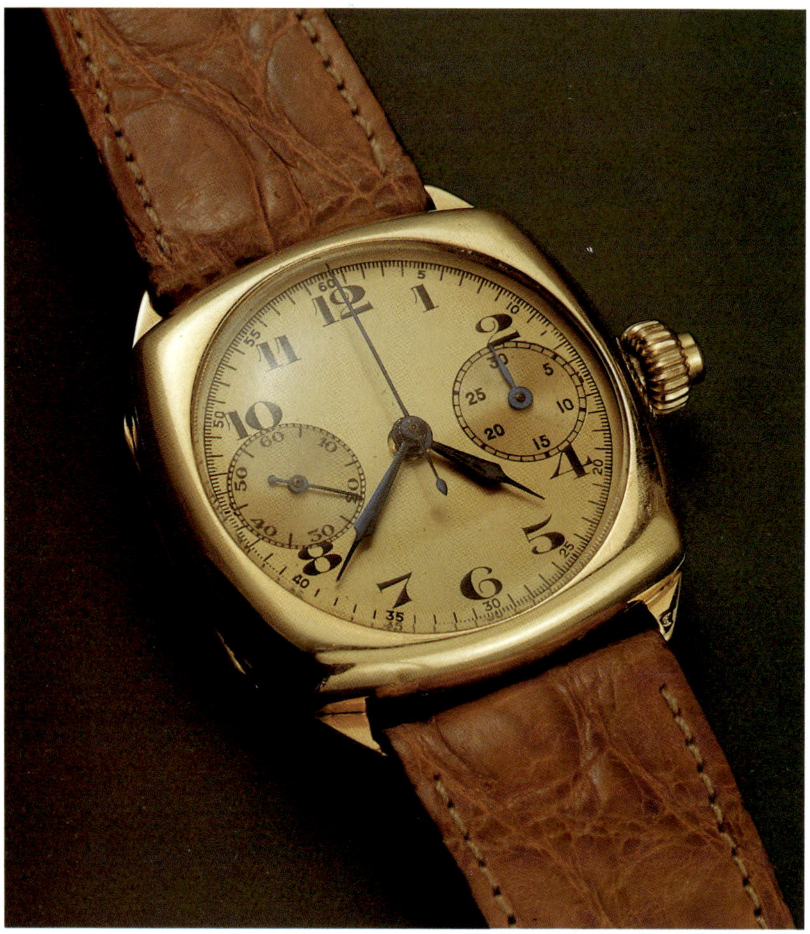

◁ **44 Anonym,** um 1930. Goldgehäuse in 18 Kt mit Scharnier. Drei Funktionen durch Drücker in der Krone. Vergoldetes Metallzifferblatt mit 30-Minutenzähler und gebläuten Zeigern. Werk: Kaliber Valjoux 13‴, vergoldet mit 17 Steinen, Schraubenunruh und Flachspirale. ∅ = 30 × 30 mm.

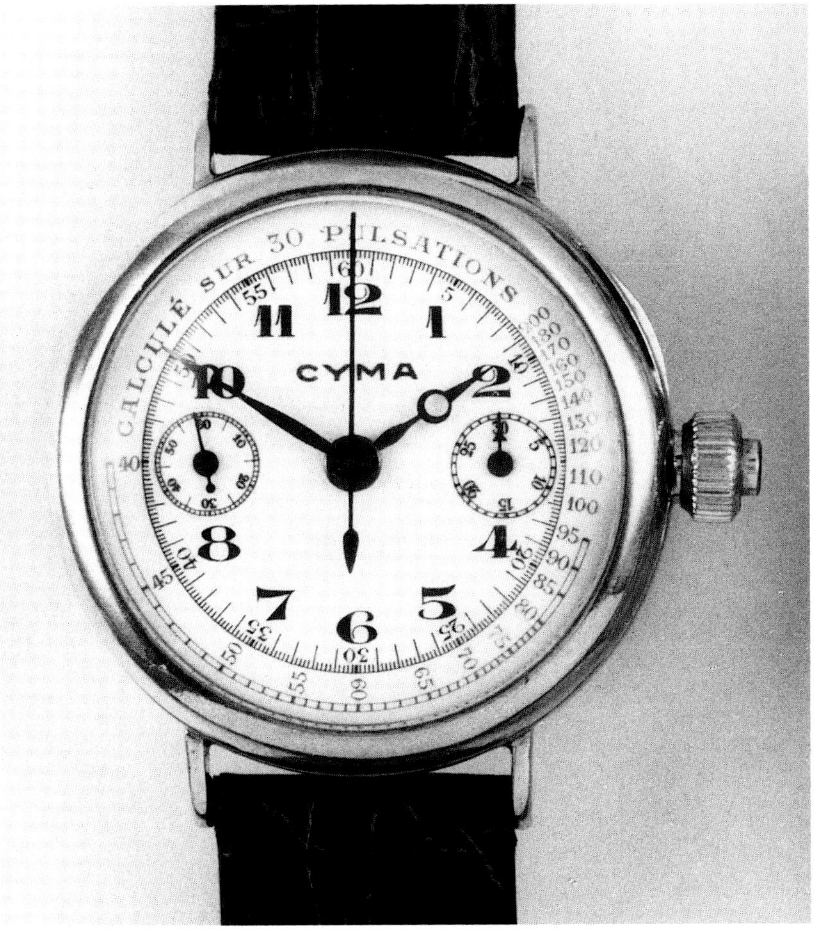

46 Cyma, um 1935. Goldgehäuse in 18 Kt. Drei Funktionen mit Drücker in der Krone. Emailzifferblatt mit 30-Minutenzähler. Pulsskala in rot, gebläute Stahlzeiger. Werk: vernickelt in Ausführung II mit Bimetallunruh und Breguet-Spirale. ∅ = 34 mm.

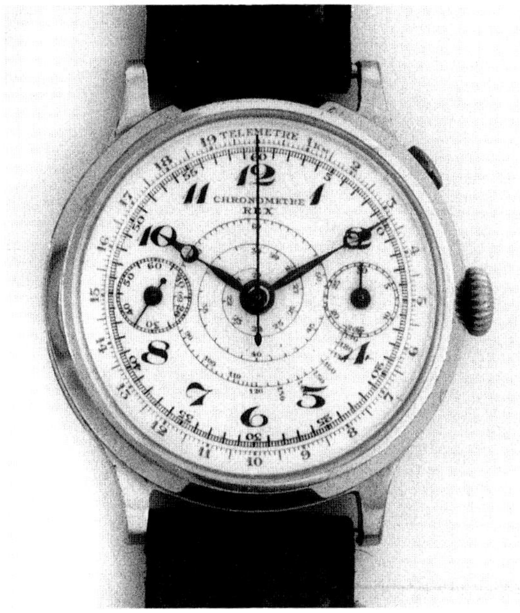

47 Rex, um 1925. Verchromtes Gehäuse mit Stahlboden. Drei Funktionen mit Drücker bei der 2. Emailzifferblatt mit 30-Minutenzähler und roter Schneckentachymeterskala 200–20 km/h, Telemeter in rot, gebläute Stahlzeiger. Werk: 15‴, versilbert mit 17 Steinen in Ausführung II. Schraubenunruh mit Flachspirale. ∅ = 35 mm.

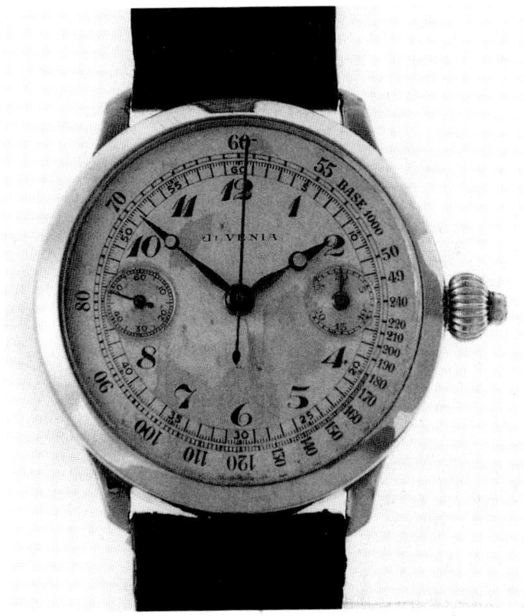

48 Juvenia, um 1930. Dreiteiliges Goldgehäuse in 18 Kt. Drei Funktionen durch Drücker in der Krone. Versilbertes Zifferblatt mit 30-Minutenzähler und Tachymeterskala 240–49 km/h, gebläute Stahlzeiger. Werk: Kaliber Valjoux 13‴, versilbert mit 17 Steinen in Ausführung II. Bimetallunruh mit Breguet-Spirale. ∅ = 32 mm.

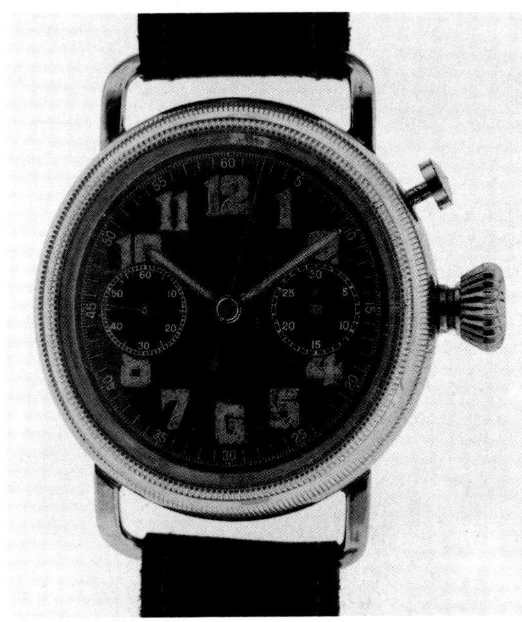

49 Anonym, um 1930. Dreiteiliges Stahlgehäuse mit Drehlünette und Index. Drei Funktionen mit Drücker bei der 2. Schwarzes Zifferblatt mit Leuchtzahlen und Leuchtzeigern, 30-Minutenzähler. Werk: Kaliber Valjoux 22, vergoldet mit 17 Steinen in Ausführung III. Schraubenunruh mit Flachspirale. ∅ = 41 mm.

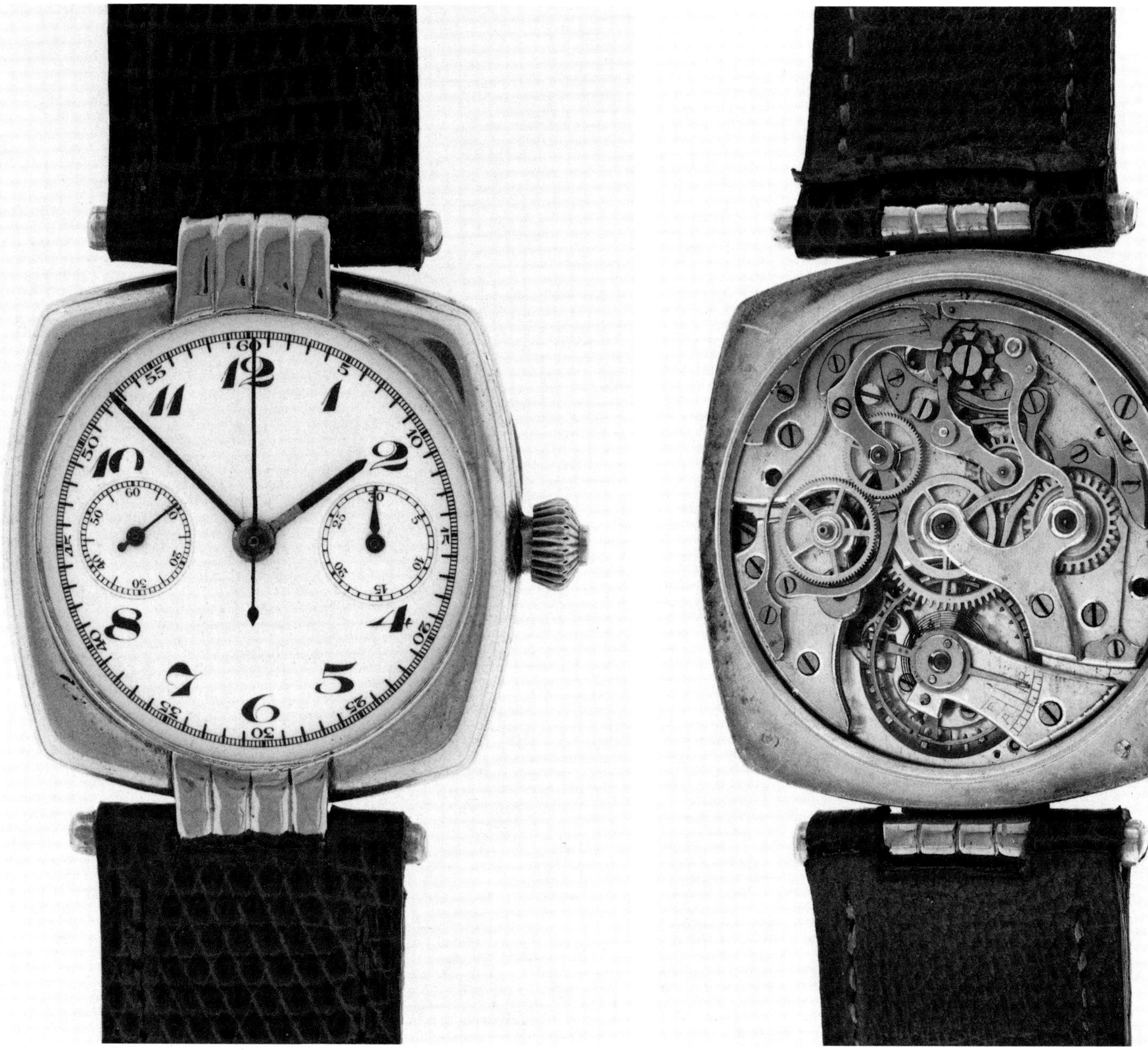

50/51 Anonym, um 1930. Dreiteiliges Silbergehäuse (925) mit Goldmontierung. Drei Funktionen durch Drücker in der Krone. Emailzifferblatt mit 30-Minutenzähler und gebläuten Stahlzeigern. Werk: Kaliber Valjoux 13''', versilbert mit 17 Steinen in Ausführung II, Bimetallunruh mit Breguet-Spirale. ∅ = 34 mm.

53 Anonym, um 1930. Dreiteiliges vergoldetes Gehäuse. Drei Funktionen durch Drücker in der Krone. Emailzifferblatt mit 30-Minutenzähler und roter Tachymeterskala 240–49 km/h, gebläute Stahlzeiger. Werk: Kaliber Valjoux 13‴, vergoldet mit 17 Steinen in Ausführung II. Bimetallunruh mit Breguet-Spirale. ∅ = 33 mm. ▷

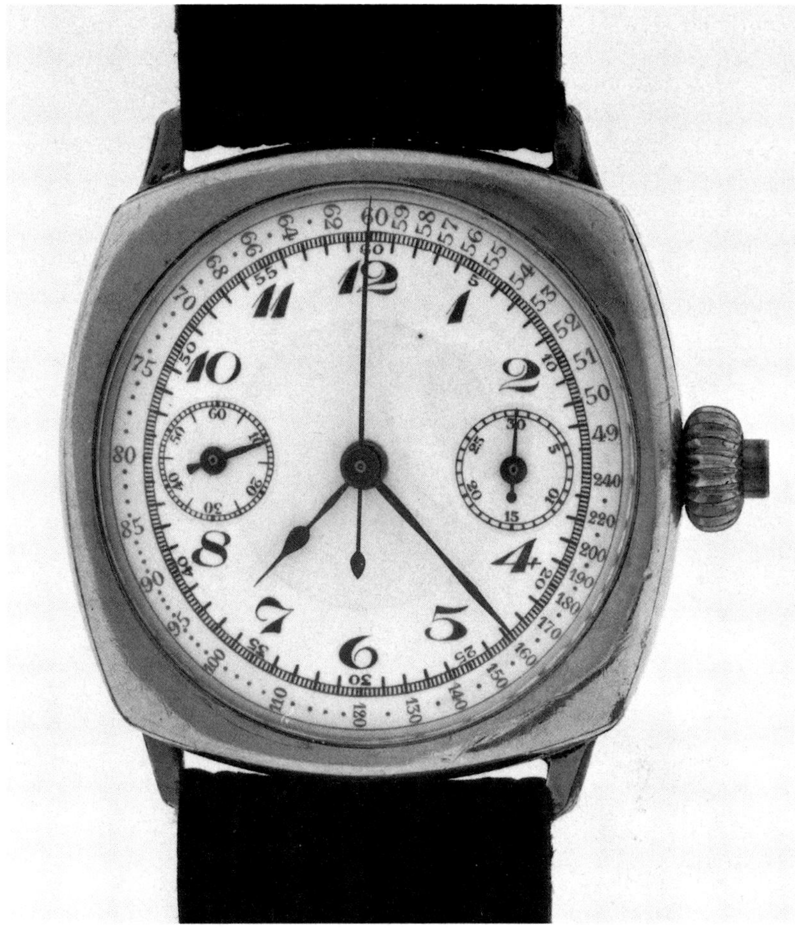

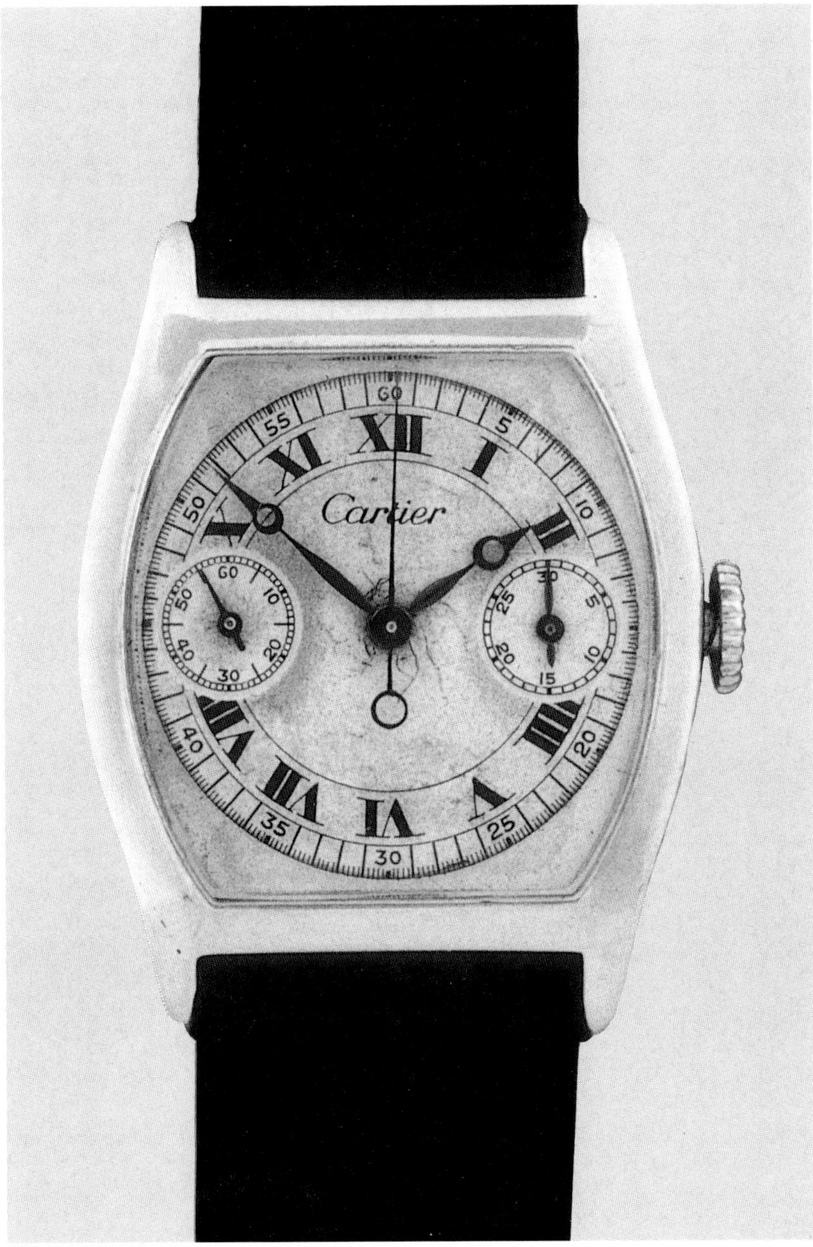

52 Cartier, um 1928. Goldgehäuse in 18 Kt. Drei Funktionen durch Drücker in der Krone. Versilbertes Zifferblatt mit 30-Minutenzähler und gebläuten Zeigern. Werk: Kaliber Le Coultre 11‴ JCCV mit 15 Steinen in Ausführung I, Bimetallunruh mit Breguet-Spirale. ∅ = 35 × 26 mm.

54 Anonym, um 1920. Silbergehäuse (935). Drei Funktionen durch Drücker in der Krone. Emailzifferblatt mit roter 12 und 30-Minutenzähler. Tachymeterskalen Base 1000 für 240–49 km/h und Base 200 für 90–12 km/h in rot, gebläute Stahlzeiger. Werk: Kaliber Valjoux 13‴, vergoldet mit 17 Steinen in Ausführung II. Schraubenunruh mit Flachspirale. ▷

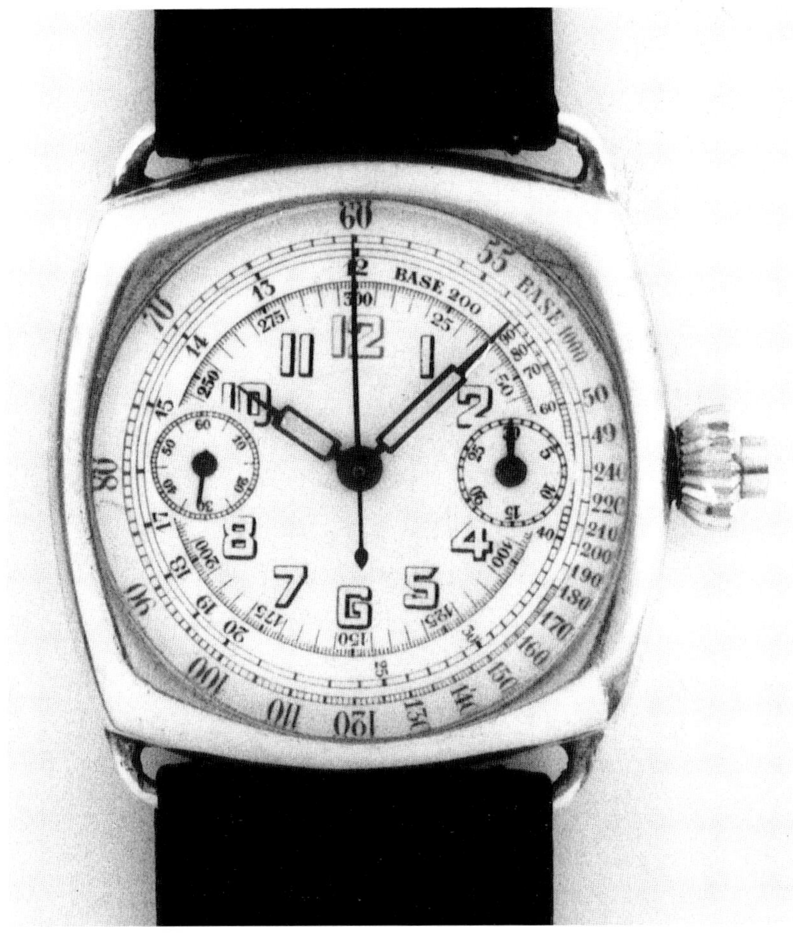

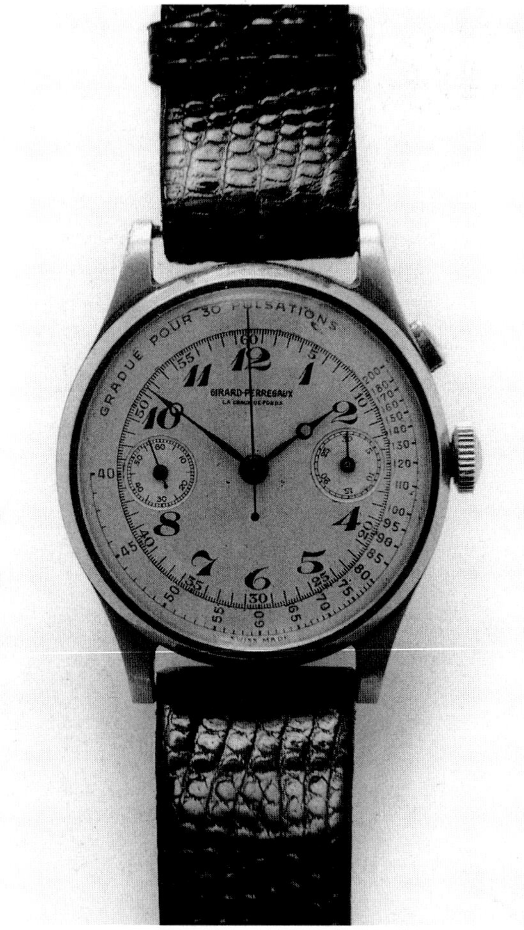

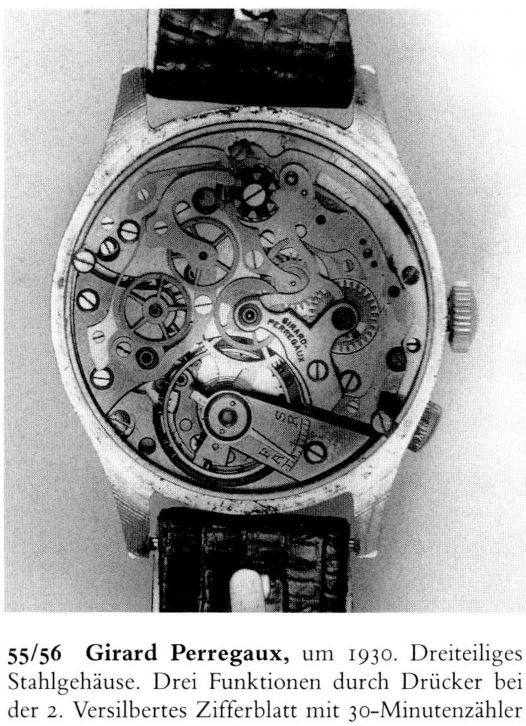

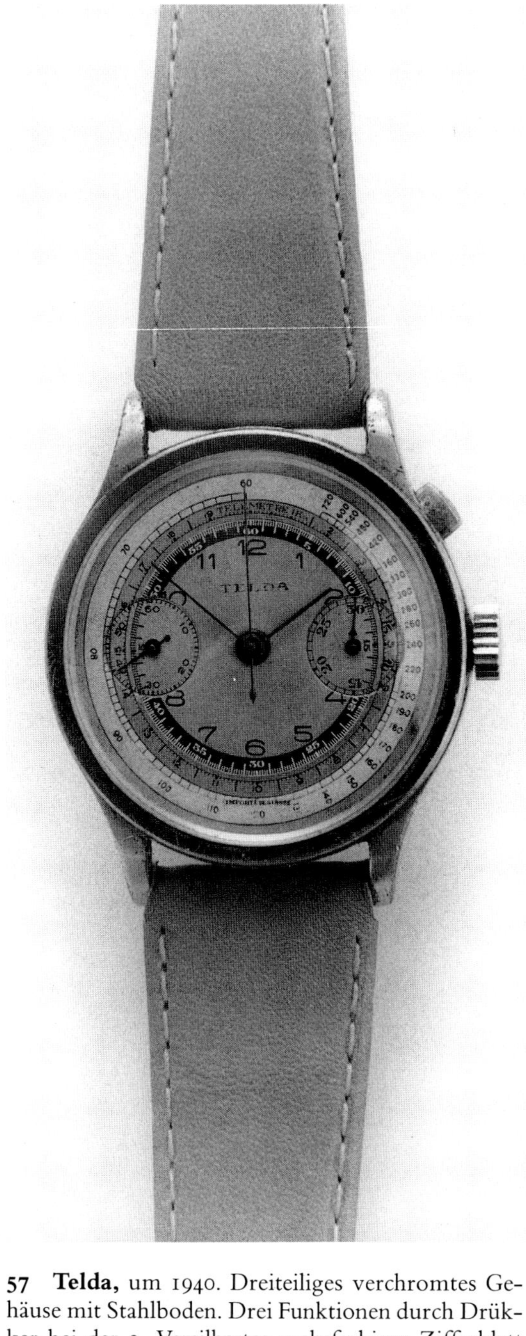

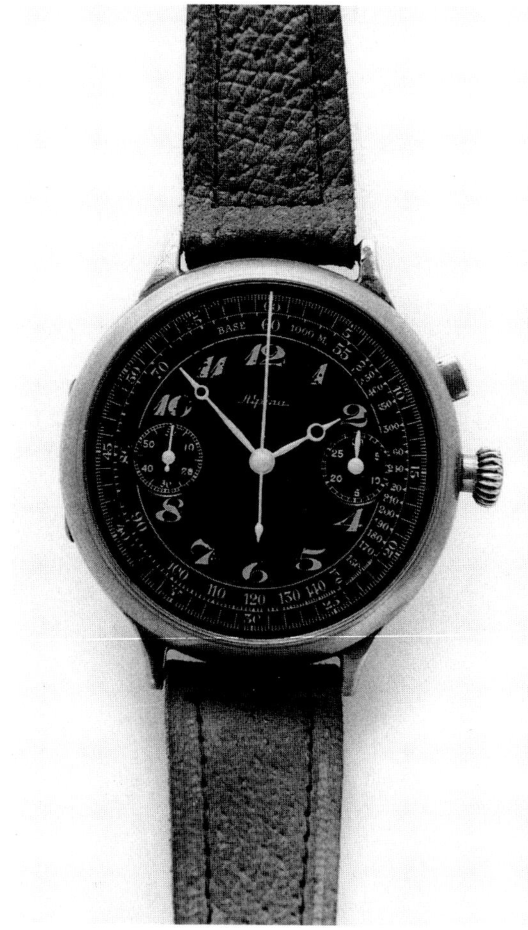

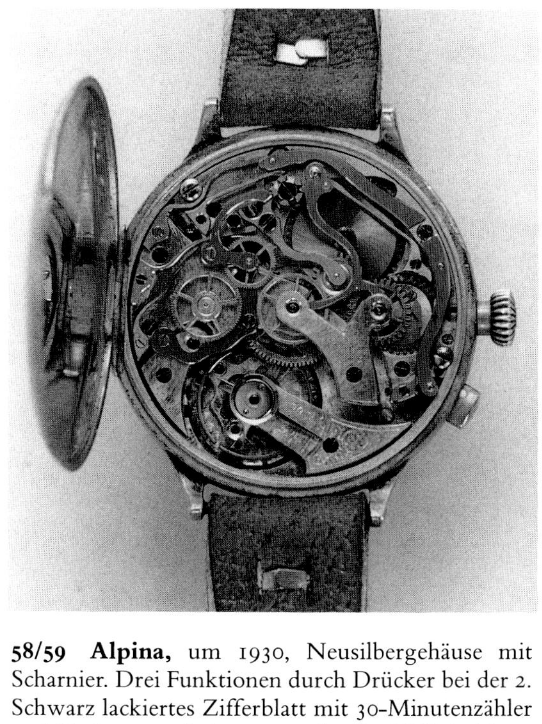

55/56 Girard Perregaux, um 1930. Dreiteiliges Stahlgehäuse. Drei Funktionen durch Drücker bei der 2. Versilbertes Zifferblatt mit 30-Minutenzähler und blauer Pulsskala, gebläute Stahlzeiger. Werk: Kaliber Valjoux 22, versilbert mit 17 Steinen in Ausführung III. Schraubenunruh mit Breguet-Spirale. ∅ = 36 mm.

57 Telda, um 1940. Dreiteiliges verchromtes Gehäuse mit Stahlboden. Drei Funktionen durch Drükker bei der 2. Versilbertes mehrfarbiges Zifferblatt mit 30-Minutenzähler. Telemeterskala und Tachymeterskala 720–60 km/h, gebläute Stahlzeiger, Werk: Kaliber Landeron von 39, 14½''', versilbert mit Zierschliff und 17 Steinen in Ausführung II. Schraubenunruh mit Breguet-Spirale. ∅ = 37 mm.

58/59 Alpina, um 1930, Neusilbergehäuse mit Scharnier. Drei Funktionen durch Drücker bei der 2. Schwarz lackiertes Zifferblatt mit 30-Minutenzähler und Tachymeterskala 500–55 km/h. Weiß lackierte Zeiger. Werk: Kaliber Minerva 17–29, versilbert mit 17 Steinen in Ausführung I. Bimetallunruh mit Breguet-Spirale. ∅ = 41 mm.

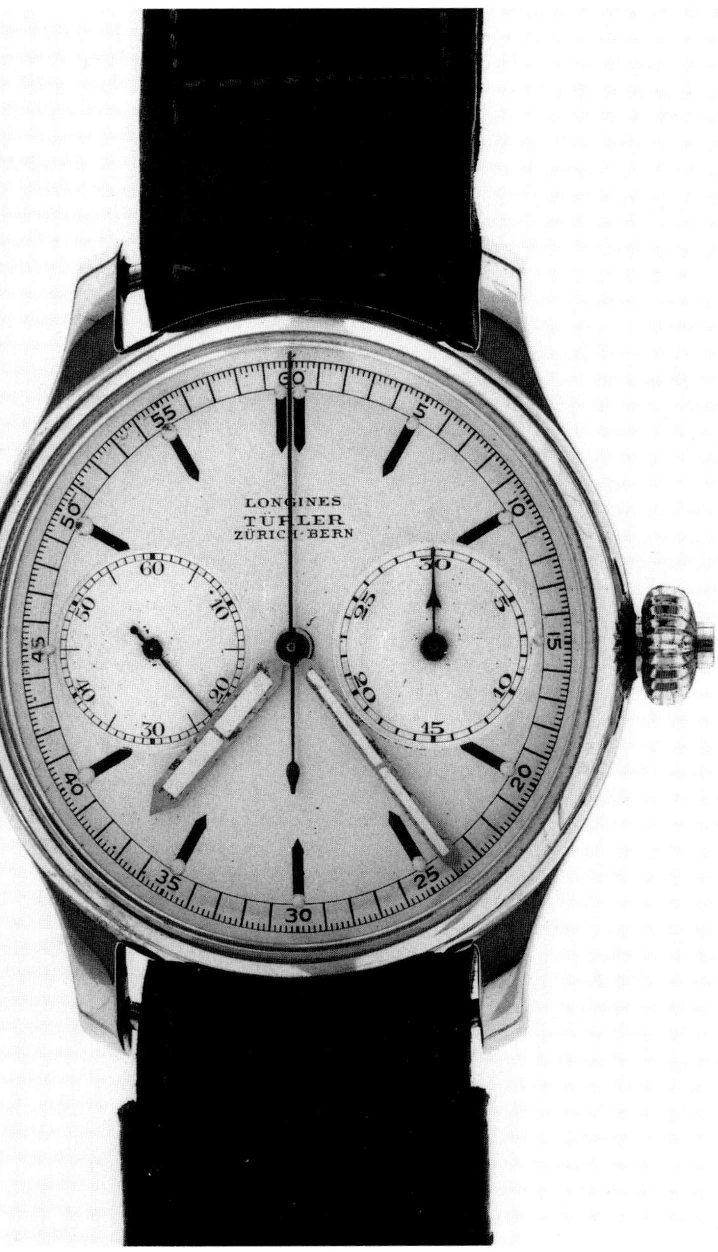

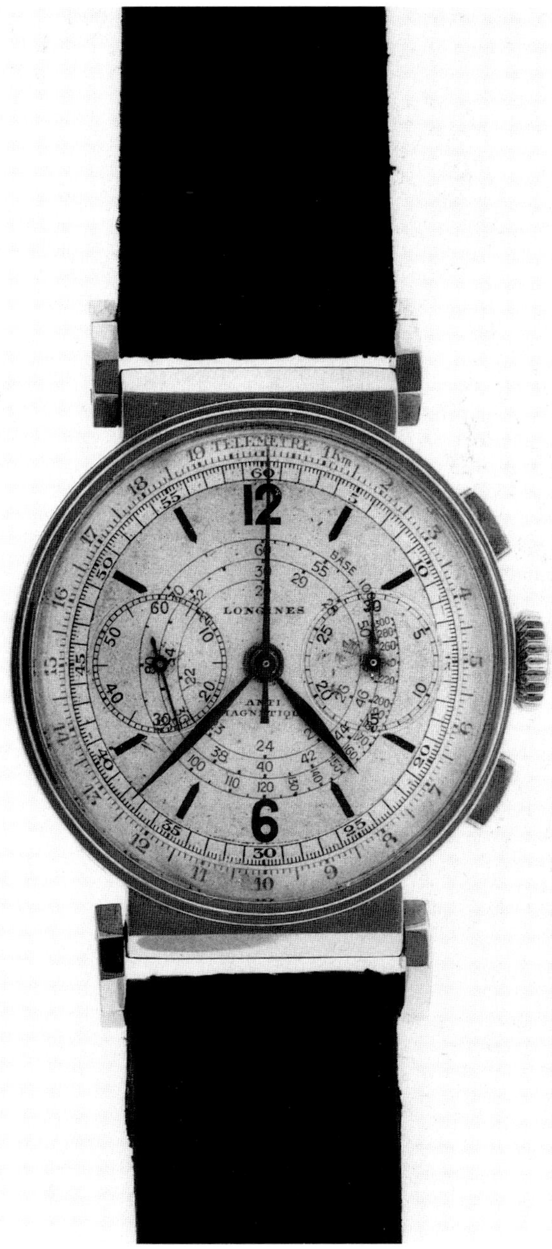

60 Longines (von Fa. Türler, Zürich verkauft), um 1950. Scharniergehäuse in Stahl mit zwei Deckeln. Drei Funktionen durch Drücker in der Krone. Versilbertes Zifferblatt mit 30-Minutenzähler, Leuchtpunkten und Leuchtzeigern. Werk: Kaliber Longines 18.72, Neusilber mit Genfer Streifen und 17 Steinen in Ausführung I. Bimetallunruh mit Breguet-Spirale. Ø = 49 mm.
Besonderheit: springender Minutenzähler.

61 Longines, um 1940. Dreiteiliges Stahlgehäuse mit beweglichen Anstößen. Zwei Drücker als Additionsstopper. Versilbertes Zifferblatt mit 30-Minutenzähler. Schneckentachymeterskala 500–20 km/h und Telemeterskala in blau, gebläute Stahlzeiger. Werk: Kaliber Longines 13 ZN, versilbert mit 17 Steinen in Ausführung I. Bimetallunruh mit Breguet-Spirale. Ø = 35 mm.
Besonderheit: permanente Nullstellung (Temposchaltung).

62 Doxa, um 1940. Dreiteiliges Chromgehäuse mit Stahlboden und beweglichen Anstößen. Zwei Drücker als Additionsstopper. Schwarz lackiertes Zifferblatt mit 30-Minutenzähler, Schneckentachymeterskala 400–20 km/h und Telemeterskala in grau. Versilberte Zeiger. Werk: Kaliber Valjoux 22, versilbert mit 17 Steinen in Ausführung III. Schraubenunruh mit Breguet-Spirale. ∅ = 35 mm.

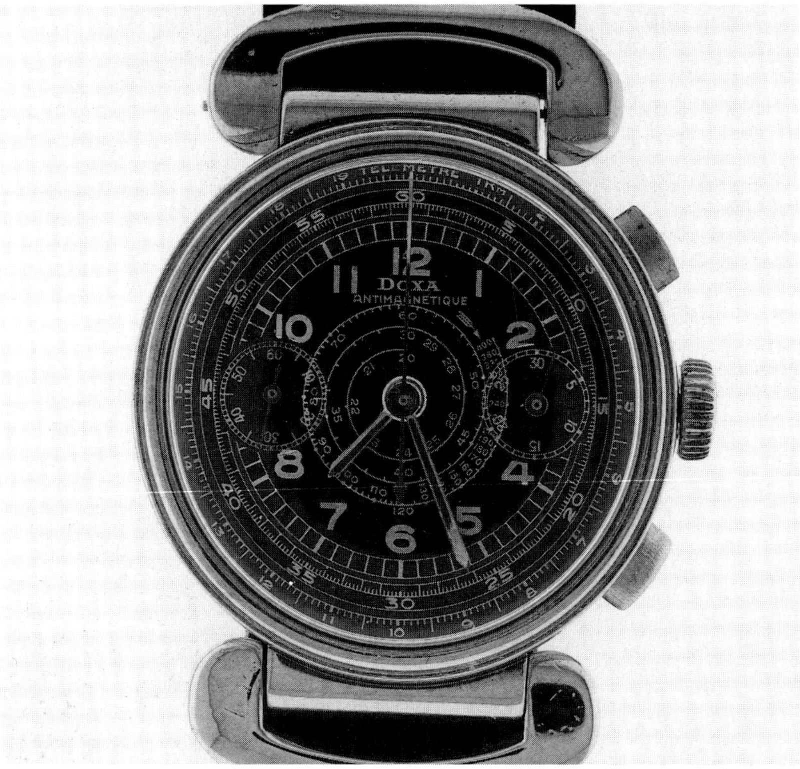

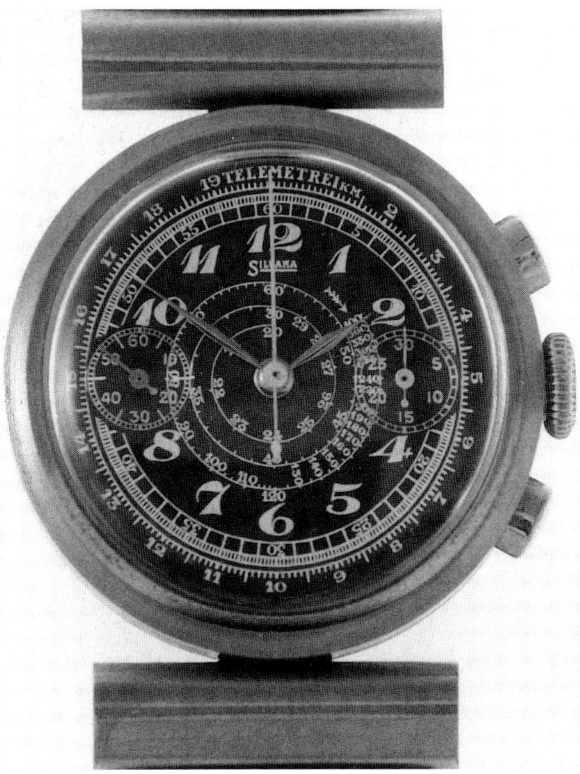

63 Silvana, um 1940. Dreiteiliges Stahlgehäuse mit beweglichen Anstößen. Zwei Drücker als Additionsstopper. Schwarz lackiertes Zifferblatt mit 30-Minutenzähler. Schneckentachymeterskala 400–20 km/h und Telemeterskala, versilberte Zeiger. Werk: Kaliber Venus 150 alt, versilbert mit Genfer Streifen und 17 Steinen in Ausführung II. Bimetallunruh mit Breguet-Spirale. ∅ = 33 mm.

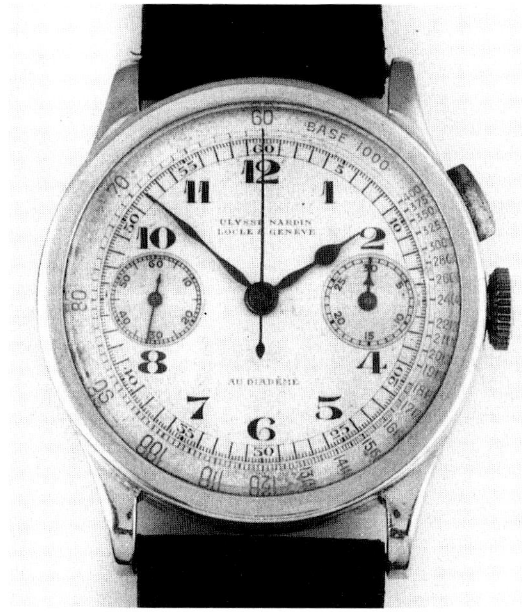

64 Ulysse Nardin, um 1940. Goldgehäuse in 18 Kt. Drei Funktionen durch Drücker bei der 2. Mattversilbertes Zifferblatt mit 30-Minutenzähler und Tachymeterskala 400–60 km/h, gebläute Stahlzeiger. Werk: vernickelt mit Bimetallunruh und Breguet-Spirale.

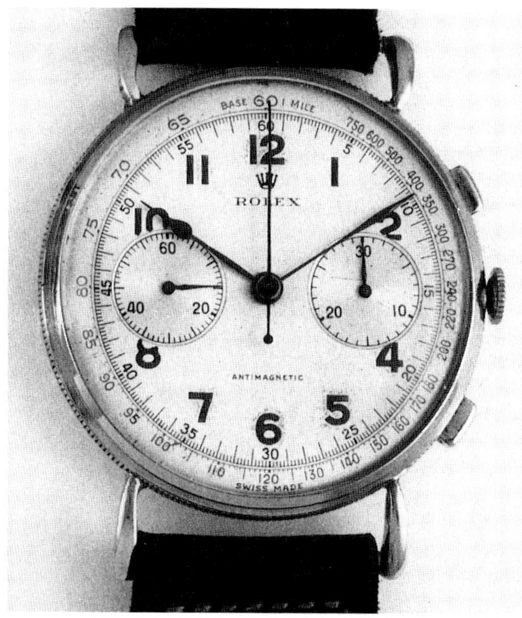

65 Rolex, um 1945. Stahlgehäuse mit geriffeltem Rand. Zwei Drücker als Additionsstopper. Versilbertes Werk mit 30-Minutenzähler, Tachymeterskala 750–60 Meilen/Std. Werk: vernickelt mit Bimetallunruh und Breguet-Spirale.

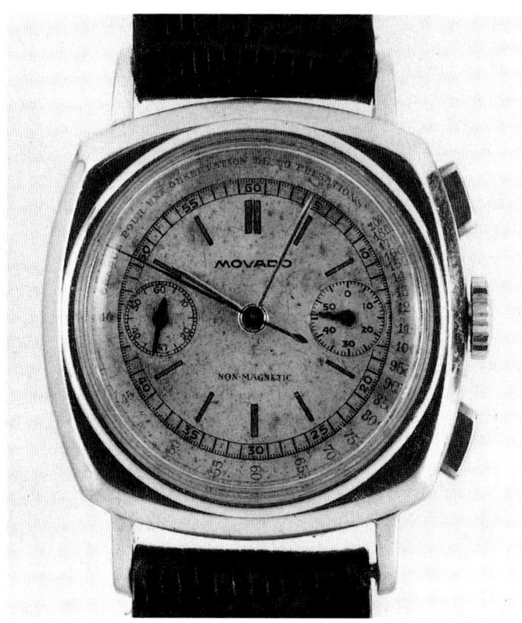

66 Movado, um 1940. Goldgehäuse in 18 Kt mit zwei Drückern als Additionsstopper. Versilbertes Zifferblatt mit 60-Minutenzähler und Pulsskala, Goldzeiger. Werk: Kaliber Movado 90 M, 12‴, versilbert mit 17 Steinen in Ausführung I. Bimetallunruh mit Breguet-Spirale.

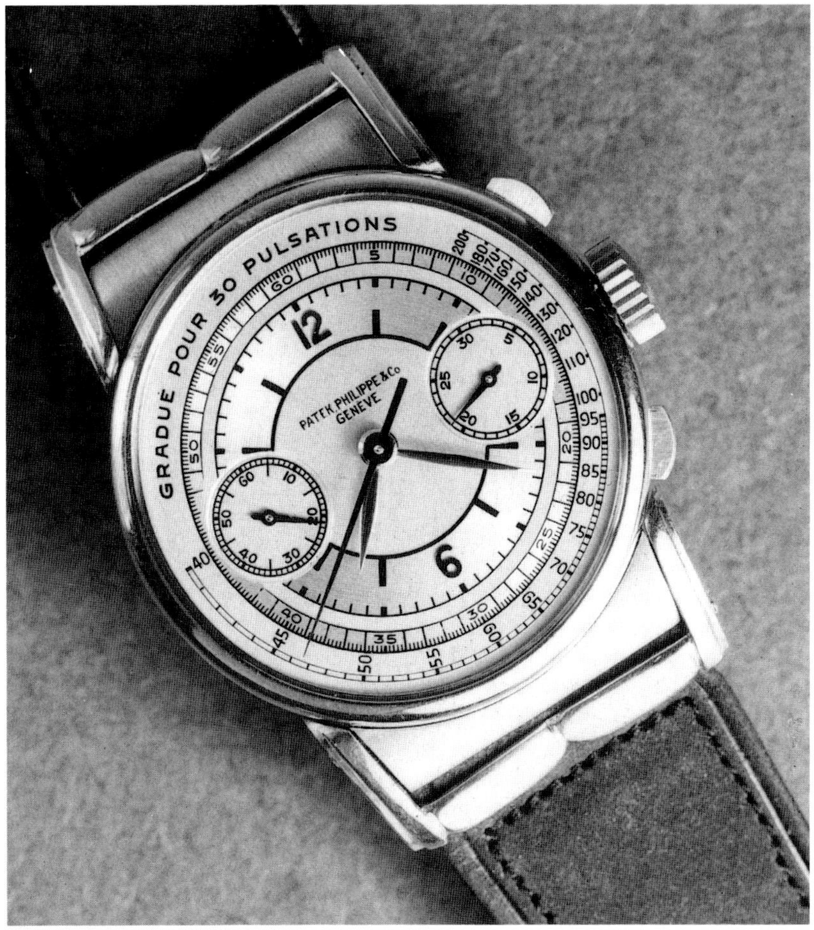

68 Patek Philippe, um 1935. Goldgehäuse in 18 Kt mit zwei Drückern als Additionsstopper. Versilbertes Zifferblatt mit 30-Minutenzähler und Pulsskala. Goldzeiger. Werk: 13‴, versilbert mit Genfer Streifen und 23 Steinen in Ausführung I. Schraubenunruh mit Breguet-Spirale. ▷

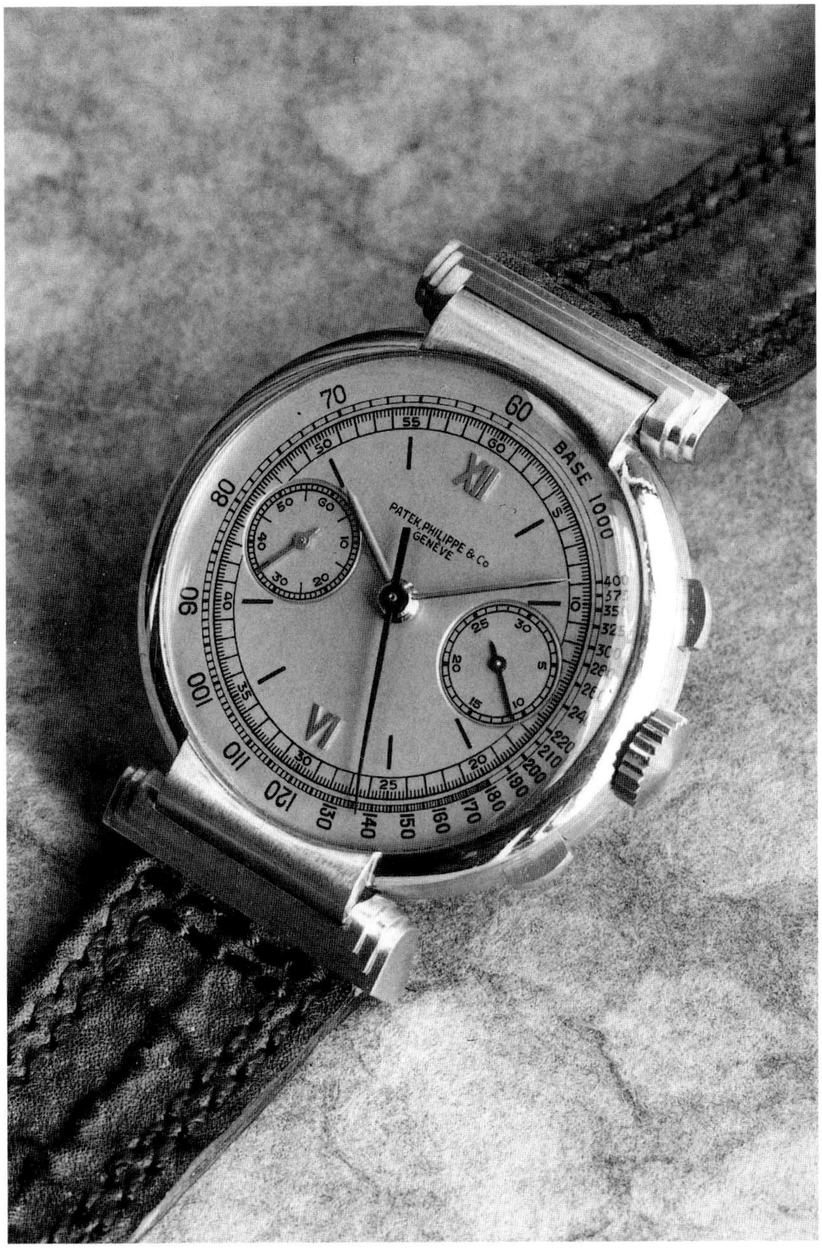

67 Patek Philippe, um 1954. Goldgehäuse in 18 Kt mit zwei Drückern als Additionsstopper. Versilbertes Zifferblatt mit 30-Minutenzähler und Tachymeterskala 400–60 km/h, Goldzeiger. Werk: 13‴, versilbert mit Genfer Streifen und 23 Steinen in Ausführung I. Schraubenunruh mit Breguet-Spirale.

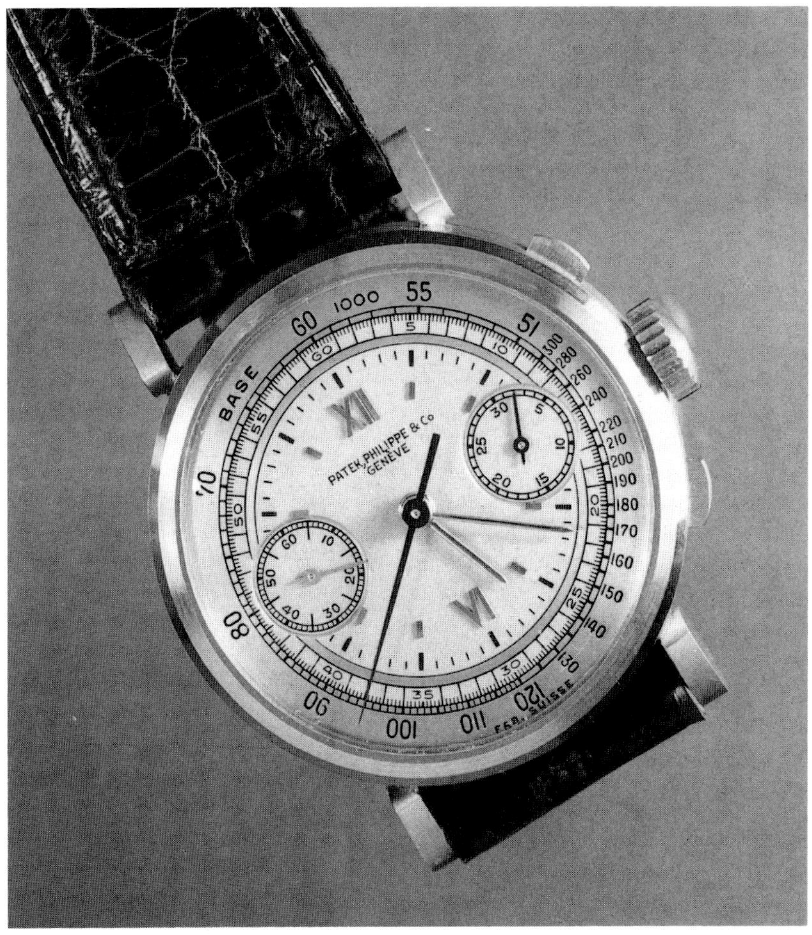

69 Patek Philippe, um 1937. Goldgehäuse in 18 Kt mit zwei Drückern als Additionsstopper. Versilbertes Zifferblatt mit 30-Minutenzähler und Tachymeterskala 300–51 km/h. Goldzeiger. Werk: 13‴, versilbert mit Genfer Streifen und 23 Steinen in Ausführung I. Schraubenunruh mit Breguet-Spirale. ▷

71 Moeris, um 1940. Dreiteiliges Stahlgehäuse. Schwarz lackiertes Zifferblatt mit 30-Minutenzähler. Tachymeterskala 500–60 km/h und Telemeterskala, verchromte Zeiger. Werk: Hahn-Landeron 13, versilbert mit 17 Steinen in Ausführung II. Schraubenunruh mit Breguet-Spirale. Ø = 33 mm. ▷

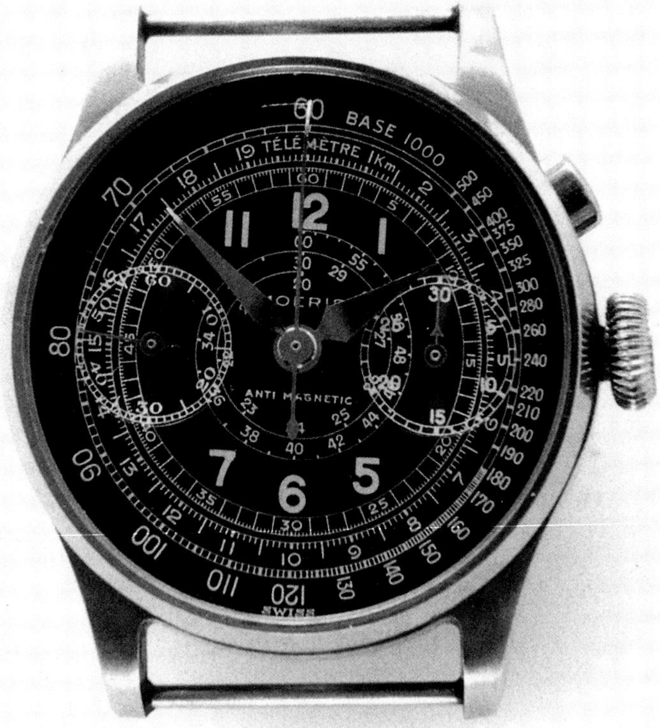

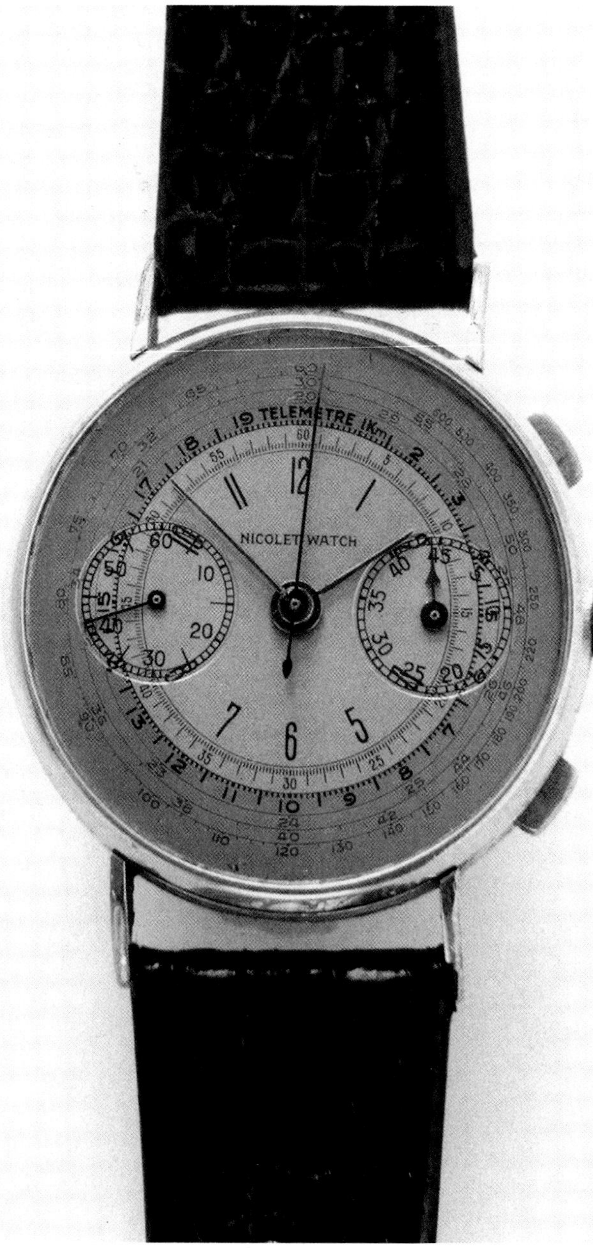

70 Nicolet Watch, um 1940. Dreiteiliges vergoldetes Gehäuse mit zwei Drükkern als Additionsstopper. Kupferfarbenes Zifferblatt mit 45-Minutenzähler. Schneckentachymeterskala 600–20 km/h in blau und Telemeterskala, gebläute Stahlzeiger. Werk: Landeron 39, $14\frac{1}{2}'''$, versilbert mit Genfer Streifen und 17 Steinen in Ausführung III. Schraubenunruh mit Breguet-Spirale. Ø = 37 mm.

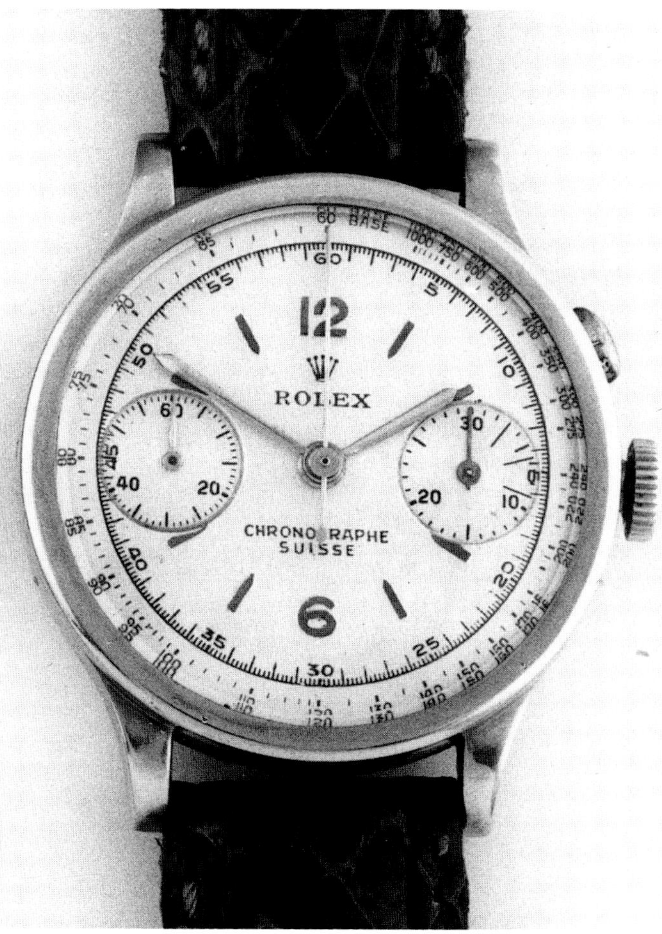

72 Rolex, um 1940. Goldgehäuse in 18 Kt. Drei Funktionen mit Drücker bei der 2. Versilbertes Zifferblatt mit 30-Minutenzähler, Tachymeterskala 1000–60 km/h und Goldzeiger. Werk: versilbert mit 17 Steinen in Ausführung I. ▷

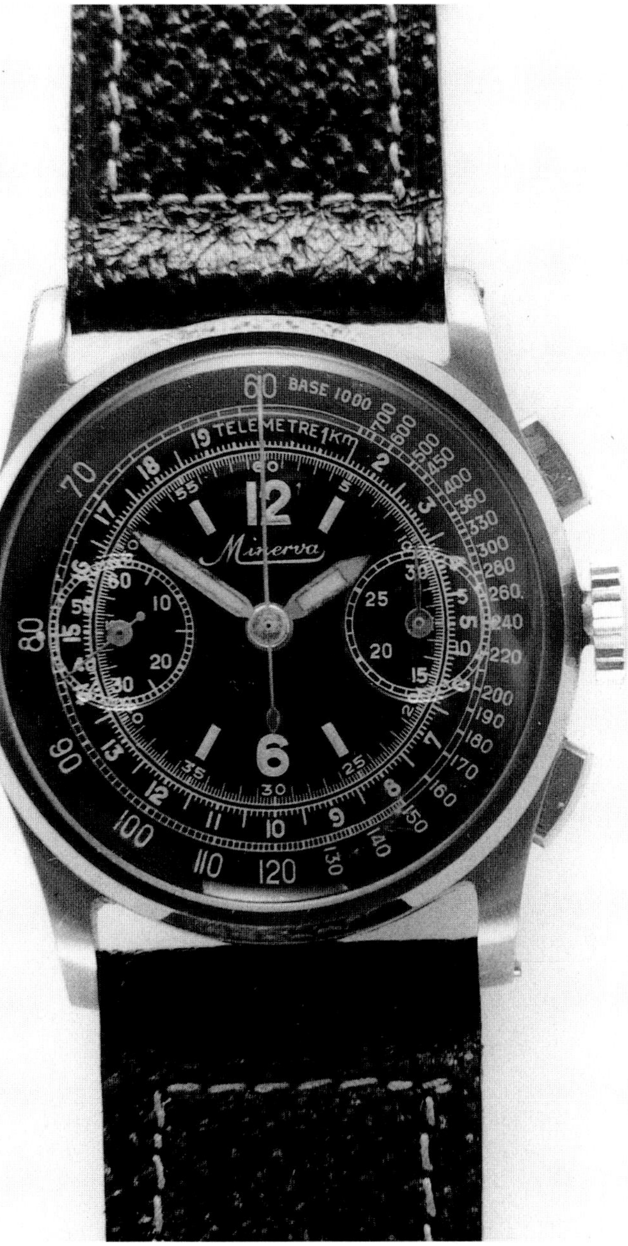

73 **Minerva,** um 1940. Dreiteiliges Stahlgehäuse mit zwei Drückern als Additionsstopper. Schwarz lackiertes Zifferblatt mit 30-Minutenzähler, Tachymeterskala 700–60 km/h und Telemeterskala. Leuchtzahlen und Leuchtzeiger. Werk: Kaliber Valjoux 23, versilbert mit 17 Steinen in Ausführung II. Schraubenunruh mit Breguet-Spirale. ∅ = 32 mm.

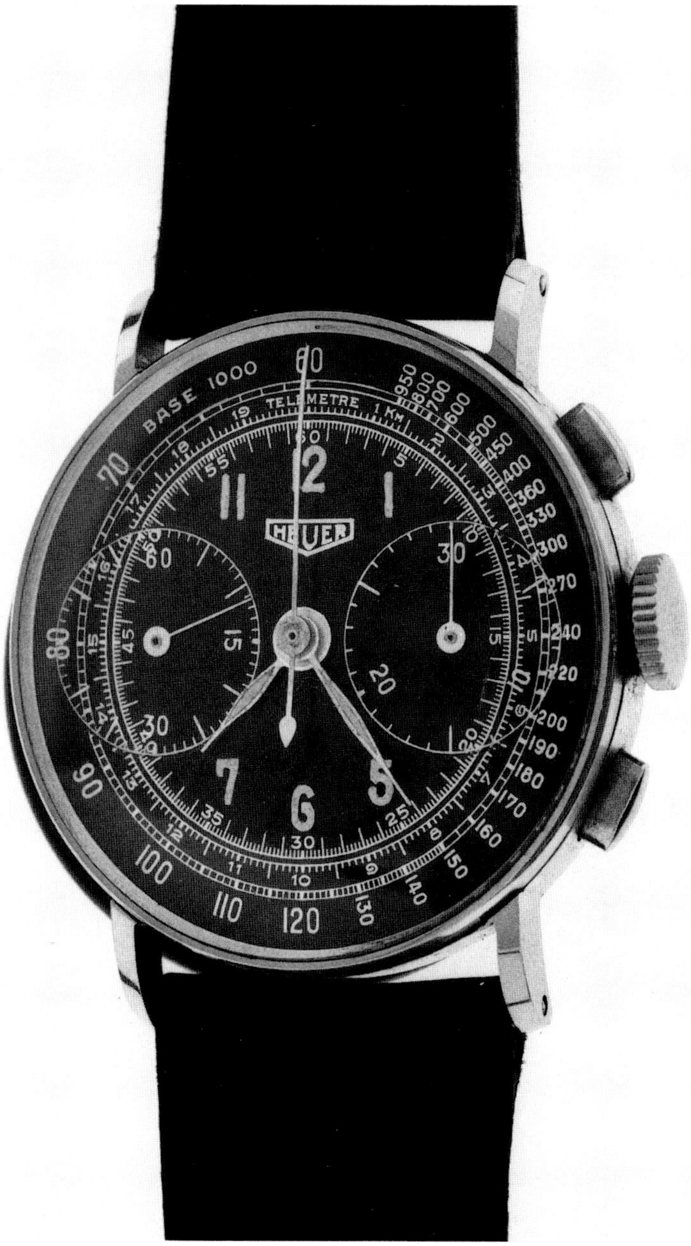

74 **Heuer,** um 1940. Dreiteiliges Stahlgehäuse mit zwei Drückern als Additionsstopper. Schwarz lackiertes Zifferblatt mit 30-Minutenzähler. Tachymeterskala 950–60 km/h und Telemeterskala. Leuchtzahlen und Leuchtzeiger. Werk: Kaliber Hahn-Landeron 13, versilbert mit 17 Steinen in Ausführung II. Schraubenunruh mit Breguet-Spirale. ∅ = 33 mm.

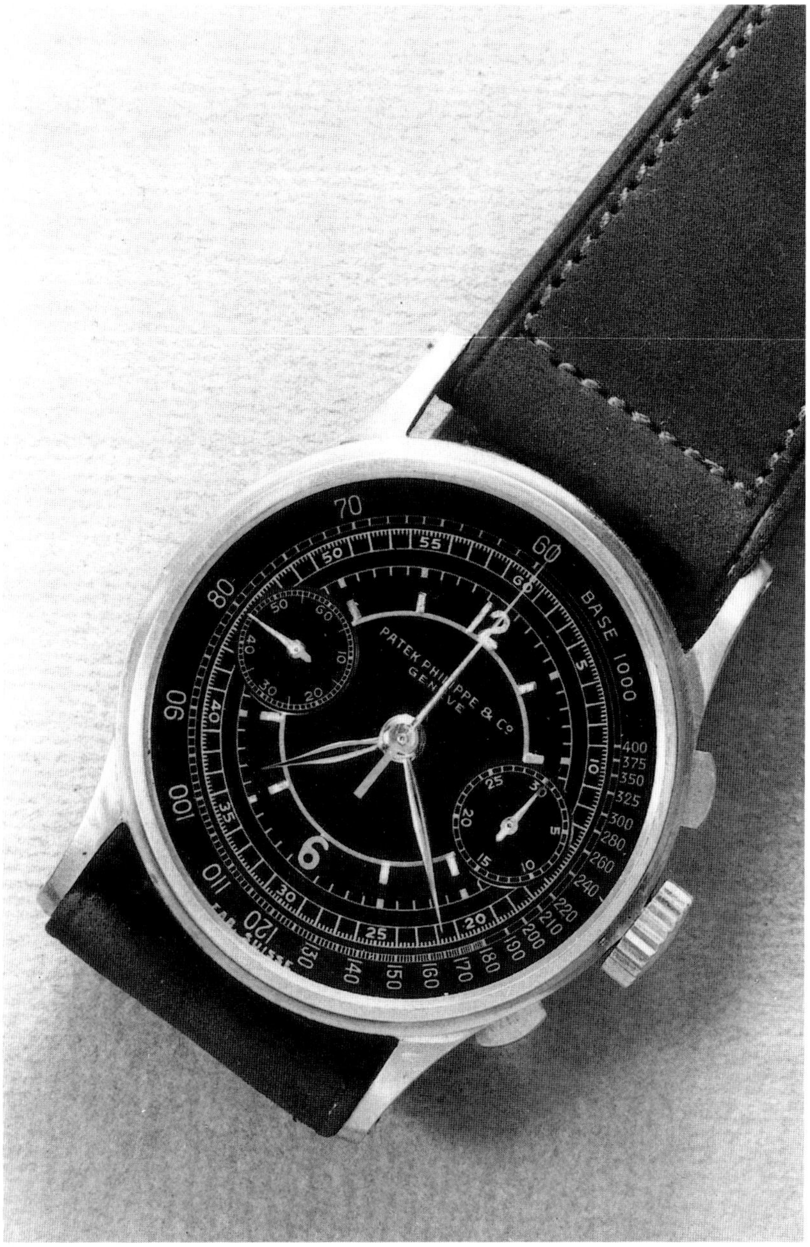

75 **Patek Philippe,** um 1936. Goldgehäuse in 18 Kt mit zwei Drückern als Additionsstopper. Schwarz lackiertes Zifferblatt mit 30-Minutenzähler, Tachymeterskala 400–60 km/h und Leuchtzahlen. Werk: Kaliber 13''', versilbert mit Genfer Streifen und 23 Steinen in Ausführung I. Schraubenunruh mit Breguet-Spirale.

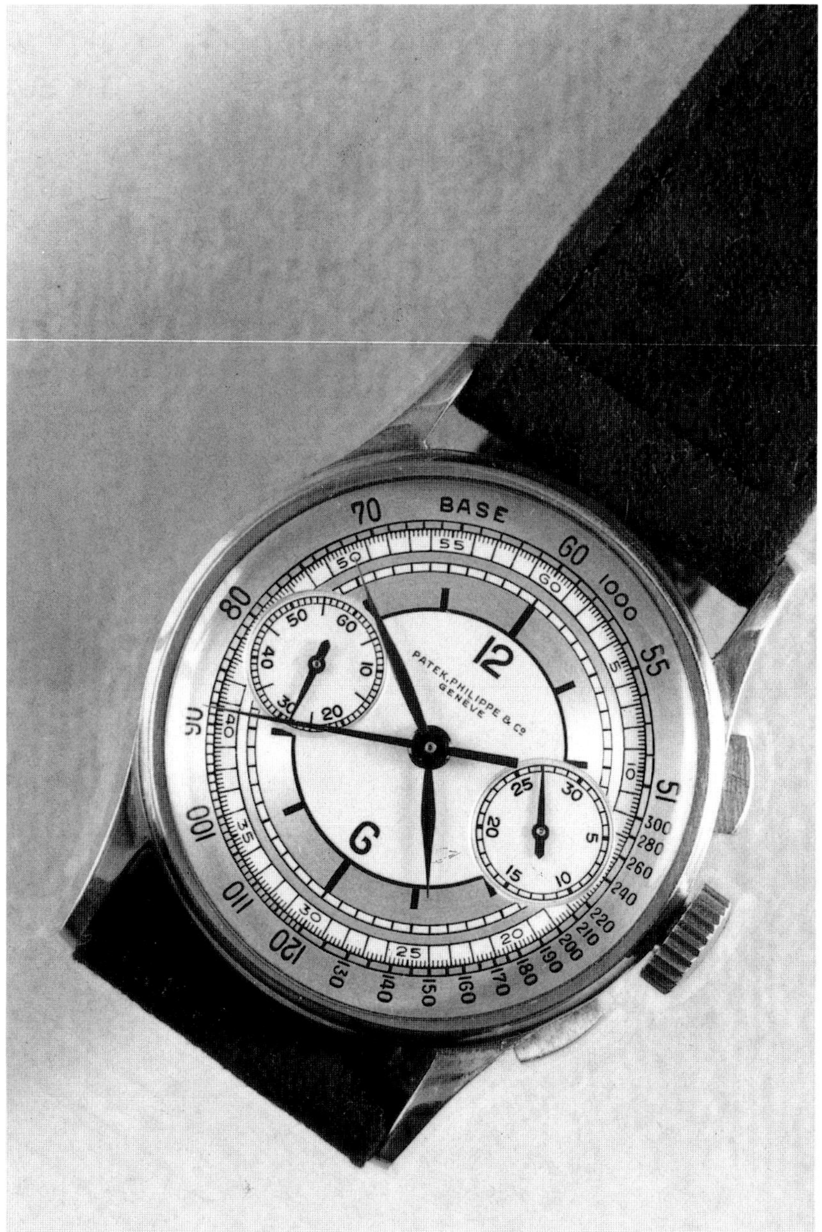

76 **Patek Philippe,** um 1936. Stahlgehäuse mit zwei Drückern als Additionsstopper. Versilbertes zweifarbiges Zifferblatt mit 30-Minutenzähler, Tachymeterskala 300–51 km/h. Gebläute Stahlzeiger. Werk: Kaliber 13''', versilbert mit Genfer Streifen und 23 Steinen in Ausführung I. Schraubenunruh mit Breguet-Spirale. ∅ = 36 mm.

77 Cortebert, um 1940. Dreiteiliges Stahlgehäuse mit zwei Drükkern als Additionsstopper. Versilbertes Zifferblatt mit 30-Minutenzähler. Schneckentachymeterskala (Kreisdarstellung) 1000–20 km/h und Telemeterskala in rot, gebläute Stahlzeiger. Werk: Kaliber Venus 150, versilbert mit Genfer Streifen und 17 Steinen in Ausführung II. Schraubenunruh mit Flachspirale.
∅ = 36 mm.

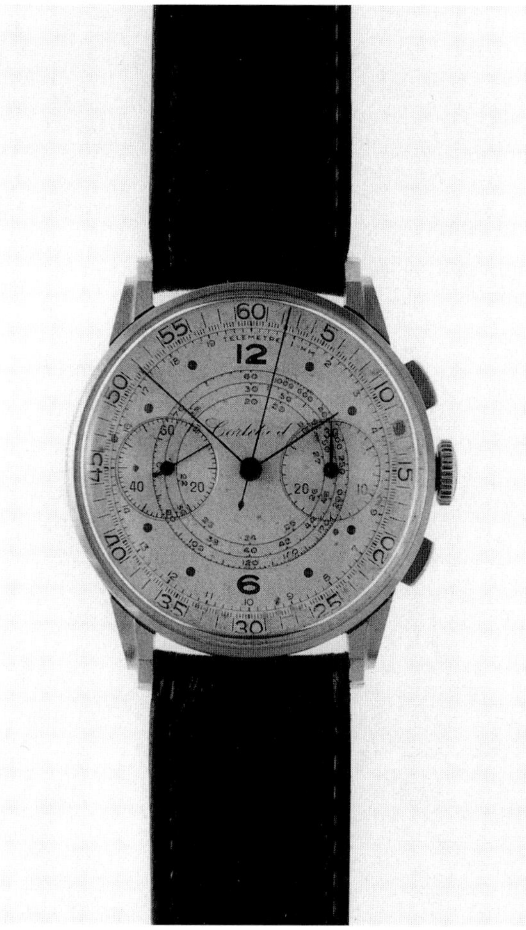

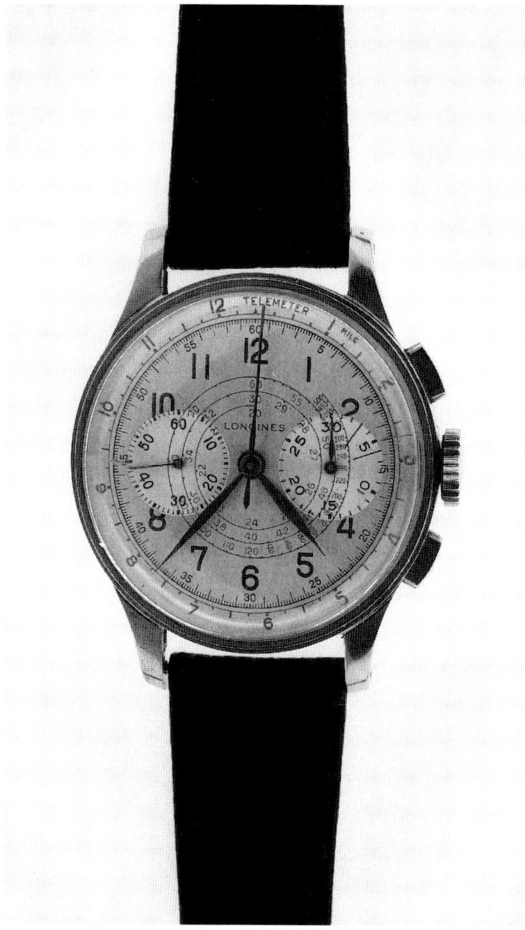

78/79 Longines, um 1945. Dreiteiliges Stahlgehäuse mit zwei Drükkern als Additionsstopper. Versilbertes Zifferblatt mit 30-Minutenzähler. Blaue Schneckentachymeterskala 500–20 km/h und Telemeterskala, gebläute Stahlzeiger. Werk: Kaliber Longines 13 ZN, versilbert mit 17 Steinen in Ausführung I. Schraubenunruh mit Breguet-Spirale, Stoßsicherung.
∅ = 37 mm.
Besonderheit: permanente Nullstellung (Temposchaltung).

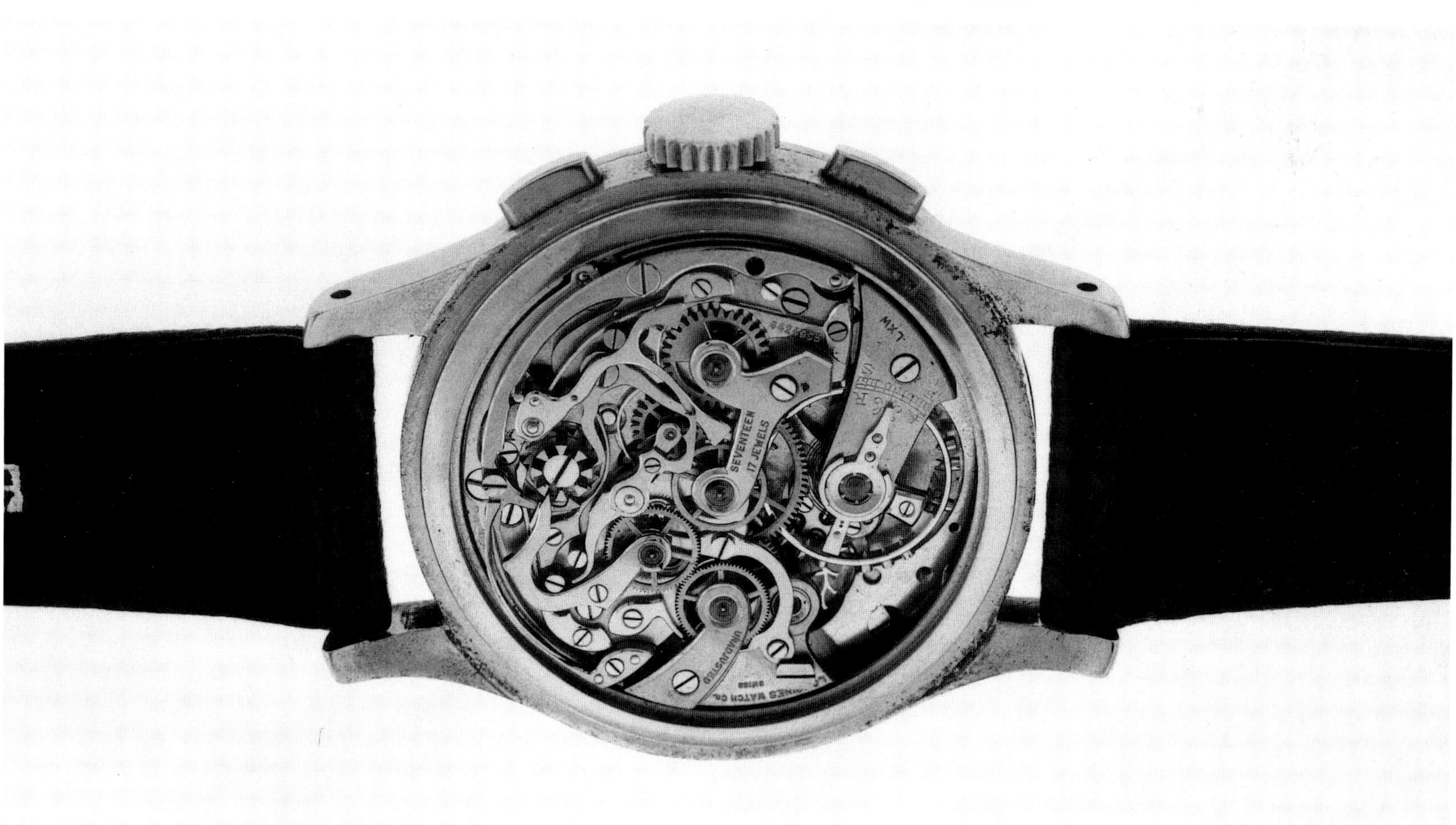

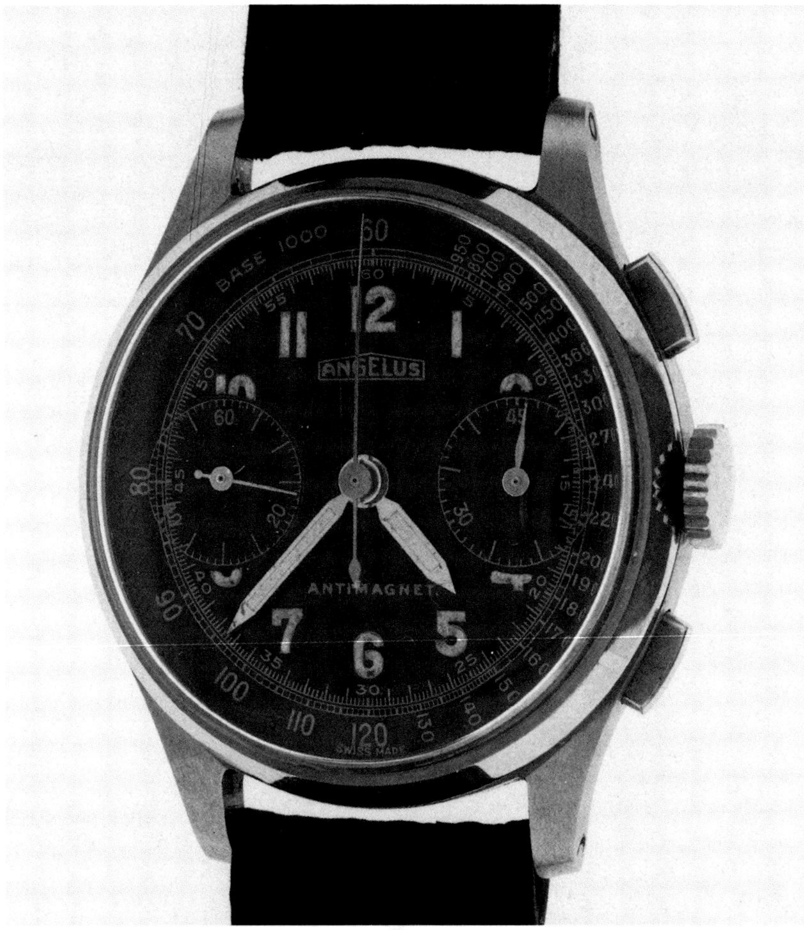

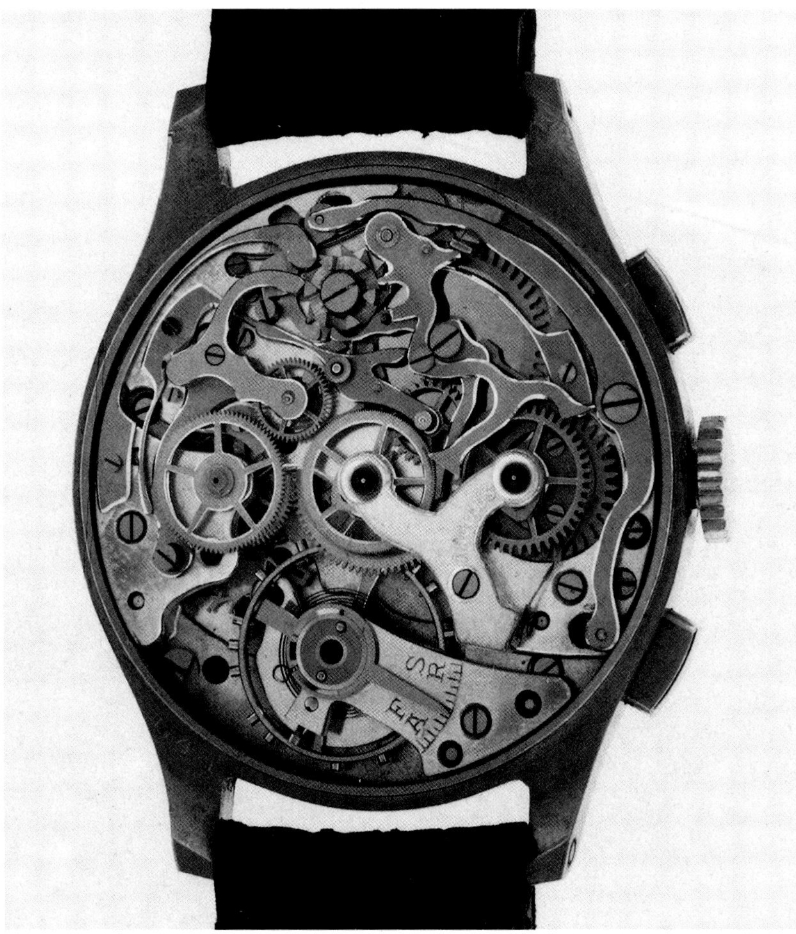

80/81 Angelus, um 1945. Dreiteiliges Stahlgehäuse mit zwei Drükkern als Additionsstopper. Schwarz lackiertes Zifferblatt mit 45-Minutenzähler, Tachymeterskala 950–60 km/h, Leuchtzahlen und Leuchtzeiger. Werk: Kaliber Angelus 215, versilbert mit 17 Steinen in Ausführung I. Schraubenunruh mit Breguet-Spirale. ∅ = 35 mm.

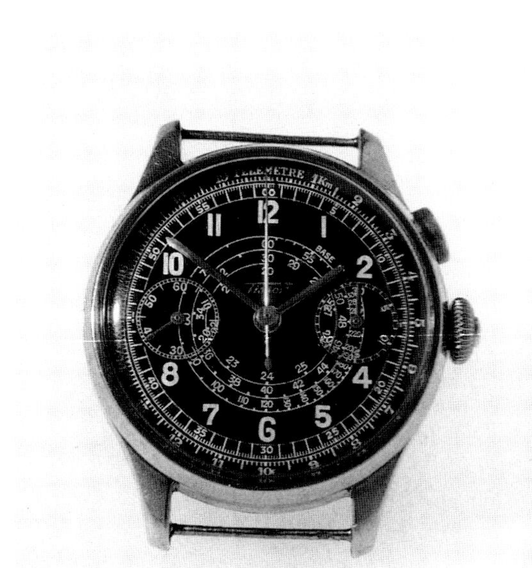

82 Tissot, um 1945. Dreiteiliges Goldgehäuse in 14 Kt. Drei Funktionen mit Drücker bei der 2. Schwarz lackiertes Zifferblatt mit 30-Minutenzähler. Schneckentachymeterskala 300–20 km/h und Telemeterskala. Vergoldete Zeiger. Werk: Kaliber Lemania-Tissot 33.3, 15‴, vergoldet mit 17 Steinen in Ausführung II. Schraubenunruh mit Flachspirale. ∅ = 36 mm.

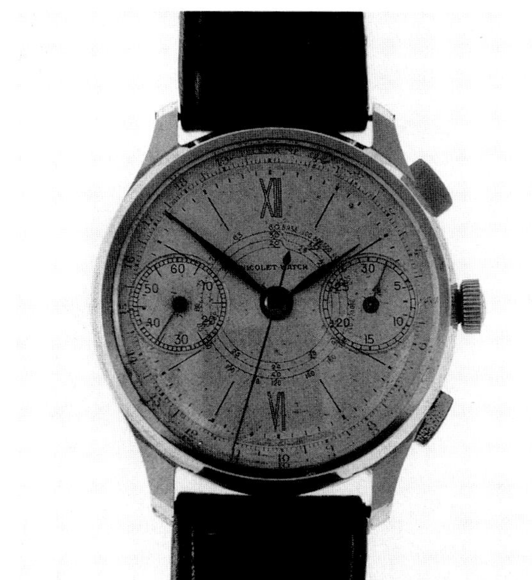

83 Nicolet Watch, um 1940. Dreiteiliges Stahlgehäuse mit zwei Drückern als Additionsstopper. Vergoldetes Zifferblatt mit 30-Minutenzähler, Schneckentachymeterskala 1000–20 km/h und Telemeterskala, gebläute Stahlzeiger, Werk: Kaliber Landeron 2,15½‴, versilbert mit 17 Steinen in Ausführung II. Schraubenunruh mit Breguet-Spirale. ∅ = 38 mm.

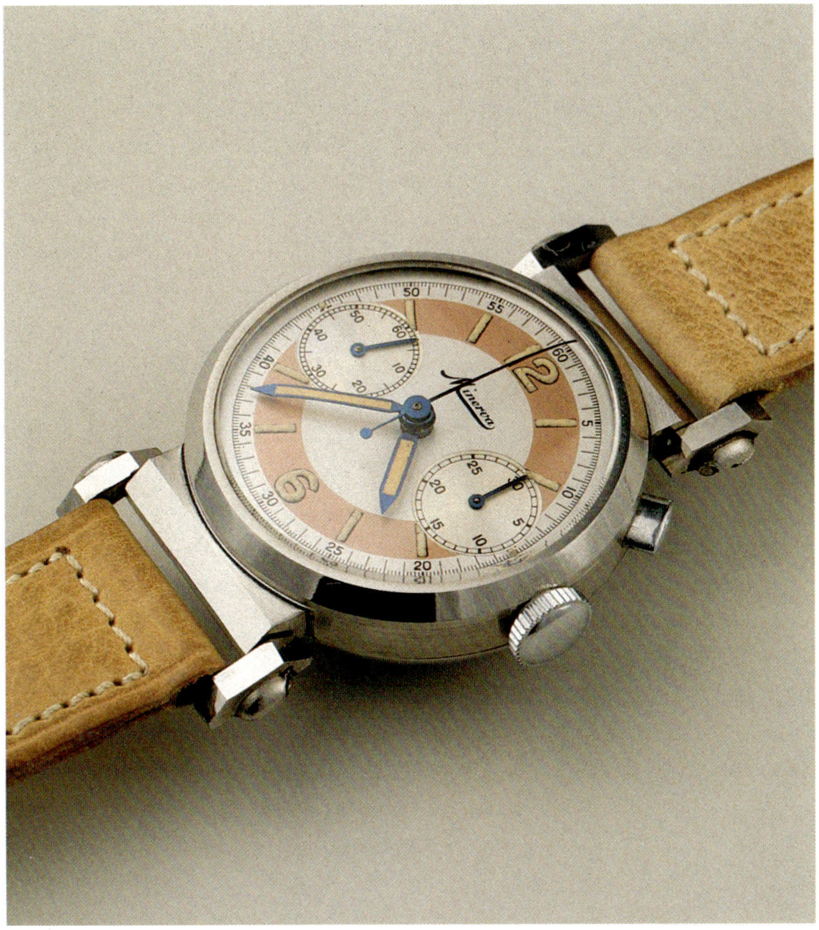

84 Minerva, um 1940. Dreiteiliges Stahlgehäuse mit beweglichen Anstößen. Drei Funktionen mit Drücker bei der 2. Zweifarbiges Zifferblatt mit 30-Minutenzähler, Leuchtzahlen und Leuchtzeigern. Werk: Kaliber Minerva 13–20, versilbert mit 17 Steinen in Ausführung II. Schraubenunruh mit Breguet-Spirale. ∅ = 33 mm.

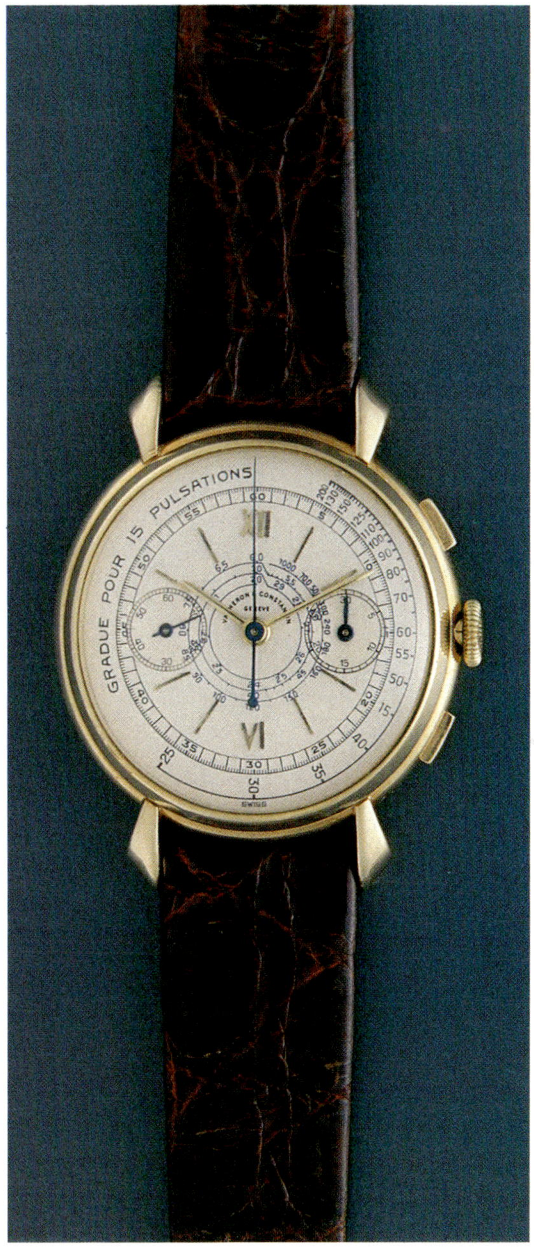

86 Vacheron & Constantin, um 1940. Goldgehäuse in 18 Kt mit zwei Drückern als Additionsstopper. Versilbertes Zifferblatt mit 30-Minutenzähler. Tachymeterskala 1000–20 km/h und Pulsskala (15 Pulse) in blau, Goldzeiger. Werk: Kaliber 13‴.

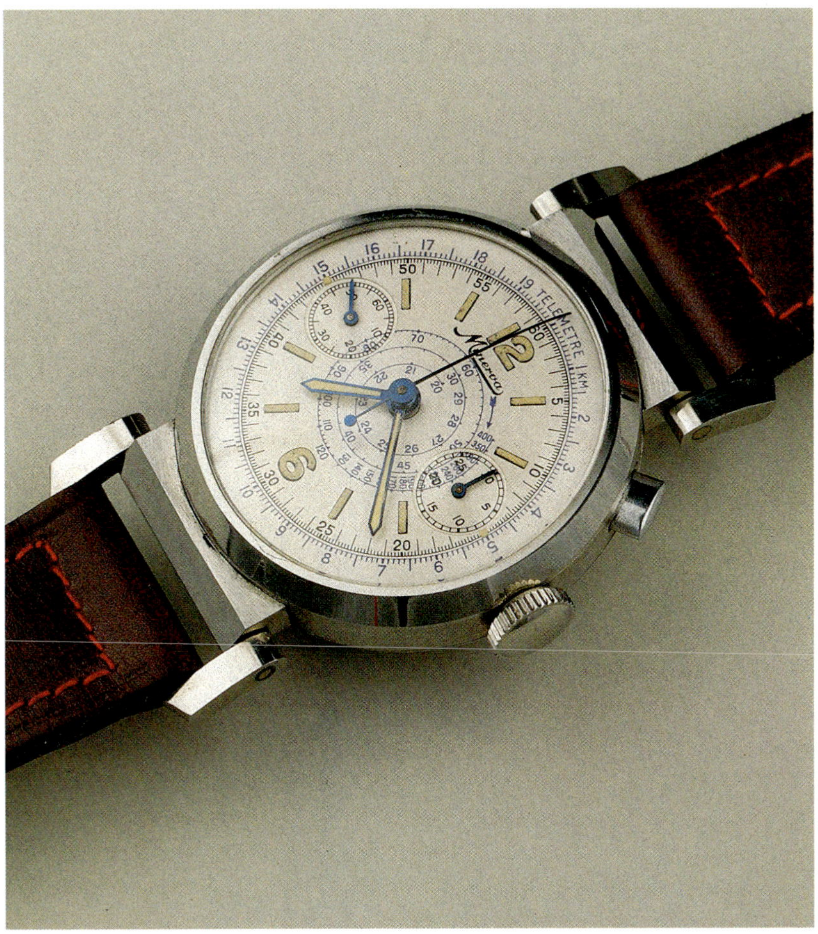

85 Minerva, um 1940. Dreiteiliges Stahlgehäuse mit beweglichen Anstößen. Drei Funktionen mit Drücker bei der 2. Versilbertes Zifferblatt und 30-Minutenzähler. Schneckentachymeterskala 400–20 km/h und Telemeterskala in blau. Leuchtzahlen und Leuchtzeiger. Werk: Kaliber Minerva 13–20, versilbert mit 17 Steinen in Ausführung II. Schraubenunruh mit Breguet-Spirale. ∅ = 33 mm.

87 Anonym, um 1940. Goldgehäuse in 18 Kt. Drei Funktionen mit Drücker in der Krone. Vergoldetes Zifferblatt mit 30-Minutenzähler, gebläute Stahlzeiger. Werk: Kaliber Valjoux VZ, vergoldet mit 17 Steinen in Ausführung II. Schraubenunruh mit Breguet-Spirale.

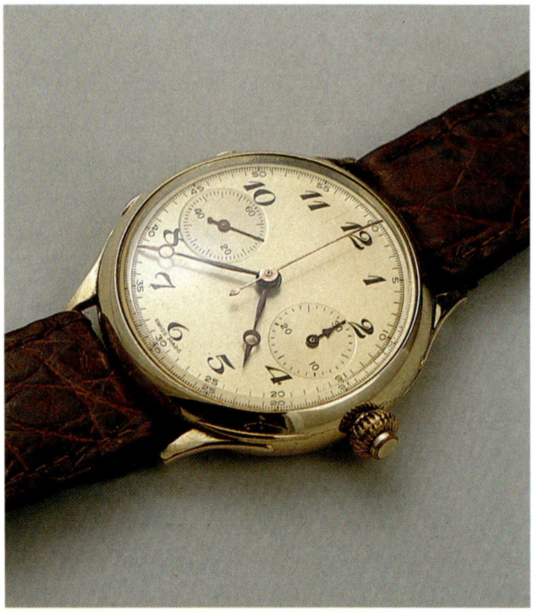

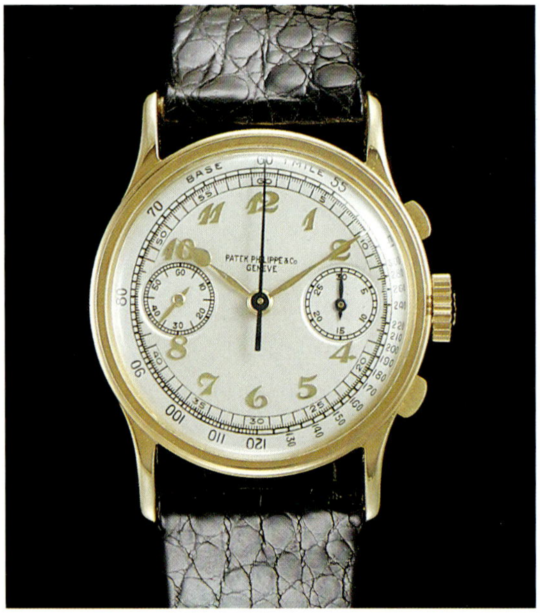

88/89 Patek Philippe, um 1935. Goldgehäuse in 18 Kt mit zwei Drückern als Additionsstopper. Versilbertes Zifferblatt mit 30-Minutenzähler und Tachymeterskala 300–51 km/h, Goldzeiger. Werk: Kaliber 13‴, versilbert mit Genfer Streifen, 23 Steine in Ausführung I. Schraubenunruh mit Breguet-Spirale.

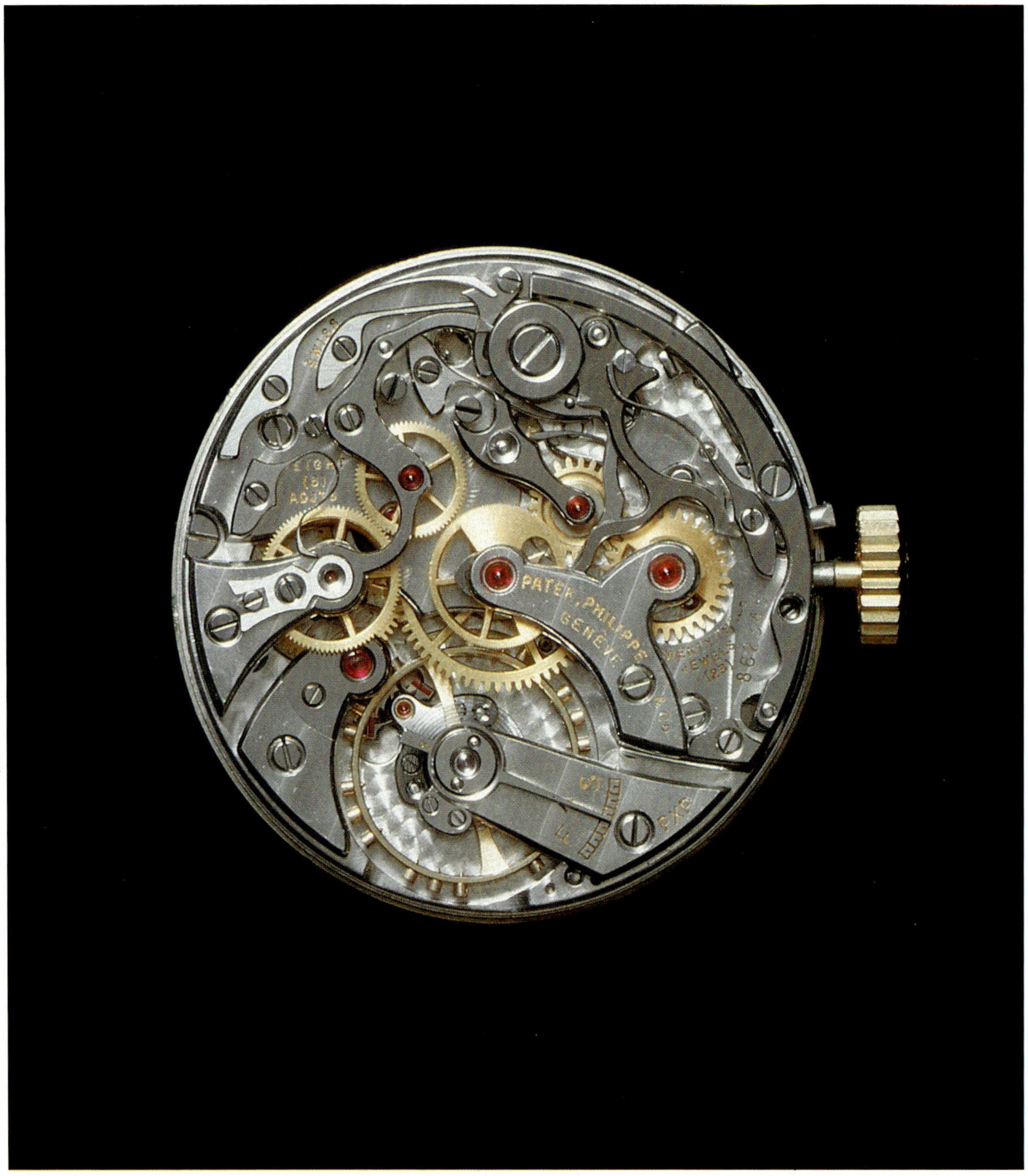

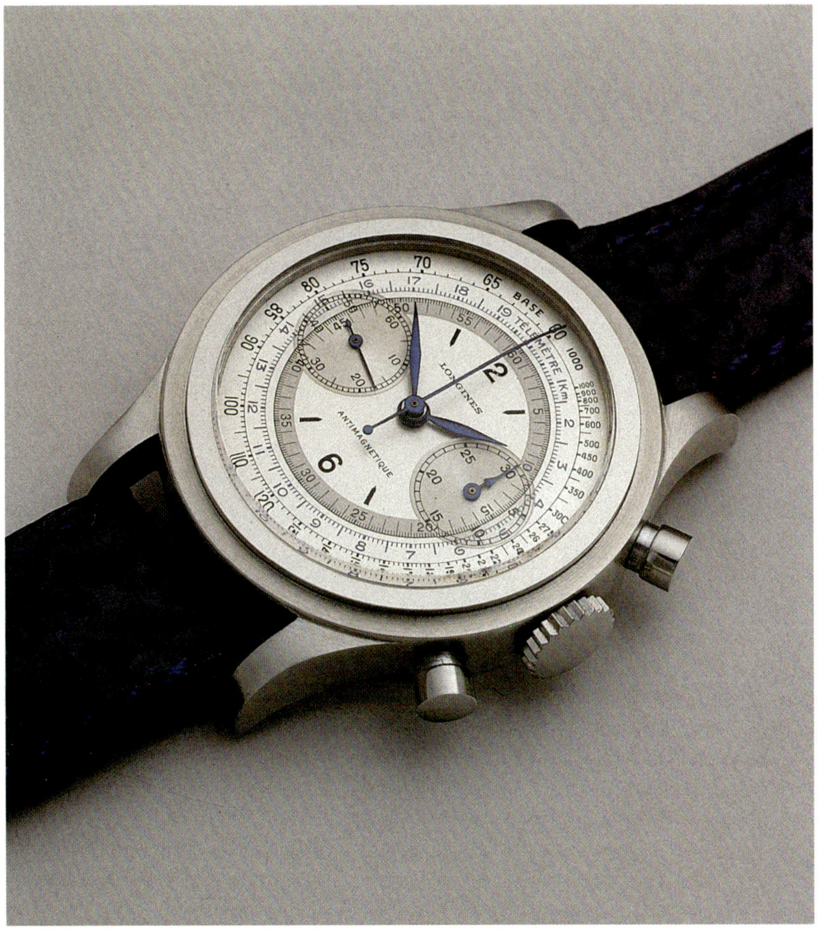

◁ **90** **Longines,** um 1945. Verschraubtes Stahlgehäuse, wasserdicht mit zwei Drückern als Additionsstopper. Versilbertes Zifferblatt mit 30-Minutenzähler. Blaue Tachymeterskala 1000–60 km/h und Telemeterskala, gebläute Stahlzeiger. Werk: Kaliber 13 ZN.

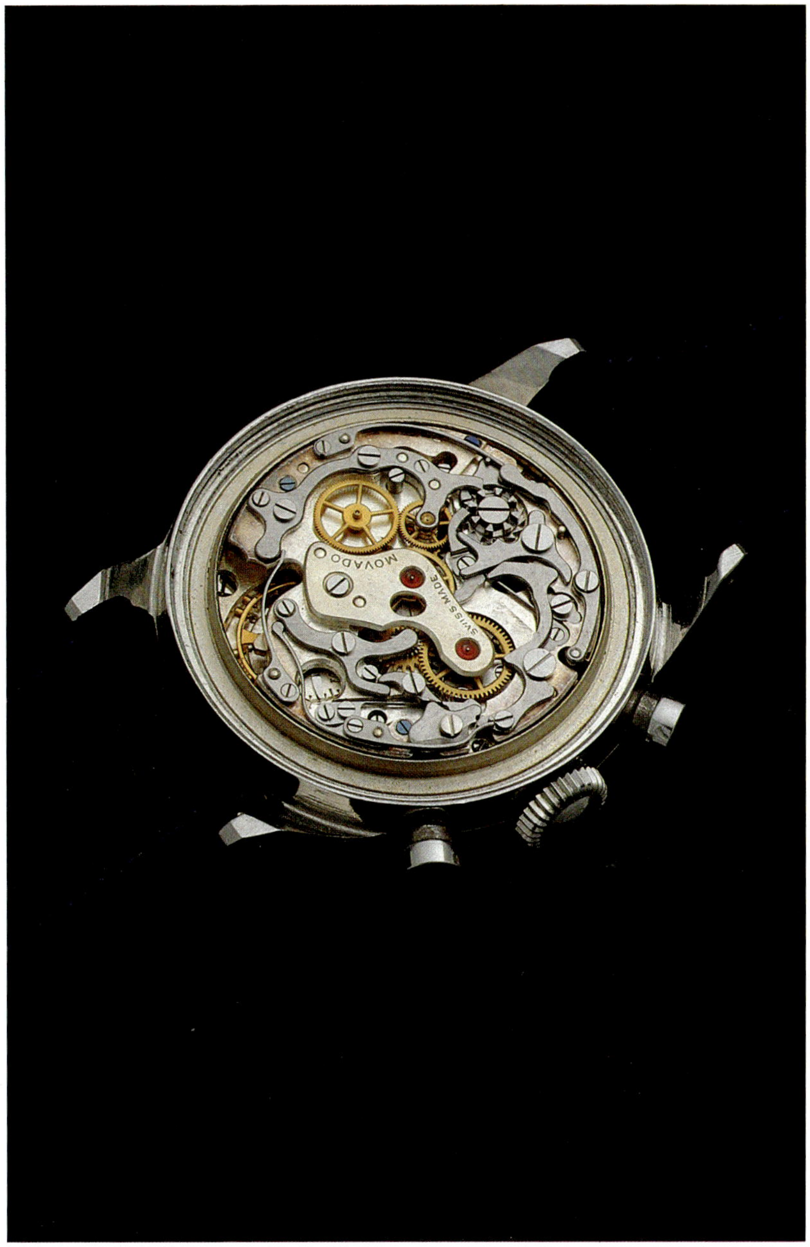

92 **Movado,** Kaliber Movado 90 M. Versilbertes Werk mit 17 Steinen in Ausführung I. Schraubenunruh mit Breguet-Spirale.

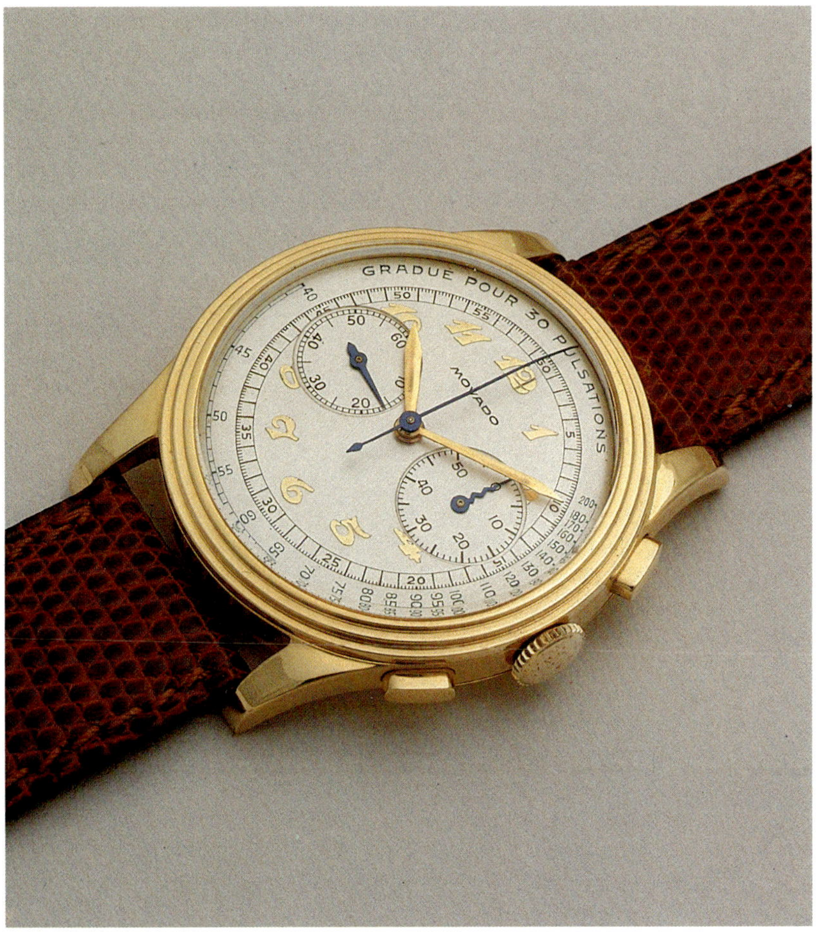

91 **Movado,** um 1950. Goldgehäuse in 18 Kt mit zwei Drückern als Additionsstopper. Versilbertes Zifferblatt mit 60-Minutenzähler und Pulsskala, Goldzeiger. Werk: Kaliber Movado 90 M (siehe Abb. 92).

93 Longines, um 1940. Verschraubtes Stahlgehäuse, wasserdicht mit zwei Drückern als Additionsstopper. Versilbertes Zifferblatt mit 30-Minutenzähler. Blaue Schneckentachymeterskala 500–20 Meilen/Std. und Telemeterskala in Meilen. Gebläute Stahlzeiger. Werk: Kaliber Longines 13 ZN.

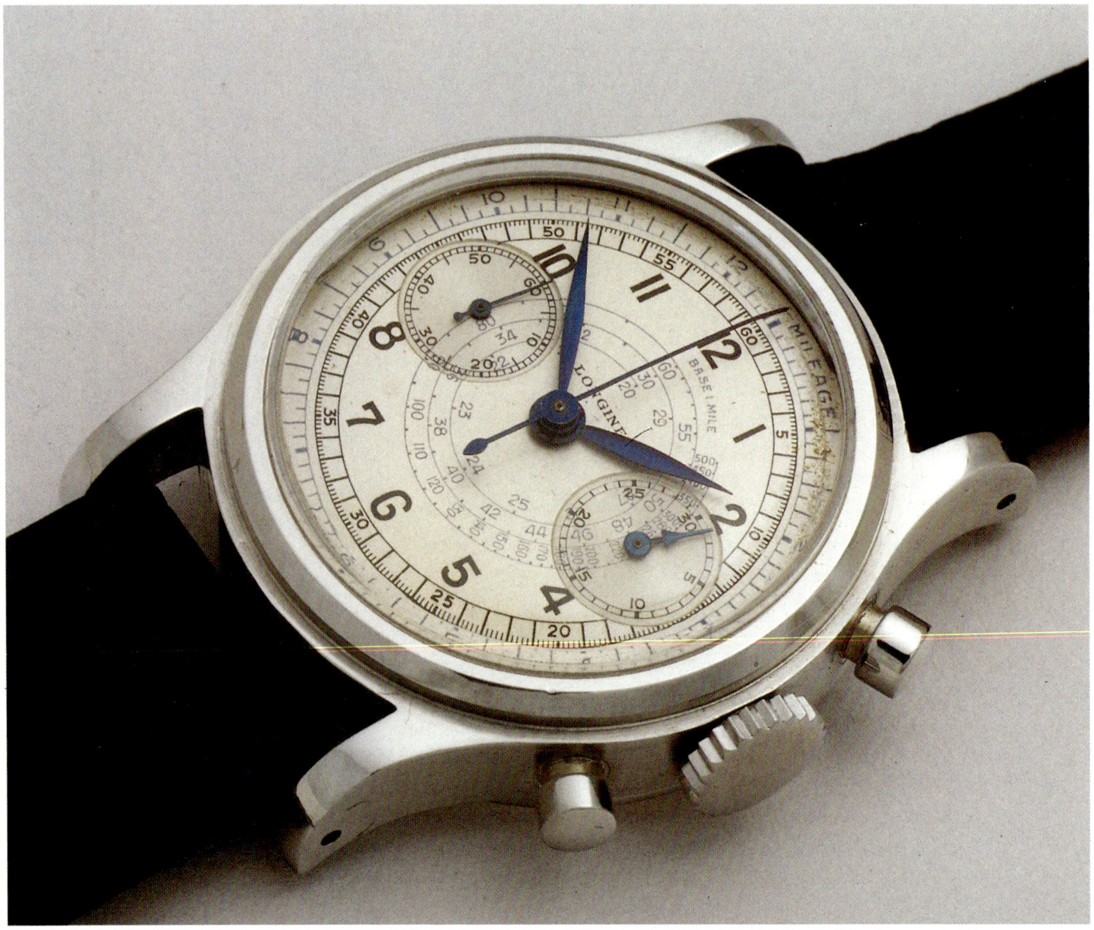

94/95 Glashütte, um 1940. Verchromtes Gehäuse mit verschraubtem Edelstahlboden und zwei Drückern als Additionsstopper. Drehbare Lünette. Schwarzlackiertes Zifferblatt mit 30-Minutenzähler, Leuchtzahlen und Leuchtzeiger. Werk: Kaliber Glashütte 59, 15‴, versilbert mit 17 Steinen in Ausführung III. Schraubenunruh mit Breguet-Spirale. ∅ = 39 mm. Besonderheit: Permanente Nullstellung. ▽

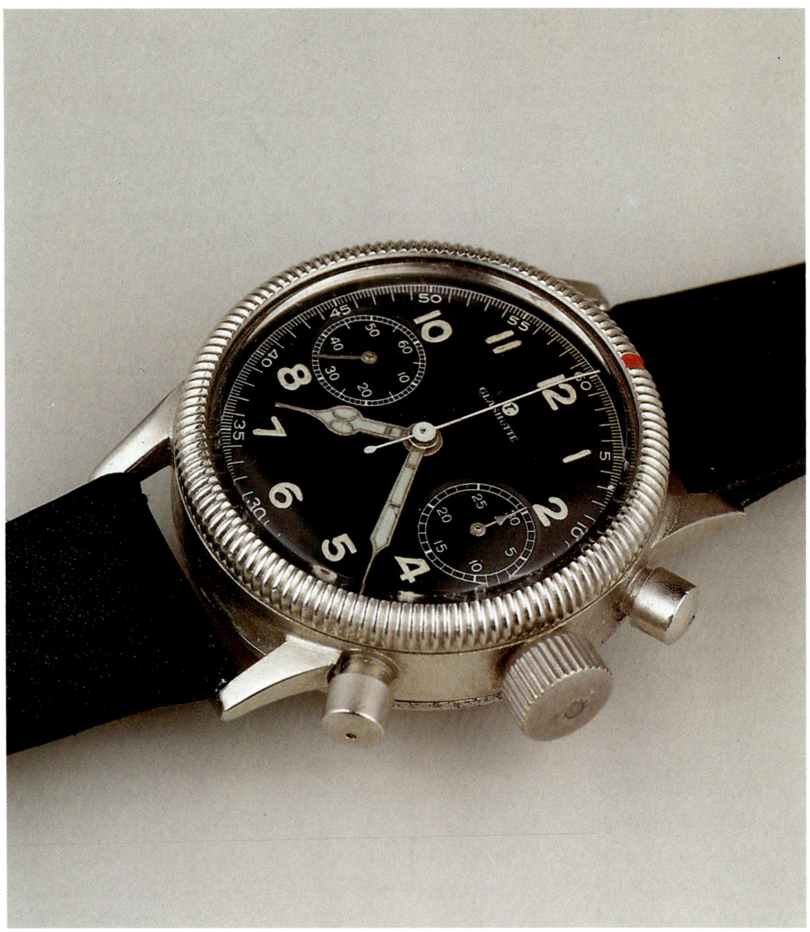

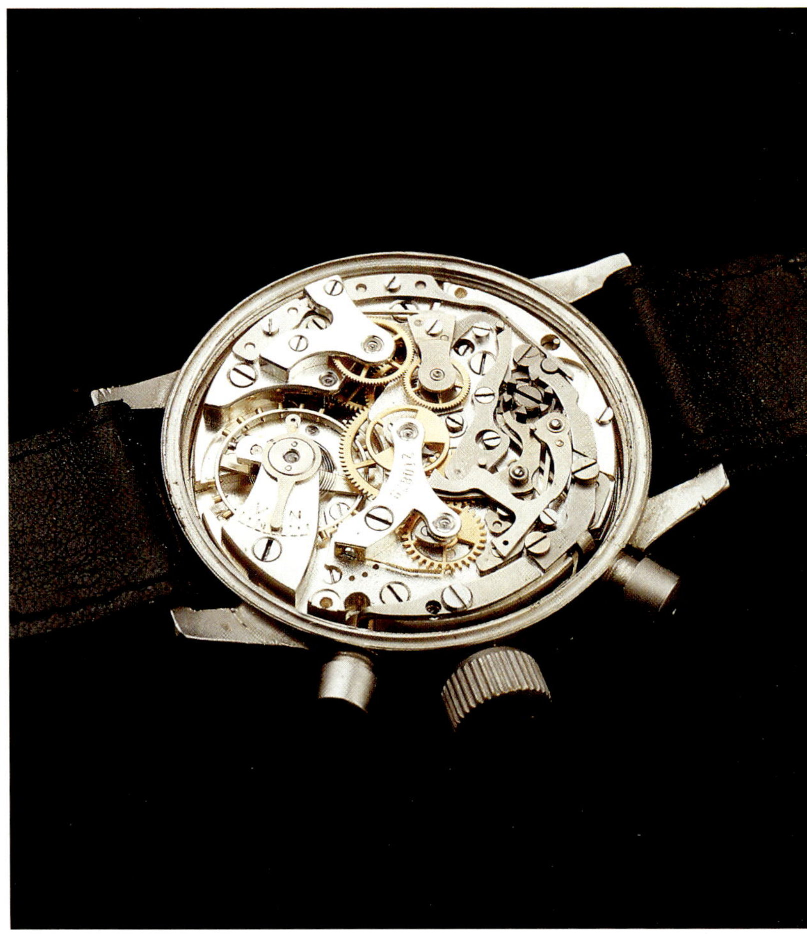

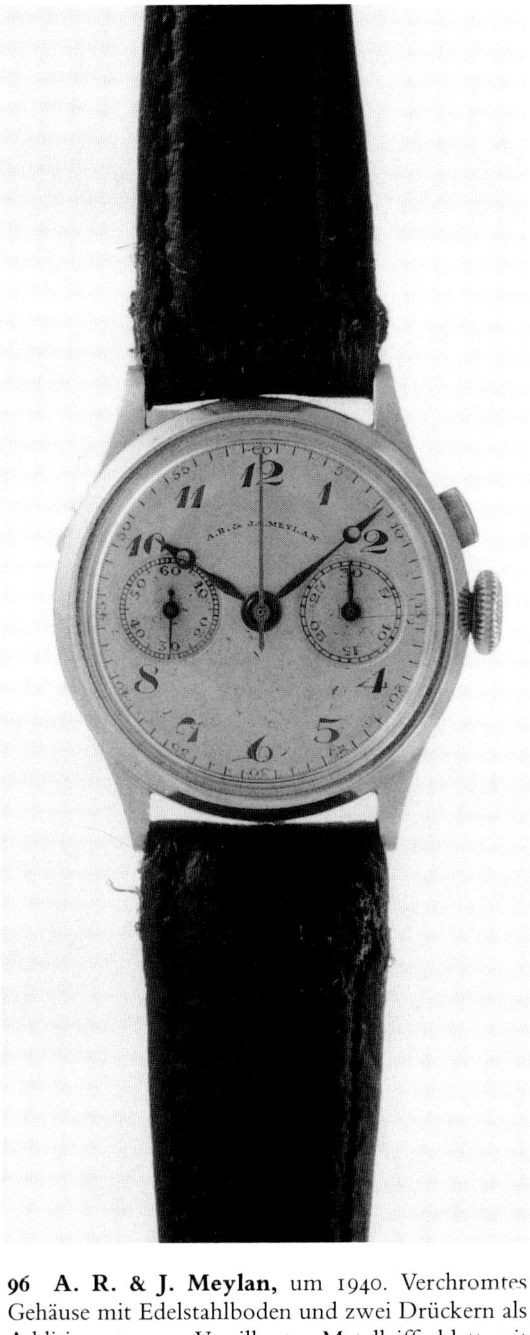

96 A. R. & J. Meylan, um 1940. Verchromtes Gehäuse mit Edelstahlboden und zwei Drückern als Additionsstopper. Versilbertes Metallzifferblatt mit 30-Minutenzähler und gebläuten Stahlzeigern. Werk: Kaliber Lemania, versilbert mit 15 Steinen in Ausführung II. Schraubenunruh mit Breguet-Spirale. Ø = 34 mm.

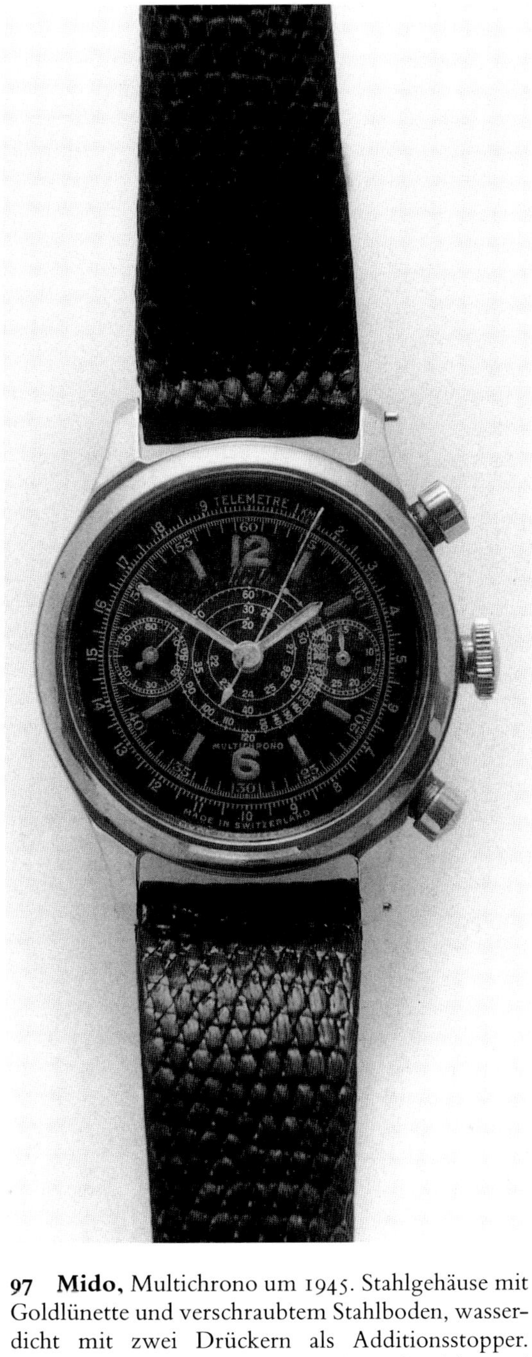

97 Mido, Multichrono um 1945. Stahlgehäuse mit Goldlünette und verschraubtem Stahlboden, wasserdicht mit zwei Drückern als Additionsstopper. Schwarz lackiertes Zifferblatt und Leuchtzahlen und 30-Minutenzähler. Schneckentachymeterskala 300 bis 20 km/h und Telemeterskala, Leuchtzeiger. Werk: Kaliber Minerva 13–20, vergoldet mit 17 Steinen in Ausführung II. Schraubenunruh mit Breguet-Spirale, Stoßsicherung. Ø = 35 mm.

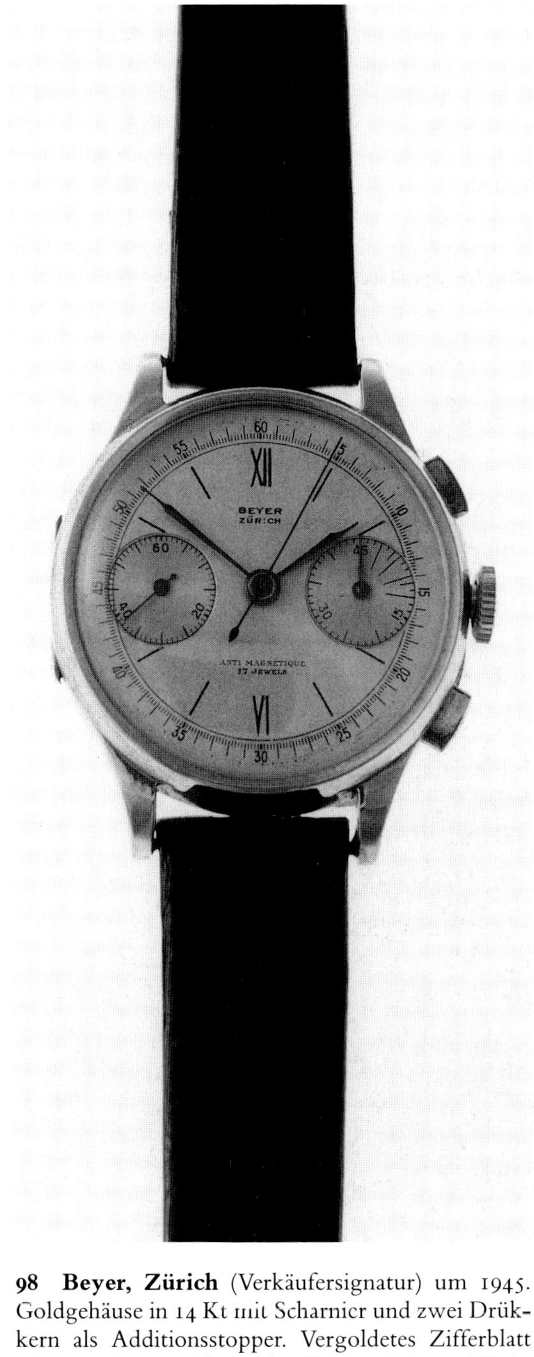

98 Beyer, Zürich (Verkäufersignatur) um 1945. Goldgehäuse in 14 Kt mit Scharnier und zwei Drükkern als Additionsstopper. Vergoldetes Zifferblatt mit 45-Minutenzähler und gebläuten Zeigern. Werk: Kaliber Angelus 215, versilbert mit 17 Steinen in Ausführung III. Schraubenunruh mit Breguet-Spirale. Ø = 36 mm.

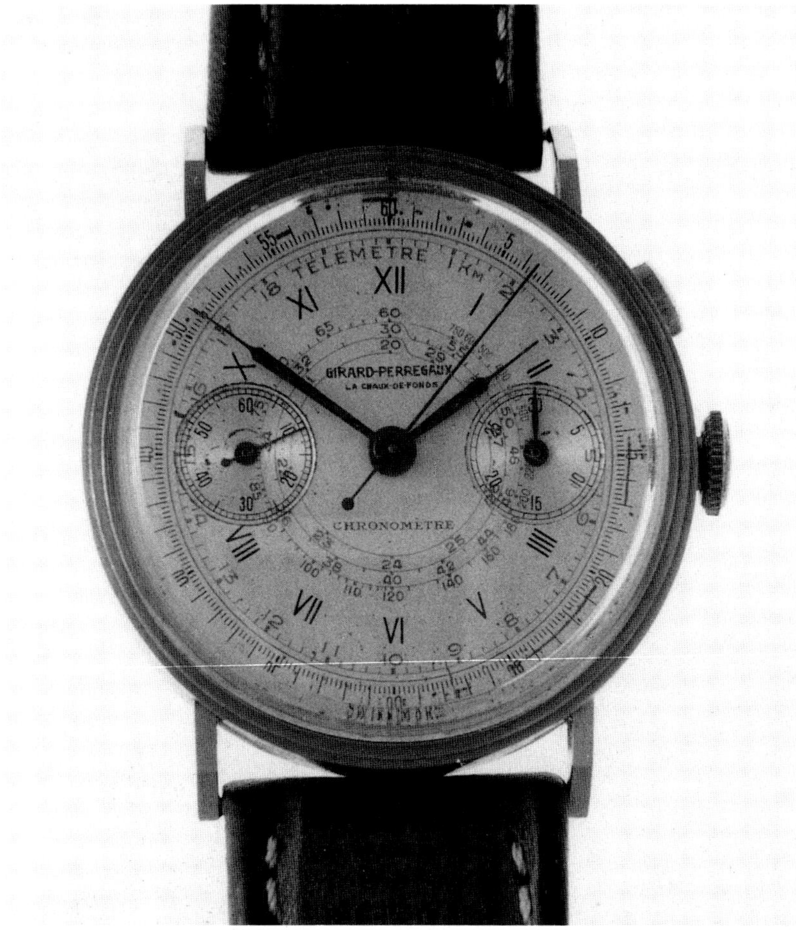

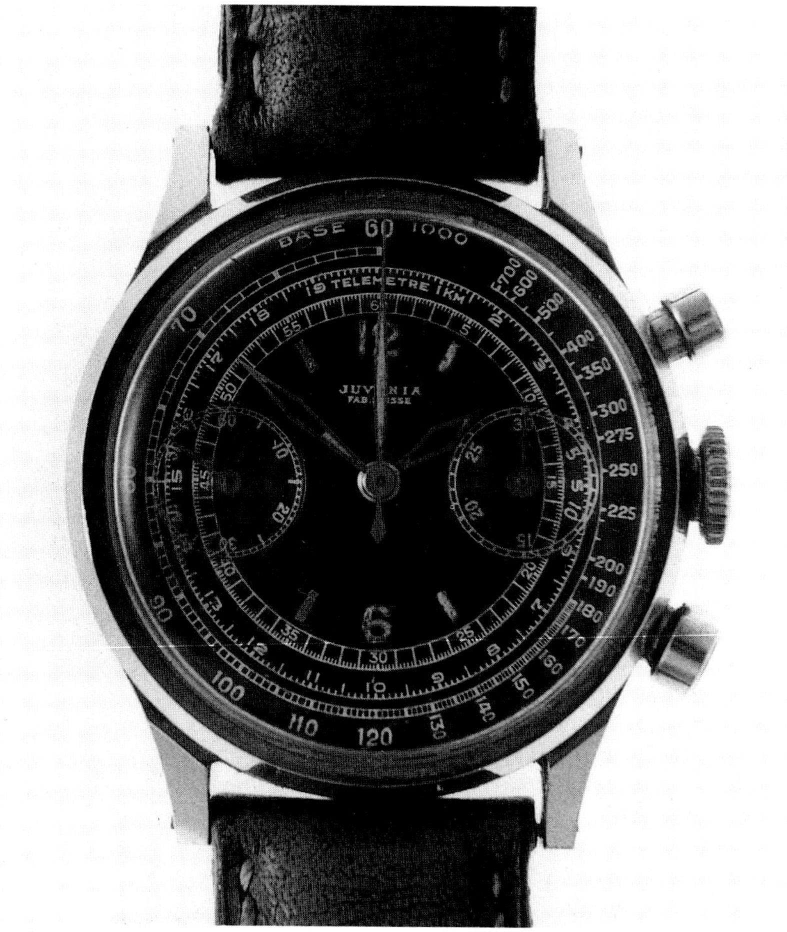

99 △ 100 ▽ 101 △ 102 ▽

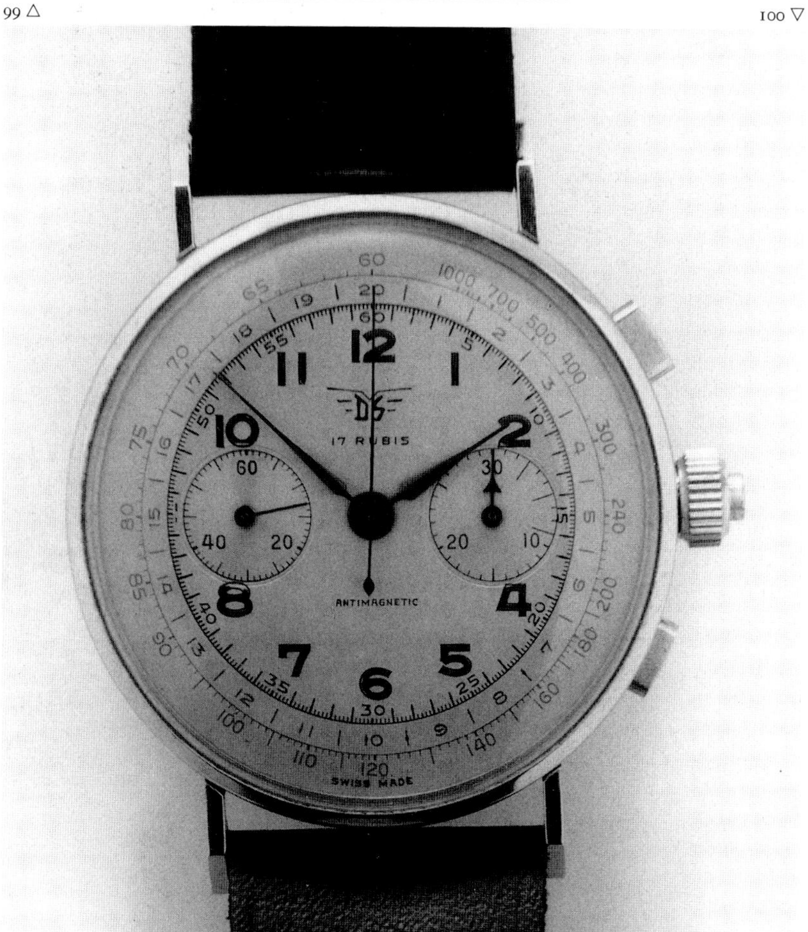

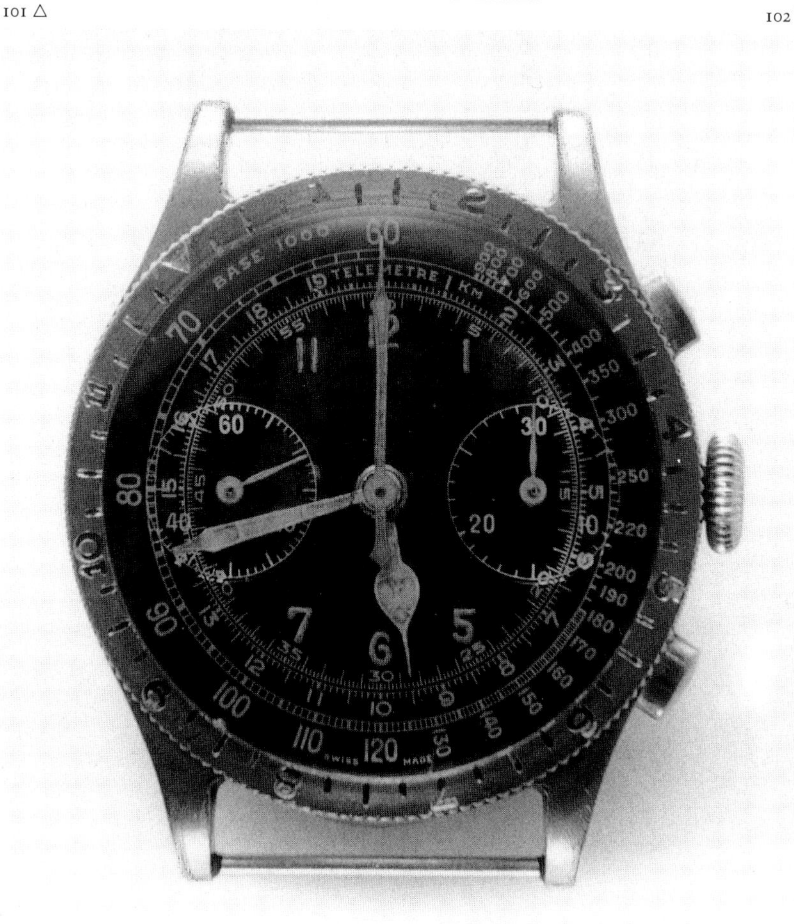

◁ 99 **Girard-Perregaux,** um 1940. Rotgoldgehäuse in 18 Kt. Drei Funktionen mit Drücker bei der 2. Versilbertes Zifferblatt mit 30-Minutenzähler. Schneckentachymeter 750–20 km/h und Telemeterskala in blau, gebläute Stahlzeiger. Werk: Kaliber Valjoux 22, 14‴, versilbert mit 17 Steinen in Ausführung III. Schraubenunruh mit Breguet-Spirale. ∅ = 36 mm.

◁ 100 **Dubey Schaldenbrand,** um 1950. Dreiteiliges verchromtes Gehäuse mit Stahlboden. Additionsstopper mit drei Drückern: Starten mit Drücker bei der 2. Anhalten mit Drücker bei der 4 und Nullstellen mit Drücker in der Krone. Versilbertes Zifferblatt mit 30-Minutenzähler. Tachymeterskala 1000–60 km/h in blau und rote Telemeterskala, gebläute Stahlzeiger. Werk: Kaliber Landeron 47, 13¾‴, versilbert mit 17 Steinen in Ausführung III. Schraubenunruh mit Flachspirale. ∅ = 39 mm.
Besonderheit: Drei Drücker.

◁ 101 **Juvenia,** um 1945. Dreiteiliges verchromtes Gehäuse mit Stahlboden. Additionsstopper mit zwei Drückern. Schwarzlackiertes Zifferblatt mit 30-Minutenzähler, Tachymeterskala 700–60 km/h und Telemeterskala. Leuchtzeiger und Leuchtzahlen. Werk: Kaliber Venus 150, 13‴, versilbert mit 15 Steinen in Ausführung III. Schraubenunruh mit Flachspirale. ∅ = 34 mm.

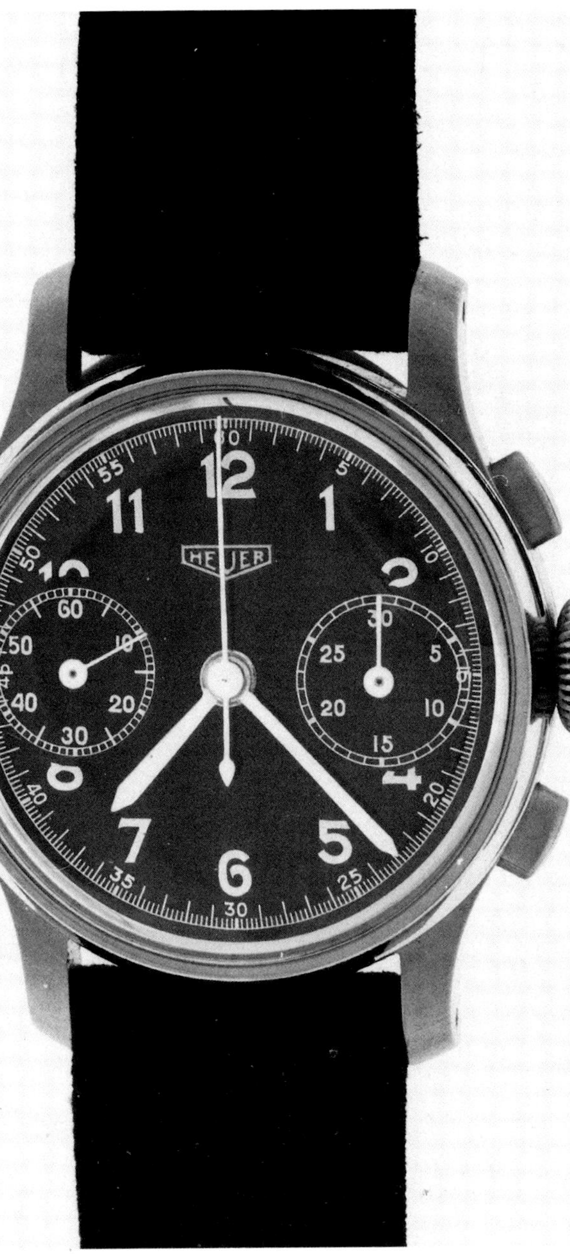

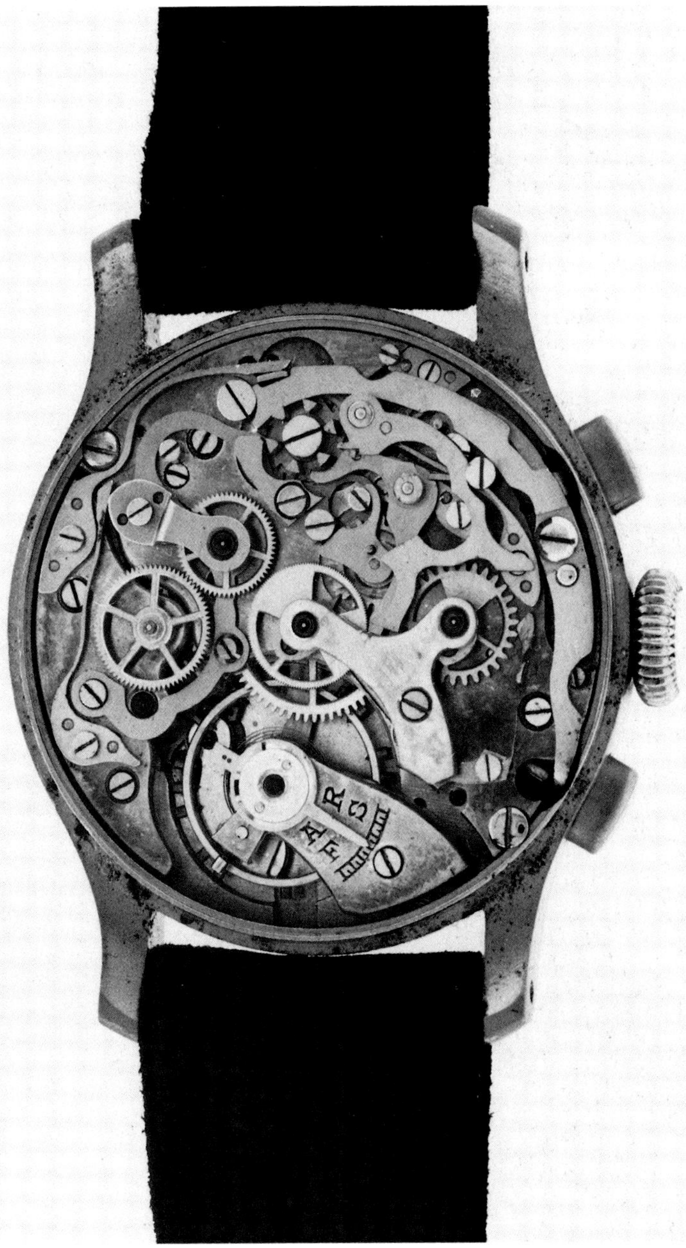

◁ 102 **Anonym,** um 1940. Dreiteiliges Stahlgehäuse mit drehbarem Stundenring. Zwei Drücker als Additionsstopper. Schwarzlackiertes Zifferblatt mit 30-Minutenzähler und Leuchtzahlen. Tachymeterskala 900–60 km/h und Telemeterskala, Leuchtzeiger. Werk: Kaliber Valjoux 22, 14‴, versilbert mit 17 Steinen in Ausführung III. Schraubenunruh mit Breguet-Spirale. ∅ = 36 mm.

103/104 Heuer, um 1935. Dreiteiliges Stahlgehäuse mit zwei Drückern als Additionsstopper. Schwarzlackiertes Zifferblatt mit 30-Minutenzähler, weißlackierte Zeiger. Werk: Kaliber Hahn-Landeron, 13‴, versilbert mit 17 Steinen in Ausführung III. Schraubenunruh mit Breguet-Spirale. ∅ = 32,5 mm.

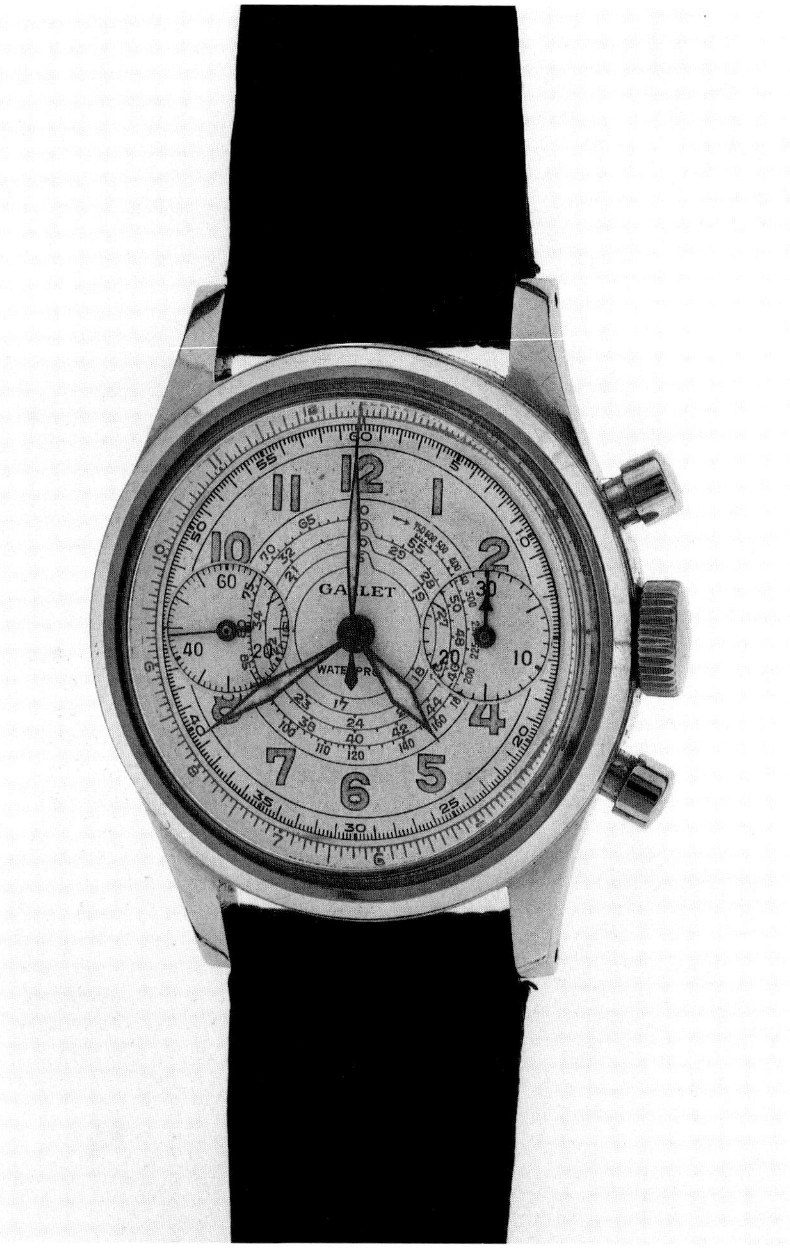

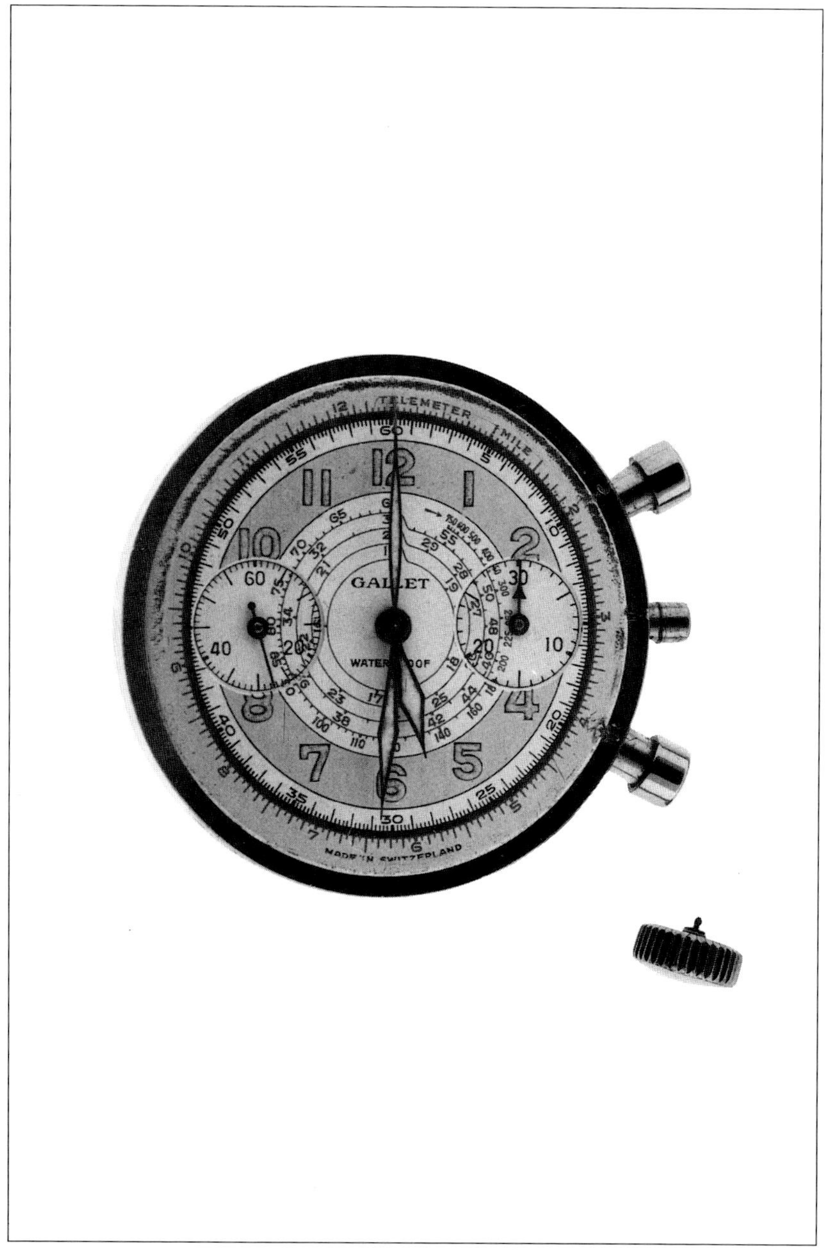

105/106/107 Gallet, um 1940. Zweiteiliges mit vier Madenschrauben wasserdicht zusammengehaltenes Stahlgehäuse, mit Stülpglas und zwei Drückern als Additionsstopper. Zweifarbiges versilbertes Zifferblatt mit Leuchtzahlen und 30-Minutenzähler. Schneckentachymeterskala 750–15 km/h und Telemeterskala in rot, Leuchtzeiger. Werk: Kaliber Venus 150, 13‴, versilbert mit 17 Steinen in Ausführung II. Schraubenunruh mit Breguet-Spirale. Ø = 34 mm.
Besonderheit: Zweiteilige Aufzugswelle.

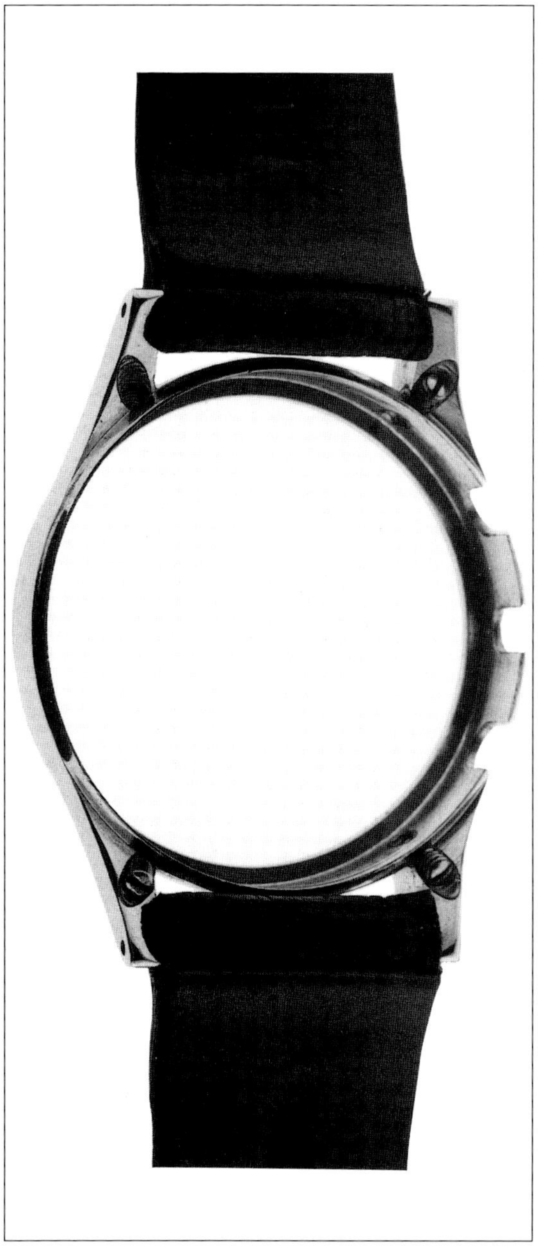

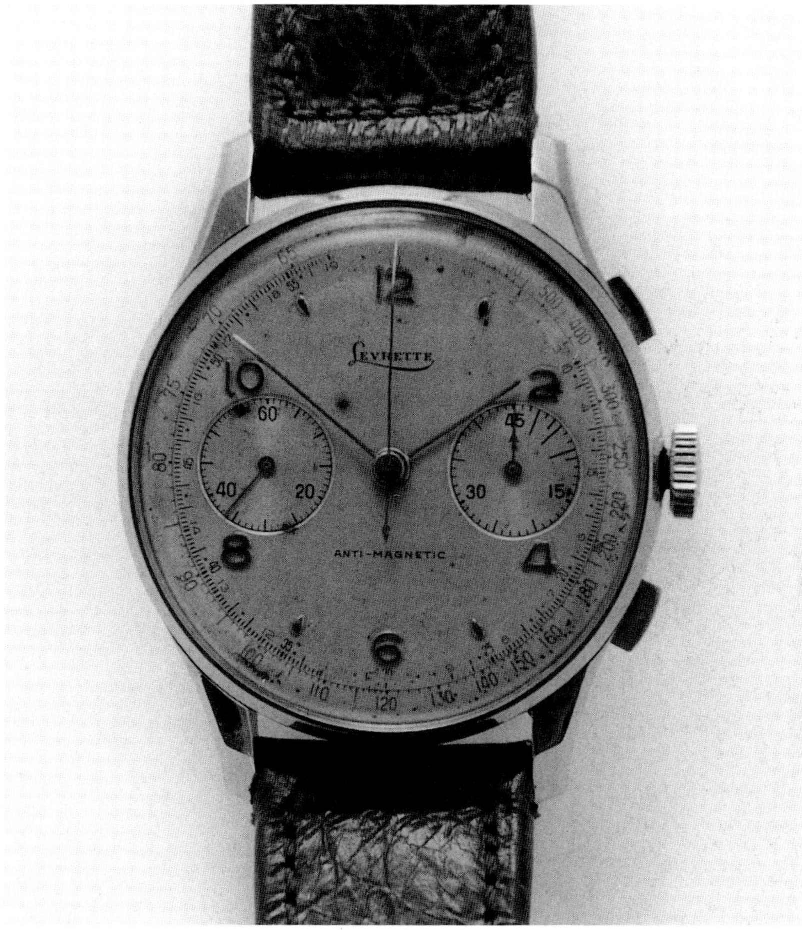

108 Levrette, um 1950. Dreiteiliges Stahlgehäuse mit 45-Minutenzähler und zwei Drückern als Additionsstopper. Tachymeterskala 750–60 km/h, vergoldete Zeiger. Werk: Kaliber Landeron 39, 14½‴, versilbert mit 17 Steinen in Ausführung II. Schraubenunruh mit Breguet-Spirale. ∅ = 38 mm.

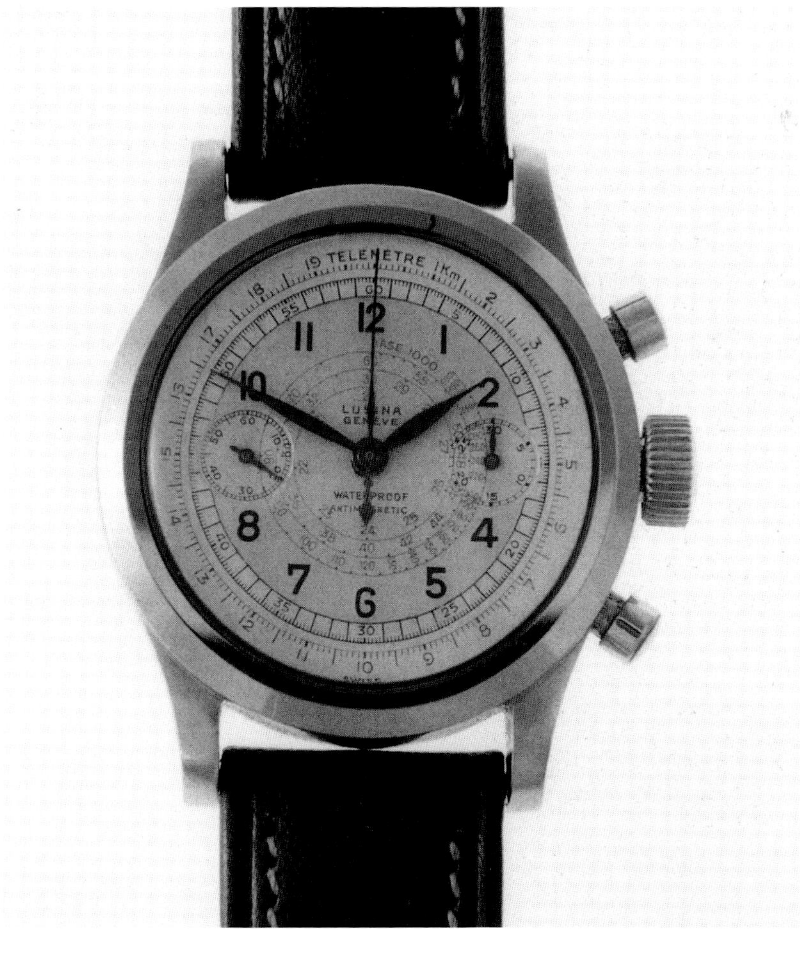

109 Lusina, um 1940. Zweiteiliges mit vier Madenschrauben wasserdicht zusammengehaltenes Stahlgehäuse mit Stülpglas und zwei Drückern als Additionsstopper. Versilbertes Zifferblatt mit 30-Minutenzähler, Schneckentachymeterskala 1000–20 km/h in blau und Telemeterskala, gebläute Stahlzeiger. Werk: Kaliber Valjoux VZ, 13‴, versilbert mit 17 Steinen in Ausführung II. Schraubenunruh mit Breguet-Spirale. ∅ = 35 mm. Besonderheit: Zweiteilige Aufzugswelle.

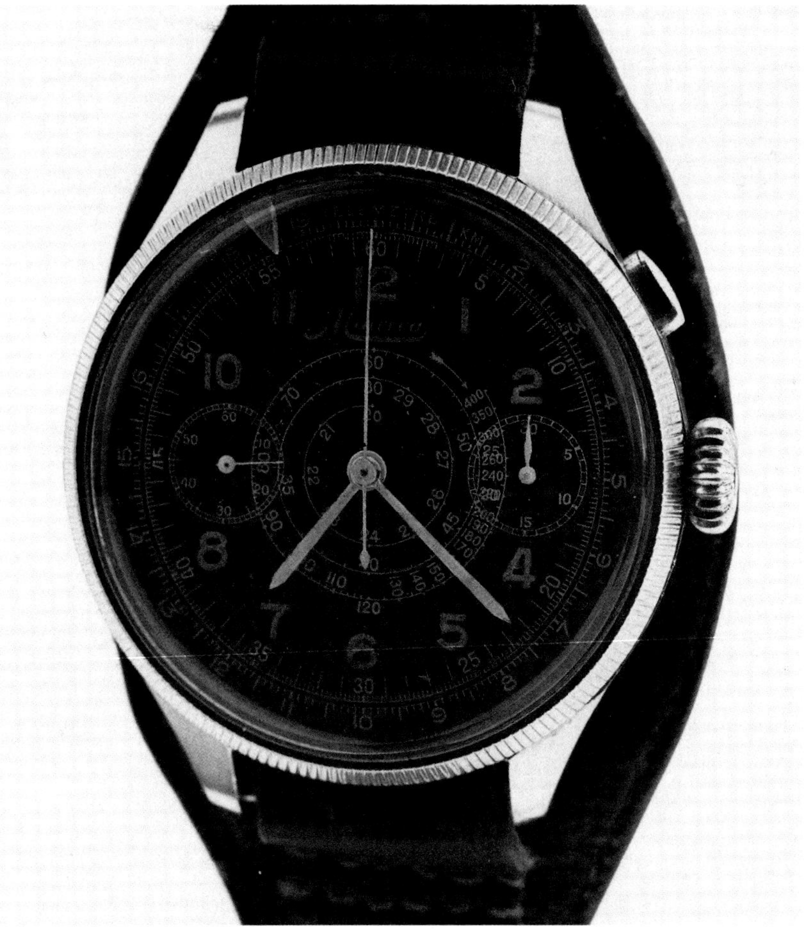

110/111 Minerva, um 1940. Dreiteiliges Stahlgehäuse mit drehbarer Lünette. Drei Funktionen mit Drücker bei der 2. Schwarzes Zifferblatt mit 30-Minutenzähler. Schneckentachymeterskala 400–20 km/h und Telemeterskala. Weiß lackierte Zeiger. Werk: Kaliber Minerva 19–9 CH, 19‴, versilbert mit 17 Steinen in Ausführung I. Schraubenunruh mit Breguet-Spirale. ∅ = 46 mm.

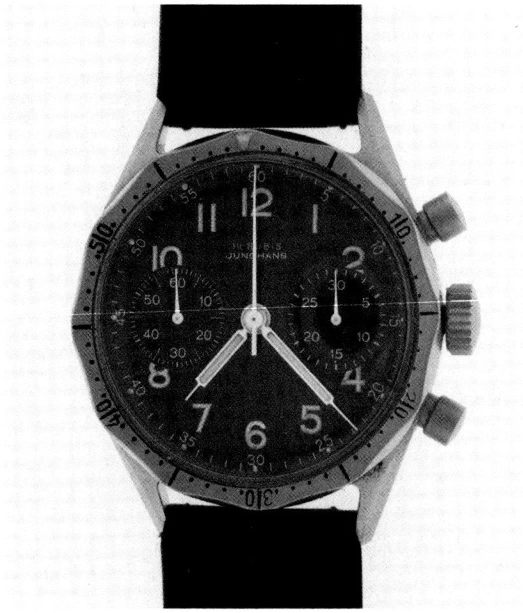

112 Junghans, um 1960. Mattverchromtes Stahlgehäuse mit Stahlboden, wasserdicht mit Minutendrehring und zwei Drückern als Additionsstopper. Schwarzes Zifferblatt mit Leuchtzahlen und 30-Minutenzähler, Leuchtzeiger, Werk: Kaliber Junghans 88, vergoldet mit 17 Steinen in Ausführung II. Schraubenunruh mit Breguet-Spirale und Stoßsicherung. ∅ = 38 mm. Besonderheit: Bundeswehrmodell No. 12–124–8591.

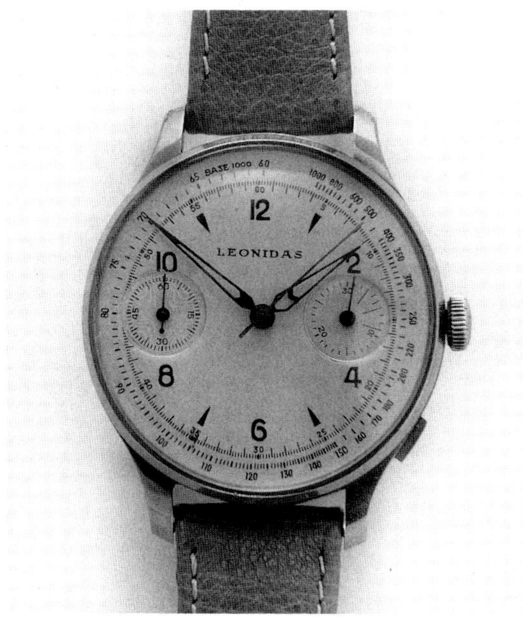

113 Leonidas, um 1940. Dreiteiliges Stahlgehäuse. Drei Funktionen durch Drücker bei der 4. Versilbertes Zifferblatt und 30-Minutenzähler mit Tachymeterskala 1000–60 km/h. Leuchtzeiger. Werk: Kaliber Unitas 45 C, 19‴, vergoldet mit 17 Steinen in Ausführung III. Bimetallunruh mit Breguet-Spirale. ∅ = 43 mm. Besonderheit: Kaliber reserviert für Leonidas.

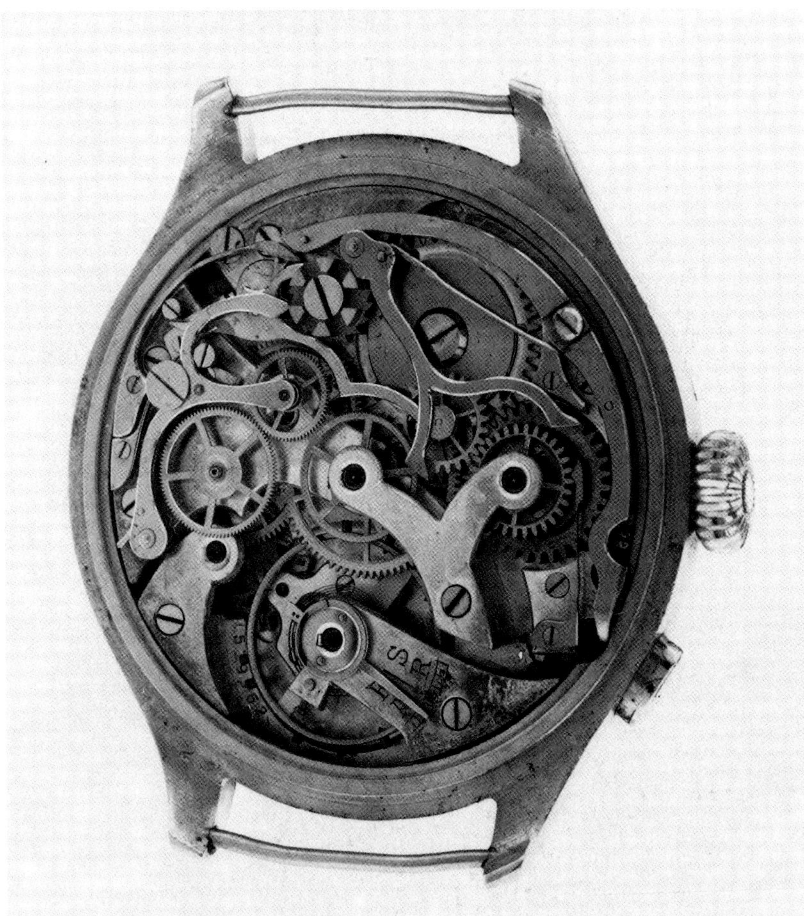

117/118 Hanhart, um 1960. Wasserdicht verschraubtes und verchromtes Gehäuse mit Stahlboden und zwei Drückern als Additionsstopper. Schwarzes Zifferblatt mit Leuchtzahlen und 30-Minutenzähler,

114 Hanhart, um 1955. Mattverchromtes wasserdichtes Stahlgehäuse mit Stahlboden und drehbarer Lünette. Zwei Drücker als Additionsstopper. Schwarzes Zifferblatt mit Leuchtzahlen und 30-Minutenzähler. Leuchtzeiger. Werk: Kaliber Hanhart 41, 15½''', versilbert mit 17 Steinen in Ausführung III. Schraubenunruh mit Breguet-Spirale und Stoßsicherung. ∅ = 40 mm. Besonderheit: Permanente Nullstellung, hergestellt für die Bundeswehr No. 12–121–5208.

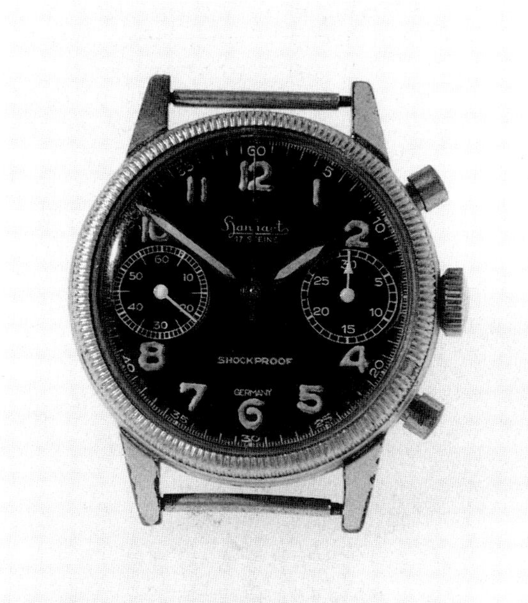

115 Lemania, um 1945. Dreiteiliges Stahlgehäuse mit zwei Drückern als Additionsstopper. Schwarzes Zifferblatt mit Leuchtzahlen und 30-Minutenzähler. Leuchtzeiger. Werk: Kaliber Lemania 15 TL, 15''', vergoldet mit 17 Steinen in Ausführung II. Schraubenunruh mit Breguet-Spirale. ∅ = 37 mm.

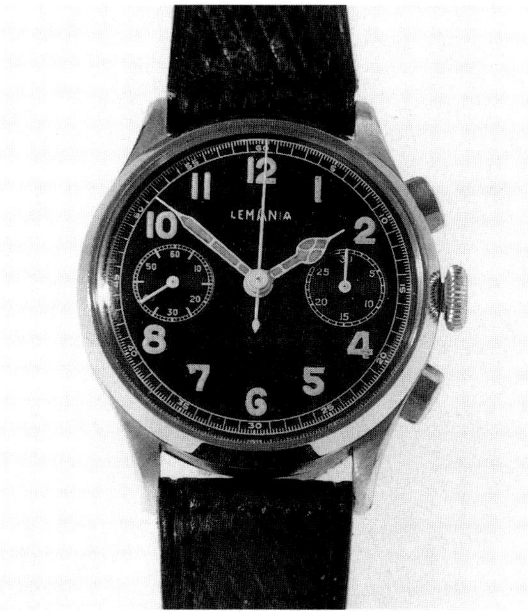

116 Hamilton, um 1970. Wasserdicht verschraubtes Stahlgehäuse mit zwei Drückern als Additionsstopper. Schwarzes Zifferblatt mit Leuchtzahlen und 30-Minutenzähler, Leuchtzeiger. Werk: Kaliber Valjoux 7733 in Ausführung III. Unruh mit Flachspirale und Incabloc-Stoßsicherung. ∅ = 39 mm.

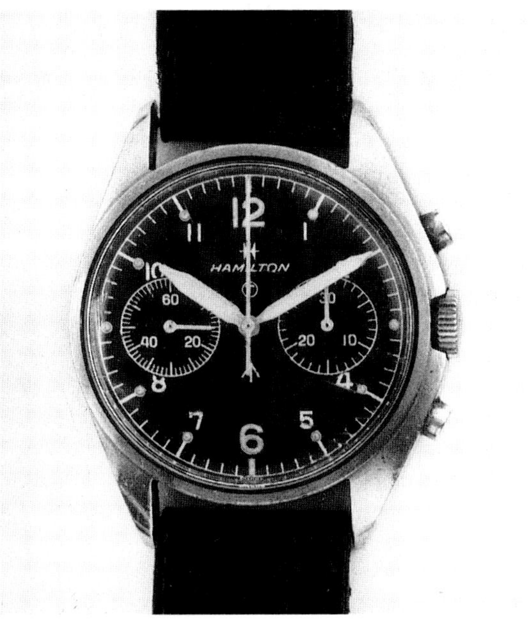

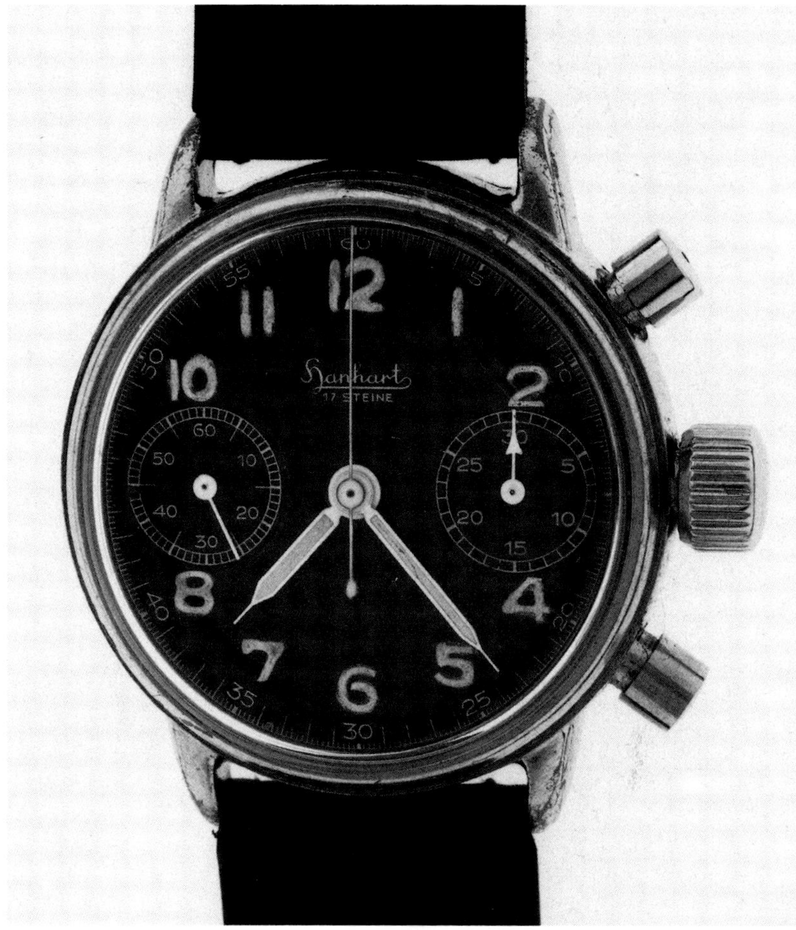

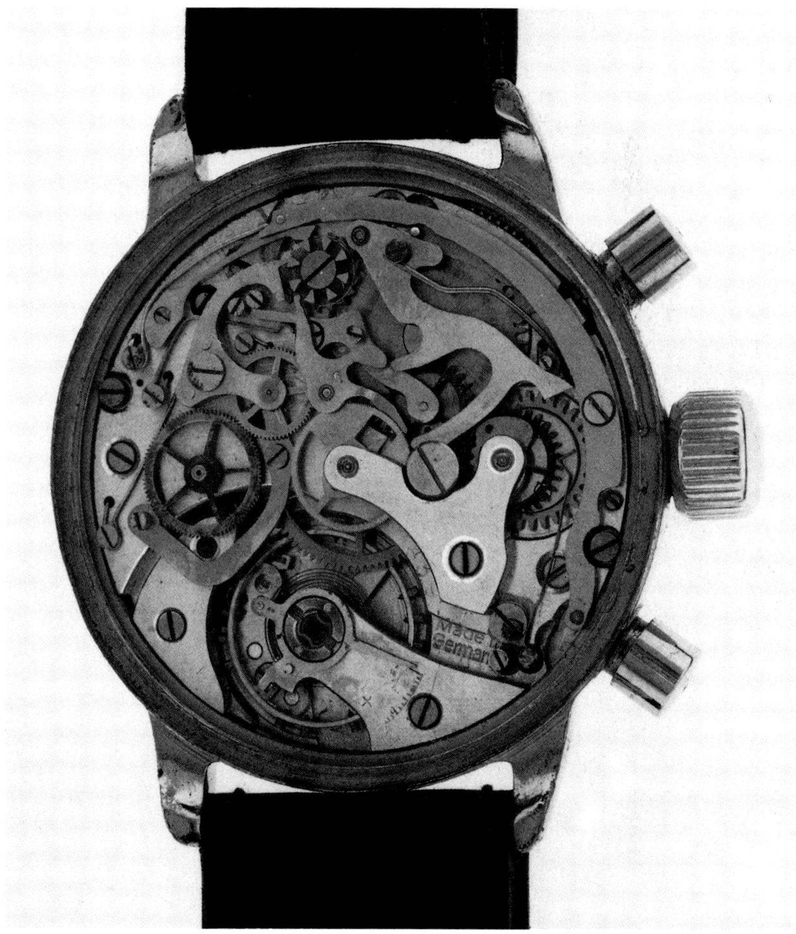

Leuchtzeiger. Werk: Kaliber Hanhart 41, 17 Steine in Ausführung III. Schraubenunruh mit Breguet-Spirale und Incabloc-Stoßsicherung. ∅ = 40 mm. Besonderheit: Permanente Nullstellung. ▷▷

119 Urania um 1945. (Diese Marke wurde von der Firma Huber, München verwandt.) Wasserdichtes Stahlgehäuse mit verschraubtem Boden und zwei Drückern als Additionsstopper. Zweifarbiges Zifferblatt mit 30-Minutenzähler, Schneckentachymeterskala 1000–20 km/h und Telemeterskala, Leuchtzeiger. Werk: Kaliber Landeron 48, versilbert mit 17 Steinen in Ausführung III. Schraubenunruh mit Flachspirale und Incabloc-Stoßsicherung. ∅ = 36 mm.

121 Vulcain, um 1935. Goldgehäuse in 18 Kt mit Scharnier. Drei Funktionen durch Drücker bei der 2. Versilbertes Zifferblatt mit 30-Minutenzähler und Tachymeterskala 1000–60 km/h in blau, verchromte Zeiger. Werk: Kaliber Valjoux 22, 14‴, vergoldet mit 17 Steinen in Ausführung II. Schraubenunruh mit Breguet-Spirale. ∅ 36 mm.

123 Ulysse Nardin, um 1950. Dreiteiliges Roségoldgehäuse in 18 Kt mit zwei Drückern als Additionsstopper. Versilbertes Zifferblatt mit 30-Minutenzähler und Tachymeterskala 1000–60 km/h in blau, Goldzeiger, Werk: Kaliber Valjoux 23, 13‴, versilbert mit Genfer Streifen und 17 Steinen in Ausführung I. Schraubenunruh mit Breguet-Spirale. ∅ = 37 mm.

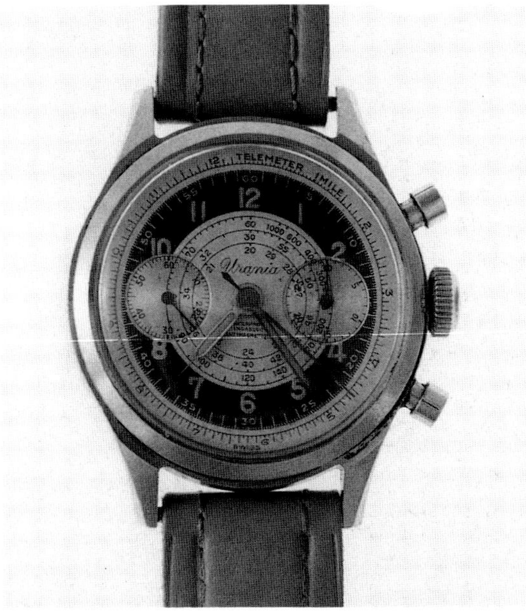

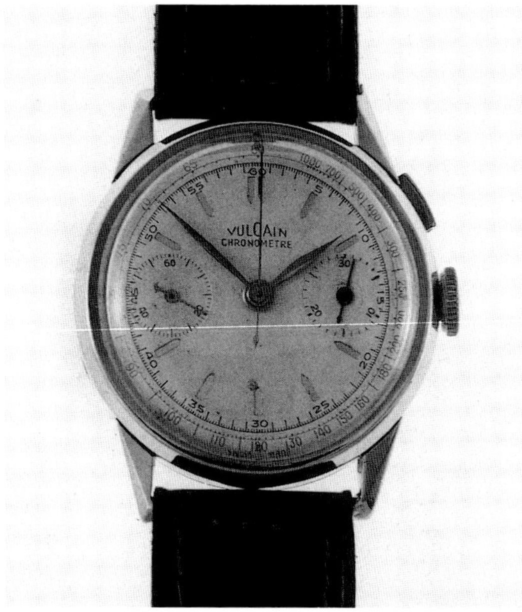

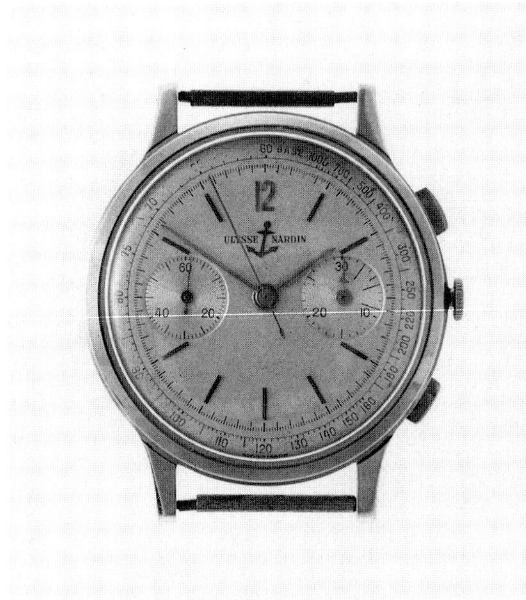

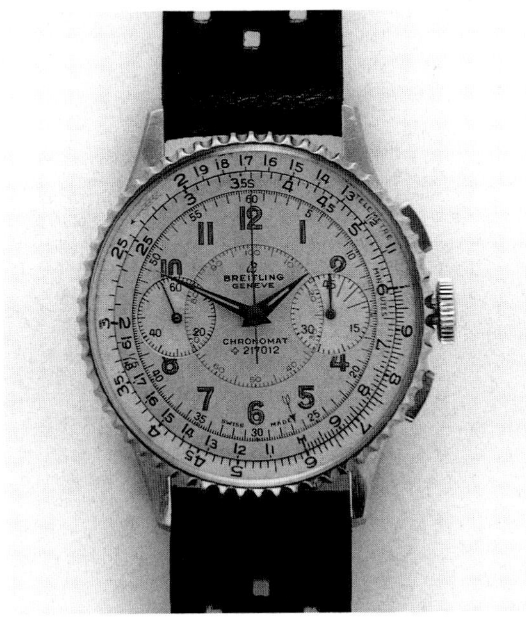

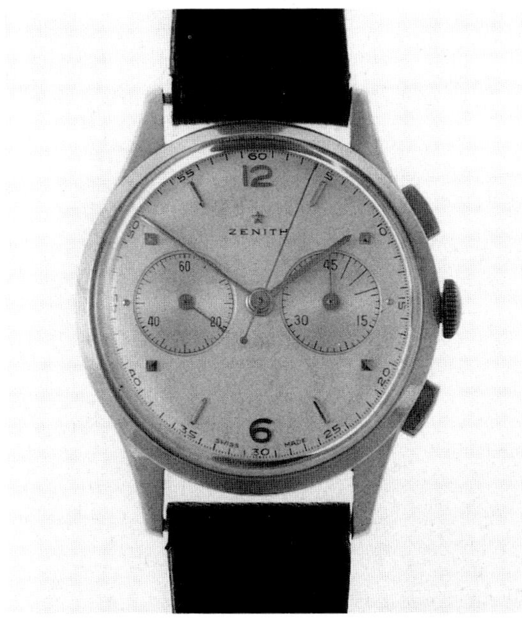

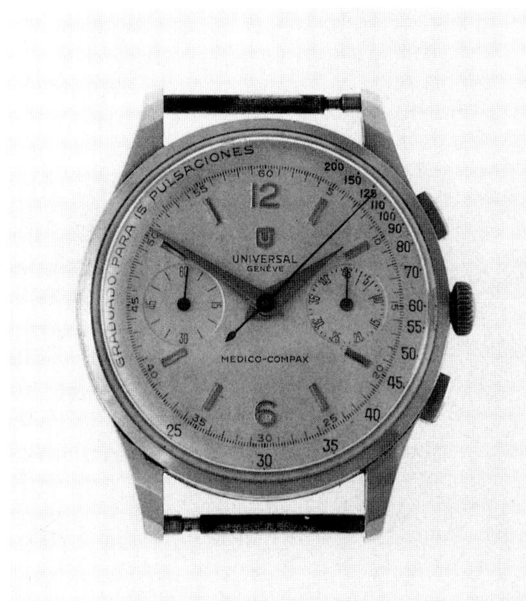

120 Breitling, um 1950. Bezeichnet: Chronomat, Ref. 769. Dreiteiliges Stahlgehäuse mit Drehring und zwei Drückern als Additionsstopper. Versilbertes Zifferblatt mit 45-Minutenzähler. Decimalteilung in rot und Rechenschieber mit Drehring. Leuchtzahlen und Leuchtzeiger. Werk: Kaliber Venus 175, 14‴, versilbert mit 17 Steinen in Ausführung II. Schraubenunruh mit Breguet-Spirale. ∅ = 36 mm. Besonderheit: Rechenschieber.

122 Zenith, um 1950. Dreiteiliges Goldgehäuse in 18 Kt mit zwei Drückern als Additionsstopper. Versilbertes Zifferblatt mit 45-Minutenzähler und Goldzeigern. Werk: Kaliber Excelsior Park 4, 14‴, versilbert mit Genfer Streifen und 17 Steinen in Ausführung I. Schraubenunruh mit Breguet-Spirale und Incabloc-Stoßsicherung. ∅ = 35 mm.

124 Universal, Medico-Compax, um 1950. Dreiteiliges Roségoldgehäuse in 18 Kt mit zwei Drückern als Additionsstopper. Vergoldetes Zifferblatt mit 45-Minutenzähler und Pulsskala für 15 Pulse, Goldzeiger. Werk: Kaliber Universal 285, versilbert mit 17 Steinen in Ausführung II. Schraubenunruh mit Breguet-Spirale. ∅ = 38 mm.

126/127 Lemania, um 1940. Wasserdicht verschraubtes Stahlgehäuse mit zwei Drückern als Additionsstopper. Schwarzes Zifferblatt mit Leuchtzeigern und 30-Minutenzähler, Leuchtzeiger. Werk: Kaliber Lemania 15 TL, 15‴, vergoldet mit 17 Steinen in Ausführung II. Schraubenunruh mit Breguet-Spirale. ∅ = 39 mm. ▷

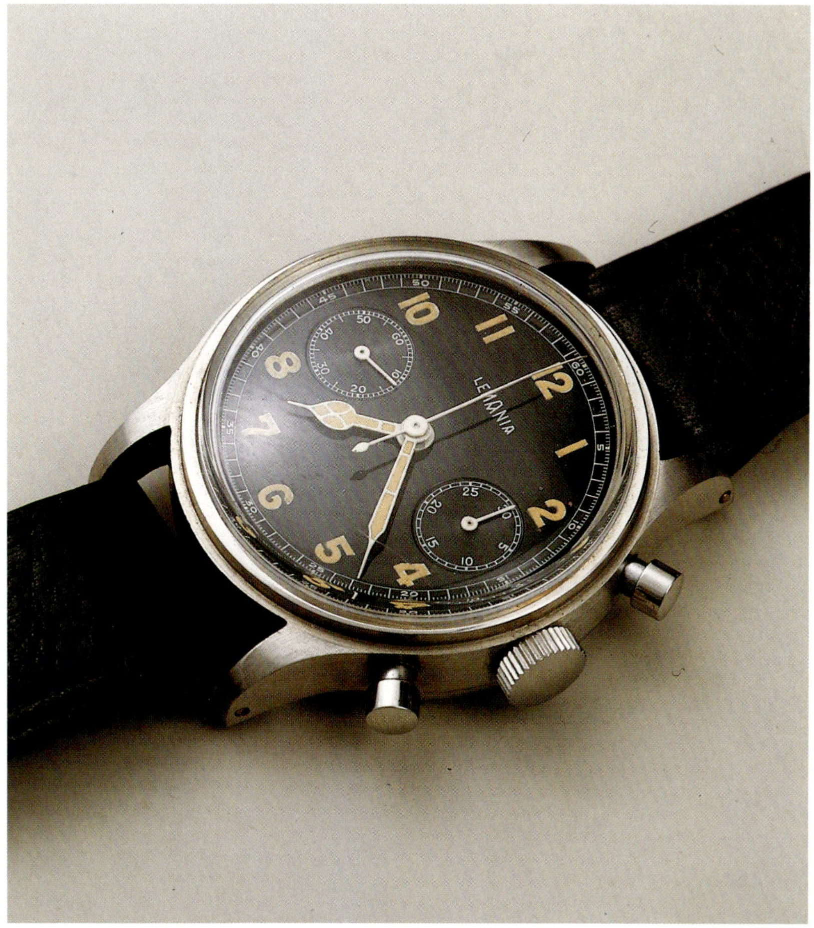

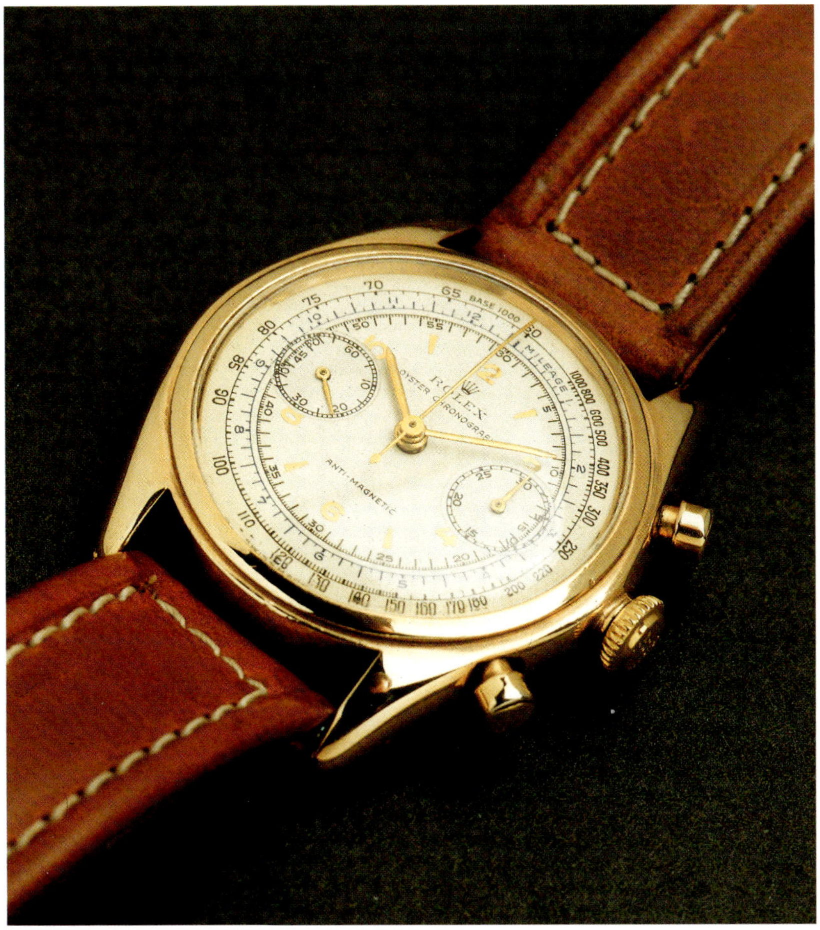

125 Rolex, Oyster Chronograph, um 1947. Wasserdicht verschraubtes Goldgehäuse in 9 Kt mit verschraubter Krone. Zwei Drücker als Additionsstopper. Versilbertes Zifferblatt mit 30-Minutenzähler Tachymeterskala 1000–60 km/h und blauer Telemeterskala in Meilen, vergoldete Zeiger. Werk: Valjoux VZ, Schraubenunruh mit Breguet-Spirale. ∅ = 36 mm.
Besonderheit: wurde in einer Serie von nur 12 Stück gefertigt.

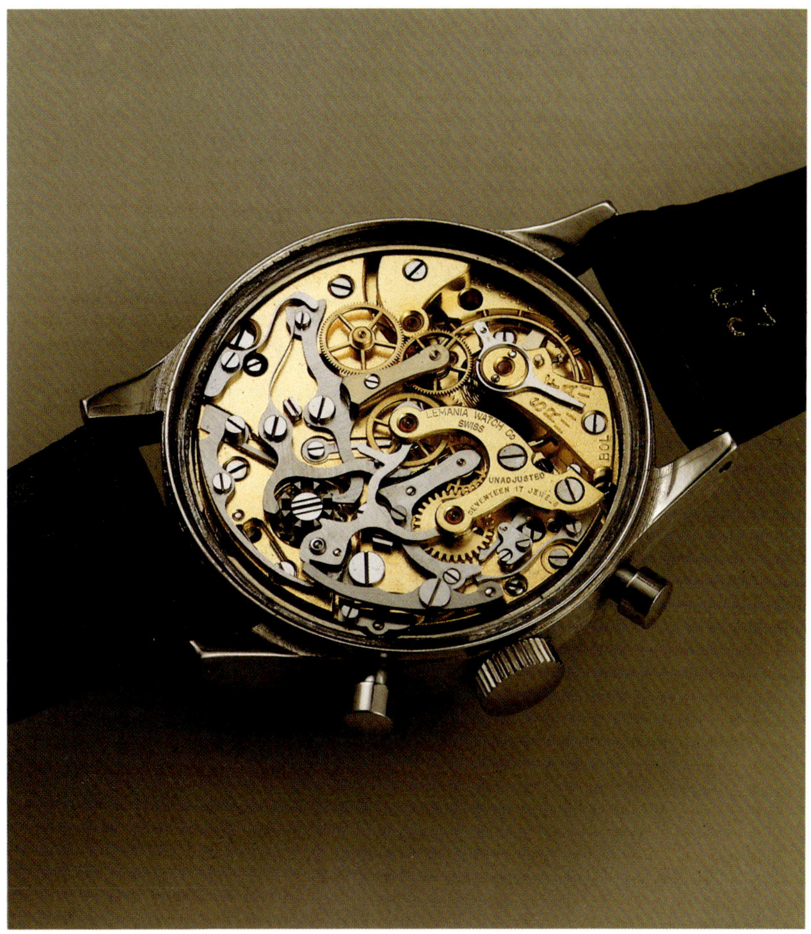

128 Vacheron & Constantin, um 1945. Wasserdicht verschraubtes Platingehäuse mit zwei Drückern als Additionsstopper. Kupferfarbenes Zifferblatt mit 30-Minutenzähler und Pulsskala für 30 Pulse, Goldzeiger. Werk: Kaliber 13‴.

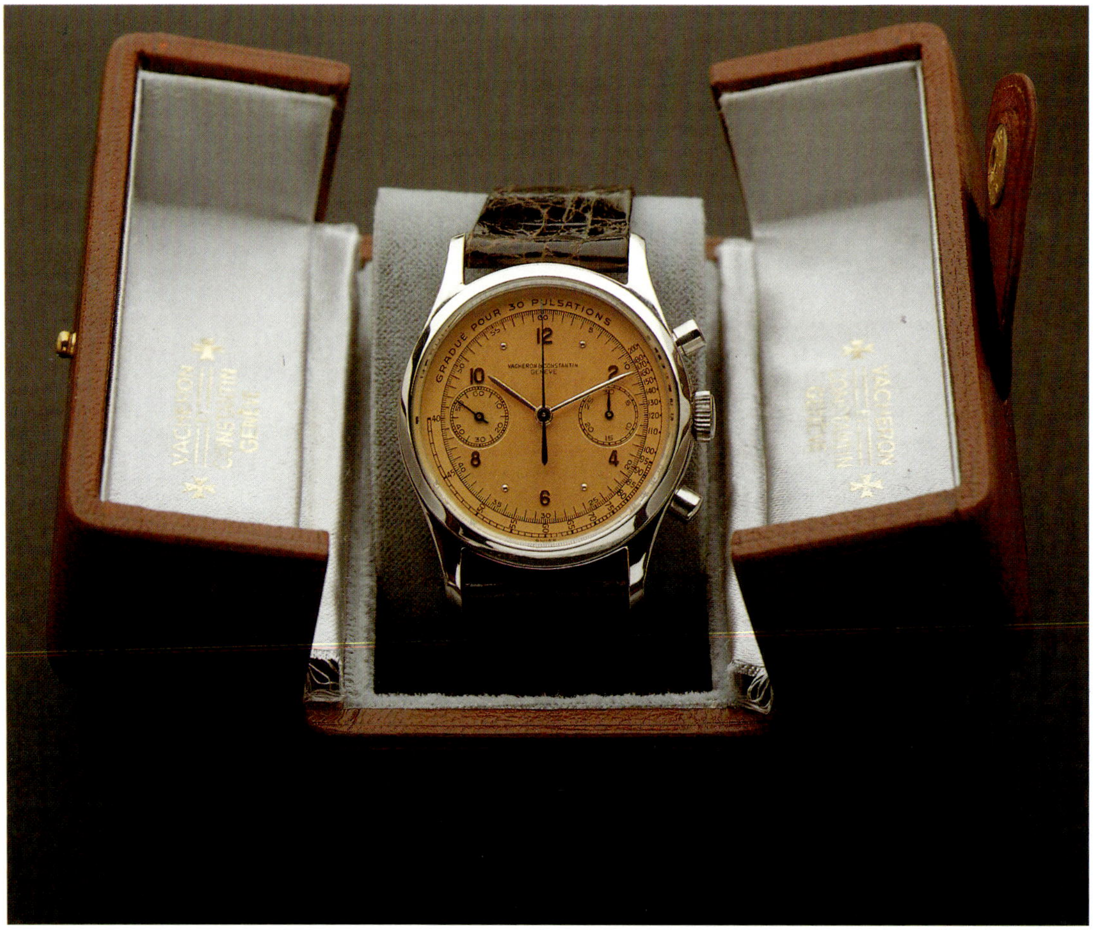

129 Rolex, um 1940. Goldgehäuse in 18 Kt mit zwei Drückern als Additionsstopper. Zweifarbiges versilbertes Zifferblatt mit 30-Minutenzähler, Schneckentachymeterskala 400–20 km/h und Telemeterskala (beide in blau), gebläute Stahlzeiger. Werk: Kaliber Valjoux 23, versilbert mit Schraubenunruh und Breguet-Spirale. ∅ = 34 mm.

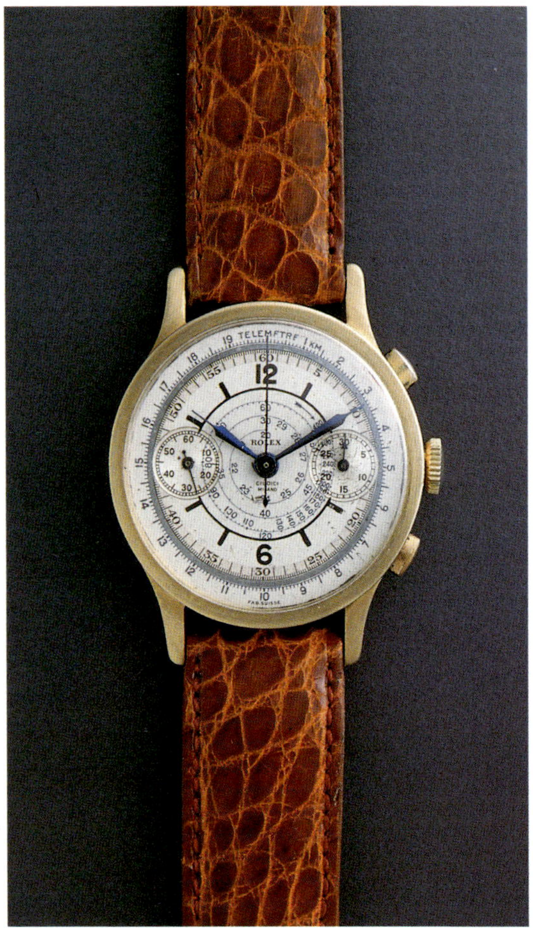

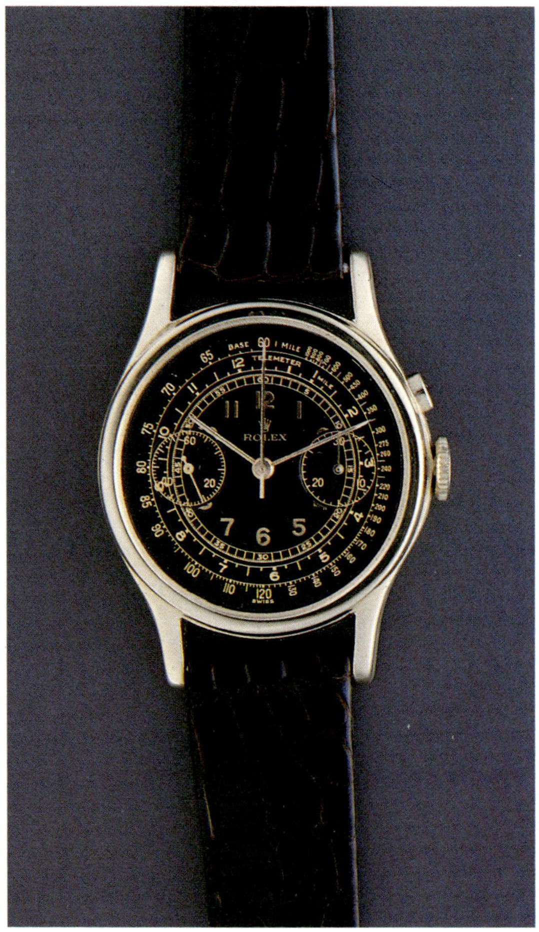

130 Rolex, um 1940. Goldgehäuse in 18 Kt mit einem Drücker bei der 2 für drei Funktionen. Schwarzes Zifferblatt mit 30-Minutenzähler, Tachymeterskala 1000–60 km/h und Telemeterskala, Goldzeiger. Werk: Kaliber Valjoux, versilbert mit 17 Steinen in Ausführung I. Schraubenunruh mit Breguet-Spirale. ∅ = 35 mm.

131/132 Tiffany, um 1955. Wasserdichtes Gehäuse mit verschraubtem Boden und zwei Drückern als Additionsstopper. Versilbertes Zifferblatt mit 60-Minutenzähler und Tachymeterskala 900–60 km/h. Vergoldete Zeiger. Werk: Kaliber Movado 90 M, 12''', versilbert mit 17 Steinen in Ausführung I. Schraubenunruh mit Breguet-Spirale.

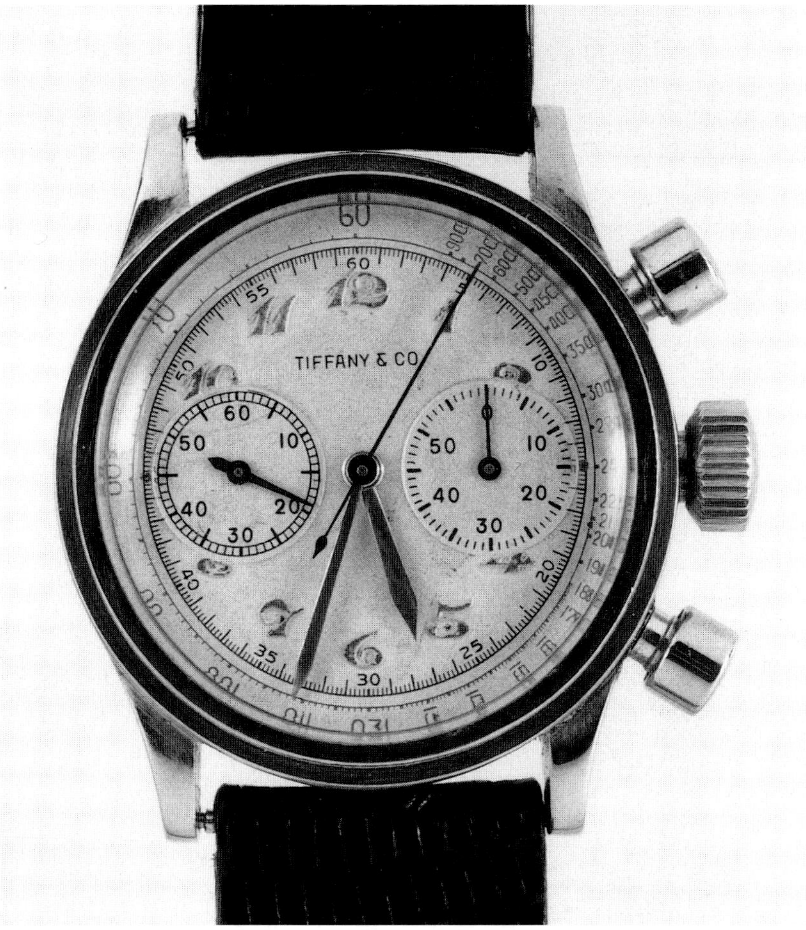

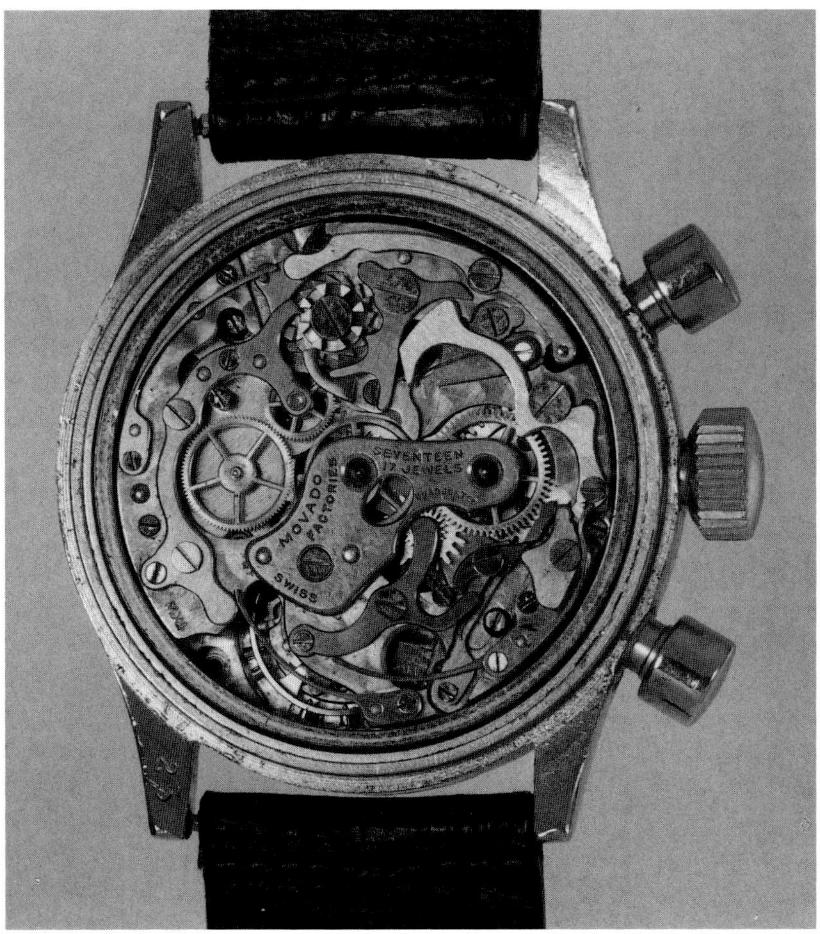

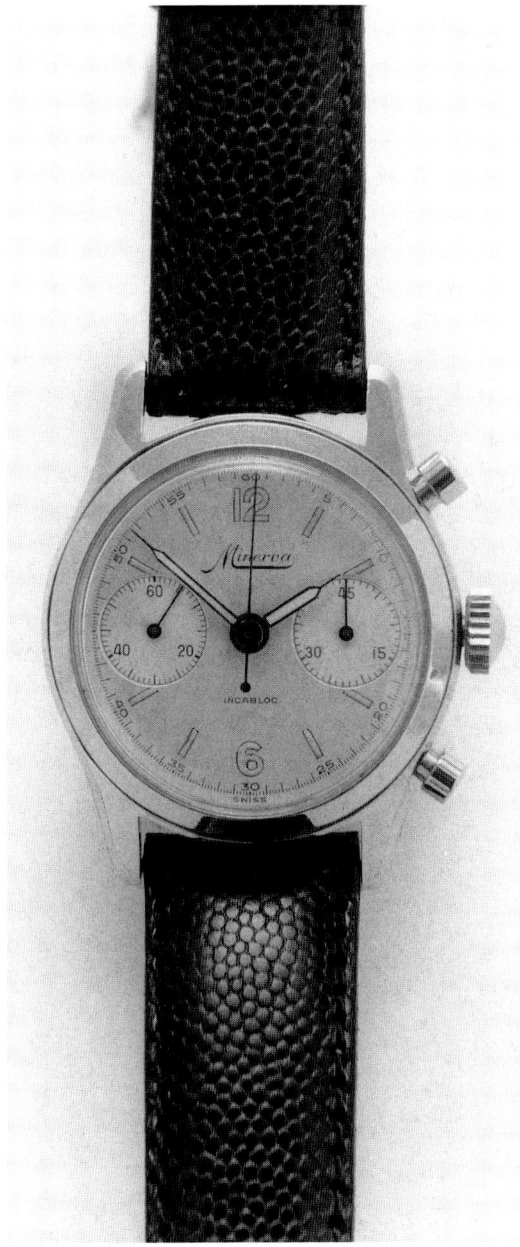

133 Minerva, um 1960. Wasserdicht verschraubtes Stahlgehäuse mit zwei Drückern als Additionsstopper. Versilbertes Zifferblatt mit 45-Minutenzähler in rot und Leuchtzahlen und Leuchtzeigern. Werk: Kaliber Minerva 13–20 CH, 13''', versilbert mit 17 Steinen in Ausführung I. Schraubenunruh mit Breguet-Spirale und Incabloc-Stoßsicherung. Ø = 35 mm.

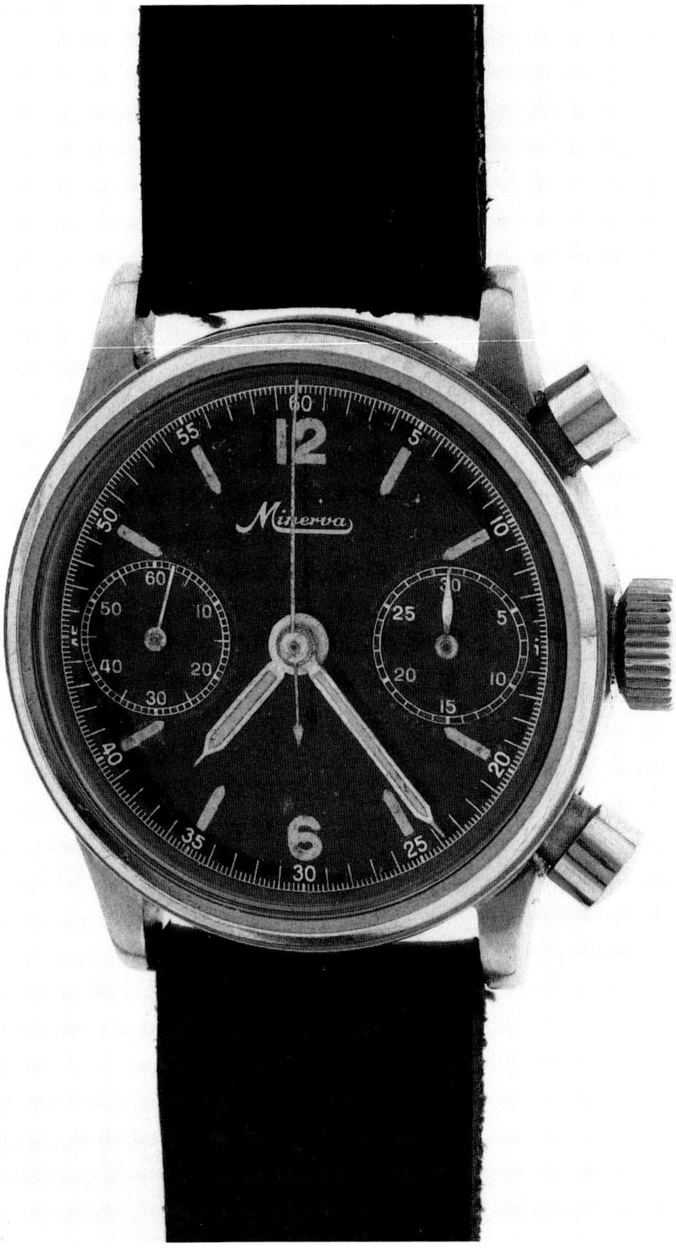

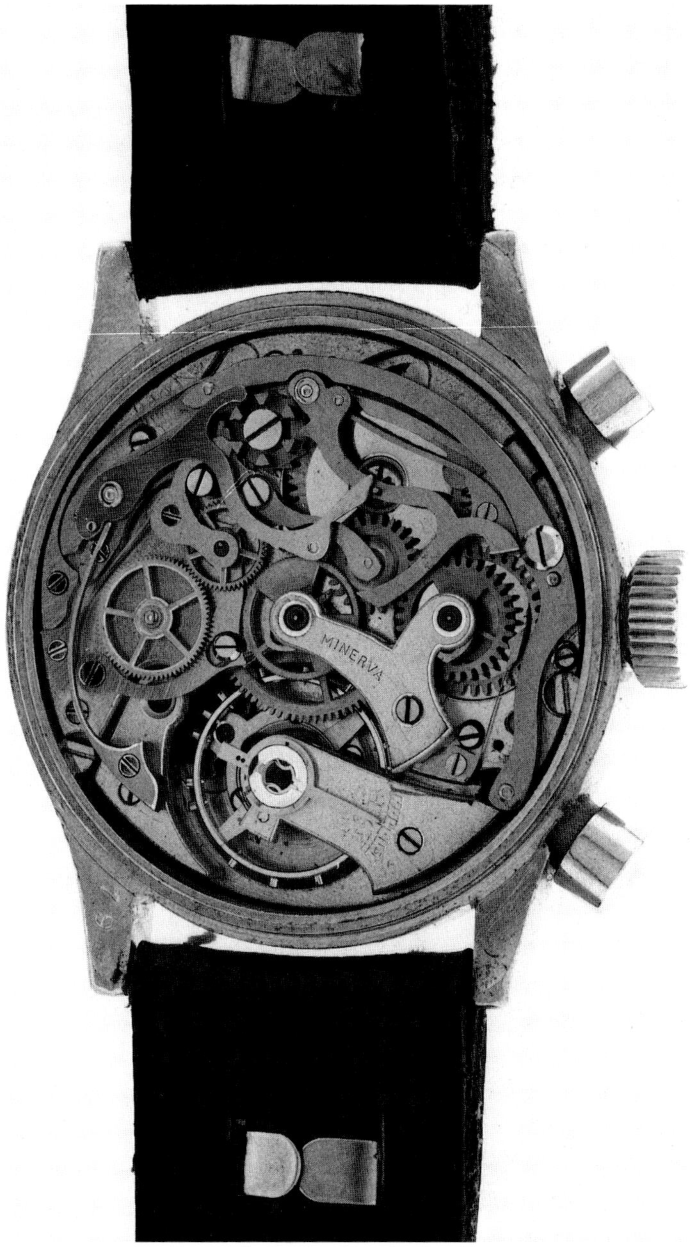

134/135 Minerva, um 1945. Wasserdichtes Stahlgehäuse mit Druckboden und zwei Drückern als Additionsstopper. Schwarzes Zifferblatt mit Leuchtzahlen und Leuchtzeigern. Werk: Kaliber Minerva 13–20 CH, 13‴, vergoldet mit 17 Steinen in Ausführung II. Schraubenunruh mit Breguet-Spirale und Incabloc-Stoßsicherung. ∅ = 33 mm.

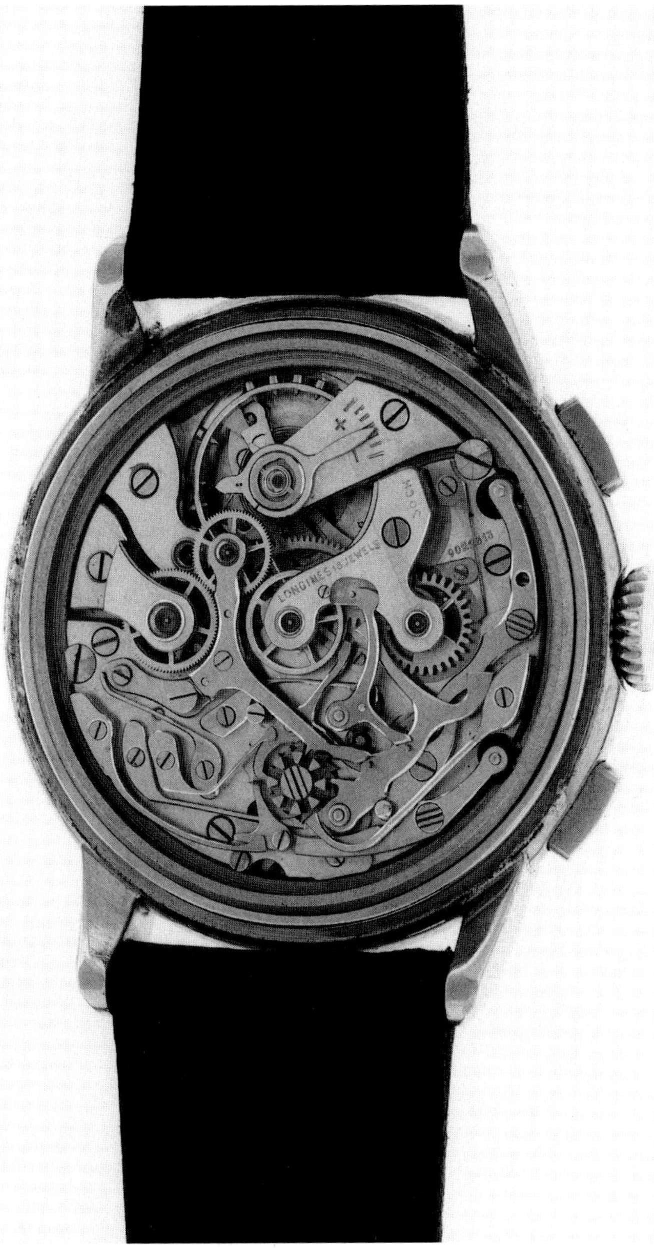

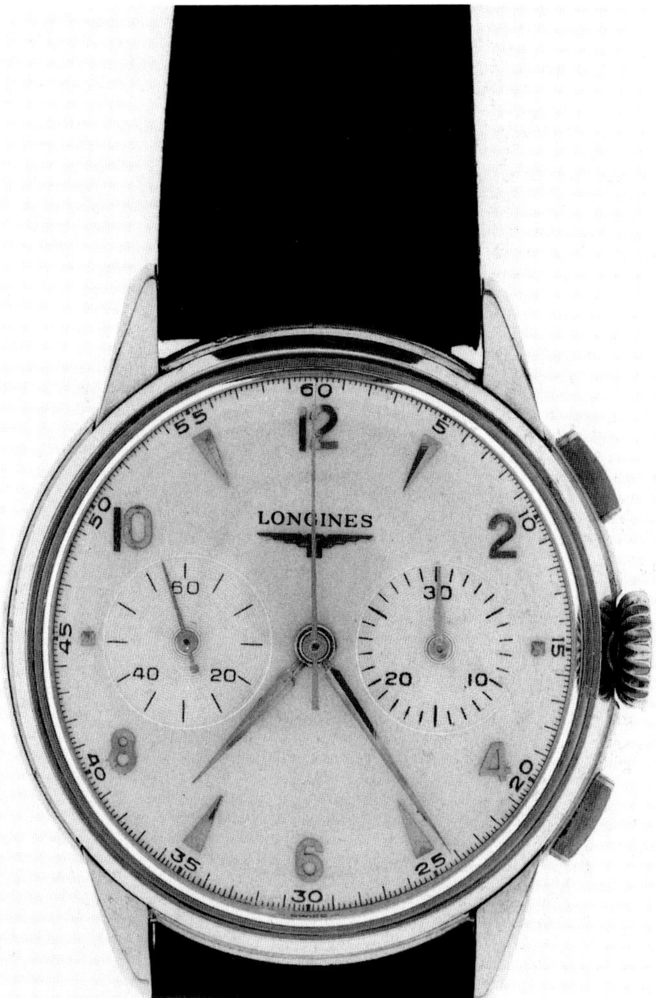

136/137 Longines, um 1950. Dreiteiliges Goldgehäuse in 18 Kt mit zwei Drückern als Additionsstopper. Versilbertes Zifferblatt mit 30-Minutenzähler und Goldzeigern. Werk: Kaliber Longines 30 HC, $13'''$, versilbert mit 18 Steinen in Ausführung I. Schraubenunruh mit Breguet-Spirale und Stoßsicherung. Ø = 39 mm.

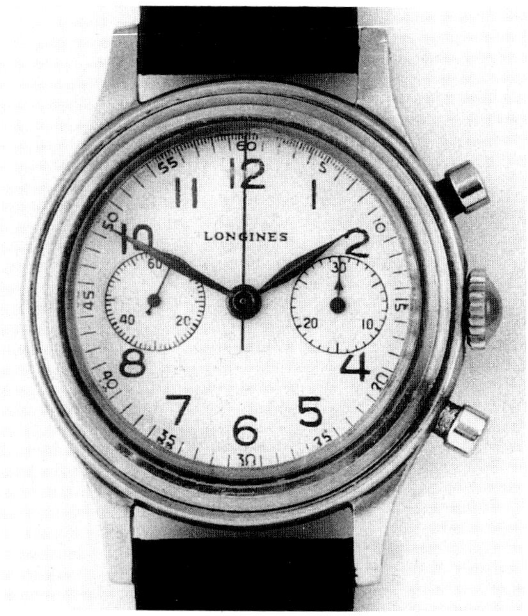

138 Longines, um 1949. Wasserdichtes Stahlgehäuse mit zwei Drückern als Additionsstopper. Versilbertes Zifferblatt mit 30-Minutenzähler. Gebläute Stahlzeiger. Werk: Kaliber Longines, 13‴, mit 17 Steinen, versilbert. Schraubenunruh mit Breguet-Spirale und Stoßsicherung. ∅ = 37 mm.

139 Vacheron & Constantin, um 1945. Goldgehäuse in 18 Kt mit zwei Drückern als Additionsstopper. Versilbertes Zifferblatt mit 30-Minutenzähler und Tachymeterskala 1000–60 km/h. Goldzeiger. Werk: Kaliber 13‴, rhodiniert mit 19 Steinen in Ausführung I. Schraubenunruh mit Breguet-Spirale. ∅ = 34 mm.

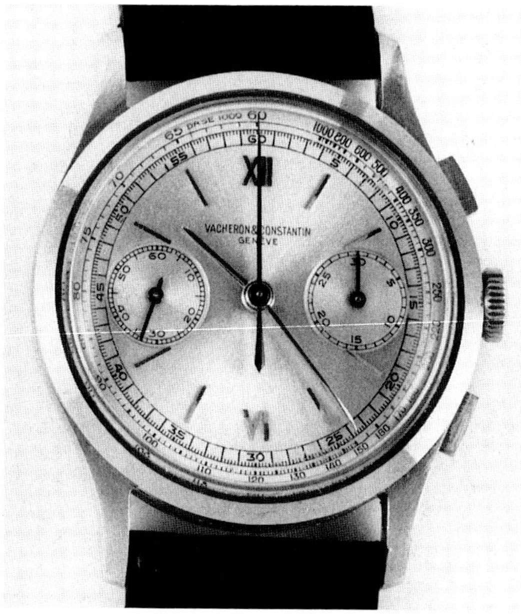

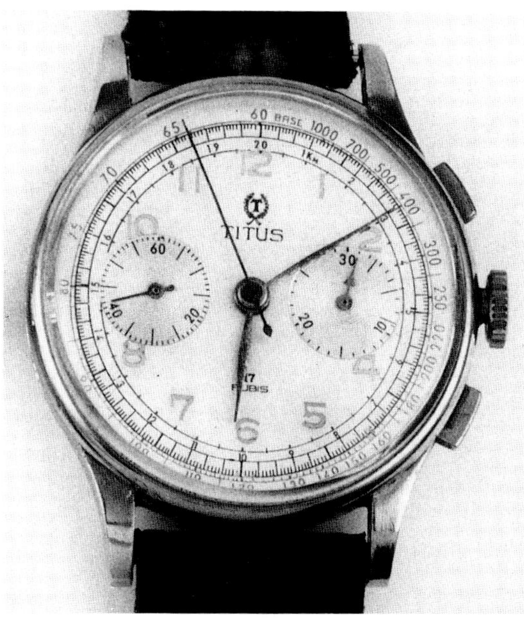

140 Titus, um 1950. Goldgehäuse in 18 Kt mit zwei Drückern als Additionsstopper. Versilbertes Zifferblatt mit 30-Minutenzähler und Tachymeterskala 1000–60 km/h. Vergoldetes Werk mit 17 Steinen in Ausführung II. Schraubenunruh mit Flachspirale. ∅ = 38 mm.

141 Vacheron & Constantin, um 1945. Goldgehäuse in 18 Kt mit zwei Drückern als Additionsstopper. Werk: Kaliber 13‴, 19 Steine, vernickelt mit Genfer Streifen, temperaturreguliert. Glucydur-Unruh mit Breguet-Spirale. Versilbertes Zifferblatt mit 30-Minutenzähler, Tachymeterskala 1000–60 km/h und Telemeterskala in Meilen.

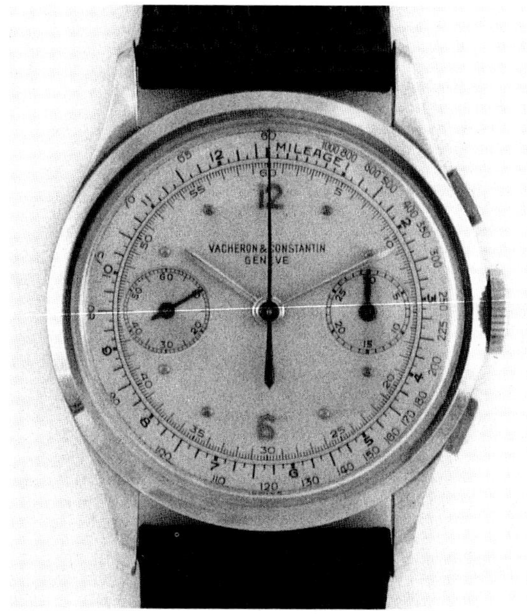

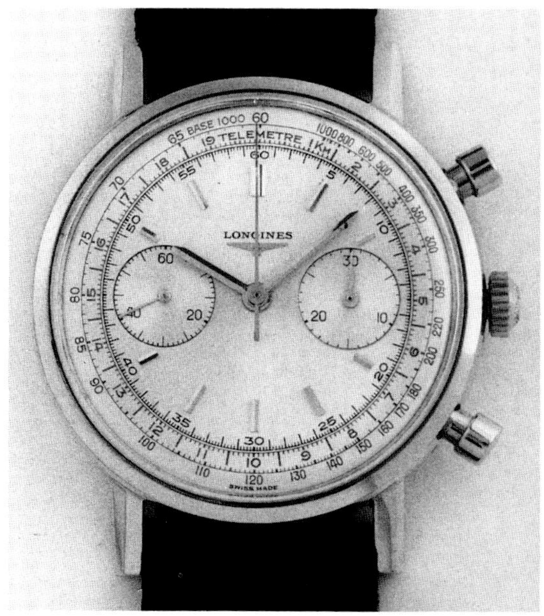

142 Longines, um 1960. Wasserdicht verschraubtes Goldgehäuse in 18 Kt mit zwei Drückern als Additionsstopper. Versilbertes Zifferblatt, 30-Minutenzähler, Tachymeterskala 1000–60 km/h in blau und Telemeterskala in rot. Goldzeiger. Werk: Kaliber Longines, 13‴, mit 17 Steinen, vernickelt in Ausführung I. Glucydur-Unruh mit Breguet-Spirale und Stoßsicherung.

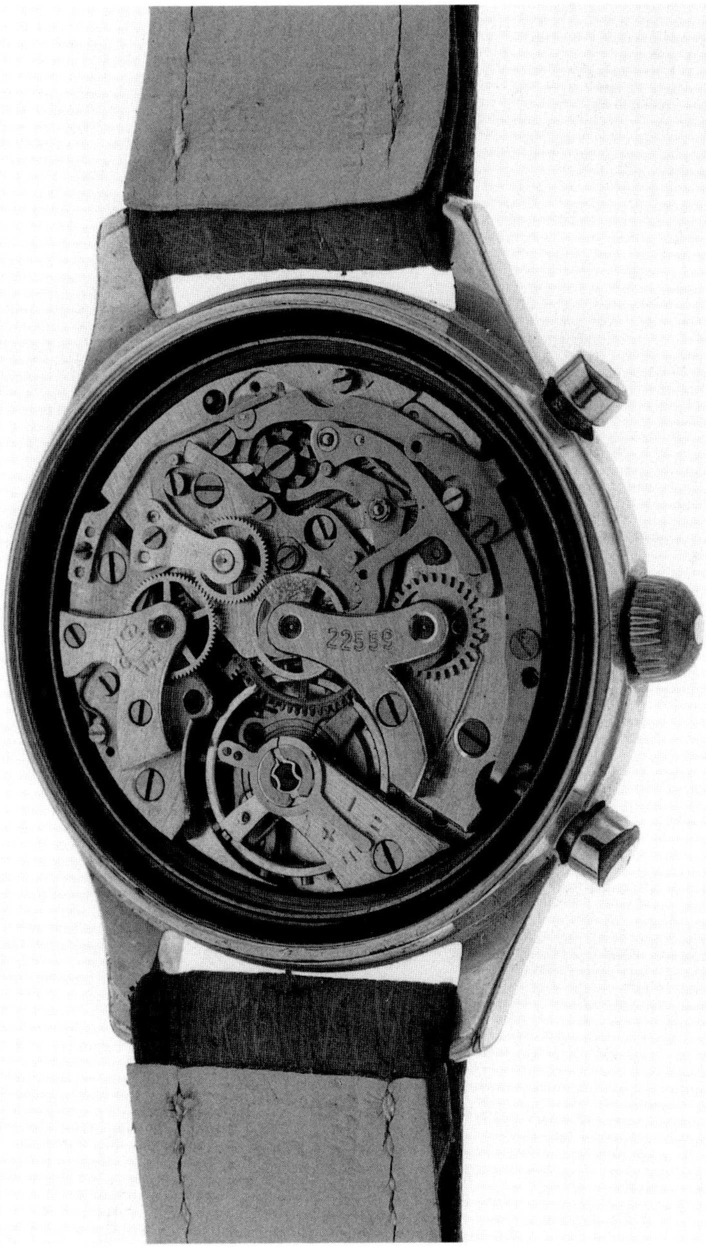

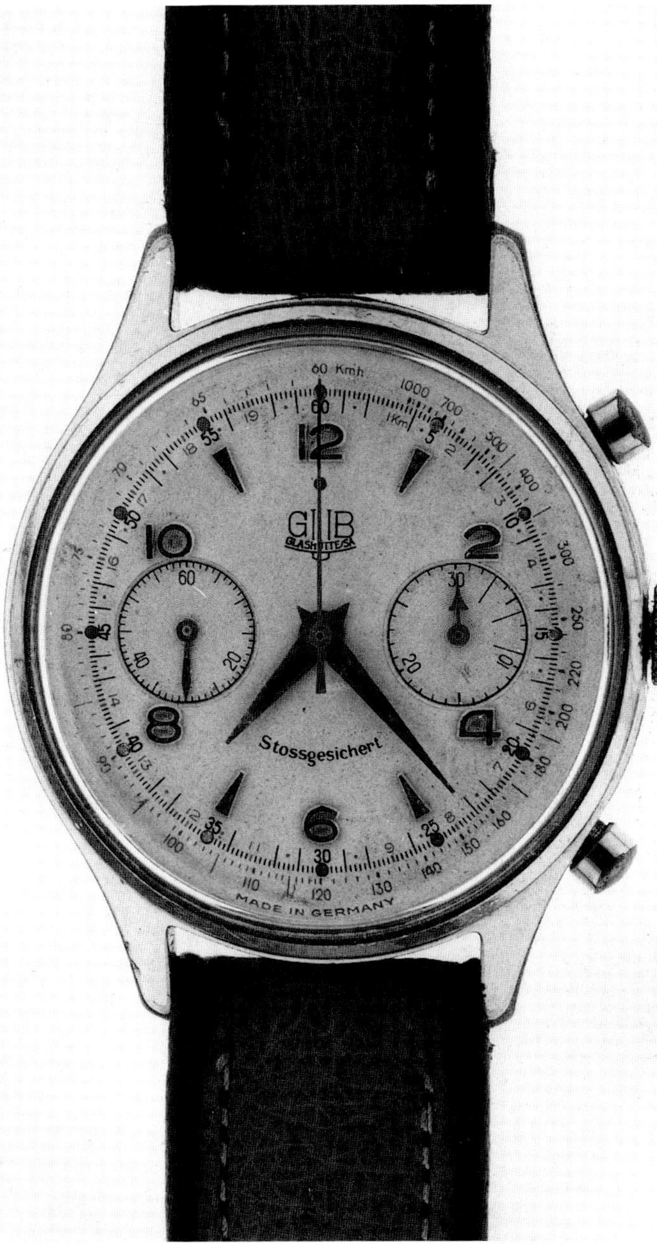

143/144 GUB, Glashütter Uhren Betriebe, um 1960. Vergoldetes Gehäuse mit Stahlboden, wasserdicht. Versilbertes Zifferblatt mit 30-Minutenzähler, Tachymeterskala 1000–60 km/h in blau und Telemeterskala in rot, vergoldete Zeiger. Werk: Kaliber GUB 64, 12½‴, versilbert mit 17 Steinen in Ausführung III. Schraubenunruh mit Flachspirale und Incabloc-Stoßsicherung. Ø = 36 mm.

145 I. Auricoste, Type 20, um 1960. Dreiteiliges Gehäuse mit Stahlboden und drehbarer Lünette. Zwei Drücker als Additionsstopper. Schwarzes Zifferblatt mit Leuchtzahlen und 30-Minutenzähler, Leuchtzeiger. Werk: Kaliber Lemania 15 TL, 2040, versilbert mit 17 Steinen in Ausführung II. Schraubenunruh mit Breguet-Spirale und Incabloc-Stoßsicherung. ∅ = 38 mm.
Besonderheit: Permanente Nullstellung.

146 Zenith, um 1970. Wasserdicht verschraubtes Stahlgehäuse mit Minuten-Drehring und zwei Drückern als Additionsstopper. Schwarzes Zifferblatt mit Leuchtzahlen und 30-Minutenzähler, Leuchtzeiger. Werk: Kaliber Zenith 146 DP, 14‴, versilbert mit 17 Steinen in Ausführung II. Unruh mit Flachspirale und Kif-Stoßsicherung. ∅ = 43 mm.

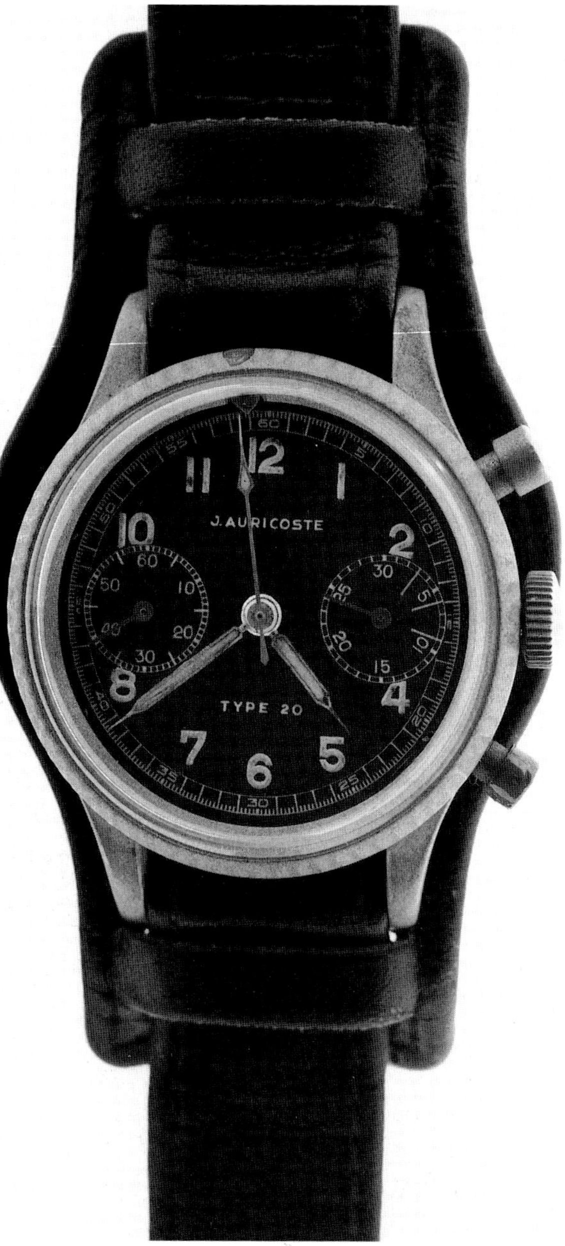

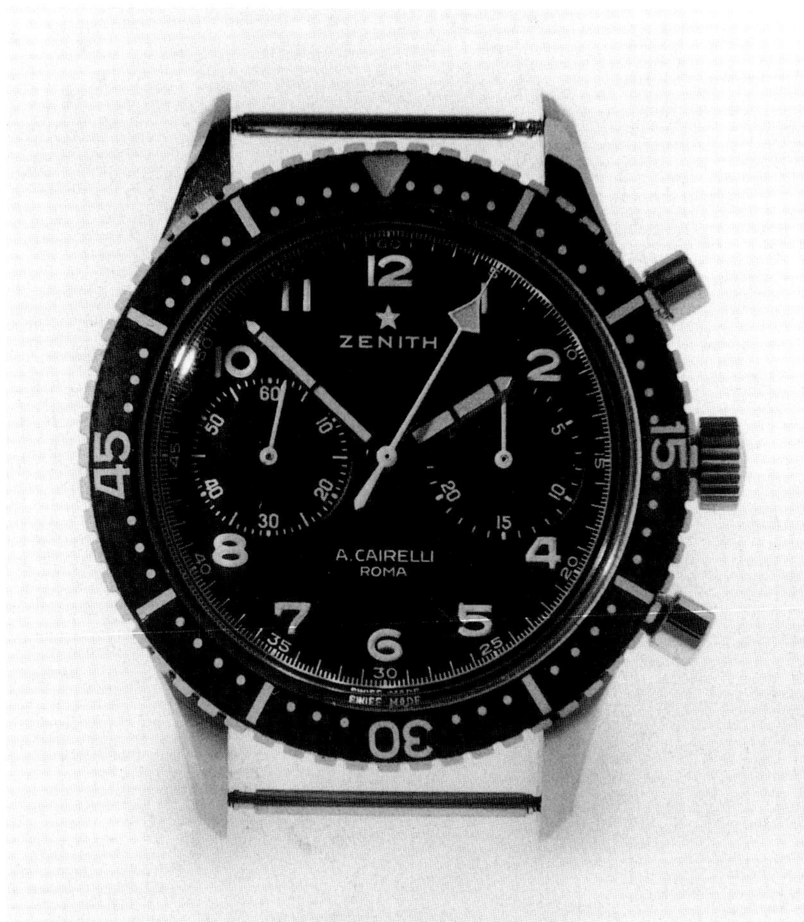

147 Heuer, um 1965. Wasserdicht verschraubtes Stahlgehäuse mit zwei Drükkern als Additionstopper und Minutendrehring. Schwarzes Zifferblatt mit Leuchtzahlen und 30-Minutenzähler, Leuchtzeiger. Werk: Kaliber Valjoux 230 13‴, vernickelt mit 17 Steinen in Ausführung II. Unruh mit Flachspirale und Incabloc-Stoßsicherung. ∅ = 45 mm.
Besonderheit: offizieller Armband Chronograph der Bundeswehr.

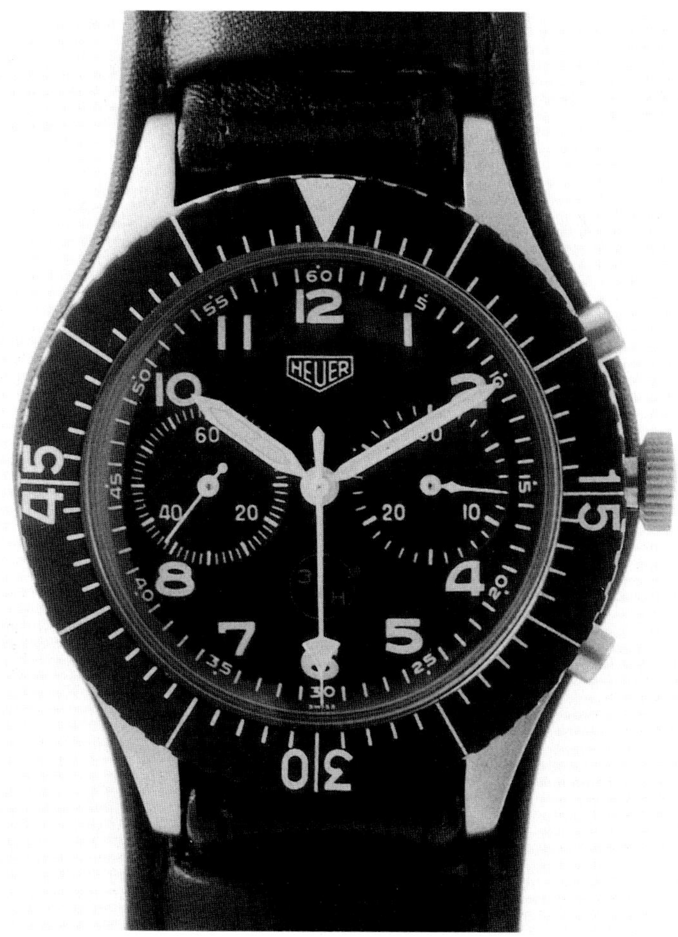

148/149 Breitling, um 1970. Wasserdicht verschraubtes Stahlgehäuse in asymetrischer Anordnung mit zwei Drückern als Additionsstopper. Schwarzes Zifferblatt mit Leuchtzahlen und 30-Minutenzähler, Leuchtzeiger. Werk: Kaliber Valjoux 7733, 14‴, versilbert mit 17 Steinen in Ausführung III. Unruh mit Flachspirale und Incabloc-Stoßsicherung. ∅ = 39 mm.

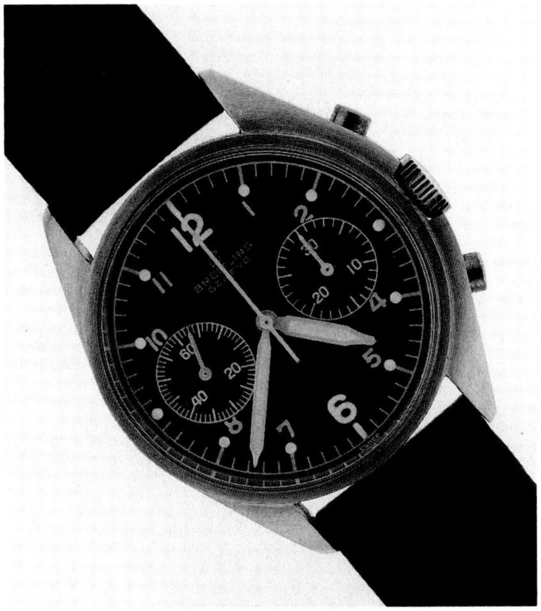

148 △

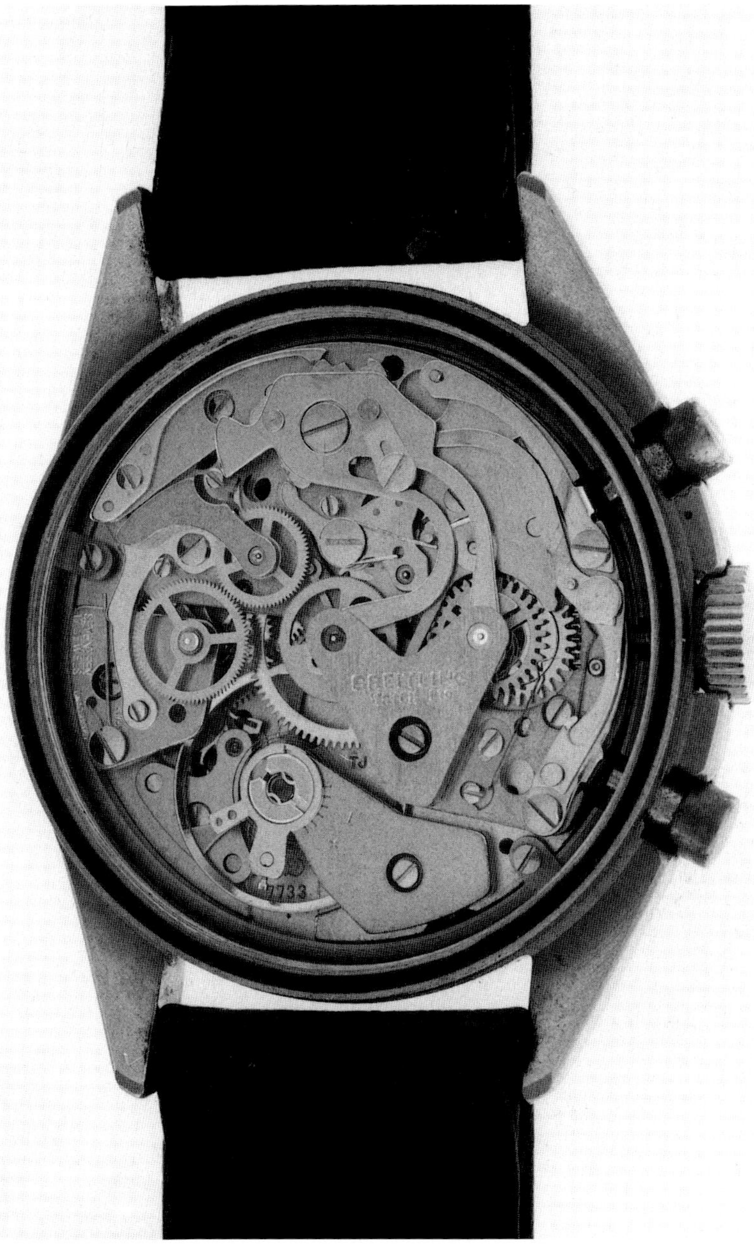

149 ▷

150 Heuer, um 1960. Wasserdicht verschraubtes Stahlgehäuse mit zwei Drückern als Additionsstopper und Stundendrehring. Schwarzes Zifferblatt mit 45-Minutenzähler. Werk: Kaliber Valjoux 92 13‴, vernikkelt mit 17 Steinen in Ausführung III. Unruh mit Flachspirale und Incabloc-Stoßsicherung. ∅ = 38 mm.

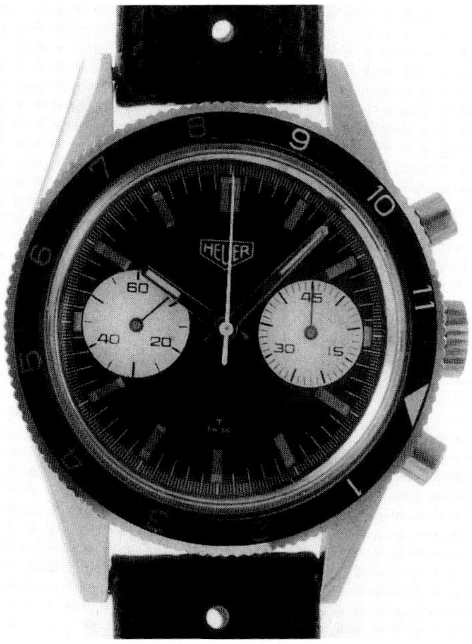

150 △

151 ▽

151 Lemania, um 1950. Wasserdichtes Stahlgehäuse. Drei Funktionen durch einen Drücker bei der 2. Schwarzes Zifferblatt mit 30-Minutenzähler. Werk: Kaliber Lemania 15 CHT, 15‴. Vergoldet mit 17 Steinen in Ausführung II. Schraubenunruh mit Breguetspirale. ∅ = 38 mm.

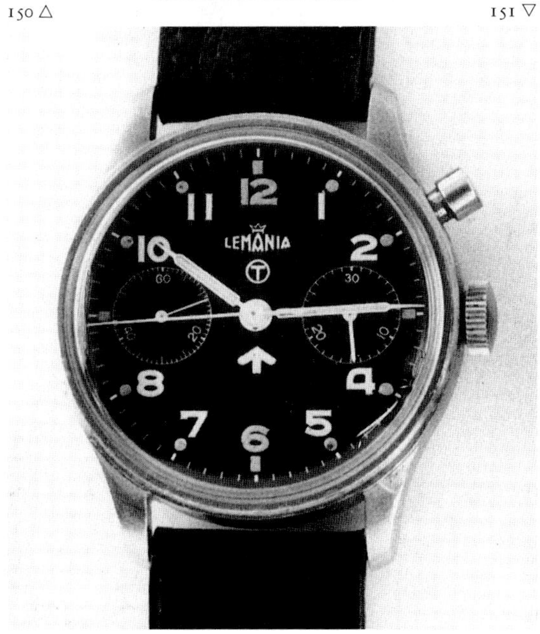

152 Sandoz, um 1975. Vergoldetes Gehäuse, wasserdicht verschraubt mit Stahlboden und zwei Drückern als Additionsstopper. Versilbertes Zifferblatt mit 30-Minutenzähler, Tachymeterskala 1000–60 km/h in blau und Telemeterskala in rot, vergoldete Zeiger. Werk: Kaliber Landeron 248, versilbert mit 17 Steinen in Ausführung II. Schraubenunruh mit Flachspirale und Incabloc-Stoßsicherung. ∅ = 37 mm.

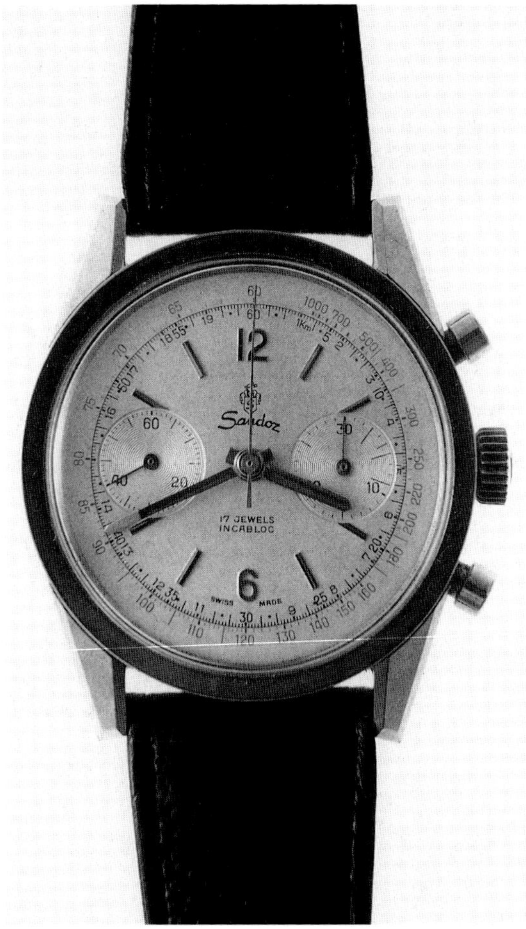

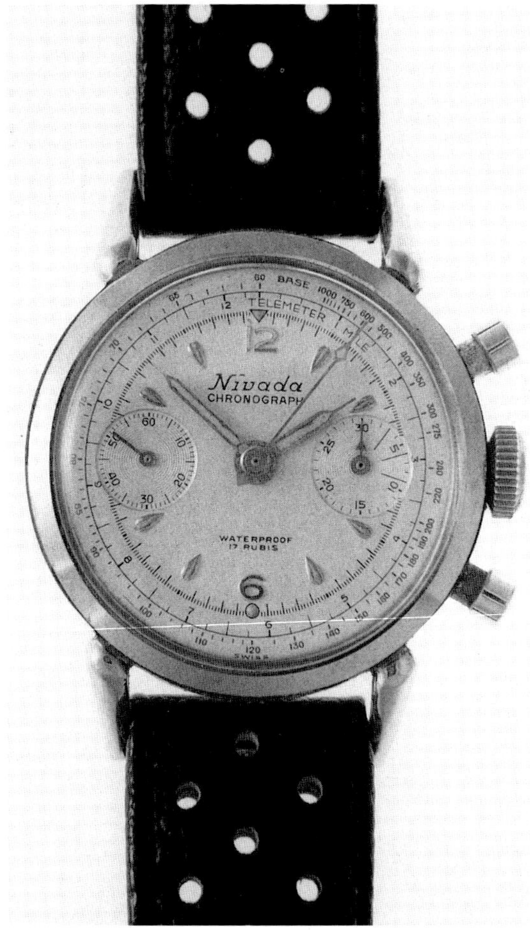

154 Nivada, um 1960. Wasserdicht verschraubtes Stahlgehäuse mit zwei Drückern als Additionsstopper. Versilbertes Zifferblatt mit 30-Minutenzähler, Tachymeterskala 1000–60 km/h in rot und blauer Telemeterskala in Meilen. Leuchtzahlen und Leuchtzeiger. Werk: Kaliber Venus 150, 13‴, versilbert mit 17 Steinen in Ausführung II. Schraubenunruh mit Flachspirale und Super-Shock-Resist-Stoßsicherung. ∅ = 35 mm.

153 Arsa, um 1975. Wasserdicht verschraubtes Stahlgehäuse mit zwei Drückern als Additionsstopper. Versilbertes Zifferblatt mit 45-Minutenzähler, Tachymeterskala 1000–60 km/h in blau, Leuchtpunkte und Leuchtzeiger. Werk: Kaliber Venus 150, 13‴, versilbert mit 17 Steinen in Ausführung I. Schraubenunruh mit Breguet-Spirale und Incabloc-Stoßsicherung. ∅ = 35 mm.

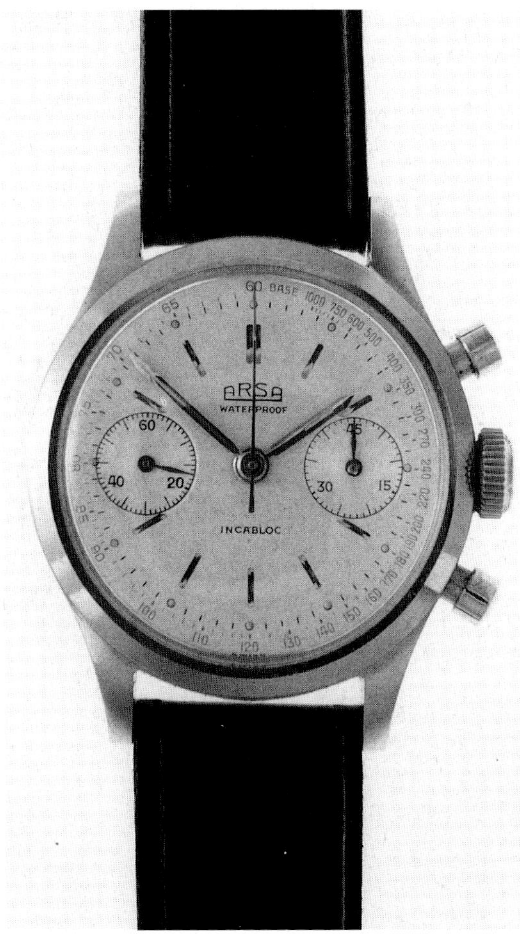

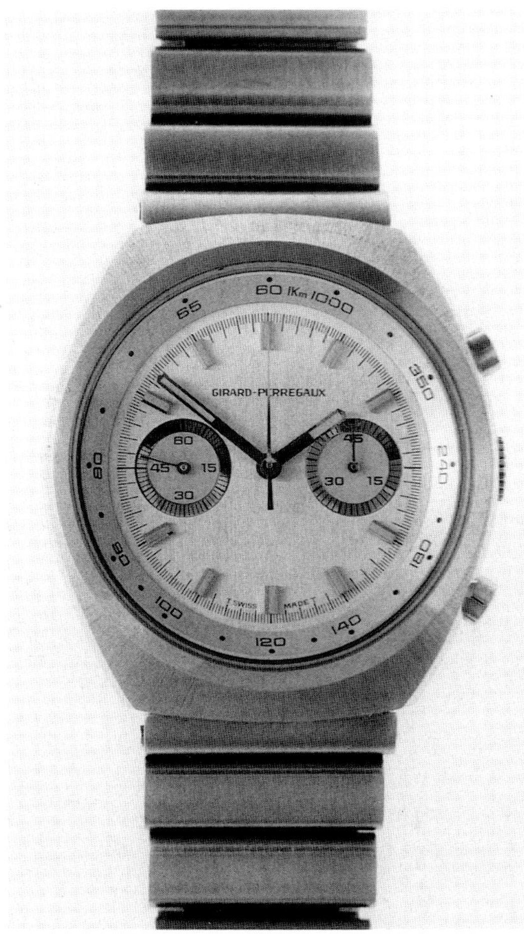

155 Girard Perregaux, um 1975. Wasserdicht verschraubtes Stahlgehäuse mit zwei Drückern als Additionsstopper. Versilbertes Zifferblatt mit 45-Minutenzähler, Tachymeterskala 1000–60 km/h, Leuchtzahlen und Leuchtzeiger. Werk: Kaliber Valjoux 23, 13‴, versilbert mit 17 Steinen in Ausführung II. Unruh mit Flachspirale und Kif-Stoßsicherung. ∅ = 42 mm.

156 Nicolet-Watch, um 1950. Dreiteiliges Goldgehäuse in 18 Kt. Drei Funktionen durch Drehen der Krone als Additionsstopper. Versilbertes Zifferblatt mit 45-Minutenzähler und Leuchtpunkten. Rote Telemeterskala und Leuchtzeiger. Werk: Kaliber Landeron 251, versilbert mit 17 Steinen in Ausführung II. Schraubenunruh mit Flachspirale und Super-Shock-Resist-Stoßsicherung. ∅ = 36 mm. Besonderheit: Aufzugswelle mit 3 Funktionen. Normalposition, Chronofunktionen, 1. Ziehen Aufziehen des Werkes, 2. Ziehen Zeigerstellen.

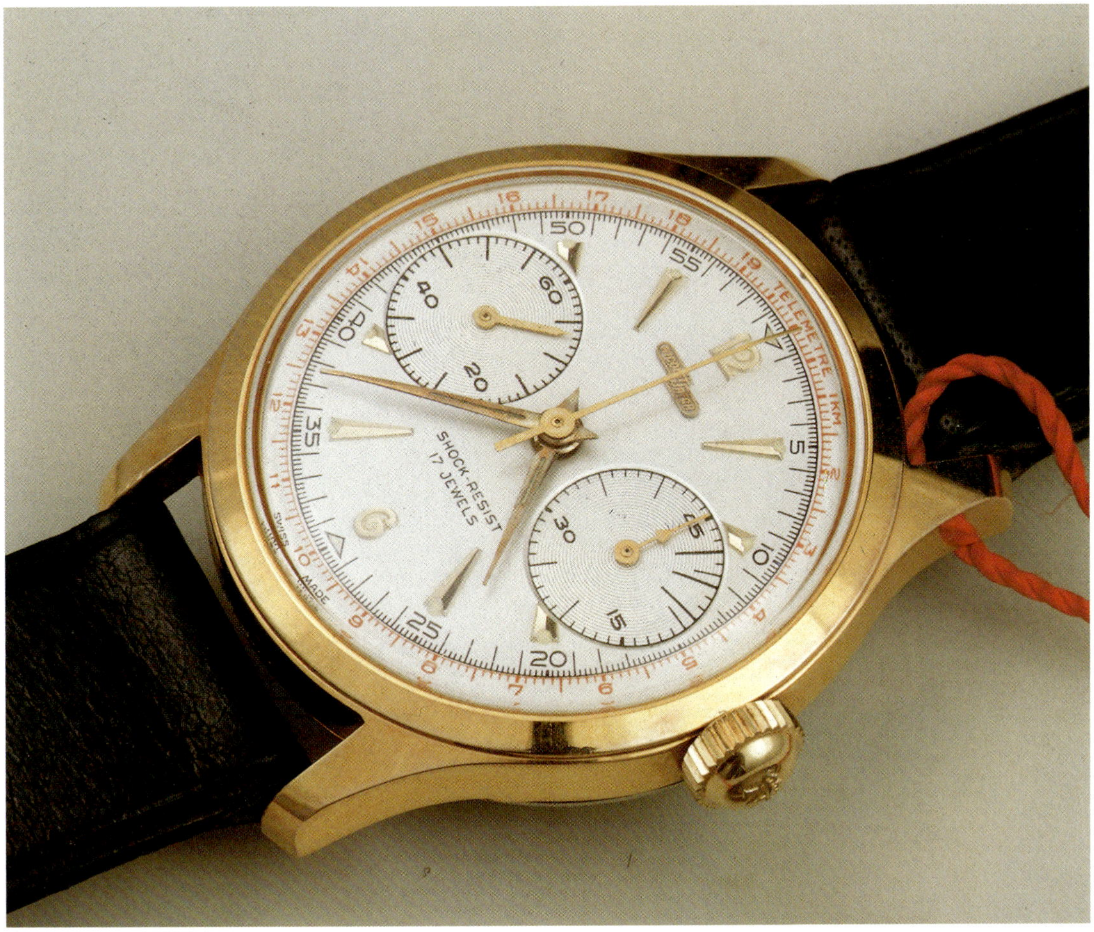

157/158 Eberhard, Extra-fort, um 1960. Dreiteiliges Goldgehäuse in 18 Kt mit zwei Drükkern als Additionsstopper. Der obere Drücker steuert Starten, Anhalten und Nullstellen nacheinander, der untere Drükker bei der 4 wird als Schieber betätigt für Anhalten und Start in Additionsfunktion. Versilbertes Ziferblatt mit 30-Minutenzähler und blauer Tachymeterskala 1000–60 km/h, vergoldete Zeiger. Werk: Kaliber Eberhard 310–8, 14‴, versilbert mit 17 Steinen in Ausführung I. Schraubenunruh mit Flachspirale und Incabloc-Stoßrichtung. ∅ = 39 mm. Besonderheit: Drückeranordnung Triostart. ▽

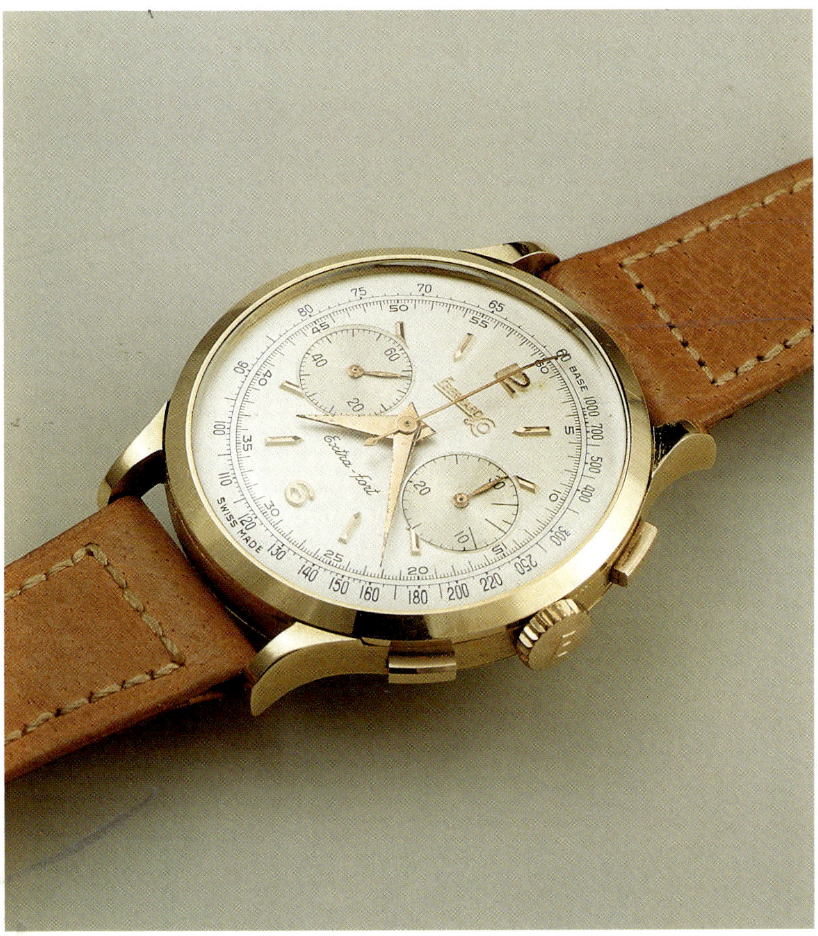

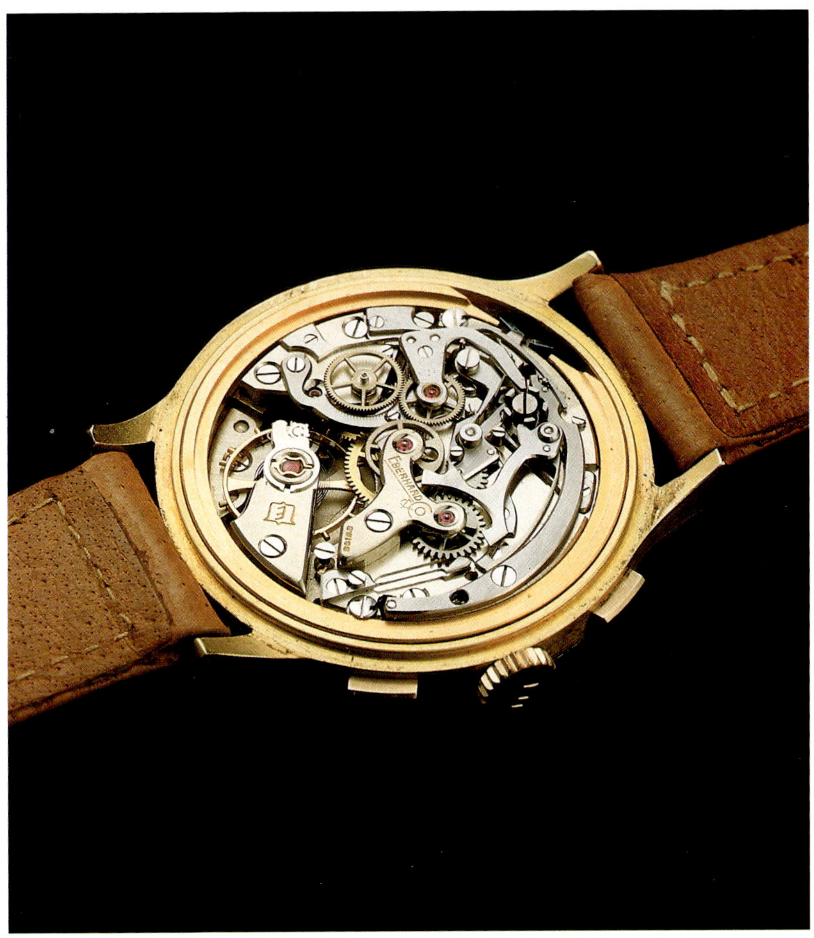

161/162 Junghans, um 1960. Dreiteiliges Chromgehäuse mit Stahlboden und zwei Drückern als Additionsstopper. Zweifarbig versilbertes Zifferblatt mit Leuchtzahlen und 30-Minutenzähler. Tachymeterskala 1000–60 km/h und Telemeterskala in rot, Leuchtzeiger. Werk: Kaliber Junghans 88, vergoldet mit 19 Steinen in Ausführung II. Schraubenunruh mit Breguet-Spirale und Junghans-Stoßsicherung. ∅ = 36 mm. ▷

159 Doxa, um 1955. Dreiteiliges Stahlgehäuse mit zwei Drückern als Additionsstopper. Versilbertes Zifferblatt mit 30-Minutenzähler, Tachymeterskala 1000–60 km/h in blau und Telemeterskala in rot. Vergoldete Zeiger. Werk: Kaliber Venus 150, 13‴ mit 17 Steinen in Ausführung II. Schraubenunruh mit Flachspirale. ∅ = 33 mm.

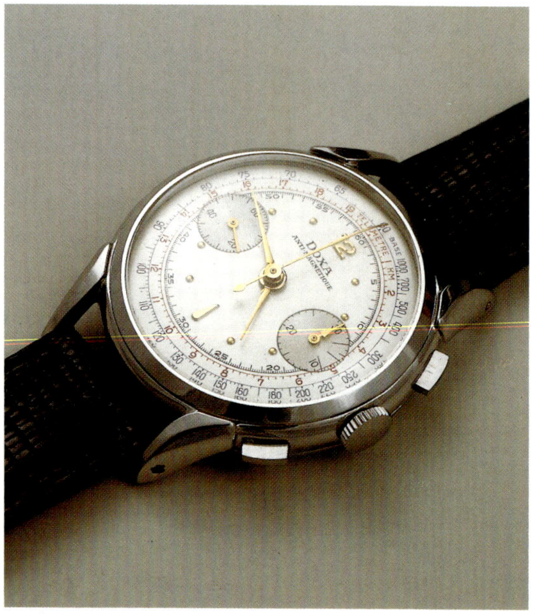

159 △

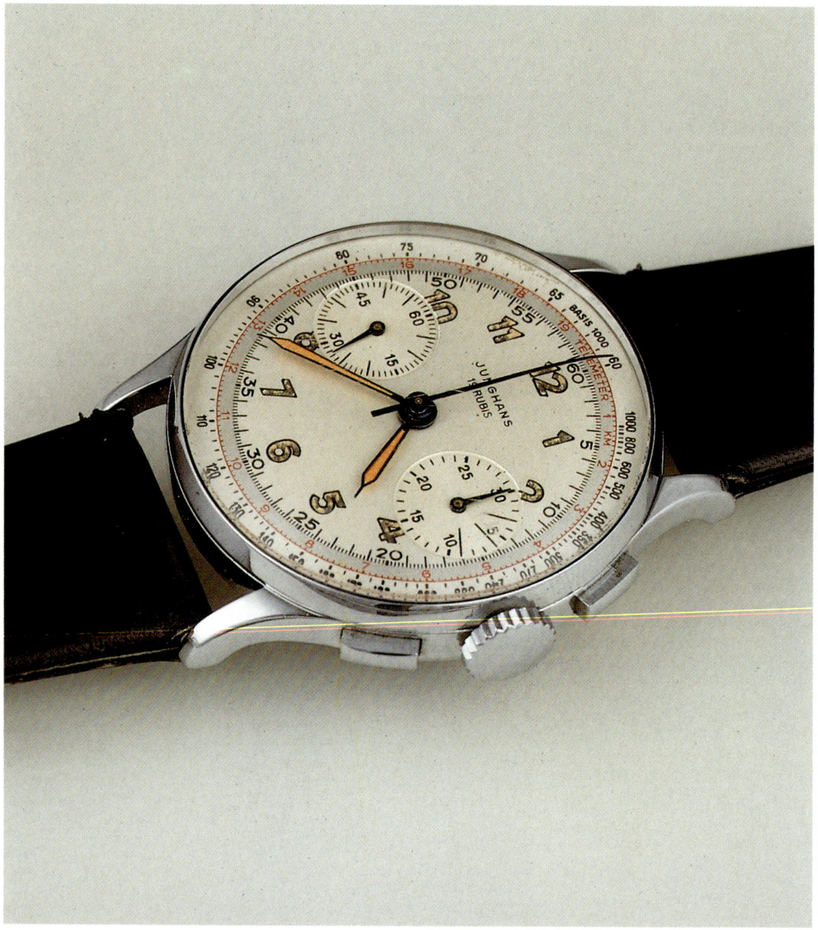

161 △

160 Lip, um 1975. Schwarz lackiertes wasserdichtes Gehäuse mit Stahlboden und zwei farbigen Drückern als Additionsstopper. Mehrfarbiges Zifferblatt mit 30-Minutenzähler und Tachymeterskala 300–55 km/h, weißlackierte Zeiger. Werk: Kaliber Valjoux 7734 in Ausführung II. Unruh mit Flachspirale und Incabloc-Stoßsicherung. ∅ = 45 mm.

160 ▽

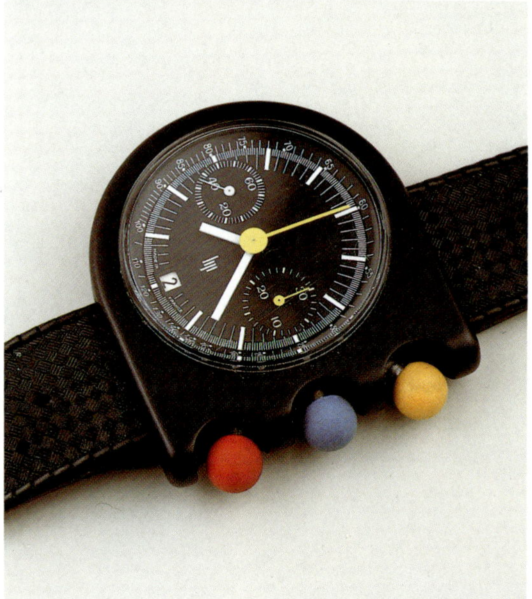

162 ▽

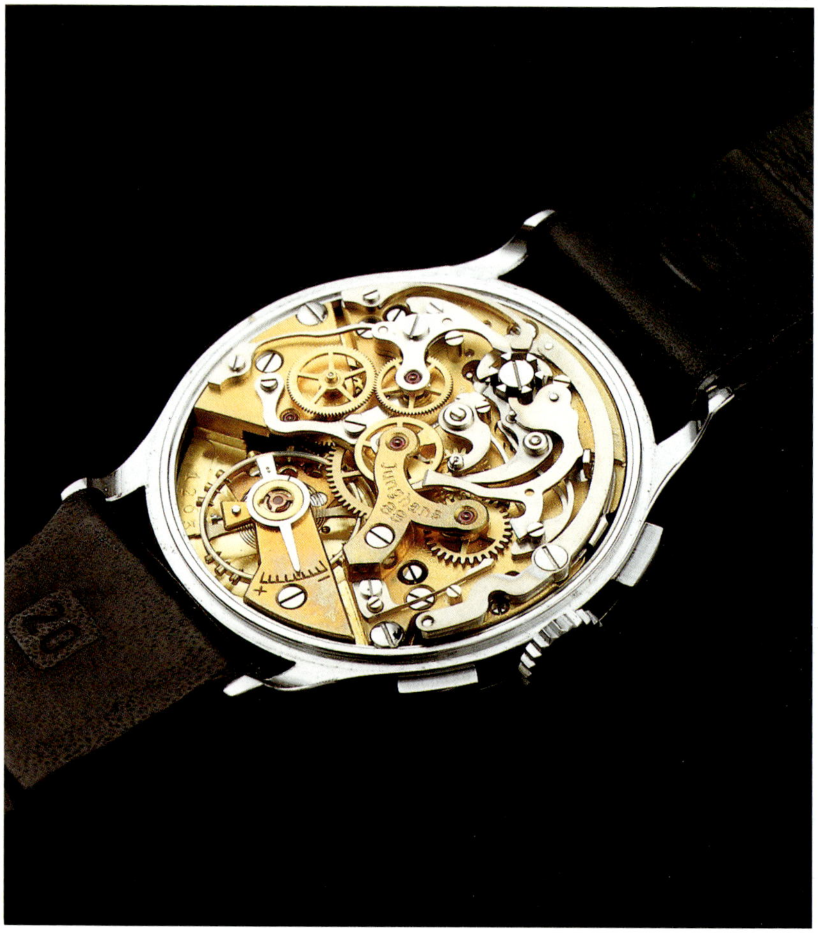

163 Kienzle, 1006–10, um 1980. Stahlgehäuse mit Minutendrehring, wasserdicht bis 200 Meter Tiefe. Zwei Drücker als Additionsstopper. Mehrfarbiges Zifferblatt mit 30-Minutenzähler und blauer Tachymeterskala 1000–60 km/h, Leuchtpunkten und -zeigern. Werk: Kaliber Valjoux 7733, versilbert, 17 Steine, Ausführung III. Unruh mit Flachspirale und Incabloc-Stoßsicherung. ∅ = 39 mm. ▷▷

164 Ducado, Taucher-Uhr, um 1975. Stahlgehäuse mit verschraubter Krone, wasserdicht bis 200 Meter Tiefe. Zwei Drücker als Additionsstopper. Mehrfarbiges Zifferblatt mit 30-Minutenzähler, Leuchtpunkten und Leuchtzeigern. Werk: Kaliber Valjoux 7733, versilbert mit 17 Steinen in Ausführung III. Unruh mit Flachspirale. ∅ = 43 mm. Besonderheit: Eingebauter Tiefenmesser bis 100 Meter. ▷▷

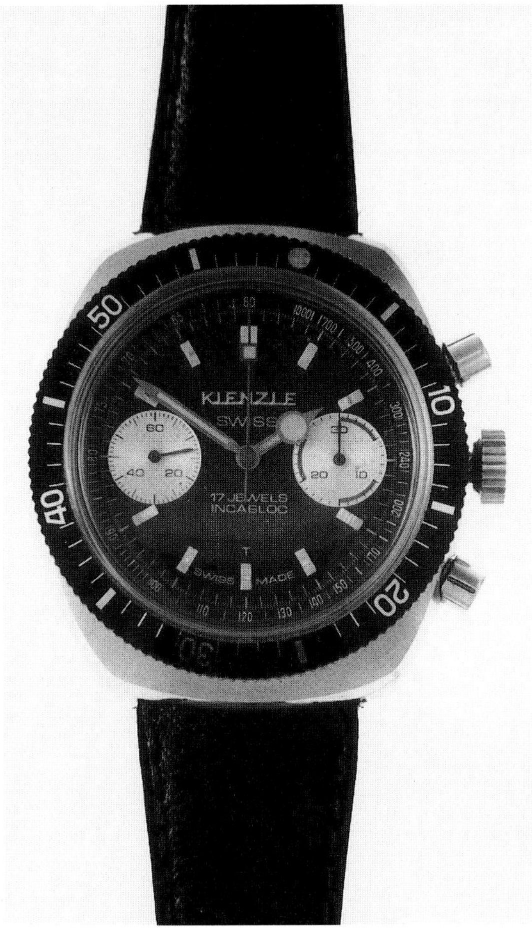

163 △

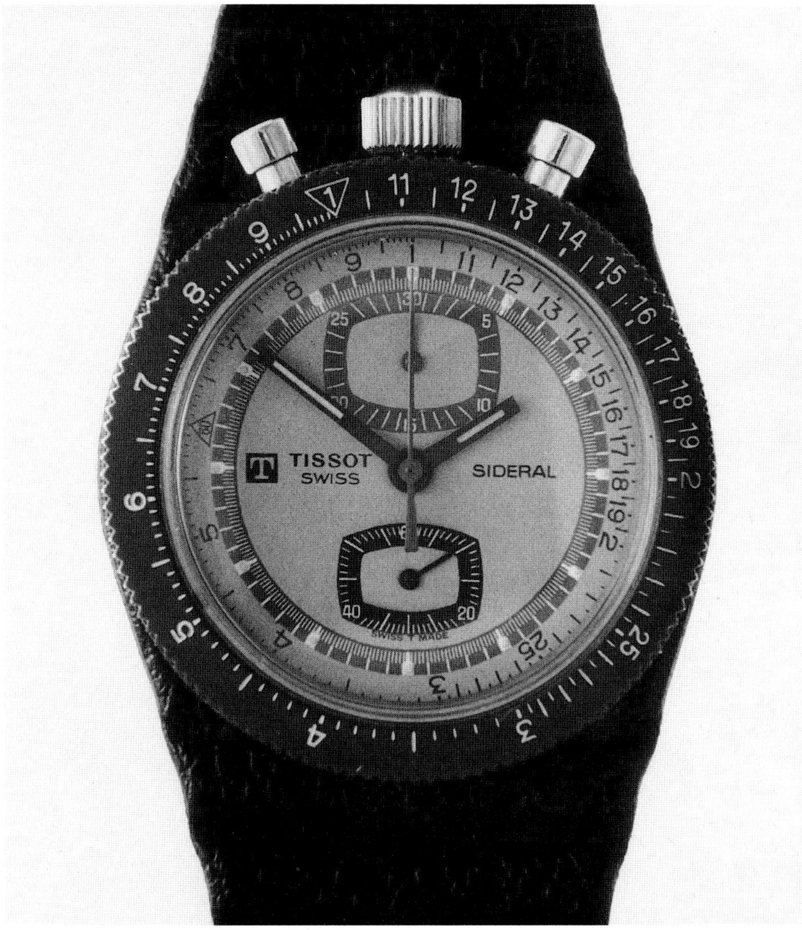

165 △

165 Tissot, um 1975. Wasserdichtes Fiberglas-Gehäuse mit Drehring als Rechenschieber. Zwei Drücker bei 11 und 1 als Additionsstopper. Mehrfarbiges Zifferblatt mit Leuchtpunkten und 30-Minutenzähler, Leuchtzeiger. Werk: Kaliber Valjoux 7733 in Ausführung III. Unruh mit Flachspirale und Incabloc-Stoßsicherung. ∅ = 40 mm.

164 ▽

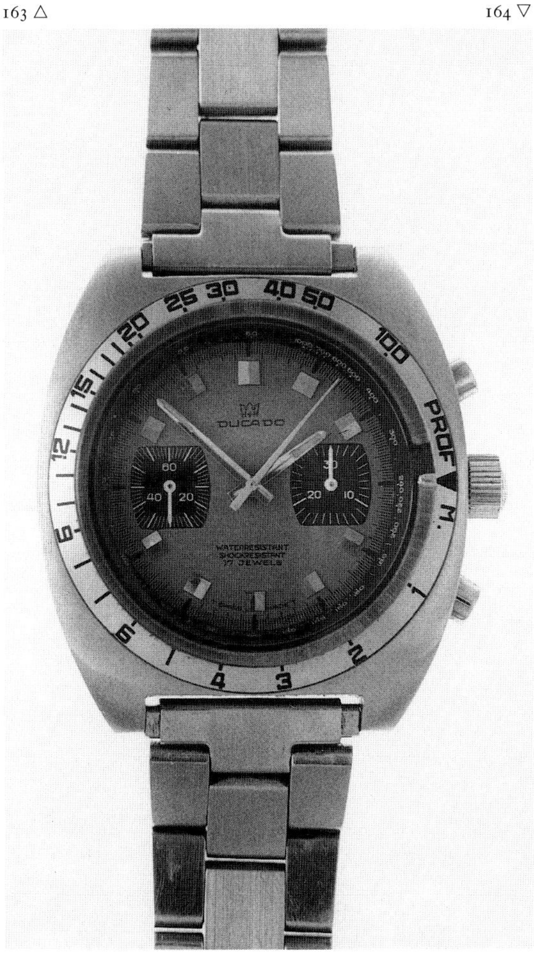

166 ▽

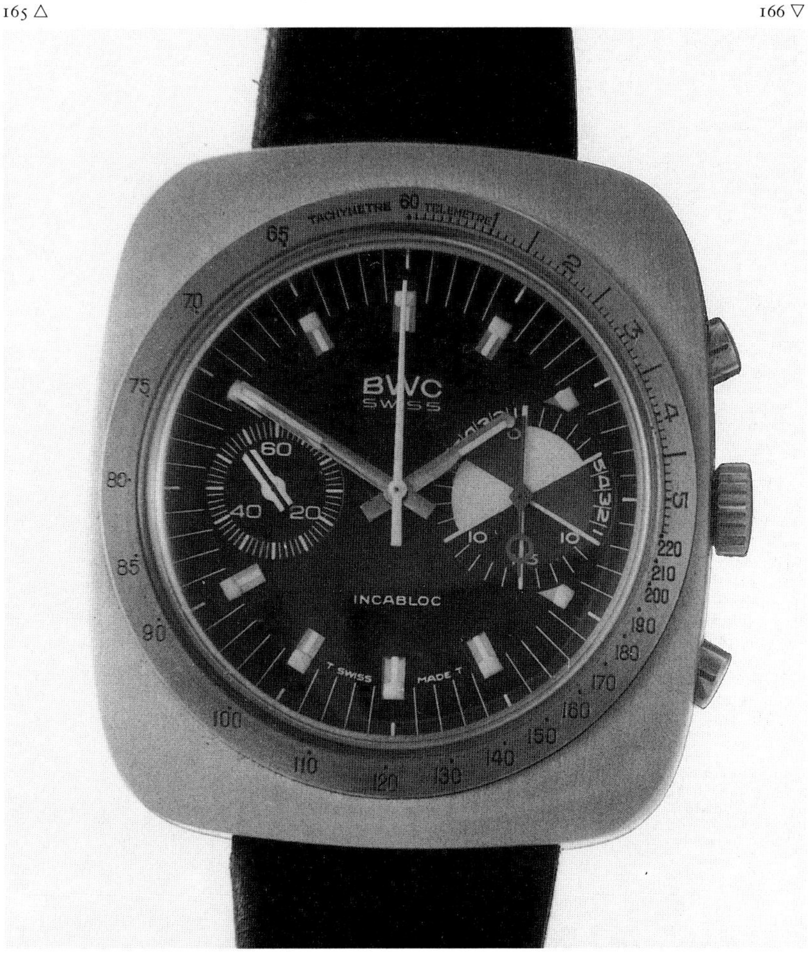

166 BWC, um 1980. Wasserdicht verschraubtes Stahlgehäuse mit zwei Drückern als Additionsstopper. Mehrfarbiges Zifferblatt mit 30-Minutenzähler und Segment für Segelstarts. Telemeter 1–5,5 km und Tachymeterskala 220–60 km/h. Leuchtzahlen und Leuchtzeiger. Werk: Kaliber Valjoux 7733 mit 17 Steinen in Ausführung III. Unruh mit Flachspirale und Incabloc-Stoßsicherung. ∅ = 40 mm.

167 Longines, um 1970. Wasserdicht verschraubtes Stahlgehäuse mit zwei Drückern als Additionsstopper. Schwarzes Zifferblatt mit 30-Minutenzähler, Leuchtpunkten und Leuchtzeigern. Werk: Kaliber Longines 30 CH, mit 17 Steinen in Ausführung I. Schraubenunruh mit Breguet-Spirale und Super-Shock-Resist-Stoßsicherung. ∅ = 43 mm.
Besonderheit: Sekundenzeiger mit Nonius zum Ablesen einer Zehntel-Sekunde.

168 Heuer, Skipper, um 1975. Wasserdicht verschraubtes Stahlgehäuse mit zwei Drückern als Additionsstopper. Blaues Zifferblatt mit Leuchtzahlen und 15-Minutenzähler für Segler in den Farben grün, blau, rot, kleine Sekunde grün, Leuchtzeiger. Werk: Kaliber Valjoux 7730 mit 17 Steinen in Ausführung II. Unruh mit Flachspirale und Incabloc-Stoßsicherung. ∅ = 36 cm.

169 Tourneau, um 1970. Dreiteiliges Chromgehäuse mit Stahlboden und zwei Drückern als Additionsstopper. Schwarzes Zifferblatt mit 24-Stundenteilung und 30-Minutenzähler. Leuchtzeiger und Leuchtzahlen. Werk: Kaliber Valjoux 7730, versilbert mit 17 Steinen in Ausführung II. Unruh mit Flachspirale und Incabloc-Stoßsicherung.
∅ = 35 mm.
Besonderheit: 24-Stundenzifferblatt.

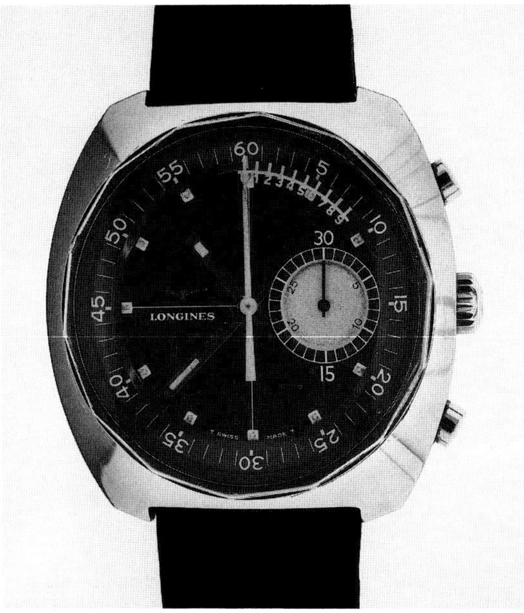

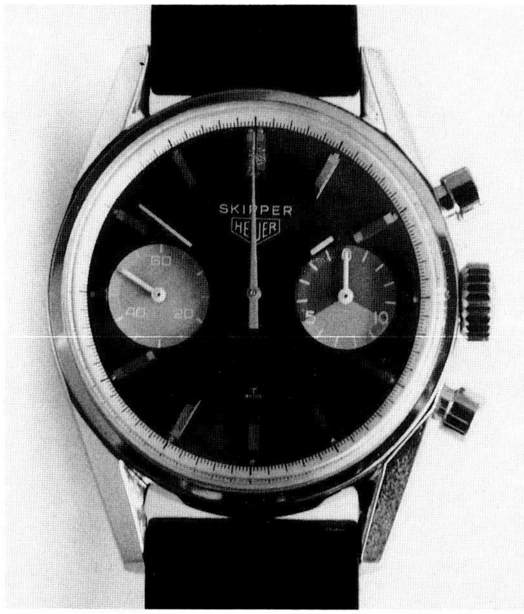

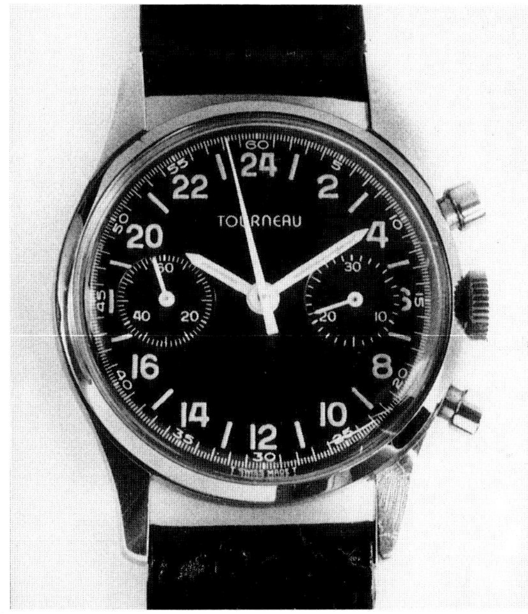

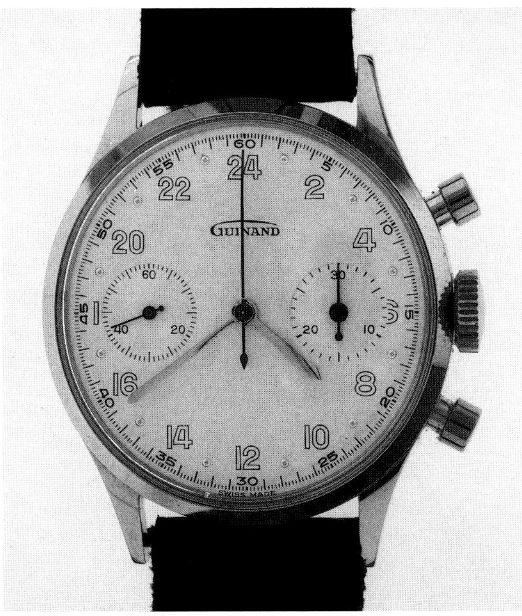

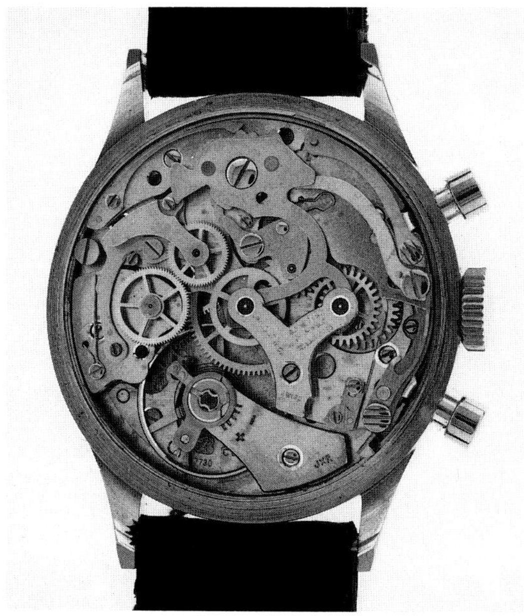

170/171 Guinand, um 1970. Dreiteiliges wasserdichtes Chromgehäuse mit Stahlboden und zwei Drückern als Additionsstopper. Versilbertes Zifferblatt mit 24-Stundenteilung und 30-Minutenzähler, vergoldete Zeiger. Werk: Kaliber Valjoux 7733 und 17 Steinen in Ausführung II. Unruh mit Flachspirale und Incabloc-Stoßrichtung. ∅ = 35 mm.

186/187 Anonym, um 1945. Dreiteiliges Stahlgehäuse mit einem Drücker bei der 2 für drei Funktionen. Versilbertes Zifferblatt mit 30-Minutenzähler und Tachymeterskala 900–60 km/h, gebläute Stahlzeiger. Werk: Kaliber Valjoux 69, 10½''', versilbert mit 17 Steinen in Ausführung II. Schraubenunruh mit Breguet-Spirale. Ø = 29 mm.

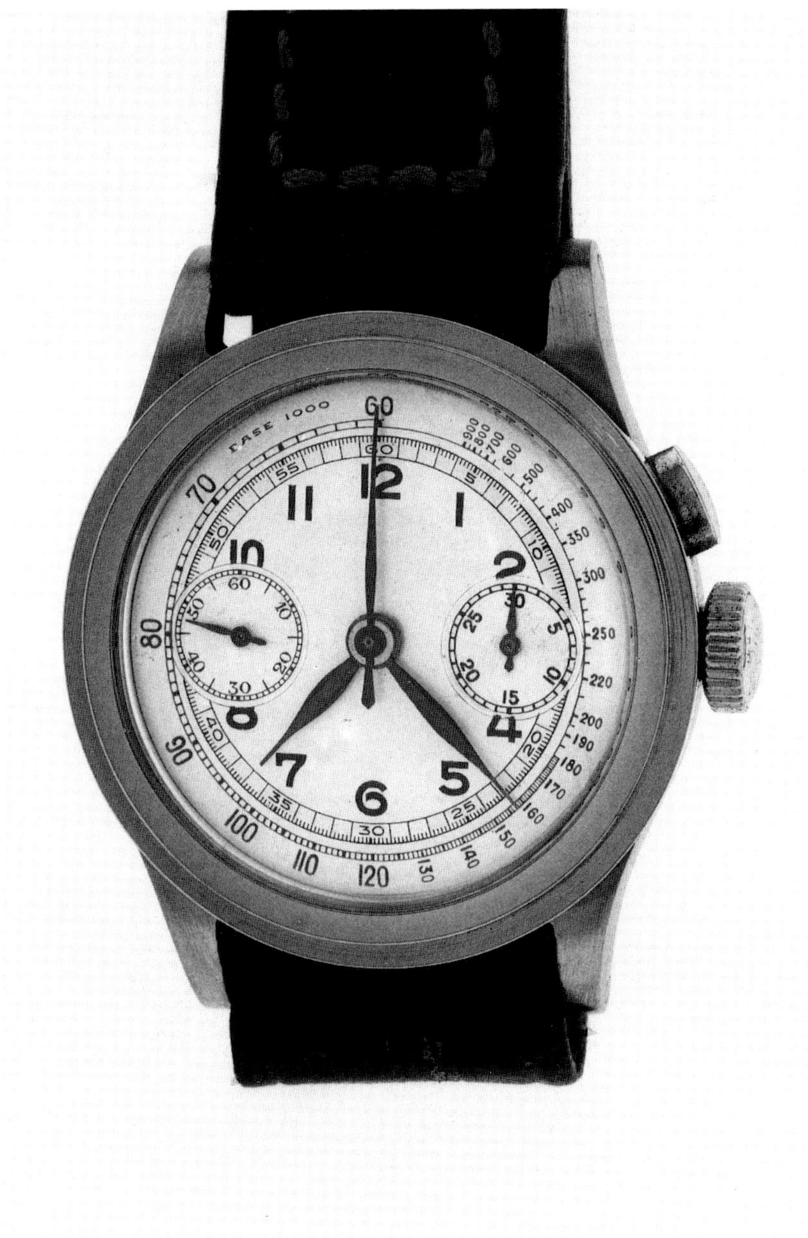

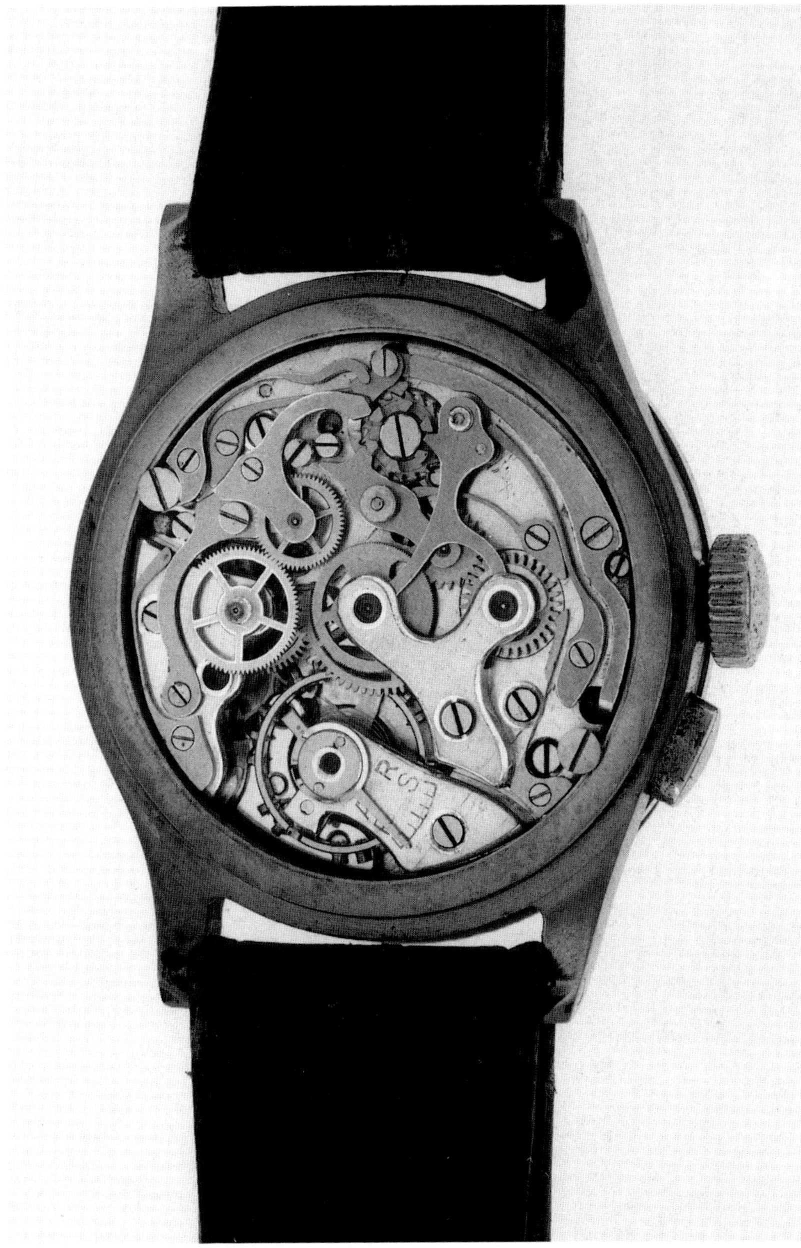

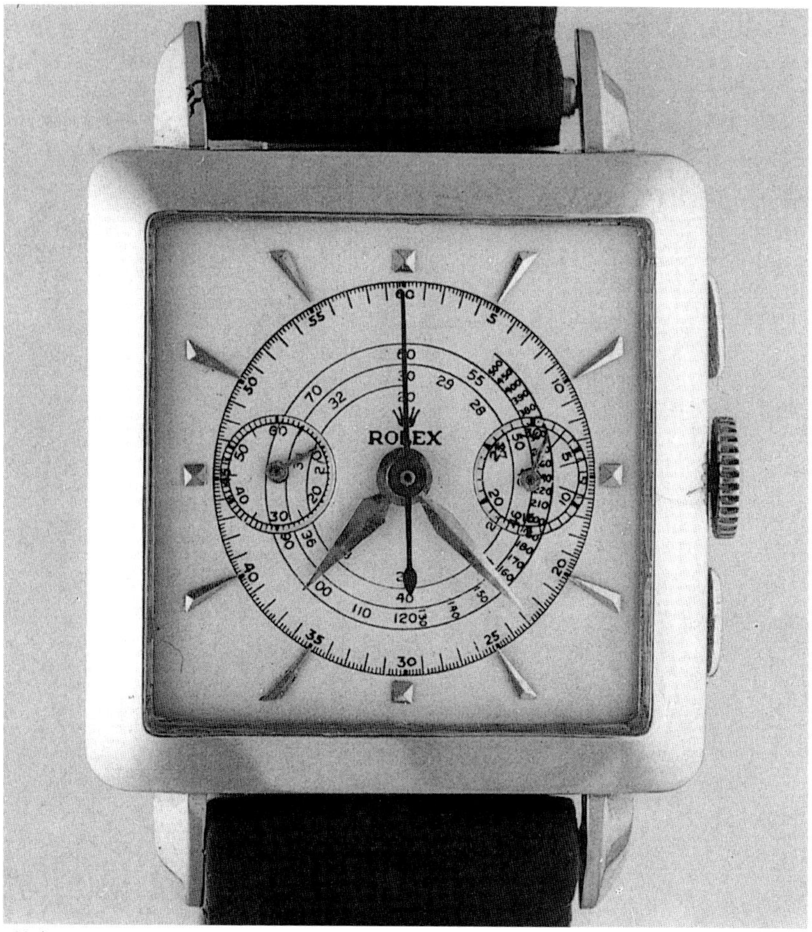

188 △

189 ▽

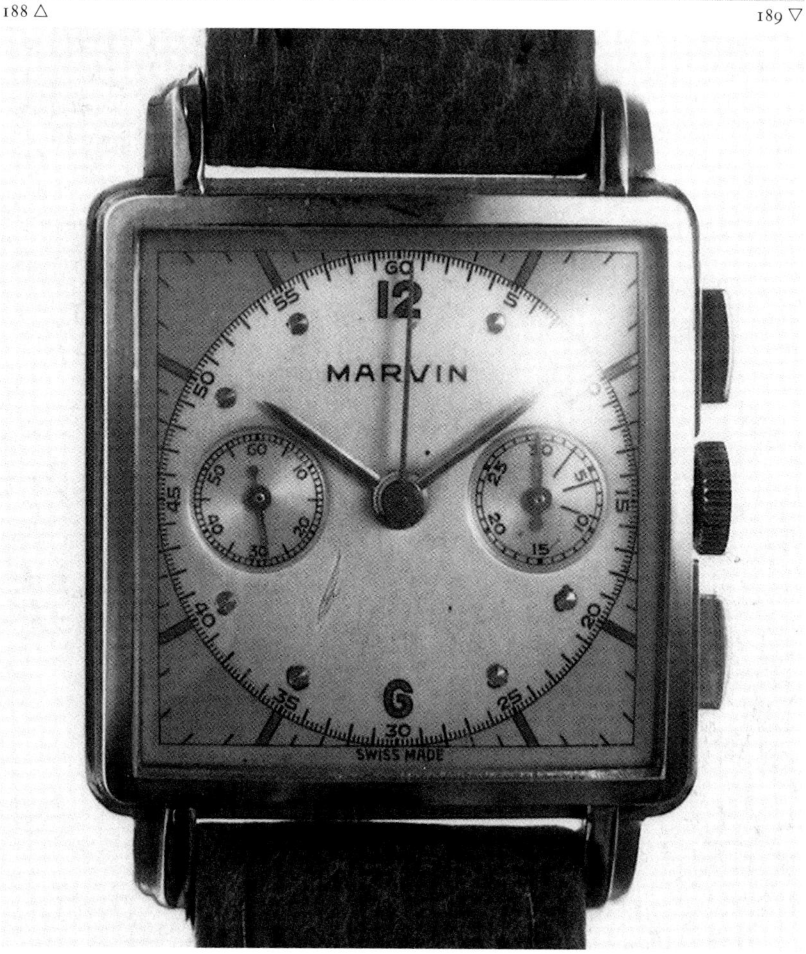

◁ **188 Rolex,** um 1945. Quadratisches Gehäuse in 18 Kt mit zwei Drückern als Additionsstopper. Versilbertes Zifferblatt mit 30-Minutenzähler und Schneckentachymeterskala 500–20 km/h, vergoldete Zeiger. Werk: Kaliber Valjoux 69, 10½‴ mit 17 Steinen in Ausführung I. Schraubenunruh mit Breguet-Spirale.

190 Jaeger, um 1958. Quadratisches Stahlgehäuse mit zwei Drückern als Additionsstopper. Versilbertes Zifferblatt mit 30-Minutenzähler und Tachymeterskala 1000–60 km/h, gebläute Stahlzeiger. Werk: Valjoux 69, 10½‴, versilbert mit 17 Steinen in Ausführung II. Schraubenunruh mit Breguet-Spirale. Ø = 25 × 25 mm. ▽

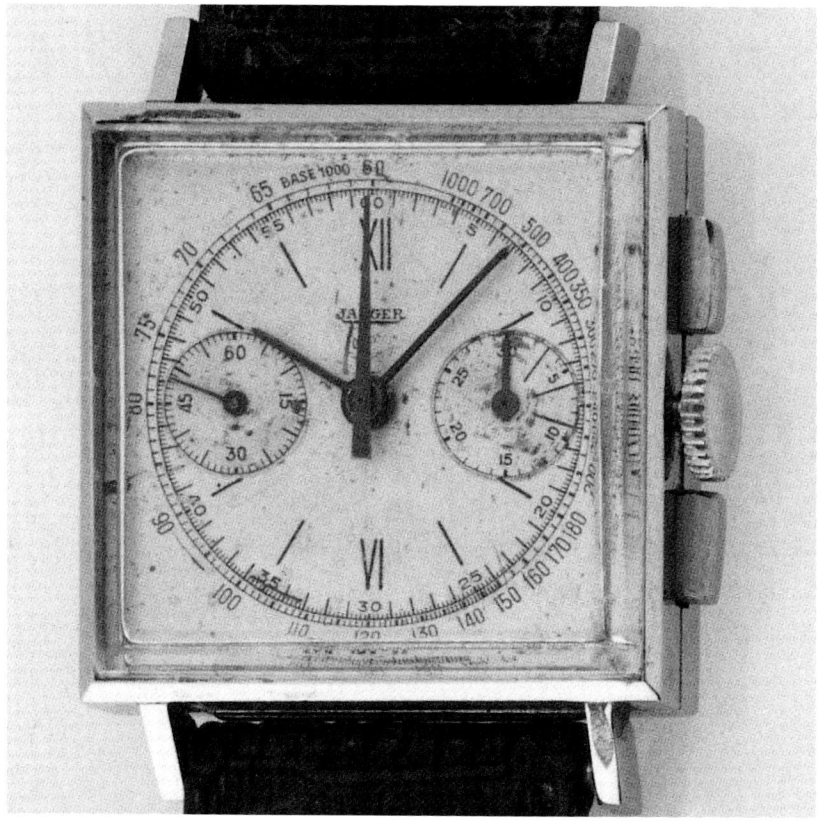

189 Marvin, um 1945. Quadratisches Goldgehäuse in 18 Kt mit zwei Drückern als Additionsstopper. Versilbertes Zifferblatt mit 30-Minutenzähler, vergoldete Zeiger. Werk: Kaliber Valjoux 69, 10½‴ mit 17 Steinen in Ausführung II. Schraubenunruh mit Breguet-Spirale. 26 × 26 mm.

191 Anonym, um 1945, zweiteiliges Stahlgehäuse mit zwei Drückern als Additionsstopper. Versilbertes Zifferblatt mit 30-Minutenzähler und Schneckentachymeterskala 1000–20 km/h, gebläute Stahlzeiger. Werk: Valjoux 69, 10½‴, versilbert mit 17 Steinen in Ausführung II. Schraubenunruh mit Breguet-Spirale. 26 × 26 mm. ▷

192 Universal, um 1945. Quadratisches Goldgehäusae in 18 Kt mit zwei Drückern als Additionsstopper. Versilbertes Zifferblatt mit 30-Minutenzähler und Tachymeterskala 1000–60 km/h. Werk: Kaliber Universal 289, 10½‴, vergoldet mit 17 Steinen in Ausführung II. Schraubenunruh mit Breguet-Spirale. 26 × 26 mm. ▷

193 Pontiac, um 1945. Quadratisches Stahlgehäuse mit verdeckten Anstößen und zwei Drückern als Additionsstopper. Versilbertes Zifferblatt mit 30-Minutenzähler, blauer Schneckentachymeterskala 600–30 km/h und roter Telemeterskala, gebläute Stahlzeiger. Werk: Kaliber Valjoux 69, 10½‴, versilbert mit 17 Steinen in Ausführung II. Schraubenunruh mit Breguet-Spirale und Shock-Resist-Stoßsicherung. 26 × 26 mm. ▷

194 Geneva Sport, um 1940. Zweiteiliges quadratisches Goldgehäuse in 18 Kt mit zwei Drückern als Additionsstopper. Schwarzes Zifferblatt mit Goldzahlen und 30-Minutenzähler. Goldzeiger. Werk: Kaliber Geneva-Sport-Watch 23,7, 10½‴, versilbert mit 17 Steinen in Ausführung II. Schraubenunruh mit Breguet-Spirale. 26 × 26 mm. ▷

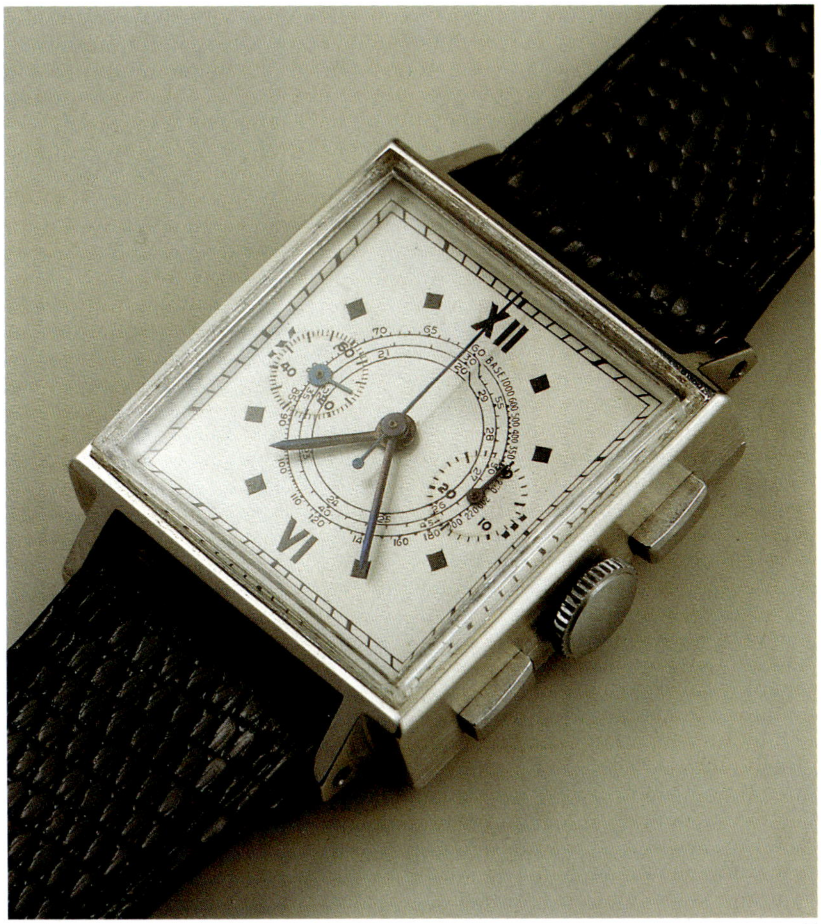

191 △

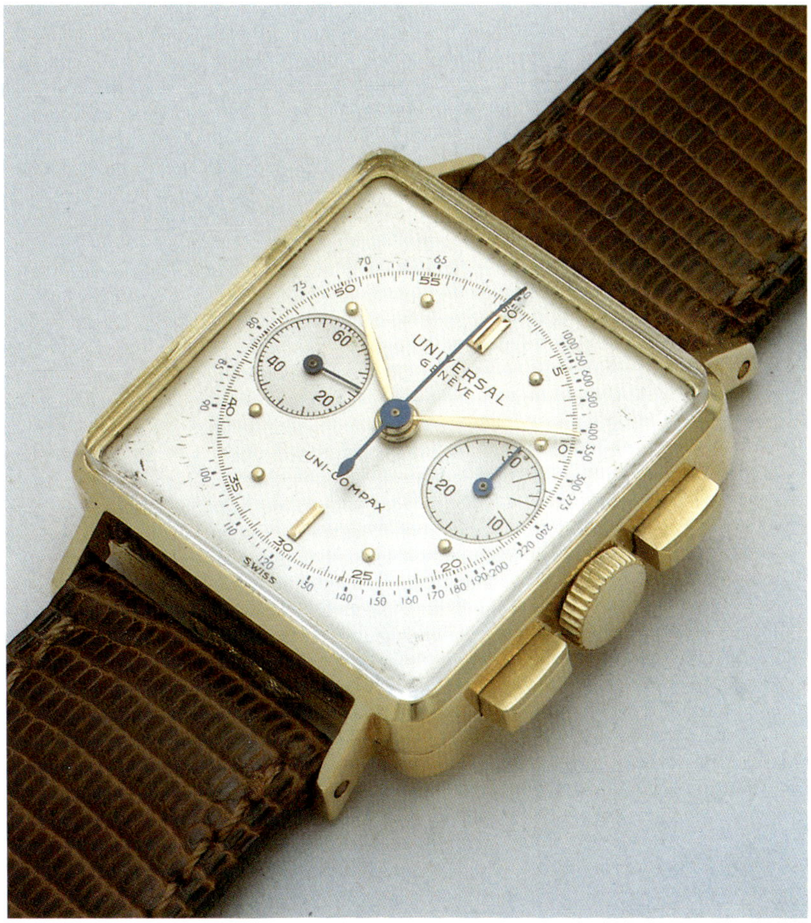

192 △

193 ▽

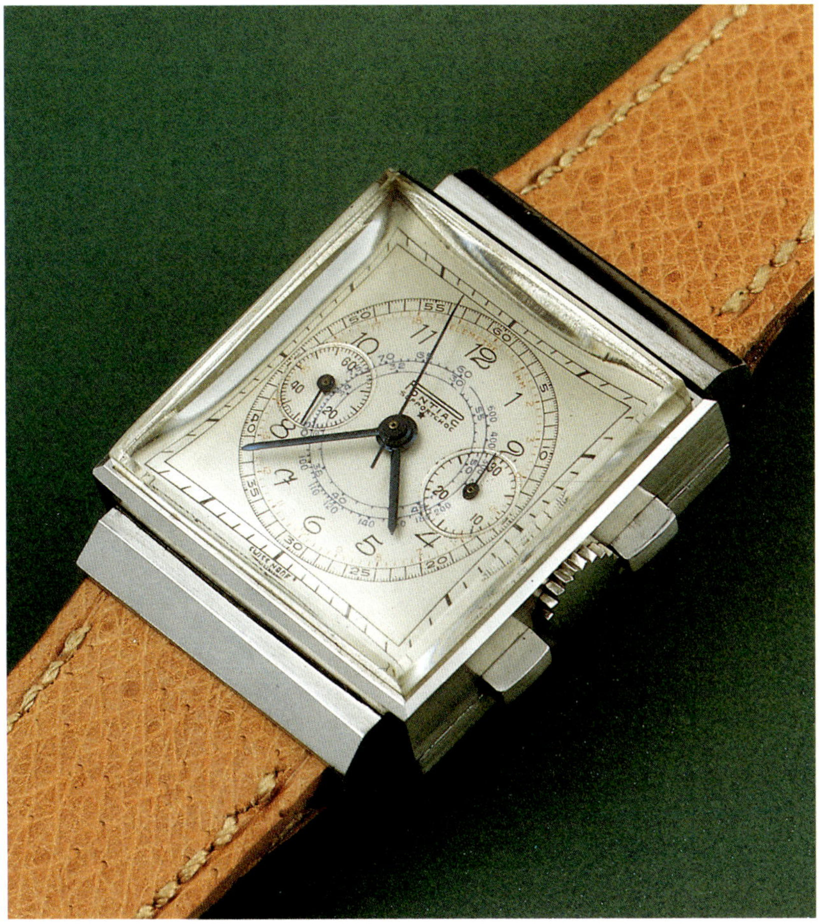

194 ▽

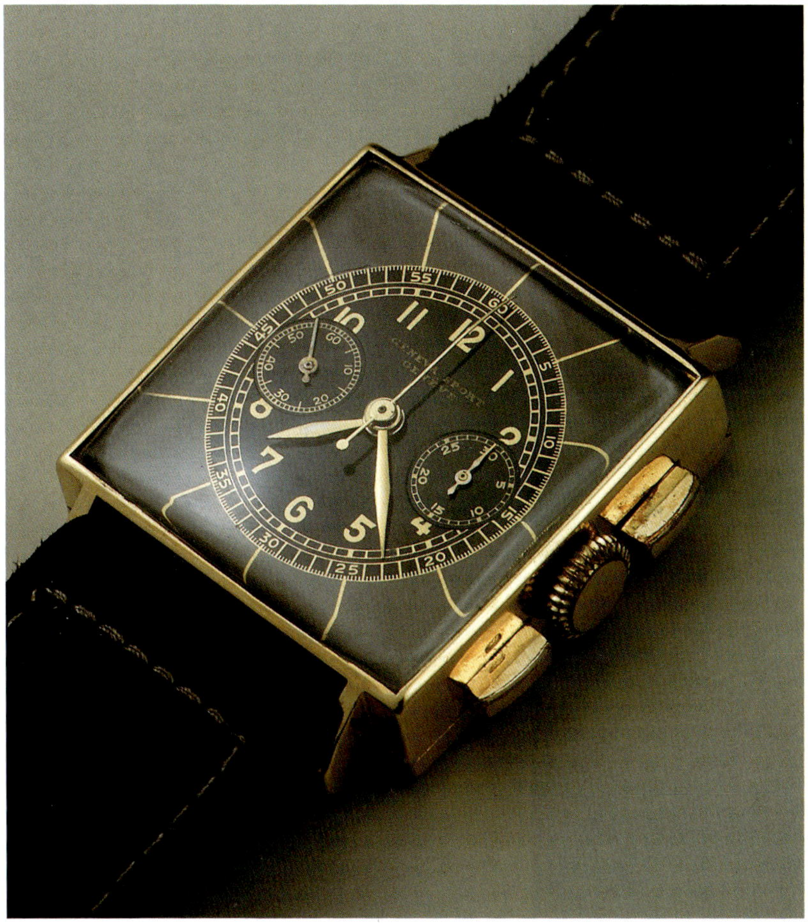

195/196 Universal Compur, um 1950. Zweiteiliges Roségoldgehäuse in 18 Kt mit Kordelbandanstößen und zwei Drückern als Additionsstopper. Versilbertes Zifferblatt mit 30-Minutenzähler und Telemeterskala 250–50 km/h, Goldzeiger. Werk: Kaliber Universal 289, 10½''', vergoldet mit 17 Steinen in Ausführung II. Schraubenunruh mit Breguet-Spirale. 26,5 × 26,5 mm.

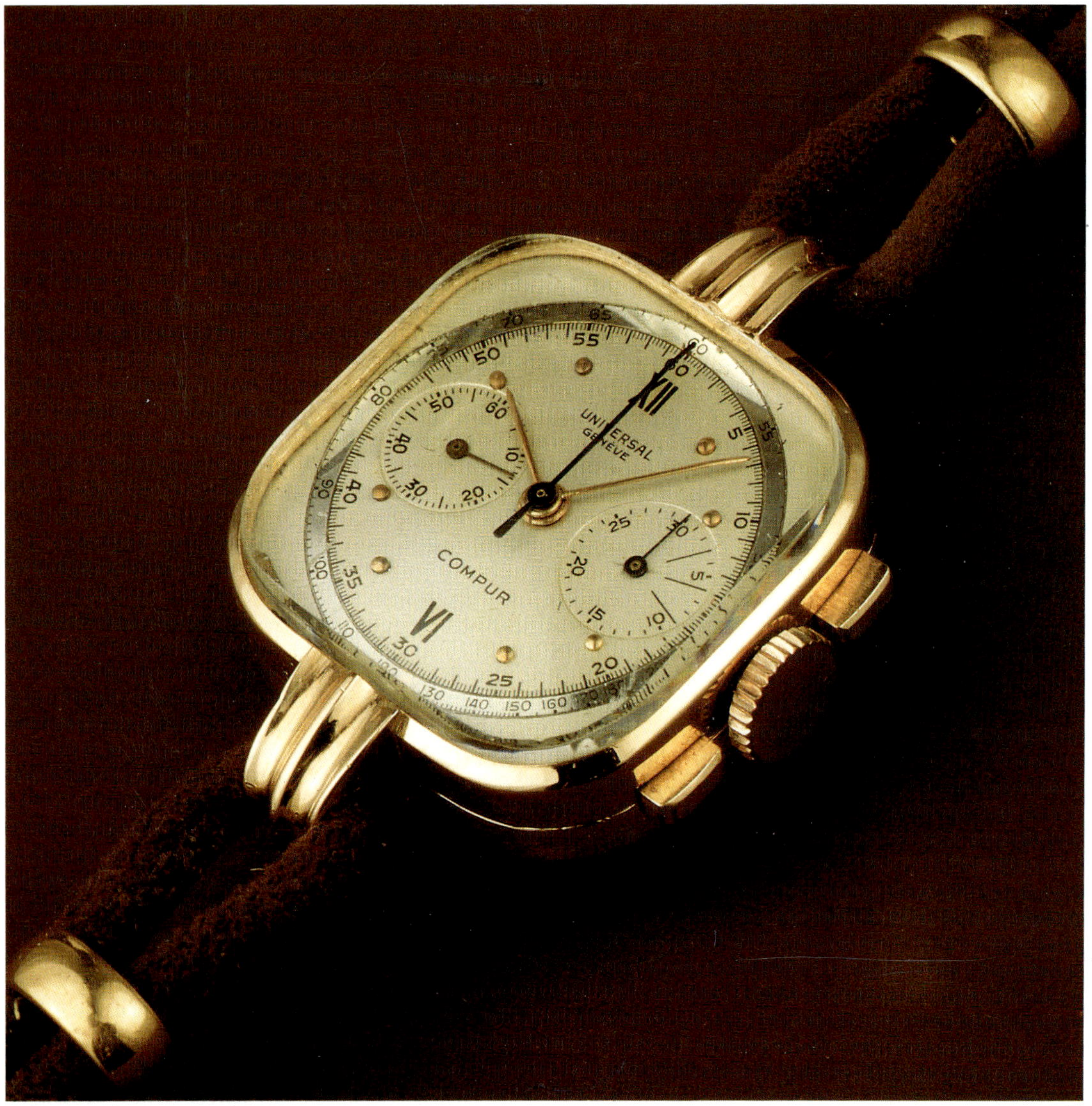

195 △

196 ▽

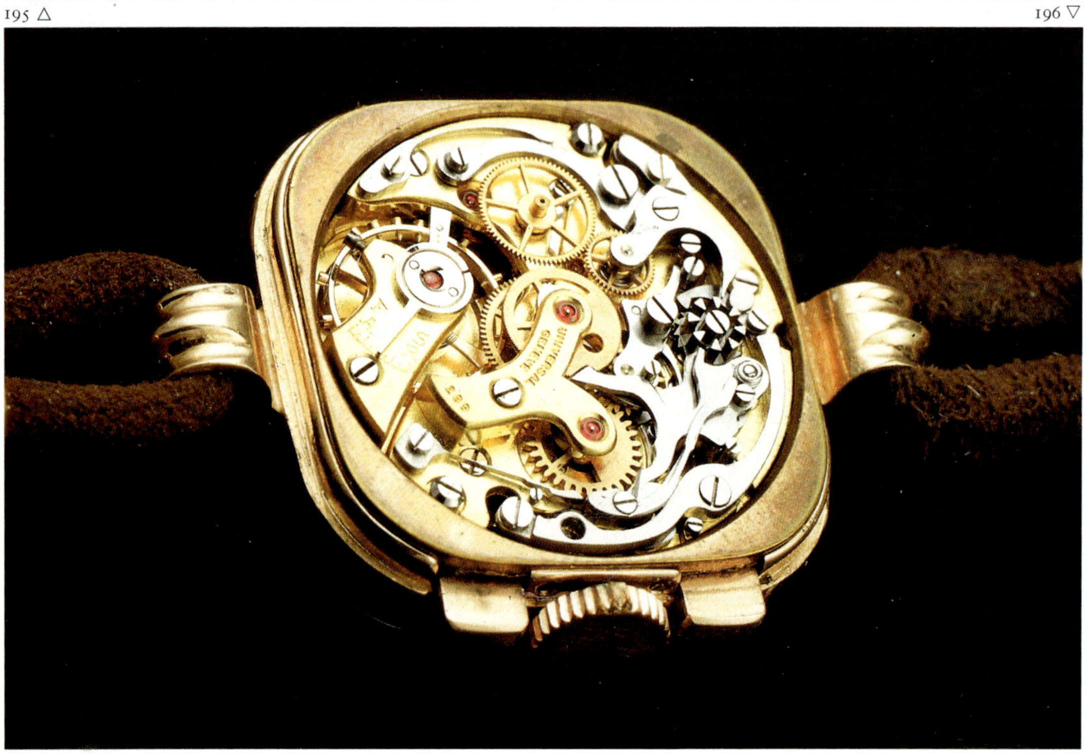

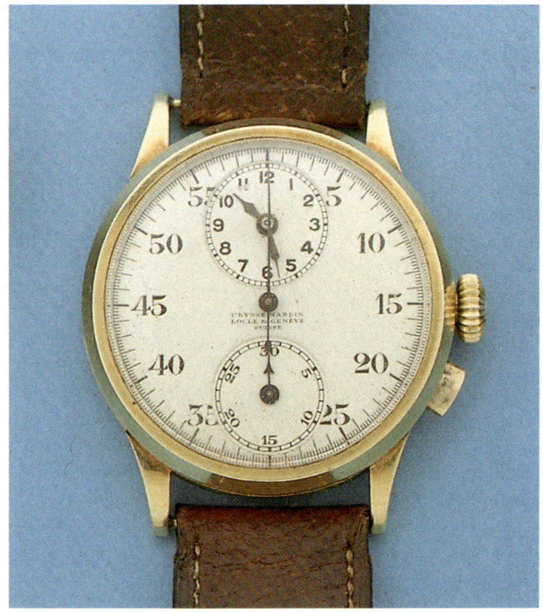

197 △

198 ▽

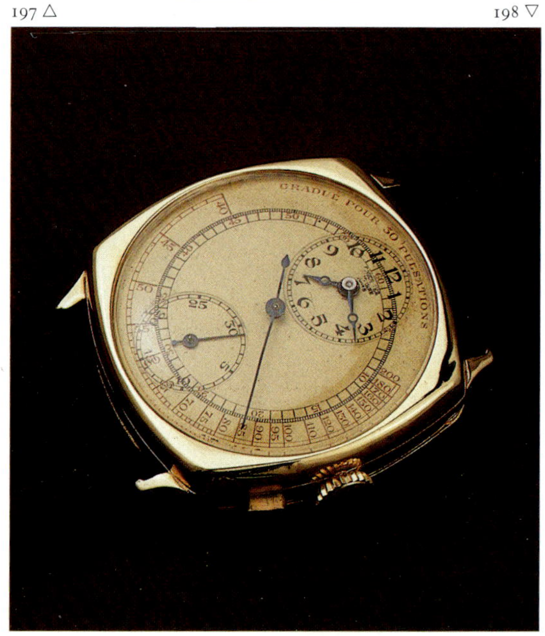

198 Anonym, um 1935. Dreiteiliges Goldgehäuse in 18 Kt mit einem Drücker bei der 4 für drei Funktionen. Vergoldetes Zifferblatt mit 30-Minutenzähler und roter Pulsskala für 30 Pulse, gebläute Zeiger. Werk: Kaliber Venus 140, 13''', versilbert in Ausführung II. Schraubenunruh mit Breguet-Spirale. ∅ = 27 × 27 mm.

Chronograph mit dezentraler Uhrzeit

◁ **197** **Ulysse Nardin,** um 1940. Dreiteiliges Goldgehäuse in 18 Kt mit einem Drücker für drei Funktionen. Versilbertes Zifferblatt mit 30-Minutenzähler und dezentraler Zeitanzeige, gebläute Stahlzeiger. Werk: Kaliber Venus 140, 13‴, versilbert mit 17 Steinen in Ausführung II. Schraubenunruh mit Flachspirale. ∅ = 38 mm.

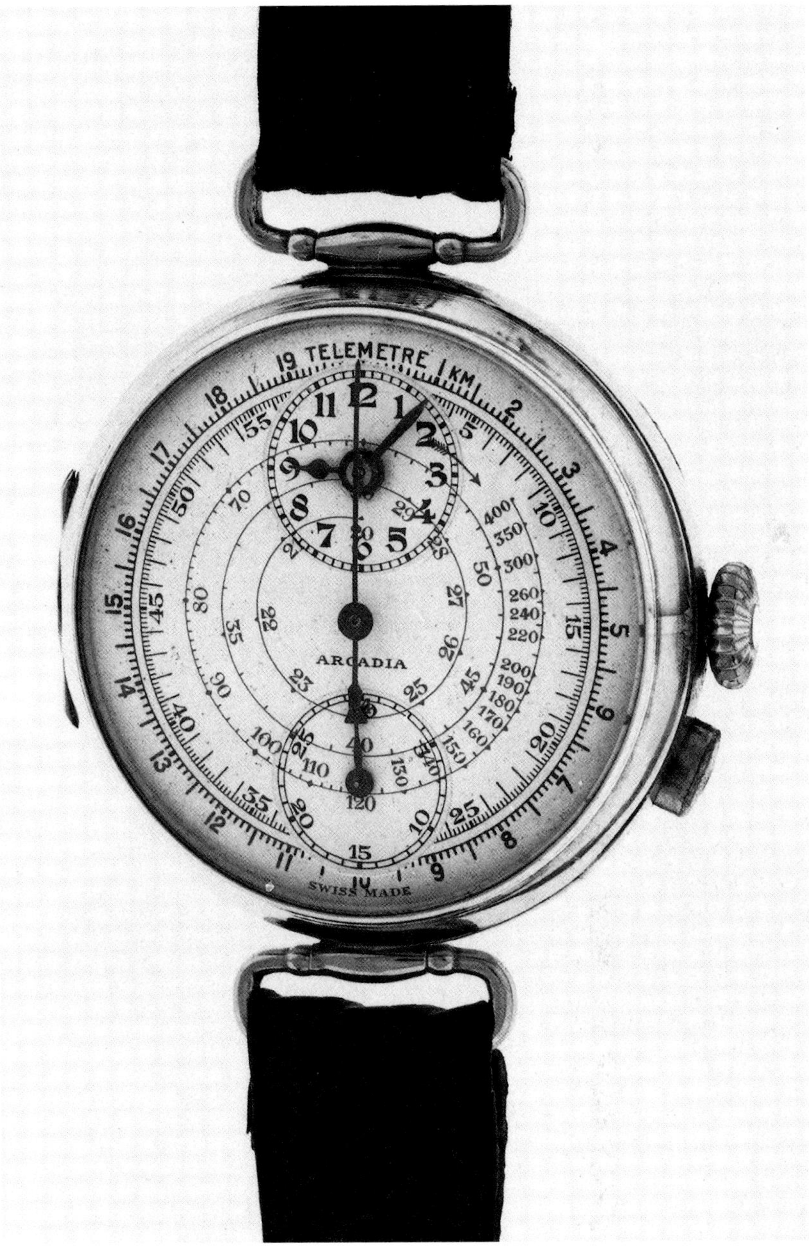

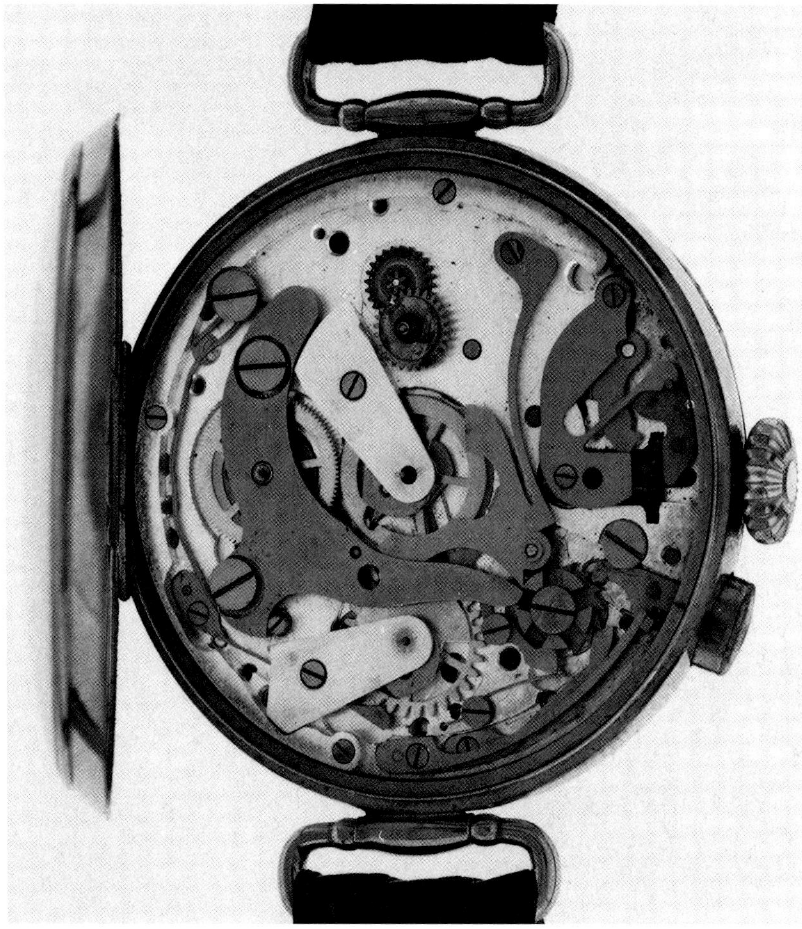

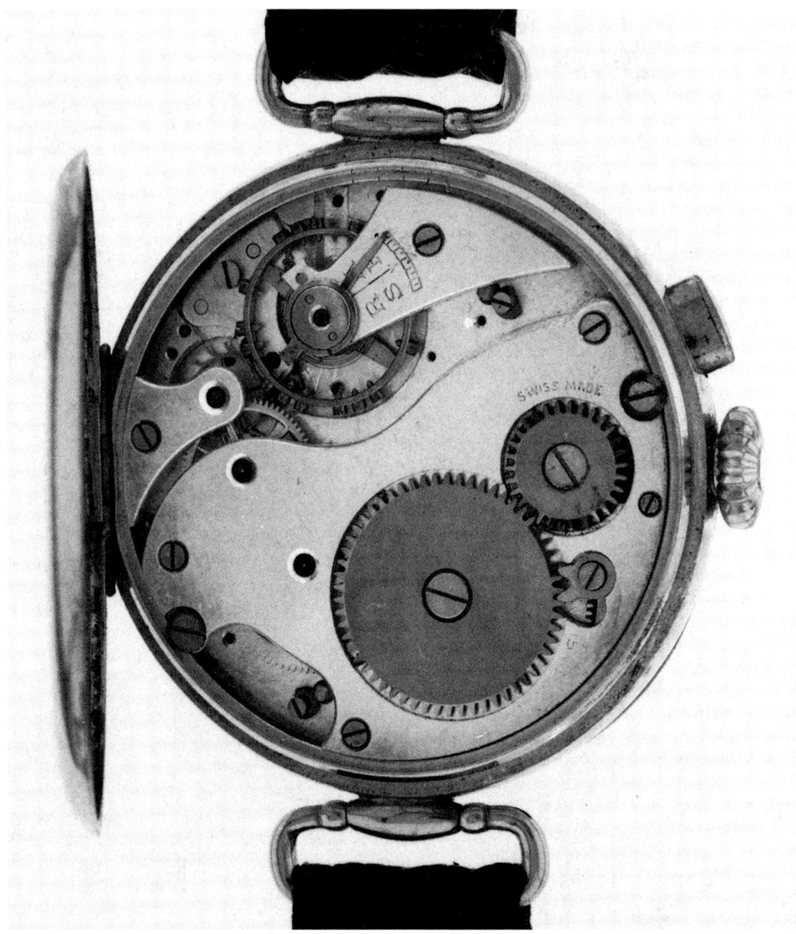

199/200/201 **Arcadia,** um 1935. Goldgehäuse in 18 Kt mit beweglichen Anstößen und einem Drücker bei der 4 für drei Funktionen. Mineralglas. Versilbertes Zifferblatt mit 30-Minutenzähler, roter Tachymeterskala 400–20 km/h und Telemeterskala, gebläute Stahlzeiger. Werk: Kaliber Venus 140, 13‴, versilbert mit 15 Steinen in Ausführung II. Schraubenunruh mit Breguet-Spirale. ∅ = 33 mm.

202 Gallet, um 1945. Dreiteiliges Stahlgehäuse mit einem Drücker bei der 4 für drei Funktionen. Zweifarbig versilbertes Zifferblatt mit 30-Minutenzähler. Dezentrale Zeitanzeige, gebläute Stahlzeiger. Werk: Kaliber Venus 140, 13‴, versilbert mit 15 Steinen in Ausführung II. Schraubenunruh mit Breguet-Spirale.

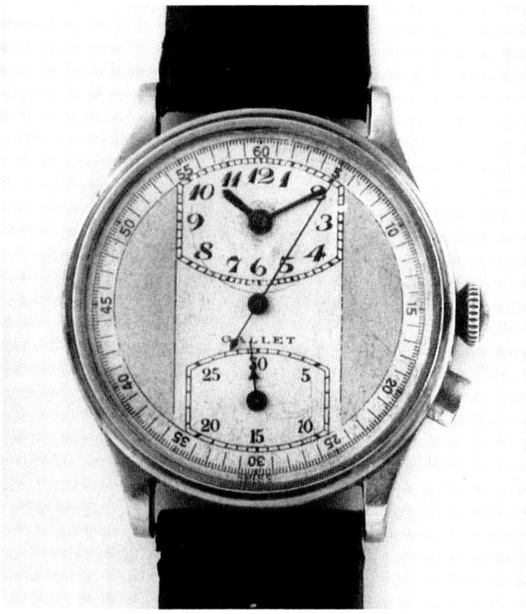

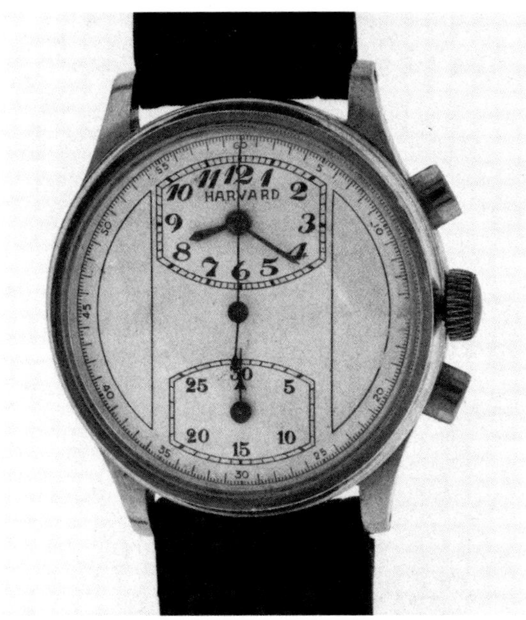

203 Harvard (Imperial Watch Co), um 1940. Stahlgehäuse mit zwei Drückern als Additionsstopper. Zweifarbig versilbertes Zifferblatt mit 30-Minutenzähler und dezentraler Zeitanzeige, gebläute Stahlzeiger. Werk: Kaliber Venus 140, 13‴, versilbert mit 15 Steinen in Ausführung II. Schraubenunruh mit Breguet-Spirale. Ø = 33,5 mm.

204 Doxa, um 1940. Vergoldetes Gehäuse mit Stahlboden und zwei Drückern als Additionsstopper. Zweifarbiges Zifferblatt mit 45-Minutenzähler, Schneckentachymeterskala 600–20 km/h in rot und gebläuten Stahlzeigern. Werk: Kaliber Venus 140, 13‴, versilbert mit Genfer Streifen und 15 Steinen in Ausführung II. Schraubenunruh mit Breguet-Spirale.

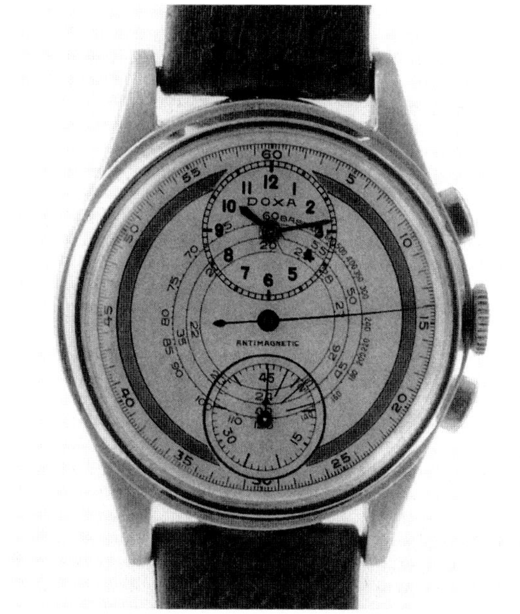

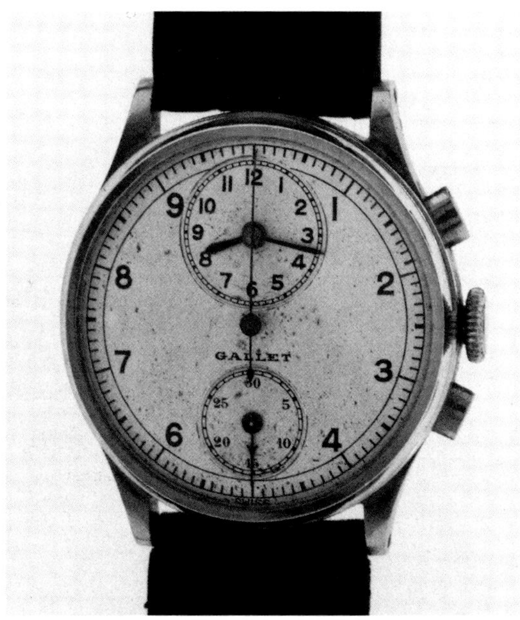

205 Gallet, um 1940. Dreiteiliges Stahlgehäuse mit zwei Drückern als Additionsstopper. Versilbertes Zifferblatt mit dezentraler Zeitanzeige. Dezimale Sekundenteilung und 30-Minutenzähler, vergoldete Zeiger. Werk: Kaliber Venus 140, 13‴, versilbert mit 15 Steinen in Ausführung II. Schraubenunruh mit Flachspirale. Ø = 33,5 mm.

206 Doxa, um 1940. Dreiteiliges Stahlgehäuse mit zwei Drückern als Additionsstopper. Schwarzes Zifferblatt mit Goldschrift, 30-Minutenzähler und Schneckentachymeterskala 400–60 km/h, vergoldete Zeiger. Werk: Kaliber Venus 140, 13‴, versilbert mit 15 Steinen in Ausführung II. Schraubenunruh mit Flachspirale. Ø = 33 mm.

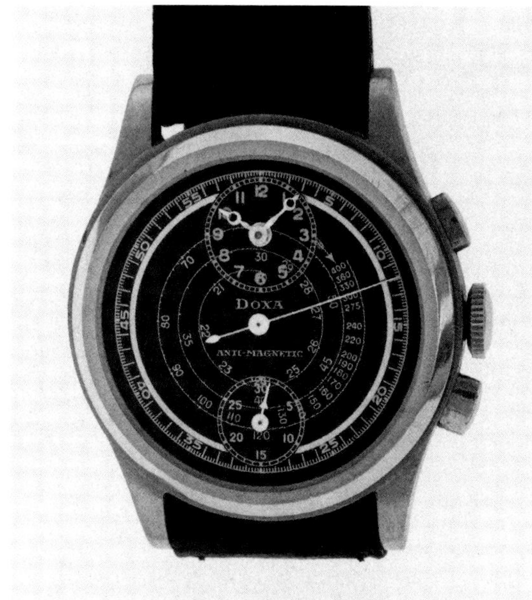

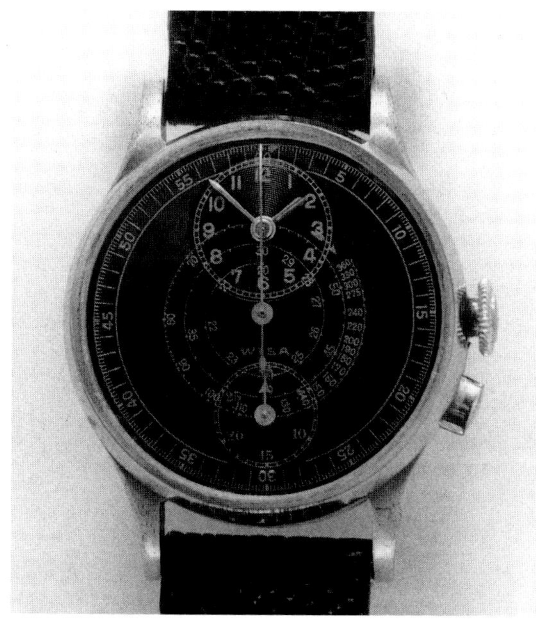

207 Wisa, um 1940. Dreiteiliges Chromgehäuse mit Stahlboden und einem Drücker bei der 4. Schwarzes Zifferblatt mit Goldschrift, 30-Minutenzähler, Tachymeterskala 360–60 km/h und vergoldeten Zeigern. Werk: Kaliber Venus 140, 13‴, versilbert mit 15 Steinen in Ausführung II. Schraubenunruh mit Flachspirale. Ø = 33 mm.

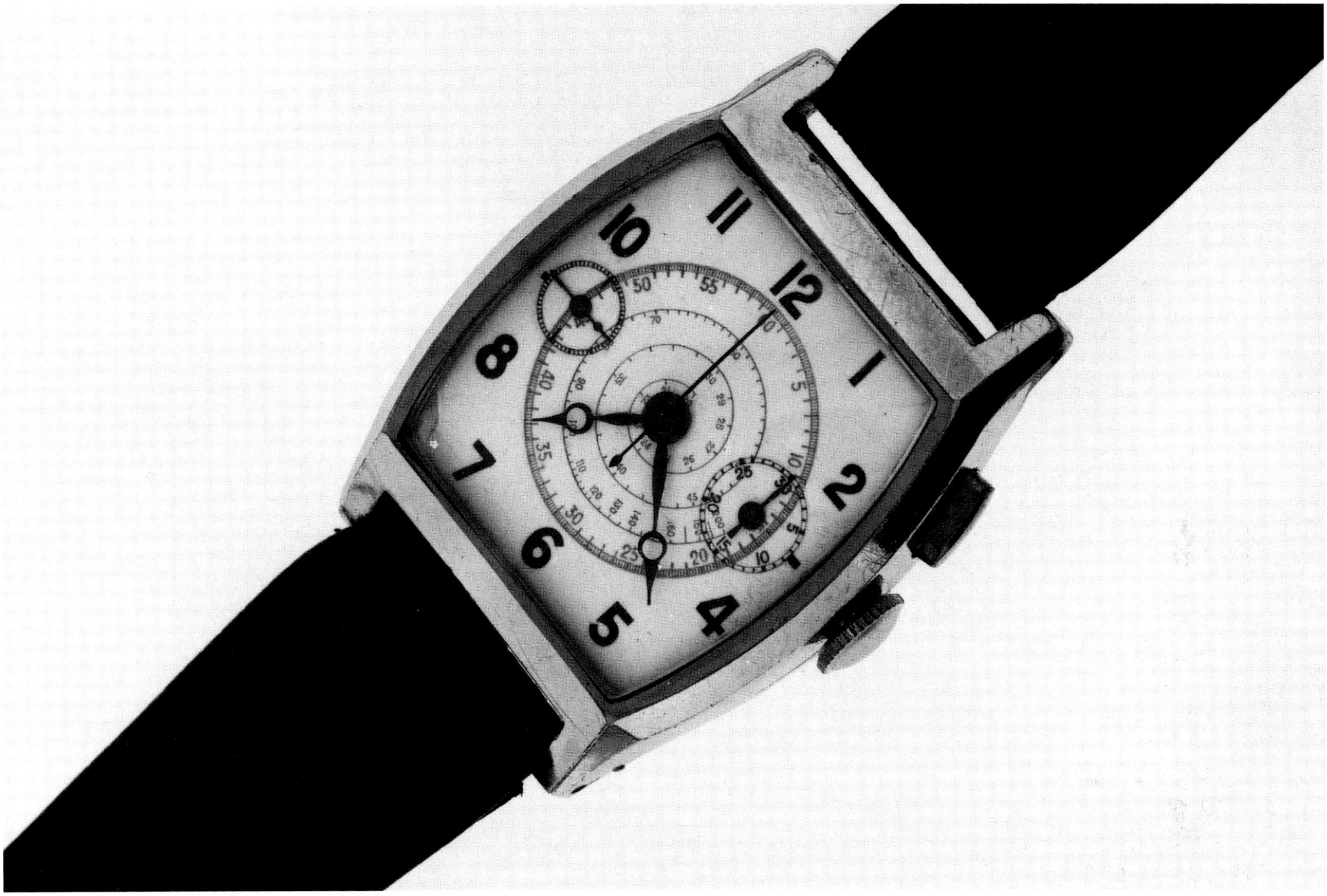

Chronograph mit Formwerk

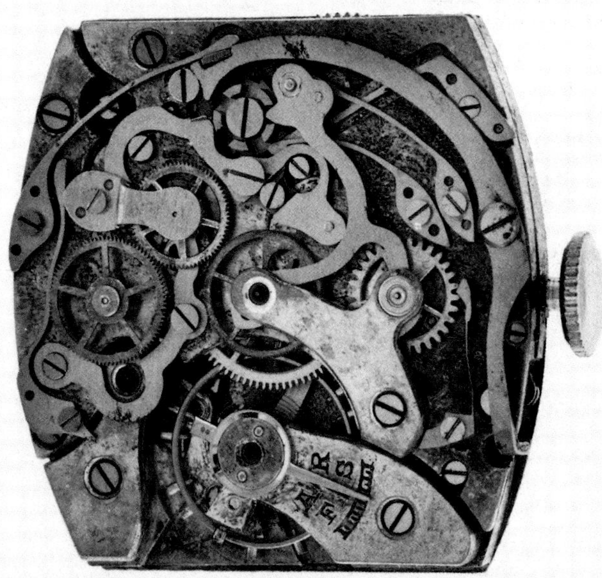

208/209 Anonym, um 1930. Verchromtes Gehäuse mit Scharnier und einem Drücker bei der 2 für drei Funktionen. Emailzifferblatt mit blauer Sekundenteilung, 30-Minutenzähler und Schneckentachymeterskala 200–60 km/h in rot, gebläute Stahlzeiger. Werk: Kaliber Landeron 25, $12\frac{3}{4}'''$, versilbert mit 15 Steinen in Ausführung II. Schraubenunruh mit Flachspirale. 33 × 31 mm.

210/211 Anonym, um 1940. Dreiteiliges Stahlgehäuse mit zwei Drückern als Additionsstopper. Schwarzes zweifarbiges Zifferblatt mit 45-Minutenzähler und Schneckentachymeterskala 600–15 km/h, Leuchtzahlen und Leuchtzeiger. Werk: Kaliber Excelsior Park 42, (27,10 × 29,40 mm), mit 17 Steinen in Ausführung II. Schraubenunruh mit Breguet-Spirale. Ø = 29 mm.
Besonderheit: Formwerk.

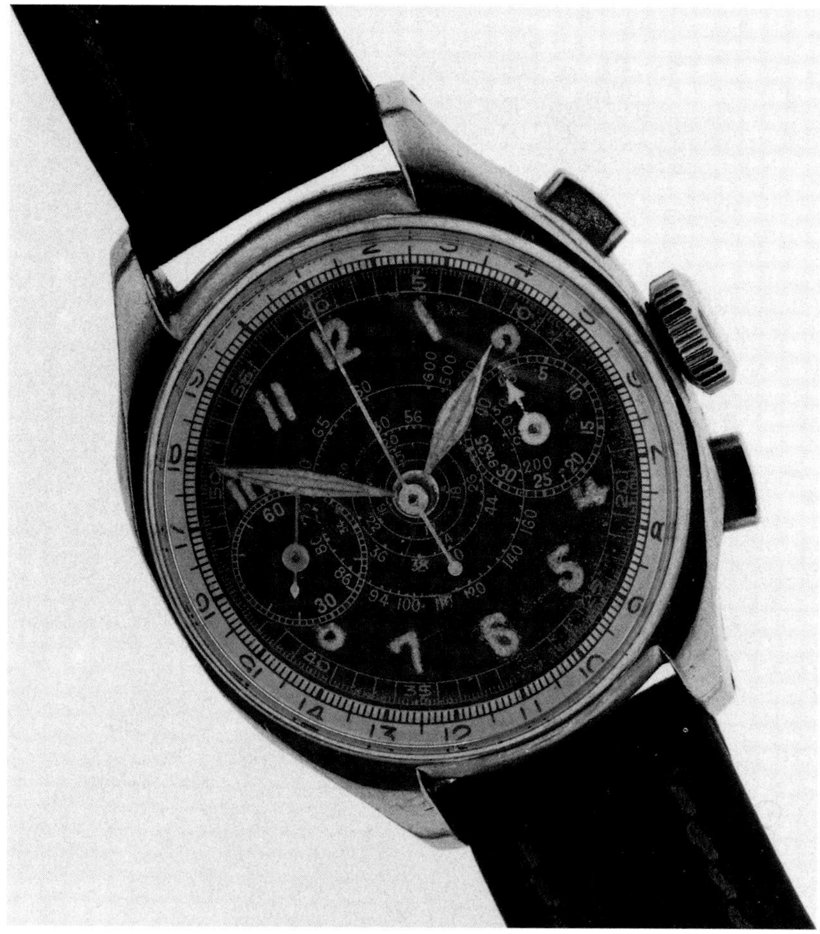

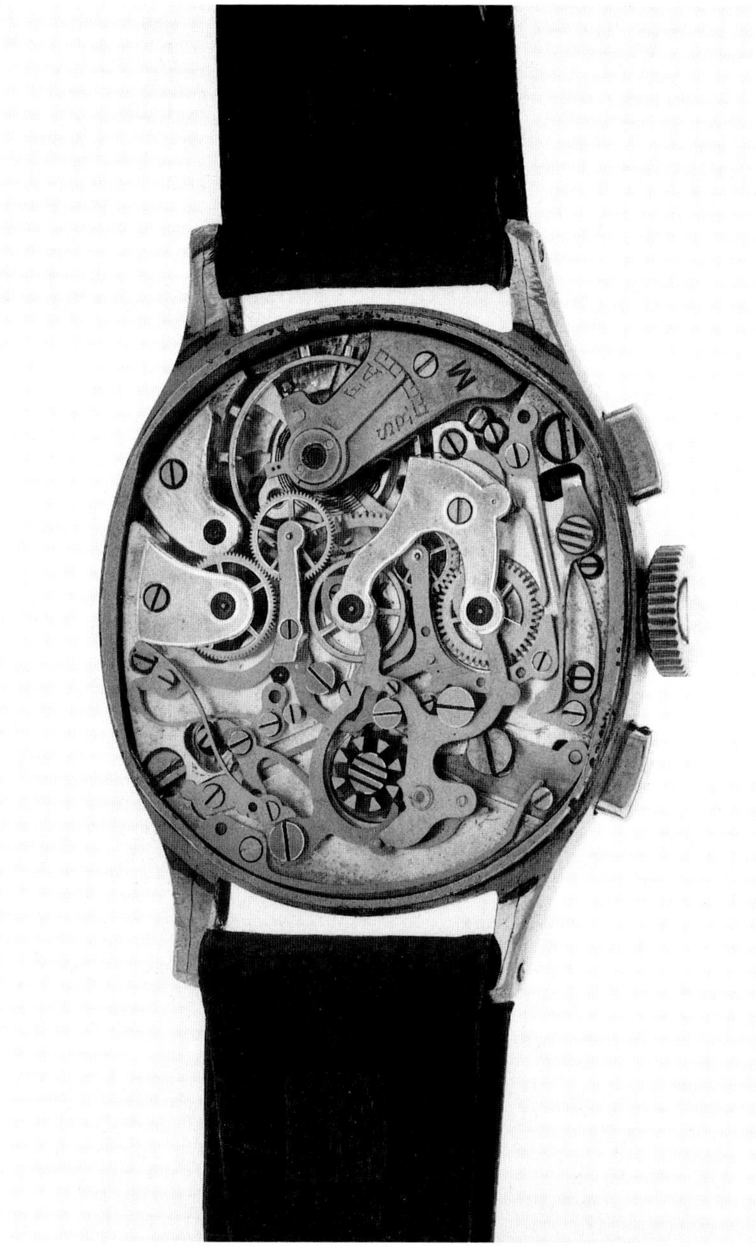

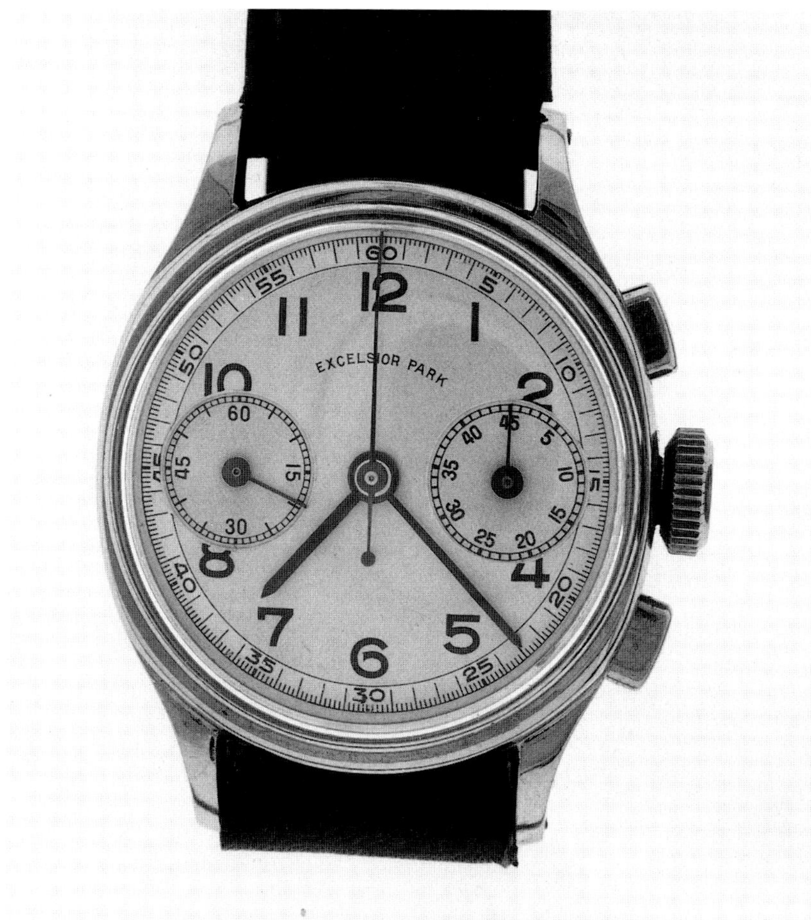

212 Excelsior Park, um 1945. Dreiteiliges Stahlgehäuse mit zwei Drückern als Additionsstopper. Vergoldetes Zifferblatt mit 45-Minutenzähler und gebläuten Zeigern. Werk: Kaliber Excelsior Park 42, versilbert mit 17 Steinen in Ausführung II. Schraubenunruh mit Breguet-Spirale. Ø = 29 mm. ▷
Besonderheit: Formwerk.

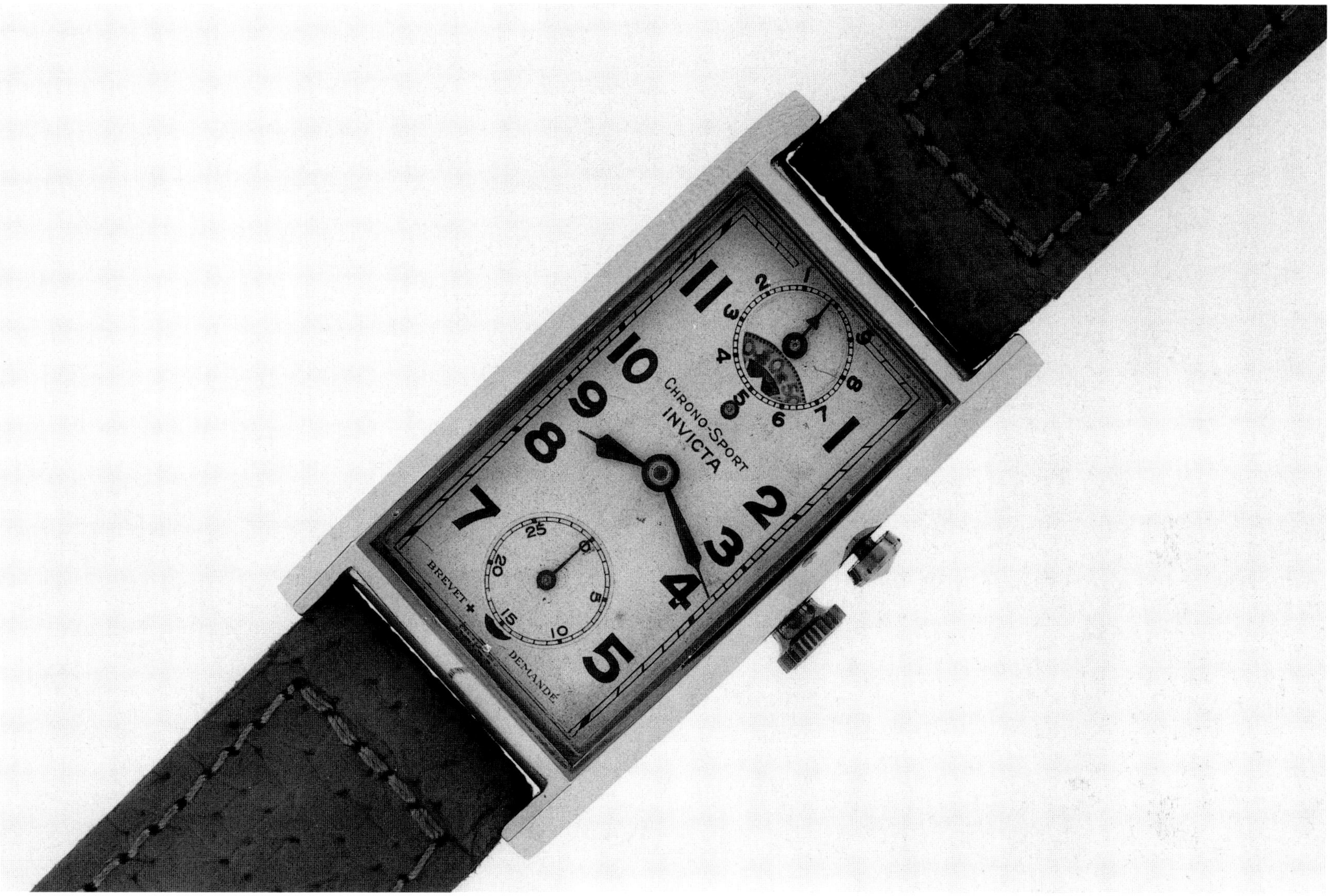

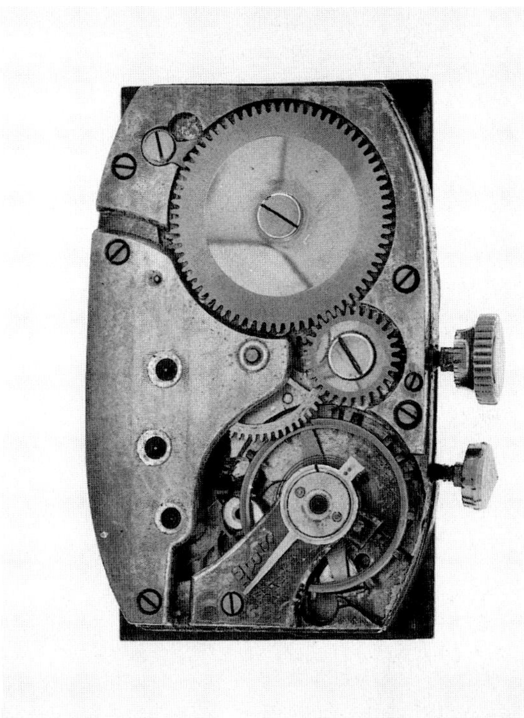

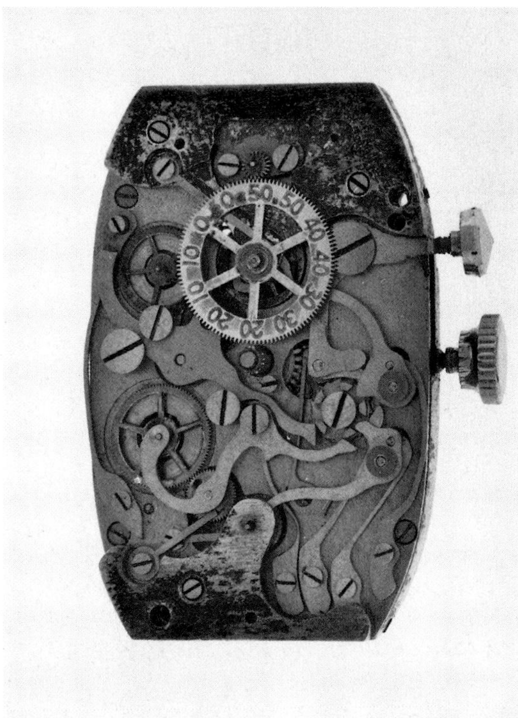

213/214/215 Invicta, Chrono-Sport, um 1930. Verchromtes Scharniergehäuse mit einem Schieber bei der 2 für drei Funktionen. Versilbertes Zifferblatt, 30-Minutenzähler bei der 6 und $\frac{1}{10}$-Sekundenanzeige bei der 12. Digitale rote 60-Sekundenanzeige in Ausschnitt, gebläute Stahlzeiger. Werk: Kaliber Invicta, versilbert mit Genfer Streifen und 15 Steinen in Ausführung II. Schraubenunruh mit Breguet-Spirale. 36 × 23 mm.
Besonderheit: Sekundenzeiger linkslaufend.

Chronograph ohne Zähler

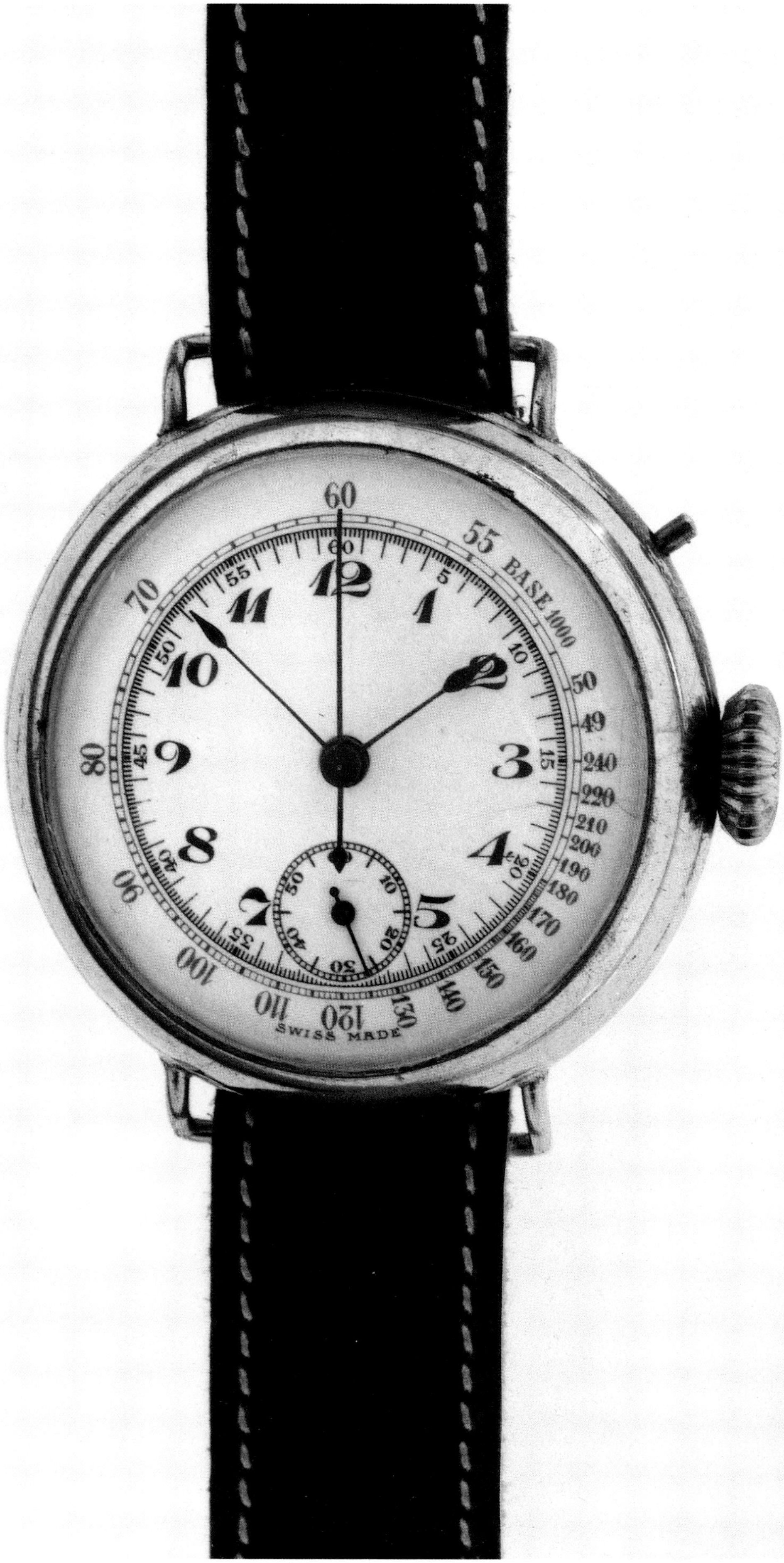

216 Urania Watch, um 1930. Neusilbergehäuse mit Scharnierboden. Drei Funktionen über Stift bei der 2. Emailzifferblatt mit roter Tachymeterskala 240–49 km/h und gebläuten Stahlzeigern. Werk: Kaliber Anonym, 12‴, mit Schraubenunruh und Flachspirale. ∅ = 34 mm.

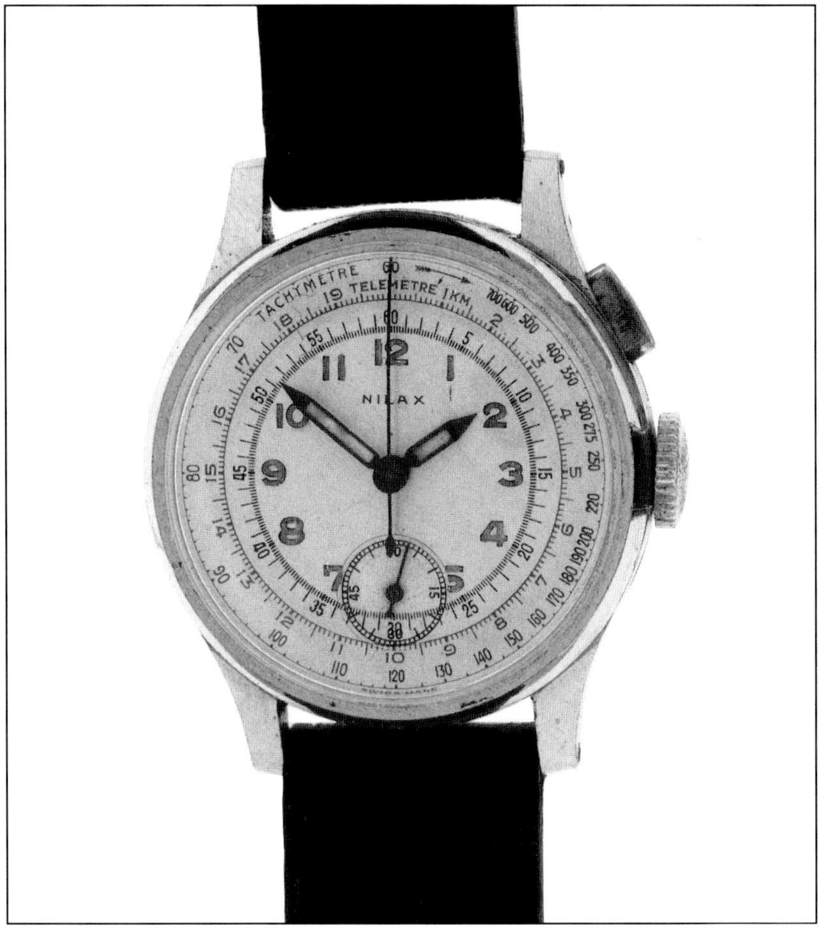

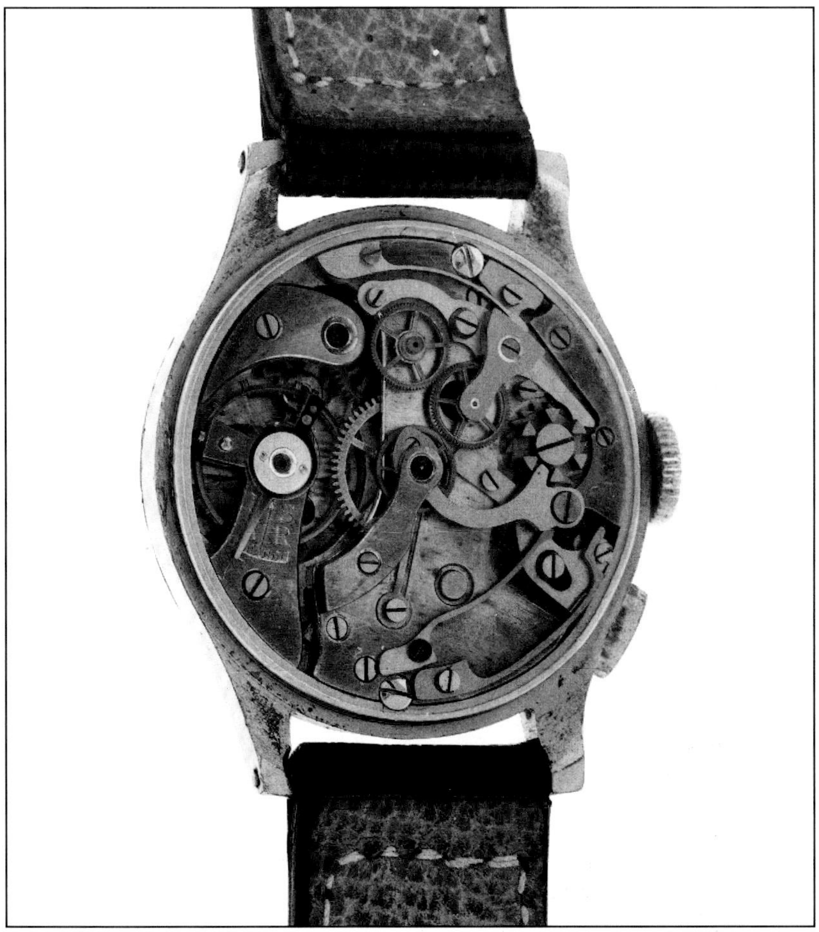

217/218 Nilax, um 1940. Dreiteiliges verchromtes Gehäuse mit Stahlboden und einem Drücker für drei Funktionen bei der 2. Versilbertes Zifferblatt mit Tachymeterskala 700–60 km/h und Telemeterskala, gebläute Stahlzeiger. Werk: Kaliber Venus, 12‴, versilbert mit 15 Steinen in Ausführung III. Schraubenunruh mit Flachspirale. ∅ = 30 mm.

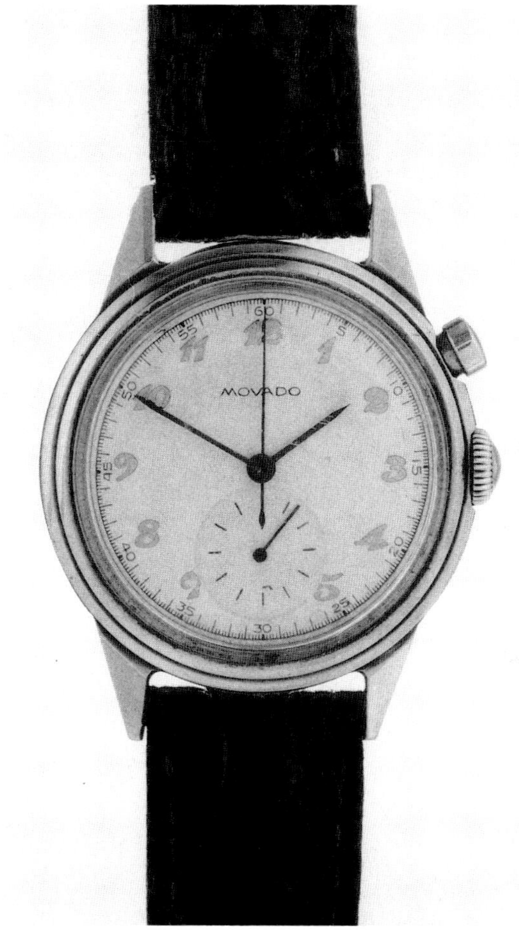

219 Movado, um 1930. Wasserdichtes Goldgehäuse in 14 Kt mit einem Drücker bei der 2 für drei Funktionen. Mattversilbertes Zifferblatt mit roter Sekundenteilung, gebläute Stahlzeiger. Werk: Kaliber Movado 478, 10½‴, versilbert mit 17 Steinen in Ausführung II. Schraubenunruh mit Breguet-Spirale.

221/222 Anonym, um 1940. Dreiteiliges verchromtes Gehäuse mit Stahlboden und einem Drücker bei der 2 für drei Funktionen. Schwarzes Zifferblatt mit Schneckentachymeterskala 360–20 km/h und Telemeterskala, versilberte Zeiger. Werk: Kaliber Venus, 12''', versilbert mit 15 Steinen in Ausführung III. Schraubenunruh mit Flachspirale.

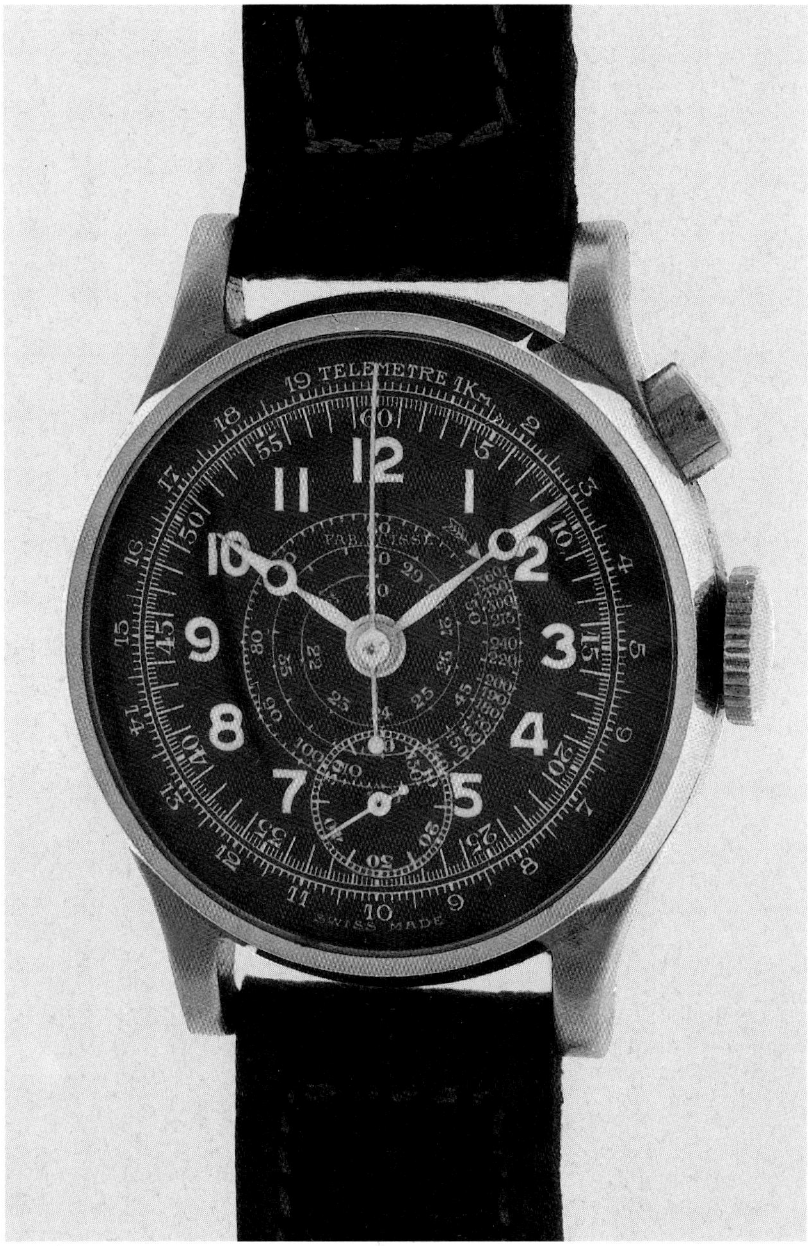

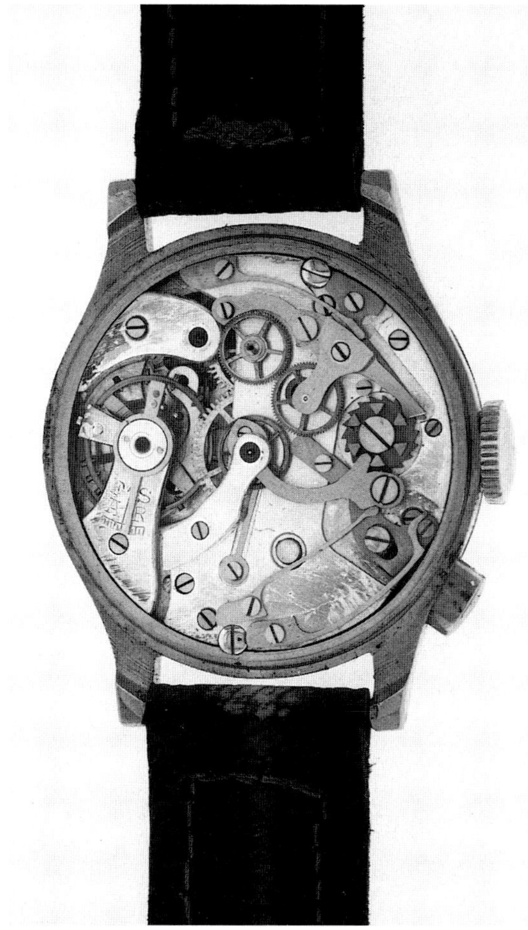

223 Genes Watch, um 1940. Dreiteiliges verchromtes Gehäuse mit Stahlboden und einem Drücker für drei Funktionen bei der 2. Schwarzes Zifferblatt mit Schneckentachymeterskala 360–20 km/h und Telemeterskala. Werk: Kaliber Hahn-Landeron 12¾''', versilbert mit 16 Steinen in Ausführung III. Schraubenunruh mit Flachspirale. ▷

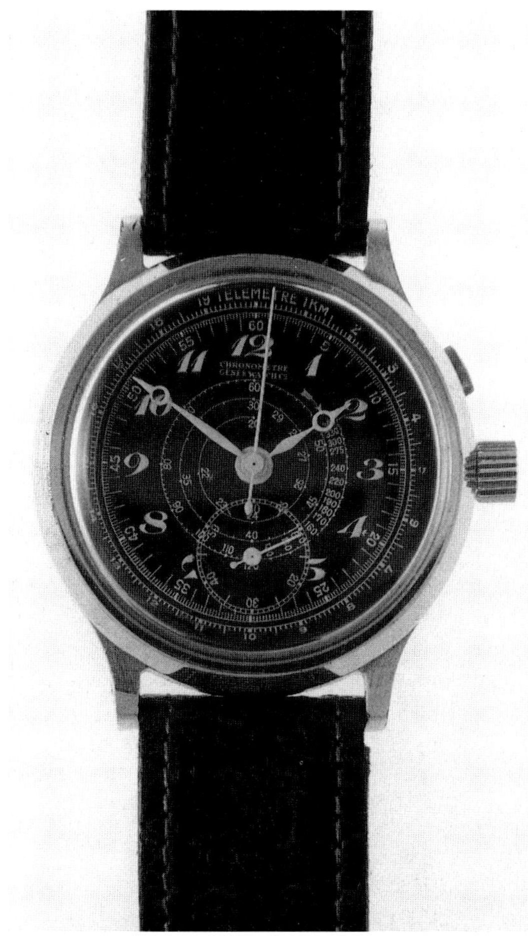

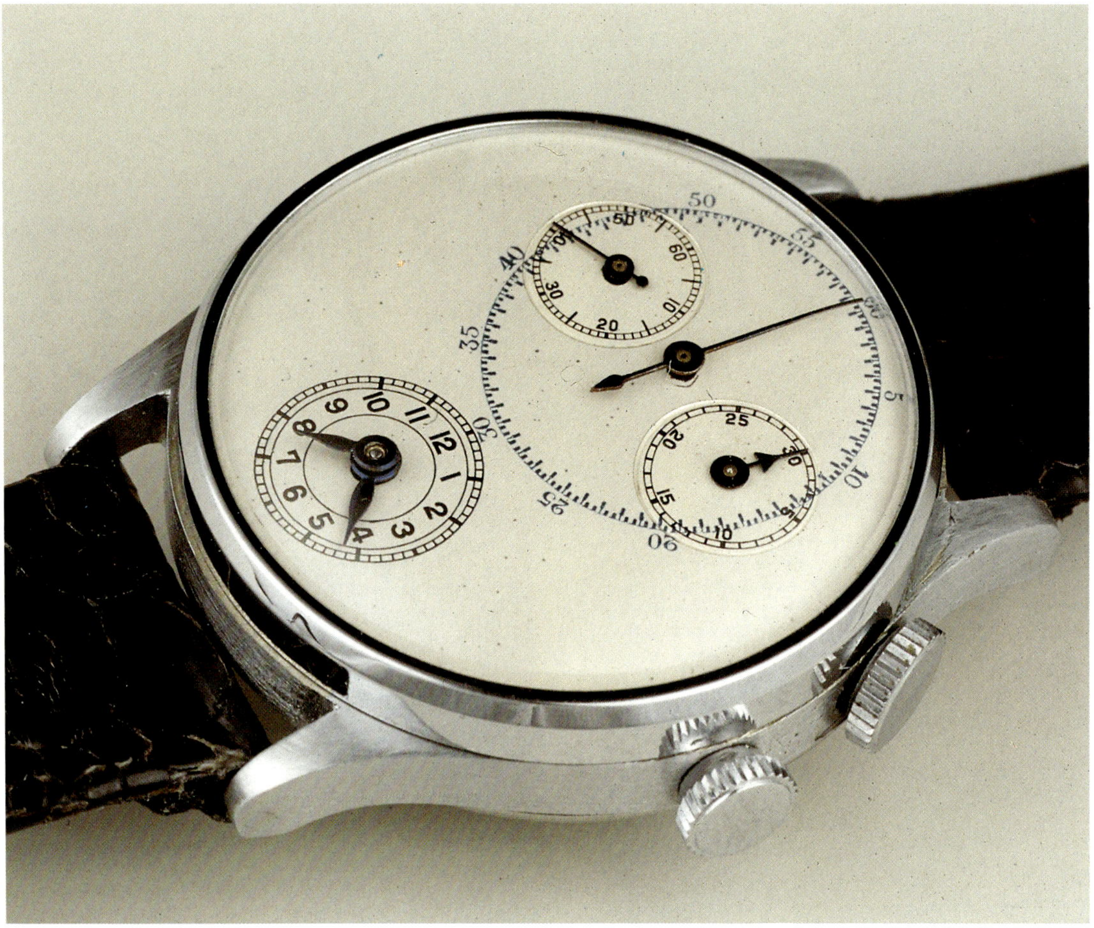

224/225/226 Anonym, um 1935. Dreiteiliges verchromtes Gehäuse mit Stahlboden und eine Schiebekrone bei der 2 für drei Funktionen. Versilberts Zifferblatt mit 30-Minutenzähler und blauer Sekundenteilung. Werk: Anonym, (31,5 × 20,0 mm) versilbert mit Genfer Streifen und 17 Steinen in Ausführung II. Schraubenunruh mit Breguet-Spirale. ∅ = 34 mm.
Besonderheit: Sehr selten, evtl. Unikat.

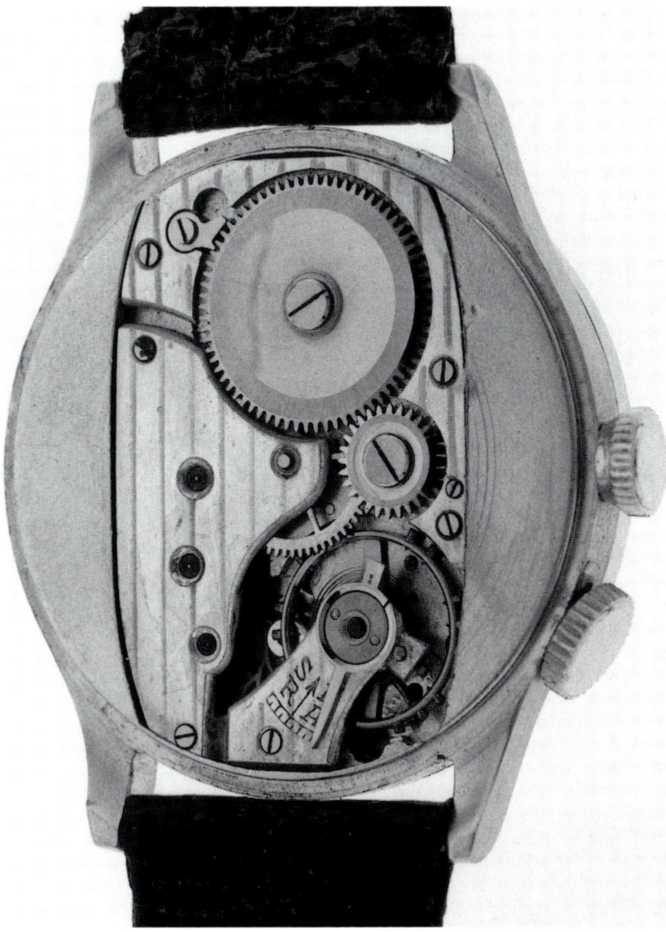

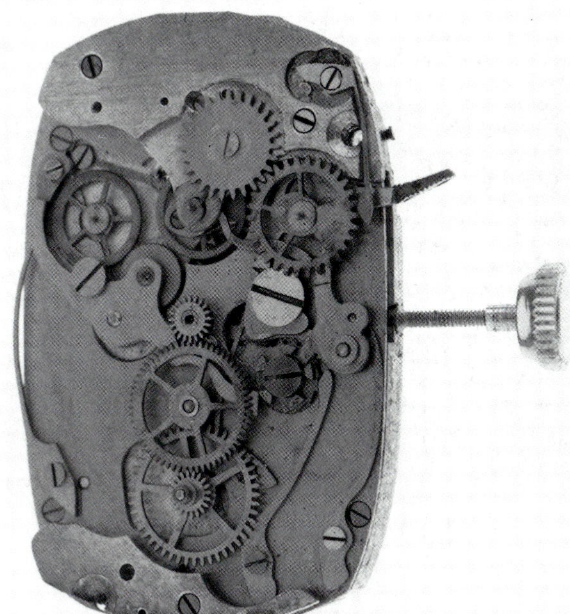

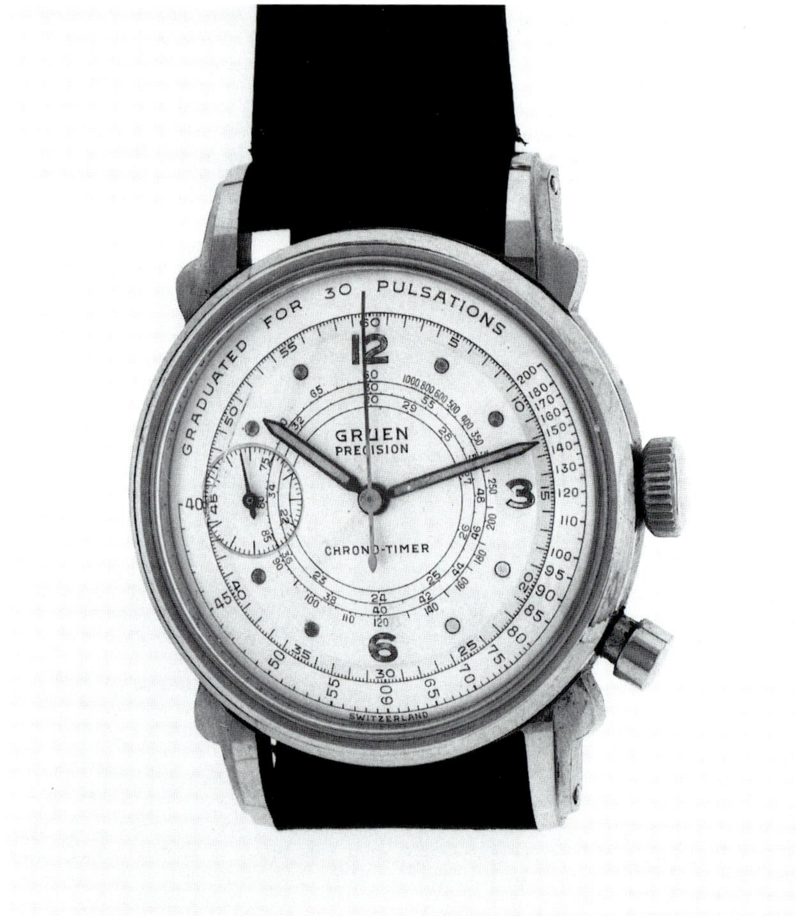

227 △

228 ▽

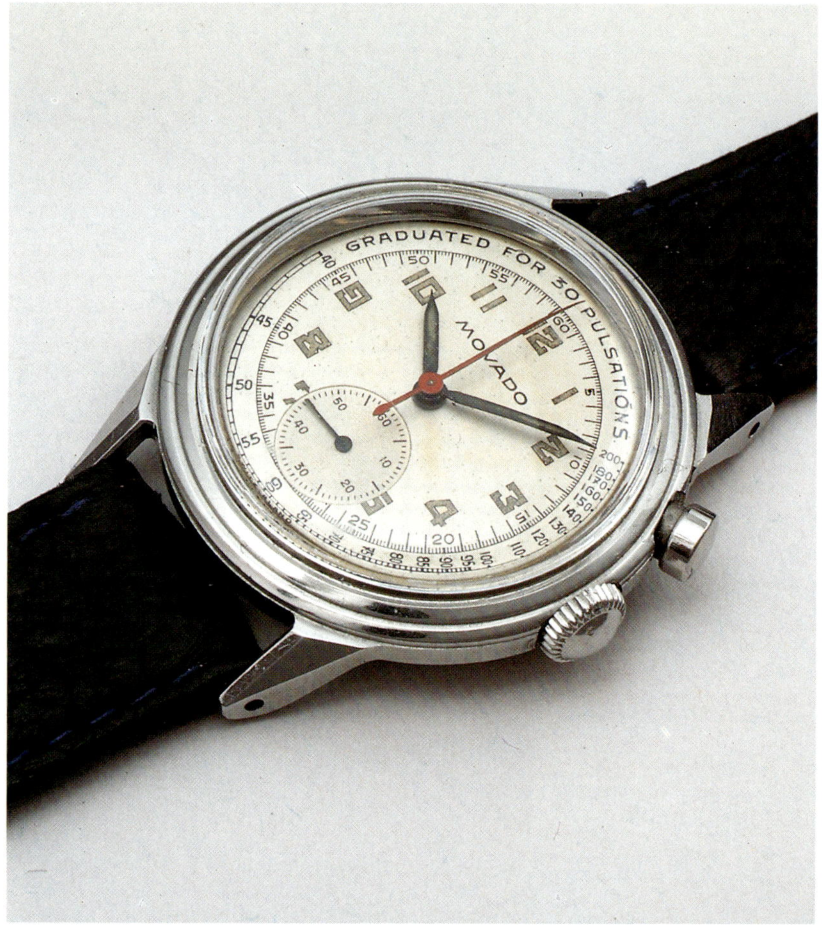

229 △

230 ▽

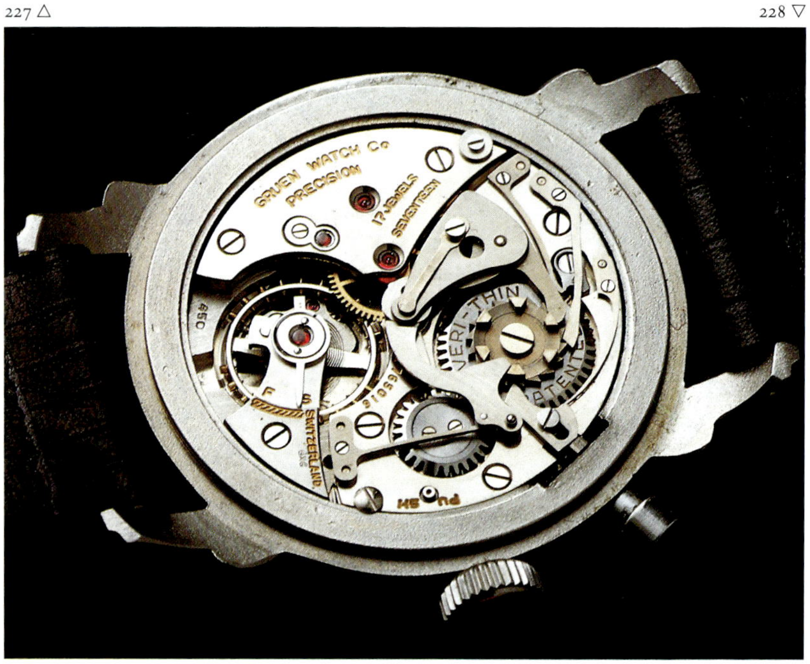

227/228 Gruen, Chrono-Timer, um 1945. Dreiteiliges Stahlgehäuse mit einem Drücker bei der 4 für drei Funktionen. Versilbertes Zifferblatt mit Schneckentachymeterskala 1000–20 km/h und Telemeterskala. Leuchtzahlen und Leuchtzeiger. Werk: Kaliber Gruen 450, 11½‴, versilbert mit 17 Steinen in Ausführung I. Schraubenunruh mit Breguet-Spirale. Ø = 33 mm.

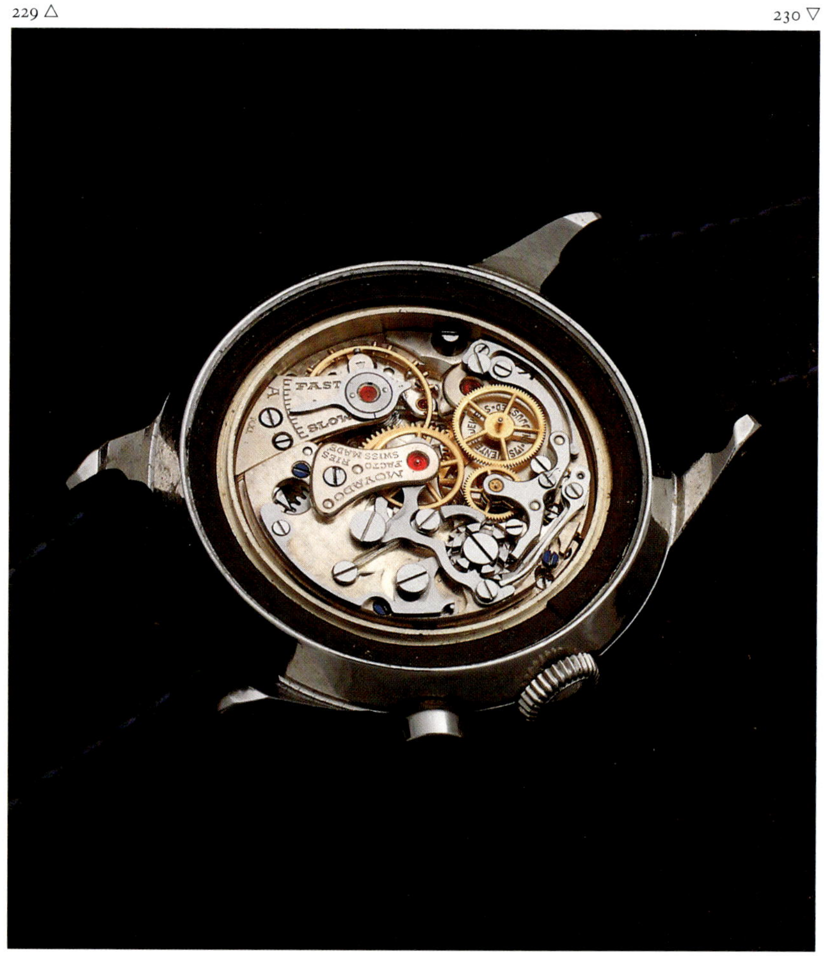

232/233 Bulova, um 1945. Dreiteiliges vergoldetes Gehäuse mit Drücker in der Krone für drei Funktionen. Versilbertes Zifferblatt mit vergoldeten Zeigern. Werk: Kaliber Bulova 10 AH, 10½‴, versilbert mit 17 Steinen in Ausführung II. Schraubenunruh mit Breguet-Spirale. ∅ = 29 mm.

◁ **229/230 Movado,** um 1945. Wasserdicht verschraubtes Stahlgehäuse mit einem Drücker bei der 2 für drei Funktionen. Versilbertes Zifferblatt mit Leuchtzahlen und Pulsskala für 30 Pulse, Leuchtzeiger. Werk: Kaliber Movado 478, (Basiswerk 470), 10½‴, versilbert mit 17 Steinen in Ausführung I. Schraubenunruh mit Breguet-Spirale. ∅ = 33 mm.

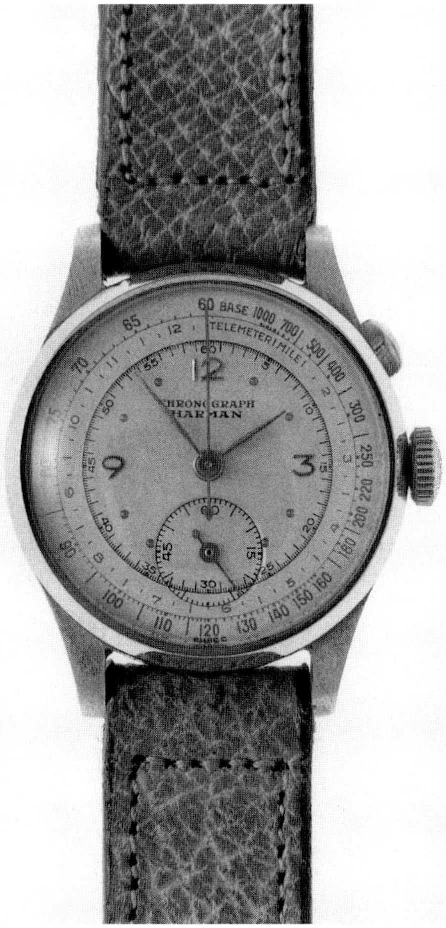

231 Harman, um 1940. Dreiteiliges verchromtes Gehäuse mit Stahlboden und einem Drücker bei der 2 für drei Funktionen. Versilbertes Zifferblatt mit Tachymeterskala 1000–60 und Telemeterskala in Meilen, vergoldete Zeiger. Werk: Kaliber Venus 196, 11½‴, versilbert mit 17 Steinen in Ausführung II. Schraubenunruh mit Flachspirale. ∅ = 29 mm.

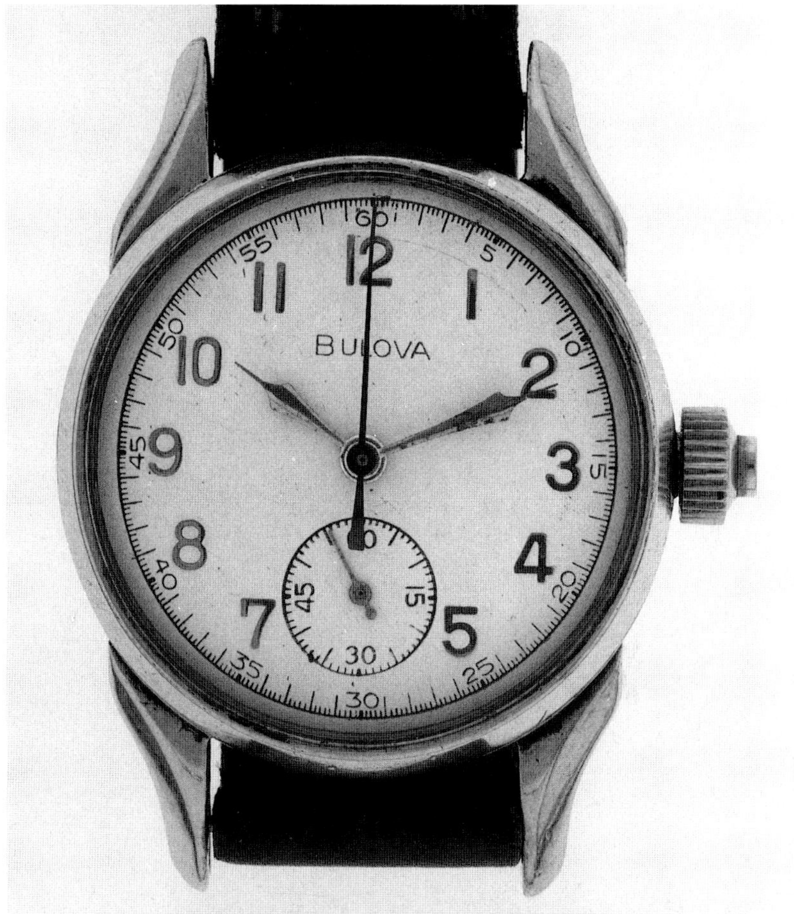

232 △

233 ▽

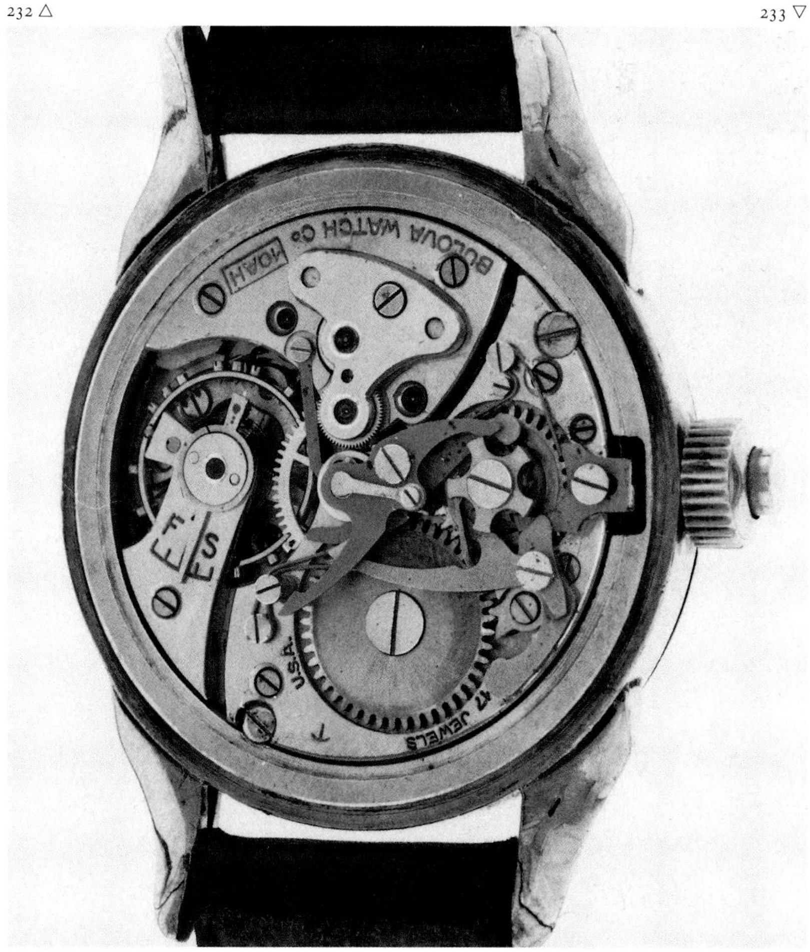

234 Universal, um 1940. Dreiteiliges verchromtes Gehäuse mit zwei Drückern als Additionsstopper. Versilbertes Zifferblatt mit Leuchtzahlen und Leuchtzeigern. Separate Skala 0–60 Minuten. Werk: Kaliber Universal 285, versilbert mit 17 Steinen in Ausführung II. Schraubenunruh mit Breguet-Spirale. Ø = 37 mm.
Besonderheit: Kaliber 285 ohne Minutenzähler.

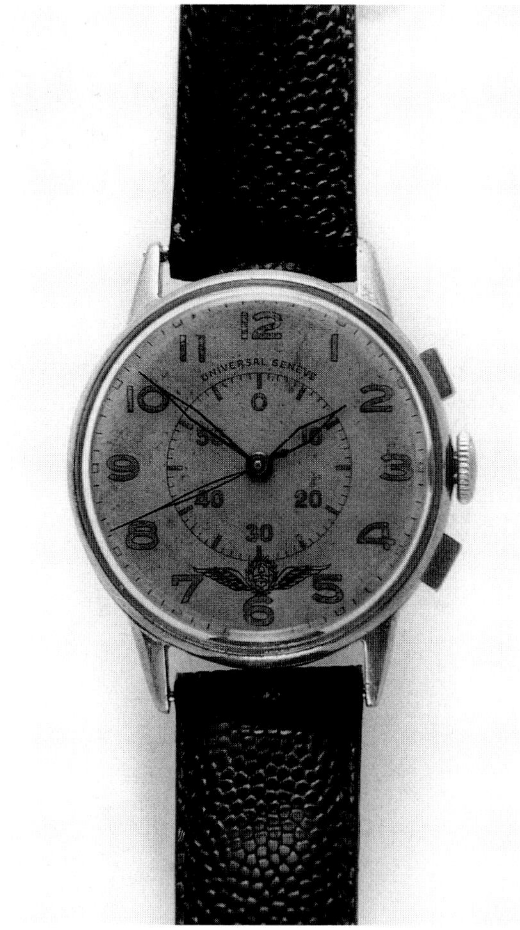

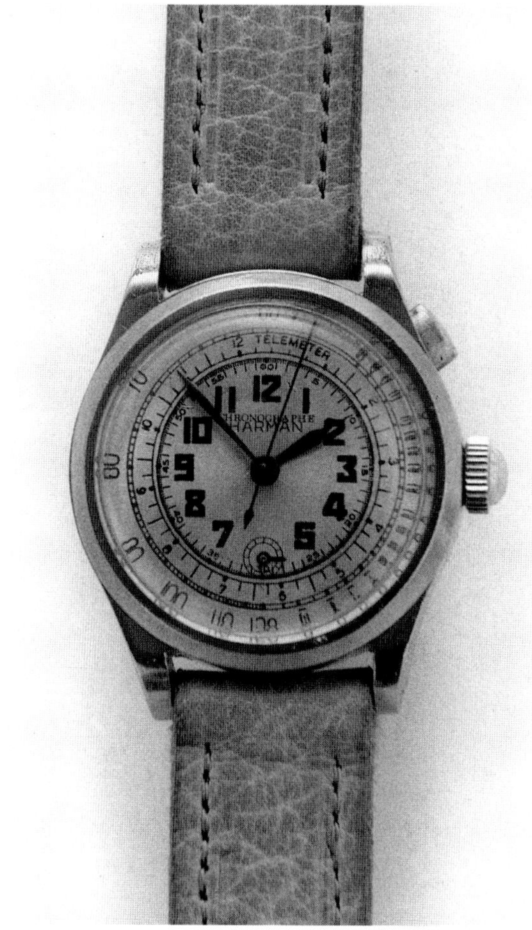

236 Harman, um 1940. Stahlgehäuse mit einem Drücker bei der 2 für drei Funktionen. Versilbertes Zifferblatt mit roter Tachymeterskala 500–60 km/h und blauer Telemeterskala, gebläute Stahlzeiger. Werk: Kaliber Venus 196, 11½‴, versilbert mit 17 Steinen in Ausführung II. Schraubenunruh mit Flachspirale. Ø = 28 mm.
Besonderheit: kleine Sekunde bei der 6.

235 Le Phare, um 1940, Stahlgehäuse mit einem Drücker bei der 2 für drei Funktionen. Schwarzes Zifferblatt mit Tachymeterskala 800–60 km/h und Telemeterskala, versilberte Zeiger. Werk: Kaliber Venus, 12‴, in Ausführung III. Schraubenunruh mit Flachspirale. Ø = 34 mm.

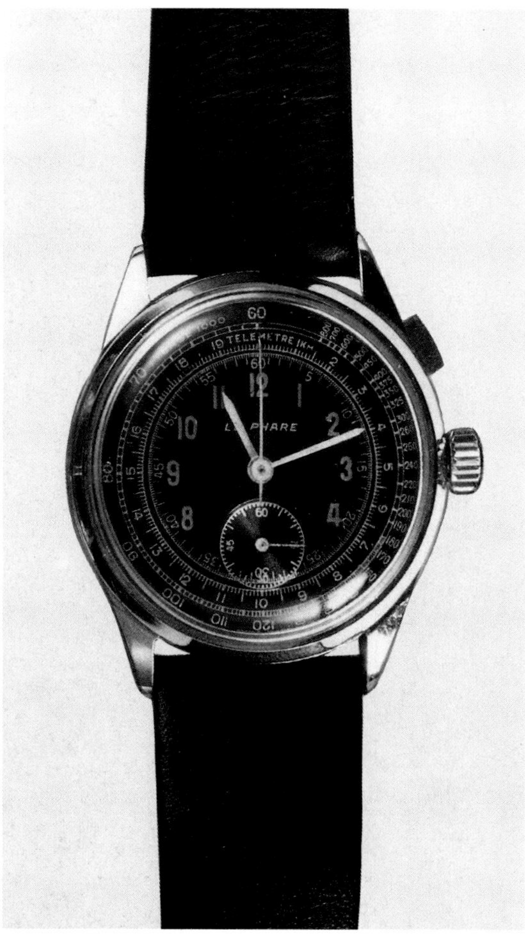

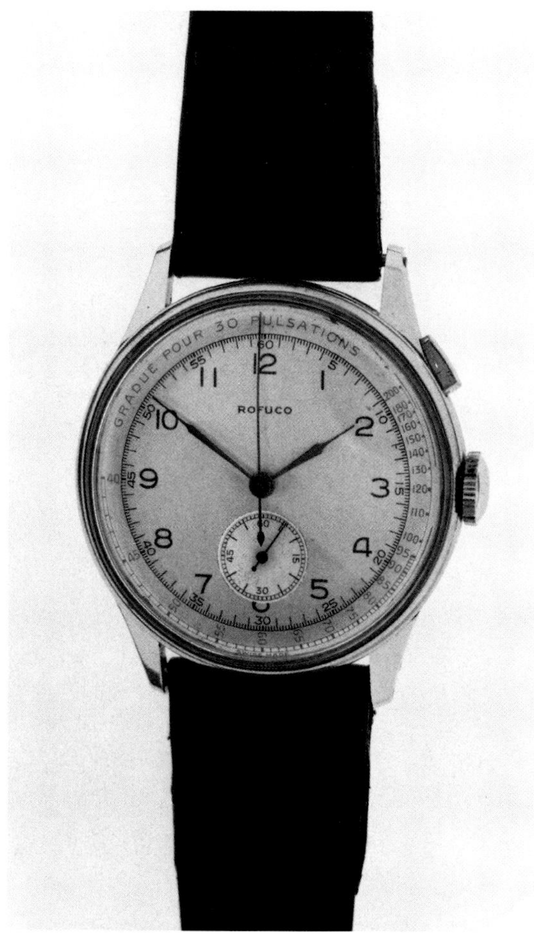

237 Rofuco, um 1945. Verchromtes Gehäuse mit Stahlboden und einem Drücker bei der 2 für drei Funktionen. Versilbertes Zifferblatt mit Pulsskala für 30 Pulse, gebläute Stahlzeiger. Werk: Kaliber Venus, 12‴, versilbert in Ausführung II. Schraubenunruh mit Flachspirale. Ø = 37 mm.

239/240 Angelus, um 1965. Wasserdicht verschraubtes Stahlgehäuse mit einem Drücker bei der 2. Versilbertes Zifferblatt mit Pulsskala für 10 Pulse in rot und schwarz und Atmungsmesser 40–10. Leuchtpunkte und Leuchtzeiger. Werk: Kaliber Valjoux 22 Spezial, vergoldet in Ausführung II. Schraubenunruh mit Flachspirale und Incabloc-Stoßsicherung. Ø = 37 mm.
Besonderheit: Zähler ausgebaut. ▷

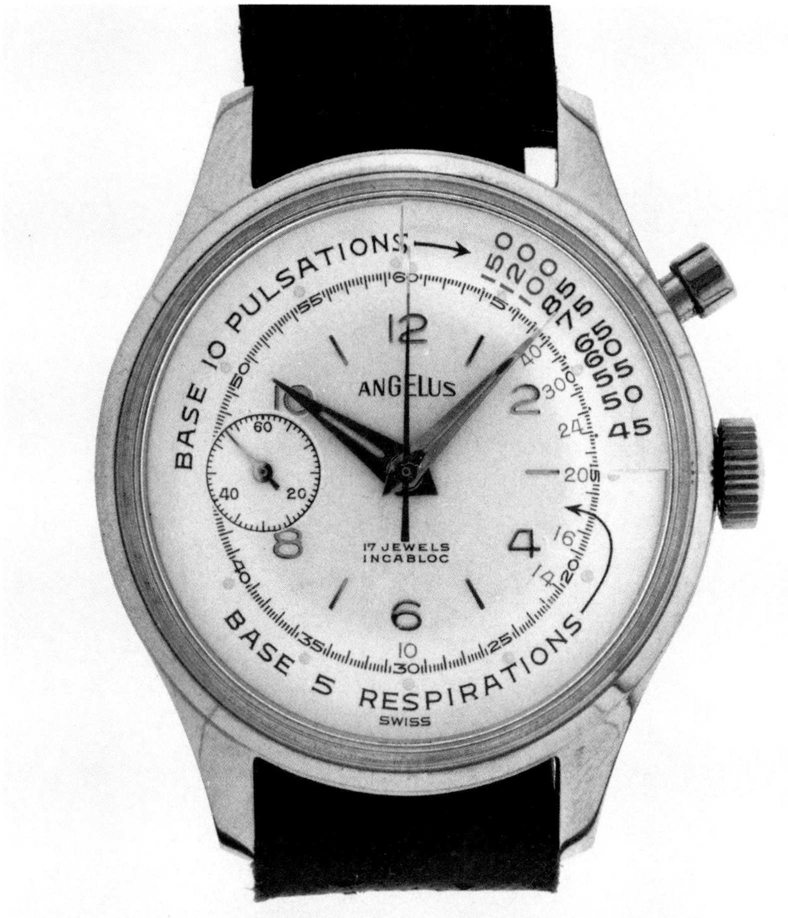

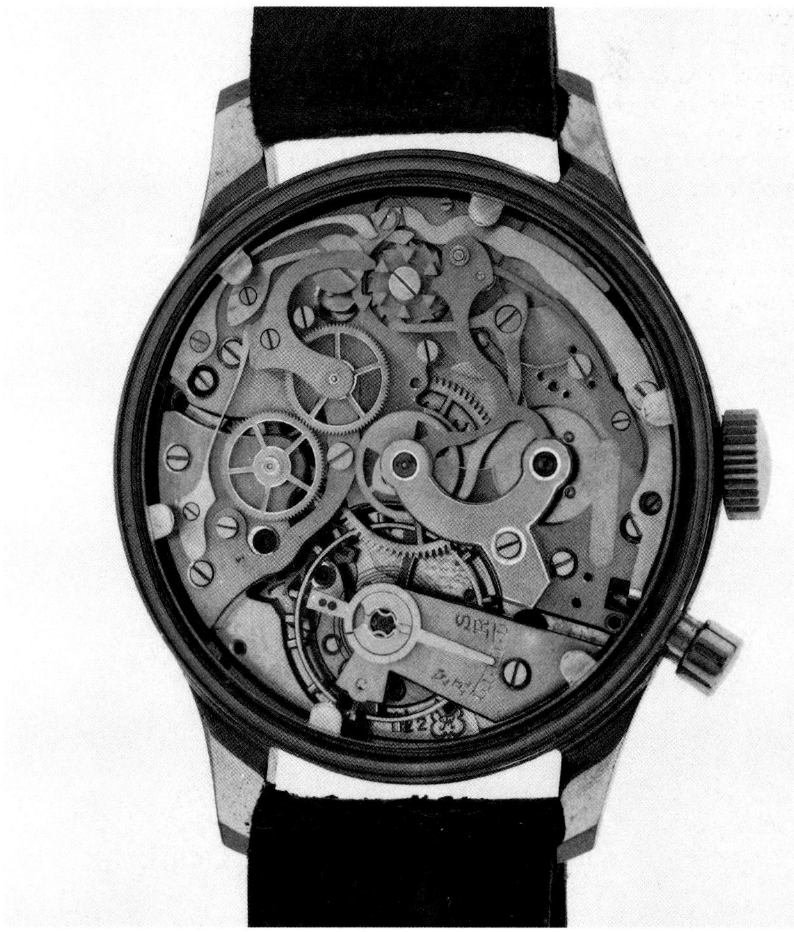

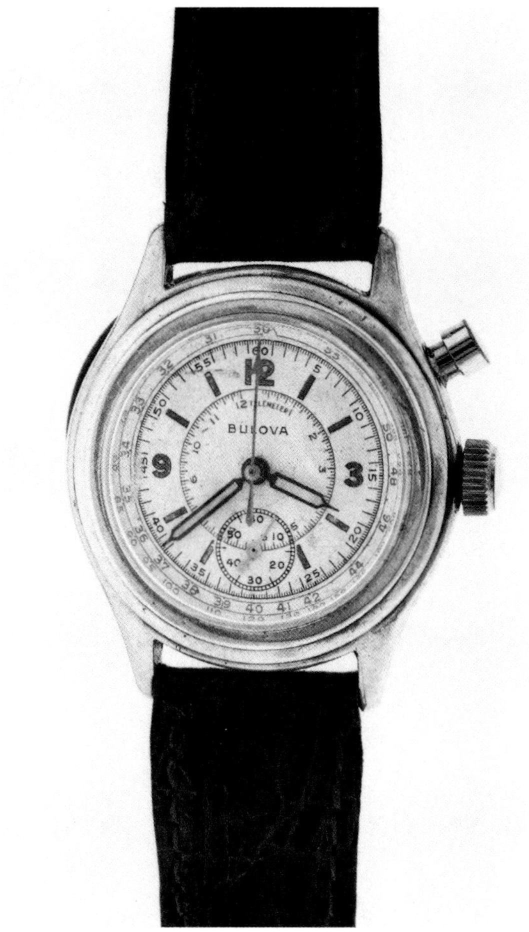

238 Bulova, um 1945. Neusilbergehäuse mit Stahlboden und einem Drücker bei der 2 für drei Funktionen. Versilbertes Zifferblatt mit Leuchtzahlen, Tachymeterskala 700–30 und Telemeterskala in Meilen, Leuchtzeiger. Werk: Kaliber Bulova 10 AH, 10½''', versilbert mit 17 Steinen in Ausführung II. Schraubenunruh mit Breguet-Spirale. Ø = 34 mm.

241 Movado, um 1945. Wasserdicht verschraubtes Gehäuse mit einem Drücker bei der 2 für drei Funktionen. Versilbertes Zifferblatt mit Schneckentachymeterskala 900–20 km/h und vergoldeten Zeigern. Werk: Kaliber Movado 478, versilbert in Ausführung I. Schraubenunruh mit Breguet-Spirale. ∅ = 33 mm.

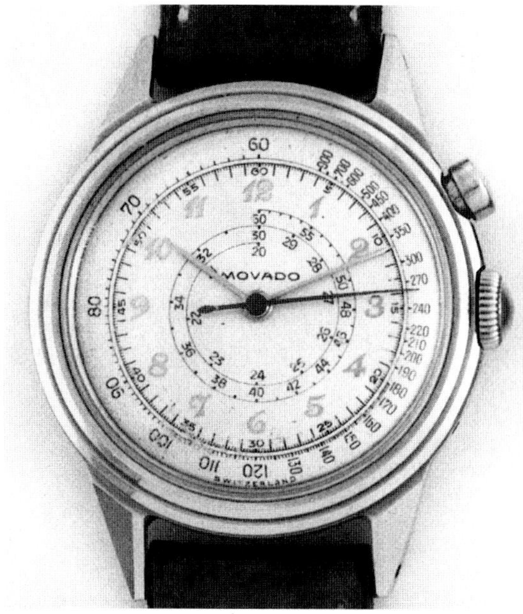

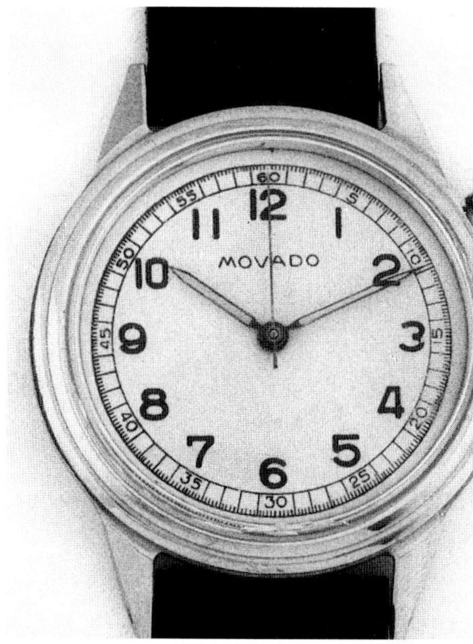

243 Movado, um 1945. Wasserdicht verschraubtes Stahlgehäuse mit einem Drücker bei der 2 für drei Funktionen. Versilbertes Zifferblatt mit Leuchtzeigern und ohne Zähler. Werk: Kaliber Movado, 10½‴, versilbert mit 17 Steinen und Zierschliff in Ausführung II. Glucydur-Unruh mit Breguet-Spirale.

242 Doxa Sfygmos, um 1970. Wasserdicht verschraubtes Stahlgehäuse mit einem Drücker bei der 2 für drei Funktionen. Versilbertes Zifferblatt mit Pulsskala für 20 Pulse. Werk: Kaliber Valjoux 23, 13‴ spezial, vergoldetes Werk mit 15 Steinen in Ausführung II. Schraubenunruh mit Flachspirale und Stoßsicherung für Unruh und Ankerrad. ∅ = 35 mm. Besonderheit: Zähler ausgebaut.

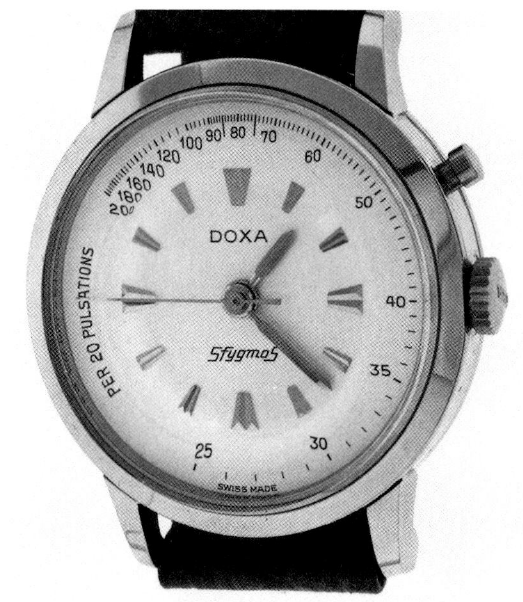

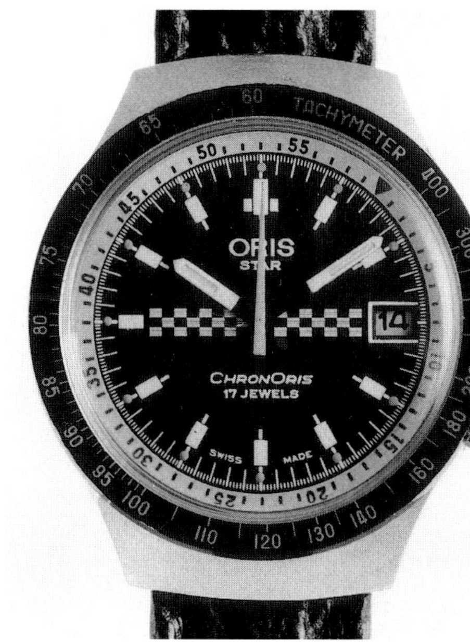

244 Oris »Star«, um 1970. Wasserdicht verschraubtes Stahlgehäuse mit einem Drücker bei der 2 für drei Funktionen. 2. Krone bei der 4 zum Drehen des Innenringes mit 60-Minuten-teilung bzw. Sekunden in rot. Schwarzes Zifferblatt mit Leuchtzahlen und Leuchtzeigern. Werk: Kaliber 725, 13‴, 17 Steine in Ausführung III. Unruh mit Flachspirale und Kif-Stoßsicherung. ∅ = 37 mm. Besonderheit: Datumfenster.

Chronograph mit Sonderfunktionen

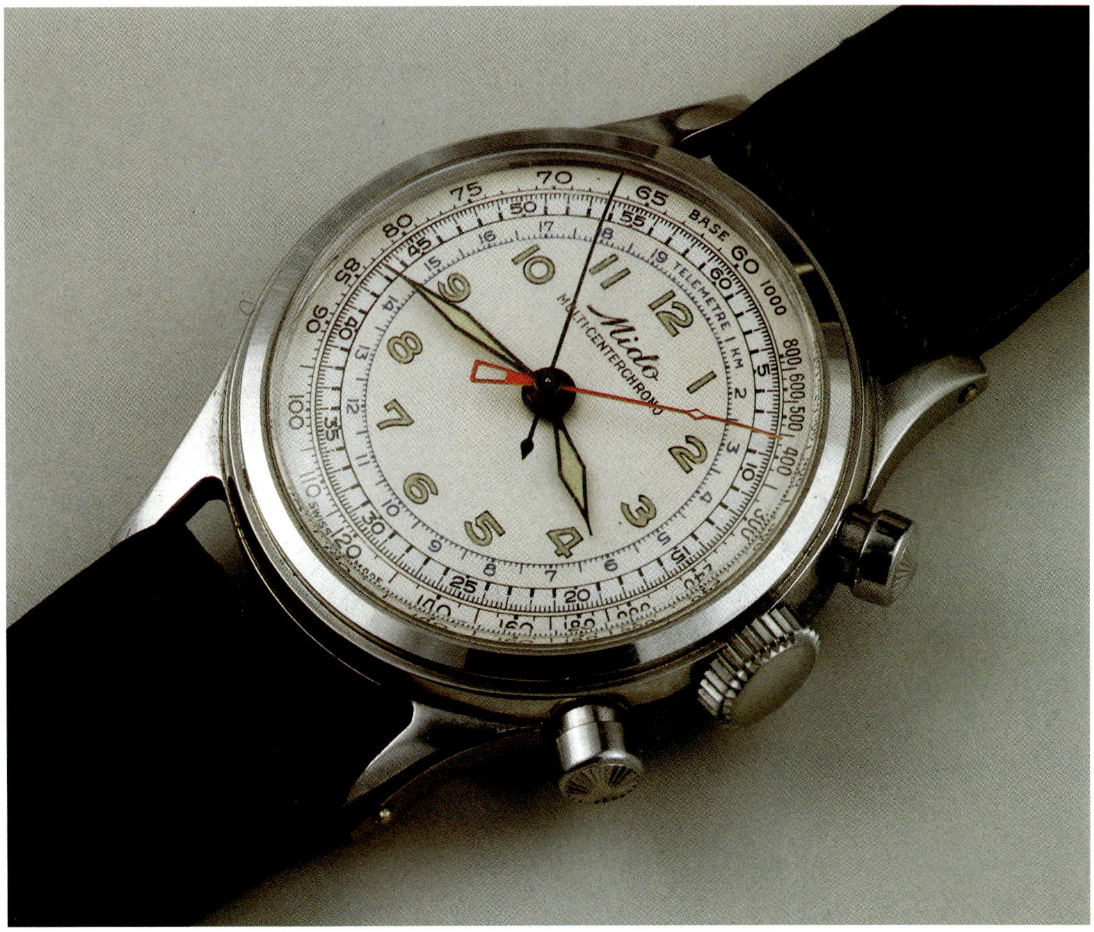

245 Mido, Multi-Centerchrono, um 1950. Wasserdicht verschraubtes Stahlgehäuse mit zwei Drückern als Additionsstopper. Versilbertes Zifferblatt mit Leuchtzahlen, Tachymeterskala 1000–60 km/h und blauer Telemeterskala. Leuchtzeiger. Roter Minutenzählzeiger aus der Mitte. Werk: Kaliber Mido 1300 (Basis Valjoux VZ) mit 17 Steinen in Ausführung I. Schraubenunruh mit Breguet-Spirale und Incabloc-Stoßsicherung. Ø = 35 mm. Besonderheit: 60-Minutenzähler aus der Mitte.

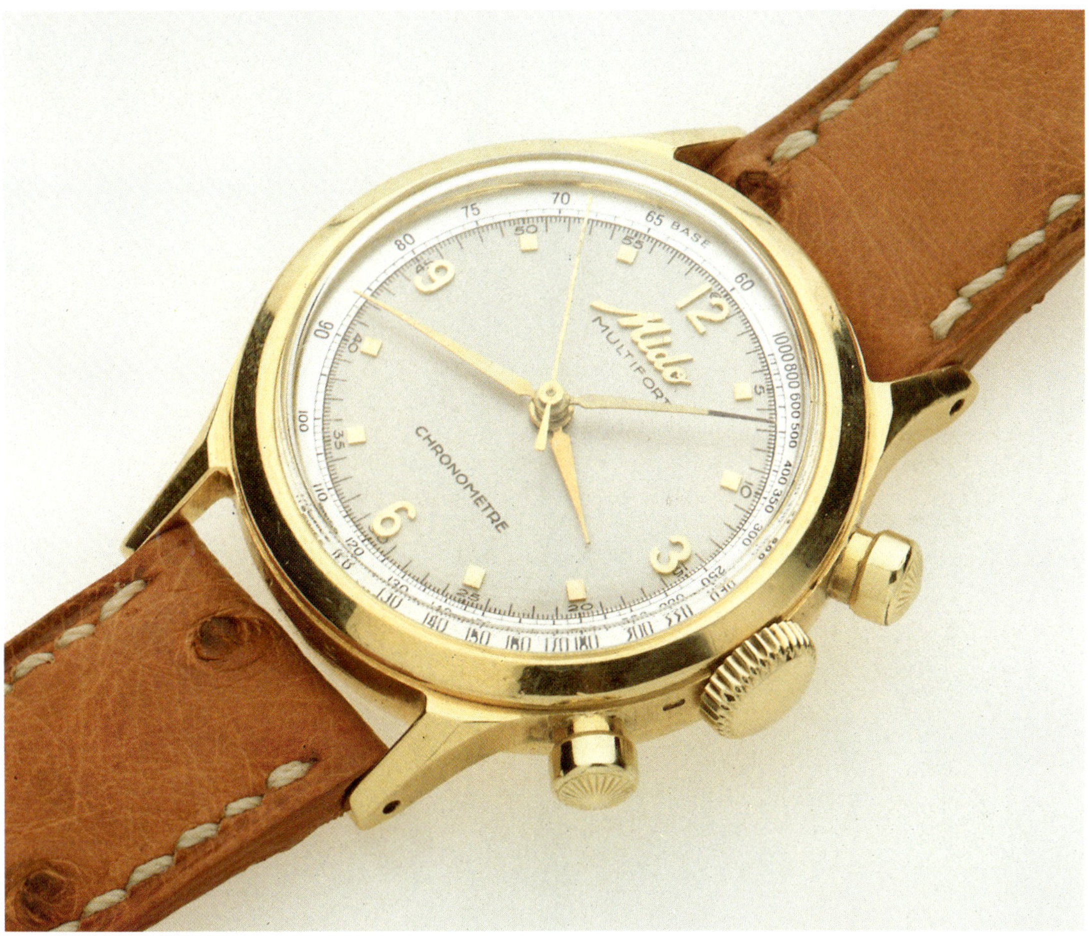

246 Mido, Multifort, um 1950. Wasserdicht verschraubtes Goldgehäuse in 18 Kt mit zwei Drückern als Additionsstopper. Versilbertes Zifferblatt mit Tachymeterskala 1000–60 km/h, Goldzeiger. Werk: Kaliber Mido 1300 (Basis Valjoux VZ) mit 17 Steinen in Ausführung I. Schraubenunruh mit Breguet-Spirale und Incabloc-Stoßsicherung. Ø = 36 mm. Besonderheit: 60-Minutenzähler aus der Mitte.

247/248 Anonym, um 1945. Dreiteiliges Stahlgehäuse mit zwei Drückern als Additionsstopper. Schwarzes Zifferblatt mit weißer Schrift und 45-Minutenzähler. Tachymeterskala 1000–60 km/h und Telemeterskala, innen rote 24-Stundenteilung mit Nordzeiger. Werk: Kaliber Excelsior Park 4, 14‴, versilbert mit 17 Steinen in Ausführung II. Schraubenunruh mit Breguet-Spirale. Ø = 36 mm. Besonderheit: kleine Sekunde bei der 9 anhaltbar durch Drücken der Krone, durch Drehen der Krone kann der Sekundenzeiger verstellt werden (siehe auch Text).

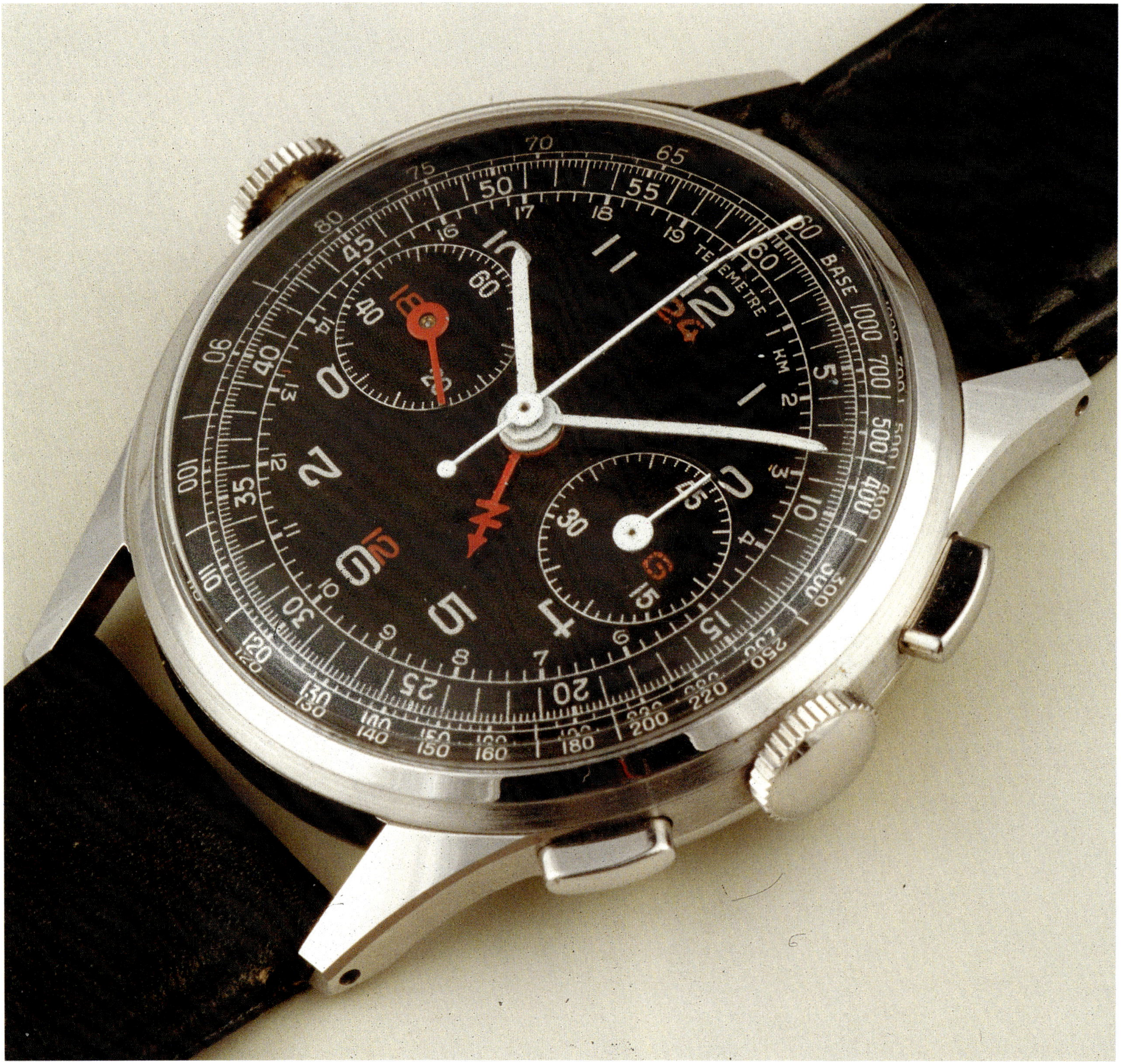

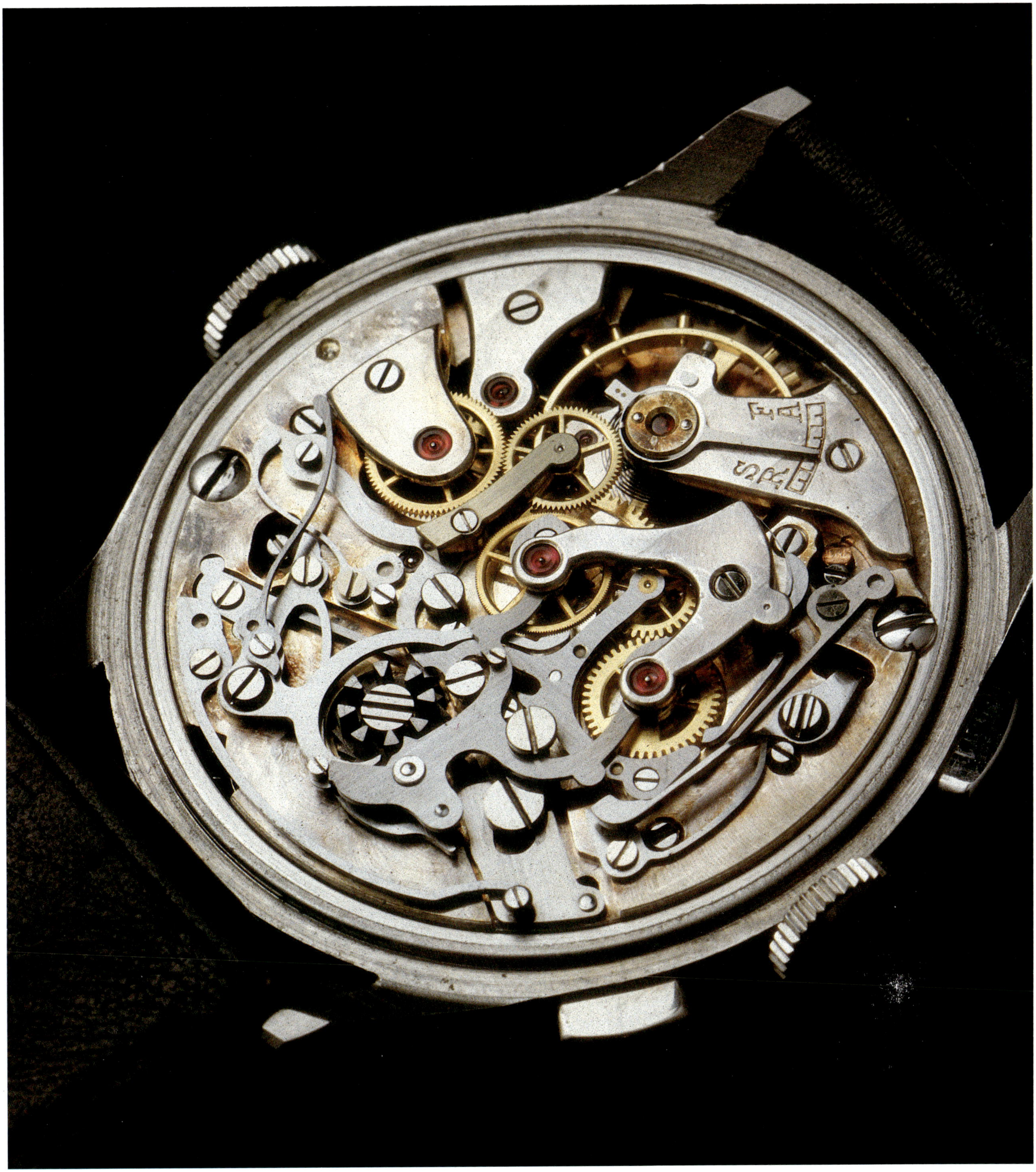

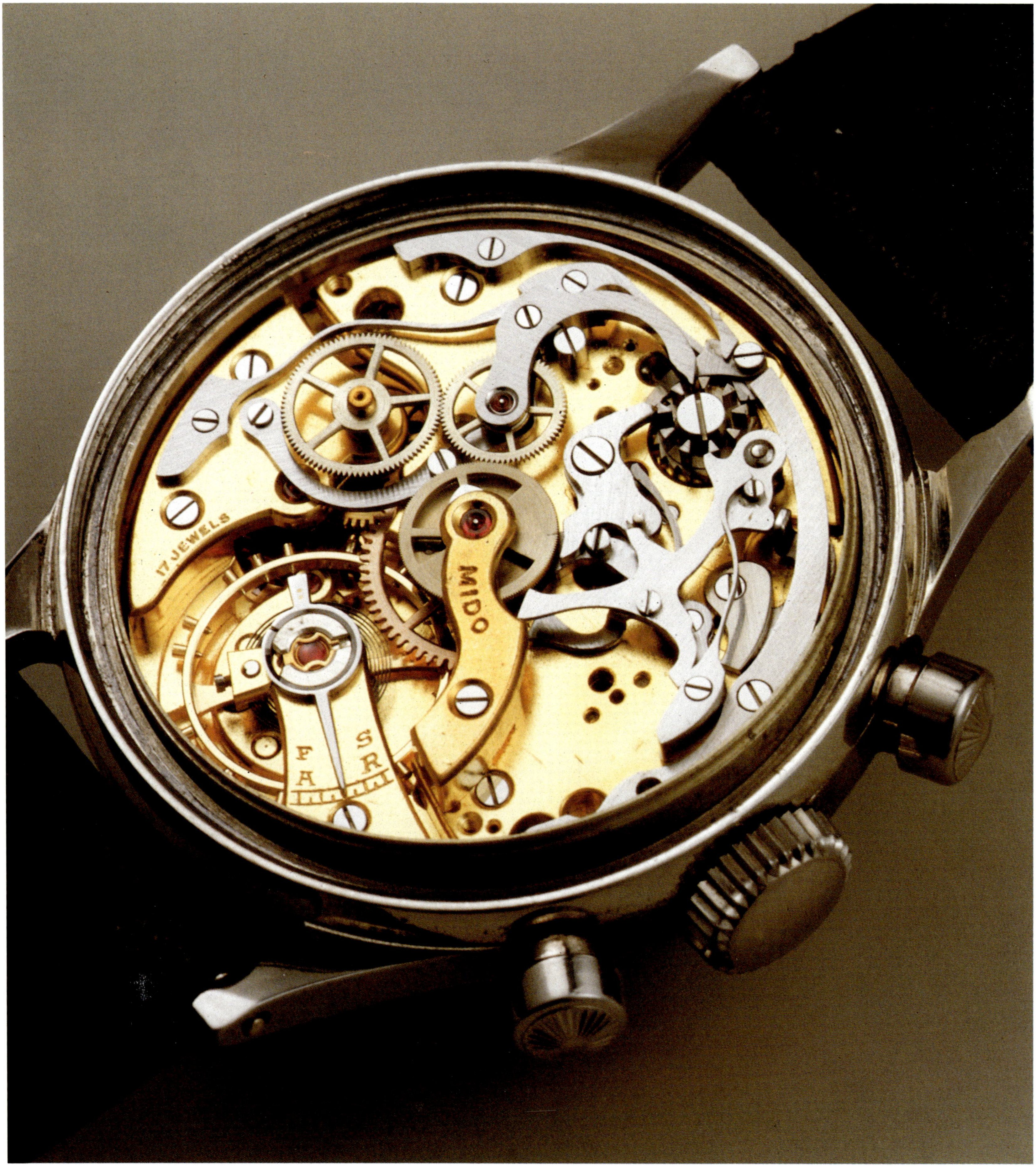
17 JEWELS
MIDO
F
A
S
R

250/251 Phenix, Chronostop, um 1955. Wasserdicht verschraubtes vergoldetes Gehäuse mit Stahlboden. Drei Funktionen durch Ziehen der Krone. Versilbertes Zifferblatt mit Leuchtpunkten und Leuchtzeigern, kein Zähler. Werk: Kaliber Phenix 132, 10½''', versilbert mit 17 Steinen in Ausführung II. Schraubenunruh mit Flachspirale. Ø = 34 mm.
Besonderheit: zwei mal Ziehen der Krone; beim ersten Zug Anhalten, beim zweiten Zug Null und ganz reindrücken Start.

252/253 Breitling, Super-Ocean, Ref. 2005, um 1965. Wasserdicht verschraubtes Stahlgehäuse mit Drehring für Minuten. Zwei Drücker als Additionsstopper. Wasserdicht bis 200 Meter Tiefe. Zifferblatt mit Leuchtpunkten und Leuchtzeigern. Nur Minutenzählzeiger aus der Mitte; Fenster bei der 6 für »eingeschaltet oder nichteingeschaltet«. Werk: Kaliber Valjoux 7731, versilbert mit 17 Steinen in Ausführung II. Unruh mit Flachspirale und Stoßsicherung. Ø = 41 mm.
Besonderheit: 60-Minutenzählzeiger aus der Mitte für Taucher.

254 Breitling, Ref. 34, um 1970.
Wasserdichtes Stahlgehäuse mit Druckboden. Drehring mit 60-Minutenteilung. Zwei Drücker als Additionsstopper. Zweifarbiges Zifferblatt mit Leuchtpunkten und Leuchtzeigern. Nur Minutenzähler mit Fenster bei der 6 für »Chrono geht oder Chrono geht nicht«, kein Sekundenzeiger. Werk: Kaliber Valjoux 7731, versilbert mit 17 Steinen in Ausführung II. Unruh mit Flachspirale und Stoßsicherung. Ø = 41 mm.
Besonderheit: Minutenzählzeiger aus der Mitte für Schiedsrichter.

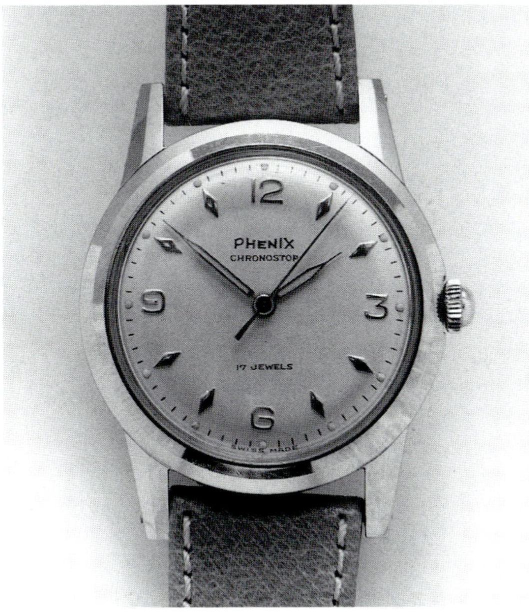

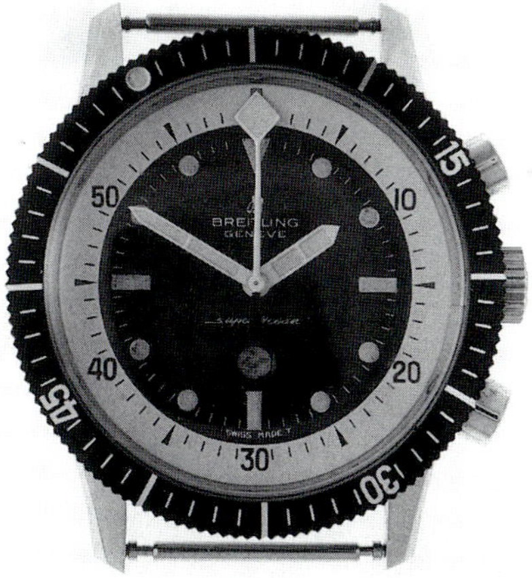

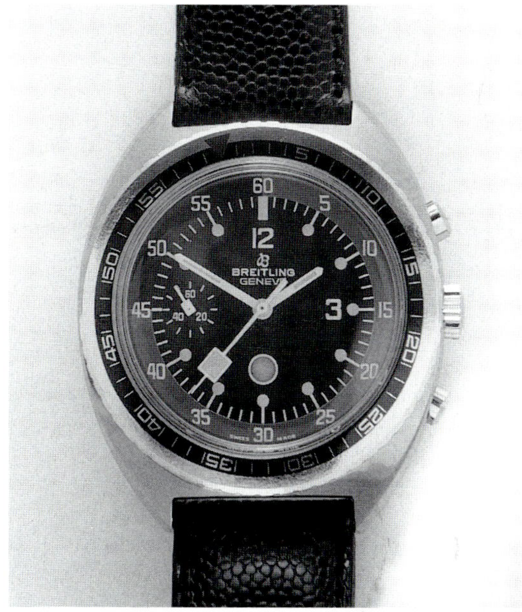

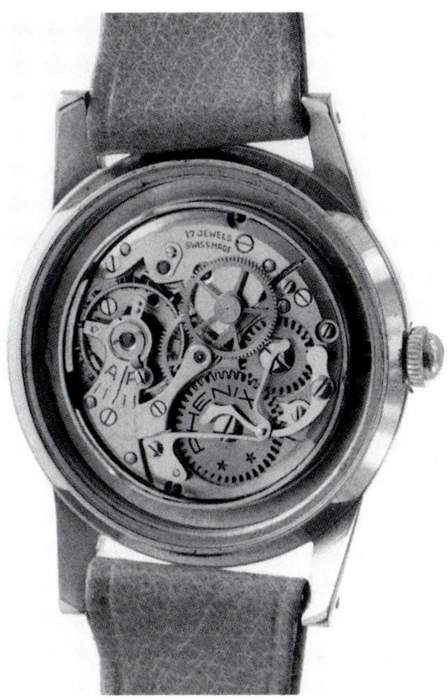

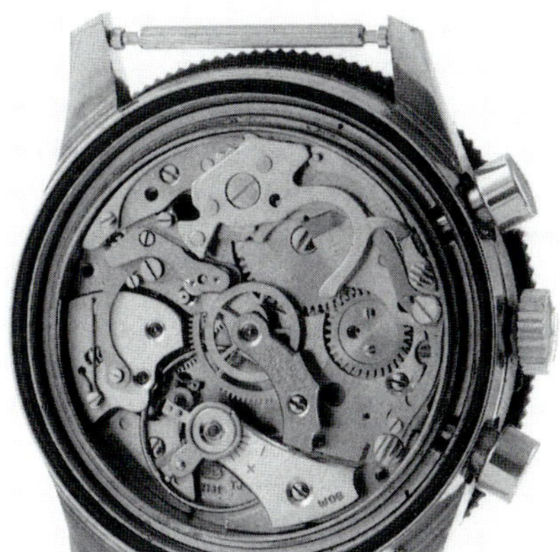

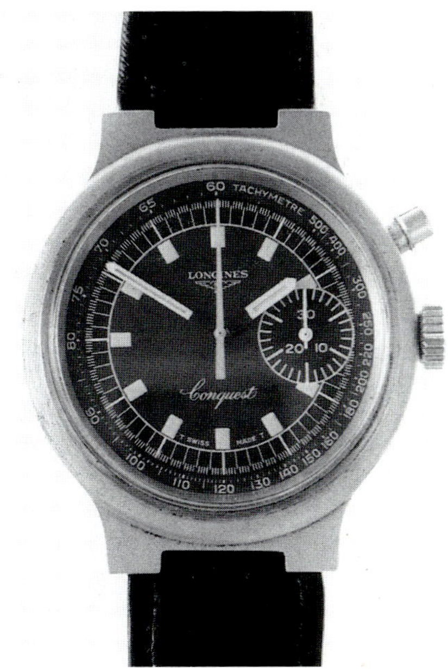

◁ **249 Mido,** um 1950. Die Abbildung zeigt das Werk von der Uhr in Abb. 245.

255 Longines, Conquest, um 1975. Wasserdicht verschraubtes Stahlgehäuse mit einem Drücker für drei Funktionen. Blaues Zifferblatt mit 30-Minutenzähler und Tachymeterskala 500–60 km/h. Leuchtzahlen und Leuchtzeiger. Werk: Kaliber Valjoux 236, 13''', versilbert mit 17 Steinen in Ausführung II. Unruh mit Flachspirale und Incabloc-Stoßsicherung. Ø = 37 mm.
Besonderheit: keine kleine Sekunde.

Chronograph mit Minuten- und Stundenzähler

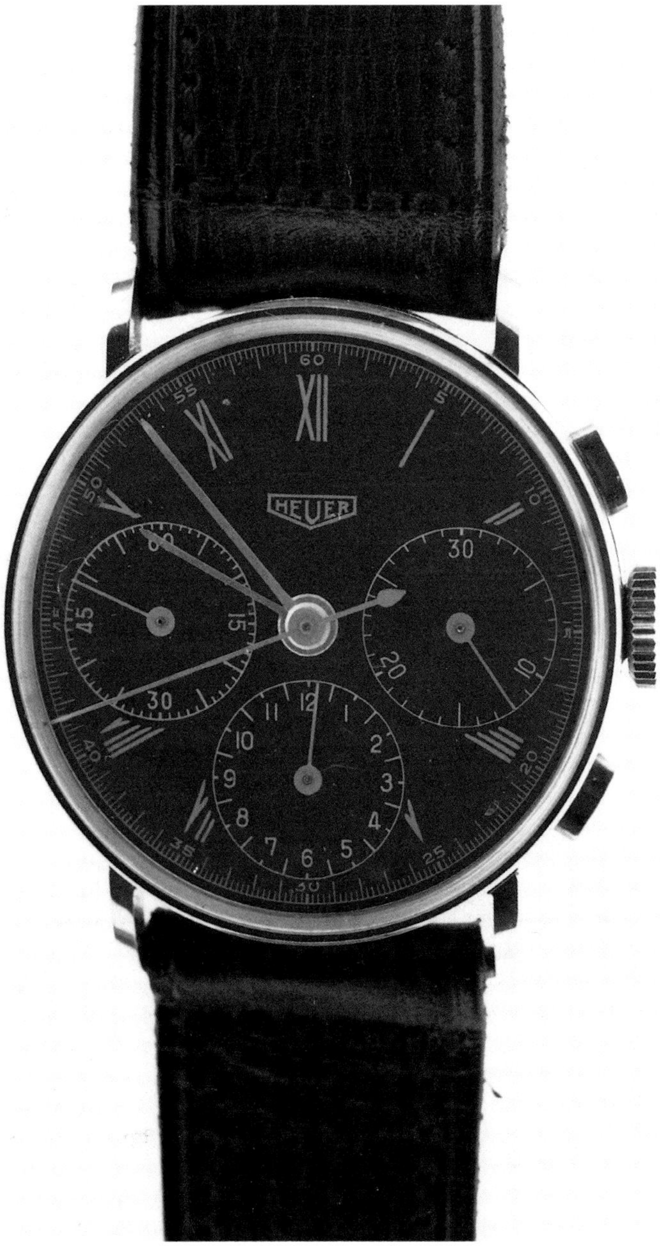

256 Heuer, um 1945. Dreiteiliges Stahlgehäuse mit zwei Drückern als Additionsstopper. Schwarzes Zifferblatt mit 30-Minutenzähler und 12-Stundenzähler, versilberte Zeiger. Werk: Kaliber Valjoux VZH, 13‴, versilbert mit 17 Steinen in Ausführung II. Schraubenunruh mit Breguet-Spirale und Incabloc-Stoßsicherung. Ø = 33 mm.

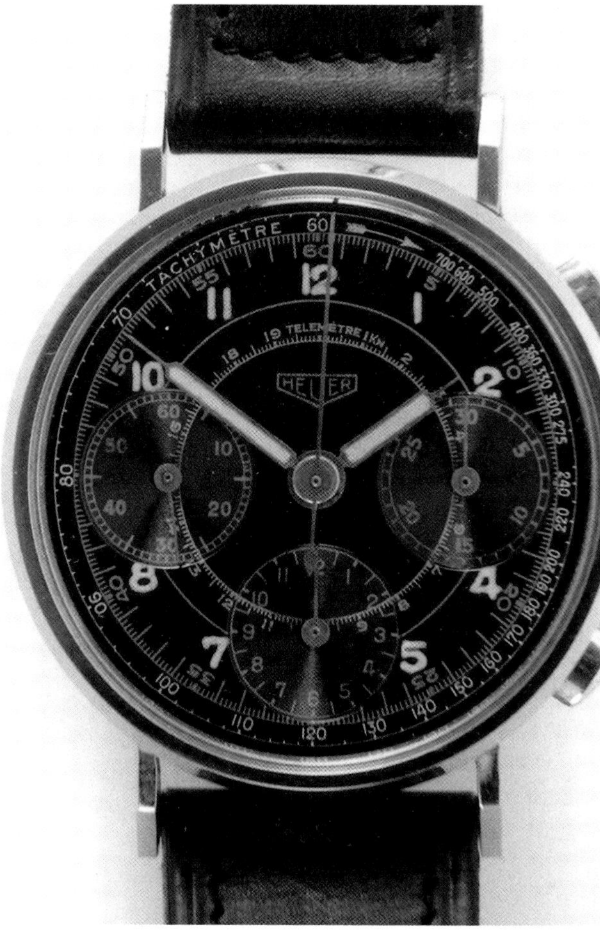

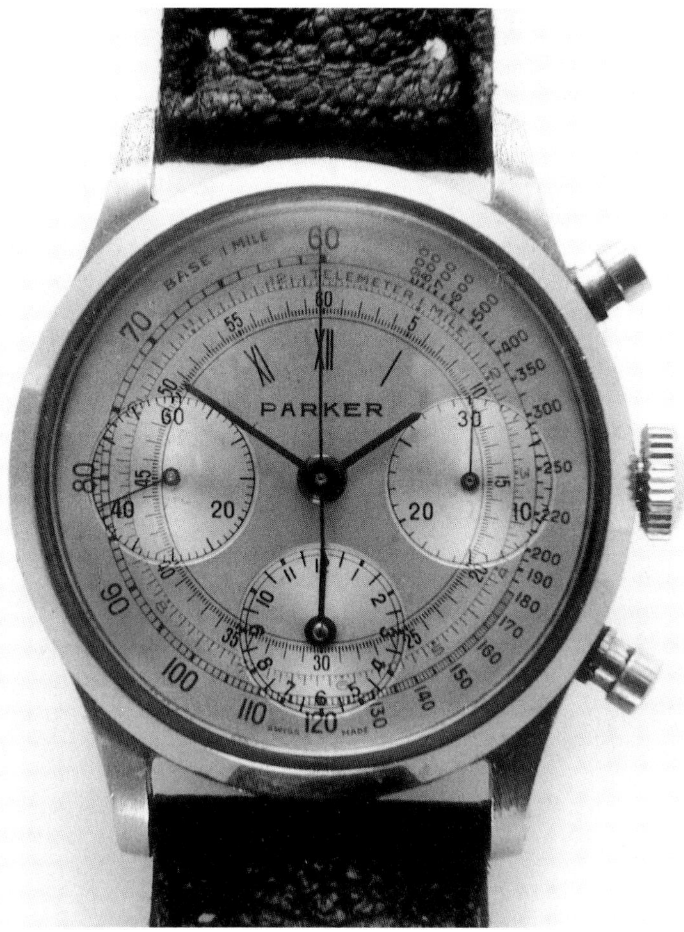

◁ **257 Heuer,** um 1945. Dreiteiliges Stahlgehäuse mit zwei Drükkern als Additionsstopper. Schwarzes Zifferblatt mit mehrfarbigem Aufdruck. Tachymeterskala 700–60 km/h, Telemeter (in Gold), 30-Minutenzähler und 12-Stundenzähler, Leuchtzahlen und Leuchtzeiger. Werk: Kaliber Valjoux GHH, 14‴, versilbert mit 17 Steinen in Ausführung II. Schraubenunruh mit Breguet-Spirale. ∅ = 36 mm.

259 Heuer, um 1940. Stahlgehäuse mit zwei Drückern als Additionsstopper. Versilbertes Zifferblatt mit 30-Minutenzähler und 12-Stundenzähler, Schneckentachymeterskala 800–20 km/h in blau, Leuchtzahlen und Leuchtzeiger. Werk: Kaliber Valjoux 71, 14‴, versilbert mit 17 Steinen in Ausführung II. Schraubenunruh mit Breguet-Spirale. ∅ = 36 mm.

◁ **258 Parker,** um 1940. Wasserdichtes dreiteiliges Stahlgehäuse mit Druckboden und zwei Drückern als Additionsstopper. Versilbertes Zifferblatt mit 30-Minutenzähler und 12-Stundenzähler. Tachymeterskala 900–60 km/h in blau und rote Telemeterskala in Meilen, gebläute Stahlzeiger. Werk: Kaliber Landeron 42, 14½‴, versilbert mit 17 Steinen in Ausführung II. Schraubenunruh mit Breguet-Spirale und Schock-Resist-Stoßsicherung. ∅ = 37 mm.

260 Abercrombie & Fitch Co., um 1940. Wasserdichtes Stahlgehäuse mit zwei Drückern als Additionsstopper. Zweifarbiges Zifferblatt mit Leuchtzahlen, 30-Minutenzähler und 12-Stundenzähler, Leuchtzeiger. Werk: Kaliber Valjoux 71, 14‴, versilbert mit 17 Steinen in Ausführung II. Schraubenunruh mit Breguet-Spirale. ∅ = 38 mm.

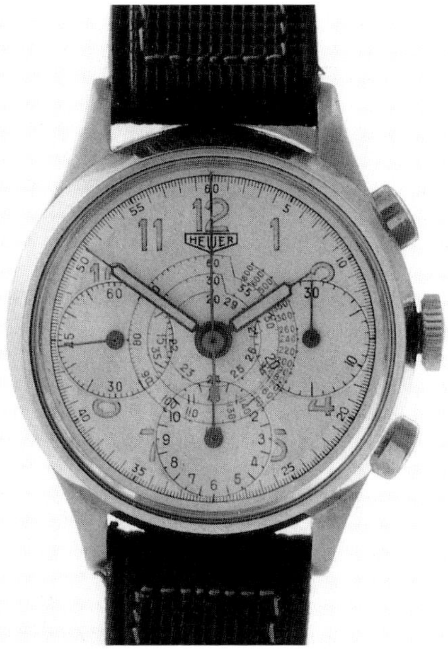

259 △

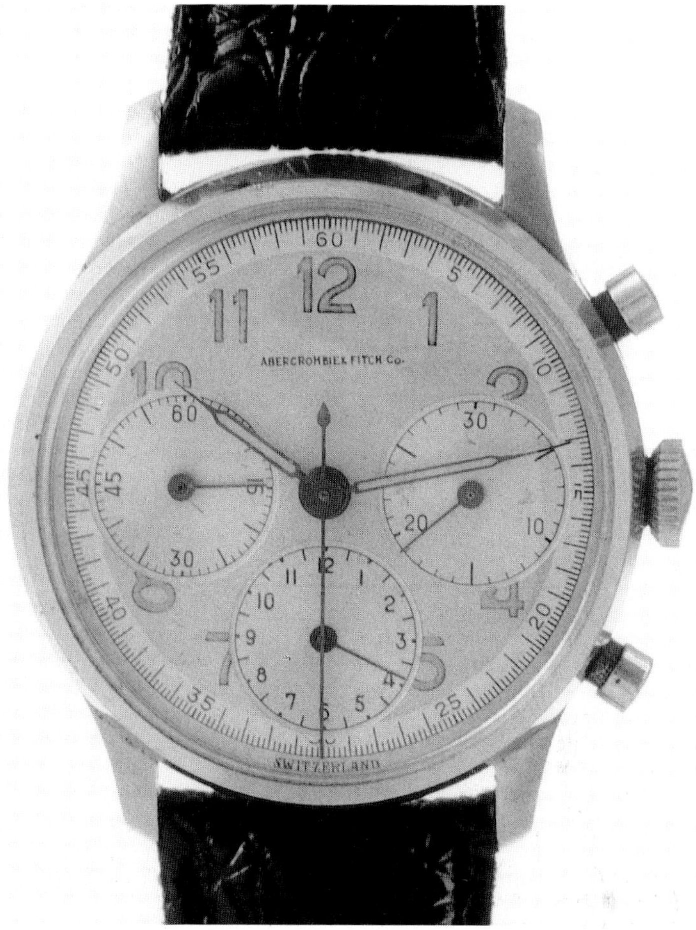

260 △

261 ▽

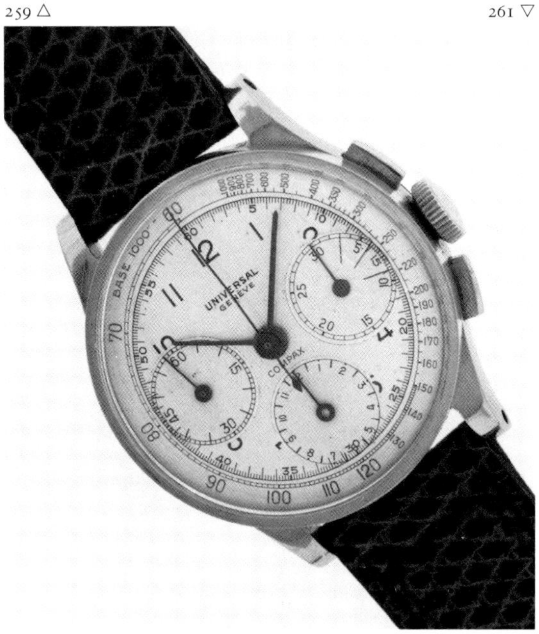

262 ▽

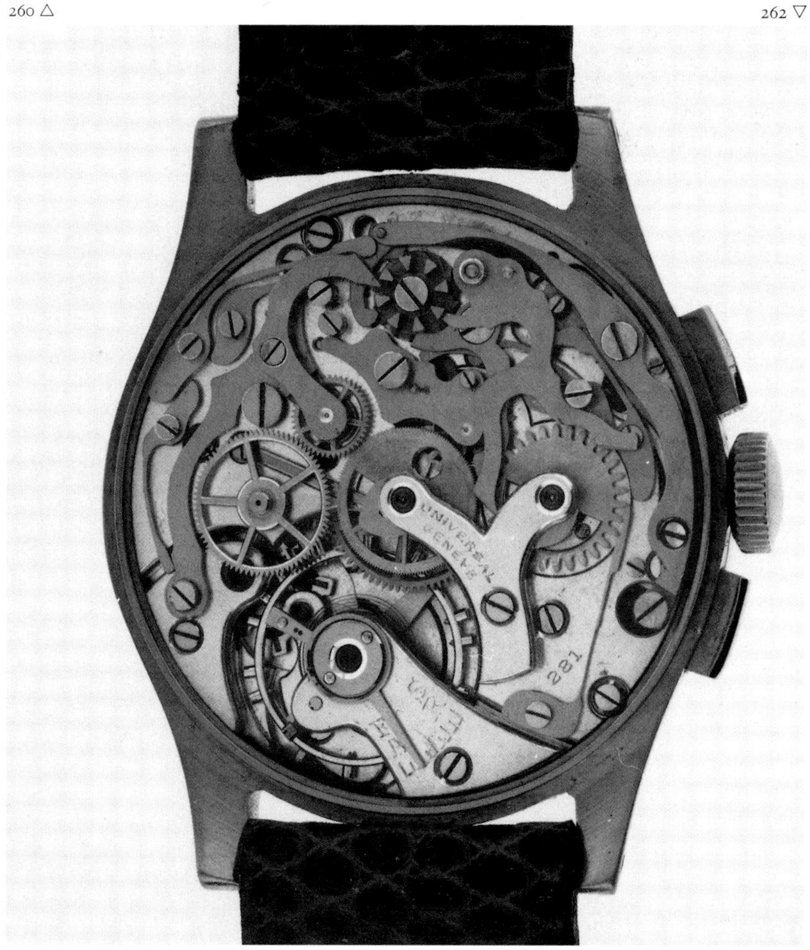

261/262 Universal, Compax, um 1945. Dreiteiliges Stahlgehäuse mit zwei Drückern als Additionsstopper. Versilbertes Zifferblatt mit 30-Minutenzähler und 12-Stundenzähler. Blaue Tachymeterskala 1000–60 km/h, gebläute Stahlzeiger. Werk: Kaliber Universal 281, 12‴, vergoldet mit 17 Steinen in Ausführung II. Schraubenunruh mit Breguet-Spirale. ∅ = 32 mm.

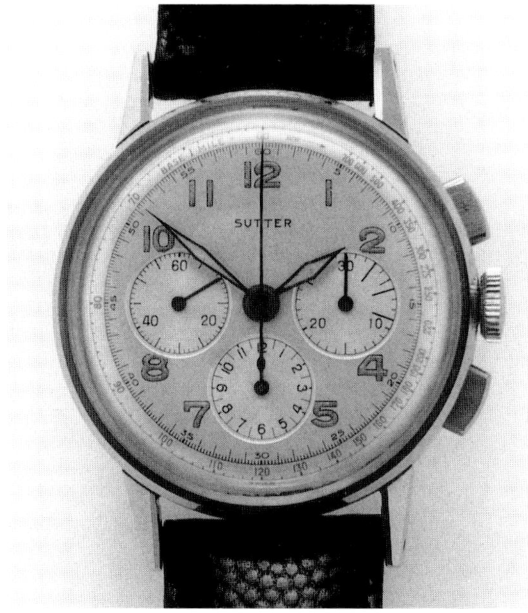

263 △

263 Sutter, um 1950. Dreiteiliges Stahlgehäuse mit zwei Drückern als Additionsstopper. Versilbertes Zifferblatt mit Leuchtzahlen und Leuchtzeigern, 30-Minutenzähler und 12-Stundenzähler. Tachymeterskala 700–60 km/h in blau. Werk: Kaliber Lemania 27.4 H, 12‴, versilbert mit 17 Steinen in Ausführung II. Schraubenunruh mit Breguet-Spirale und Incabloc-Stoßsicherung. ∅ = 35 mm.

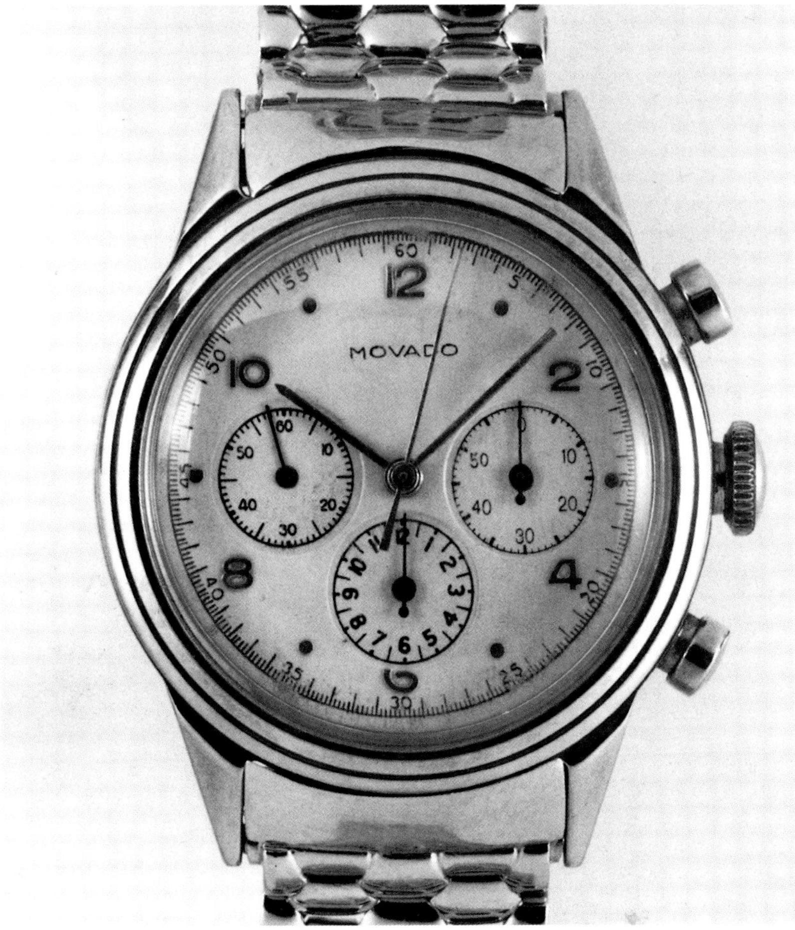

264 △

264/265 Movado, um 1950. Wasserdicht verschraubtes Goldgehäuse in 18 Kt mit zwei Drückern als Additionsstopper. Versilbertes Zifferblatt mit Leuchtzahlen und Leuchtzeigern, 60-Minutenzähler und 12-Stundenzähler. Werk: Kaliber Movado 95 M, 12‴, versilbert mit 17 Steinen in Ausführung I. Schraubenunruh mit Breguet-Spirale. ∅ = 35 mm.

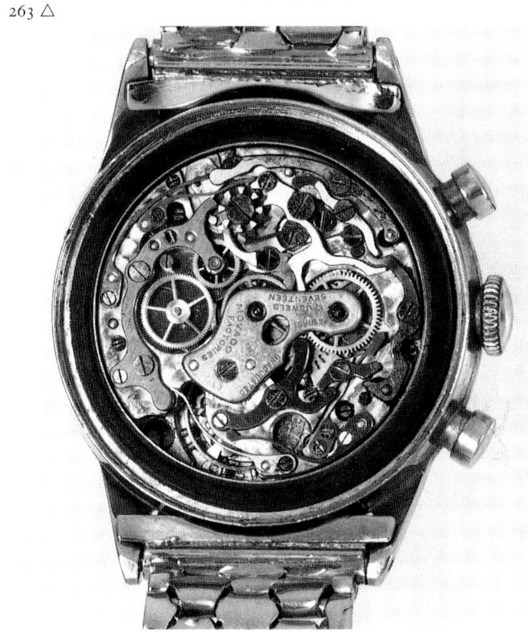

265 △

266 ▽

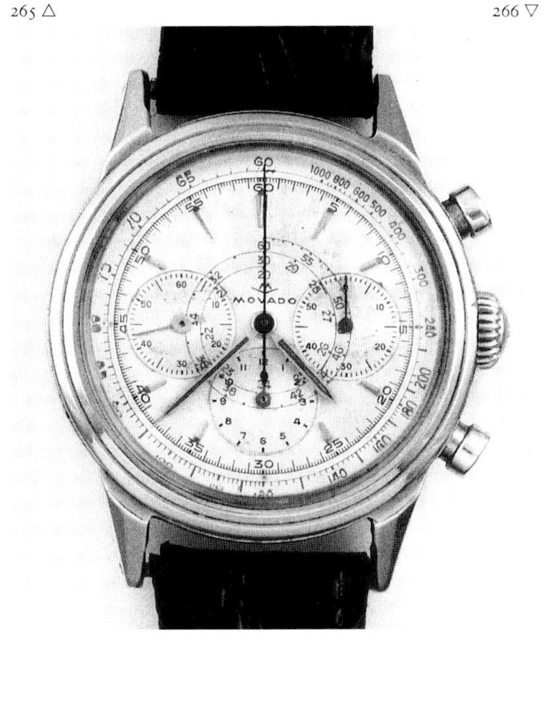

266 Movado, um 1950. Wasserdicht verschraubtes Gehäuse in 18 Kt mit zwei Drückern als Additionsstopper. Versilbertes Zifferblatt mit Schneckentachymeterskala 1000–20 km/h. 60-Minutenzähler und 12-Stundenzähler. Werk: Kaliber Movado 95 M, 12‴, versilbert mit 17 Steinen in Ausführung I. Schraubenunruh mit Breguet-Spirale. ∅ = 35 mm.

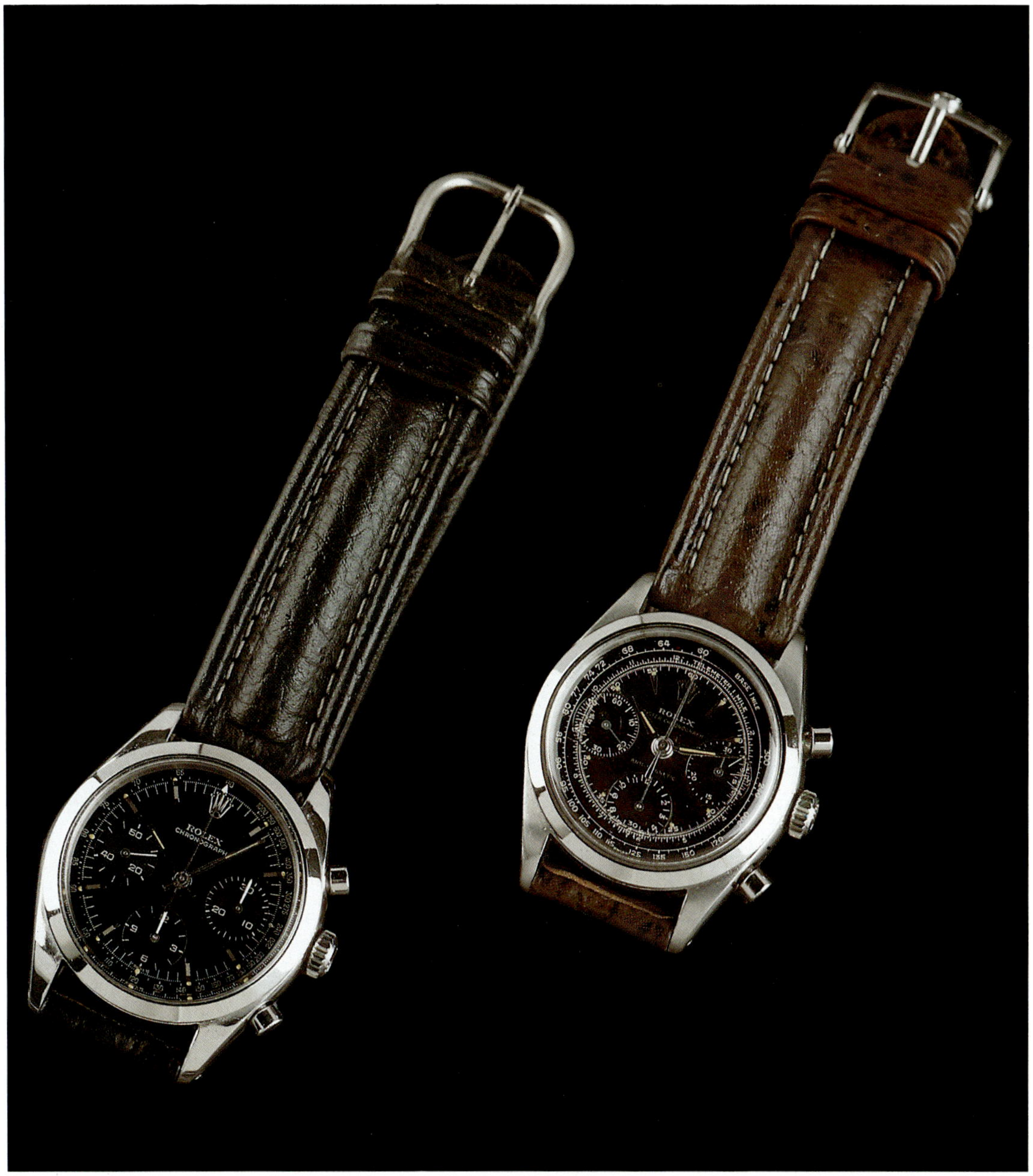

267 Rolex, um 1955. Verschraubtes Stahlgehäuse mit zwei Drückern als Additionsstopper. Schwarzes Zifferblatt mit 30-Minutenzähler und Stundenzähler. Tachymeterskala 1000–60 km/h, Leuchtzeiger. Werk: Kaliber Valjoux 72 in Ausführung I. Schraubenunruh mit Breguet-Spirale. Rechts: Rolex um 1955, in ähnlicher Ausstattung jedoch mit zusätzlicher Telemeterskala auf dem Zifferblatt.

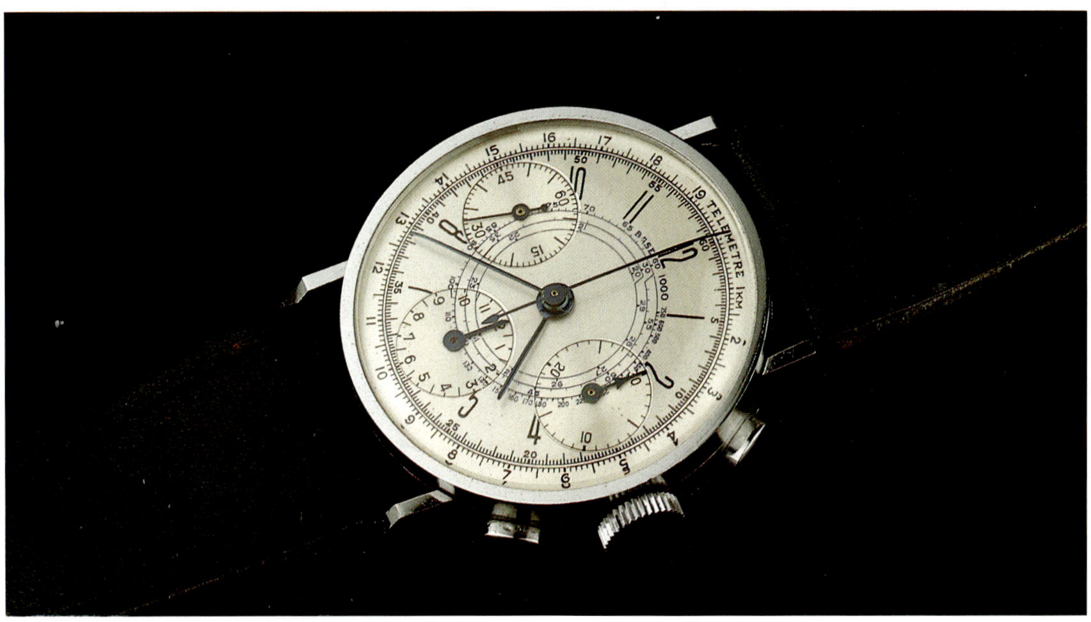

268 Anonym, um 1940. Dreiteiliges verchromtes Gehäuse mit Stahlboden und zwei Drückern als Additionsstopper. Versilbertes Zifferblatt mit 30-Minutenzähler und 12-Stundenzähler, blauer Schnekkentachymeterskala 1000–20 km/h und Telemeterskala, gebläute Stahlzeiger. Werk: Kaliber Landeron 42, 14½''', versilbert mit 17 Steinen und Genfer Streifen in Ausführung II. Schraubenunruh mit Breguet-Spirale.

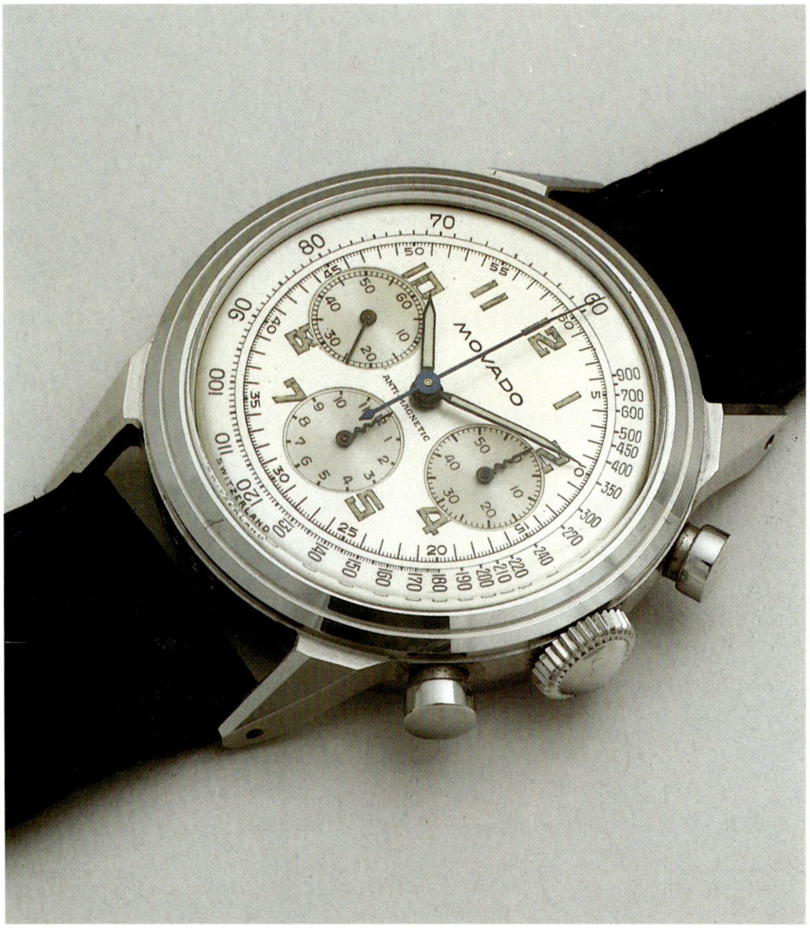

269 △

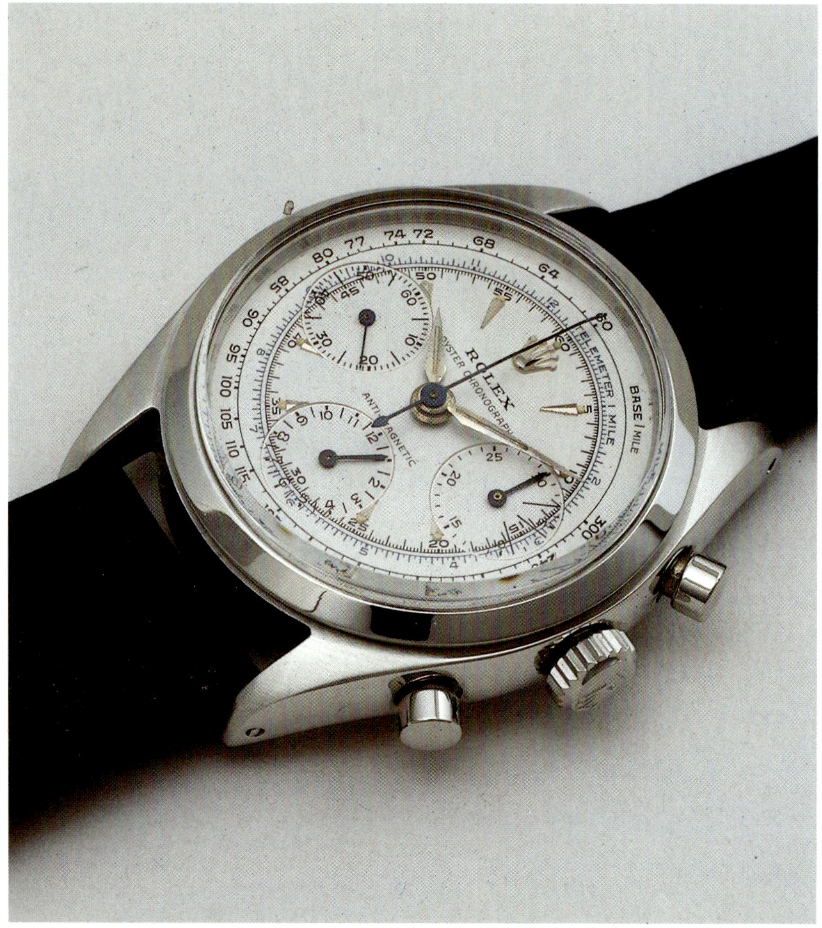

271 △

270 ▽

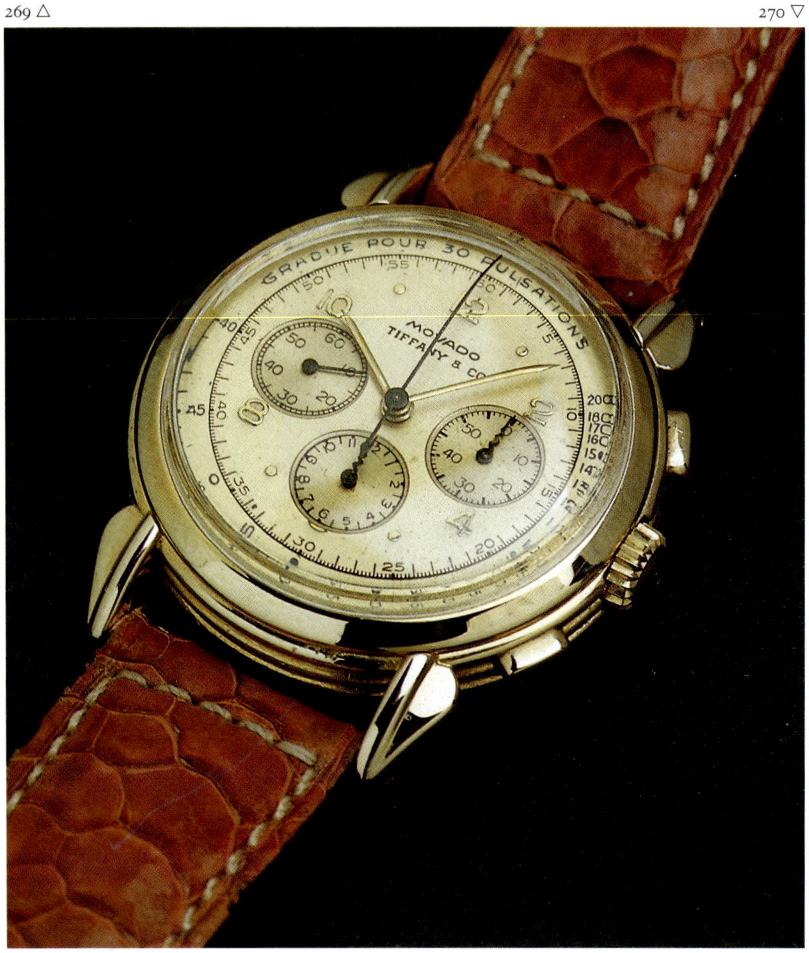

272 ▽

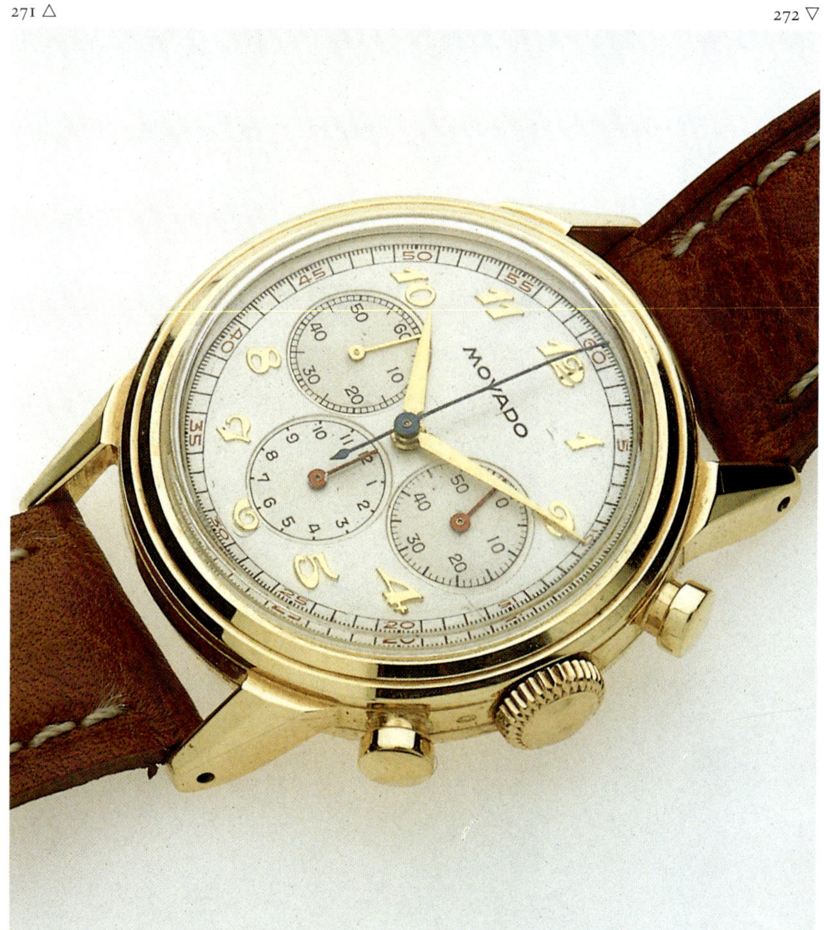

269 Movado, um 1950. Wasserdicht verschraubtes Stahlgehäuse mit zwei Drückern als Additionsstopper. Versilbertes Zifferblatt mit Leuchtzahlen und Leuchtzeigern, 60-Minutenzähler und 12-Stundenzähler, Tachymeterskala 900–60 km/h. Werk: Kaliber Movado 95 M mit 17 Steinen in Ausführung I. Schraubenunruh mit Breguet-Spirale.

270 Movado, um 1950. Dreiteiliges Goldgehäuse in 18 Kt mit zwei Drückern als Additionsstopper. Versilbertes Zifferblatt mit 60-Minutenzähler, 12-Stundenzähler und Pulsskala für 30 Pulse, vergoldete Zeiger. Werk: Kaliber Movado 95 M, versilbert mit 17 Steinen in Ausführung I. Schraubenunruh mit Breguet-Spirale.

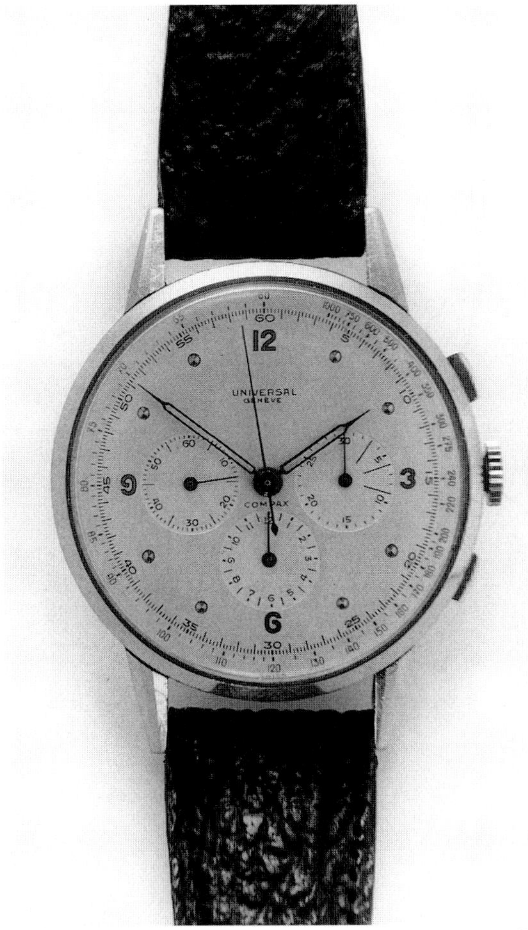

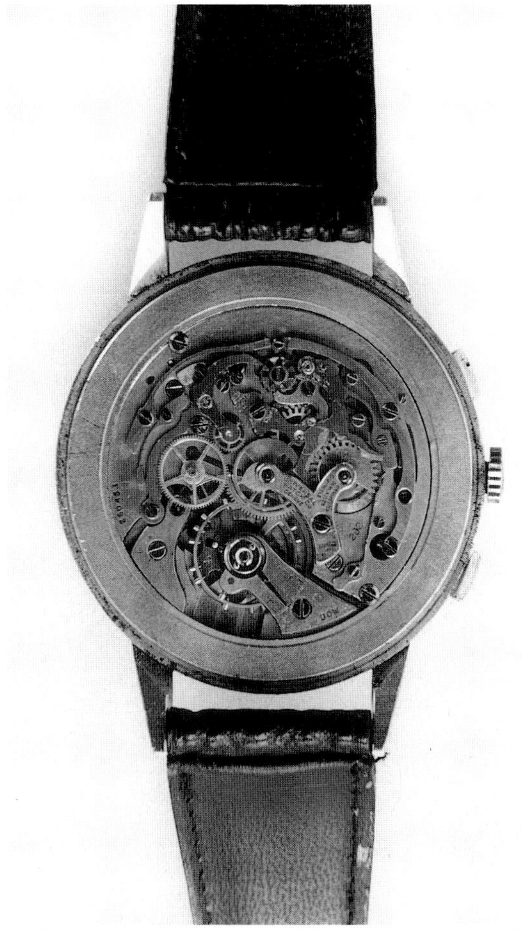

273 △ 275 ▽ 274 △ 276 ▽

273/274 Universal, Compax, um 1945. Dreiteiliges Stahlgehäuse mit zwei Drückern als Additionsstopper. Versilbertes Zifferblatt mit 30-Minutenzähler und 12-Stundenzähler, blaue Tachymeterskala 1000–60 km/h, gebläute Stahlzeiger. Werk: Kaliber Universal 292, 15¾‴, versilbert mit 17 Steinen in Ausführung II. Schraubenunruh mit Breguet-Spirale. ∅ = 46 mm.

271 Rolex, Oyster, um 1960. Wasserdicht verschraubtes Stahlgehäuse mit zwei Drückern als Additionsstopper. Versilbertes Zifferblatt mit Leuchtpunkten und Leuchtzahlen. Telemeterskala 300–60 und blaue Telemeterskala in Meilen geeicht. Werk: Kaliber Valjoux 72, versilbert in Ausführung I. Schraubenunruh mit Breguet-Spirale und Stoßsicherung.

272 Movado, um 1955. Wasserdicht verschraubtes Goldgehäuse mit zwei Drückern als Additionsstopper. Versilbertes Zifferblatt mit 60-Minutenzähler und 12-Stundenzähler, Goldzeiger. Werk: Kaliber Movado 95 M, versilbert in Ausführung I. Schraubenunruh mit Breguet-Spirale.

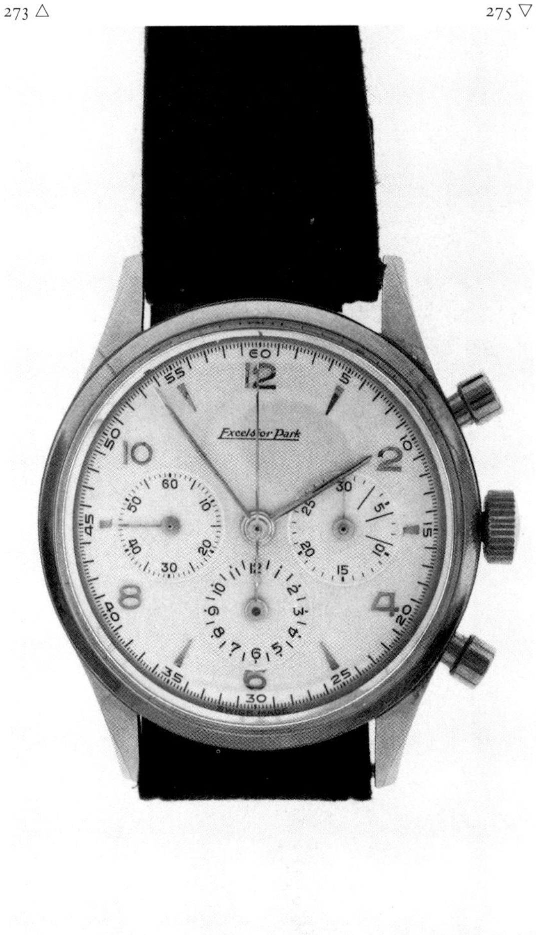

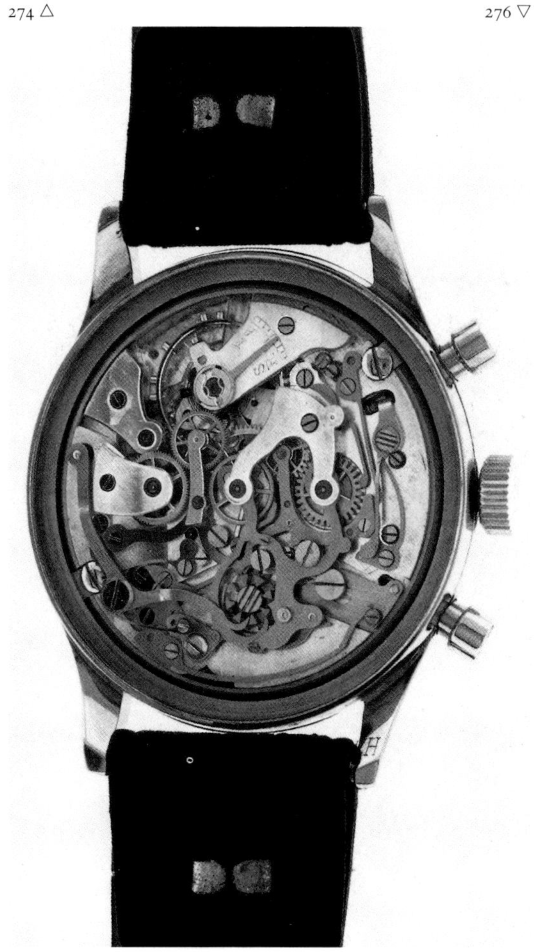

275/276 Excelsior Park, um 1965. Wasserdicht verschraubtes Stahlgehäuse mit zwei Drückern als Additionsstopper. Versilbertes Zifferblatt mit 30-Minutenzähler und 12-Stundenzähler, vergoldete Zeiger. Werk: Kaliber Excelsior Park 40, 14‴, versilbert mit 17 Steinen in Ausführung II. Schraubenunruh mit Breguet-Spirale und Incabloc-Stoßsicherung. ∅ = 37 mm.

277 Heuer, Carrera, um 1965. Wasserdicht verschraubtes und vergoldetes Gehäuse mit Stahlboden. Zwei Drükker als Additionsstopper. Versilbertes Zifferblatt mit 30-Minutenzähler, 12 Stundenzähler und blauer Dezimalskala 1–100. Leuchtpunkte und Leuchtzeiger. Werk: Kaliber Valjoux 72, versilbert mit 17 Steinen in Ausführung II. Unruh mit Flachspirale und Incabloc-Stoßsicherung. ∅ = 36 mm.

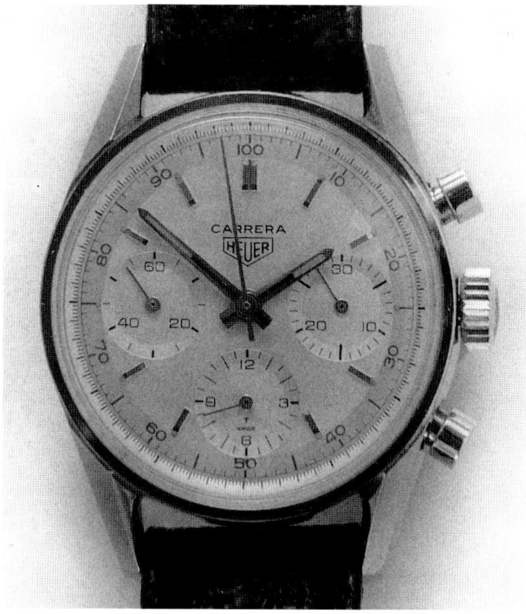

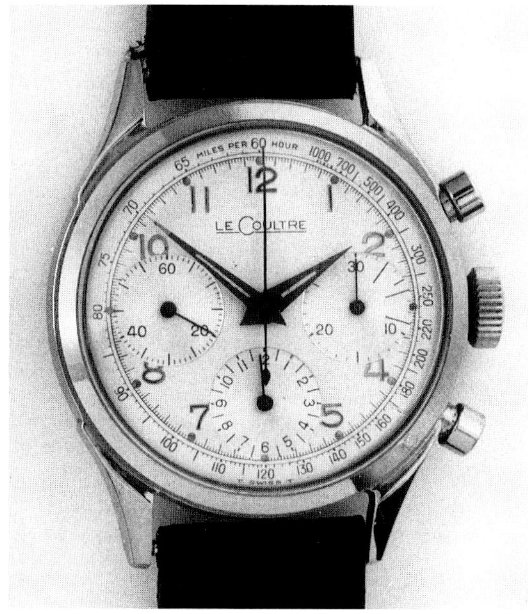

279 LeCoultre, um 1960. Wasserdicht verschraubtes Stahlgehäuse mit zwei Drückern als Additionsstopper. Versilbertes Zifferblatt mit Leuchtpunkten und Leuchtzahlen. 30-Minutenzähler und 12-Stundenzähler, Tachymeterskala in rot 1000–60 Meilen. Werk: Kaliber Valjoux 72, versilbert mit 17 Steinen in Ausführung II. Schraubenunruh mit Breguet-Spirale und Incabloc-Stoßsicherung. ∅ = 36 mm.

278 Zenith, um 1970. Schwarzlackiertes wasserdichtes Gehäuse mit zwei Drückern als Additionsstopper. Schwarzes Zifferblatt mit 30-Minutenzähler und 12-Stundenzähler, verchromte Zeiger. Werk: Kaliber Zenith 146 HP, 14‴, versilbert mit 17 Steinen in Ausführung I. Unruh mit Flachspirale und Kif-Stoßsicherung. ∅ = 41 mm.

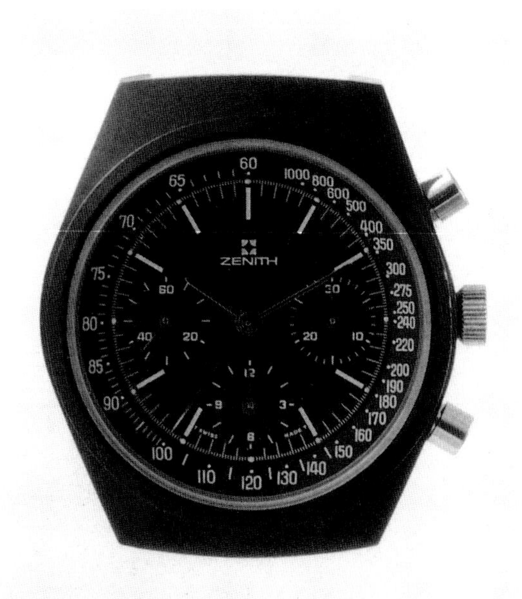

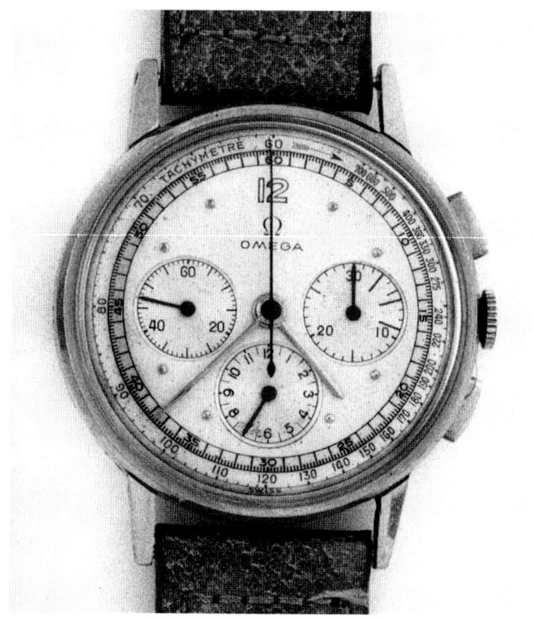

280 Omega, um 1960. Dreiteiliges Gehäuse mit zwei Drückern als Additionsstopper. Versilbertes Zifferblatt, 30-Minutenzähler, 12-Stundenzähler und Tachymeterskala 700–60 km/h. Werk: Kaliber Lemania. Rotvergoldet mit 17 Steinen in Ausführung II.

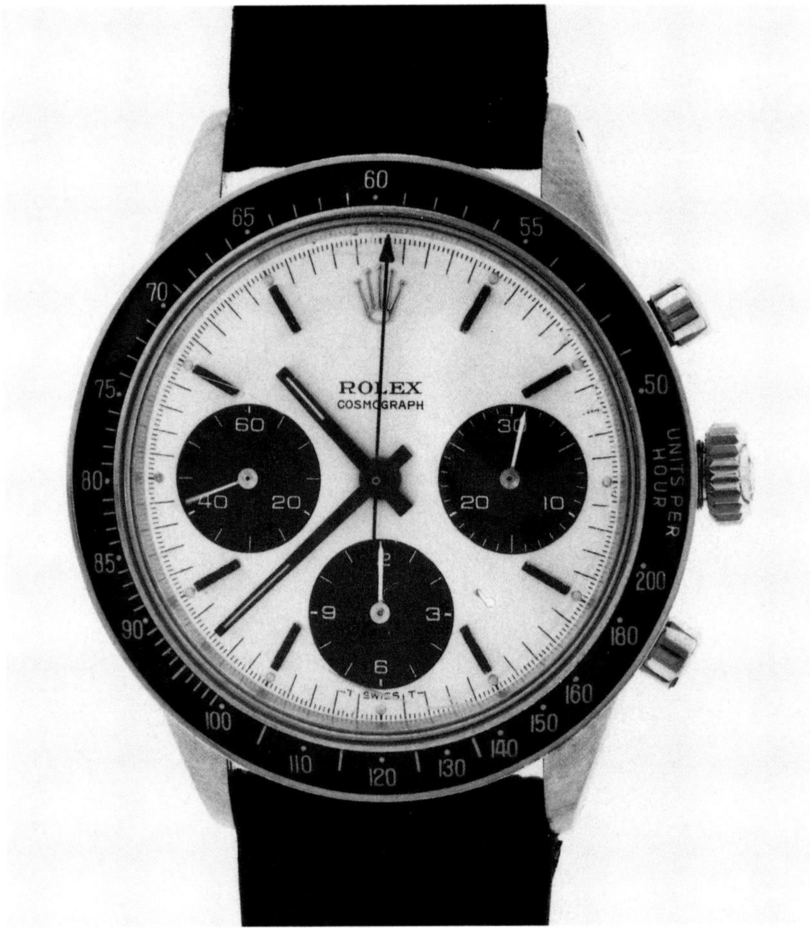

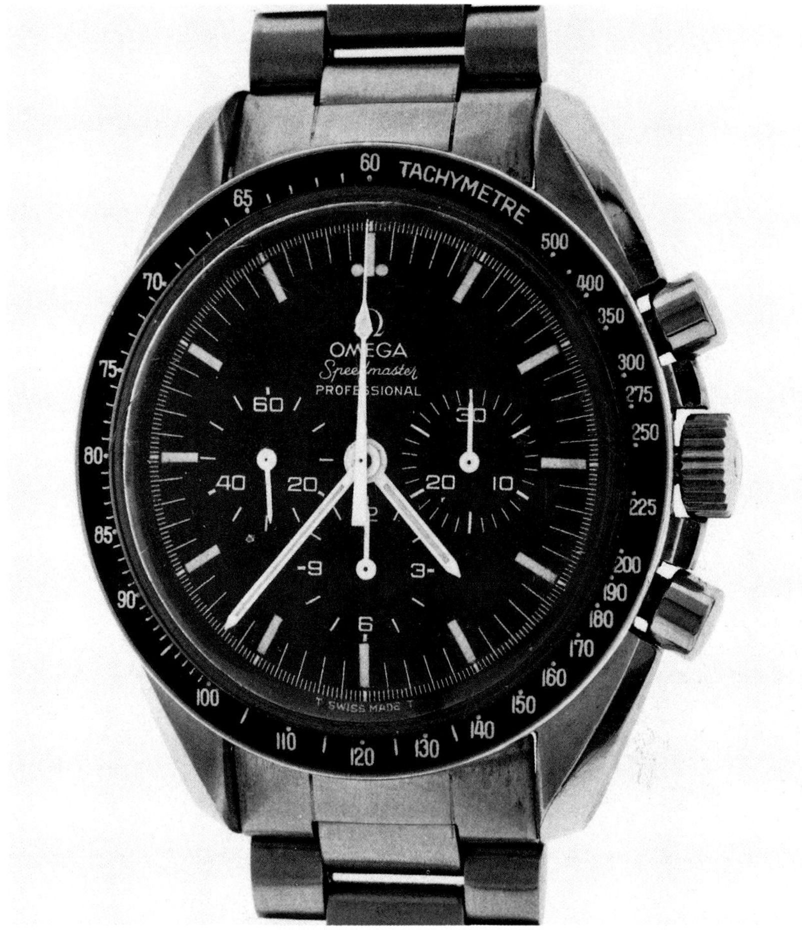

281 Rolex, um 1970. Wasserdicht verschraubtes Stahlgehäuse mit zwei Drückern als Additionsstopper. Versilbertes Zifferblatt mit schwarzen Kreisen für Sekunde, 30-Minutenzähler und 12-Stundenzähler. Leuchtzeiger. Werk: Kaliber Valjoux 72, versilbert mit 17 Steinen in Ausführung I. Unruh mit Flachspirale und Incabloc-Stoßsicherung.

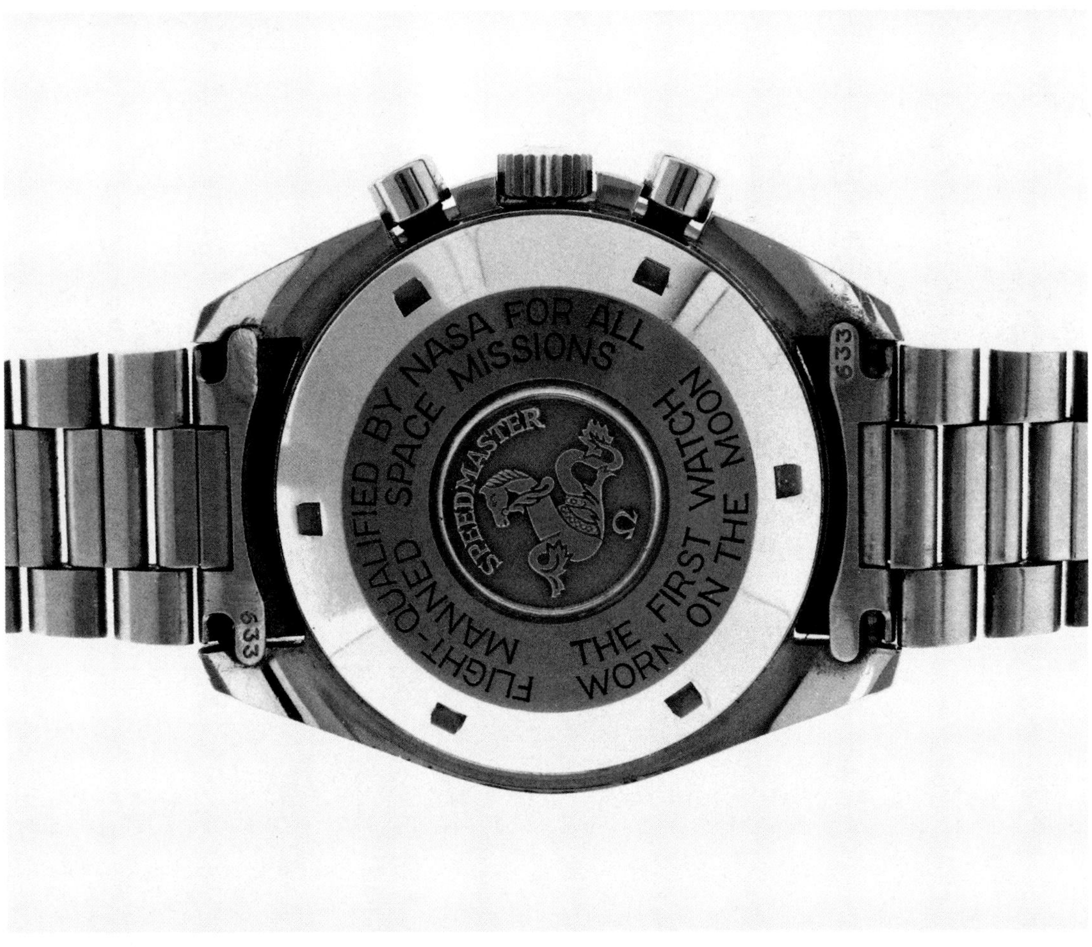

282/283 Omega, Speedmaster Professional, um 1975. Wasserdicht verschraubtes Stahlgehäuse mit zwei Drückern als Additionsstopper. Tachymeterskala 500–60 km/h auf dem Gehäuse. Schwarzes Zifferblatt mit Leuchtstrichen und Leuchtzahlen, 30-Minutenzähler und 12-Stundenzähler. Werk: Kaliber Lemania 1873 (Omega 861), 12‴, rotvergoldet mit 17 Steinen in Ausführung II. Unruh mit Flachspirale, Feinregulierung und Incabloc-Stoßsicherung. ∅ = 42 mm.

284–285 Omega, Seamaster, um 1970. Wasserdicht verschraubtes Stahlgehäuse mit zwei Drückern als Additionsstopper. Versilbertes Zifferblatt mit Leuchtpunkten, 30-Minutenzähler, 12-Stundenzähler und Tachymeterskala 700–60 km/h, versilberten Zeigern. Werk: Kaliber Lemania 1873 (Omega 861) rotvergoldet mit 17 Steinen in Ausführung II. Unruh mit Flachspirale, Feinregulierung und Incabloc-Stoßsicherung.

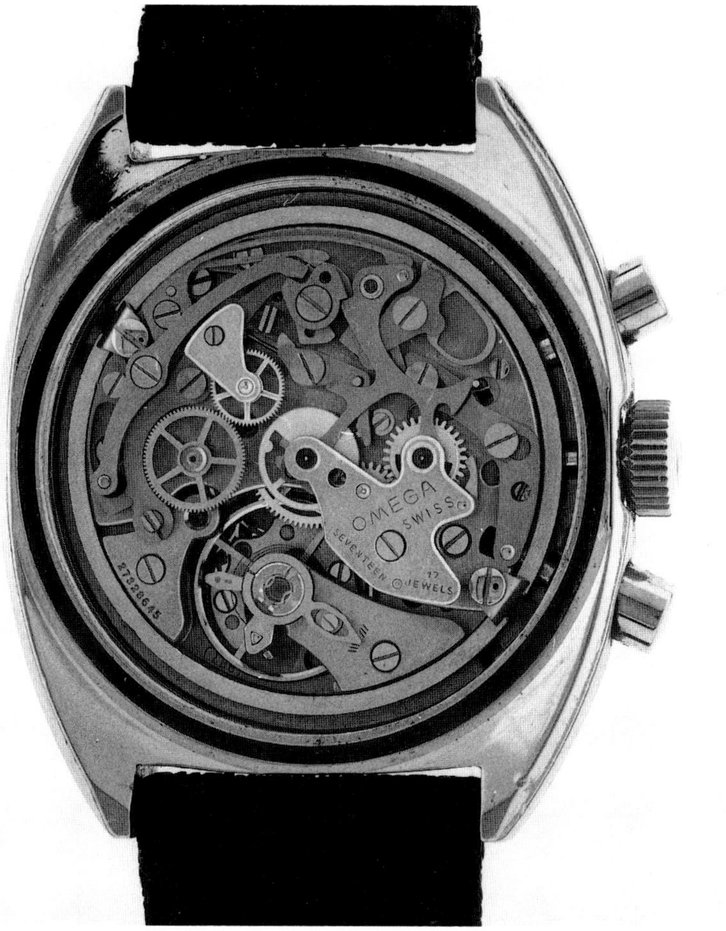

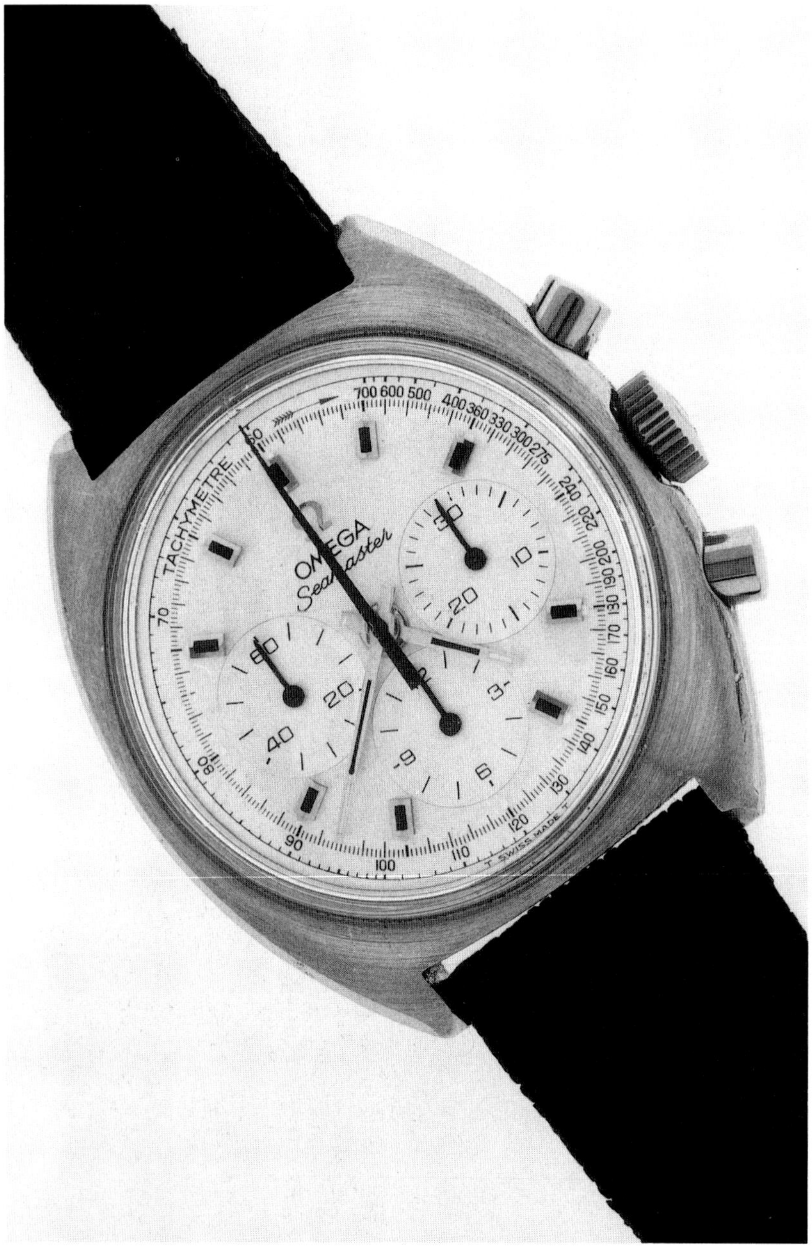

286 Longines, um 1975. Wasserdicht verschraubtes Goldgehäuse in 18 Kt mit zwei Drückern als Additionsstopper. Zweifarbiges Zifferblatt mit 30-Minutenzähler und 12-Stundenzähler. Werk: Kaliber Valjoux 72, versilbert mit 17 Steinen in Ausführung II. Unruh mit Flachspirale und Incabloc-Stoßsicherung. Ø = 39 mm.
Besonderheit: Sekundenzeiger mit Nonius zum Ablesen der Zehntelsekunde.

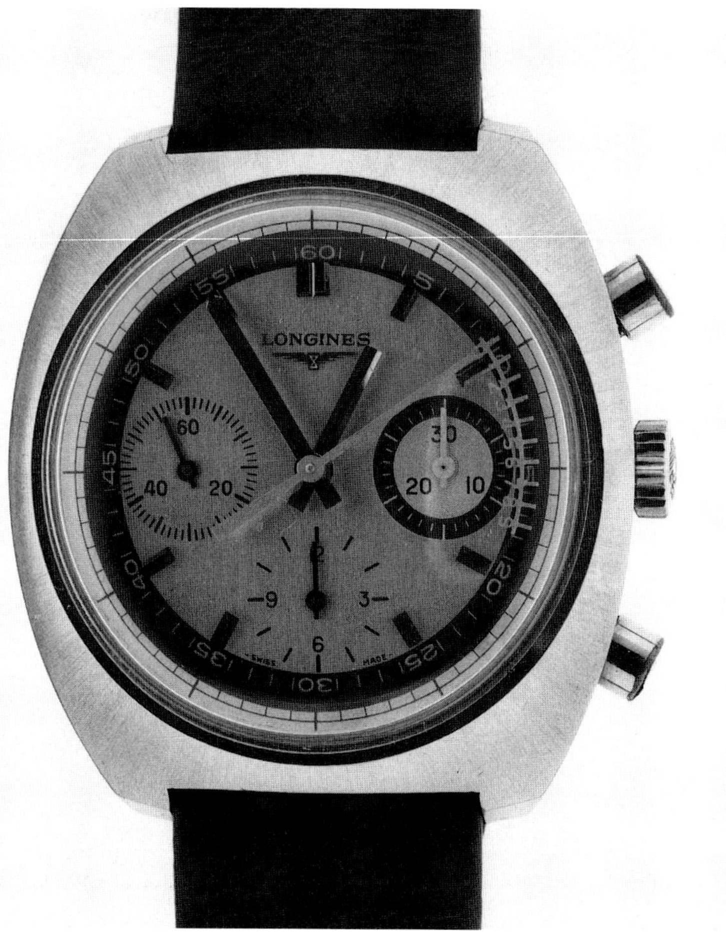

287 Breitling, Cosmonaute 809.4, um 1965. Verschraubtes Gehäuse mit Stahlboden und Drehring für Rechenschieber. Zwei Drücker als Additionsstopper. Zweifarbiges Zifferblatt mit 30-Minutenzähler und 12-Stundenzähler. Leuchtzahlen und Leuchtzeiger. Werk: Kaliber Venus 178, versilbert in Ausführung II. Unruh mit Flachspirale und Incabloc-Stoßsicherung. ∅ = 42 mm.
Besonderheit: Zifferblatt mit 24-Stundenanzeiger.

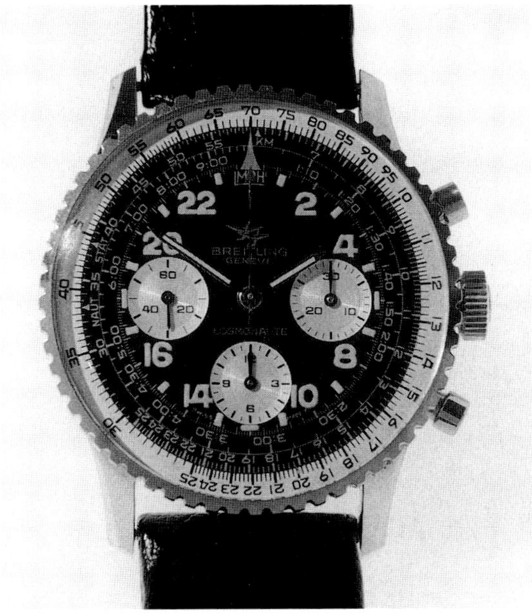

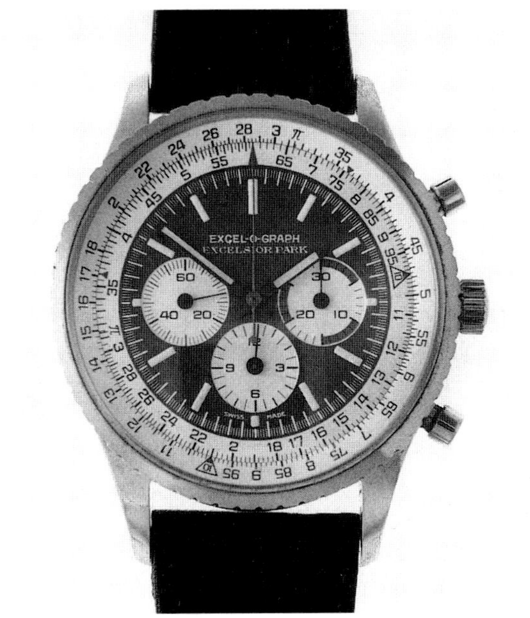

288 Excelsior Park, Exel-O-Graph, um 1975. Dreiteiliges Stahlgehäuse mit Druckboden und zwei Drückern als Additionsstopper. Mehrfarbiges Zifferblatt mit 30-Minutenzähler und 12-Stundenzähler. Drehring für Rechenschieber und 5-Minutensegmente im Zähler für Segelsport. Werk: Kaliber Excelsior Park 40, versilbert in Ausführung II. Unruh mit Flachspirale und Incabloc-Stoßsicherung. ∅ = 43 mm.

289 O. W. (Ollech & Ways, Zürich), um 1965. Wasserdicht verschraubtes Stahlgehäuse mit Drehring für 12-Stundenteilung. Zwei Drücker als Additionsstopper. Versilbertes Zifferblatt mit 30-Min.-Zähler und 12-Stundenzähler, Tachymeterskala 1000–60 km/h und roter Telemeterskala. Weiß-blau-rote 5-Minutenteilung für Segelsport im Zähler, Leucht-zeiger. Werk: Kaliber Landeron 349, 13¾‴, versilbert, 17 Steine in Ausführung III. Unruh mit Flachspirale, Incabloc-Stoßsicherung. ∅ = 39 mm.

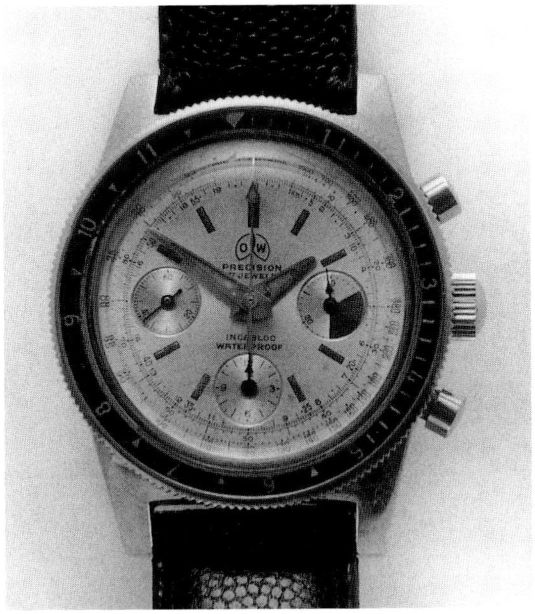

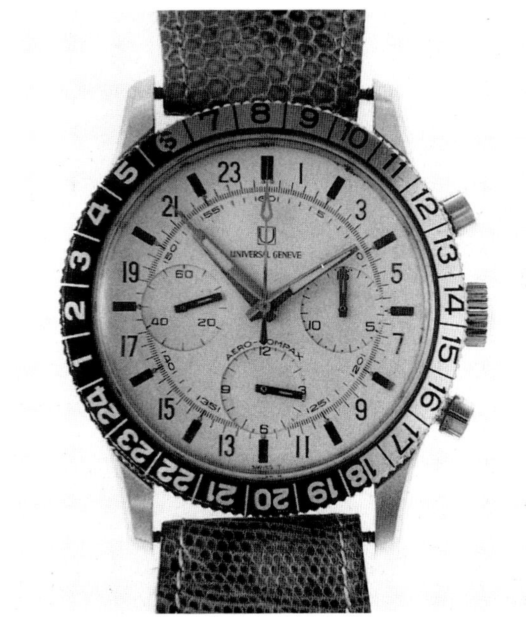

290 Universal, Aero-Compax, um 1970. Wasserdicht verschraubtes Stahlgehäuse mit 24-Stundendrehring für Zonenzeit und zwei Drückern als Additionsstopper. Versilbertes Zifferblatt mit 30-Minutenzähler, 12-Stundenzähler und Leuchtzeigern. Werk: Venus 178, 14‴, versilbert in Ausführung II. Unruh mit Flachspirale und Incabloc-Stoßsicherung. ∅ = 40 mm.
Besonderheit: 24-Stundenanzeige.

291 Universal, Space-Compax, um 1975. Wasserdicht verschraubtes Stahlgehäuse mit 60-Minutendrehring und zwei Drückern als Additionsstopper. Schwarzes Zifferblatt mit 30-Minutenzähler und 12-Stundenzähler, Leuchtzeiger. Werk: Kaliber Valjoux 72, versilbert mit 17 Steinen in Ausführung III. Unruh mit Flachspirale und Incabloc-Stoßsicherung. ∅ = 41 mm.

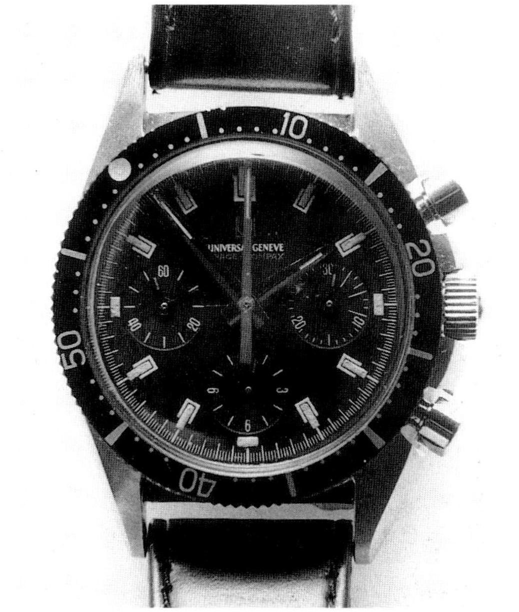

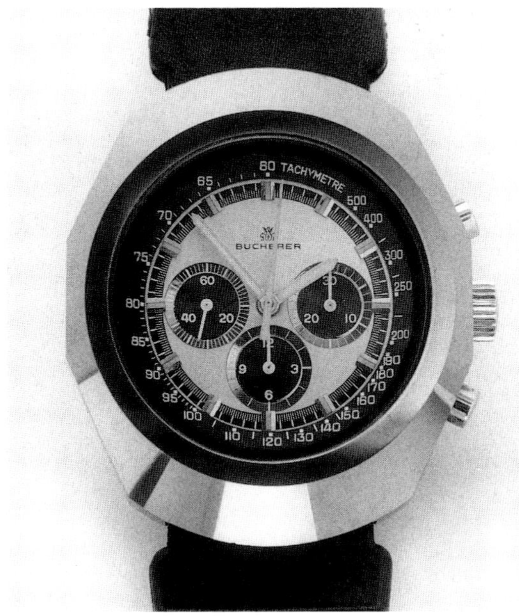

292 Bucherer (Uhrenhandelskette in der Schweiz), um 1975. Wasserdichtes Hartmetallgehäuse mit Schraubboden und zwei Drückern als Additionsstopper. Mehrfarbiges Zifferblatt mit 30-Minutenzähler und 12-Stundenzähler, Tachymeterskala 500–60 km/h, Leuchtzeiger. Werk: Kaliber Lemania 1873, versilbert in Ausführung II. Unruh mit Flachspirale und Feinregulierung, Incabloc-Stoßsicherung. ∅ = 44 mm.

293 Certina, DS-2 Chronolympic, um 1975. Wasserdicht verschraubtes Stahlgehäuse mit zwei Drückern als Additionsstopper. Schwarzes Zifferblatt mit 30-Minutenzähler und 12-Stundenzähler. Tachymeterskala 400-60 km/h, 5-Minutenteilung für Segelsport. Leuchtzahlen und Leuchtzeiger. Werk: Kaliber Valjoux 726, versilbert in Ausführung II. Unruh mit Flachspirale und Incabloc-Stoßsicherung. Ø = 34 mm.

294 Excelsior Park, 5520, um 1975. Wasserdicht verschraubtes Stahlgehäuse mit zwei Drückern als Additionsstopper und Drehring mit Minutenteilung. Mehrfarbiges Zifferblatt mit 30-Minutenzähler und 12-Stundenzähler. Leuchtstriche und Leuchtzeiger. Werk: Kaliber Excelsior Park 40, 17 Steine, versilbert in Ausführung II. Unruh mit Flachspirale und Incabloc-Stoßsicherung. Ø = 39 mm.

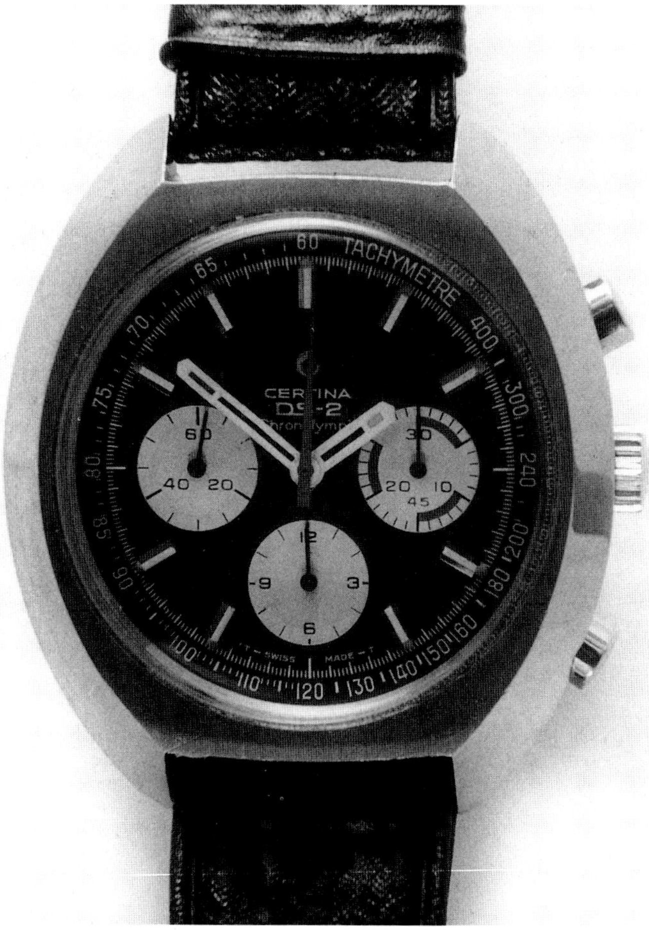

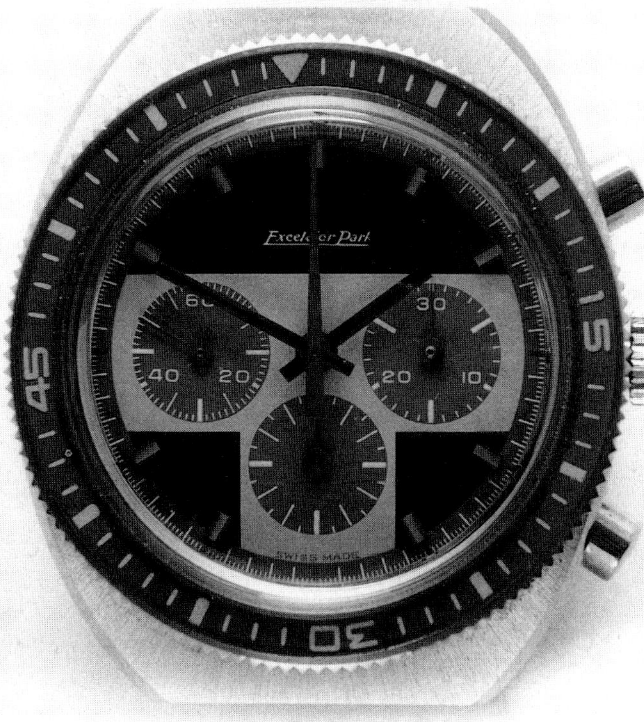

Gegenüberliegende Seite

298 Universal, Compax, um 1945. Dreiteiliges Goldgehäuse in 18 Kt mit zwei Drückern als Additionsstopper. Versilbertes Zifferblatt mit 30-Minutenzähler und 12-Stundenzähler. Tachymeterskala 800-60 km/h in blau und Telemeterskala in rot, vergoldete Zeiger. Werk: Kaliber Universal 287, 14¼''', vergoldet mit 17 Steinen in Ausführung II. Schraubenunruh mit Breguet-Spirale. Ø = 38 mm. ▷

299 Heuer (Abercrombie & Fitch Co.), Seafarer, um 1960. Wasserdicht verschraubtes Stahlgehäuse mit zwei Drückern als Additionsstopper. Versilbertes Zifferblatt mit 30-Minutenzähler und 12-Stundenzähler, Spezialmechanismus für Ebbe- und Flut-Anzeiger, 5-Minutenzählung für Segelsport. Leuchtzahlen und Leuchtzeiger. Werk: Kaliber Valjoux 71, versilbert mit 17 Steinen in Ausführung I. Schraubenunruh mit Breguet-Spirale und Incabloc-Stoßsicherung. Ø = 38 mm.
Besonderheit: Gezeitenuhr (siehe Text). ▷

295 Omega, Speedmaster, um 1975. Wasserdicht verschraubtes Stahlgehäuse mit zwei Drückern als Additionsstopper. Blauweißes Zifferblatt mit 30-Minutenzähler und 12-Stundenzähler, Tachymeterskala 750-60 km/h und Leuchtzeigern. Werk: Kaliber Omega 861 (Lemania), rotvergoldet mit 17 Steinen in Ausführung I. Unruh mit Flachspirale und Incabloc-Stoßsicherung, Feinregulierung. ∅ = 39 mm.

295 ▽

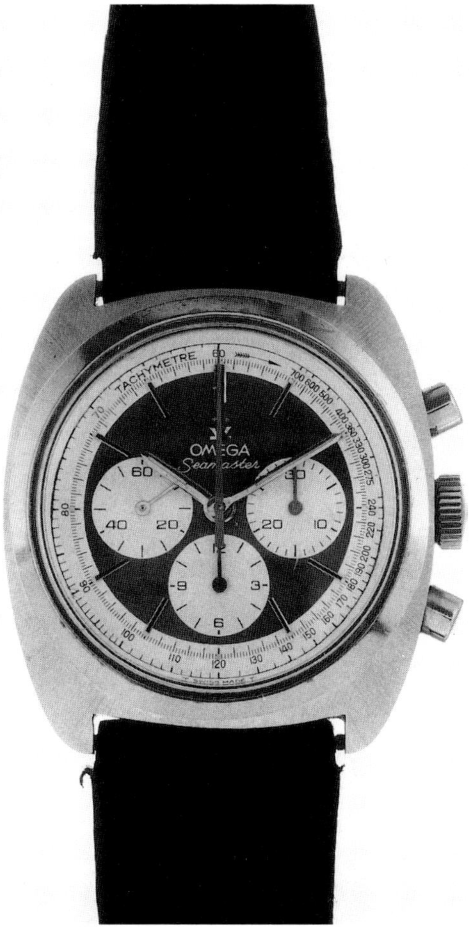

296 Heuer, Autavia, um 1972. Wasserdicht verschraubtes Stahlgehäuse mit zwei Drückern als Additionsstopper. Zweifarbiges Zifferblatt mit 30-Minutenzähler und 12-Stundenzähler, blauer Chrono-Zeiger, Leuchtzeiger. Werk: Kaliber Valjoux 7736, 14‴, versilbert mit 17 Steinen in Ausführung II. Unruh mit Flachspirale und Incabloc-Stoßsicherung. ∅ = 43 mm. ▷ △

297 Longines, um 1975. Wasserdicht verschraubtes Stahlgehäuse mit zwei Drückern als Additionsstopper. Metallzifferblatt mit 30-Minutenzähler und 12-Stundenzähler, Tachymeterskala 150-50 km/h, Leuchtzeiger. Werk: Kaliber Valjoux 72, 13‴, versilbert mit 17 Steinen in Ausführung II. Unruh mit Flachspirale und Incabloc-Stoßsicherung. ∅ = 43 mm. ▷

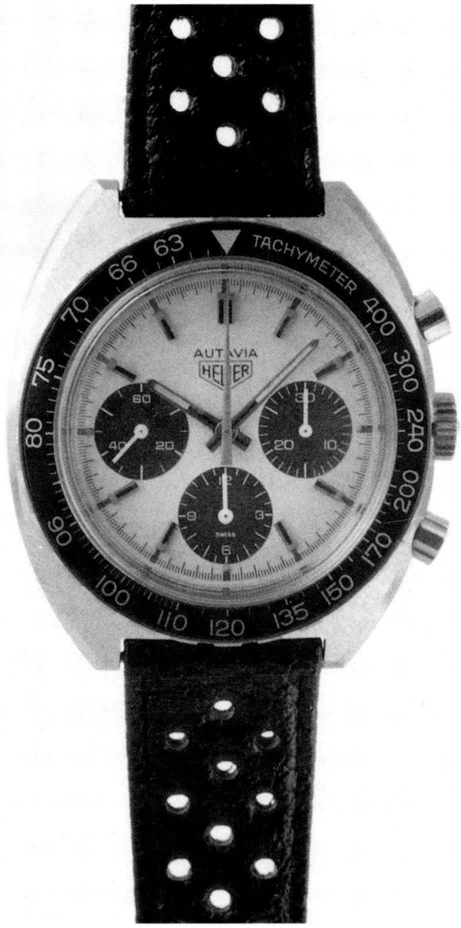

296 △

297 ▽

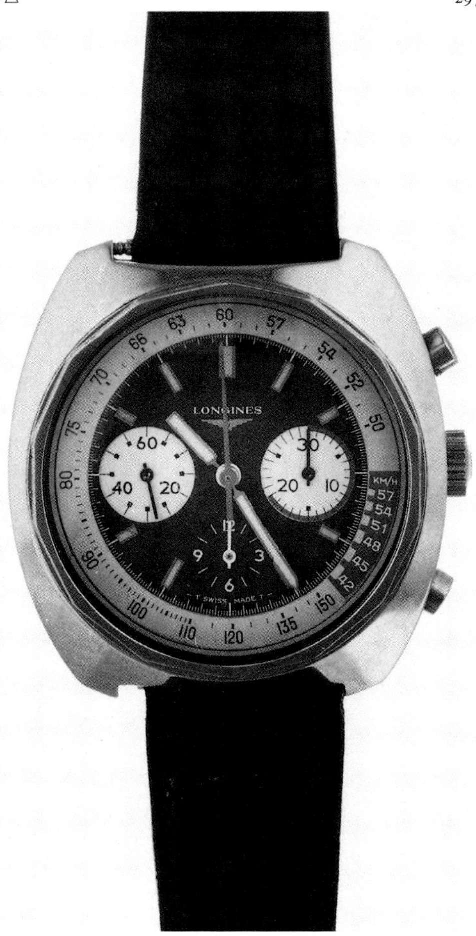

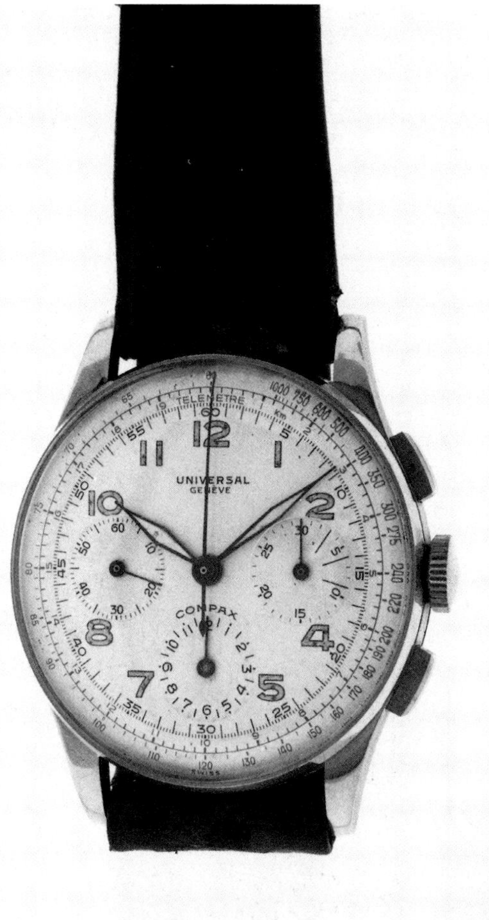

298 △

299 ▽

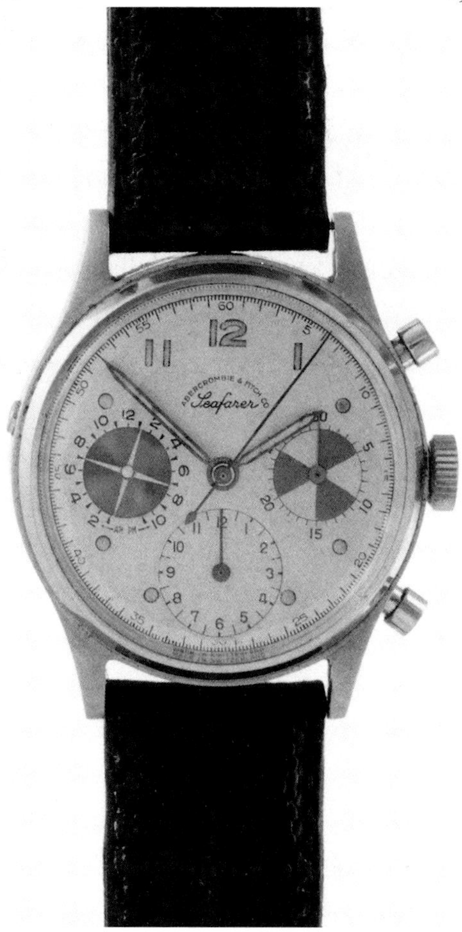

Chronograph mit Stundenzähler und Sonderfunktionen

300 Breitling, AVI 765, um 1960. Wasserdicht verschraubtes Stahlgehäuse mit Stundendrehring und zwei Drückern als Additionsstopper. Schwarzes Zifferblatt mit Leuchtzahlen, digitalem 15-Minutenzähler im Fenster bei der 3 für Segelsport und 12-Stundenzähler, Leuchtzeiger. Werk: Kaliber Venus 178, versilbert in Ausführung II. Schraubenunruh mit Breguet-Spirale und Stoßsicherung. ∅ = 41 mm.
Besonderheit: digitaler Minutenzähler bei der 3.

302 Breitling, GMT 812, um 1975. Stahlgehäuse mit zwei Drückern als Additionsstopper und 24-Stundendrehring unter dem Glas. 30-Minutenzähler und 12-Stundenzähler, Leuchtzeiger. Werk: Kaliber Valjoux 724, 13''', versilbert mit 17 Steinen in Ausführung II. Unruh mit Flachspirale und Incabloc-Stoßsicherung. ∅ = 43 mm.
Besonderheit: 24-Stundenzeiger.

304 Omega, Flightmaster, um 1980. Wasserdicht verschraubtes Stahlgehäuse mit zwei Drückern als Additionsstopper. 12-Stundenzeiger, separat einstellbar. 60-Minuten-Drehring unter dem Glas, Leuchtzeiger, graues Zifferblatt mit 30-Minuten- und 12-Stundenzähler. Werk: Kaliber Lemania/Omega 911, rotvergoldet mit 17 Steinen in Ausführung II, mit Feinregulierung und Incabloc-Stoßsicherung. ∅ = 43 mm.

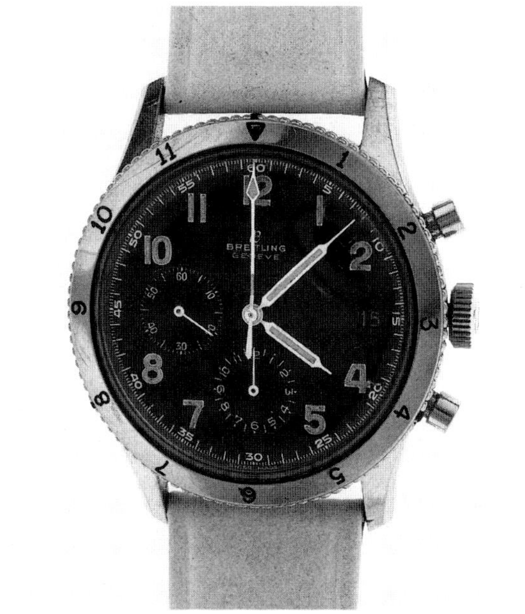

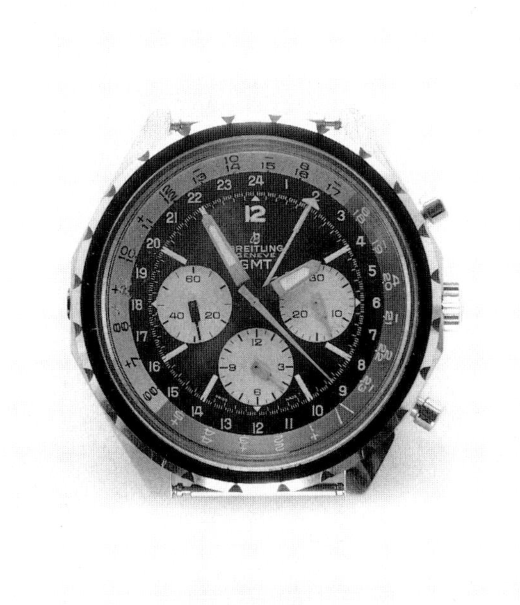

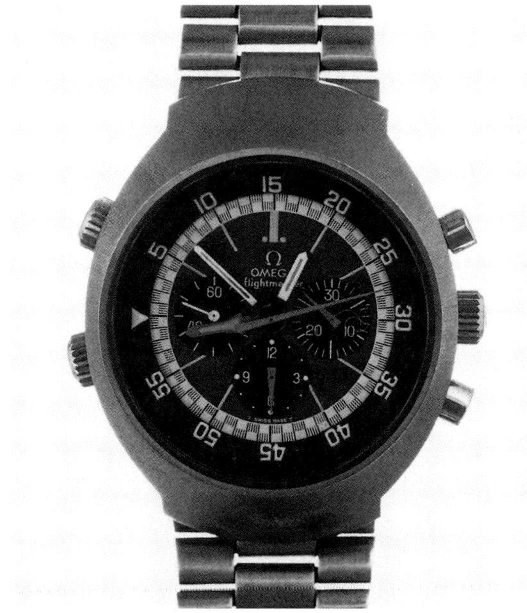

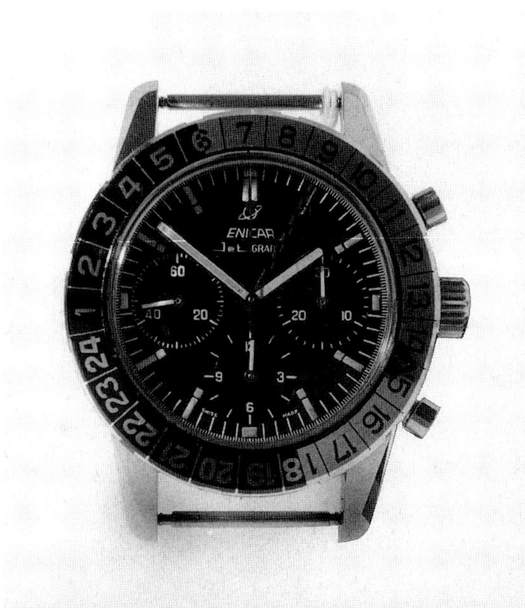

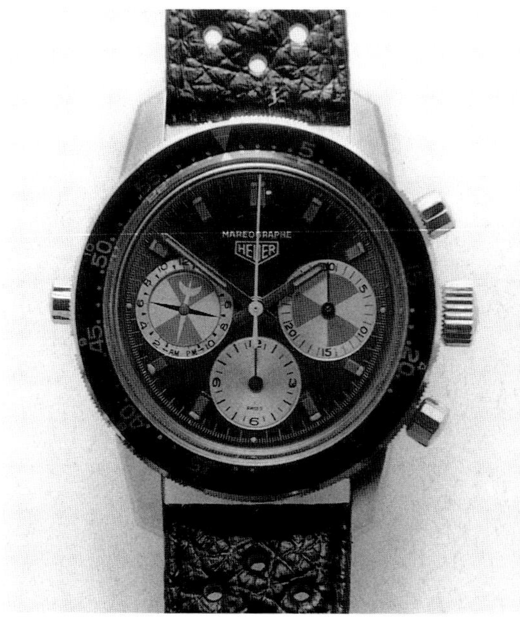

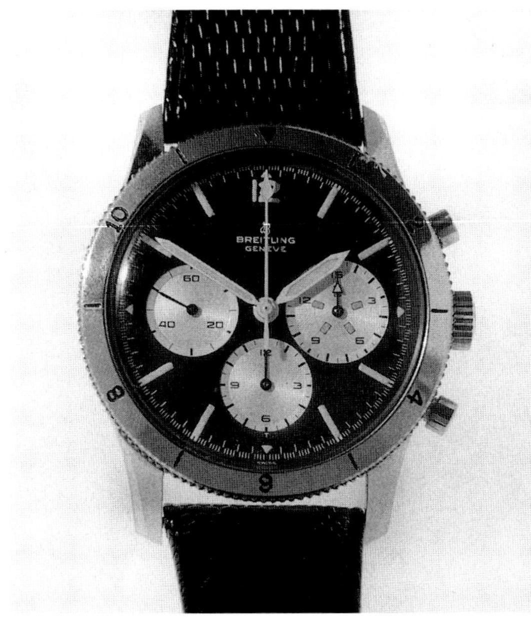

301 Enicar, Jet Graph, um 1965. Wasserdichtes Stahlgehäuse mit Druckboden und zwei Drückern als Additionsstopper. 24-Stundendrehring mit Tag- und Nachtteilung und separat verstellbarem Index. Schwarzes Zifferblatt mit Leuchtzahlen und Leuchtzeigern, 30-Minutenzähler und 12-Stundenzähler. Werk: Kaliber Valjoux 72, versilbert mit 17 Steinen in Ausführung II. Unruh mit Flachspirale und Incabloc-Stoßsicherung. ∅ = 40 mm.
Besonderheit: 24-Stundenzeiger.

303 Heuer, Mareographe 2446 C, um 1970. Wasserdicht verschraubtes Stahlgehäuse mit Drehring für 60-Minuten- oder 12-Stundenablesung. Mehrfarbiges Zifferblatt mit 30-Minutenzähler und 12-Stundenzähler. Spezialmechanismus für Ebbe- und Flutanzeige. Einstellen durch Drücker bei der 9. Leuchtpunkte und Leuchtzeiger. Werk: Kaliber 721, versilbert mit 17 Steinen in Ausführung II. Unruh mit Flachspirale u. Incabloc-Stoßsicherung. ∅ = 40 mm.
Besonderheit: Gezeitenuhr (siehe Text).

305 Breitling, 765 CP, um 1960. Wasserdicht verschraubtes Stahlgehäuse mit 12-Stundendrehring und zwei Drückern als Additionsstopper. Zweifarbiges Zifferblatt mit Leuchtstrichen und Leuchtzeigern, 15-Minutenzähler und 12-Stundenzähler. Werk: Kaliber Venus 178, versilbert mit 17 Steinen in Ausführung II. Unruh mit Flachspirale und Incabloc-Stoßsicherung. ∅ = 41 mm.
Besonderheit: 15-Minutenzähler für Segelsport.

306 Universal, Aero-Compax, um 1955. Dreiteiliges Goldgehäuse in 14 Kt mit zwei Drückern als Additionsstopper. Zusätzliche Krone bei der 9 für »Erinnerungszifferblatt«. Versilbertes Zifferblatt mit 30-Minutenzähler und 12-Stundenzähler, Tachymeterskala 1000-60 km/h in blau und unter der 12 ein Erinnerungszifferblatt, gebläute Stahlzeiger. Werk: Kaliber Universal 287, 15‴, vergoldet mit 17 Steinen in Ausführung II. Schraubenunruh mit Breguet-Spirale. Ø = 37 mm. Besonderheit: Zeigerstellung des Erinnerungszifferblatts durch Krone bei der 9 (siehe auch Text Seite 27f). ▽

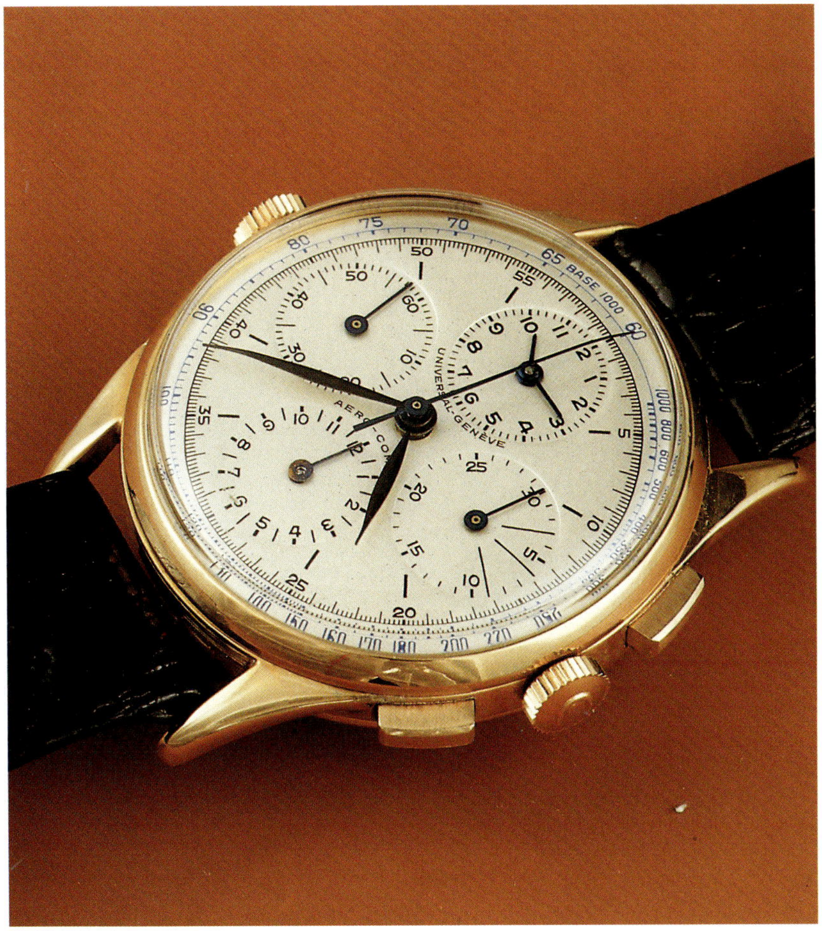

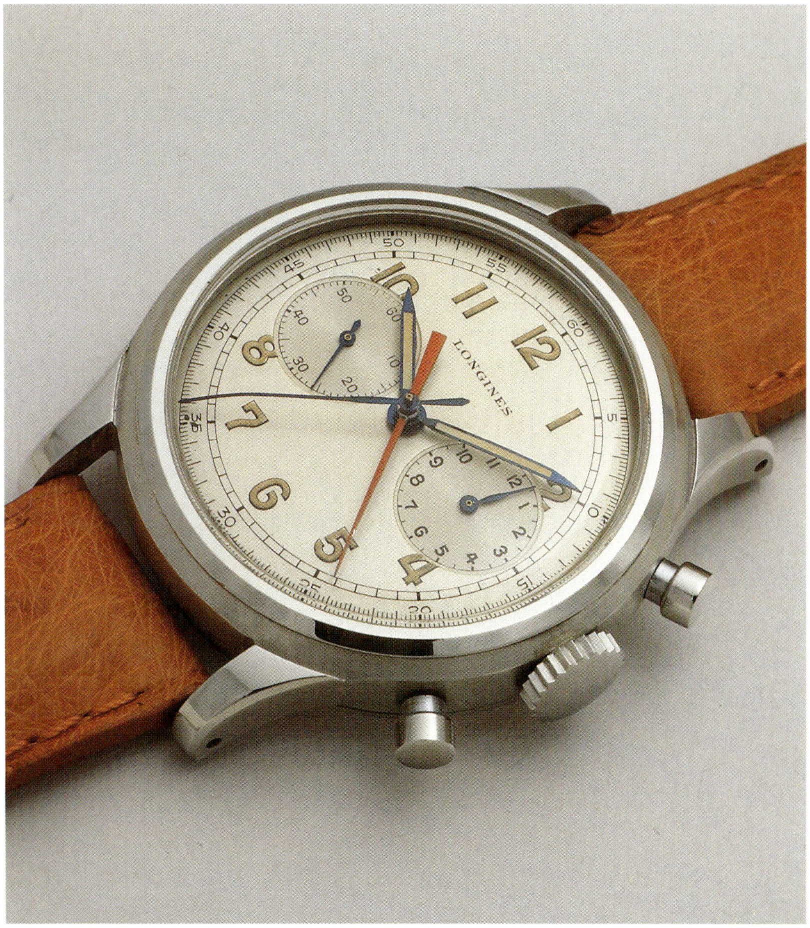

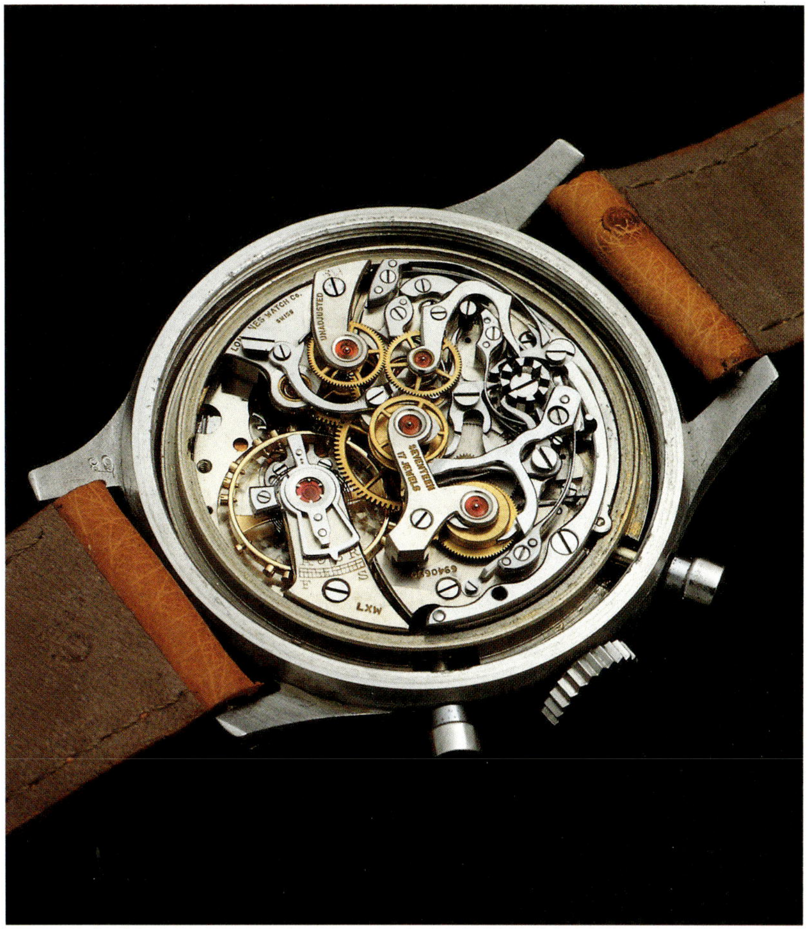

307/308 Longines, um 1955. Wasserdicht verschraubtes Stahlgehäuse mit zwei Drückern als Additionsstopper. Versilbertes Zifferblatt mit 60-Minutenzähler und 12-Stundenzähler, Leuchtzahlen und Leuchtzeiger. Werk: Kaliber Longines 13 ZN mit 17 Steinen in Ausführung I. Schraubenunruh mit Breguet-Spirale und Shock-Resist-Stoßsicherung. Ø = 40 mm.
Besonderheit: zentraler Minutenzähler in rot. ▷

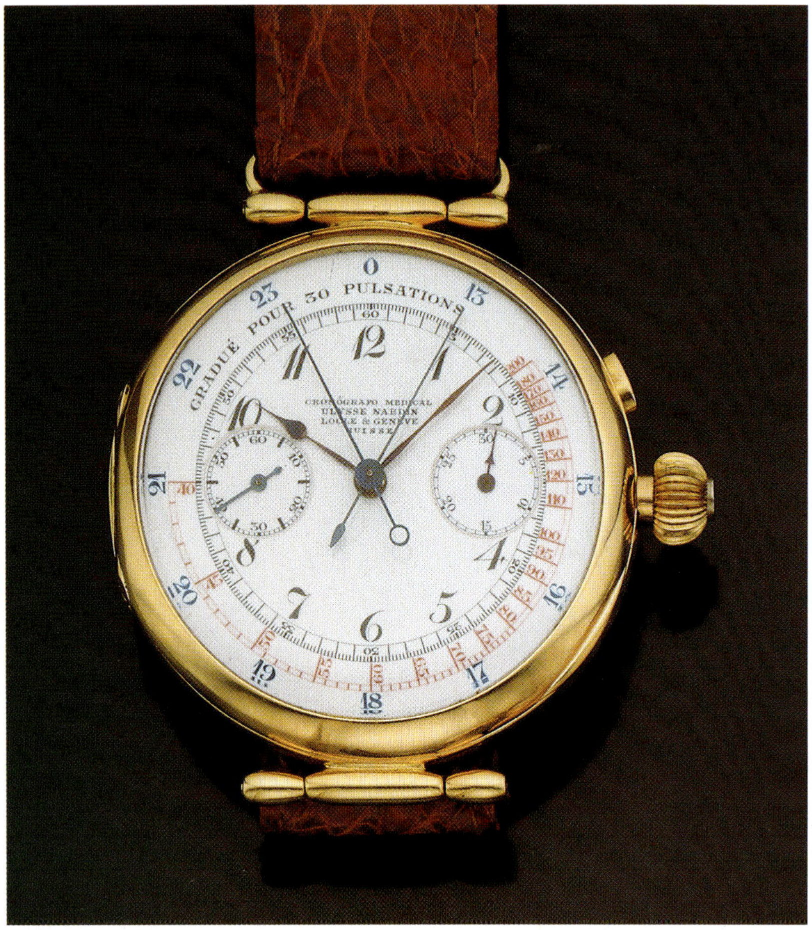

309 △ 311 ▽

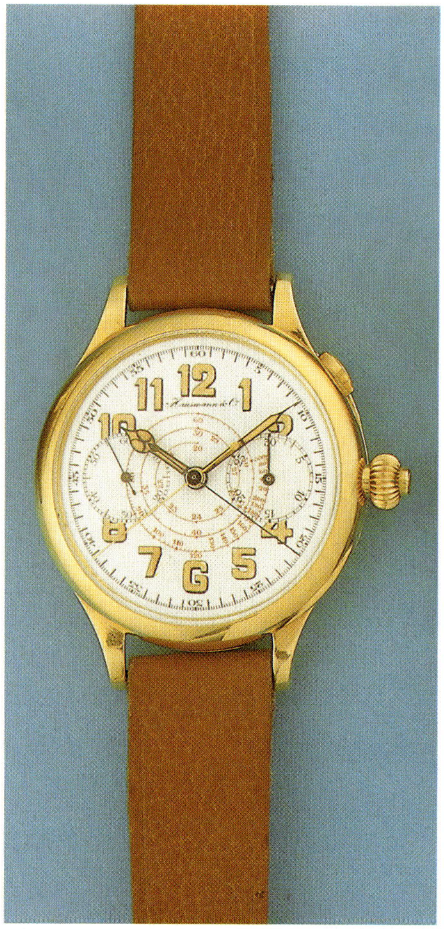

310 △ 312 ▽

310 Hausmann & Co. (Uhrenhändler in Rom). Goldgehäuse in 18 Kt mit einem Drücker für drei Funktionen bei der 2. Emailzifferblatt mit Leuchtzahlen, 30-Minutenzähler und Schneckentachymeterskala 500-20 km/h in rot, Leuchtzeiger. Werk: Kaliber anonym, 17‴, versilbert mit 23 Steinen in Ausführung I. Bimetallunruh mit Breguet-Spirale und Feinregulierung.

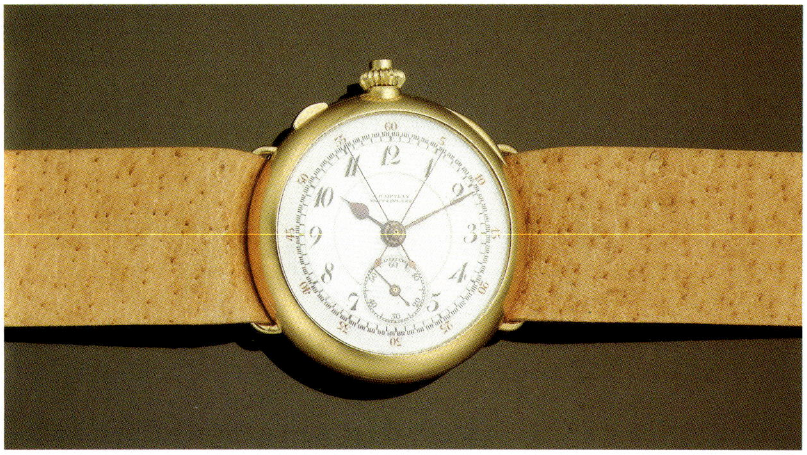

309 Ulysse Nardin, um 1920. Goldgehäuse in 18 Kt mit Scharnier und beweglichen Anstößen. Drücker für drei Funktionen in der Krone. Emailzifferblatt mit 30-Minutenzähler, außen blauer 24-Stundenangabe und roter Pulsskala für 30 Pulse, gebläute Stahlzeiger. Werk: Kaliber anonym, Neusilber, Rattrapante, Bimetallunruh mit Breguet-Spirale und Feinregulierung. Drücker für den Rattrapante-Zeiger bei der 2.

311/312 C. H. Meylan, um 1920. Goldgehäuse in 18 Kt mit Scharnier und einem Drücker für drei Funktionen in der Krone. Emailzifferblatt mit roter Sekundenteilung, gebläute Stahlzeiger. Werk: Kaliber Meylan, Neusilberwerk mit 25 Steinen, Rattrapante und Bimetallunruh mit Breguet-Spirale. ∅ = 53 mm. Besonderheit: Drücker für Rattrapante bei der 2, kein Minutenzähler.

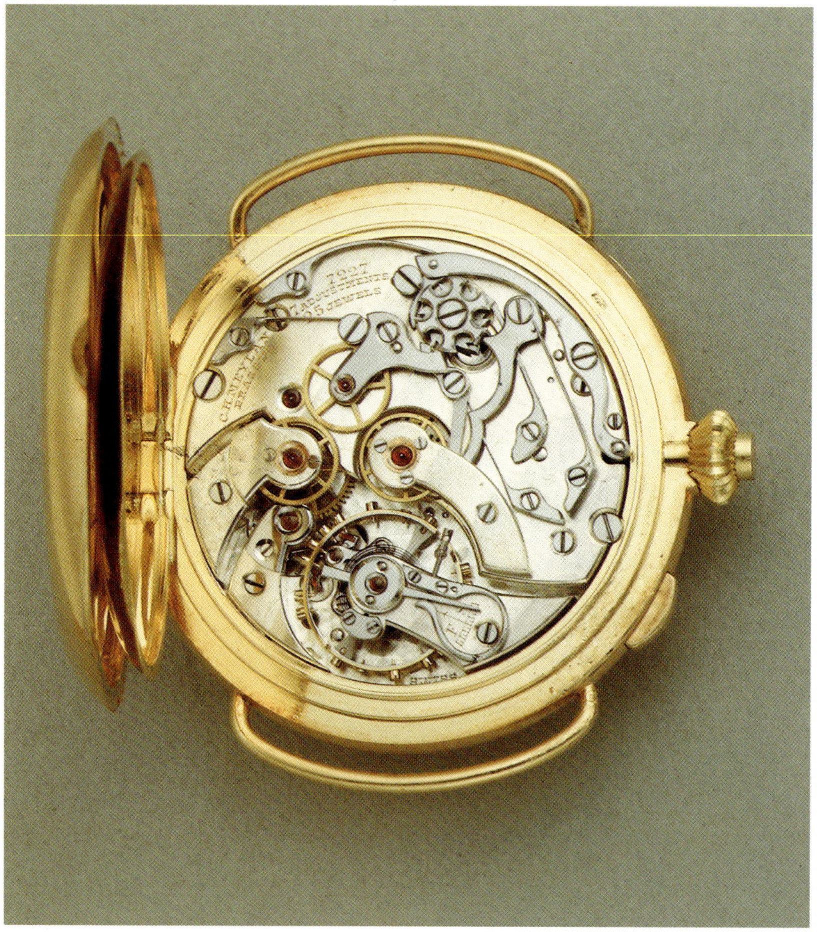

313 Patek Philippe, um 1930. Zweiteiliges Goldgehäuse in 18 Kt mit Schieber bei der 2 zum Blockieren des Chronographen. Drei Funktionen durch Drücker in der Krone, Rattrapante durch Drücker über der 2. Versilbertes Zifferblatt mit 30-Minutenzähler und blauer Tachymeterskala 1000-60 km/h, gebläute Stahlzeiger. Werk: 13''' (V. Piguet), versilbert mit 21 Steinen in Ausführung I. Bimetallunruh mit Breguet-Spirale.

314 Patek Philippe, um 1927/1937. Dreiteiliges Goldgehäuse mit Schieber bei der 8 zum Blockieren des Chronographen. Drei Funktionen durch Drücker in der Krone bei der 9. Drücker für Rattrapante bei 8. Versilbertes Zifferblatt mit 30-Minutenzähler, gebläute Stahlzeiger. Werk: Kaliber 13''' (Ebauches V. Piguet) mit 21 Steinen in Ausführung I. Bimetallunruh mit Breguet-Spirale. Besonderheit: Krone bei der 9 für Linkshänder.

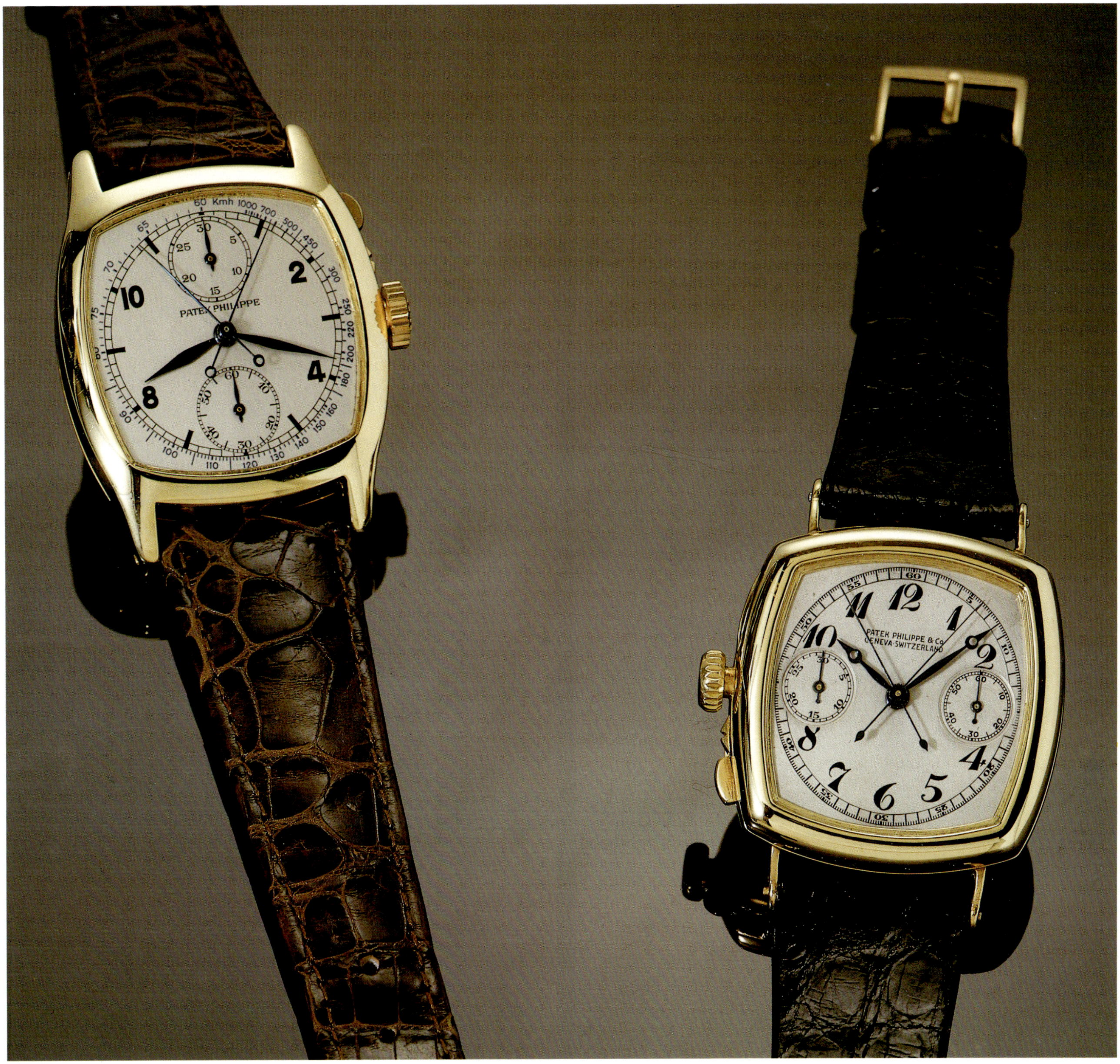

315 Patek Philippe, um 1937. Goldgehäuse in 18 Kt mit Drücker in der Krone für drei Funktionen und Drücker für Rattrapante bei der 2. Daneben Schieber zum Blockieren der Chronographenmechanik. Versilbertes Zifferblatt mit 30-Minutenzähler und gebläuten Zeigern. Werk: Kaliber 13‴ (Ebauches V. Piguet), mit 21 Steinen in Ausführung I. Bimetallunruh und Breguet-Spirale. ▽

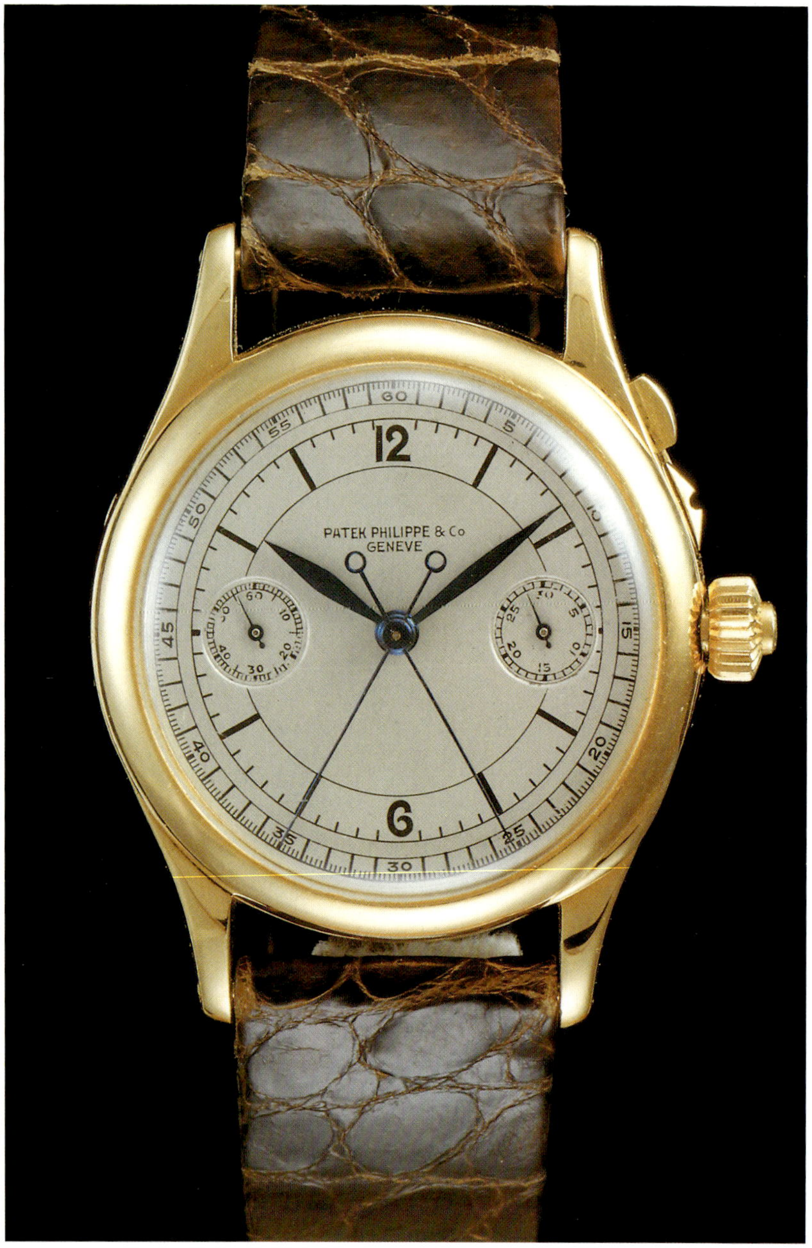

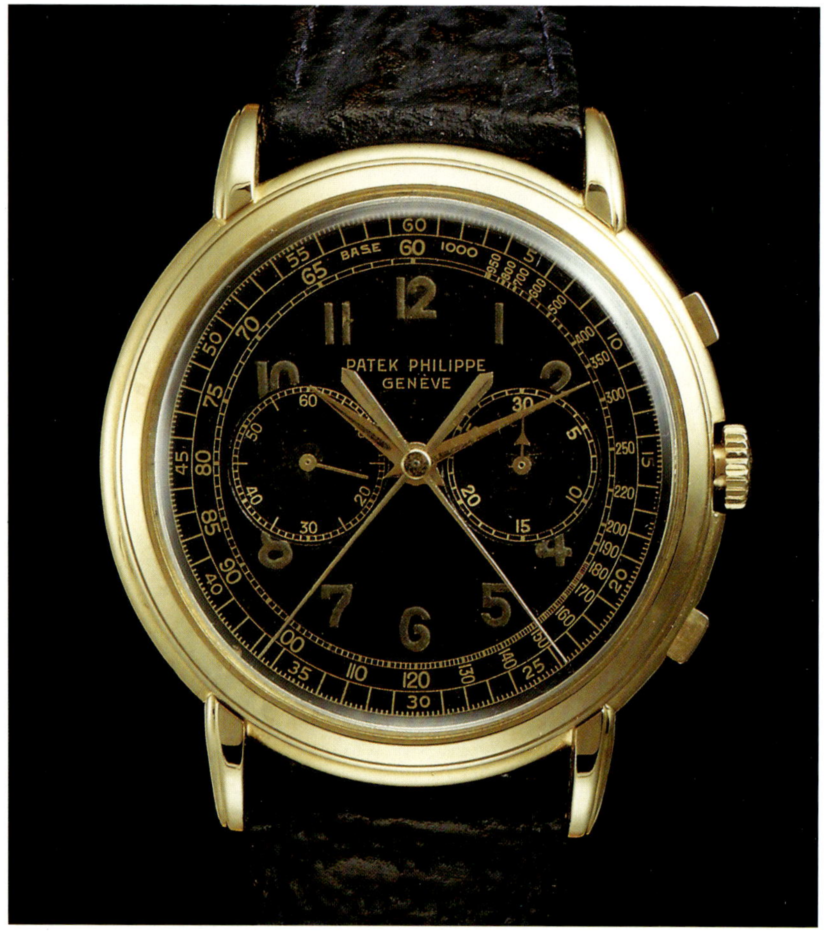

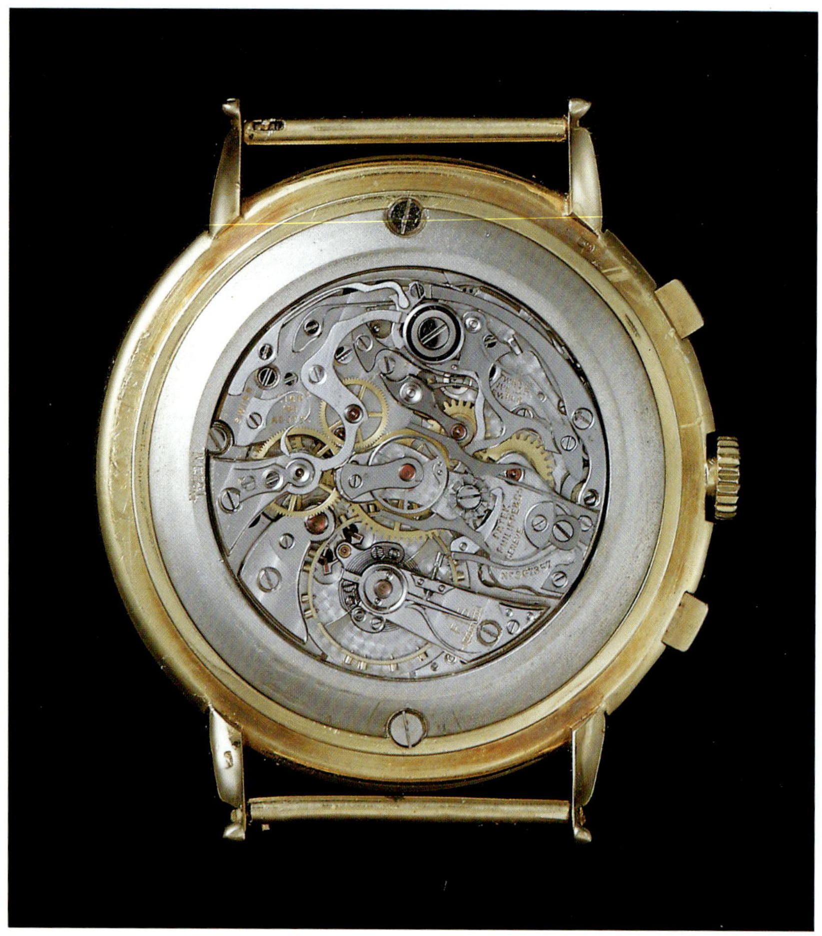

316/317 Patek Philippe, um 1952. Dreiteiliges Goldgehäuse in 18 Kt mit zwei Drückern als Additionsstopper. Zusätzlich Drücker in der Krone für Rattrapante. Schwarzes Zifferblatt mit goldener Beschriftung. 30-Minutenzähler und Tachymeterskala 950-60 km/h. Goldzeiger. Werk: Kaliber Valjoux (Rohwerk) mit 25 Steinen in Ausführung I. Bimetallunruh mit Breguet-Spirale. ▷

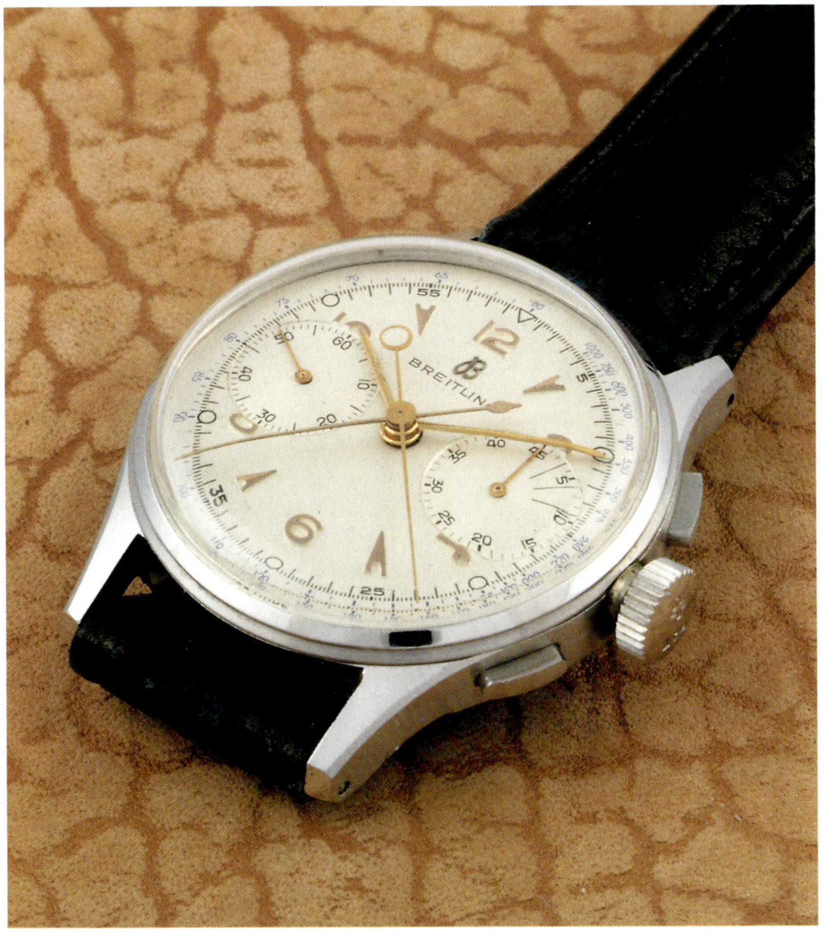

◁ **318 Breitling,** um 1945. Stahlgehäuse mit zwei Drückern als Additionsstopper und zusätzlichem Drücker in der Krone für Rattrapante. Versilbertes Zifferblatt mit 45-Minutenzähler und blauer Tachymeterskala 1000-60 km/h. Vergoldete Zeiger. Werk: Kaliber Venus 179, 14‴, mit 19 Steinen in Ausführung II. Schraubenunruh mit Breguet-Spirale. Ø = 38 mm.

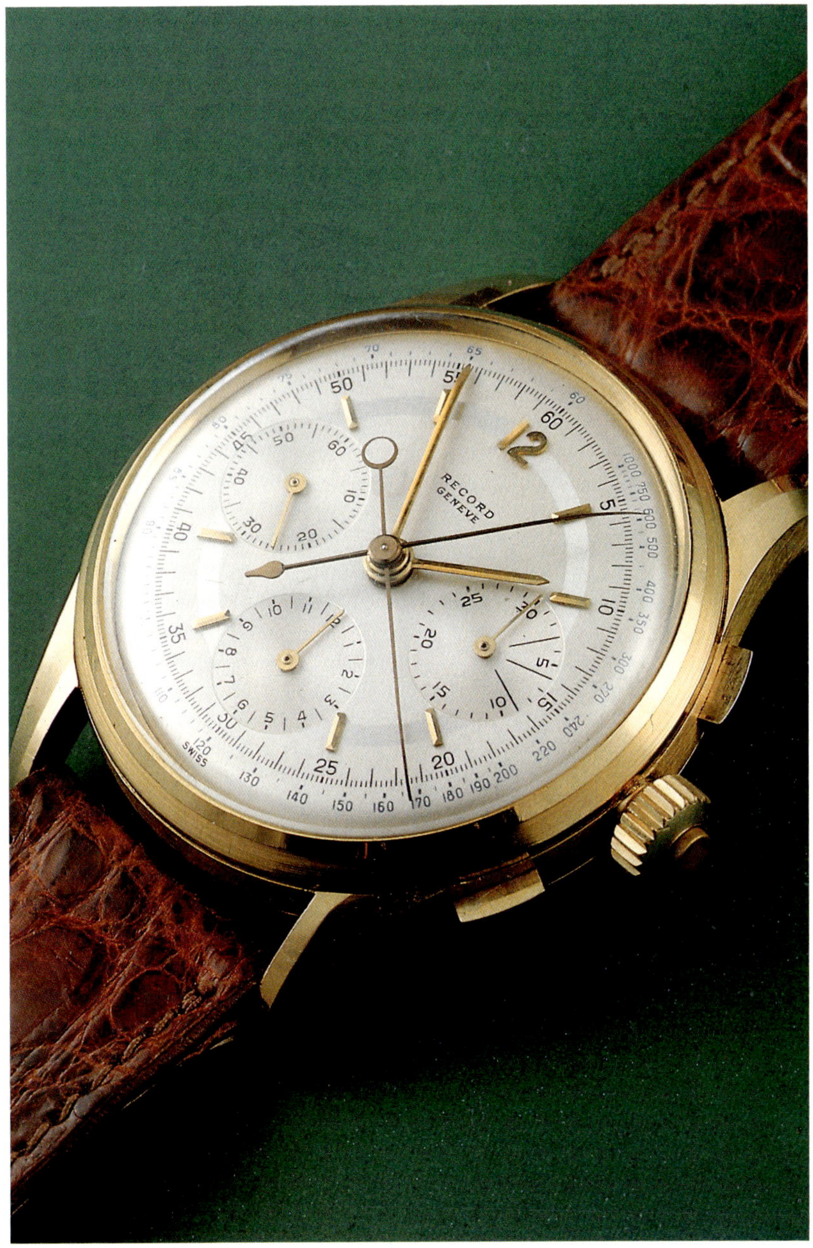

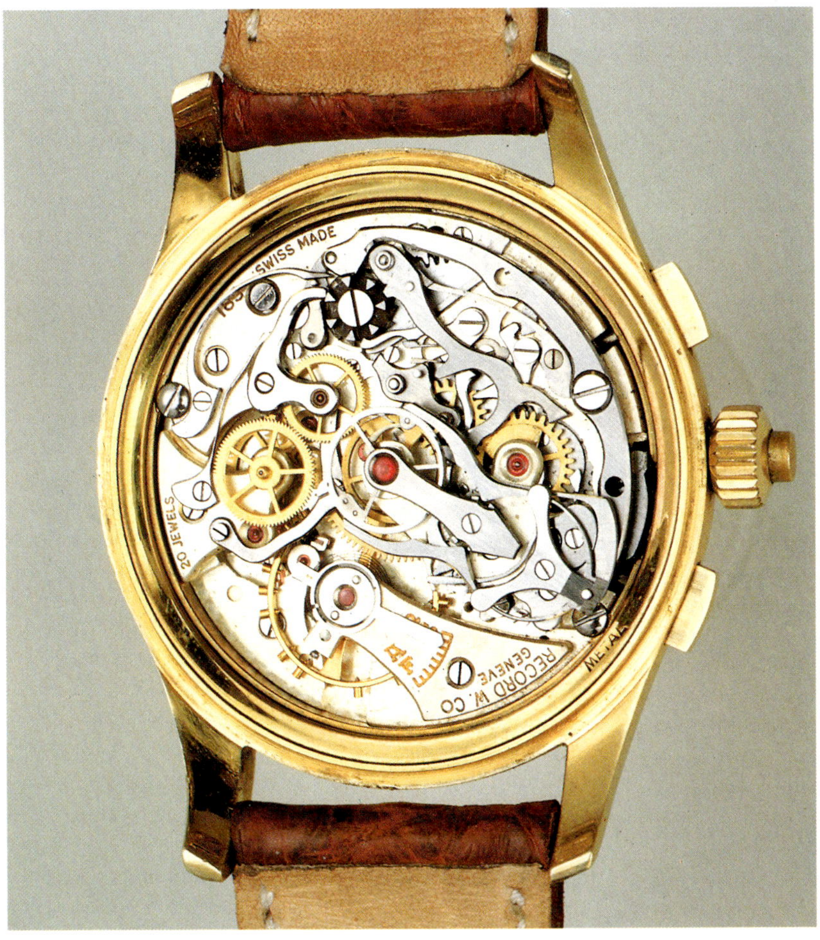

319/320 Record, um 1950. Dreiteiliges Goldgehäuse in 18 Kt mit zwei Drükkern als Additionsstopper und zusätzlichem Drücker in der Krone für Rattrapante-Zeiger. Versilbertes Zifferblatt mit 30-Minutenzähler, 12-Stundenzähler und blauer Tachymeterskala 1000-60 km/h. Vergoldete Zeiger. Werk: Kaliber Venus 185, 14‴, versilbert mit 20 Steinen in Ausführung I. Schraubenunruh mit Breguet-Spirale. Ø = 38 mm.

321/322 Butex, um 1945. Dreiteiliges Goldgehäuse in 18 Kt mit zwei Drückern als Additionsstopper und zusätzlichem Drücker bei der 10 für den Rattrapante-Zeiger. Schwarzes Zifferblatt mit 30-Minutenzähler. Tachymeterskala 1000-60 km/h und weiße Telemeterskala, vergoldete Zeiger. Werk: Kaliber Landeron 39, 14‴, versilbert mit 19 Steinen in Ausführung I. Schraubenunruh mit Breguet-Spirale. ∅ = 37 mm.

323 Rolex, um 1950. Dreiteiliges Stahlgehäuse mit zwei Drückern als Additionsstopper. Start und Anhalten durch Drücker in der Krone, Nullstellen durch Drücker bei der 4 und Rattrapante-Drücker bei der 2. Versilbertes Zifferblatt mit 30-Minutenzähler und Tachymeterskala 1000-60 km/h in blau, vergoldete Zeiger. Werk: Kaliber Valjoux 55 UBR, $17\frac{2}{3}'''$, versilbert in Ausführung II. Schraubenunruh mit Breguet-Spirale. ∅ = 42 mm.

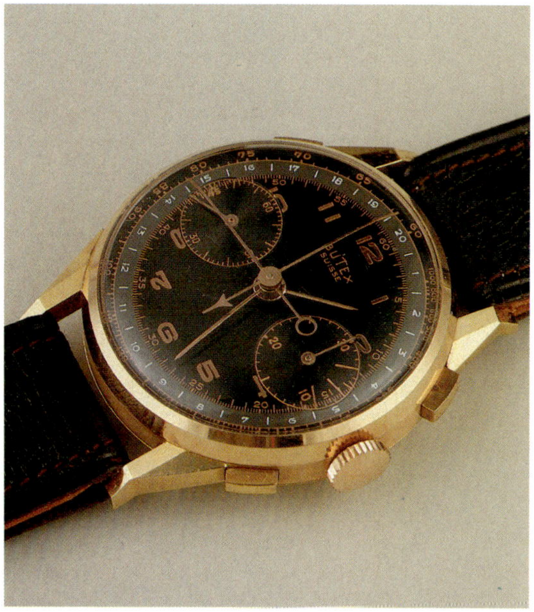

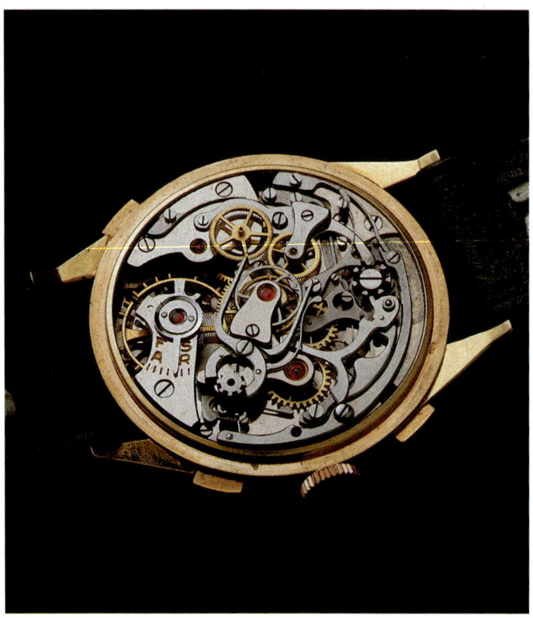

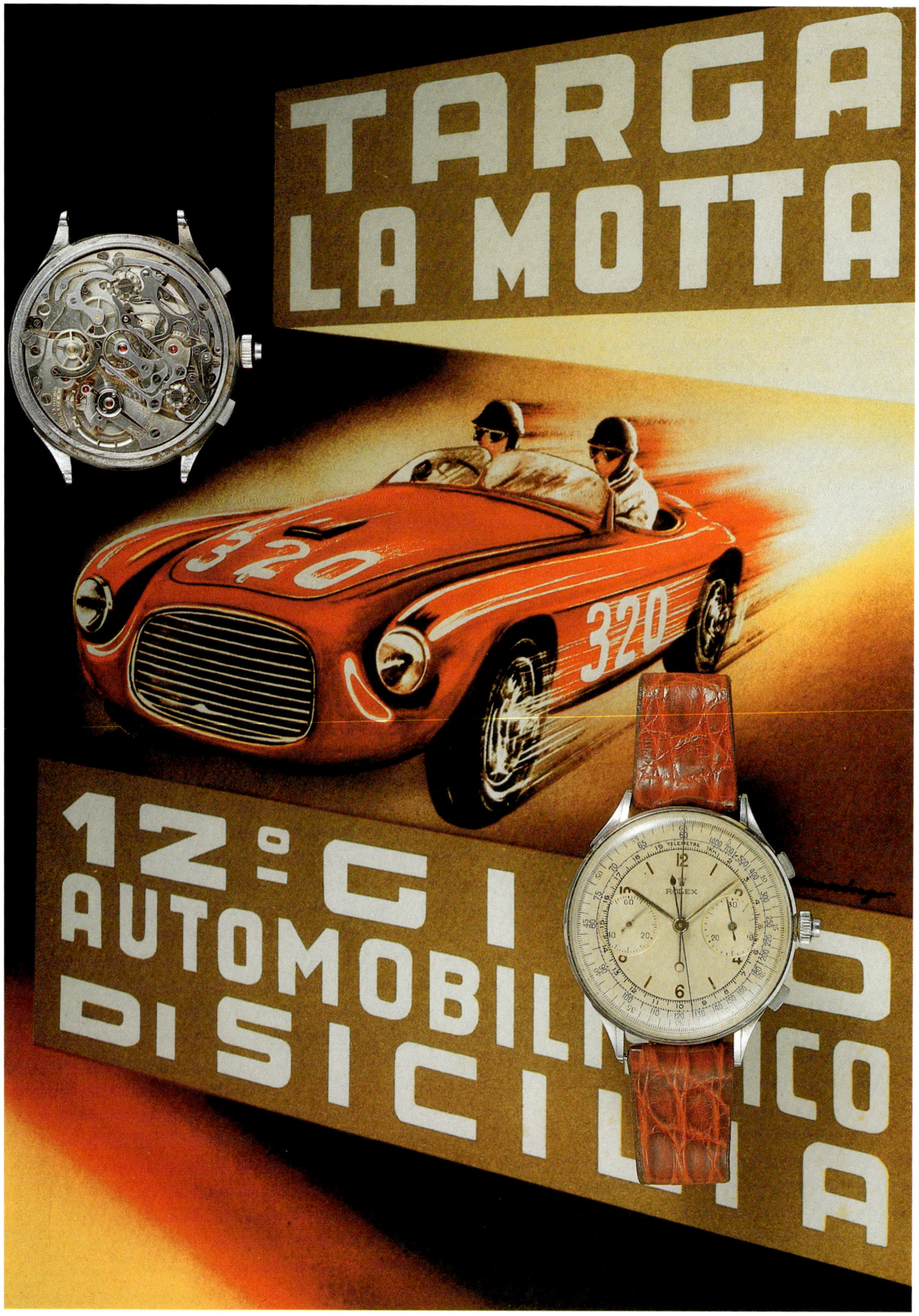

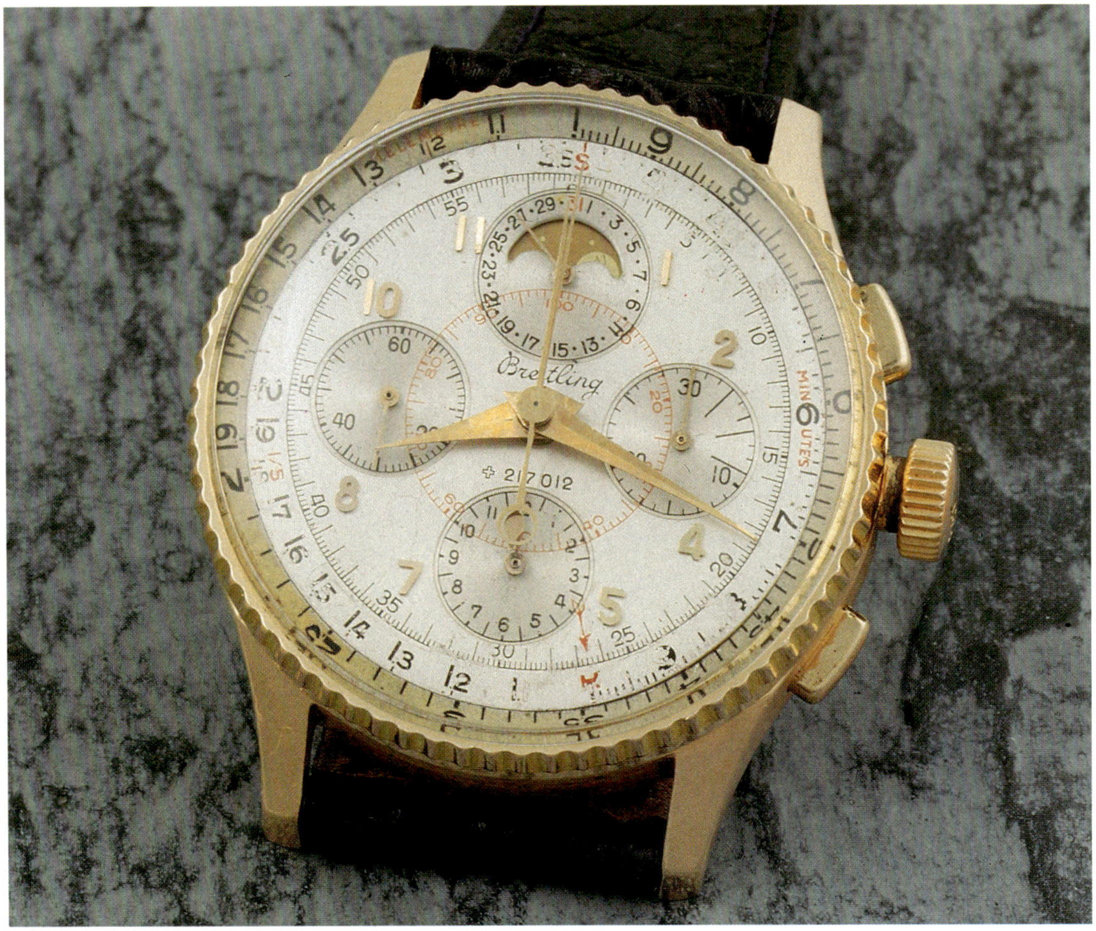

324 Breitling, um 1950. Dreiteiliges Goldgehäuse mit Drehring für Rechenschieber und zwei Drückern als Additionsstopper. Rattrapante-Drücker mittels der Krone. Versilbertes Zifferblatt mit 30-Minutenzähler und 12-Stundenzähler, Rechenschieberskala und Datumanzeige mit Mondphase. Innen rote Dezimalteilung 1-100 entsprechend einer Minute, vergoldete Zeiger. Werk: Kaliber Venus 190, 14‴, versilbert in Ausführung II. Schraubenunruh mit Breguet-Spirale. Ø = 38 mm.

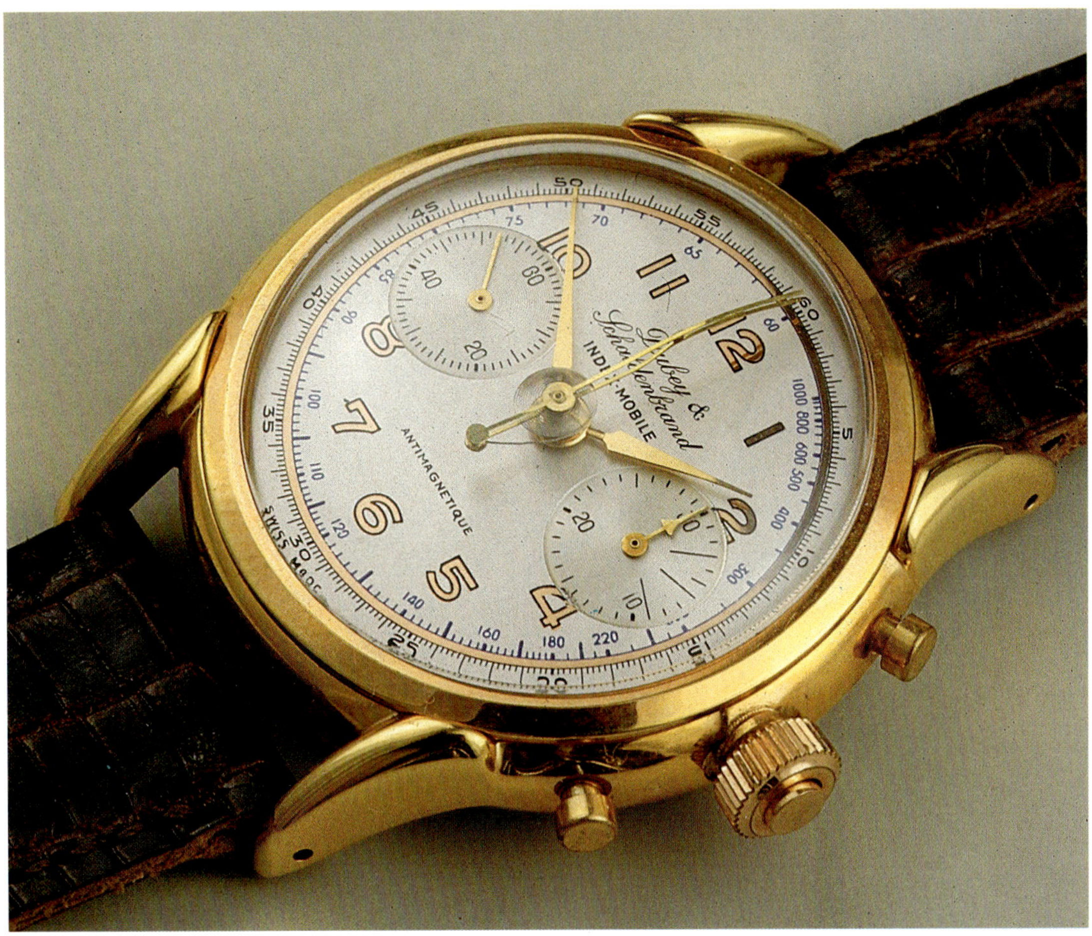

325 Dubey & Schaldenbrand, Index mobile, um 1950. Dreiteiliges vergoldetes Stahlgehäuse mit zwei Drükkern als Additionsstopper, Rattrapante-Drükker (für 1 Minute) in der Krone. Versilbertes Zifferblatt mit 30-Minutenzähler und blauer Tachymeterskala 1000-60 km/h, vergoldete Zeiger. Werk: Kaliber Landeron 51, versilbert in Ausführung II. Schraubenunruh mit Flachspirale. Ø = 37 mm. Besonderheit: Rattrapantefunktion siehe Text S. 21

326 Hausmann & Co., um 1920. Goldgehäuse in 18 Kt mit beweglichen Anstößen und einem Drücker für drei Funktionen in der Krone, Rattrapante-Drücker bei der 2. Weißes Emailzifferblatt mit 30-Minutenzähler und Schneckentachymeterskala, Leuchtzahlen und Leuchtzeigern. Werk: 17‴ mit 23 Steinen in Ausführung II. Bimetallunruh mit Breguet-Spirale und Feinregulierung. Ø = 45 mm.

327 Universal, um 1940. Dreiteiliges Stahlgehäuse mit einem Drücker für drei Funktionen. Drücker für Rattrapante bei der 4. Versilbertes Zifferblatt mit 24-Stundenteilung und 16-Minutenzähler, gebläute Zeiger. Werk: Kaliber 16½‴ mit 18 Steinen in Ausführung II. Unruh mit Breguet-Spirale. Ø = 44 mm.

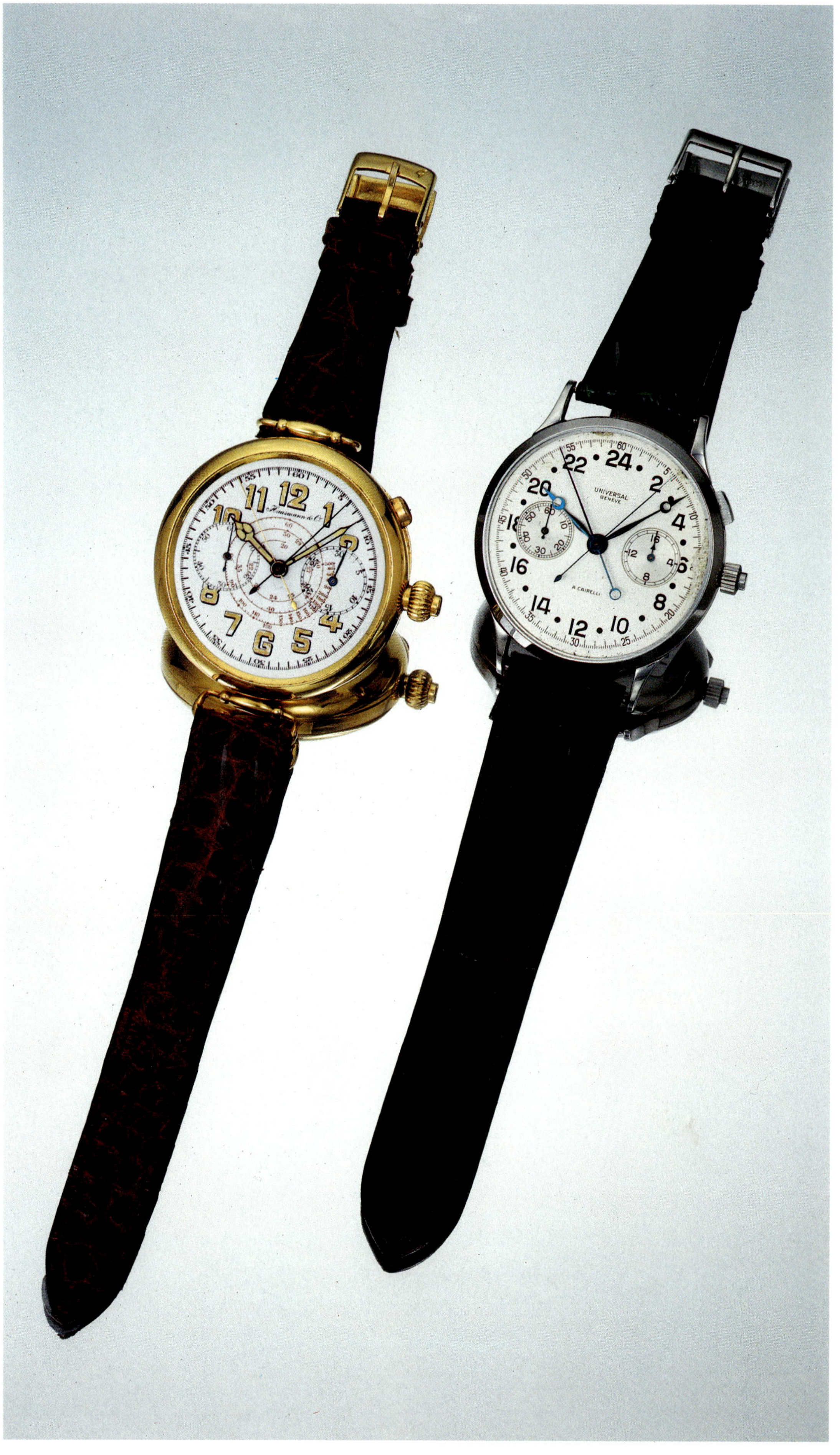

330 Breitling, Duograph, um 1955. Dreiteiliges Stahlgehäuse mit zwei Drückern als Additionsstopper und Rattrapante-Drücker in der Krone. Versilbertes Zifferblatt mit 45-Minutenzähler und Tachymeterskala 1000-60 km/h, gebläute Stahlzeiger. Werk: Kaliber Venus 179, 14‴, versilbert mit 17 Steinen in Ausführung II. Schraubenunruh mit Breguet-Spirale. Ø = 41 mm.

▷

Chronograph mit Doppelzeiger (Rattrapante)

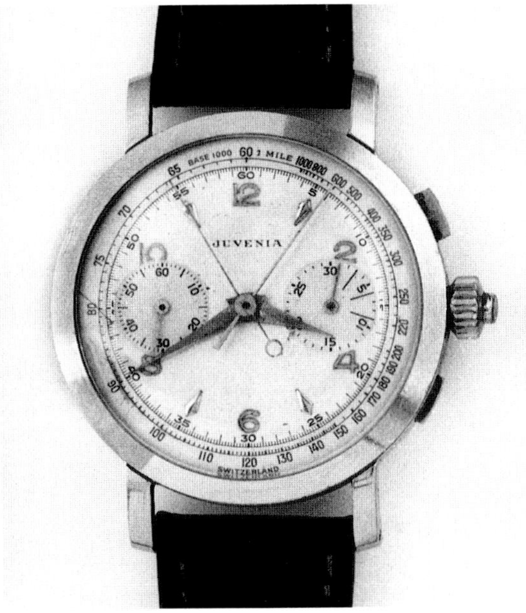

328 Juvenia, um 1950. Stahlgehäuse mit zwei Drückern als Additionsstopper, Rattrapante-Drücker in der Krone. Versilbertes Zifferblatt mit 30-Minutenzähler und Tachymeterskala 1000-60 km/h, vergoldete Zeiger. Werk: Kaliber Venus 179, versilbert mit 17 Steinen in Ausführung II. Schraubenunruh mit Breguet-Spirale. ∅ = 38 mm.

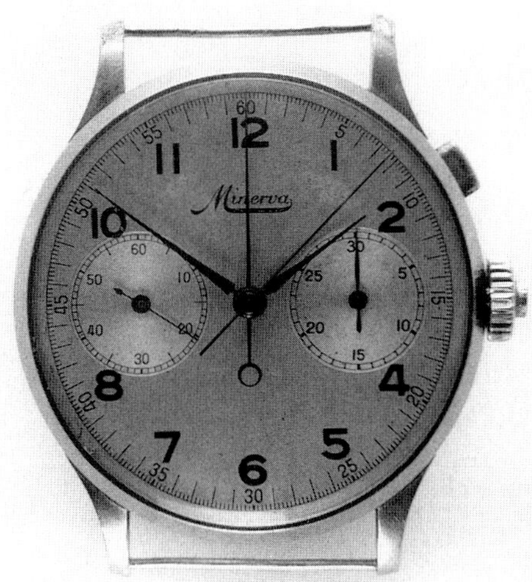

329 Minerva, um 1950. Dreiteiliges Stahlgehäuse mit einem Drücker für drei Funktionen in der Krone, Rattrapante-Drücker bei der 2. Versilbertes Zifferblatt mit 30-Minutenzähler und gebläuten Stahlzeigern. Werk: Kaliber Valjoux 55, 17⅔''', versilbert in Ausführung III. Bimetallunruh mit Breguet-Spirale. ∅ = 42 mm.

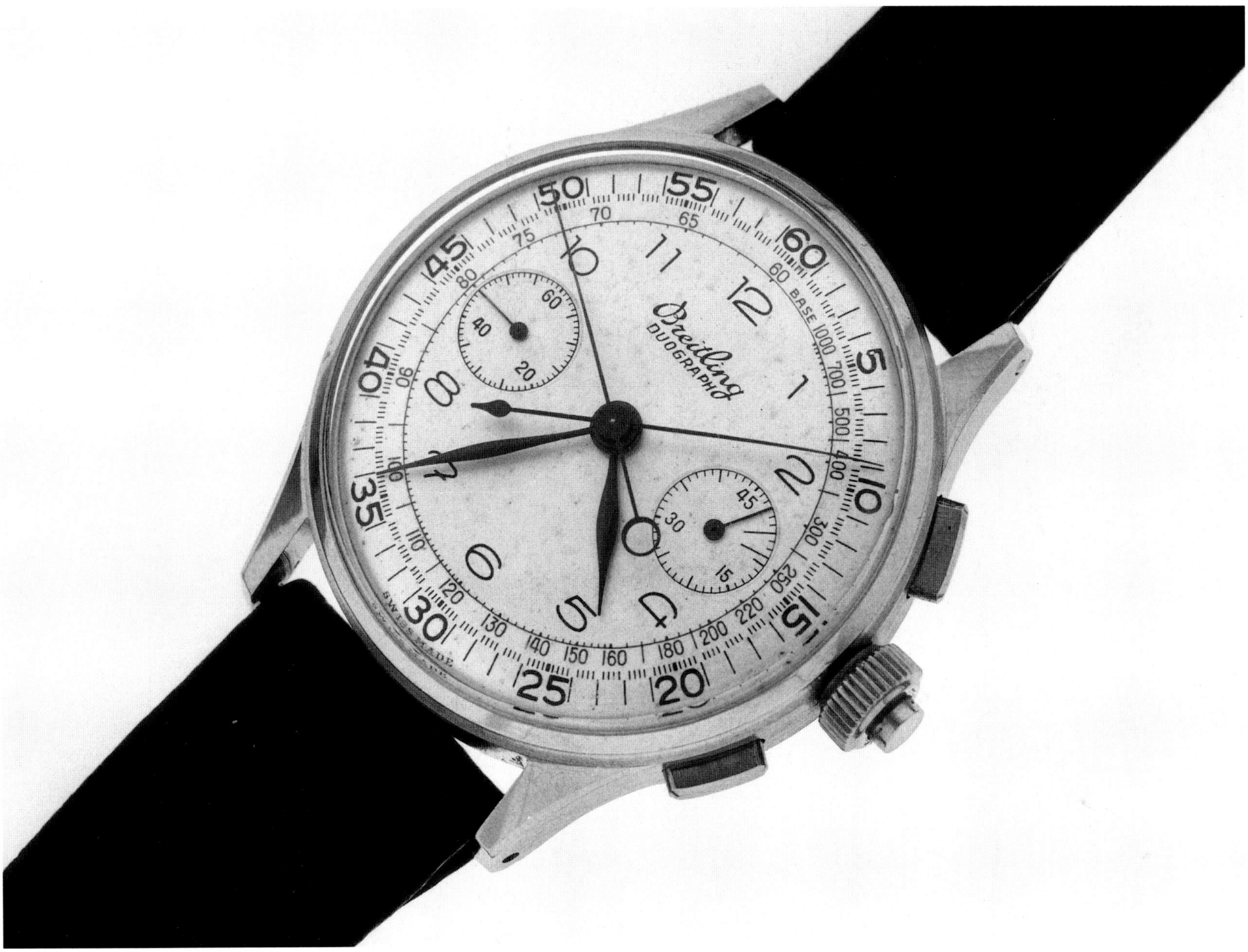

331/332 Audemars Piguet, um 1950. Dreiteiliges Goldgehäuse in 18 Kt mit zwei Drückern als Additionsstopper und Rattrapante-Drücker mittels der Krone. Versilbertes Zifferblatt mit 30-Minutenzähler und 12-Stundenzähler. Tachymeterskala 1000-60 in Meilen, Goldzeiger. Werk: Kaliber Audemars Piguet (Valjoux VZH) 13''' mit 20 Steinen in Ausführung I. Schraubenunruh mit Breguet-Spirale.

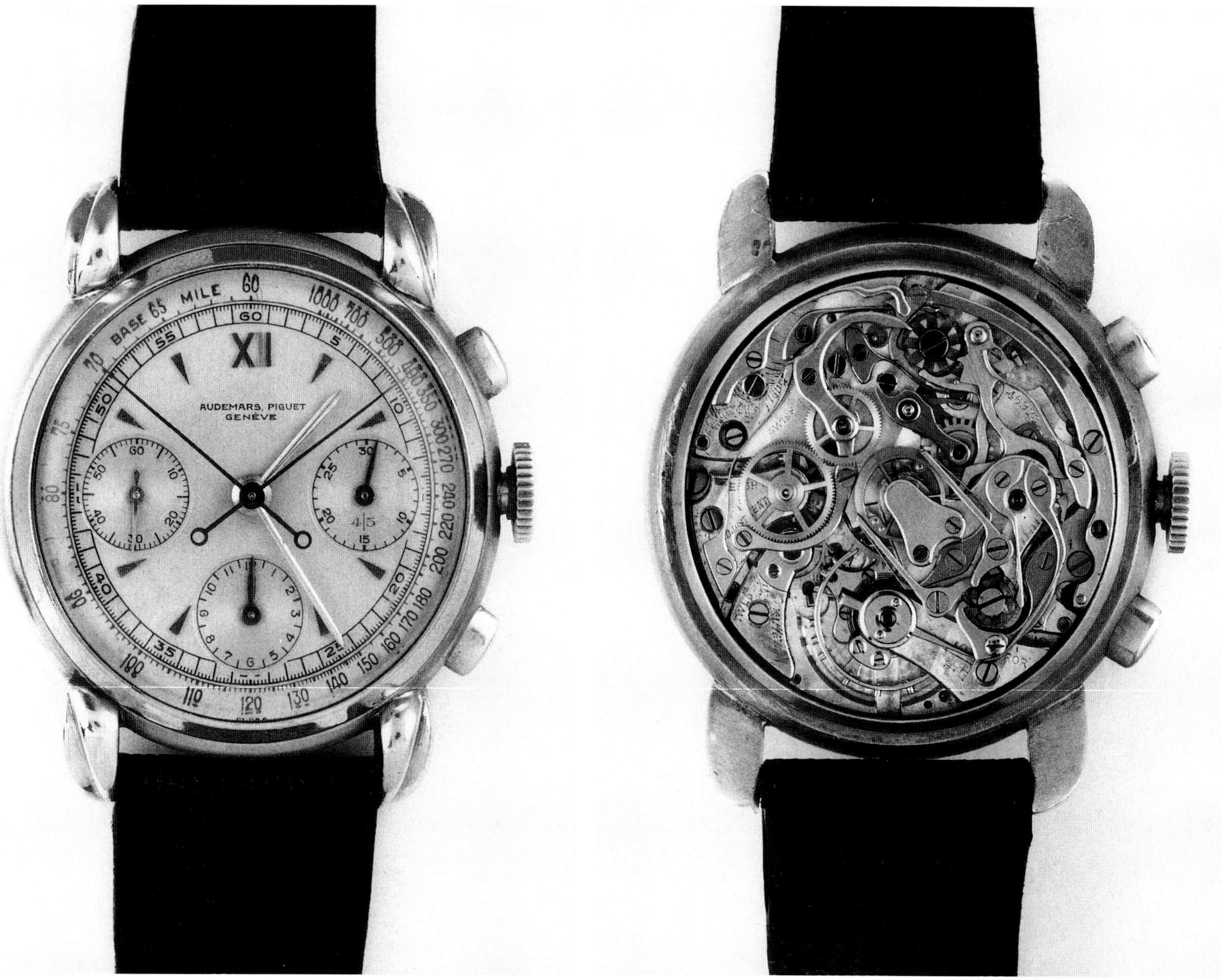

333 Hugex, um 1955. Dreiteiliges Stahlgehäuse mit Drücker in der Krone für drei Funktionen. Additionsstopper durch Schieber bei der 4 und Rattrapante-Drücker bei der 2. Versilbertes Zifferblatt mit 30-Minutenzähler und 12-Stundenzähler. Tachymeterskala 750-60 km/h in blau, gebläute Stahlzeiger. Werk: Kaliber Eberhard 1600, $16'''$ mit 17 Steinen in Ausführung I (Valjoux 65). Schraubenunruh mit Breguet-Spirale. ∅ = 41 mm.
Besonderheit: spezielle Drückeranordnung.

334 Breitling, 764, um 1960. Wasserdicht verschraubtes Stahlgehäuse mit zwei Drückern als Additionsstopper, Rattrapante-Drücker mittels der Krone. Zweifarbiges Zifferblatt mit 45-Minutenzähler und Tachymeterskala 1000-60 km/h, gebläute Stahlzeiger. Werk: Kaliber Venus 179, $14'''$ mit 17 Steinen in Ausführung II. Unruh mit Flachspirale und Incabloc-Stoßsicherung. ∅ = 38 mm.

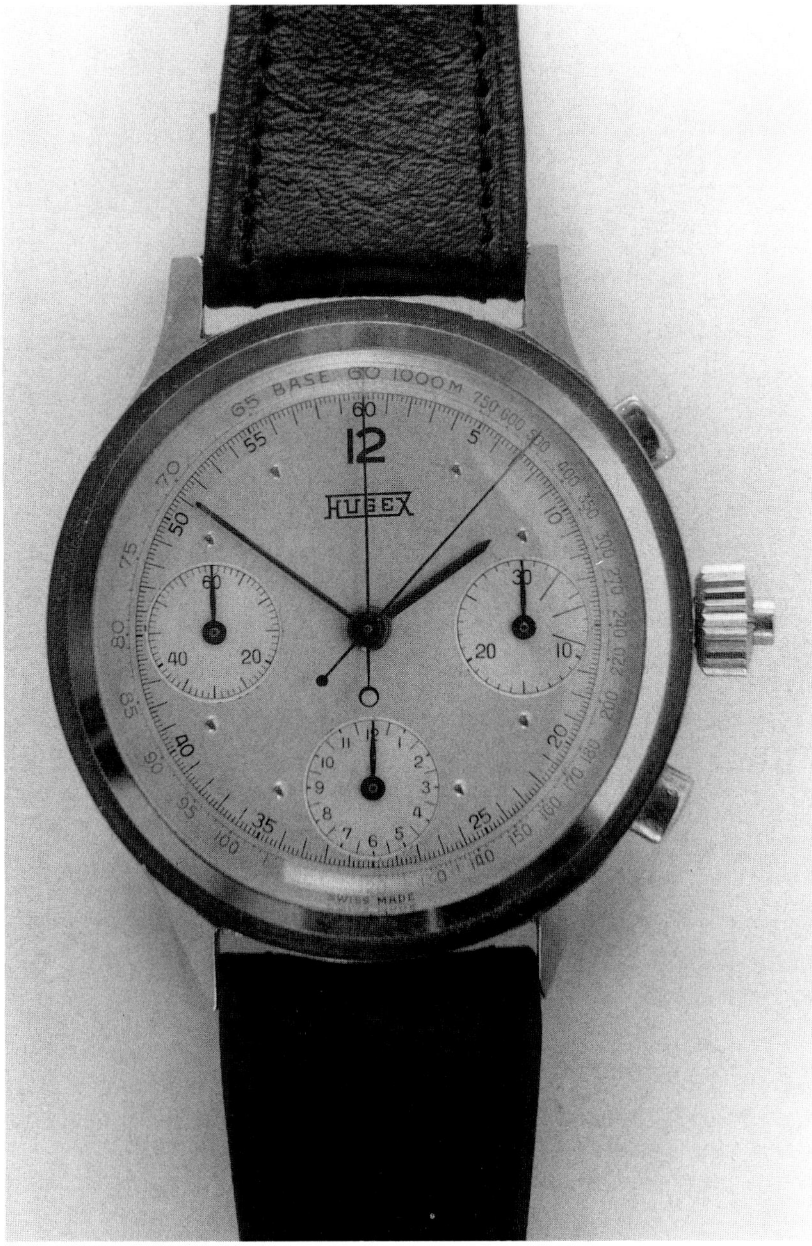

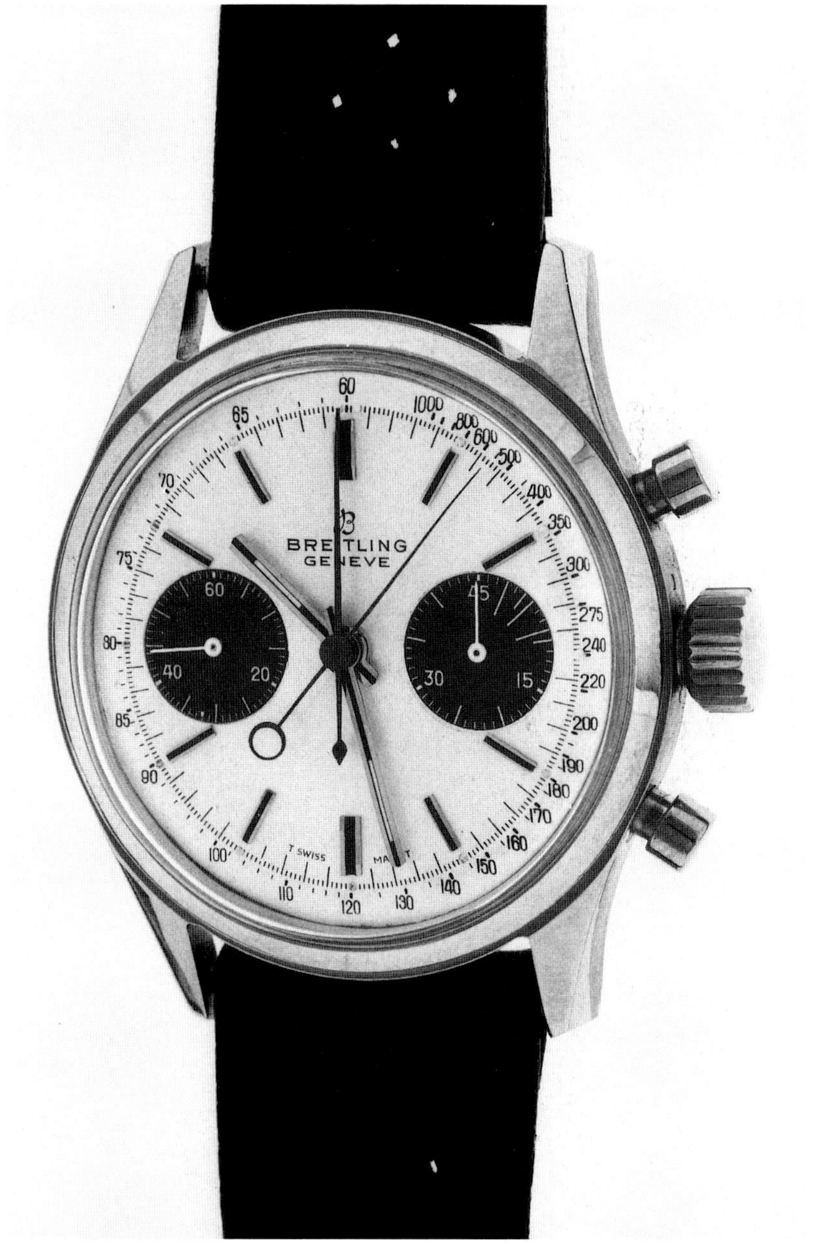

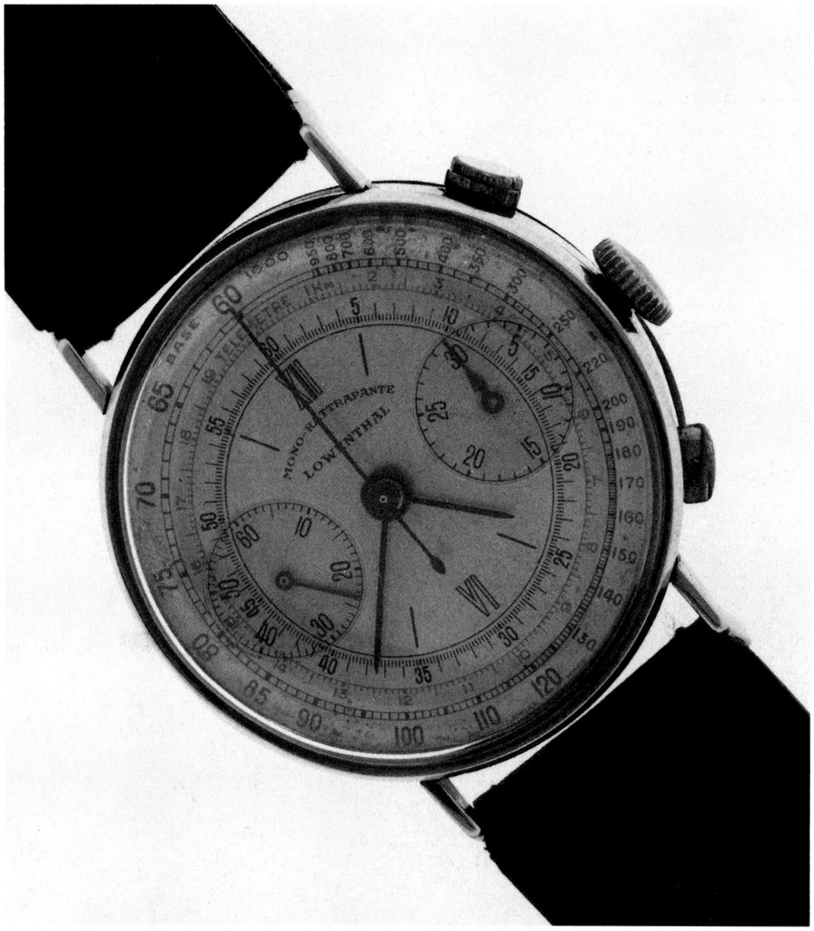

335 △

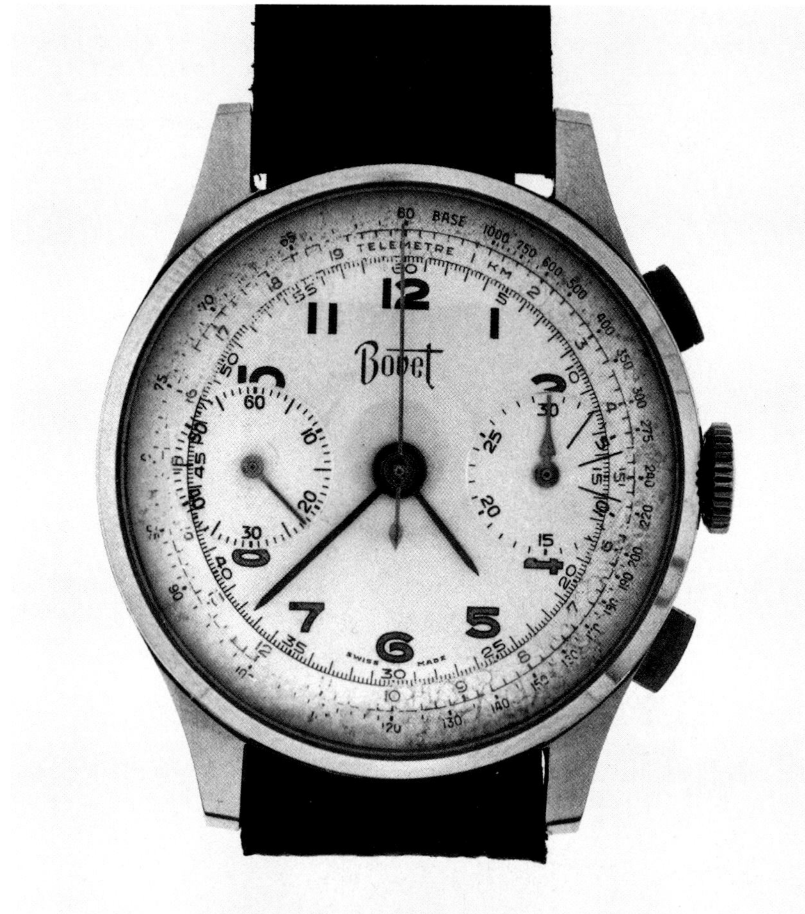

337 △

336 ▽

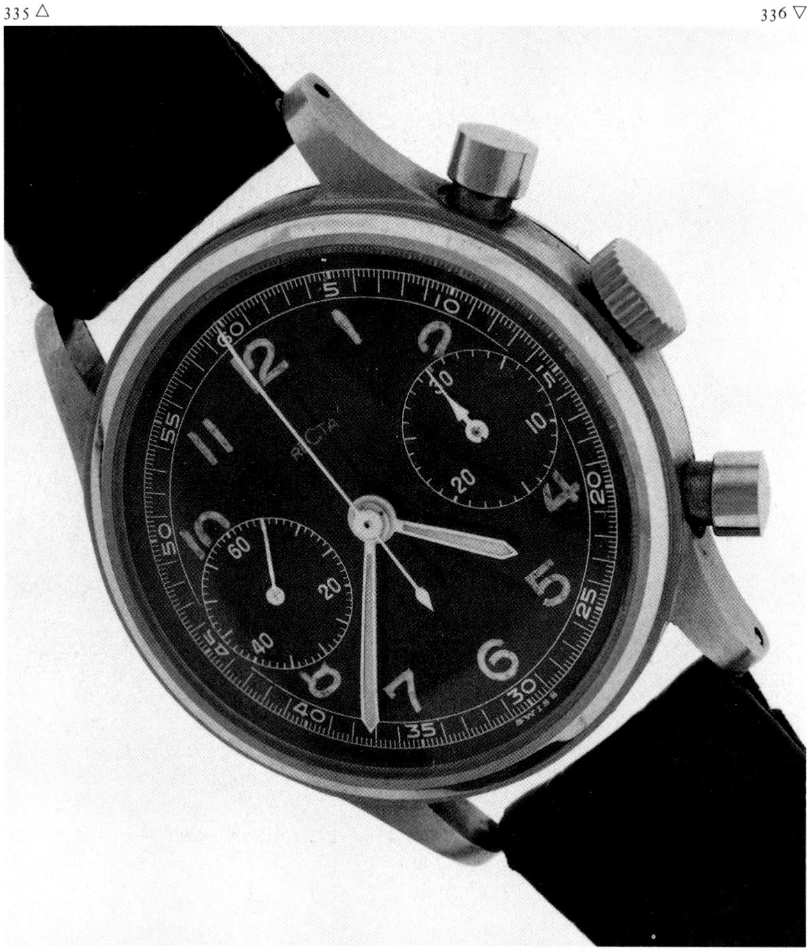

338 ▽

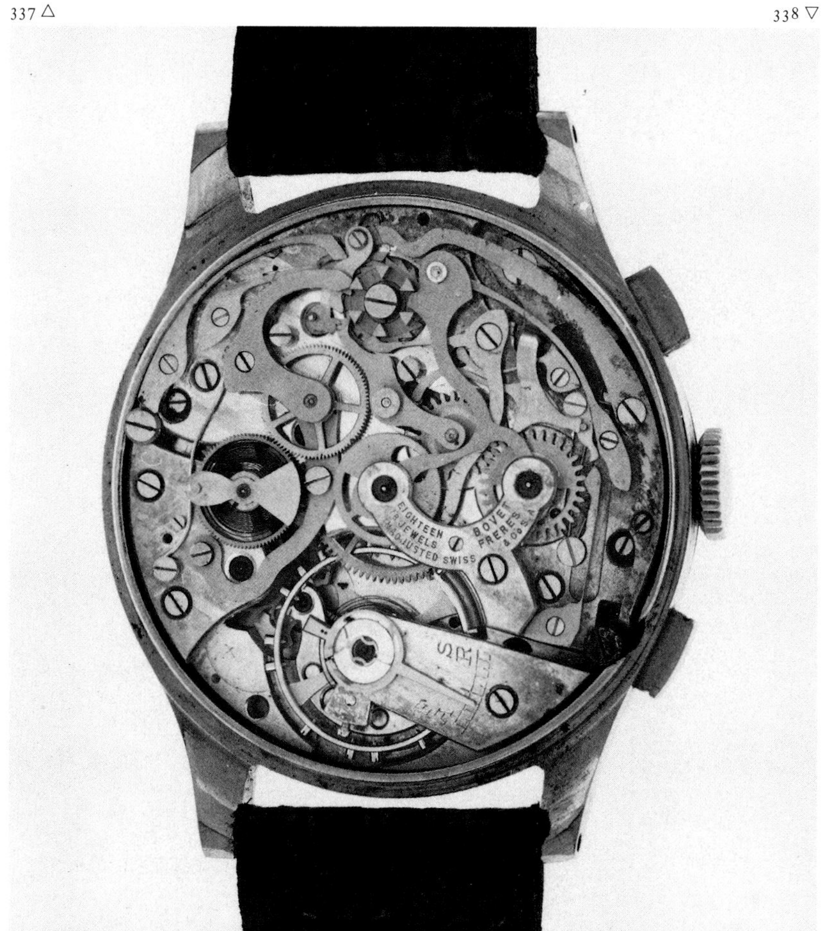

◁ Chronograph mit Mono-Rattrapante

◁ **335 Löwenthal,** um 1945. Dreiteiliges Goldgehäuse in 18 Kt mit einem Drücker für drei Funktionen bei der 2. Mono-Rattrapante-Drücker bei der 4. Vergoldetes Zifferblatt mit 30-Minutenzähler, roter Telemeterskala und blauer Tachymeterskala 950-60 km/h, gebläute Stahlzeiger. Werk: Kaliber Valjoux

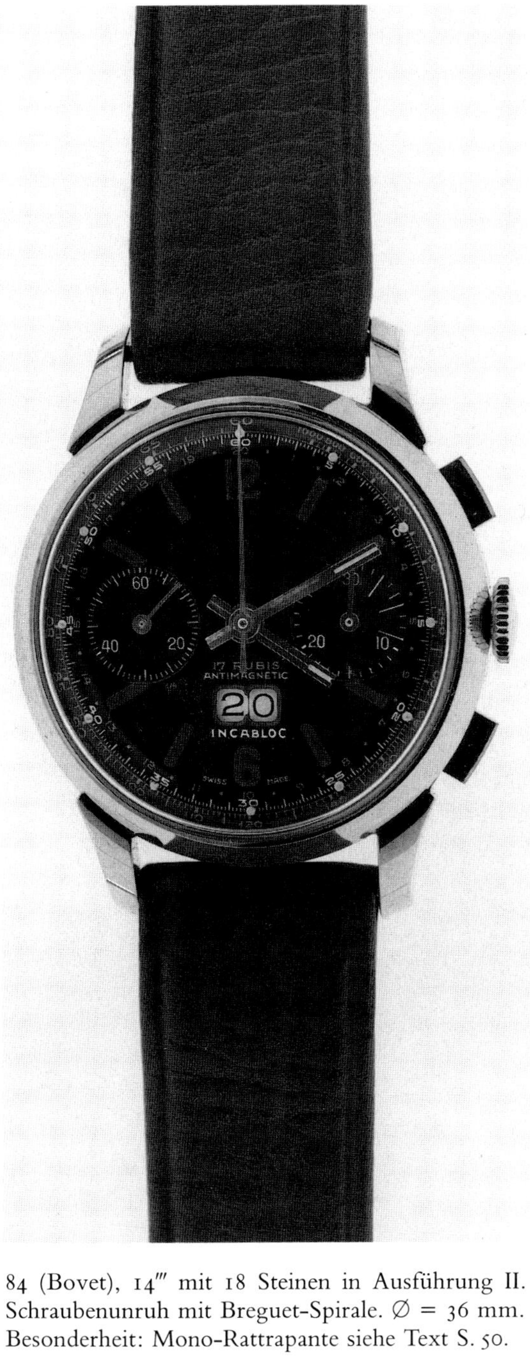

84 (Bovet), $14'''$ mit 18 Steinen in Ausführung II. Schraubenunruh mit Breguet-Spirale. Ø = 36 mm. Besonderheit: Mono-Rattrapante siehe Text S. 50.

◁ **336 Recta,** um 1955. Wasserdichtes Stahlgehäuse mit Druckboden und einem Drücker für drei Funktionen bei der 2. Mono-Rattrapante-Drücker bei der 4. Schwarzes Zifferblatt mit Leuchtzahlen und 30-Minutenzähler, Leuchtzeiger. Werk: Kaliber Valjoux 84, (Bovet) $14'''$ mit 18 Steinen in Ausführung II. Schraubenunruh mit Breguet-Spirale. Ø = 38 mm.

◁ **337/338 Bovet,** um 1950. Dreiteiliges Stahlgehäuse mit einem Drücker bei der 2 für drei Funktionen und Mono-Rattrapante-Drücker bei der 4. Versilbertes Zifferblatt mit 30-Minutenzähler, blauer Tachymeterskala 1000-60 km/h und roter Telemeterskala, gebläute Stahlzeiger. Werk: Kaliber Valjoux 84, (Bovet) $14'''$ mit 18 Steinen in Ausführung II. Schraubenunruh mit Breguet-Spirale und Incabloc-Stoßsicherung.

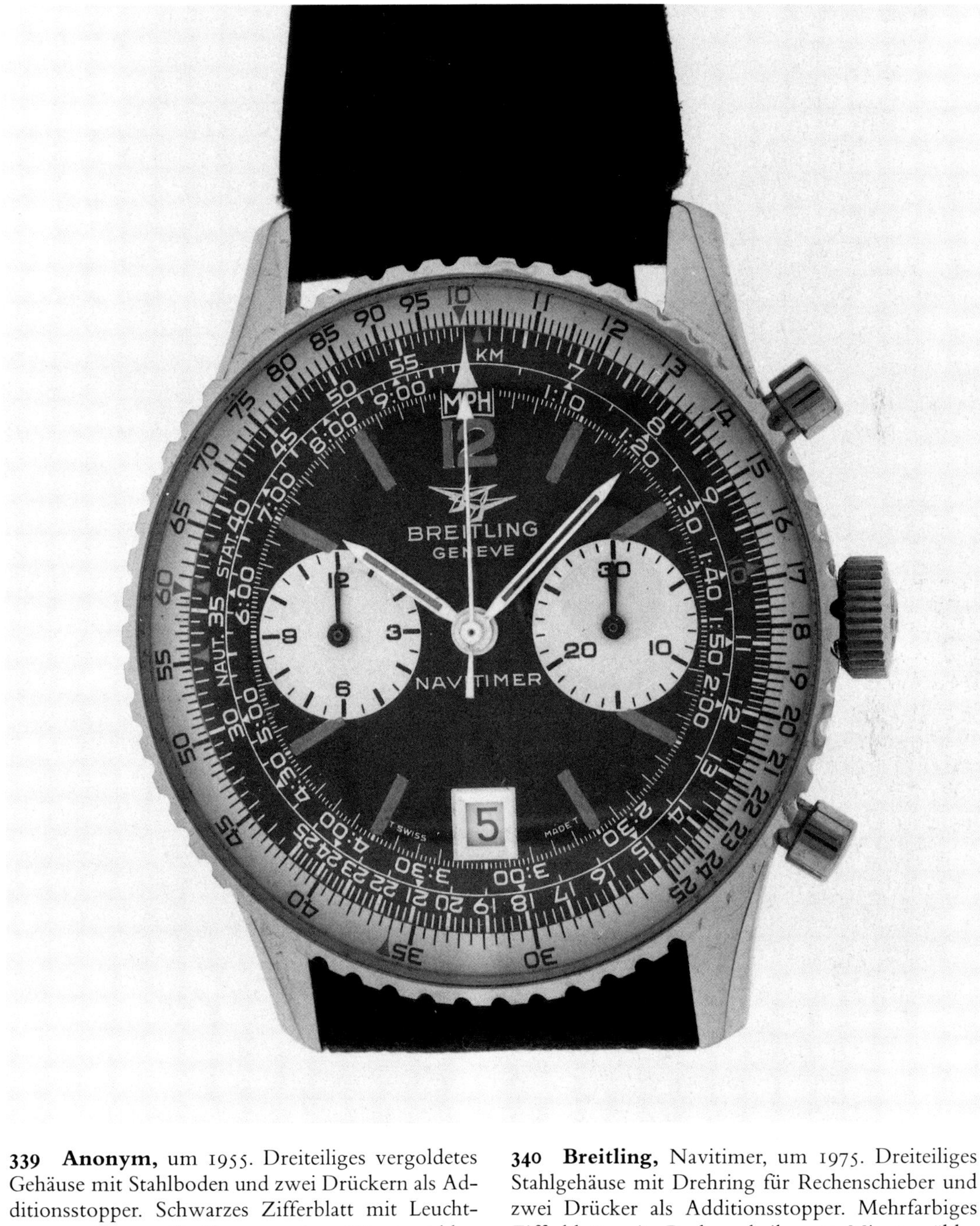

339 Anonym, um 1955. Dreiteiliges vergoldetes Gehäuse mit Stahlboden und zwei Drückern als Additionsstopper. Schwarzes Zifferblatt mit Leuchtpunkten, Fenster für Datum und 30-Minutenzähler, Leuchtzeiger. Werk: Kaliber Venus 211, $12\frac{1}{2}'''$ versilbert in Ausführung II. Schraubenunruh mit Flachspirale und Incabloc-Stoßsicherung. Ø = 36 mm. Besonderheit: erster Chronograph mit digitaler Datumanzeige durch zwei Scheiben, Schnellkorrektur mit Drückerstift bei der 8.

Chronograph mit Datum

340 Breitling, Navitimer, um 1975. Dreiteiliges Stahlgehäuse mit Drehring für Rechenschieber und zwei Drücker als Additionsstopper. Mehrfarbiges Zifferblatt mit Rechenscheibe, 30-Minutenzähler und 12-Stundenzähler, Datum bei der 6, Leuchtzeiger. Werk: Kaliber Valjoux 7740, $14'''$ versilbert in Ausführung II. Unruh mit Flachspirale und Incabloc-Stoßsicherung.
Besonderheit: Rechenschieber.

341 Heuer, Carrera 3147, um 1954. Wasserdicht verschraubtes Stahlgehäuse mit zwei Drückern als Additionsstopper. Schwarzes Zifferblatt mit 45-Minutenzähler und Datumfenster bei der 9, Leuchtzeiger. Werk: Kaliber Landeron 189, 13¾‴ in Ausführung II. Unruh mit Flachspirale und Incabloc-Stoßsicherung. ∅ = 36 mm.
Besonderheit: erster Chronograph mit Datumscheibe.

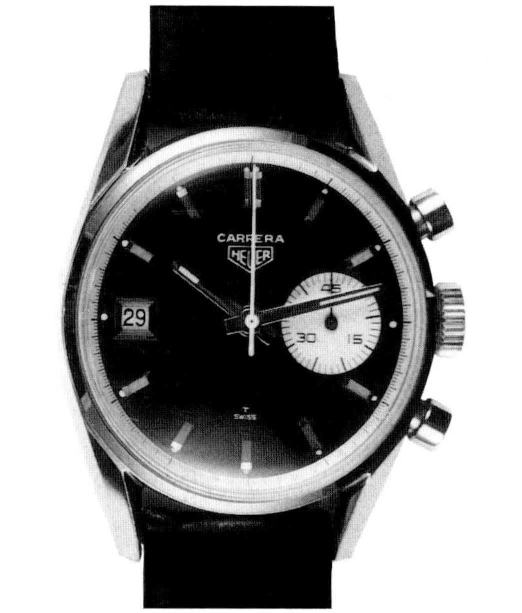

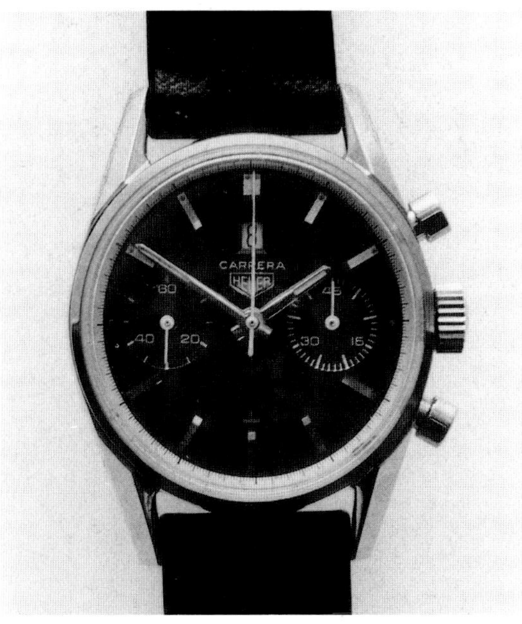

342 Heuer, Carrera 3147, um 1965. Wasserdicht verschraubtes Stahlgehäuse mit zwei Drückern als Additionsstopper. Zweifarbiges Zifferblatt mit 45-Minutenzähler und Datumfenster bei der 12, Leuchtzeiger. Werk: Kaliber Landeron 189, 13¾‴, versilbert in Ausführung II. Unruh mit Flachspirale und Incabloc-Stoßsicherung. ∅ = 36 mm.
Besonderheit: erster Chronograph mit Datumscheibe.

343 Eberhard, Contodat, um 1970. Dreiteiliges Goldgehäuse in 18 Kt mit zwei Drückern als Additionsstopper. Versilbertes Zifferblatt mit 30-Minutenzähler und Datumanzeige, Korrekturdrücker bei der 9. Zeiger vergoldet. Werk: Kaliber Eberhard 310–82, 14‴, 21 Steine, versilbert in Ausführung I. Unruh mit Flachspirale und Incabloc-Stoßsicherung. ∅ = 38 mm.

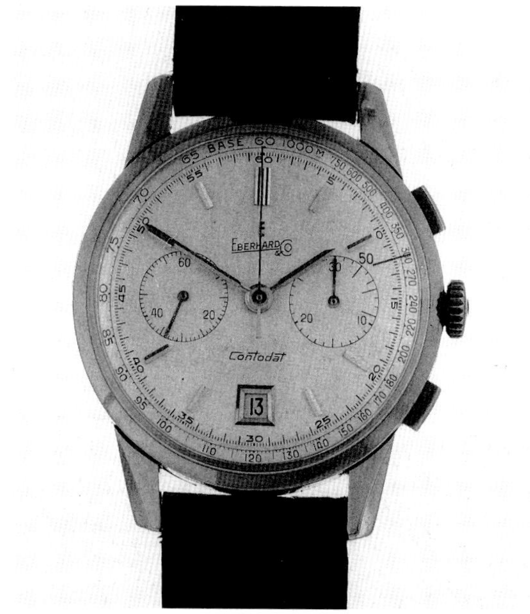

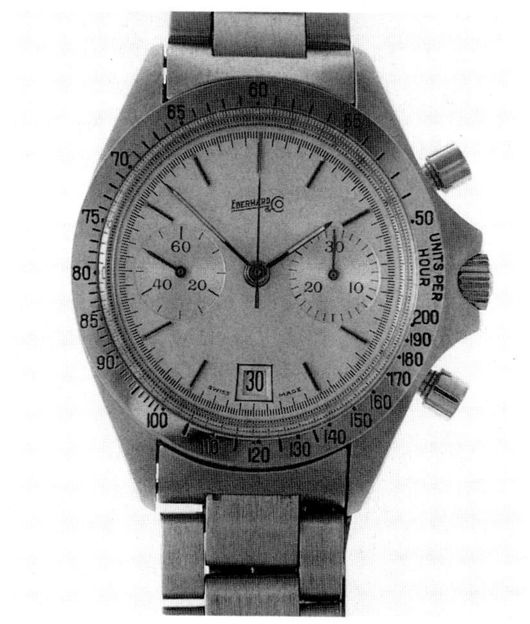

344 Eberhard, um 1980. Wasserdicht verschraubtes Stahlgehäuse mit zwei Drückern als Additionsstopper. Versilbertes Zifferblatt mit 30-Minutenzähler und Datumfenster, Tachymeterskala 200-60 km/h, Leuchtzeiger. Werk: Kaliber Eberhard 310-82, 14‴, versilbert in Ausführung II. Unruh mit Flachspirale und Incabloc-Stoßsicherung. ∅ = 38 mm.

345 Mondia, um 1980. Wasserdicht verschraubtes, vergoldetes Gehäuse mit zwei Drückern als Additionsstopper. Mehrfarbiges Zifferblatt mit Leuchtzahlen, 30-Minutenzähler und Tachymeterskala 600-60 km/h. Datumfenster bei der 6, Leuchtzeiger. Werk: Kaliber Valjoux 7734, 14‴ versilbert in Ausführung II. Unruh mit Flachspirale und Incabloc-Stoßsicherung. ∅ = 44 mm.

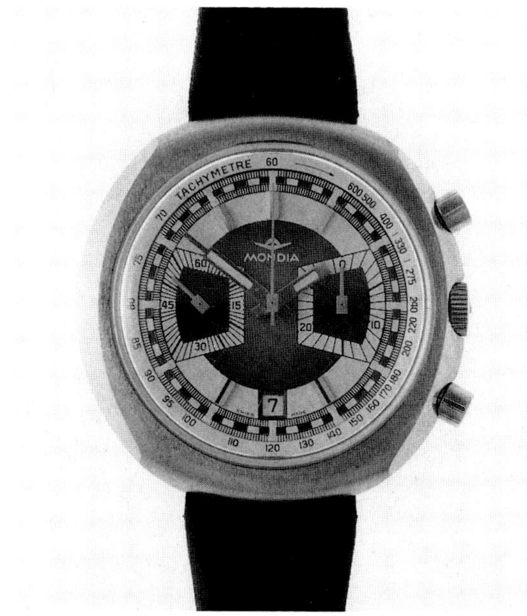

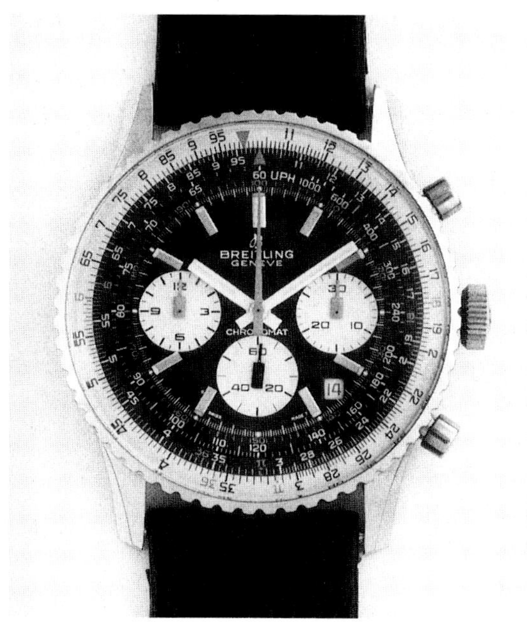

346 Breitling, um 1975. Wasserdicht verschraubtes Stahlgehäuse und Drehring für Rechenschieber. Zwei Drücker als Additionsstopper. Mehrfarbiges Zifferblatt mit 30-Minutenzähler und 12-Stundenzähler, Datumfenster und Leuchtzeigern. Werk: Kaliber Valjoux 7740 14‴ mit 17 Steinen in Ausführung II. Glucydurunruh mit Flachspirale und Stoßsicherung.

347 Longines, Conquest, um 1972. Wasserdicht verschraubtes Stahlgehäuse mit einem Drücker für drei Funktionen. Versilbertes Zifferblatt mit 30-Minutenzähler und Datumfenster bei der 9, Leuchtzeiger. Werk: Kaliber Valjoux 234, mit 17 Steinen in Ausführung II. Unruh mit Flachspirale und Incabloc-Stoßsicherung. ∅ = 37 mm.
Besonderheit: Sonderserie für Olympische Spiele 1972 in München.

350 Omega, um 1970. Wasserdicht verschraubtes Stahlgehäuse mit innerem Minutendrehring bei der 6. Zwei Drücker als Additionsstopper. Mehrfarbiges Zifferblatt mit 30-Minutenzähler und Datumfenster bei der 3, Leuchtzeiger. Werk: Kaliber Omega 930 (Lemania 3872), in Ausführung II. Unruh mit Flachspirale, Incabloc-Stoßsicherung und Feinregulierung. ∅ = 44 mm.

348 Heuer, Skipper, um 1975. Wasserdicht verschraubtes Stahlgehäuse bis 100 Meter Tiefe und zwei Drücker als Additionsstopper. Gehäuse mit Minutendrehring. Schwarzes Zifferblatt mit 15-Minutenzähler und 5-Minutenmarkierungen für Segelsport. Datumfenster bei der 6, Leuchtzeiger. Werk: Kaliber Valjoux 7734, 14‴ versilbert in Ausführung II. Unruh mit Flachspirale und Incabloc-Stoßsicherung. ∅ = 43 mm.

351 Tudor, Oysterdate, um 1975. Wasserdicht verschraubtes Stahlgehäuse mit verschraubter Krone und zwei verschraubten Drückern als Additionsstopper. Mehrfarbiges Zifferblatt mit 45-Minutenzähler und Datumfenster mit Lupe bei der 6, Leuchtzeiger. Werk: Kaliber Valjoux 234, 13‴, mit 17 Steinen in Ausführung II. Unruh mit Flachspirale und Incabloc-Stoßsicherung. ∅ = 40 mm.

349 Junghans, Olympic, um 1970. Wasserdicht verschraubtes Stahlgehäuse in Pultform mit zwei Drückern als Additionsstopper. Mehrfarbiges Zifferblatt mit 30-Minutenzähler, Datumfenster bei der 6 und Tachymeterskala 1000-60 km/h, Leuchtzeiger. Werk: Kaliber Valjoux 7734, versilbert in Ausführung II. Unruh mit Flachspirale und Incabloc-Stoßsicherung. ∅ = 46 mm.

352 Poljot, um 1980. Wasserdichtes verchromtes Gehäuse mit Stahlboden und zwei Drückern als Additionsstopper, Krone bei der 9 für inneren 12-Stundenring. Zifferblatt mit 30-Minutenzähler und Datumfenster bei der 6, Leuchtzeiger. Werk: Kaliber Poljot 3133, 14‴ mit 23 Steinen in Ausführung II. Unruh mit Flachspirale und Stoßsicherung. ∅ = 38 mm.
Besonderheit: Konstruktionsmerkmale von Kaliber Valjoux 7734.

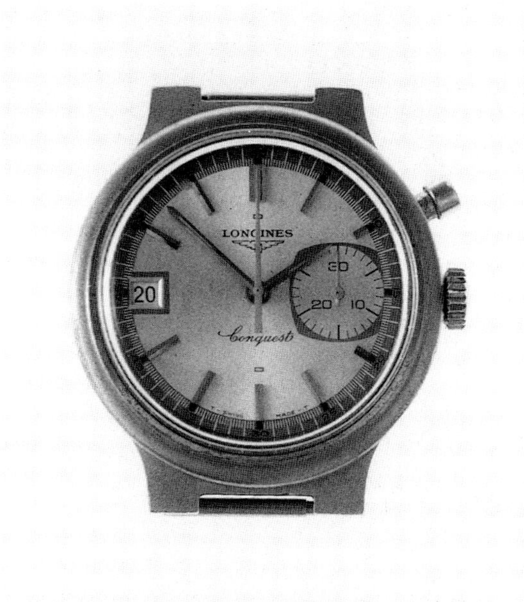

347 △

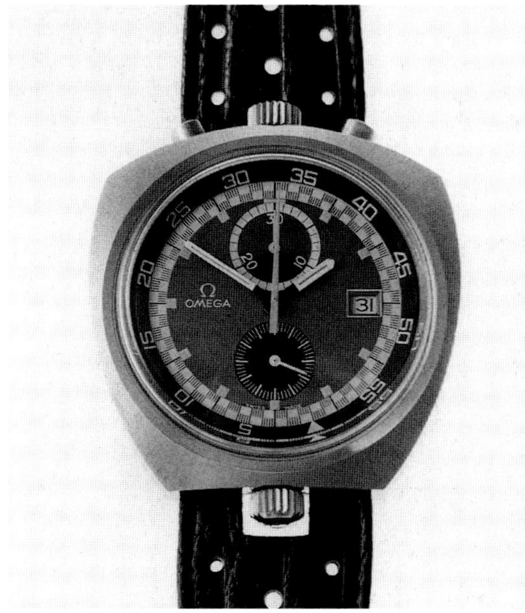

350 △

348 ▽
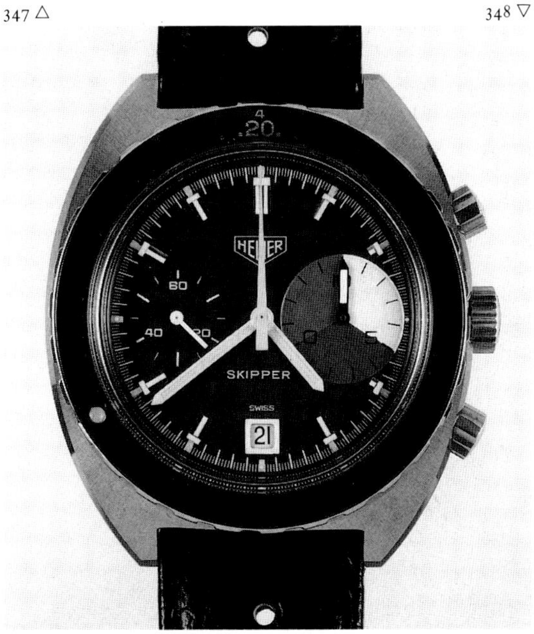

351 ▽
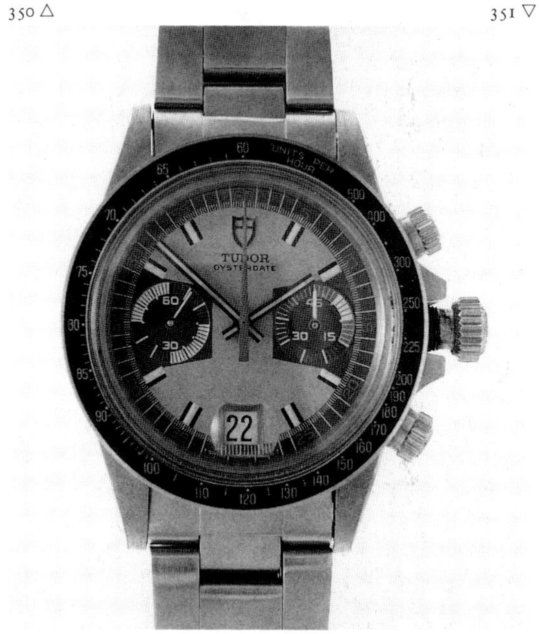

349 ▽
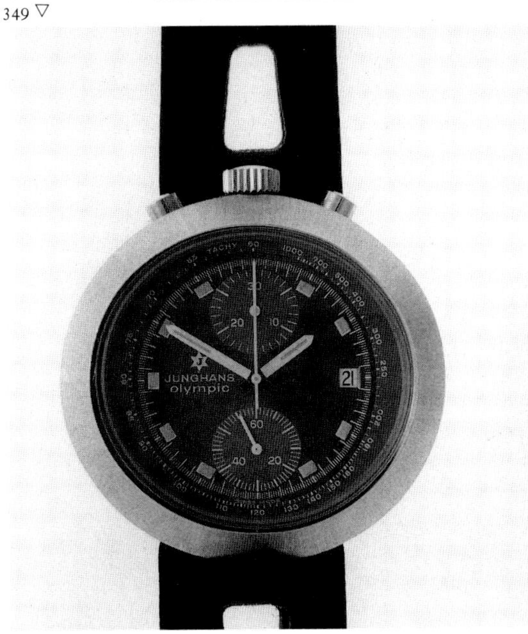

352 ▽
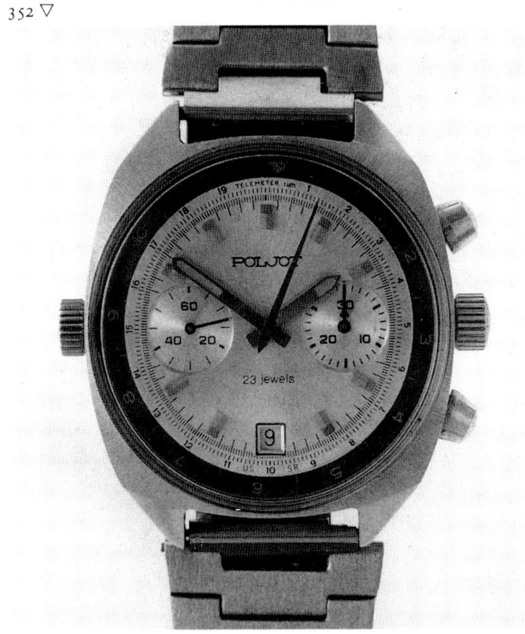

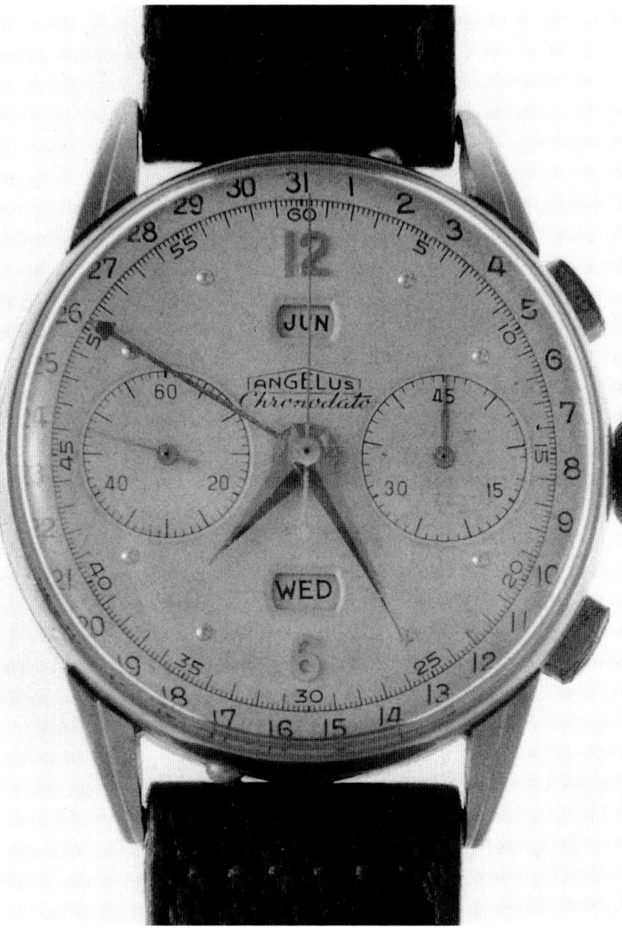

353 △

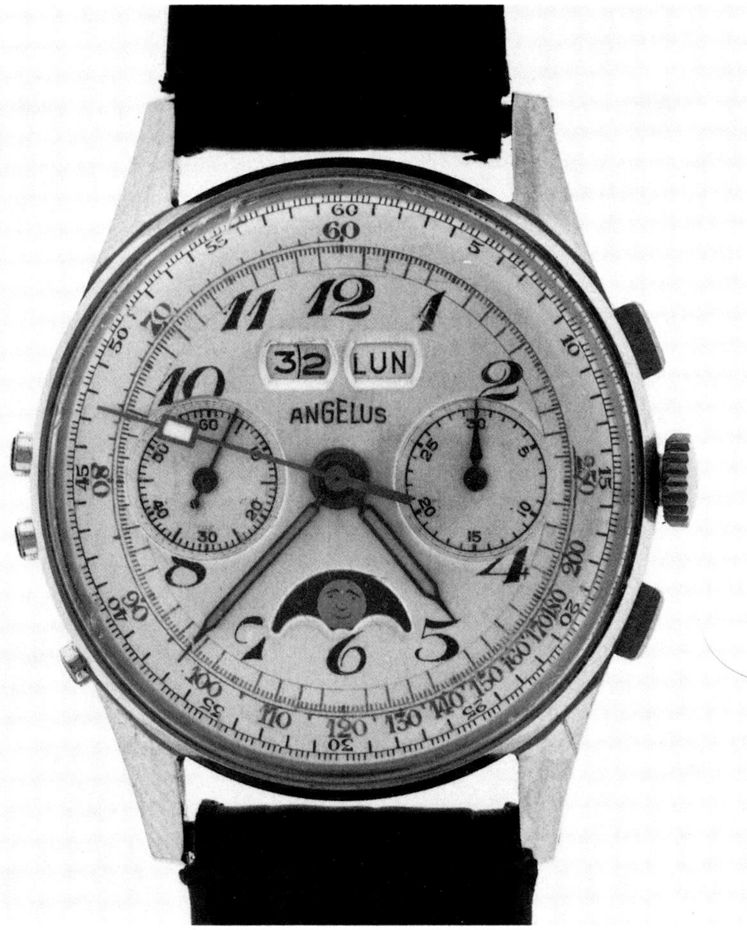

354 △

355a ▽

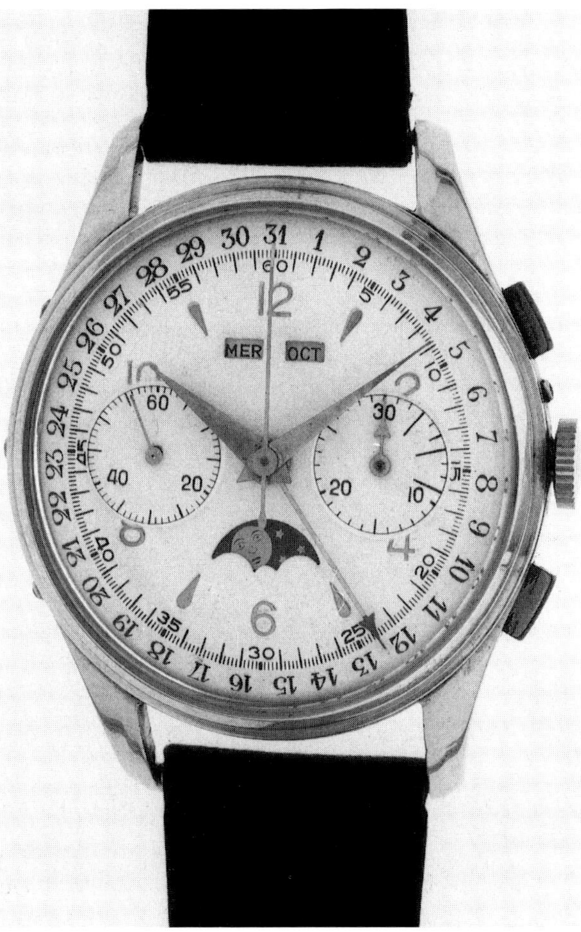

355b ▽

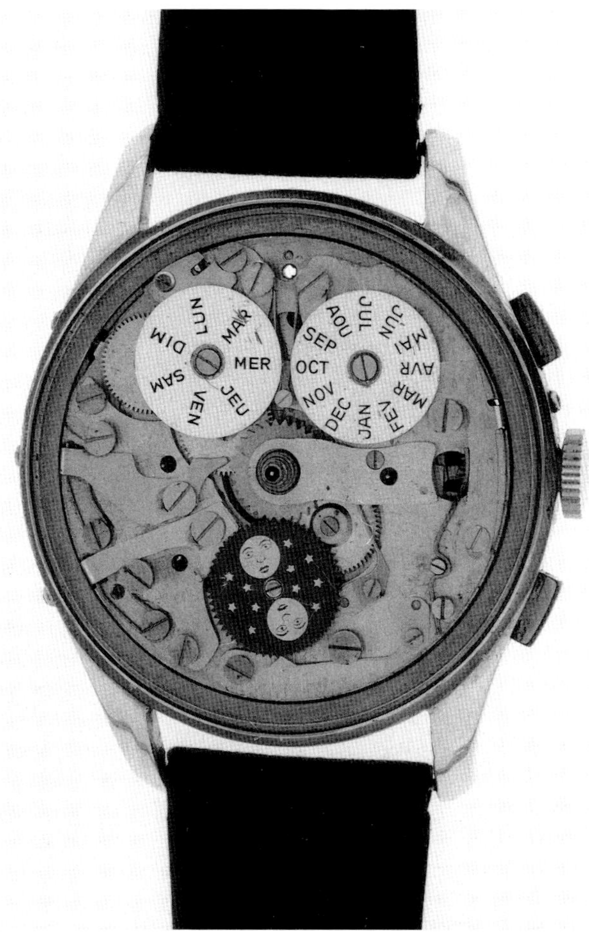

◁ Chronograph mit Vollkalender

◁ **353 Angelus,** Chronodato Ref. 563, um 1940. Dreiteiliges Goldgehäuse in 18 Kt mit zwei Drückern als Additionsstopper. Versilbertes Zifferblatt mit 45-Minutenzähler und Angaben von Datum, Wochentag und Monat, vergoldete Zeiger. Werk: Kaliber Angelus 217, 14''', mit 17 Steinen in Ausführung I. Schraubenunruh mit Breguet-Spirale. ∅ = 38 mm.

◁ **354 Angelus,** um 1945. Dreiteiliges Stahlgehäuse mit zwei Drükkern als Additionsstopper. Versilbertes Zifferblatt mit 30-Minutenzähler und Angaben für Datum, Wochentag und Mondphase, roter Tachymeterskala 250–60 km/h, Leuchtzeiger. Werk: Kaliber Angelus 252, 12''', versilbert mit 19 Steinen in Ausführung I. Schraubenunruh mit Flachspirale und Incabloc-Stoßsicherung. ∅ = 38 mm. Besonderheit: Datumanzeige mit zwei Scheiben.

◁ **355 a und b Anonym,** um 1950. Dreiteiliges Goldgehäuse in 18 Kt mit zwei Drückern als Additionsstopper. Versilbertes Zifferblatt mit 30-Minutenzähler, Angaben von Datum, Wochentag, Monat und Mondphase, vergoldete Zeiger. Werk: Kaliber Landeron 185 (189), 13¾''', vergoldet in Ausführung II. Schraubenunruh mit Flachspirale. ∅ = 38 mm.

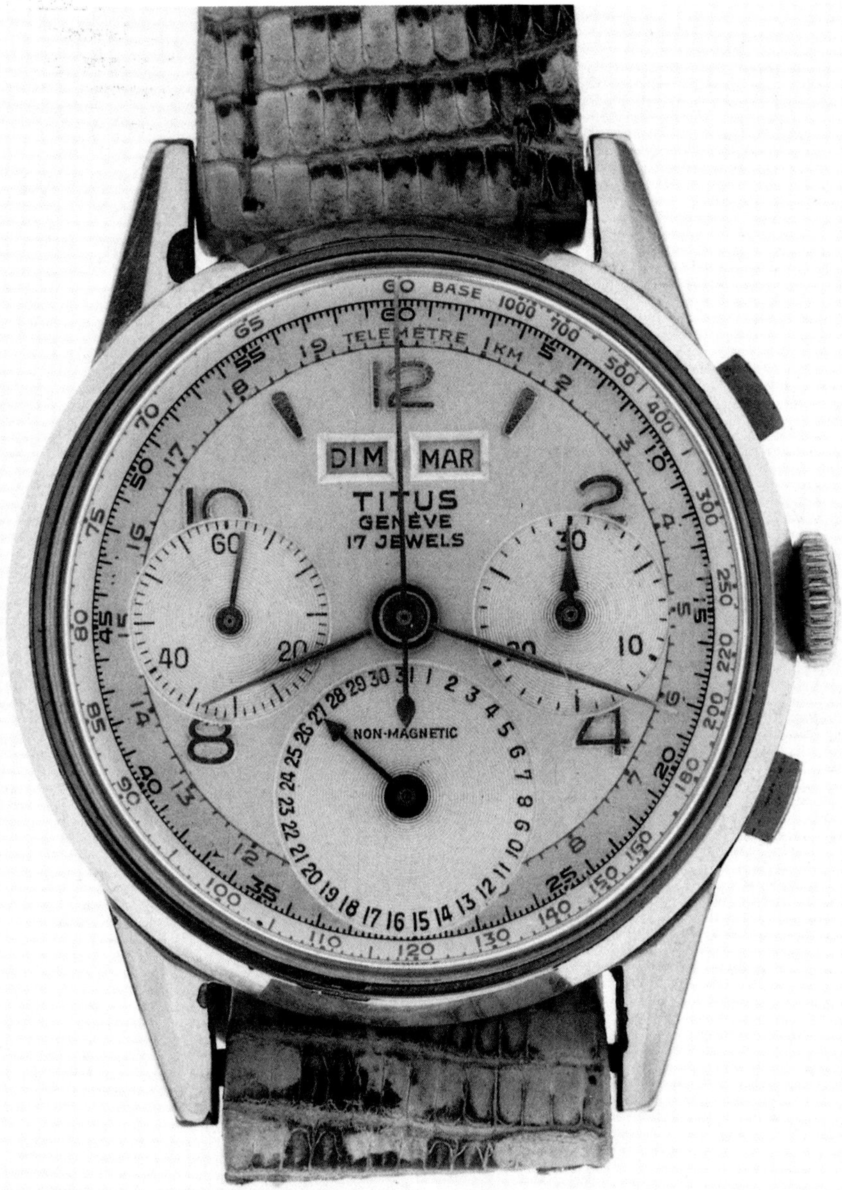

356 Titus, um 1950. Dreiteiliges vergoldetes Gehäuse mit Stahlboden und zwei Drückern als Additionsstopper. Versilbertes Zifferblatt mit 30-Minutenzähler, Angaben von Datum, Wochentag und Monat, blauer Tachymeterskala 1000–60 km/h und Telemeterskala, vergoldete Zeiger. Werk: Kaliber Landeron 185, 13¾''' mit 17 Steinen in Ausführung II. Schraubenunruh mit Flachspirale. ∅ = 37 mm.

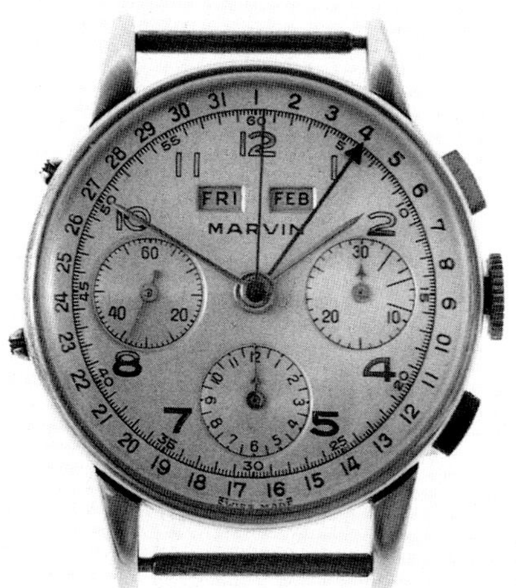

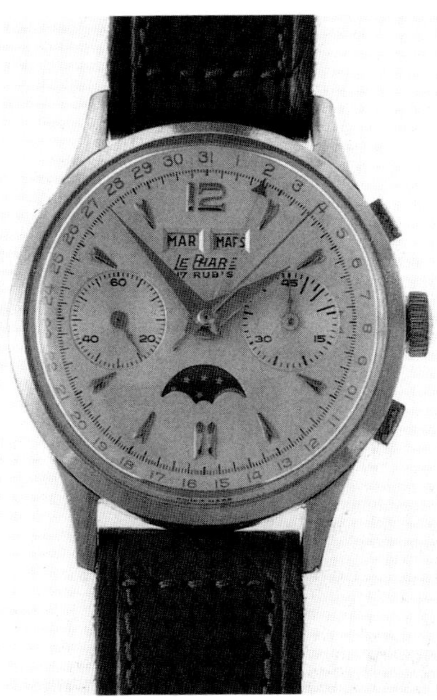

357 Marvin, um 1955. Dreiteiliges Stahlgehäuse mit zwei Drückern als Additionsstopper. Versilbertes Zifferblatt mit 30-Minutenzähler und 12-Stundenzähler, Angaben von Datum, Wochentag und Monat. Korrekturdrücker bei 10 und 8 Uhr. Werk: Kaliber Valjoux 72 C, 13''' mit 17 Steinen in Ausführung II. Schraubenunruh mit Breguet-Spirale. ∅ = 35 mm.

358 Le Phare, um 1955. Dreiteiliges vergoldetes Gehäuse mit Stahlboden und zwei Drückern als Additionsstopper. Versilbertes Zifferblatt mit 45-Minutenzähler. Angaben von Datum (blau), Wochentag, Monat und Mondphase, vergoldete Zeiger. Werk: Kaliber Landeron 186, 13¾''', mit 17 Steinen in Ausführung II. Schraubenunruh mit Flachspirale. ∅ = 37 mm.

359 Anonym, Chronograph Swiss, um 1945. Verchromtes Gehäuse mit Stahlboden. Durch Drehen des Glasrandes werden Datum, Wochentag und Monat korrigiert. Zwei Drücker als Additionsstopper. Kupferfarbenes Zifferblatt mit 30-Minutenzähler. Angaben von Datum (Zeiger bei der 6) Wochentag und Monat. Werk: Kaliber Landeron 59, $13\frac{3}{4}$ mit 17 Steinen in Ausführung II. Schraubenunruh mit Flachspirale. ∅ = 38 mm.

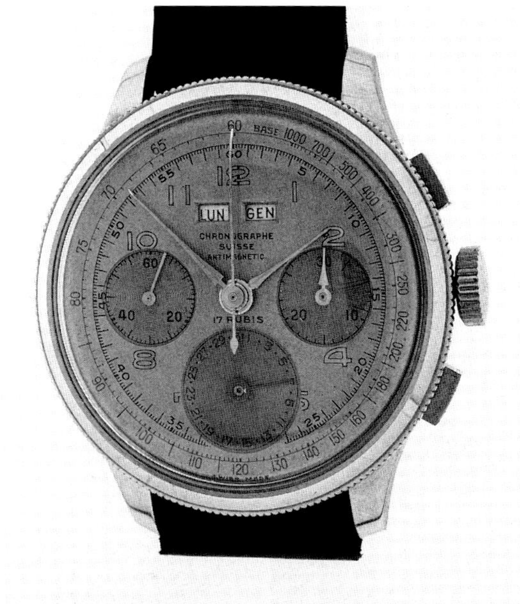

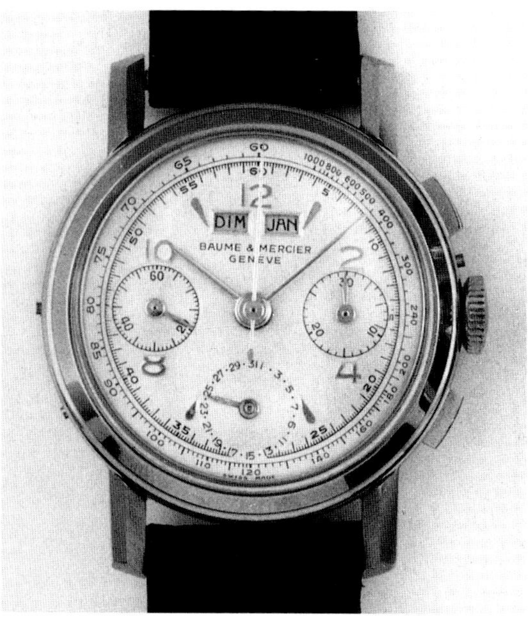

360 Baume & Mercier, um 1950. Verchromtes dreiteiliges Gehäuse mit Stahlboden und zwei Drükkern als Additionsstopper. Versilbertes Zifferblatt mit 30-Minutenzähler. Angaben von Datum, Wochentag und Monat, vergoldete Zeiger. Werk: Kaliber Landeron 185, $13\frac{3}{4}$‴ mit 17 Steinen in Ausführung II. Schraubenunruh mit Flachspirale. ∅ = 35 mm.

361 Ulysse Nardin, um 1960. Goldgehäuse in 18 Kt mit zwei Drückern als Additionsstopper. Versilbertes Zifferblatt mit 30-Minutenzähler, Angaben von Datum, Wochentag und Monat, Tachymeterskala 1000-60 km/h, vergoldete Zeiger. Werk: Kaliber Valjoux 72 C, 13‴ mit 17 Steinen in Ausführung II. Schraubenunruh mit Breguet-Spirale.

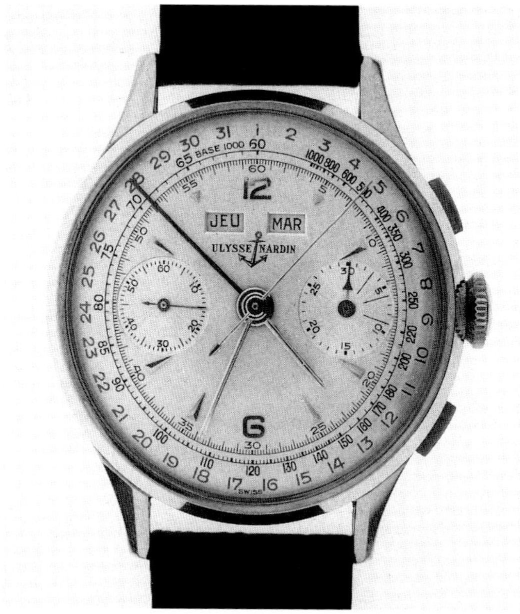

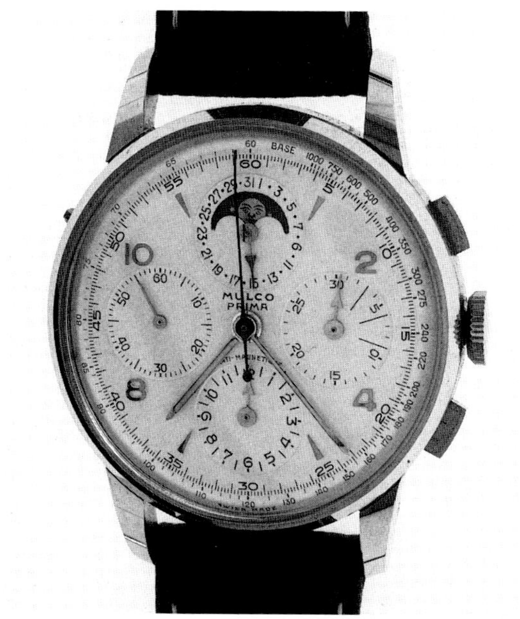

362 Mulco, Prima, um 1955. Dreiteiliges Stahlgehäuse mit zwei Drückern als Additionsstopper. Versilbertes Zifferblatt mit 30-Minutenzähler und 12-Stundenzähler, Angaben von Datum und Mondphase. Tachymeterskala 1000-60 km/h, vergoldete Zeiger. Werk: Kaliber Venus 187, 13‴ in Ausführung I. Schraubenunruh mit Breguet-Spirale. ∅ = 38 mm.

363 Breitling, Ref. 784, um 1950. Dreiteiliges Goldgehäuse in 18 Kt und zwei Drücker als Additionsstopper. Versilbertes Zifferblatt mit 30-Minutenzähler, Angaben von Datum, Wochentag und Monat, gebläute Stahlzeiger. Werk: Kaliber Valjoux 23 C, 13‴ mit 17 Steinen in Ausführung II. Schraubenunruh mit Flachspirale.

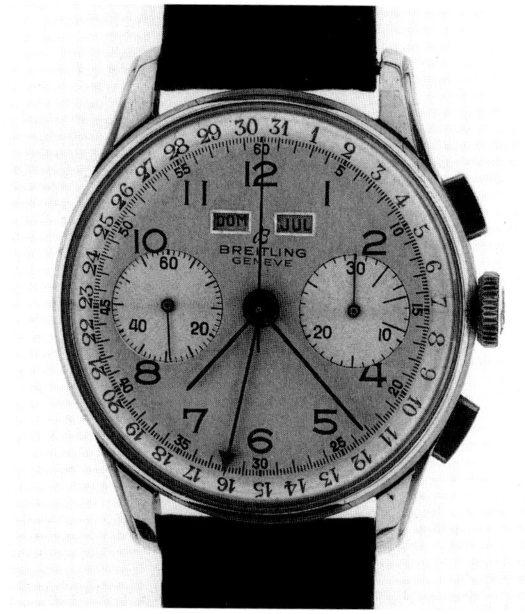

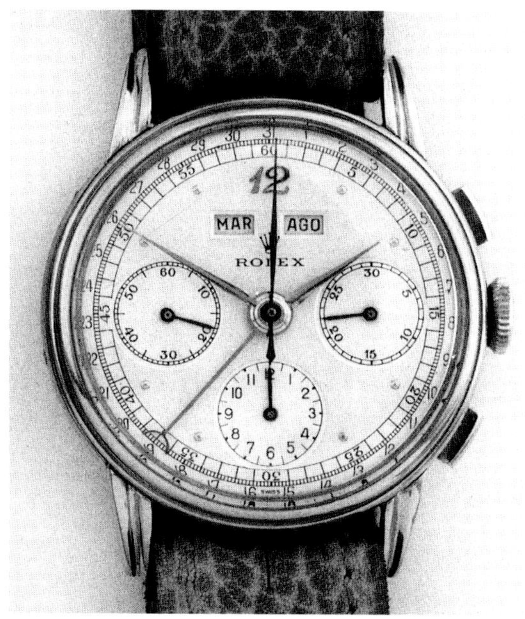

364 Rolex, um 1940. Dreiteiliges Goldgehäuse in 18 Kt mit zwei Drückern als Additionsstopper. Versilbertes Zifferblatt mit 30-Minutenzähler und 12-Stundenzähler, Angaben von Datum, Wochentag und Monat, Goldzeiger. Werk: Kaliber Valjoux 72 C, 13‴ mit 17 Steinen in Ausführung II. Glucydurunruh mit Breguet-Spirale. ∅ = 35 mm.

365 Chronoswiss, um 1983. Goldgehäuse in 18 Kt mit zwei Drückern bei 9 und 10 Uhr. Zweifarbiges Zifferblatt mit 30-Minutenzähler, 12-Stundenzähler, Angaben für Datum, Wochentag, Monat und Mondphase. Werk: Kaliber Valjoux 88, 13‴ mit 21 Steinen in Ausführung I. Handgraviertes Uhrwerk. Unruh mit Flachspirale und Incabloc-Stoßsicherung. ∅ = 37 mm (Rückseite s. S. 198, Abb. 390).

366 Audemars Piguet (gefertigt für Cartier), um 1955. Dreiteiliges Goldgehäuse mit zwei Drückern als Additionsstopper. Versilbertes Zifferblatt mit 30-Minutenzähler, Angaben von Datum, Wochentag, Monat, Mondphase und Mondalter, Goldzeiger.

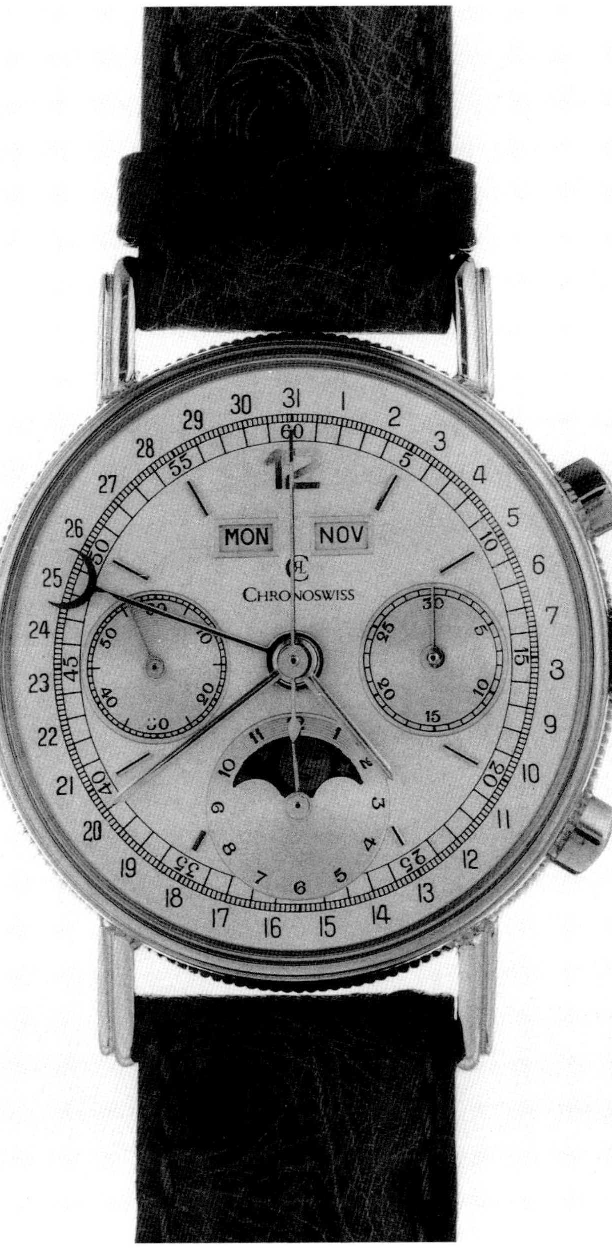

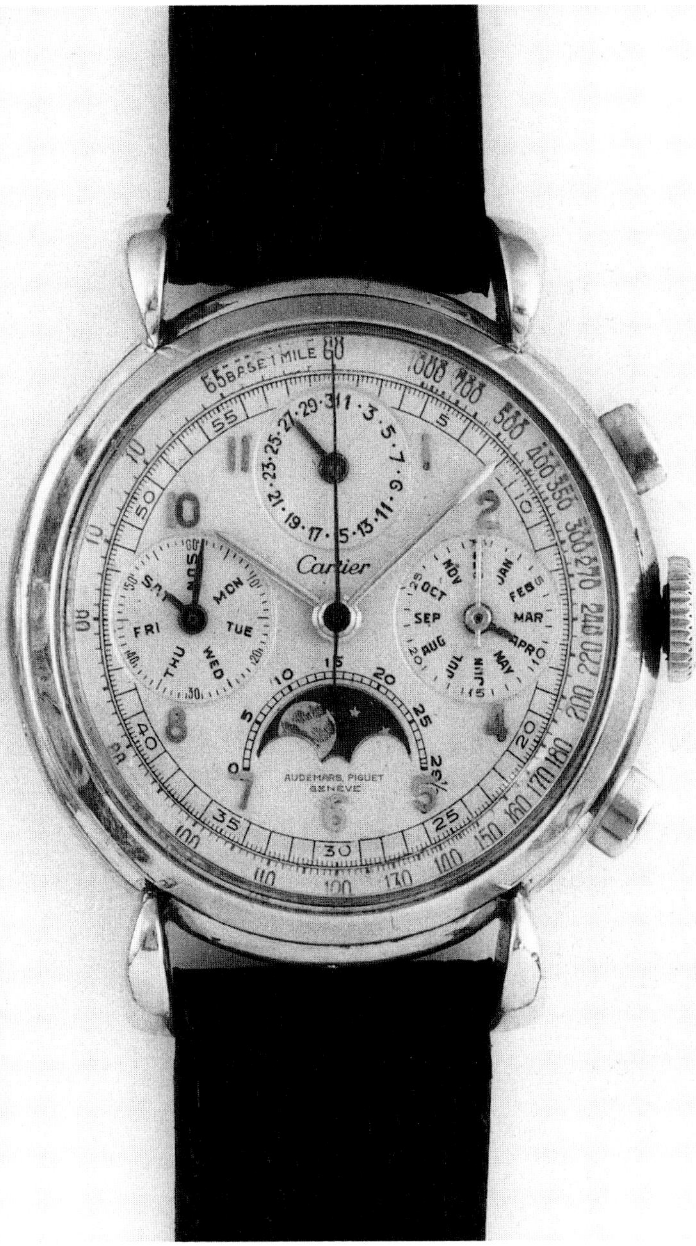

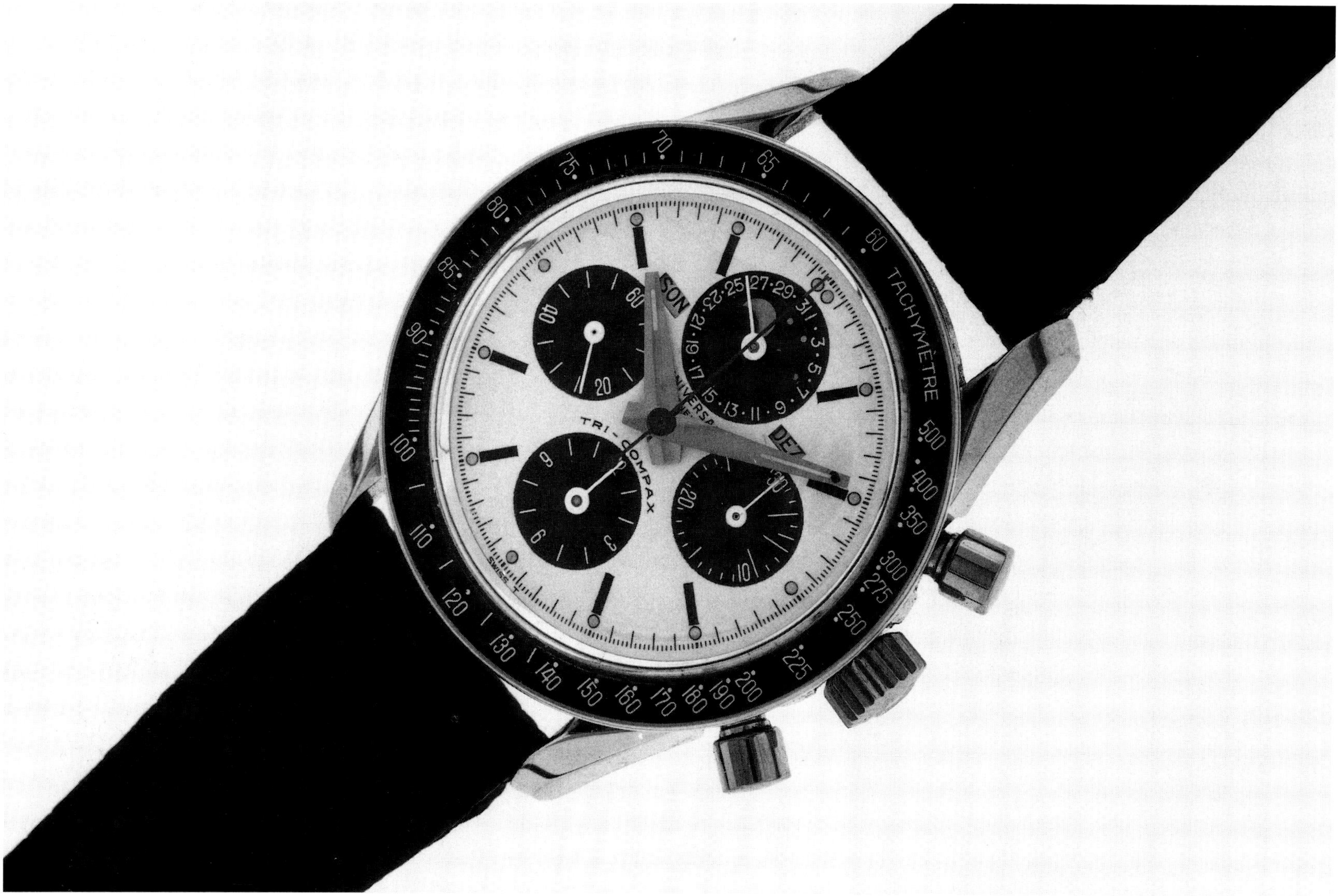

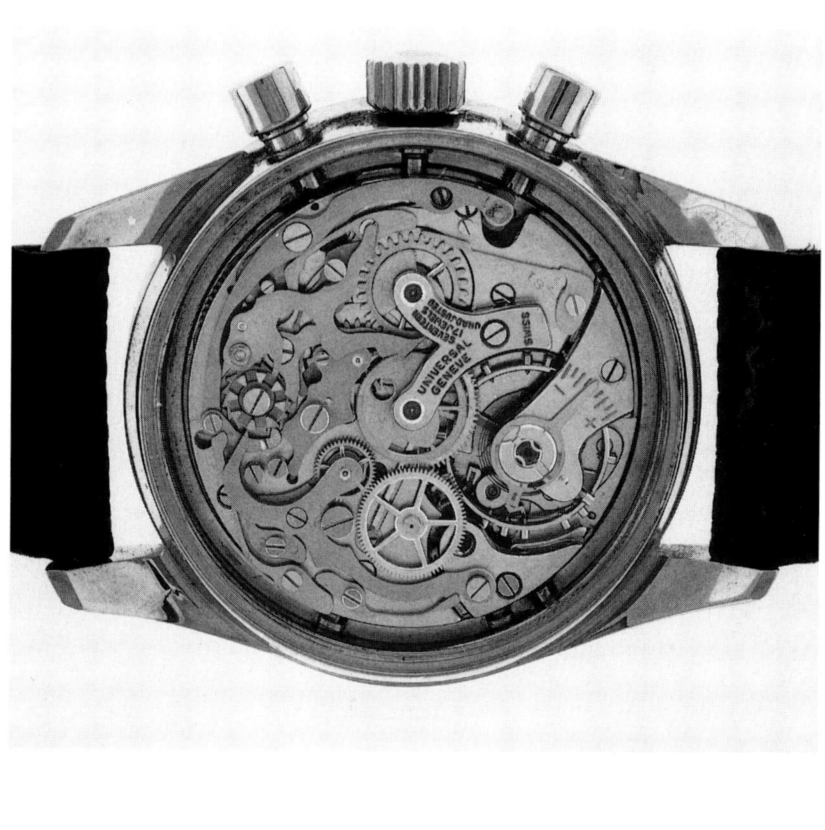

367/368 Universal, Tri-Compax, um 1965. Wasserdicht verschraubtes Stahlgehäuse mit Tachymeterskala auf dem Gehäuserand, zwei Drücker als Additionsstopper. Zweifarbiges Zifferblatt mit 30-Minutenzähler und 12-Stundenzähler, Angaben für Datum, Wochentag, Monat und Mondphase, Leuchtzeiger. Werk: Kaliber Universal 281 TX, 12''' mit 17 Steinen in Ausführung I. Schraubenunruh mit Breguet-Spirale und Incabloc-Stoßsicherung. ∅ = 37 mm.

369 Mathey & Tissot, um 1955. Dreiteiliges Goldgehäuse in 14 Kt mit zwei Drückern als Additionsstopper und zwei kleinen Korrekturdrückern bei 9 und 10 Uhr. Zweifarbiges Zifferblatt mit 30-Minutenzähler, 12-Stundenzähler, Angaben für Datum, Wochentag, Monat und Mondphase. Tachymeterskala 1000-60 km/h, Goldzeiger. Werk: Kaliber Valjoux 88, 13‴ mit 17 Steinen in Ausführung II. Schraubenunruh mit Breguet-Spirale und Stoßsicherung. Ø = 36 mm.

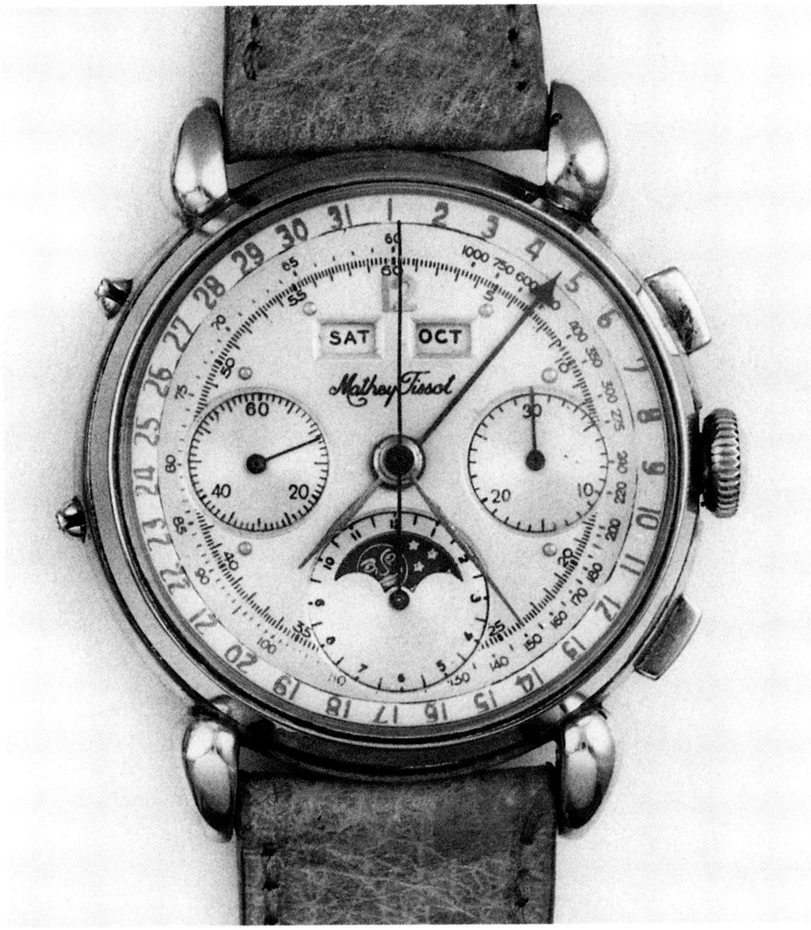

370 Breguet, um 1950. Stahlgehäuse mit zwei Drückern als Additionsstopper. Versilbertes Zifferblatt mit 30-Minutenzähler und 12-Stundenzähler. Angaben von Datum, Wochentag, Monat und Mondphase, vergoldete Zeiger. Werk: Kaliber Valjoux 88, 13‴ mit 18 Steinen in Ausführung I. Schraubenunruh mit Breguet-Spirale und Incabloc-Stoßsicherung. Ø = 35 mm. ▷

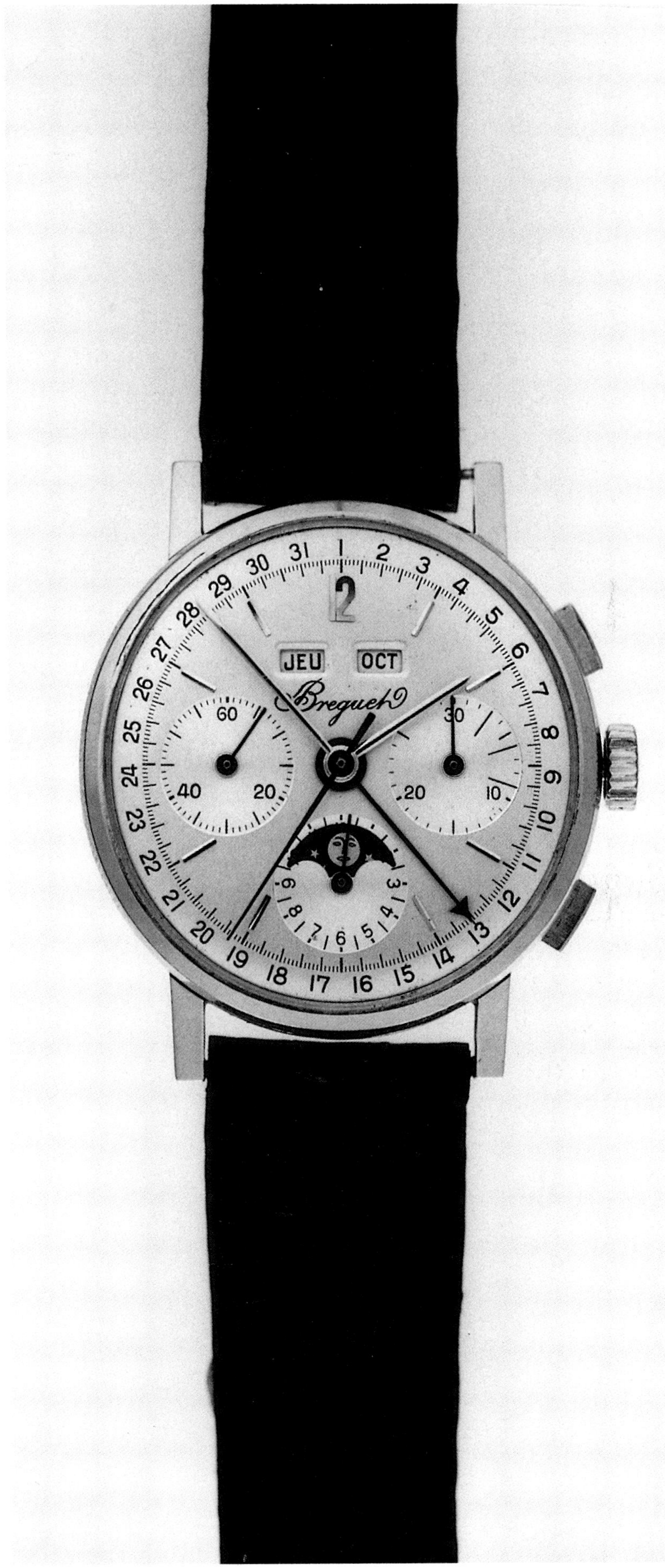

371 Universal, Tri-Compax, um 1950. Dreiteiliges Stahlgehäuse mit zwei Drückern als Additionsstopper. Versilbertes Zifferblatt mit 30-Minutenzähler und 12-Stundenzähler, Angaben von Datum, Wochentag, Monat und Mondphase, Tachymeterskala 1000-60 km/h und vergoldete Zeiger. Werk: Kaliber Universal 281 TX, 14‴ mit 17 Steinen in Ausführung II. Schraubenunruh mit Breguet-Spirale.

372 Guinand, um 1980. Goldgehäuse in 18 Kt mit zwei Drückern als Additionsstopper. Versilbertes Zifferblatt mit 30-Minutenzähler und 12-Stundenzähler, Angaben für Datum, Wochentag, Monat und Mondphase, vergoldete Zeiger. Werk: Kaliber Valjoux 88, 13‴ mit 17 Steinen in Ausführung II. Schraubenunruh mit Breguet-Spirale.

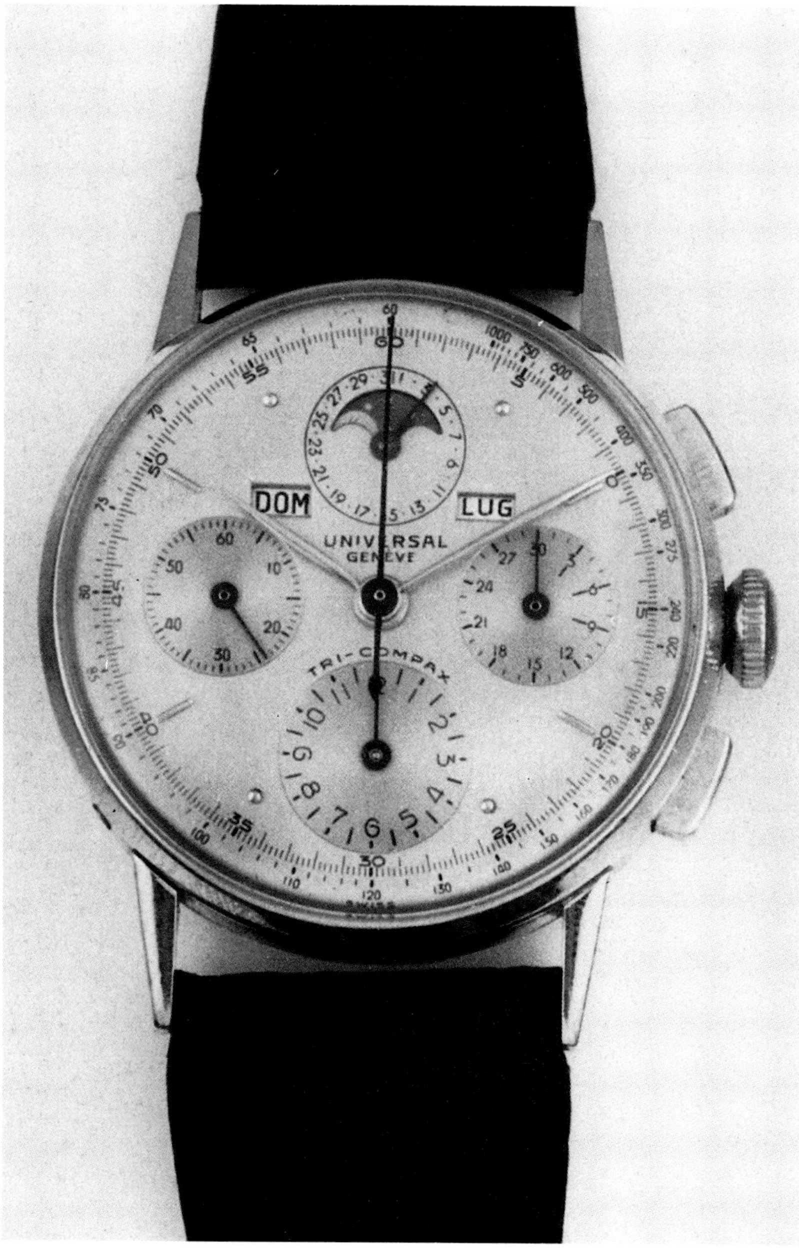

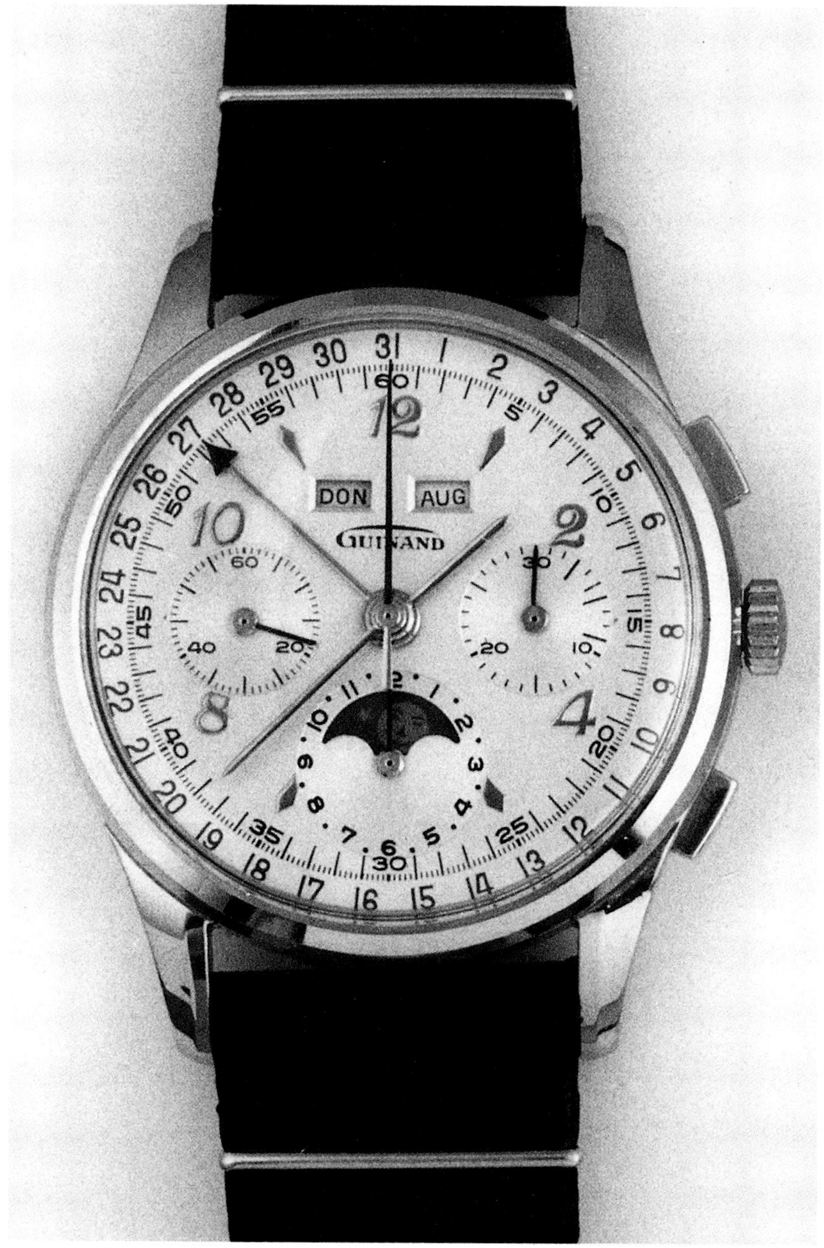

373/374 International Watch Co., um 1980. Goldgehäuse in 18 Kt mit Saphirglas und zwei Drückern als Additionsstopper. Korrekturdrücker für den Kalender bei 9 und 10 Uhr. Versilbertes Zifferblatt mit 30-Minutenzähler und 12-Stundenzähler, Angaben für Datum, Wochentag, Monat und Mondphase, Goldzeiger. Werk: Kaliber Valjoux 88, 13''' mit 17 Steinen in Ausführung II. Unruh mit Flachspirale und Incabloc-Stoßsicherung.

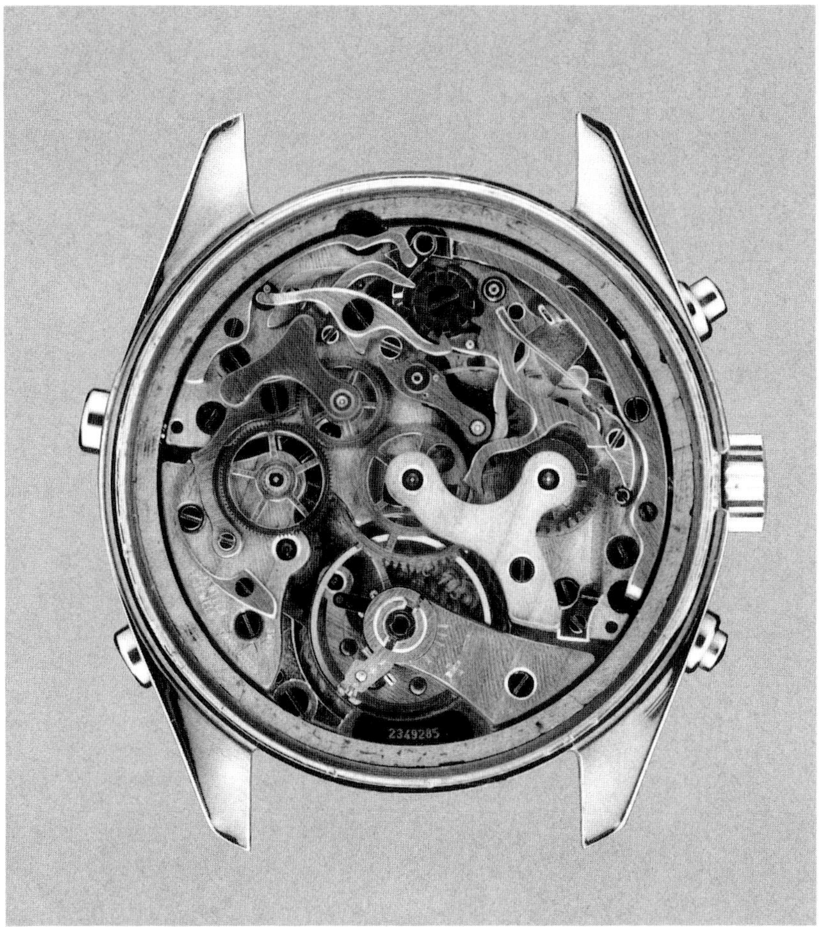

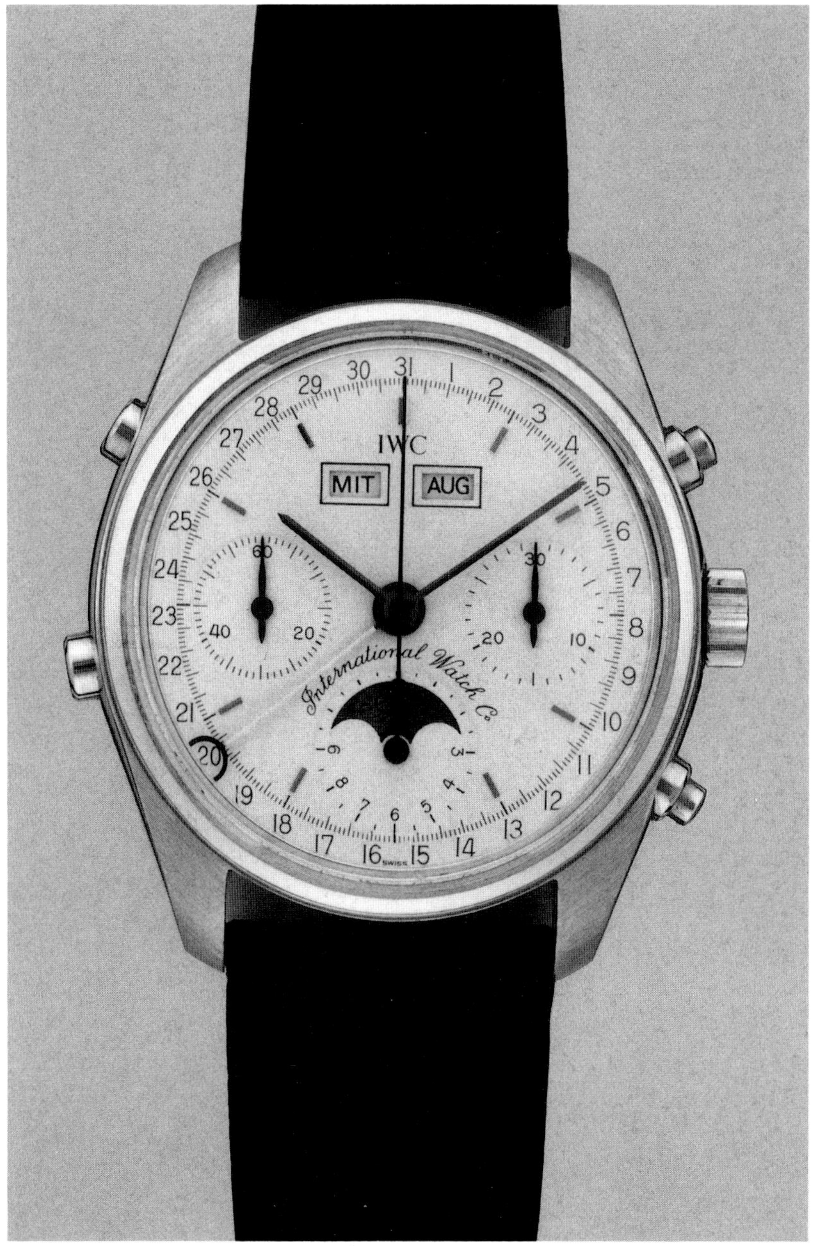

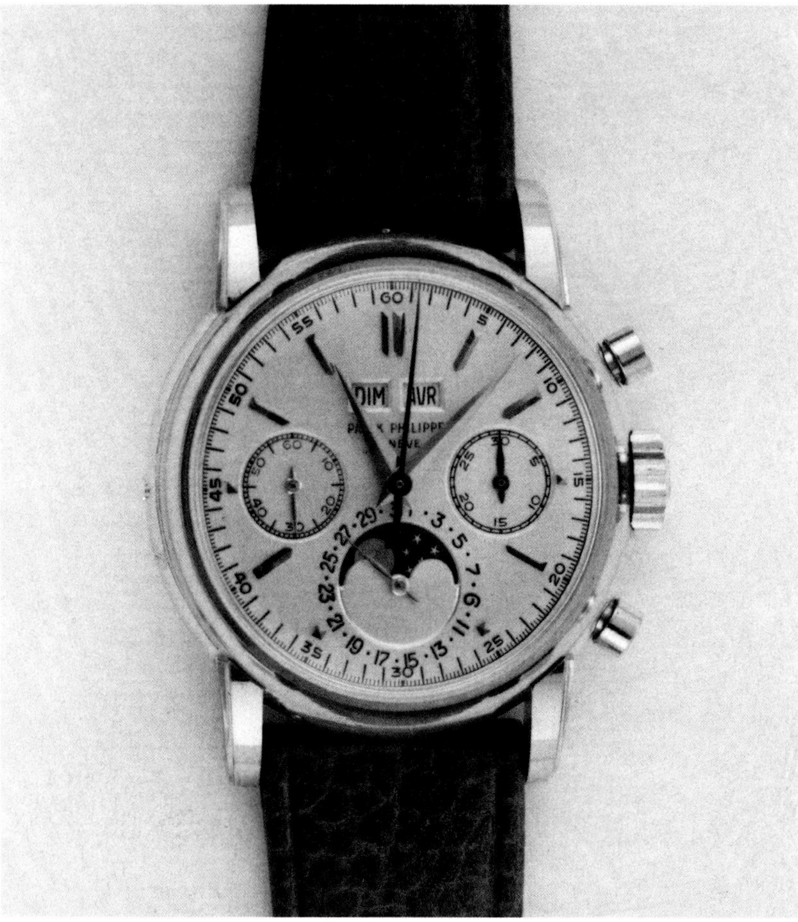
DIM
AVR
PATEK PHILIPPE

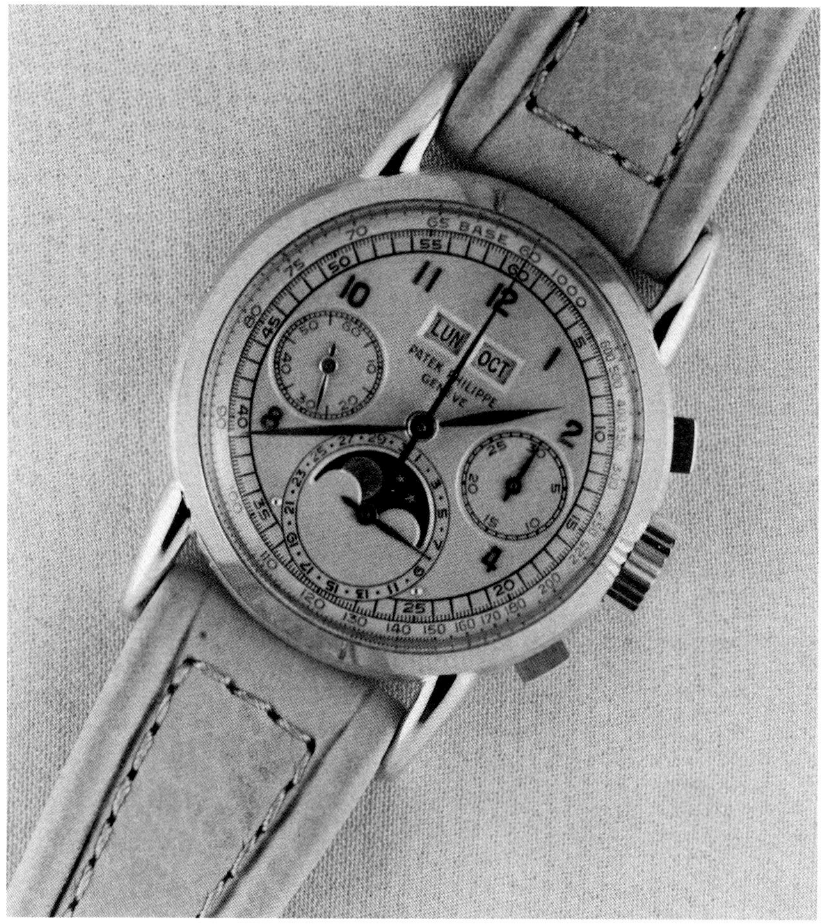
LUN
OCT
PATEK PHILIPPE
GENEVE
65 BASE

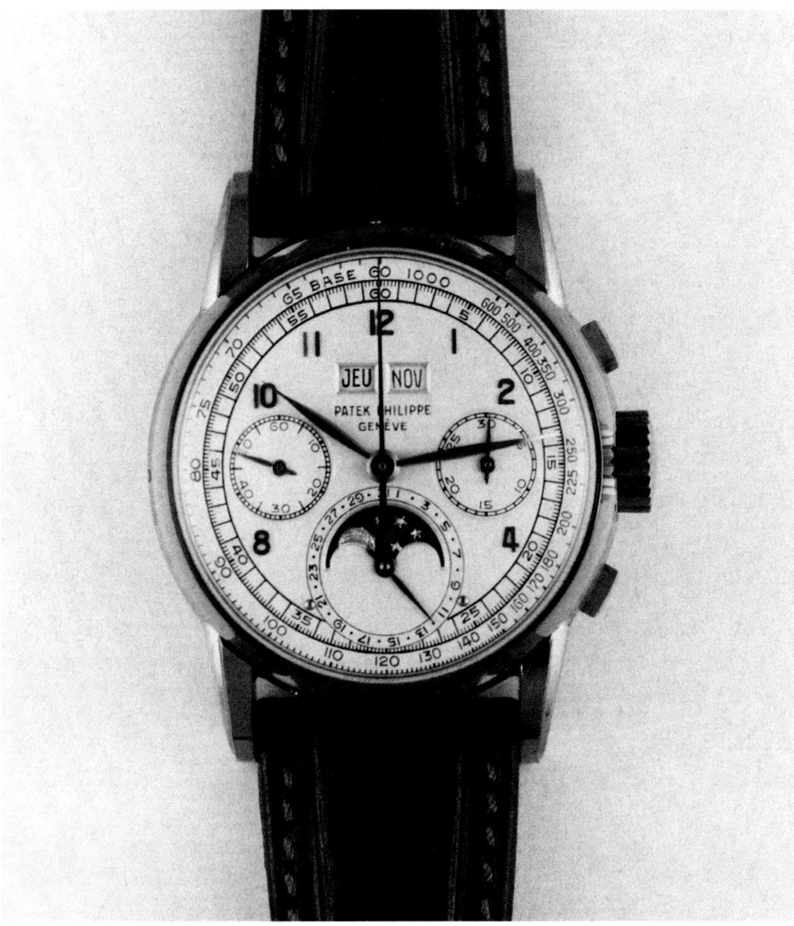
JEU
NOV
PATEK PHILIPPE
GENÈVE
65 BASE

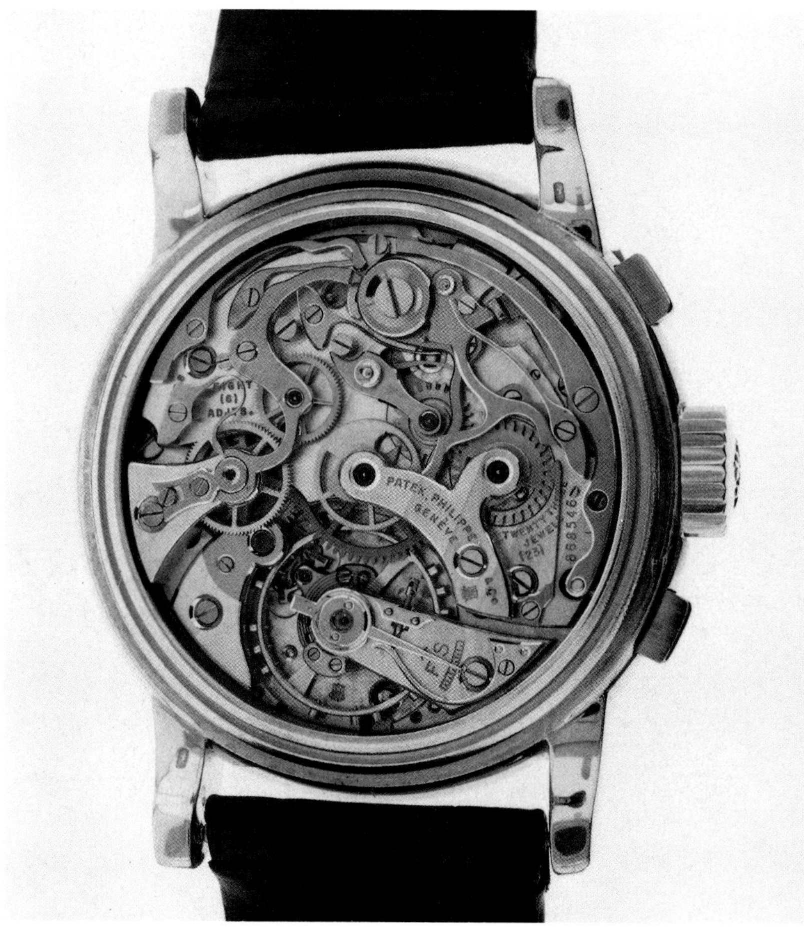
PATEK PHILIPPE & Co
GENEVE

◁ **375–378: Patek Philippe,** Ref. 2499, um 1951. Goldgehäuse in 18 Kt mit zwei Drückern als Additionsstopper. Versilbertes Zifferblatt mit 30-Minutenzähler, ewigem Kalender mit Angaben von Datum, Wochentag, Monat und Mondphase, Tachymeterskala 600-60 km/h, Goldzeiger. Werk: Kaliber 13‴ (Rohwerk Valjoux) mit 23 Steinen in Ausführung I. Schraubenunruh mit Breguet-Spirale und Incabloc-Stoßsicherung.

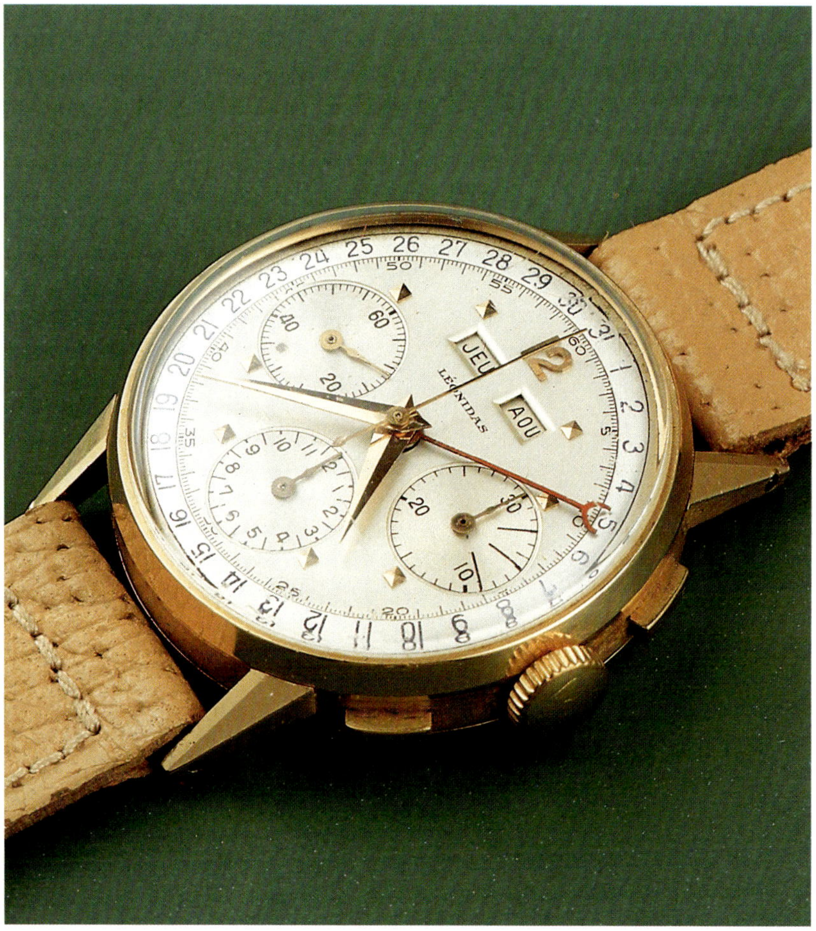

379 Leonidas, um 1950. Dreiteiliges Goldgehäuse in 18 Kt mit zwei Drückern als Additionsstopper. Versilbertes Zifferblatt mit 30-Minutenzähler, 12-Stundenzähler und Angaben von Datum, Wochentag und Monat, vergoldete Zeiger. Werk: Kaliber Valjoux 72 C, 13‴ mit 17 Steinen in Ausführung I. Schraubenunruh mit Breguet-Spirale. ∅ = 35 mm.

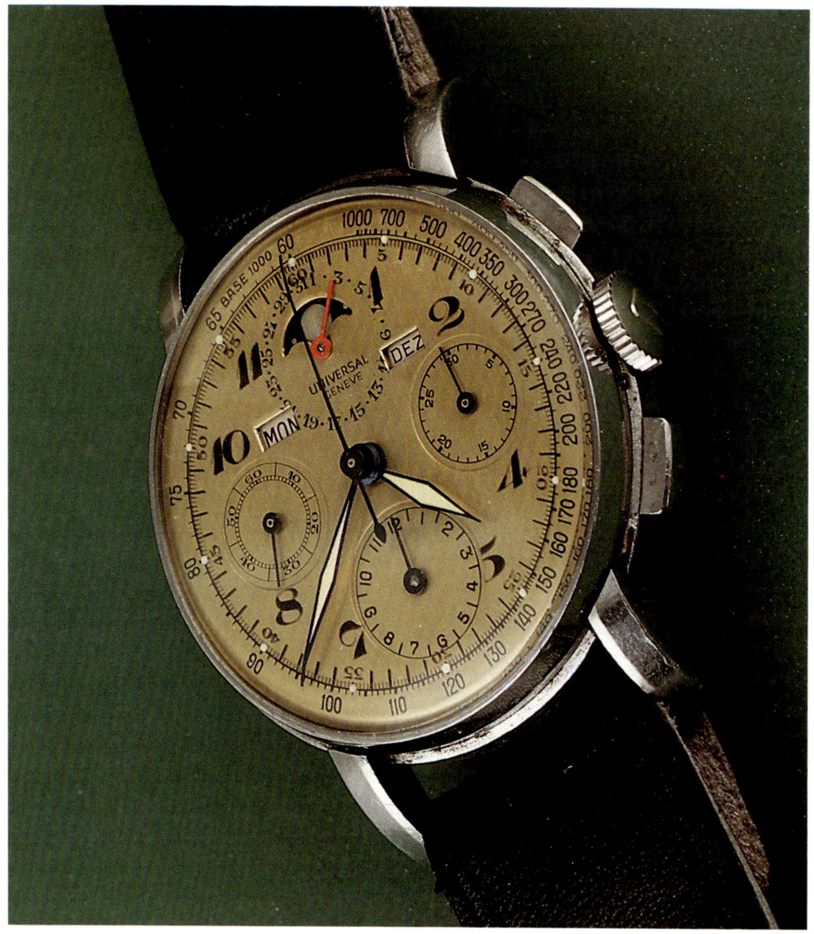

380 Universal, Tri-Compax, um 1945. Dreiteiliges Stahlgehäuse mit zwei Drückern als Additionsstopper. Getöntes Zifferblatt mit 30-Minutenzähler, 12-Stundenzähler, Angaben von Datum, Wochentag, Monat und Mondphase, Leuchtzeiger. Werk: Kaliber Universal 287 TX, 15‴ mit 17 Steinen in Ausführung II. Schraubenunruh mit Breguet-Spirale. ∅ = 38 mm.

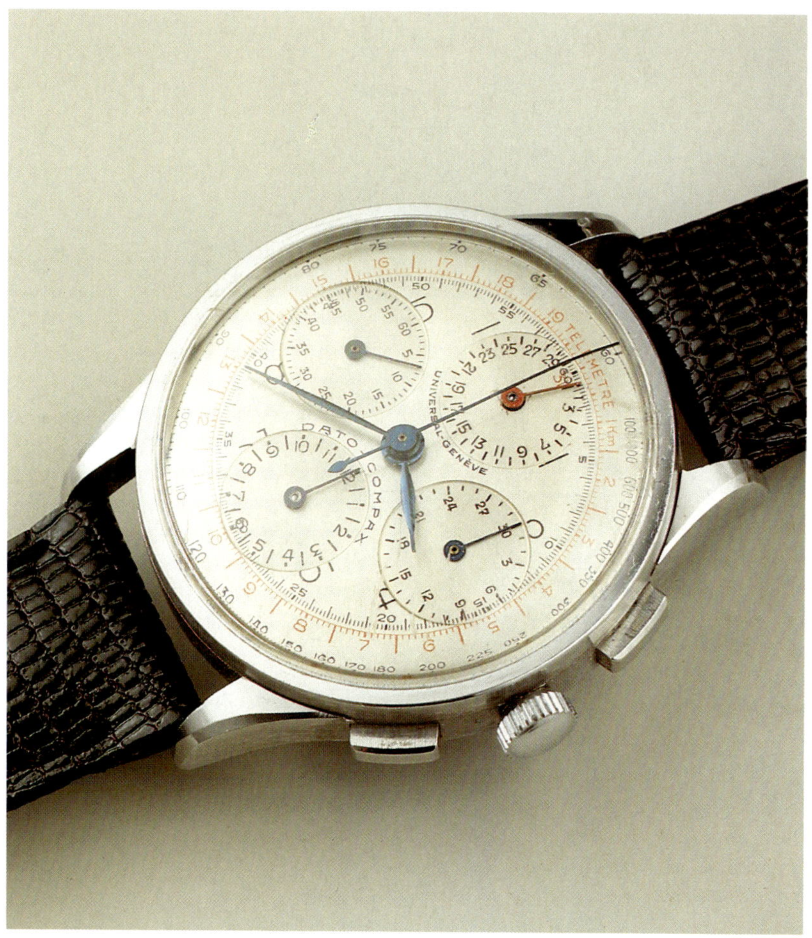

381 Universal, Dato-Compax, um 1950. Dreiteiliges Stahlgehäuse mit zwei Drückern als Additionsstopper. Versilbertes Zifferblatt mit 30-Minutenzähler und 12-Stundenzähler, Angabe des Datums mit rotem Zeiger bei der 12. Tachymeterskala 1000-60 km/h und rote Telemeterskala, gebläute Stahlzeiger. Werk: Kaliber Universal 287 DX, 15‴ mit 17 Steinen in Ausführung II. Schraubenunruh mit Breguet-Spirale. ∅ = 38 mm. ▷

382 Patek Philippe, um 1950. Dreiteiliges Goldgehäuse in 18 Kt mit zwei Drückern als Additionsstopper. Versilbertes Zifferblatt mit 30-Minutenzähler, ewigem Kalender mit Angaben von Datum, Wochentag, Monat und Mondphase, blauer Beschriftung auch für Tachymeterskala 600-60 in Meilen, Goldzeiger. Werk: Kaliber 13‴ (Rohwerk Valjoux) mit 23 Steinen in Ausführung I. Schraubenunruh mit Breguet-Spirale.

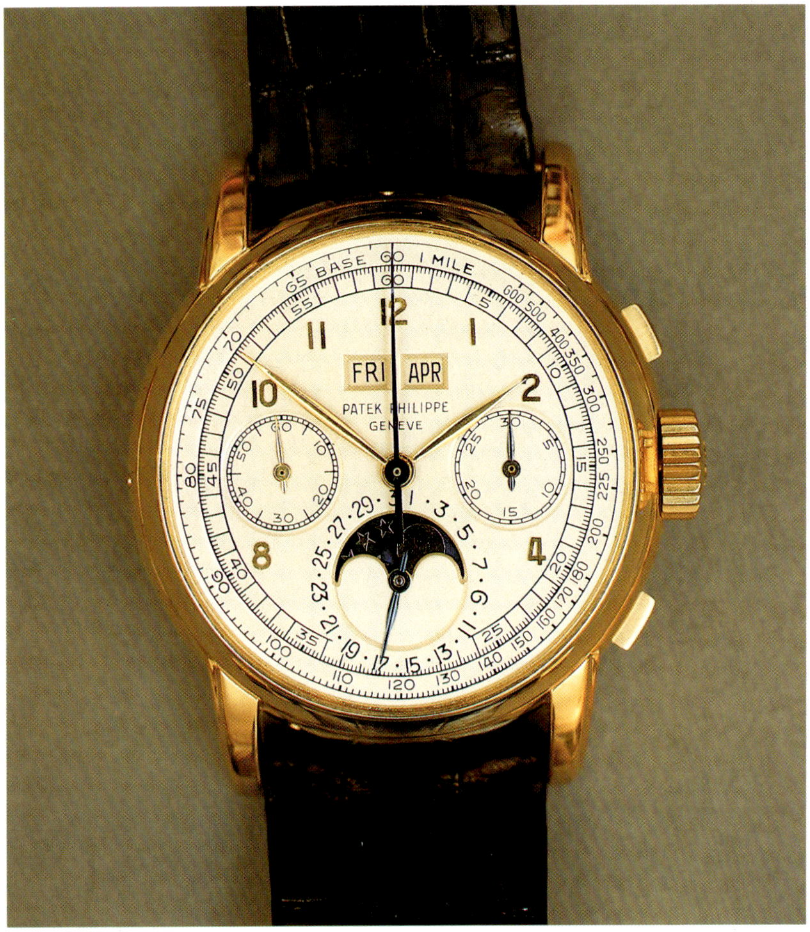

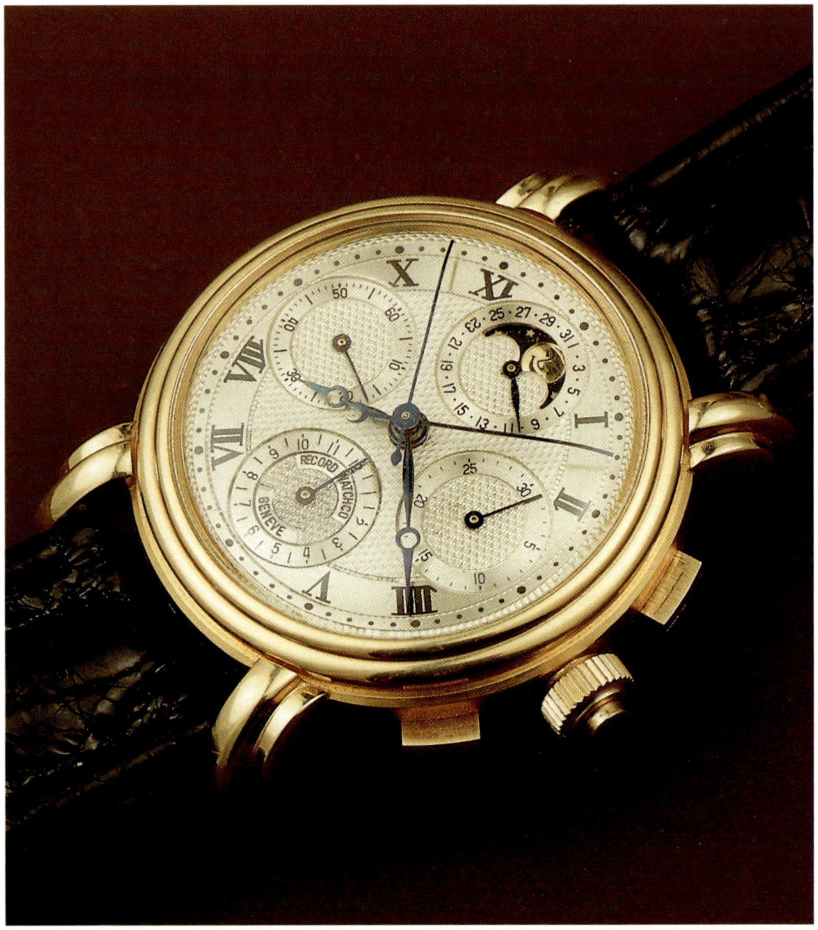

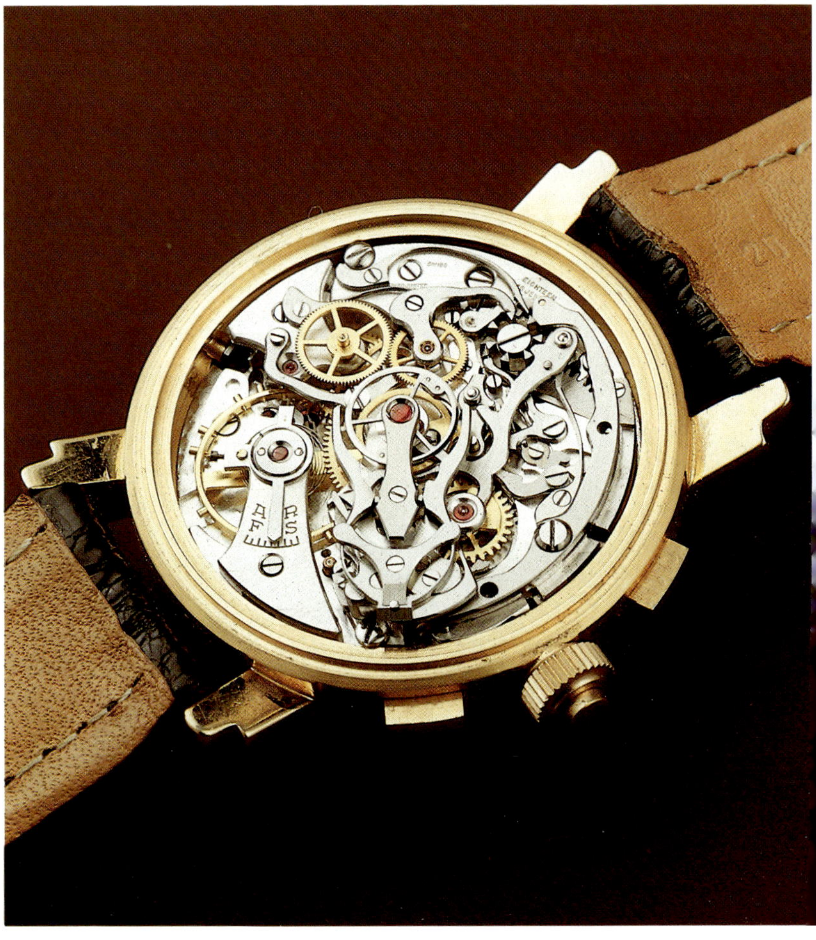

383/384 Record, um 1950. Dreiteiliges Goldgehäuse in 18 Kt mit zwei Drükkern als Additionsstopper. Drücker für Rattrapante in der Krone. Versilbertes Zifferblatt mit 30-Minutenzähler und 12-Stundenzähler, Angaben von Datum und Mondphase, gebläute Stahlzeiger. Werk: Kaliber Venus 190, 14‴ mit 21 Steinen in Ausführung I. Schraubenunruh mit Breguet-Spirale. ∅ = 38 mm. ▷

385/386 Patek Philippe, Ref 2571 (für Gübelin Luzern gefertigt), um 1955. Dreiteiliges Goldgehäuse in 18 Kt. Start und Anhalten über die Krone, Nullstellen bei der 4 und Rattrapantefunktion bei der 2. Korrekturdrücker für den ewigen Kalender sichtbar bei 12, 9 und 7 Uhr. Versilbertes Zifferblatt mit 30-Minutenzähler, ewigem Kalender und Mondphasenangabe, Goldzeiger. Werk: Kaliber $13'''$ (Rohwerk Valjoux) mit 25 Steinen in Ausführung I. Schraubenunruh mit Breguet-Spirale.

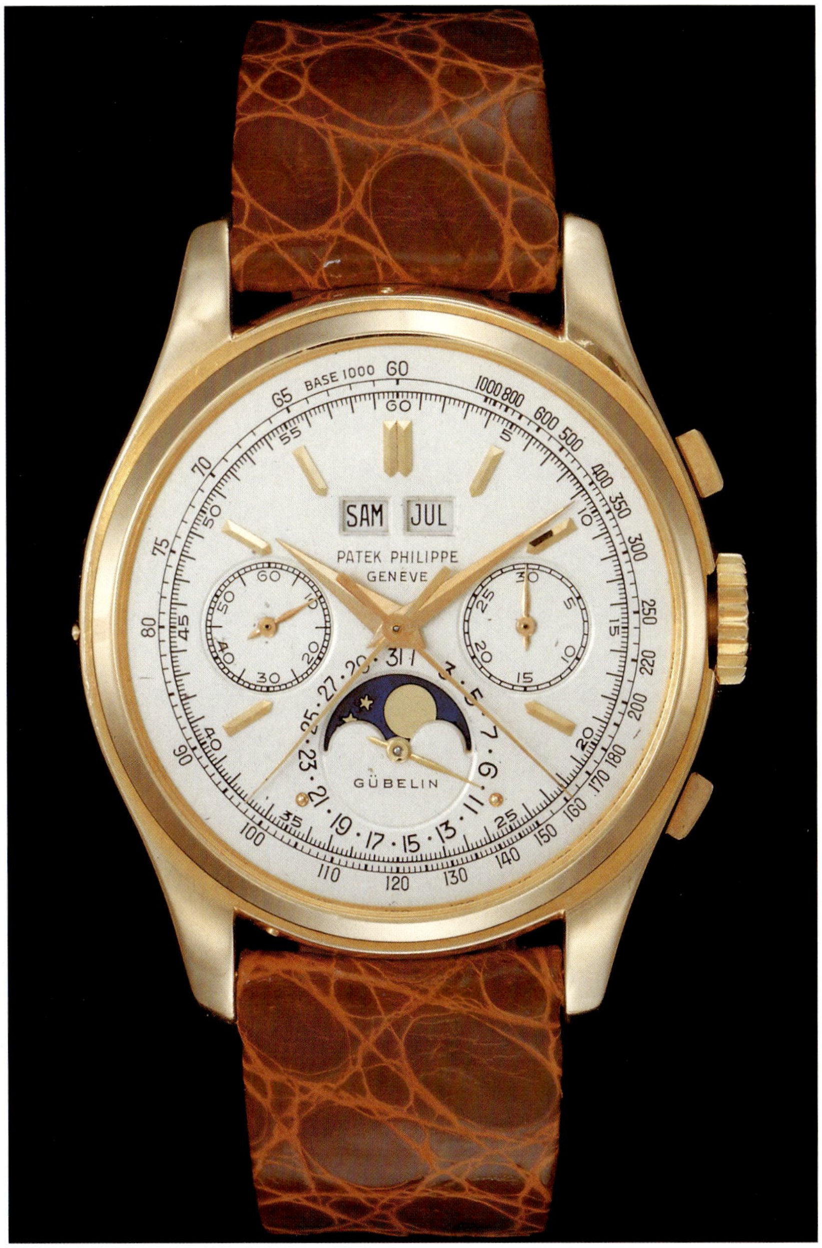

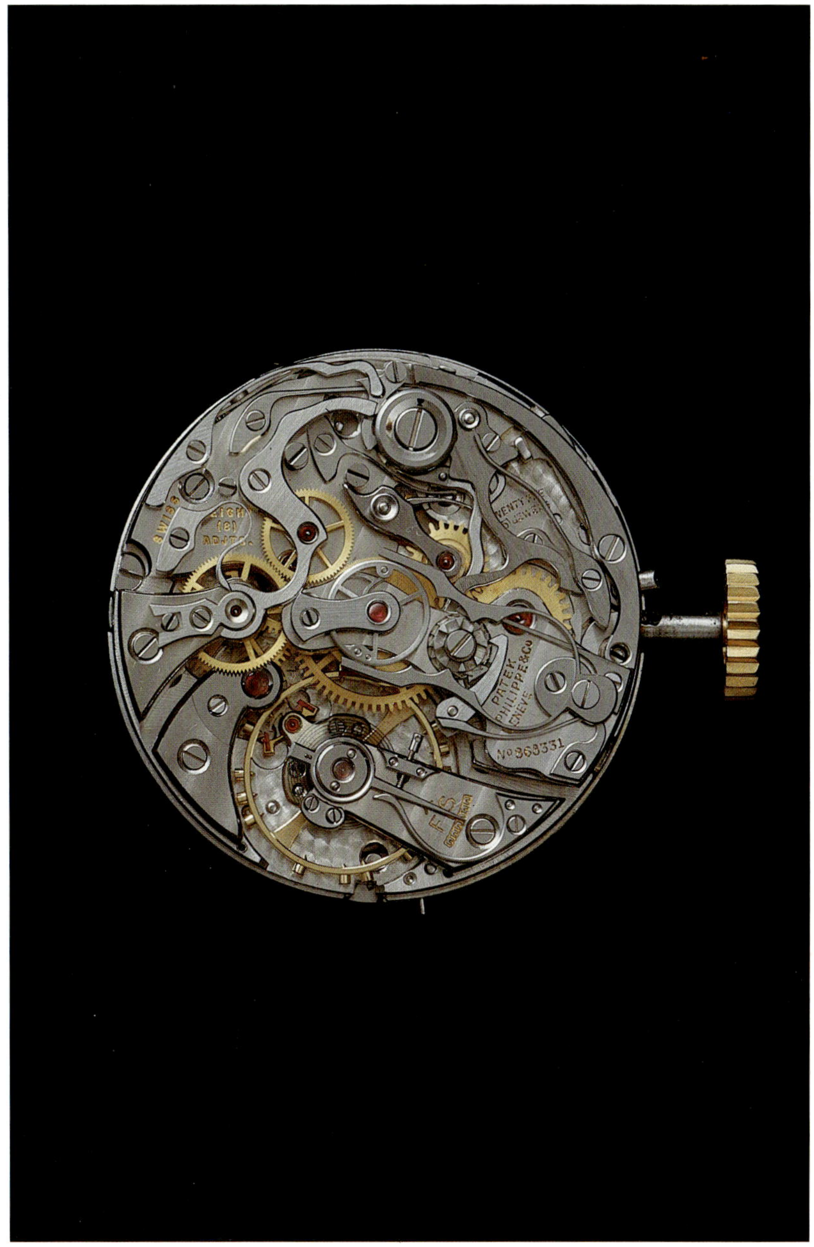

387/388 Patek Philippe, Ref. 3615, um 1980. Dreiteiliges Goldgehäuse in 18 Kt mit einem Drücker in der Krone für drei Funktionen. Bei der 9 Schieber für die Minutenrepetition. Versilbertes Zifferblatt mit 30-Minutenzähler, ewigem Kalender und Mondphasenangaben, Goldzeiger. Werk: Kaliber 13‴, mit Genfer Streifen und 42 Steinen in Ausführung I. Schraubenunruh mit Breguet-Spirale und Kif-Stoßsicherung. ∅ = 32,4 mm.

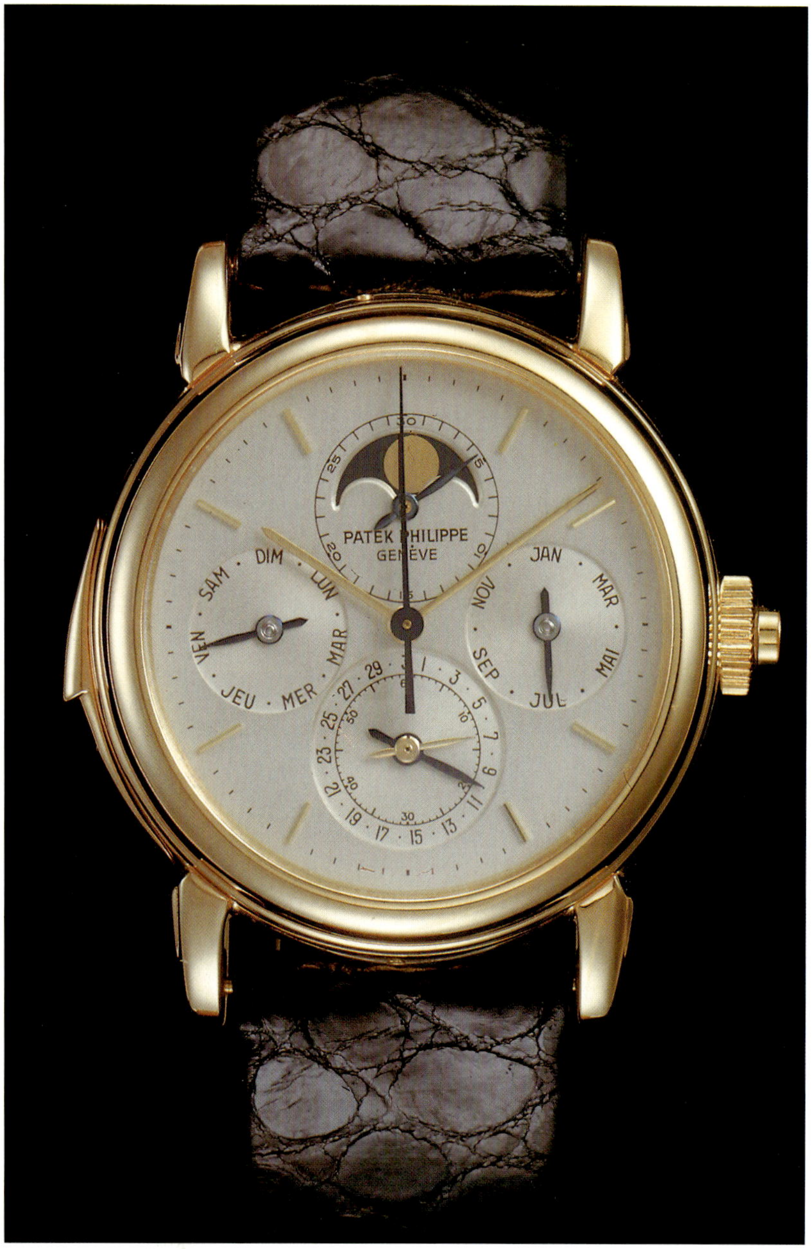

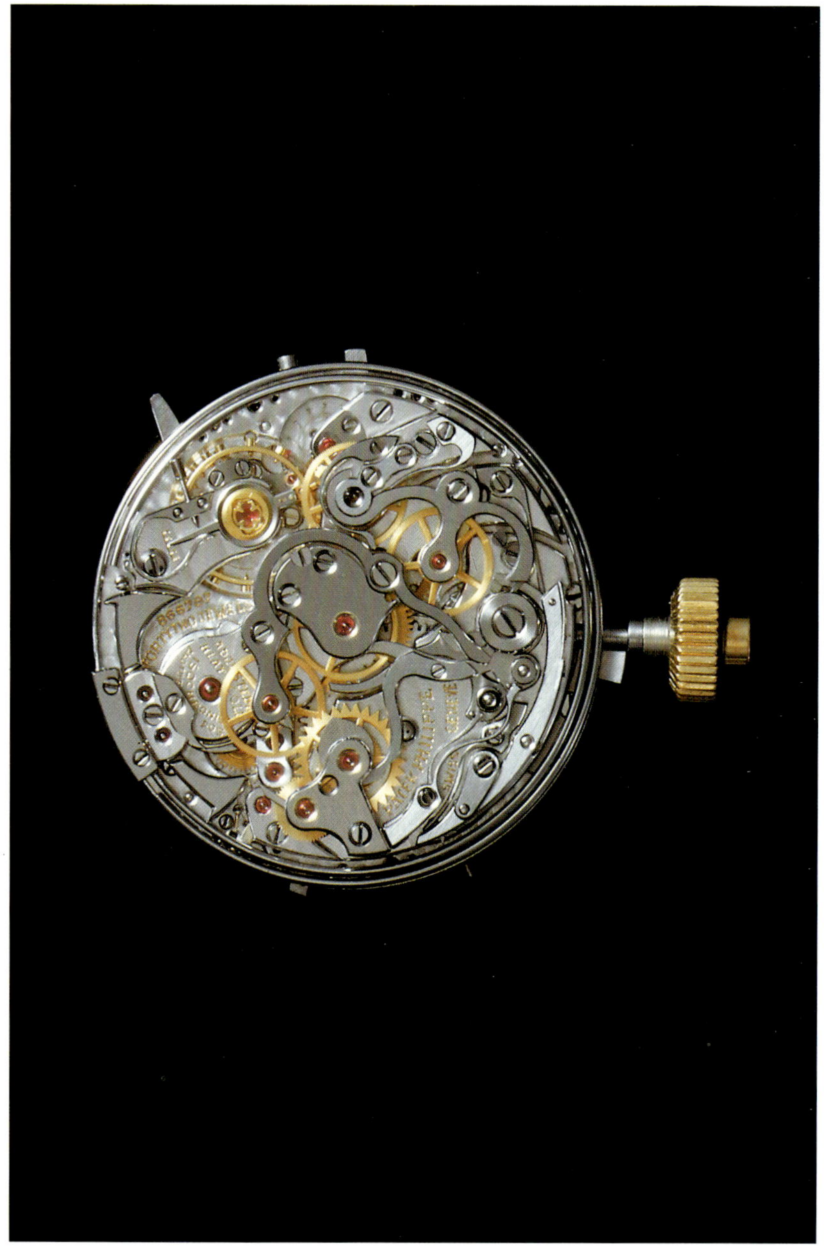

389 Chronoswiss, Régulateur, um 1989. Wasserdicht verschraubtes Goldgehäuse mit zwei Drückern als Additionsstopper. Versilbertes Regulatorzifferblatt mit 30-Minutenzähler und 12-Stundenzähler, gebläute Stahlzeiger, Werk: Valjoux 72 Spezial, 13‴ mit 17 Steinen in Ausführung I. Schraubenunruh mit Flachspirale und Feinregulierung. ∅ = 38 mm.
Besonderheit: limitierte Auflage von 500 Stück.

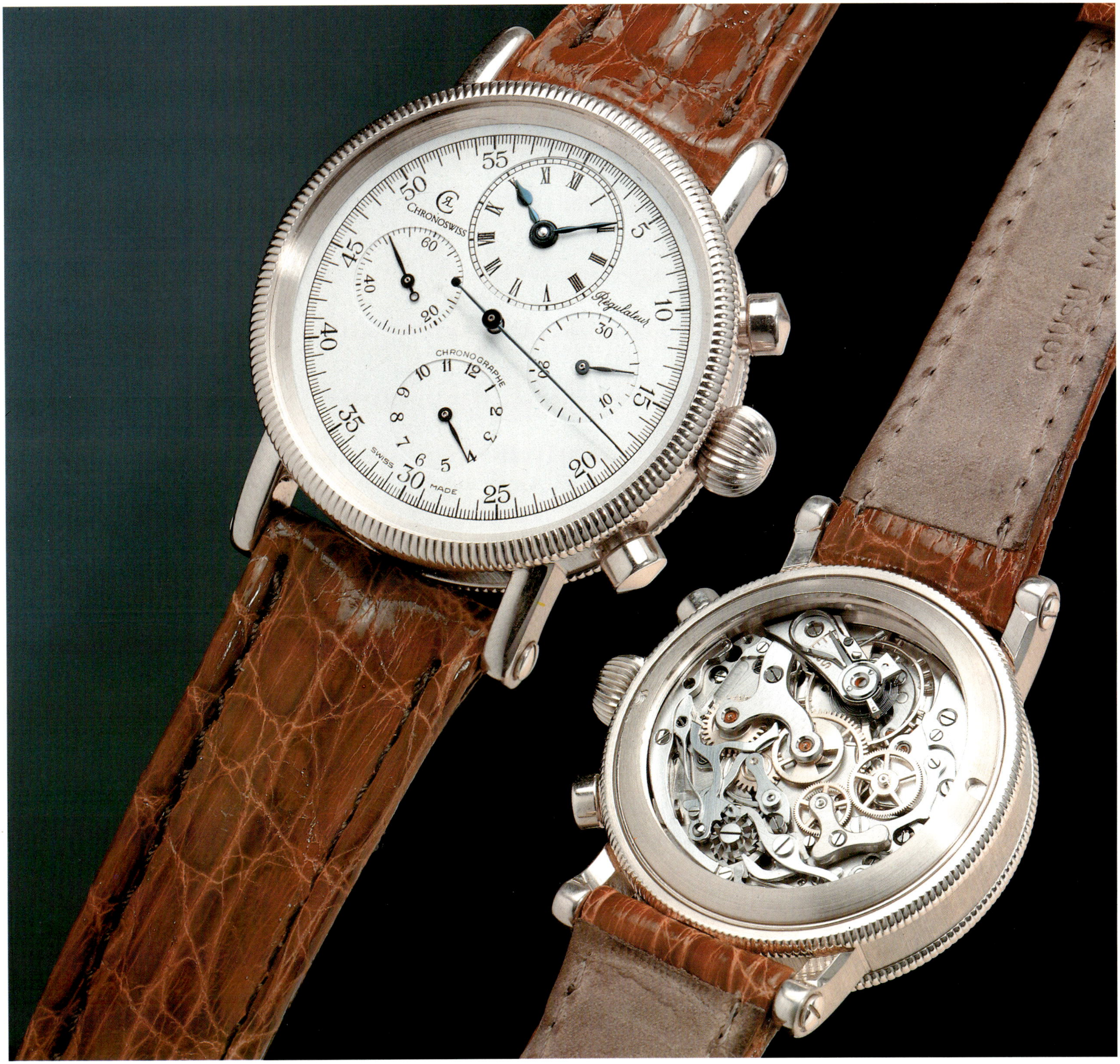

390 Chronoswiss (Werkansicht), um 1984. Dreiteiliges Goldgehäuse in 18 Kt mit zwei Drückern als Additionsstopper. Versilbertes Zifferblatt mit 30-Minutenzähler, 12-Stundenzähler und Angaben von Datum, Wochentag, Monat und Mondphase, vergoldete Zeiger. Werk: Kaliber Valjoux 88, 13‴, 19 Steine, handgraviert in Ausführung I. Unruh mit Flachspirale und Incabloc-Stoßsicherung. Ø = 37 mm (Vorderseite s. S. 187, Abb. 365).

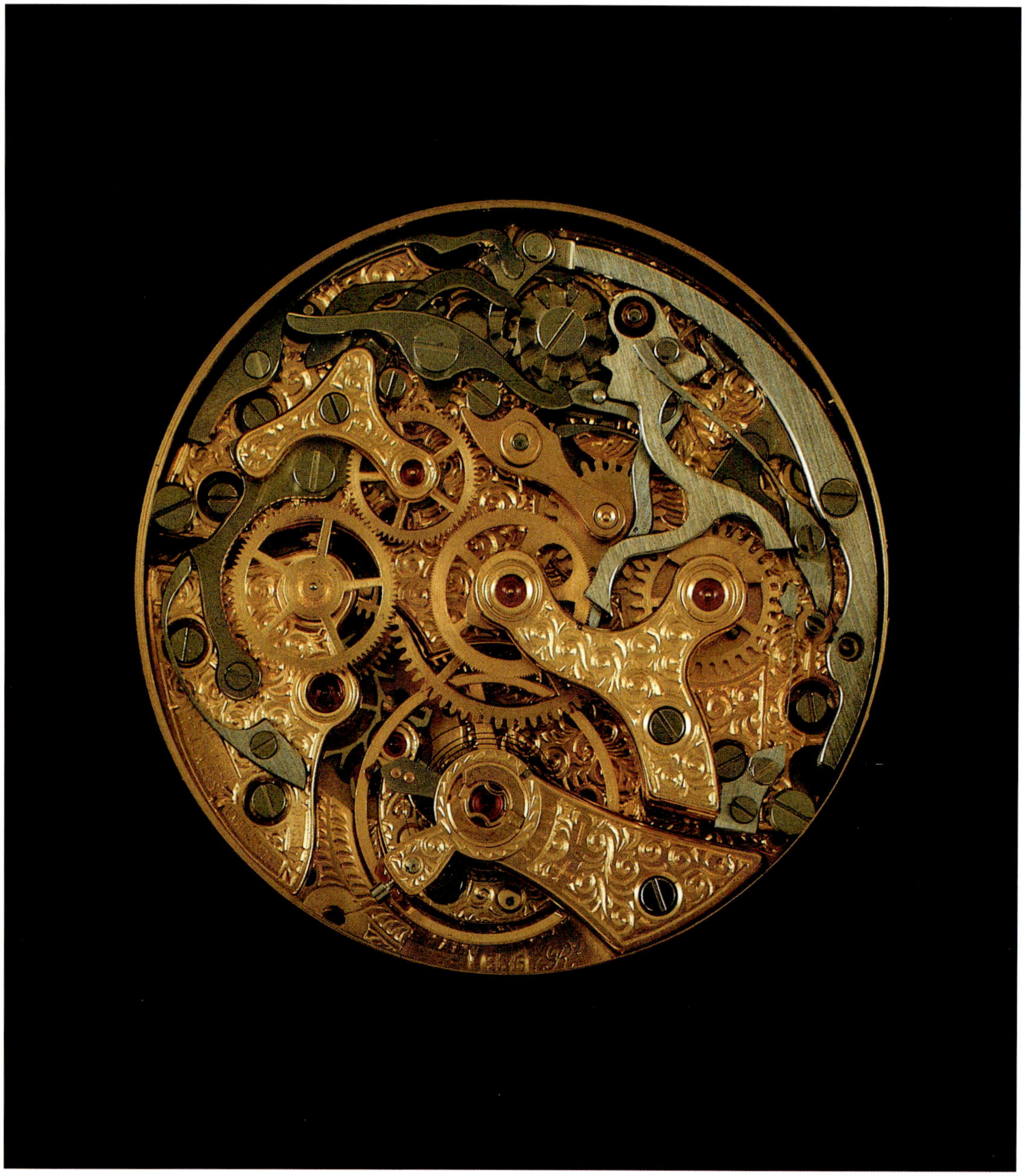

391 Chronoswiss, Kairos, um 1990. Wasserdicht verschraubtes Goldgehäuse in 18 Kt mit zwei Drückern als Additionsstopper. Skelettiertes vergoldetes Zifferblatt mit 30-Minutenzähler und gebläuten Stahlzeigern. Werk: Kaliber Valjoux 23 skelettiert, 13''' mit 17 Steinen in Ausführung I. Unruh mit Flachspirale und Incabloc-Stoßsicherung. ∅ = 38 mm.
Besonderheit: limitierte Auflage von 600 Stück.

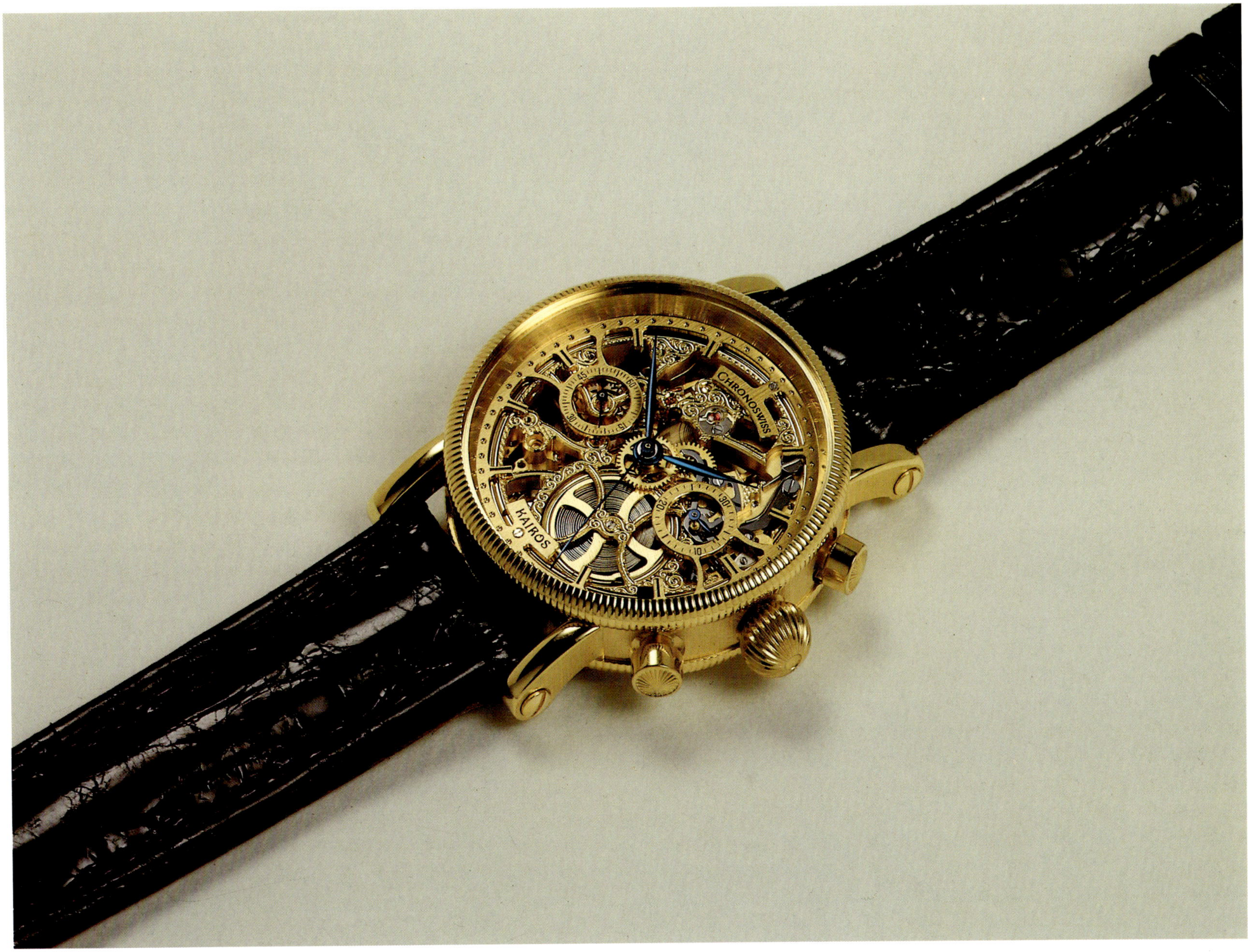

392/393 Omega De Ville, um 1970. Wasserdicht verschraubtes Stahlgehäuse mit zwei Drückern als Additionsstopper. Versilbertes Zifferblatt mit 30-Minutenzähler, Tachymeterskala 500-60 km/h und Datumfenster bei der 9, Leuchtzeiger. Werk: Kaliber Omega 930 (Lemania 3872) rotvergoldet mit 17 Steinen in Ausführung II. Unruh mit Flachspirale. Incabloc-Stoßsicherung und Feinregulierung. ∅ = 35 mm.

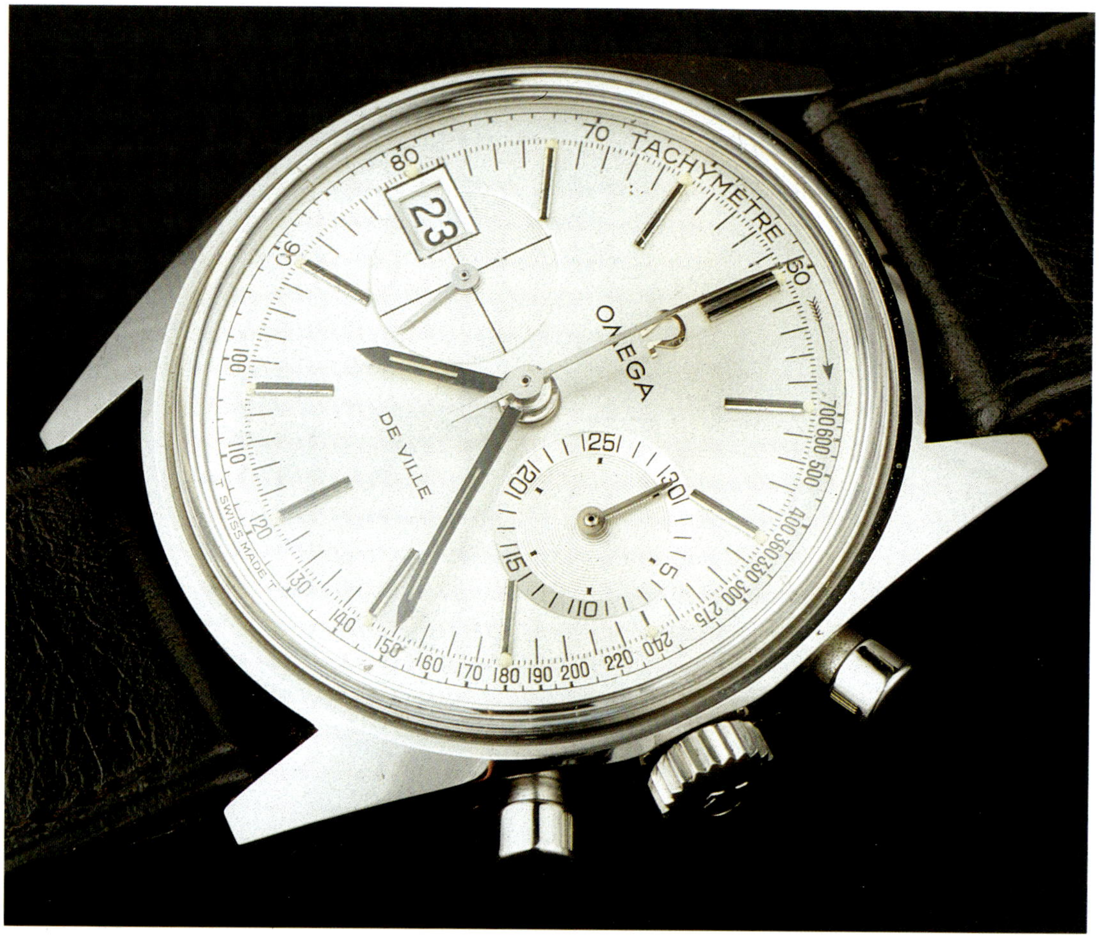

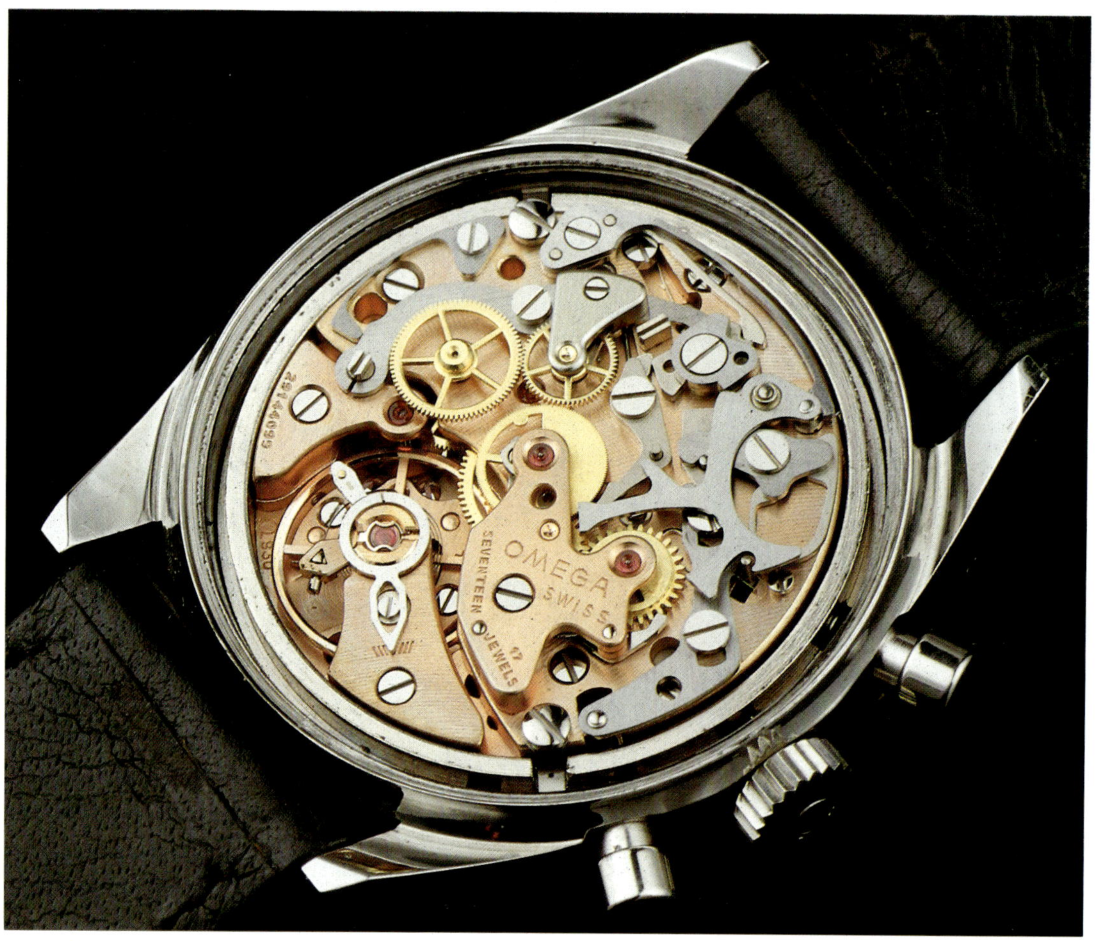

Chronograph mit automatischem Aufzug

394 Hamilton, Fontainebleau, um 1970. Wasserdicht verschraubtes Stahlgehäuse mit zwei Drückern als Additionsstopper. Wasserdicht bis 30 Meter Tiefe. Mehrfarbiges Zifferblatt mit 30-Minutenzähler und 12-Stundenzähler, bei der 6 Datumfenster, Leuchtzeiger. Werk: Kaliber Hamilton 11, $14'''$, Automatic mit 17 Steinen in Ausführung II. Unruh mit Flachspirale und Incabloc-Stoßsicherung. ∅ = 47 mm.
Besonderheit: Krone links ▽

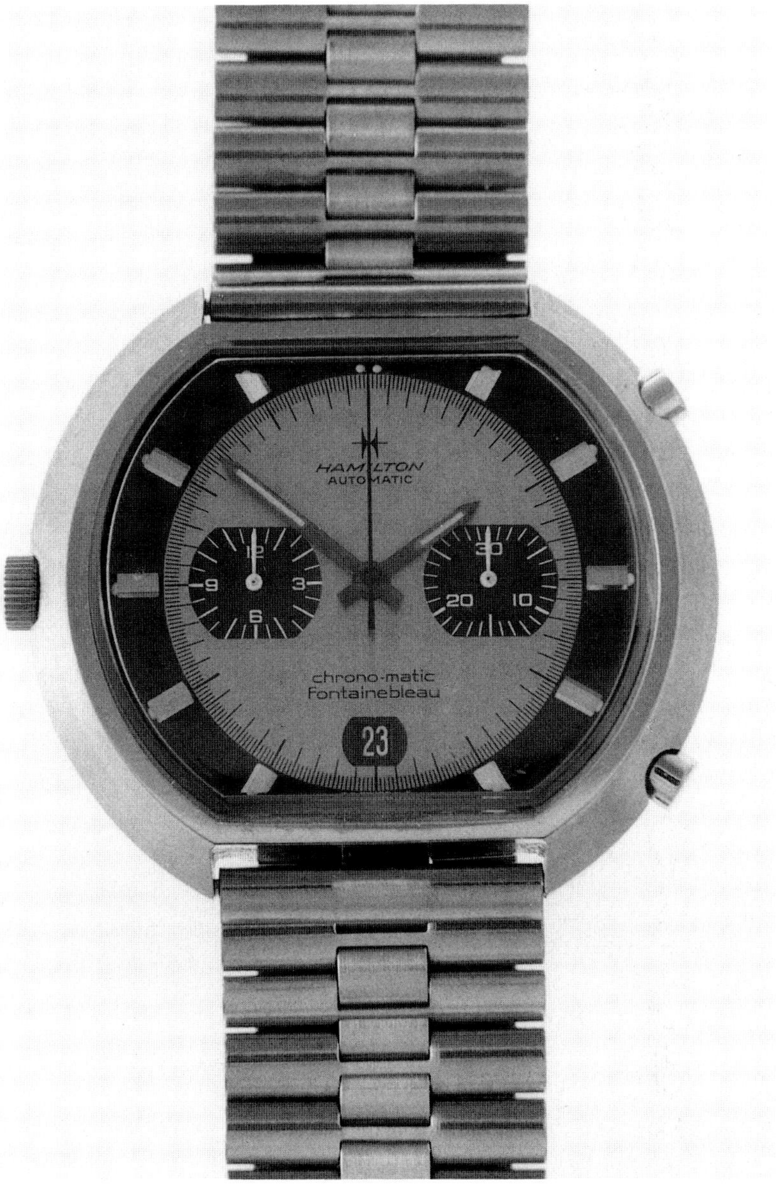

395 Hamilton, Chrono-matic, um 1969. Wasserdicht verschraubtes Stahlgehäuse mit zwei Drückern als Additionsstopper. Blauweißes Zifferblatt mit 30-Minutenzähler und 12-Stundenzähler, Datumanzeige und Tachymeterskala 400–60 km/h, Leuchtzeiger. Werk: Kaliber Hamilton 11, $14'''$ mit 17 Steinen in Ausführung II. Unruh mit Flachspirale und Incabloc-Stoßsicherung. ∅ = 37 mm.
Besonderheit: Krone links. △▷

396 Heuer, Monaco, um 1969. Wasserdichtes Stahlgehäuse mit zwei Drückern als Additionsstopper. Mehrfarbiges Zifferblatt mit 30-Minutenzähler und 12-Stundenzähler, Datumanzeige bei der 6, Leuchtzeiger. Werk: Kaliber Heuer 11, Automatic, $14'''$ mit 17 Steinen in Ausführung II. Unruh mit Flachspirale und Incabloc-Stoßsicherung. ∅ = 38 mm. ▷
Besonderheit: Krone links.

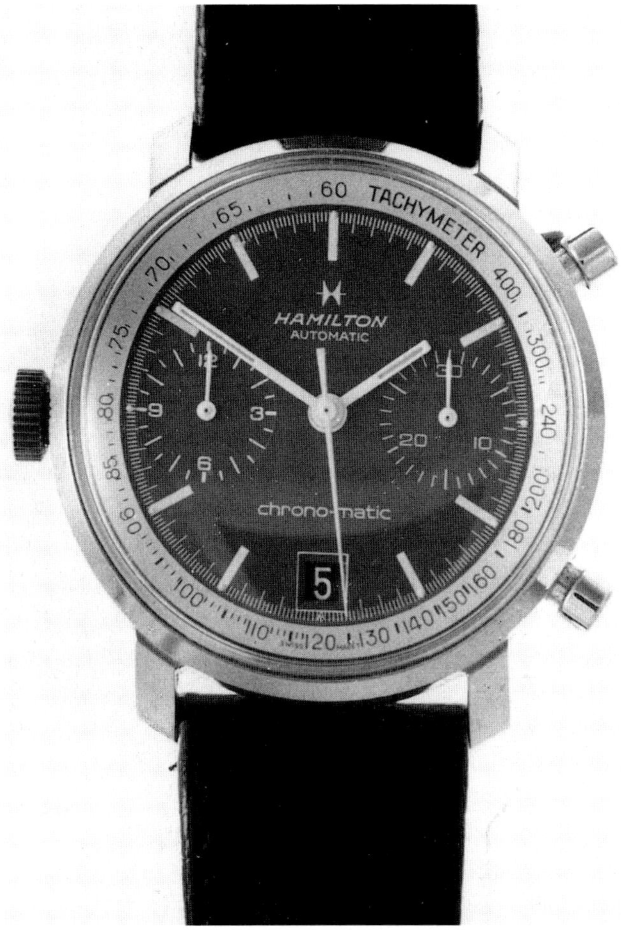

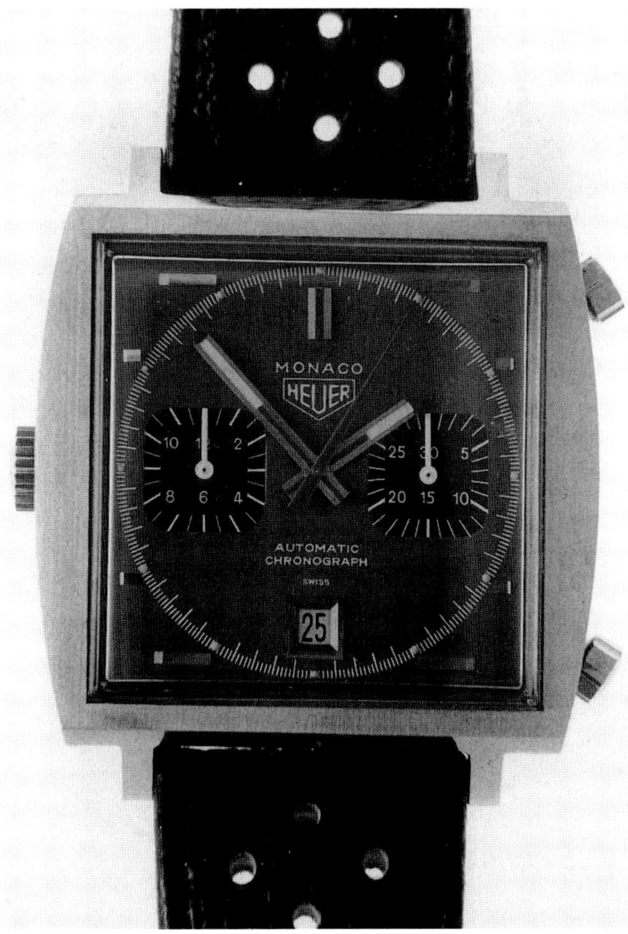

397 Breitling, Chrono-Matic, um 1969. Wasserdicht verschraubtes Stahlgehäuse mit Drehring (12 Stunden und 60 Minuten) und zwei Drückern als Additionsstopper. Zweifarbiges Zifferblatt mit 30-Minutenzähler und 12-Stundenzähler, Datumfenster und Tachymeterskala 1000–60 km/h, Leuchtzeiger. Werk: Kaliber Breitling 11, 14‴ mit 17 Steinen in Ausführung II. Unruh mit Flachspirale und Incabloc-Stoßsicherung. ∅ = 40 mm.
Besonderheit: Krone links.

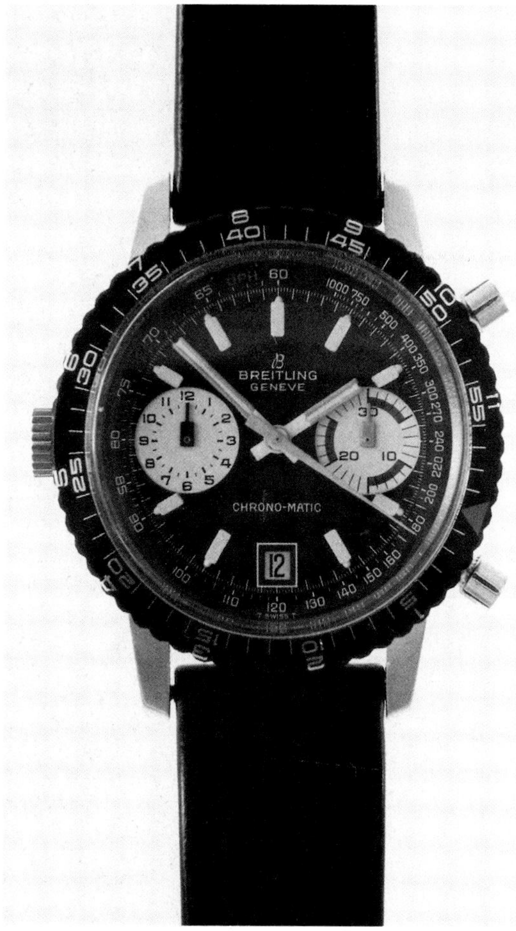

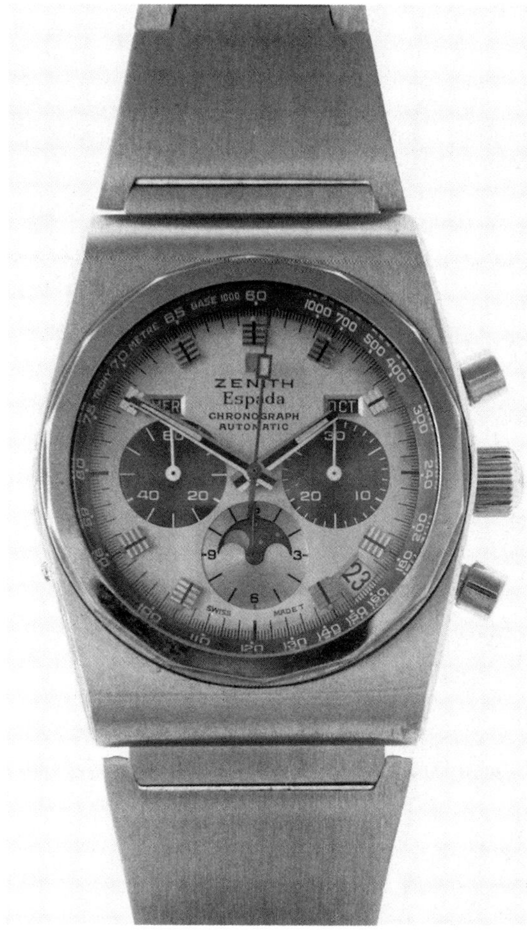

399 Zenith, Espada, um 1972. Wasserdicht verschraubtes Stahlgehäuse mit zwei Drückern als Additionsstopper. Zweifarbiges Zifferblatt mit 30-Minutenzähler und 12-Stundenzähler, Angaben von Datum, Wochentag, Monat und Mondphase, Tachymeterskala 1000–60 km/h, Leuchtzeiger. Werk: Kaliber Zenith 3019 PHF, 13¾‴ mit 31 Steinen in Ausführung I. Unruh mit Flachspirale und Incabloc-Stoßsicherung. ∅ = 45 mm.

398 Zenith, El Primero, um 1969. Wasserdichtes Stahlgehäuse mit Druckboden und zwei Drückern als Additionsstopper. Zweifarbiges Zifferblatt mit 30-Minutenzähler und 12-Stundenzähler, Datumanzeige, Tachymeter 200–60 km/h und Pulszähler 200–60 Pulse, Leuchtzeiger. Werk: Zenith 3019 PHC, 13¾‴ mit 31 Steinen in Ausführung I. Unruh mit Flachspirale und Incabloc-Stoßsicherung. ∅ = 39 mm.

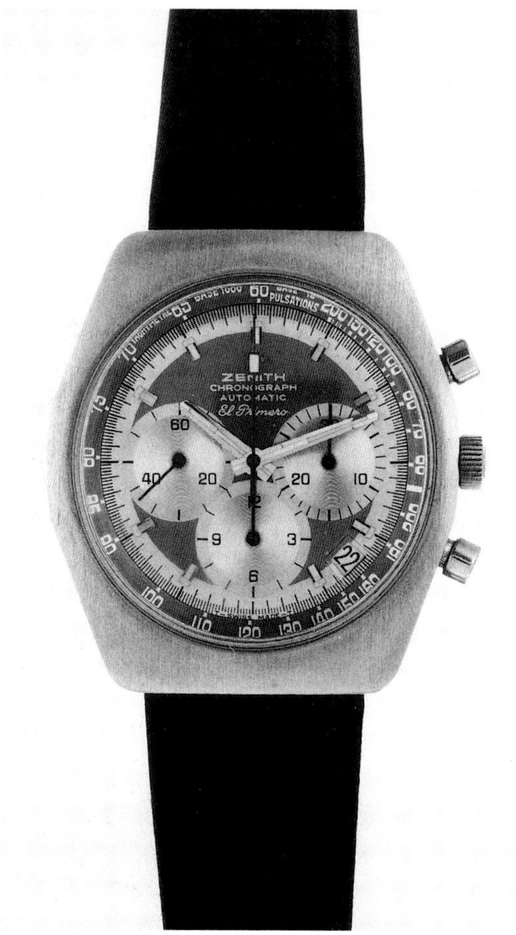

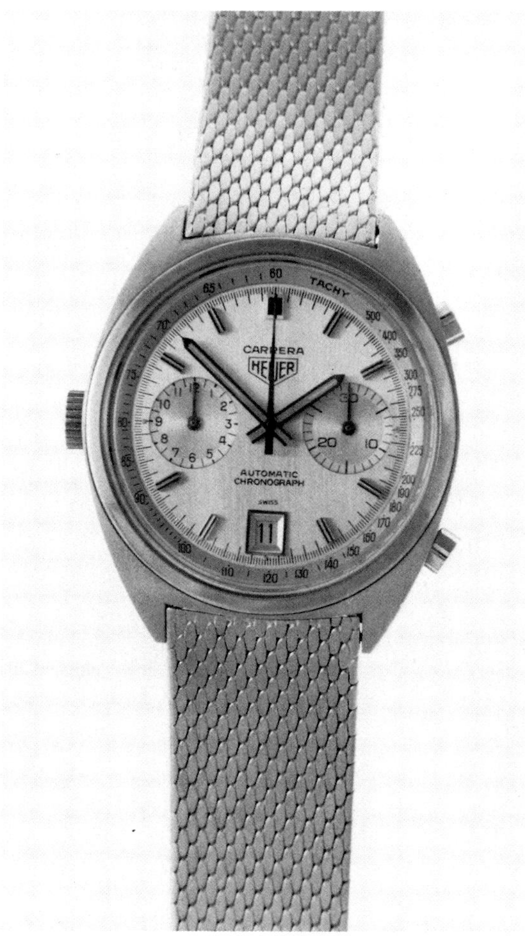

400 Heuer, Carrera, um 1974. Wasserdicht verschraubtes Goldgehäuse in 18 Kt mit zwei Drückern als Additionsstopper. Vergoldetes Zifferblatt mit 30-Minutenzähler und 12-Stundenzähler und Angaben von Datum, Tachymeterskala 500–60 km/h, Leuchtzeiger. Werk: Kaliber Heuer 12, 14‴ mit 17 Steinen in Ausführung II. Unruh mit Flachspirale und Incabloc-Stoßsicherung. ∅ = 38 mm.
Besonderheit: keine kleine Sekunde, Krone links.

401 Seiko, um 1975. Wasserdicht verschraubtes vergoldetes Gehäuse mit Stahlboden und zwei Drückern als Additionsstopper. Zweifarbiges Zifferblatt mit 30-Minutenzähler und 12-Stundenzähler bei der 6. Angaben von Datum und Wochentag im Fenster, Tachymeterskala 500–60 km/h, Leuchtzeiger. Werk: Kaliber 7016, 12‴, Automatic mit 17 Steinen in Ausführung II. Unruh mit Flachspirale und Stoßsicherung. Ø = 34 mm. ▽

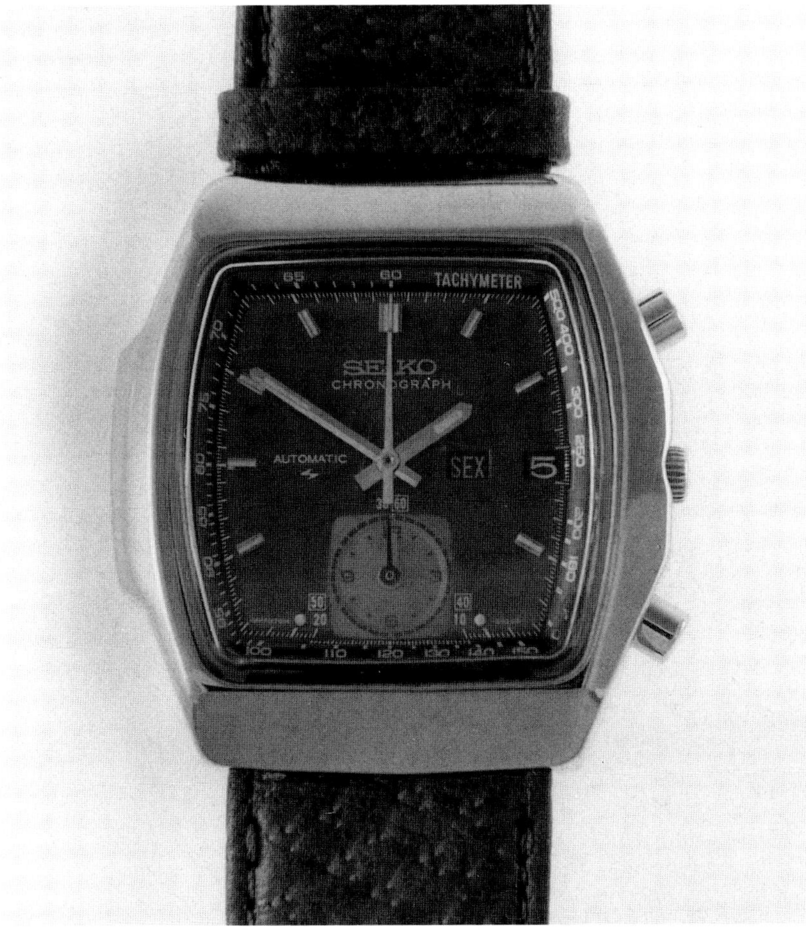

402 Seiko, um 1975. Wasserdichtes Stahlgehäuse mit Druckboden und zwei Drückern als Additionsstopper. Blaues Zifferblatt mit 30-Minutenzähler und 12-Stundenzähler, Angaben von Datum und Wochentag. Werk: Kaliber Seiko 7016, 12‴ mit 17 Steinen in Ausführung II. Unruh mit Flachspirale und Stoßsicherung. Ø = 37 mm.
Besonderheit: Zähler übereinander, keine kleine Sekunde. ▷

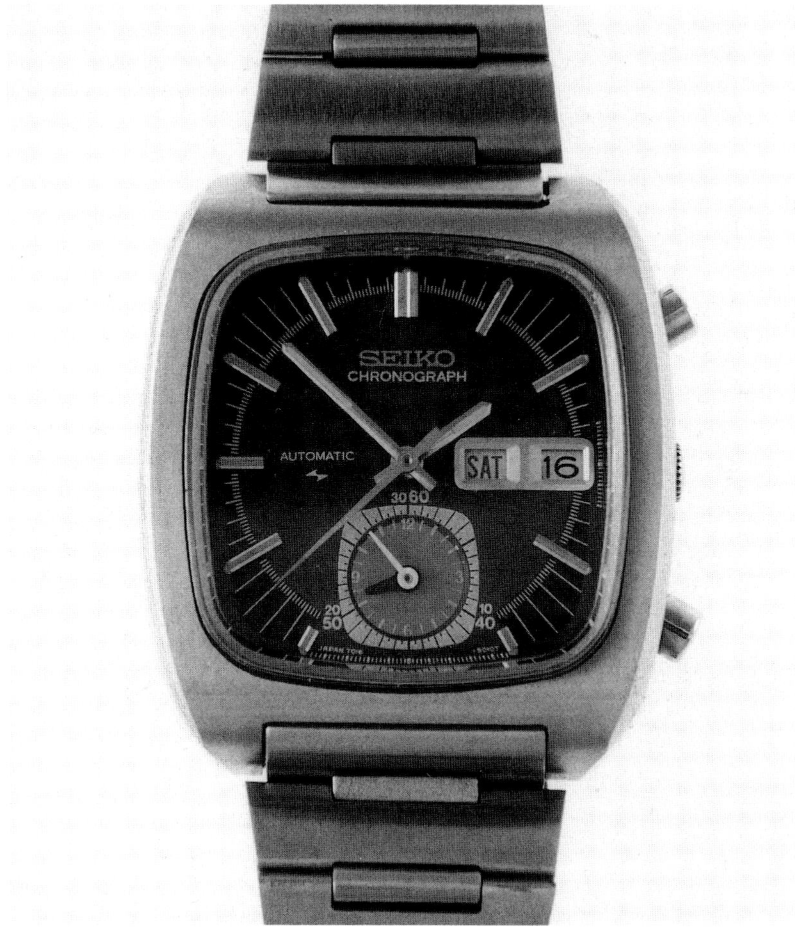

403 Seiko, um 1969. Wasserdicht verschraubtes Stahlgehäuse bis 70 Meter Tiefe und zwei Drücker als Additionsstopper. Zweifarbiges Zifferblatt mit 30-Minutenzähler, Angaben von Datum und Wochentag, Tachymeterskala 500–60 km/h, Leuchtzeiger, Werk: Kaliber Seiko 6139, 12½‴, Automatic mit 17 Steinen in Ausführung III. Unruh mit Flachspirale und Stoßsicherung. Ø = 39 mm.
Besonderheit: keine kleine Sekunde. ▷

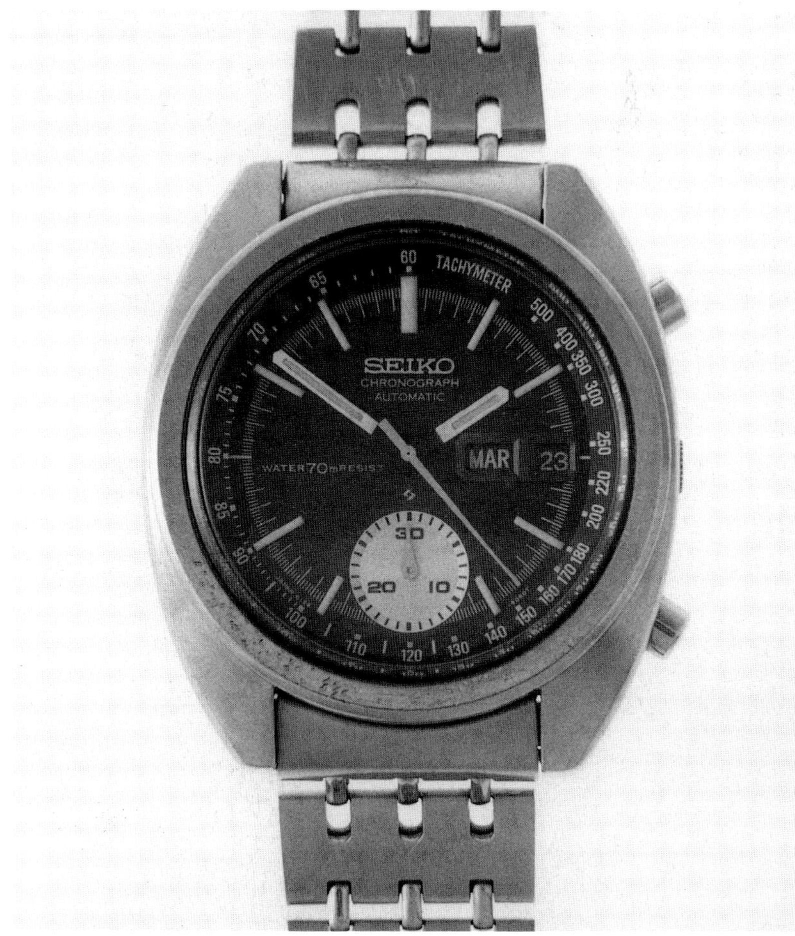

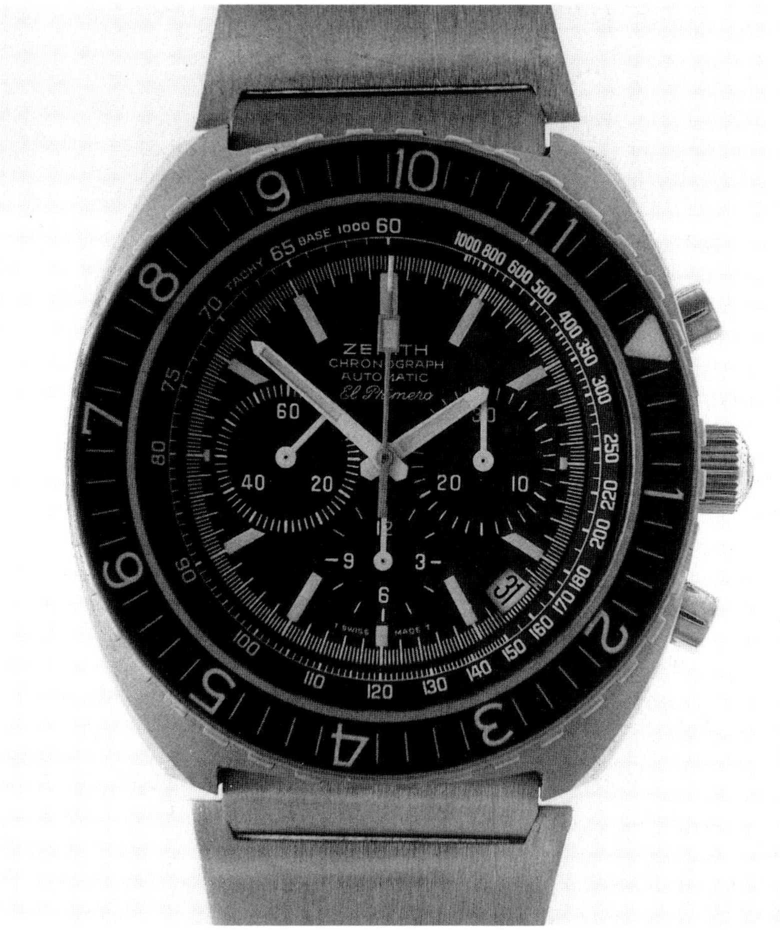

◁ **404 Zenith,** El Primero, um 1975. Wasserdicht verschraubtes Stahlgehäuse mit zwei Drückern als Additionsstopper, Drehring für 12-Stundenteilung. Schwarzes Zifferblatt mit 30-Minutenzähler und 12-Stundenzähler, Tachymeterskala 1000–60 km/h, Leuchtzeiger. Werk: Kaliber Zenith 3019 PHC, 13¼‴, Automatic mit 31 Steinen in Ausführung I. Unruh mit Flachspirale und Incabloc-Stoßsicherung. ∅ = 44 mm.

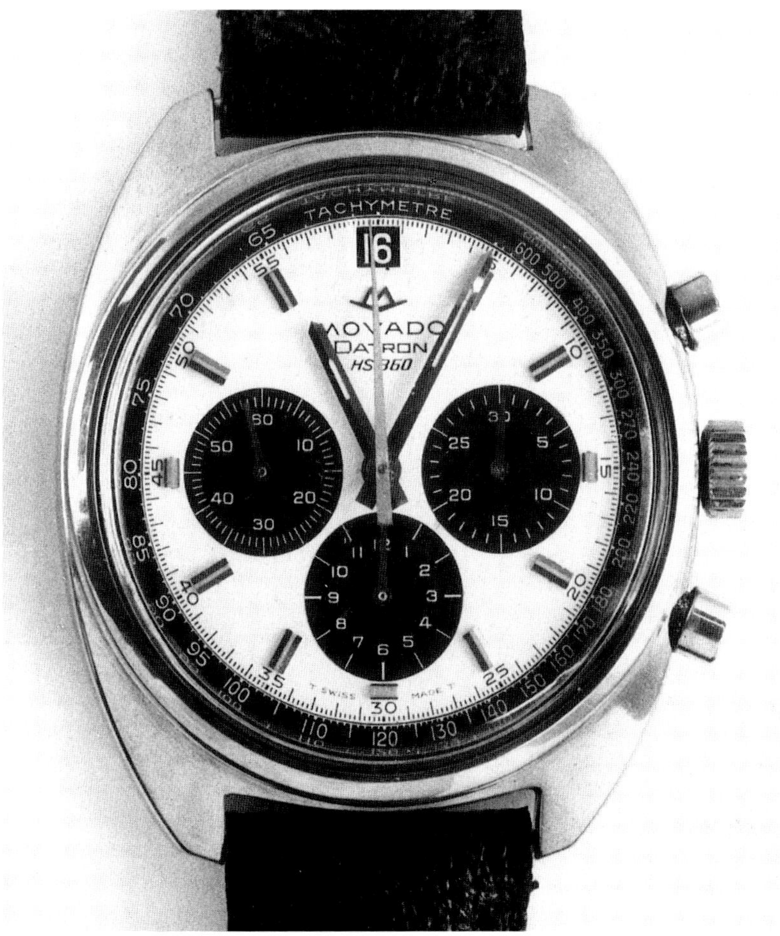

◁ **405 Movado,** Datron (HS 360), um 1975. Wasserdichtes vergoldetes Gehäuse mit Stahlboden und zwei Drückern als Additionsstopper. Zweifarbiges Zifferblatt mit 30-Minutenzähler, Datum und Tachymeterskala 600–60 km/h, Leuchtzeiger. Werk: Kaliber Zenith 3019 PHC, 13¼‴, Automatic mit 31 Steinen in Ausführung I. Unruh mit Flachspirale und Incabloc-Stoßsicherung. ∅ = 38 mm.

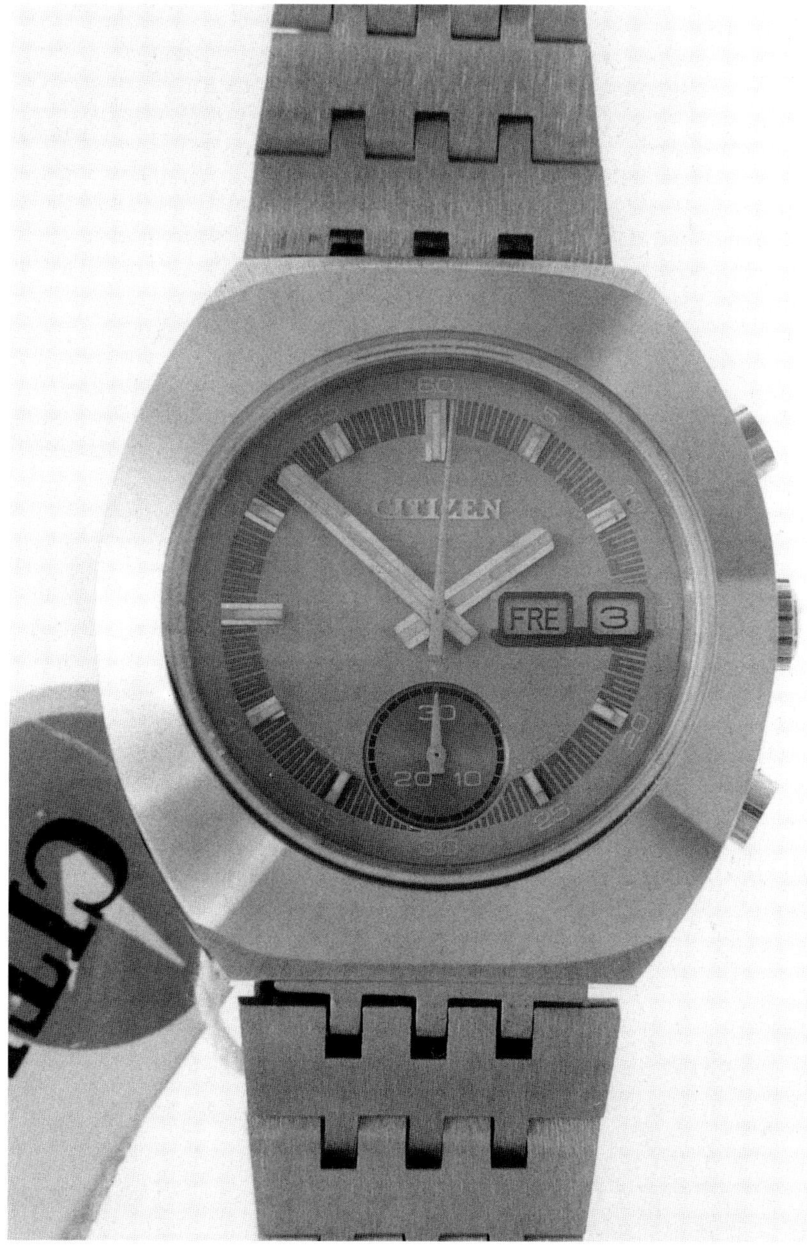

406 Citizen, um 1975. Wasserdicht verschraubtes Stahlgehäuse mit zwei Drückern als Additionsstopper. Zweifarbiges Zifferblatt mit 30-Minutenzähler, Angaben von Wochentag und Datum, Leuchtzeiger. Werk: Kaliber Citizen 8100, 12¼‴, Automatic mit 23 Steinen in Ausführung II. Unruh mit Flachspirale und Stoßsicherung. ∅ = 40 mm.
Besonderheit: keine kleine Sekunde.

407 Precimax, um 1974. Wasserdichtes verchromtes Gehäuse mit Stahlboden und zwei Drückern als Additionsstopper. Zweifarbiges Zifferblatt mit 60-Minutenzähler, Tachymeterskala 1000–60 km/h, Datumfenster. Digitale Anzeige der Stunden und Minuten in Fenstern. Werk: Kaliber Dubois Depraz 1376 TDBK, 11½''', Automatic mit 17 Steinen in Ausführung III. Unruh mit Flachspirale und Incabloc-Stoßsicherung. Ø = 45 × 36 mm. ▽
Besonderheit: keine kleine Sekunde.

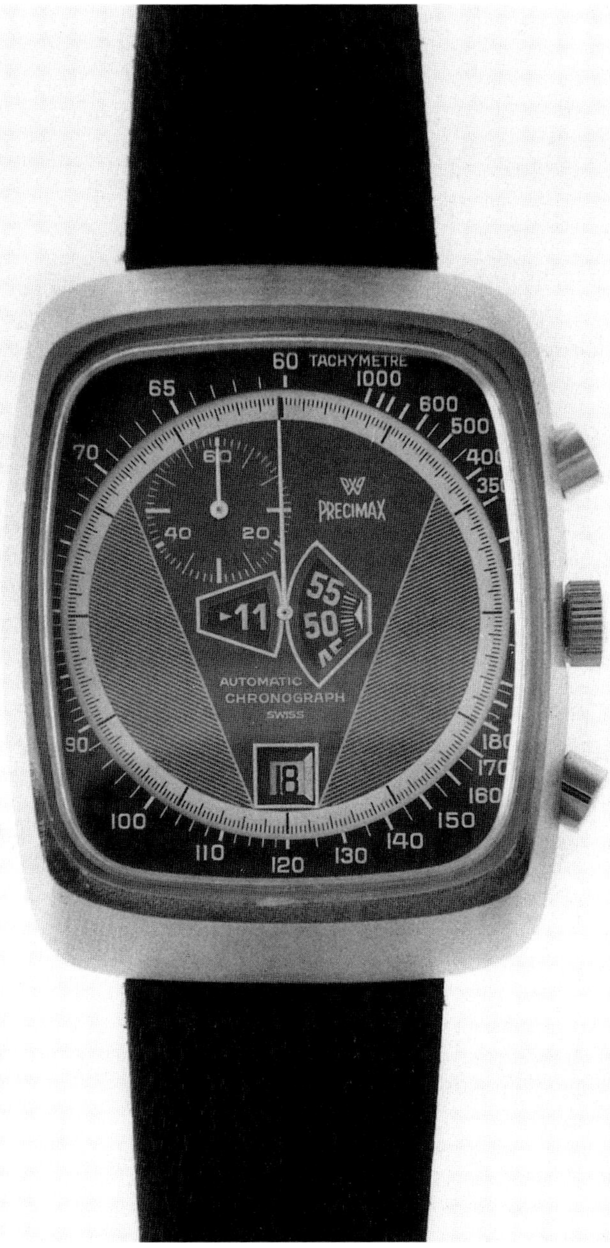

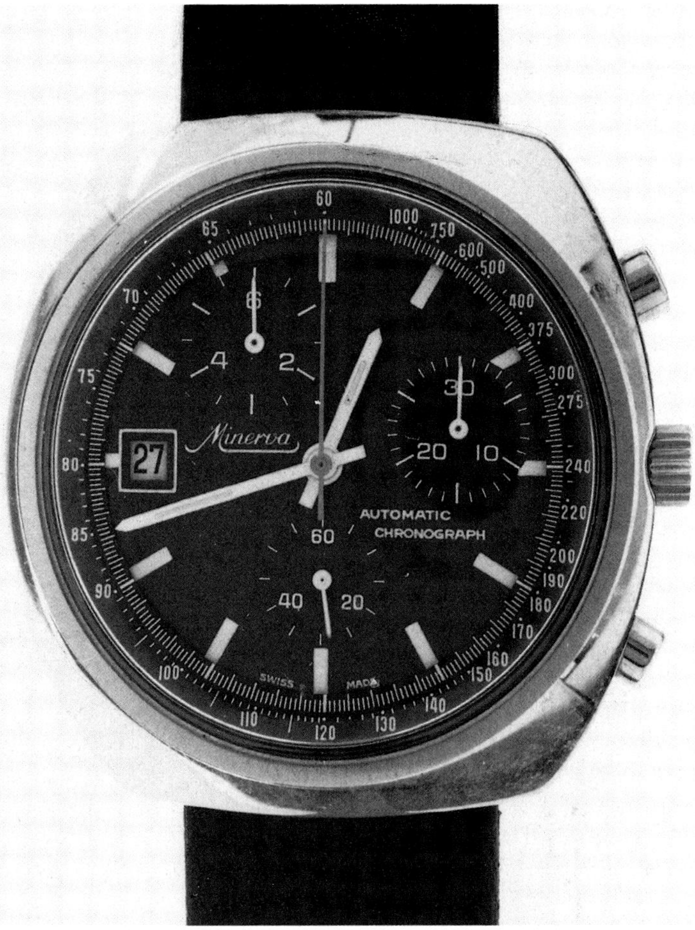

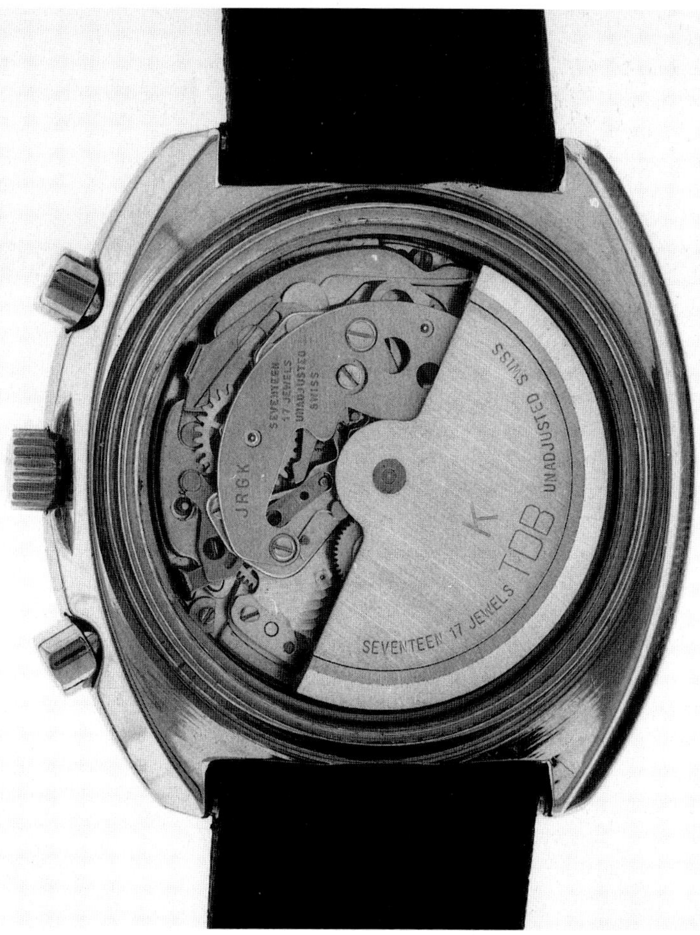

408/409 Minerva, um 1973. Wasserdicht verschraubtes Stahlgehäuse mit zwei Drückern als Additionsstopper. Zweifarbiges Zifferblatt mit 30-Minutenzähler und 6-Stundenzähler, Datumanzeige und Tachymeterskala 1000–60 km/h, Leuchtzeiger. Werk: Kaliber Dubois Depraz 1369 TDBK, 11½''', Automatic mit 17 Steinen in Ausführung III. Unruh mit Flachspirale. Ø = 38 mm. △▷

410 Jaquet Girard, Count-down, um 1975. Wasserdicht verschraubtes Stahlgehäuse mit zwei Drükkern bei 8 und 10 als Additionsstopper. Einstellring für 24-Stunden mit Krone bei der 4 und Weltzeitring mit Krone bei der 2. Mehrfarbiges Zifferblatt mit 30-Minutenzähler und 12-Stundenzähler, Datumanzeige in rundem Fenster bei 6, 24-Stundenzeiger, Leuchtzeiger. Werk: Kaliber Hamilton 14, 14''' mit 17 Steinen in Ausführung II. Unruh mit Flachspirale und Incabloc-Stoßsicherung. Ø = 49 mm.

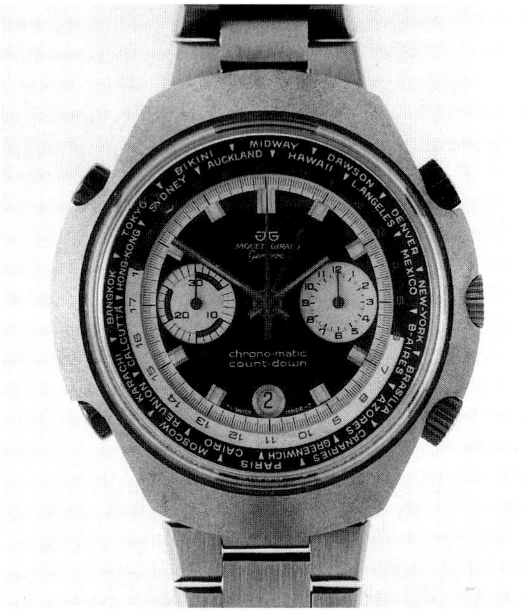

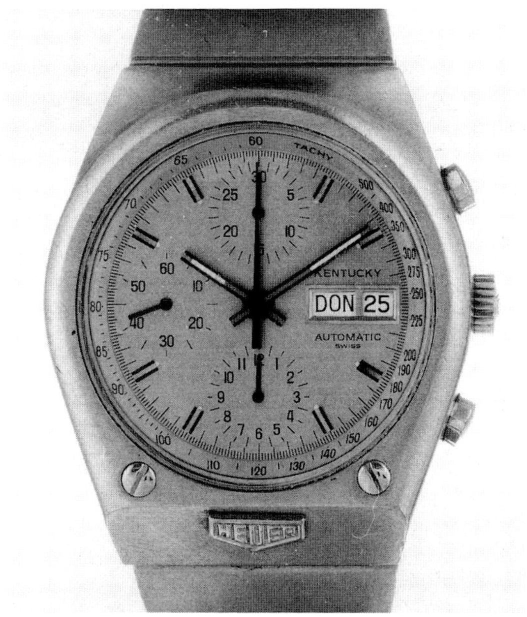

411 Heuer, Kentucky, um 1975. Wasserdicht verschraubtes Stahlgehäuse mit zwei Drückern als Additionsstopper. Zifferblatt mit 30-Minutenzähler und 12-Stundenzähler, Anzeige von Wochentag und Datum, Tachymeterskala, Leuchtzeiger. Werk: Kaliber Valjoux 7750, 14''' mit 17 Steinen in Ausführung II. Unruh mit Flachspirale und Incabloc-Stoßsicherung. Ø = 39 mm.

412 Orfina, Porsche Design, um 1980. Schwarz lackiertes wasserdichtes Stahlgehäuse mit zwei Drückern als Additionsstopper. Schwarzes Zifferblatt mit 30-Minutenzähler und 12-Stundenzähler. Angaben von Datum, Wochentag und Tachymeterskala 1000–60 km/h, Leuchtzeiger. Werk: Kaliber Valjoux 7750, 14''' mit 17 Steinen in Ausführung II. Unruh mit Flachspirale und Incabloc-Stoßsicherung. Ø = 40 mm.

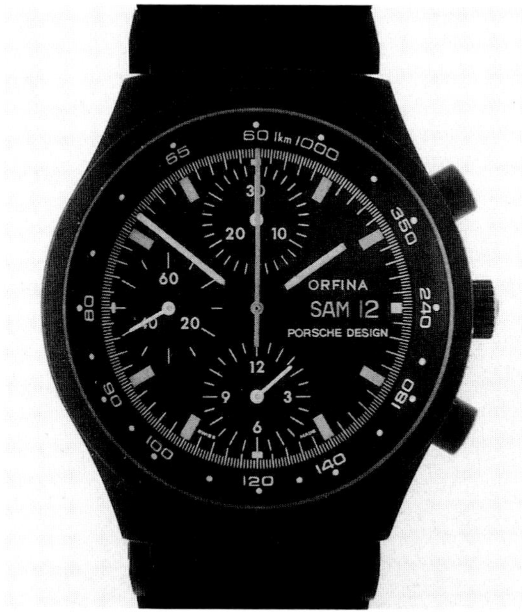

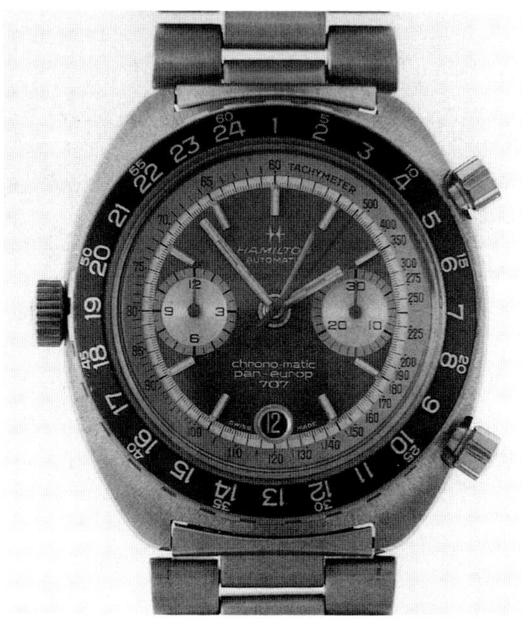

413 Hamilton, pan-europ, um 1975. Wasserdicht verschraubtes Stahlgehäuse mit zwei Drückern als Additionsstopper. Drehring für 60 Minuten und 12 Stunden. Zweifarbiges Zifferblatt mit 30-Minutenzähler und 12-Stundenzähler, Datumanzeige und 24-Stundenzeiger, Tachymeterskala 500–60 km/h, Leuchtzeiger. Werk: Kaliber Hamilton 14, 14''' mit 17 Steinen in Ausführung II. Unruh mit Flachspirale und Incabloc-Stoßrichtung. Ø = 43 mm.
Besonderheit: keine kleine Sekunde.

414 Meister-Anker, Quelle (deutsches Versandhaus), um 1980. Wasserdicht verschraubtes und verchromtes Gehäuse mit Stahlboden und zwei Drükkern als Additionsstopper. Schwarzes Zifferblatt mit 30-Minutenzähler und 12-Stundenzähler, Angaben von Datum und Wochentag, Tachymeterskala 1000–60 km/h, Leuchtzeiger. Werk: Kaliber Valjoux 7750, 14''' mit 17 Steinen in Ausführung III. Unruh mit Flachspirale und Incabloc-Stoßsicherung. Ø = 42 mm.

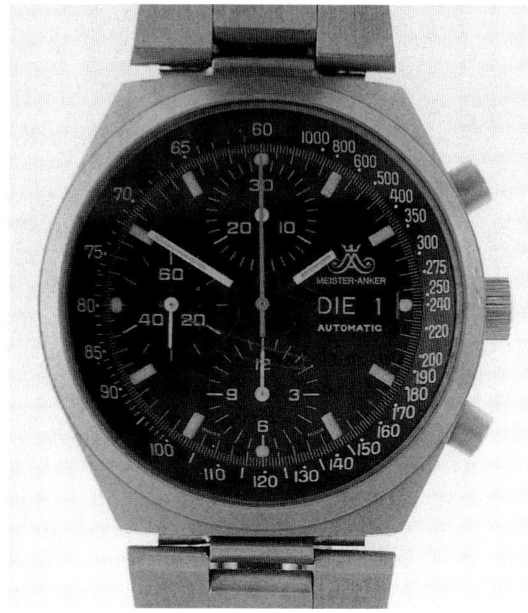

415 Breitling, Cosmonaute, um 1975. Wasserdicht verschraubtes Stahlgehäuse mit zwei Drückern als Additionsstopper, Drehring mit Rechenscheibe. Zweifarbiges Zifferblatt mit 30-Minutenzähler und 12-Stundenzähler, Angaben von Datum im Fenster, 24-Stundenzeigerwerk, Leuchtzeiger. Werk: Kaliber Breitling 14, 14‴ mit 17 Steinen in Ausführung II. Unruh mit Flachspirale und Incabloc-Stoßsicherung. ∅ = 49 mm.

416 Omega, Speedmaster 125, Chronometer, um 1975. Wasserdicht verschraubtes Stahlgehäuse mit zwei Drückern als Additionsstopper. Zifferblatt mit 60-Minutenzähler und 12-Stundenzähler, Datum und Tachymeterskala. 24-Stundenanzeiger bei der 9, Leuchtzeiger. Werk: Kaliber Lemania 1341 (Omega 1041), 13¾‴ mit 22 Steinen in Ausführung I. Unruh mit Flachspirale, Feinregulierung und Incabloc-Stoßsicherung. ∅ = 42 mm.

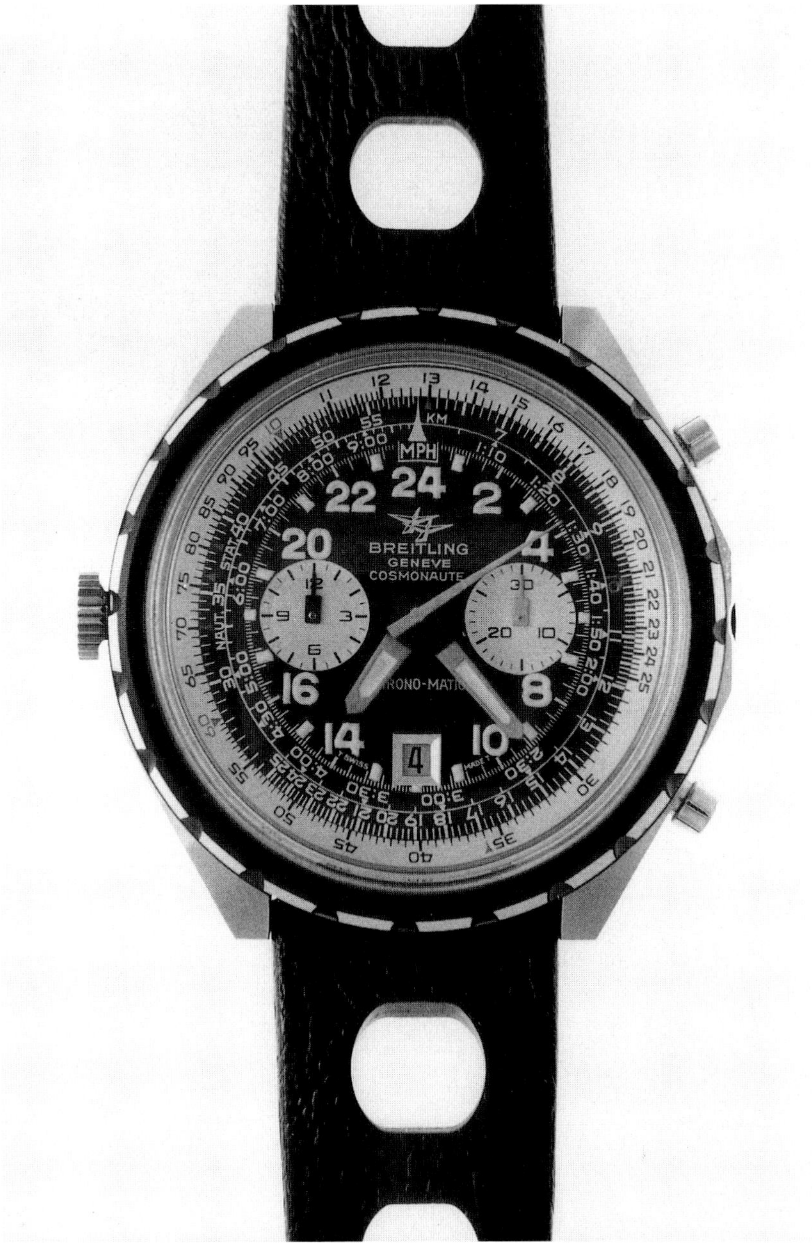

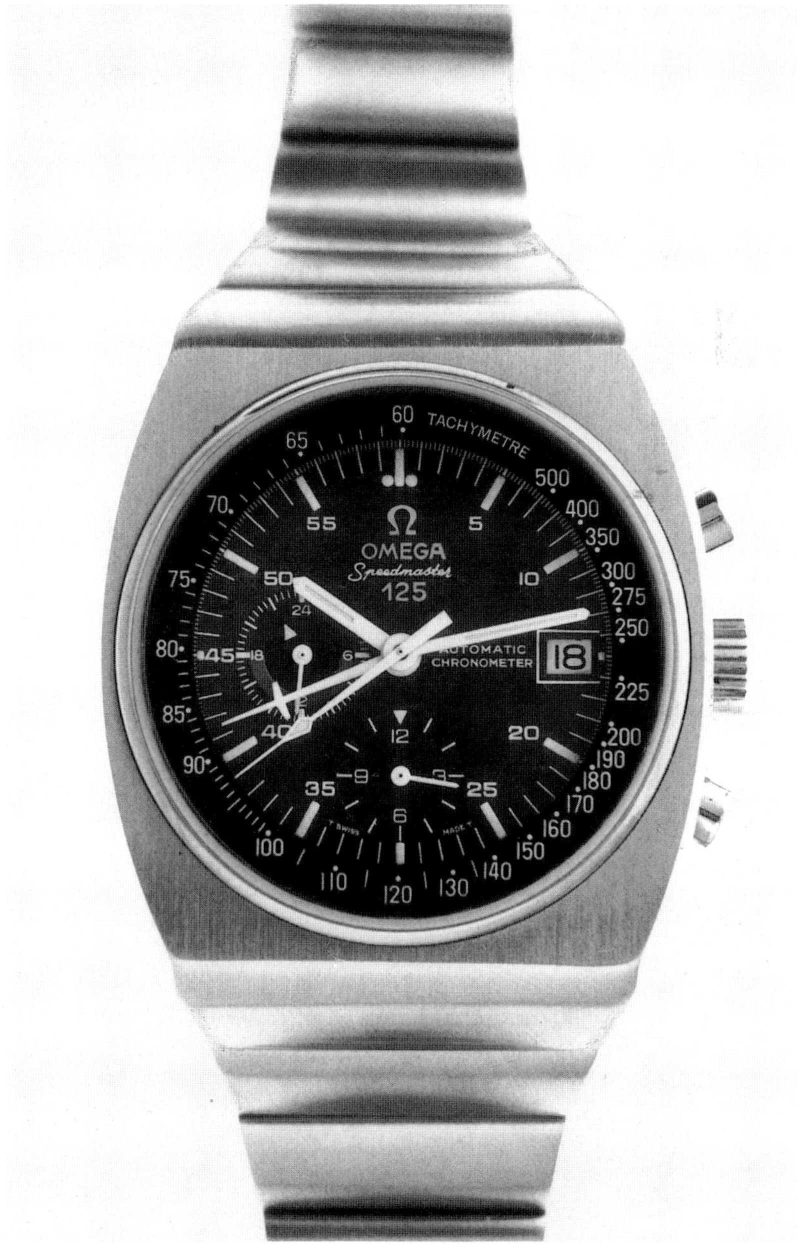

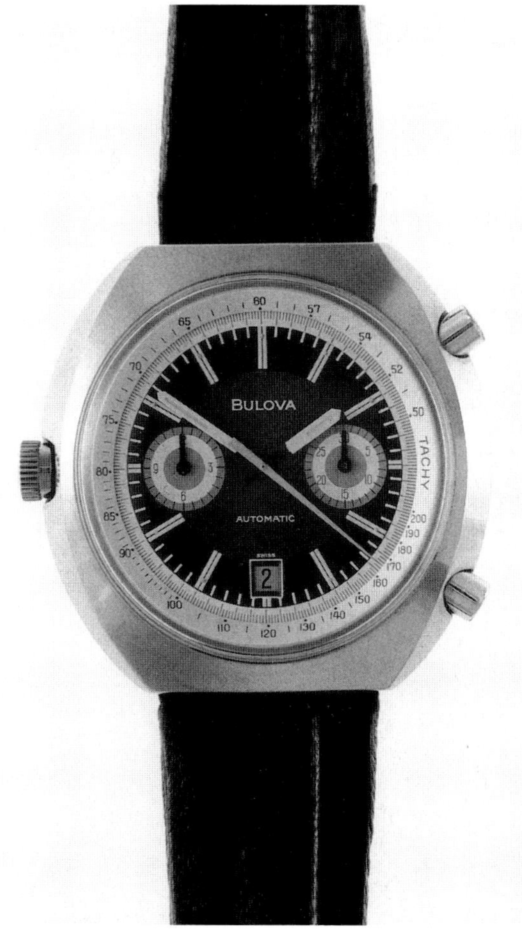

417 Bulova, um 1980. Wasserdicht verschraubtes Stahlgehäuse mit zwei Drückern als Additionsstopper. Mehrfarbiges Zifferblatt mit 30-Minutenzähler und 12-Stundenzähler, Datumanzeige und Tachymeterskala 200–50 km/h, Leuchtzeiger. Werk: Kaliber Heuer 12, $14'''$ mit 17 Steinen in Ausführung II. Unruh mit Flachspirale und Incabloc-Stoßsicherung. ∅ = 45 mm.

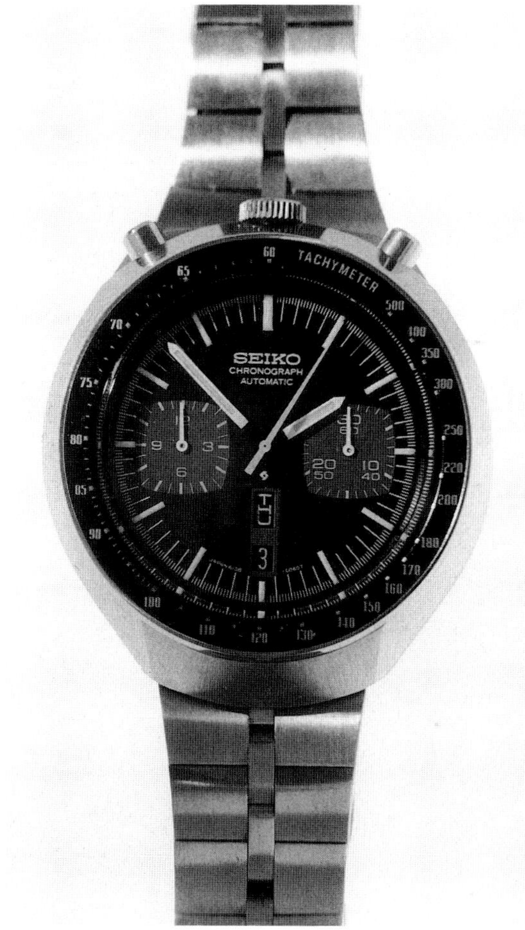

418 Seiko, um 1970. Wasserdicht verschraubtes Stahlgehäuse mit Tachymeterring 500–60 km/h und zwei Drückern als Additionsstopper. Krone bei der 12. Zweifarbiges Zifferblatt mit 30-Minutenzähler und 12-Stundenzähler, Angaben von Datum und Wochentag, Leuchtzeiger. Werk: Seiko 6138, $12\frac{1}{2}'''$ mit 21 Steinen in Ausführung III. Unruh mit Flachspirale und Stoßsicherung. ∅ = 44 mm.
Besonderheit: keine kleine Sekunde.

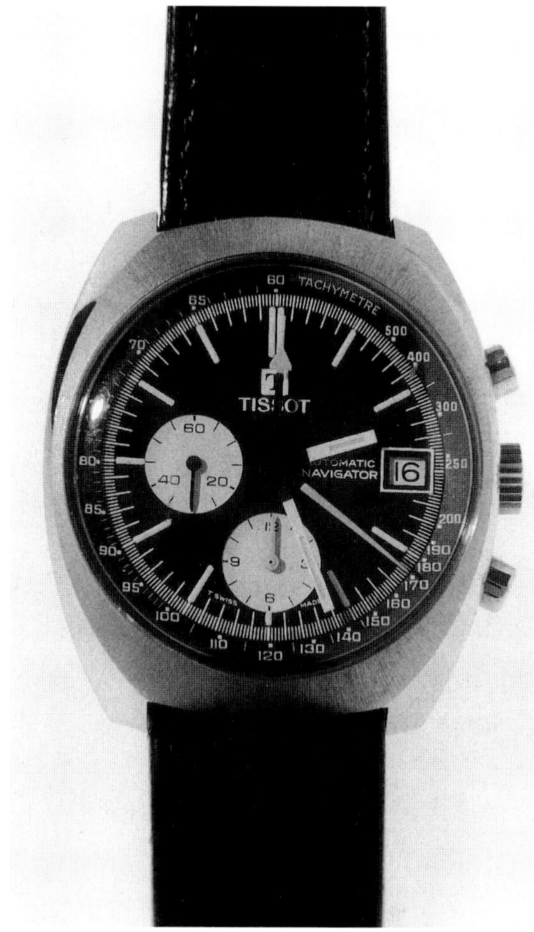

419 Tissot, Navigator, um 1980. Wasserdicht verschraubtes Stahlgehäuse mit zwei Drückern als Additionsstopper. Zweifarbiges Zifferblatt mit 60-Minutenzähler und 12-Stundenzähler, Datumanzeige und Tachymeterskala 500–60 km/h, Leuchtzeiger. Werk: Kaliber Lemania 1341, $13\frac{3}{4}'''$ mit 17 Steinen in Ausführung II. Unruh mit Flachspirale und Kif-Stoßsicherung. ∅ = 39 mm.
Besonderheit: Minutenzähler aus der Mitte.

420 **BWC,** um 1980. Wasserdicht verschraubtes Stahlgehäuse mit Minutendrehring und zwei Drückern als Additionsstopper. Blau-weißes Zifferblatt mit 60-Minutenzähler und 12-Stundenzähler, Datumanzeige, Leuchtzeiger. Werk: Kaliber Lemania 1340, 13¾‴ mit 22 Steinen in Ausführung II. Unruh mit Flachspirale und Incabloc-Stoßrichtung. Ø = 39 mm.
Besonderheit: Minutenzähler aus der Mitte. ▽

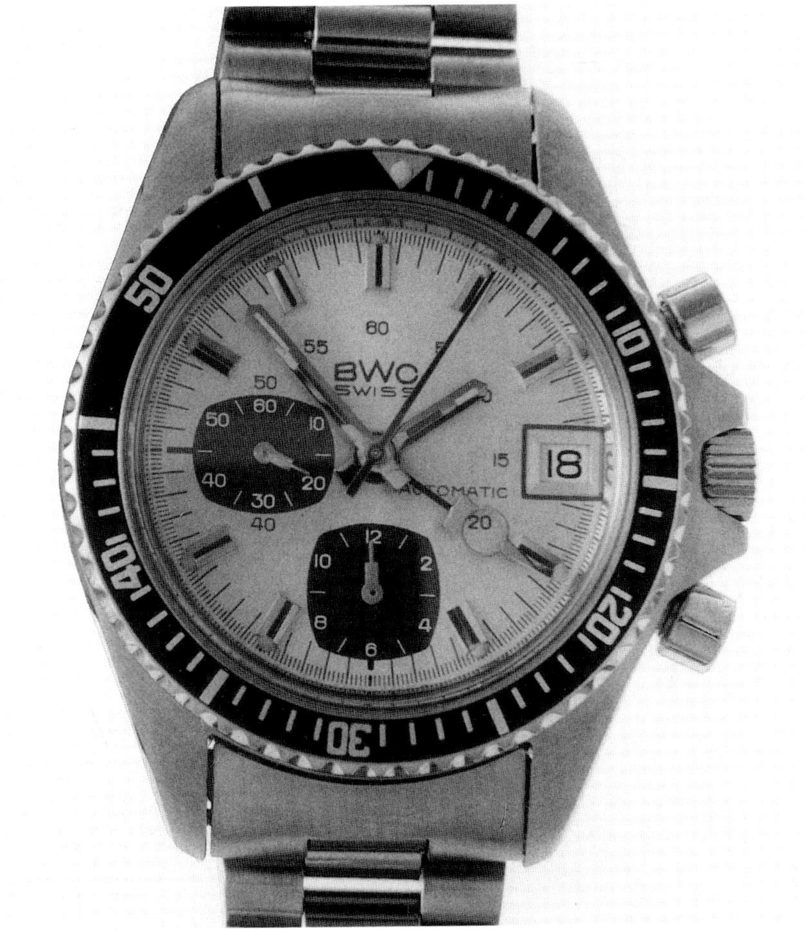

421 **Citizen,** um 1980. Wasserdicht verschraubtes Stahlgehäuse mit Tachymeterring 240–50 km/h und zwei Drückern als Additionsstopper. Zifferblatt mit 30-Minutenzähler in 5-Minutenteilung und 12-Stundenzähler, Anzeige von Wochentag und Datum, Leuchtzeiger. Werk: Caliber Citizen 8110, 12‴ mit 23 Steinen. Unruh mit Flachspirale und Stoßsicherung. Ø = 39 mm. △▷
Besonderheit: keine kleine Sekunde.

422 **Heuer,** Calculator, um 1973. Wasserdicht verschraubtes Stahlgehäuse mit Rechenschieber-Drehring und zwei Drückern als Additionsstopper, Zifferblatt mit 30-Minutenzähler, Datumanzeige, Leuchtzeiger. Werk: Kaliber Heuer 15, 14‴ mit 17 Steinen in Ausführung II. Unruh mit Flachspirale und Incabloc-Stoßsicherung. Ø = 46 mm. ▷

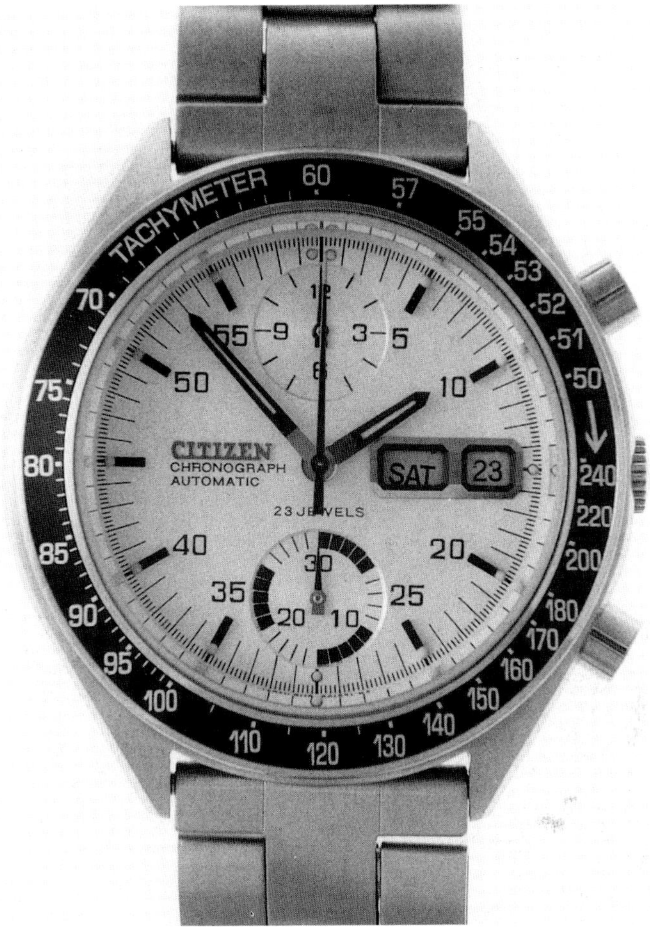

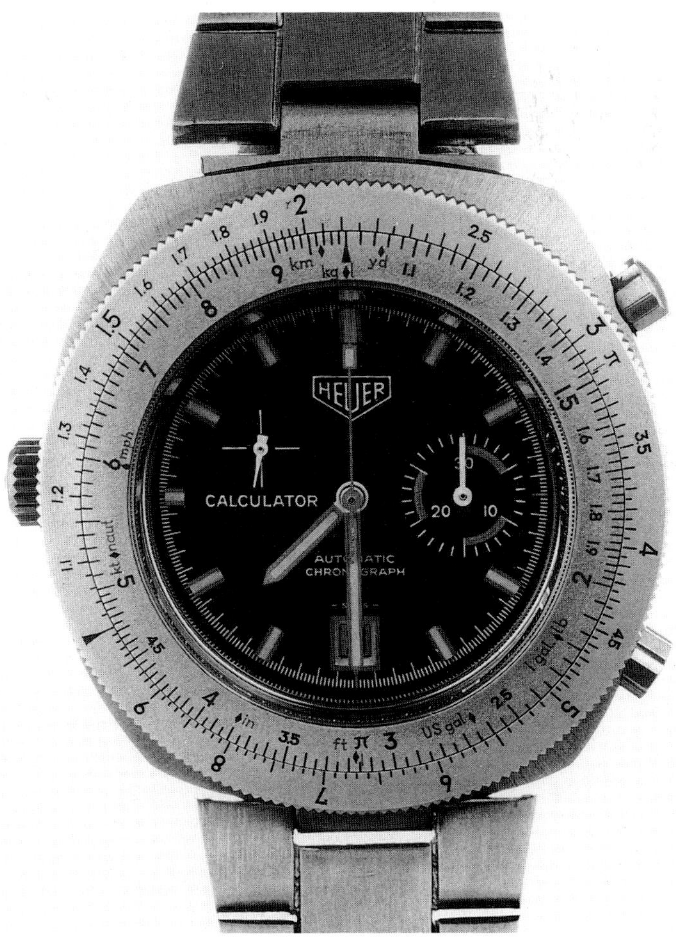

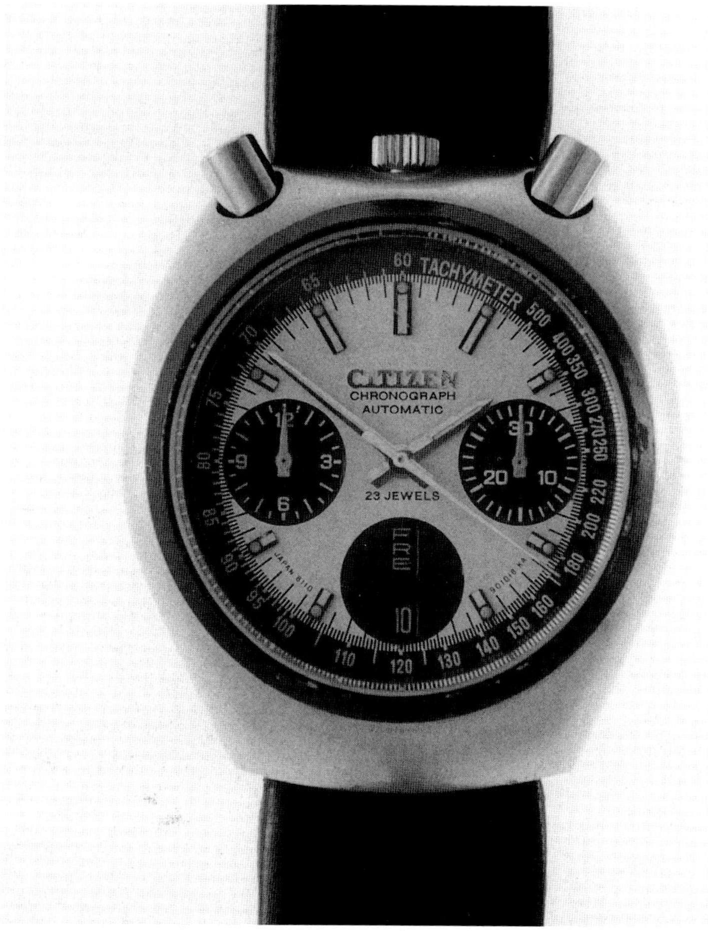
CITIZEN
CHRONOGRAPH
AUTOMATIC
23 JEWELS
TACHYMETER

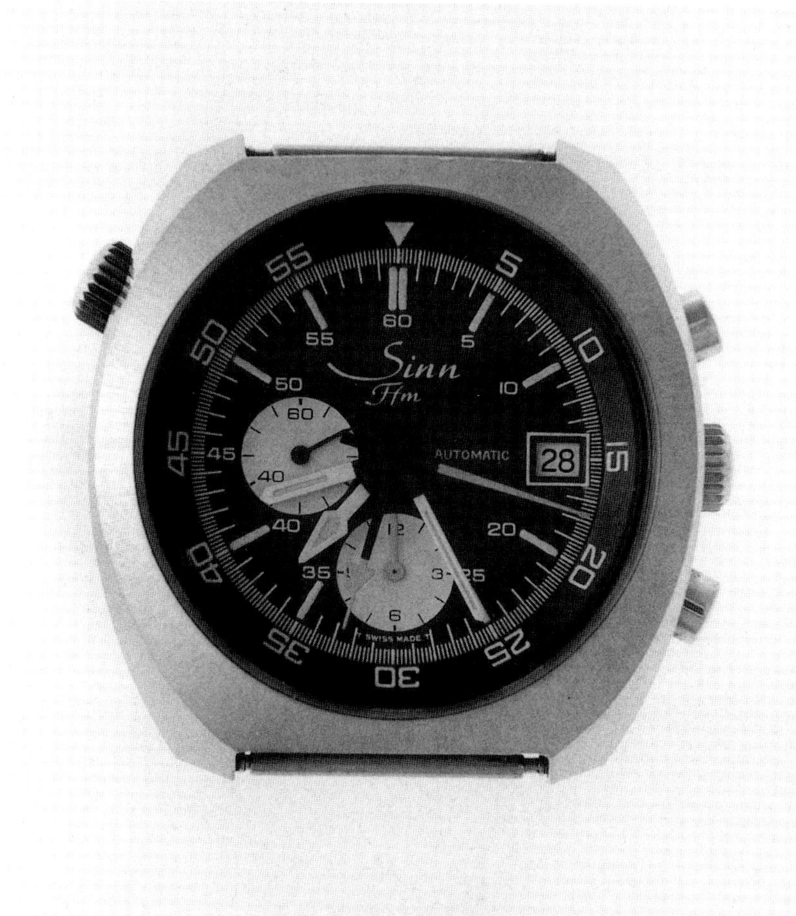
Sinn
Ffm
AUTOMATIC
28

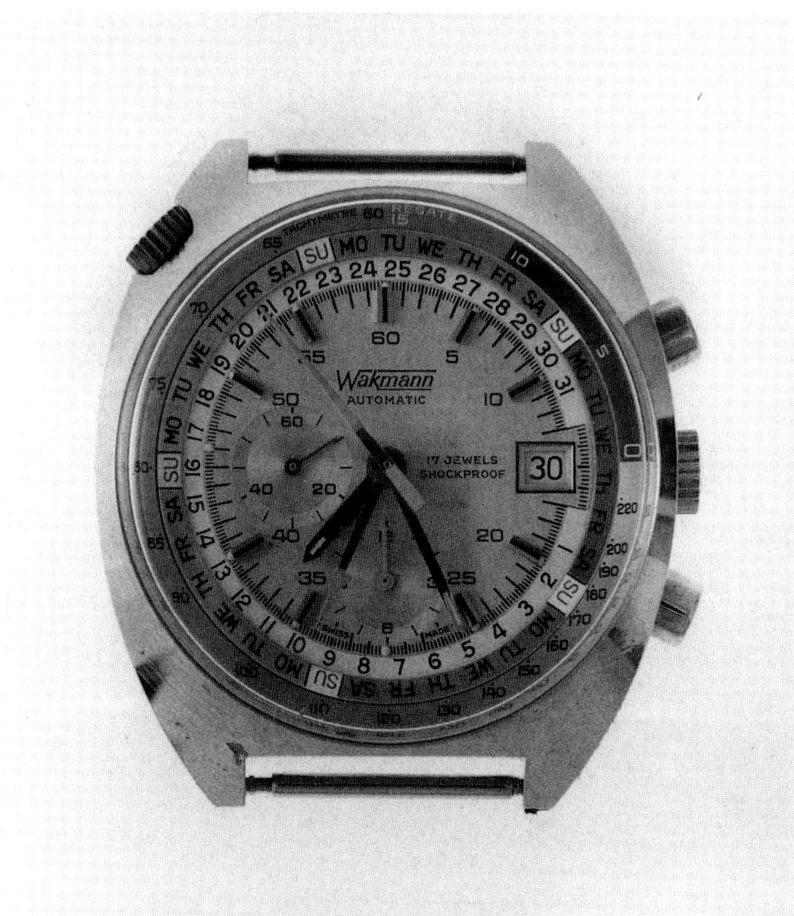
Wakmann
AUTOMATIC
17 JEWELS
SHOCKPROOF
30

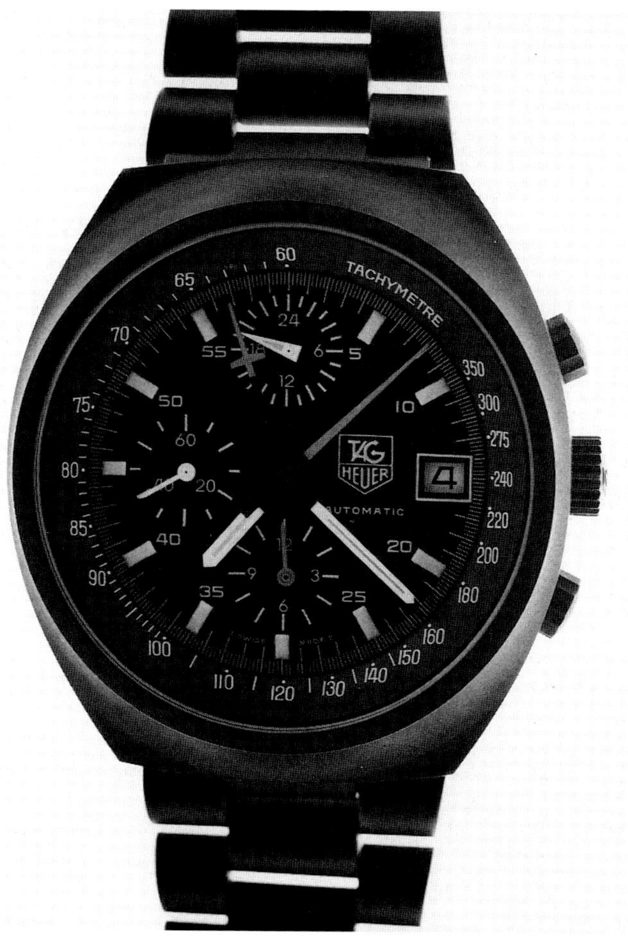
TACHYMETRE
TAG
HEUER
AUTOMATIC
4

◁ **423 Citizen,** um 1975. Wasserdicht verschraubtes Stahlgehäuse mit zwei Drückern als Additionsstopper. Zweifarbiges Zifferblatt mit 30-Minutenzähler und 12-Stundenzähler, Angaben von Datum und Wochentag, Tachymeterskala 500–60 km/h, Leuchtzeiger. Werk: Kaliber Citizen 8110, $12'''$ mit 23 Steinen in Ausführung III. Unruh mit Flachspirale und Stoßsicherung. ∅ = 38 mm.
Besonderheit: keine kleine Sekunde.

◁ **424 Sinn,** um 1980. Wasserdicht verschraubtes Stahlgehäuse mit verstellbarem Minutendrehring durch Krone bei der 10 und zwei Drückern als Additionsstopper. Schwarzes Zifferblatt mit 60-Minutenzähler und 12-Stundenzähler, Datumanzeige und zusätzlichem GMT-Zeiger bezogen auf MEZ, Leuchtzeiger. Werk: Kaliber Lemania 1341, $13\frac{3}{4}'''$ mit 17 Steinen in Ausführung II. Unruh mit Flachspirale und Incabloc-Stoßsicherung. ∅ = 43 mm.
Besonderheit: Minutenzähler aus der Mitte.

427 Zenith, Chronomètre, um 1990. Goldgehäuse in 18 Kt mit zwei Drückern als Additionsstopper. Zifferblatt mit 30-Minutenzähler und 12-Stundenzähler, Datumanzeige, Tachymeterskala 400–60 km/h, vergoldete Zeiger. Werk: Kaliber Zenith 400, $12\frac{1}{2}'''$ mit 31 Steinen in Ausführung I. Unruh mit Flachspirale und Kif-Stoßsicherung. ∅ = 41 mm. Limitierte Auflage.

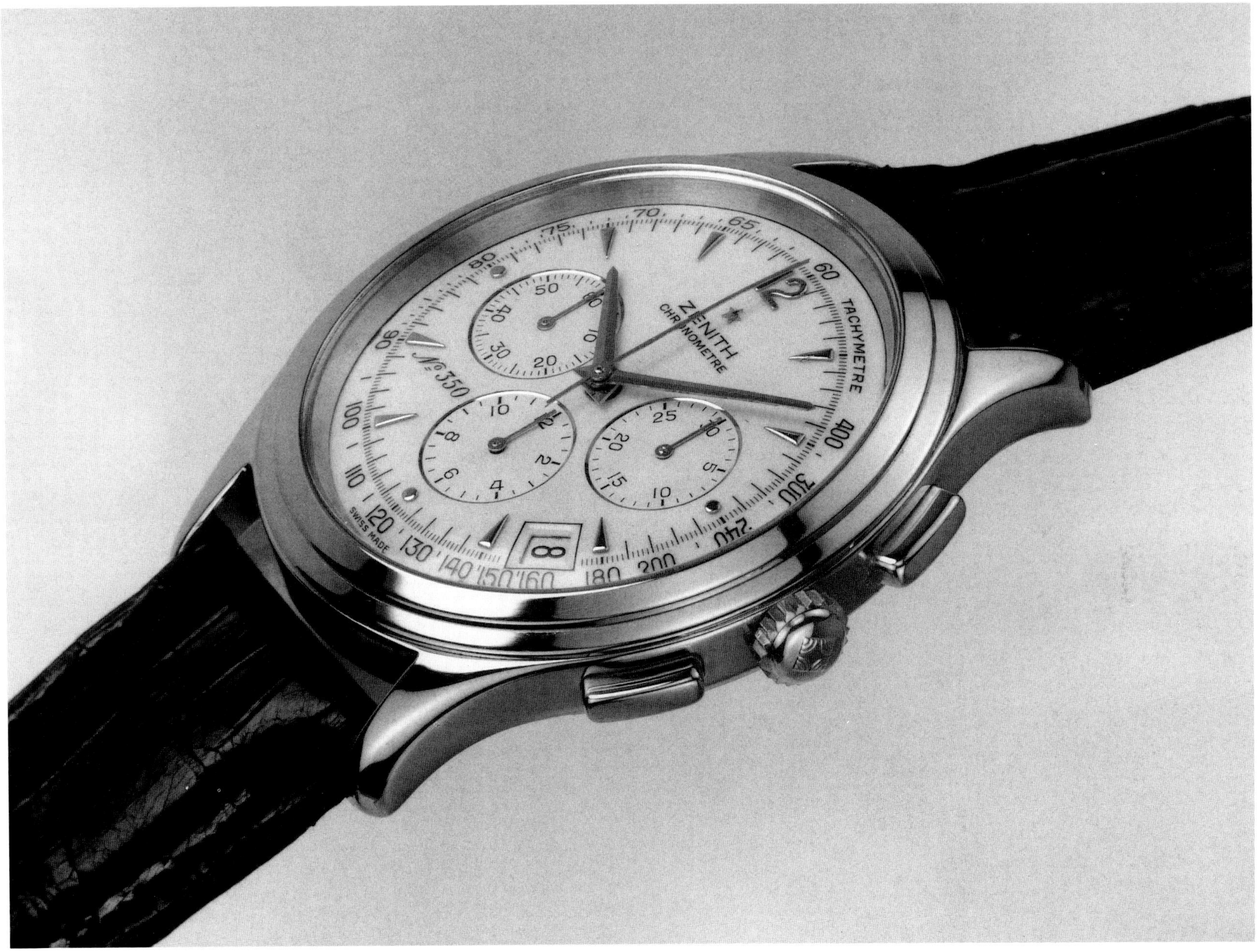

◁ **425 Wakmann,** um 1980. Wasserdichtes, vergoldetes Gehäuse mit Druckboden. Verstellbarer Wochentag durch Krone bei der 10. Zwei Drücker als Additionsstopper. Zifferblatt mit 60-Minutenzähler und 12-Stundenzähler, Datumanzeige, Tachymeterskala 220–65 km/h und Segelskala 15–0 (12 Uhr – 3 Uhr), Leuchtzeiger. Werk: Lemania 1341, $13\frac{3}{4}'''$ mit 17 Steinen in Ausführung II. Unruh mit Flachspirale und Kif-Stoßsicherung. ∅ = 42 mm.
Besonderheit: Minutenzähler aus der Mitte, verstellbarer Wochentag.

◁ **426 TAG Heuer,** 1983. Schwarz lackiertes wasserdichtes Stahlgehäuse mit zwei Drückern als Additionsstopper. Schwarzes Zifferblatt mit 60-Minutenzähler und 12-Stundenzähler, Datumanzeige und 24-Stundenzeiger, Tachymeterskala 350–60 km/h, Leuchtzeiger. Werk: Kaliber Lemania 5100, $13\frac{3}{4}'''$ mit 17 Steinen in Ausführung III. Unruh mit Flachspirale und Incabloc-Stoßsicherung. ∅ = 40 mm.
Besonderheit: Minutenzähler aus der Mitte.

Chronograph mit Stimmgabelwerk

428 Certina, Certronic, um 1972. Wasserdicht verschraubtes Stahlgehäuse mit zwei Drückern als Additionsstopper. Blaues Zifferblatt mit 30-Minutenzähler und 12-Stundenzähler, Angaben von Datum und Wochentag, Tachymeterskala 400–60 km/h, Leuchtzeiger. Werk: Kaliber ESA 9210 MoSaBa, Stimmgabel, 12¾‴ mit 12 Steinen in Ausführung I. Ø = 39 mm.
Besonderheit: Produktion 21 000 Stück. ▽

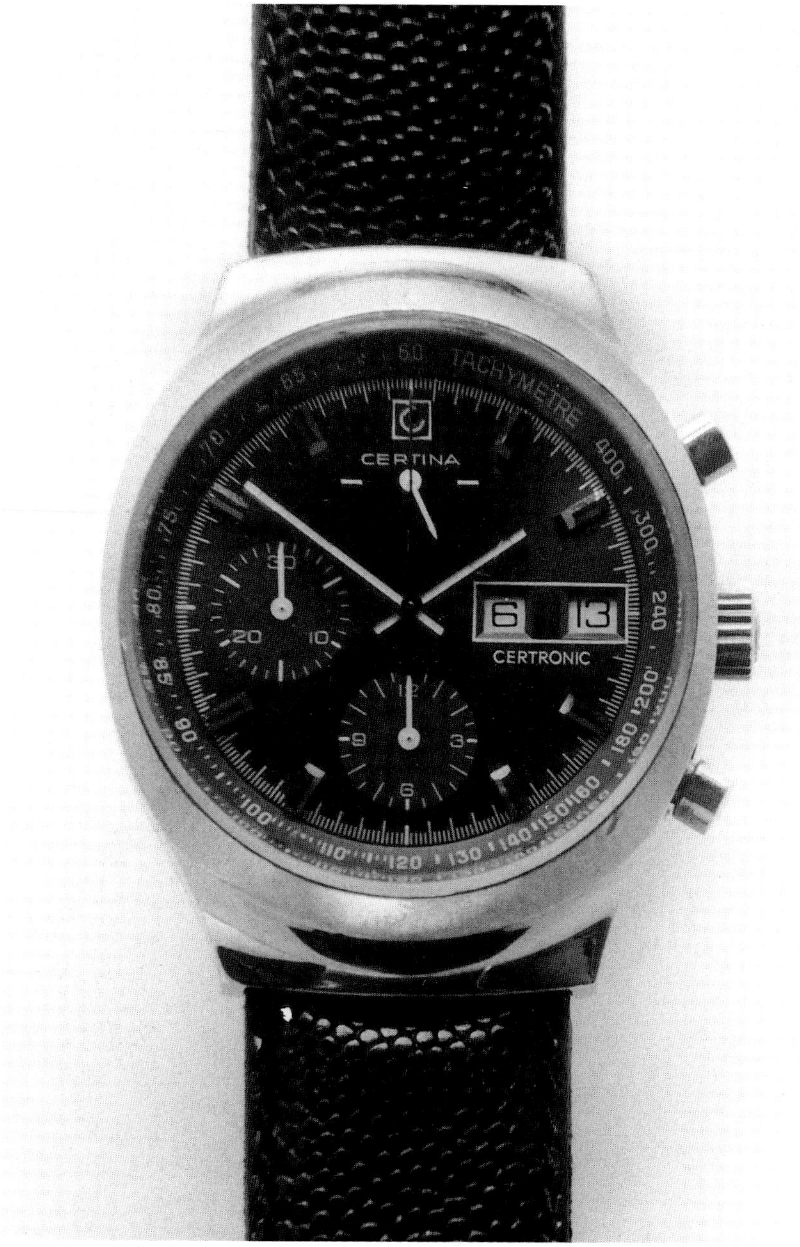

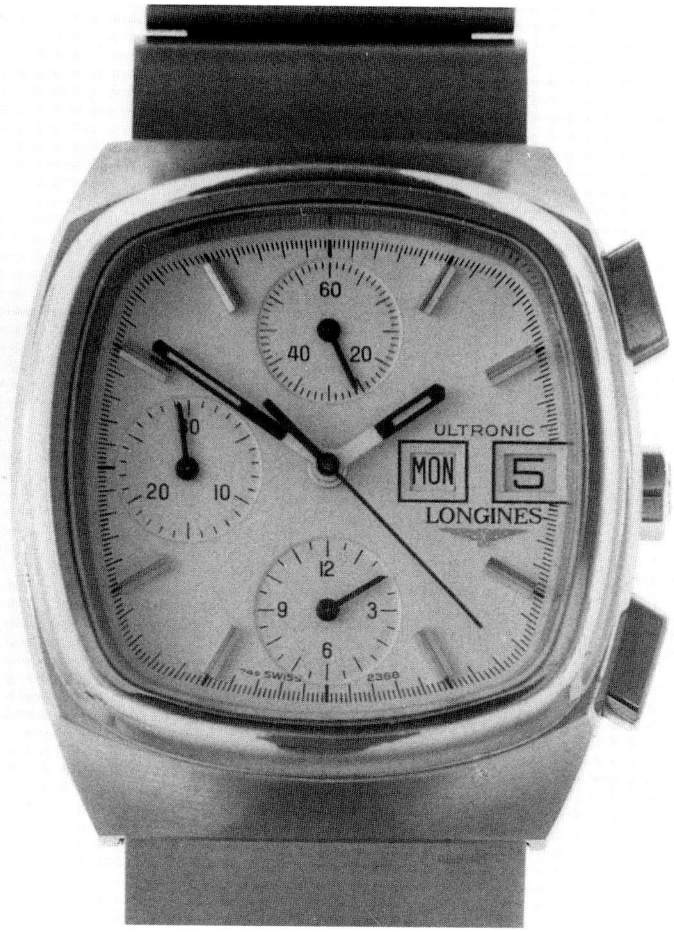

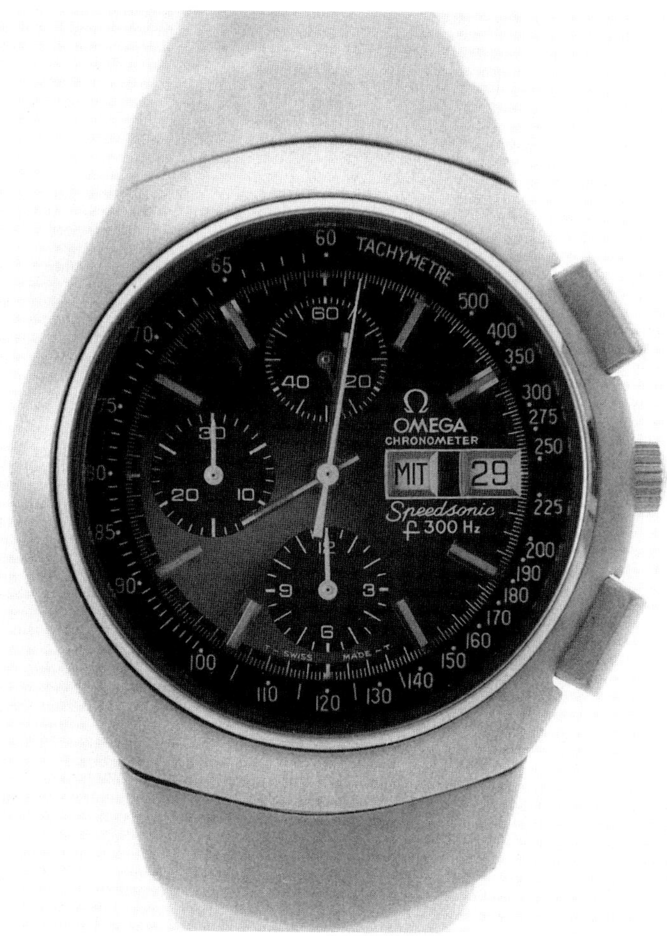

429 Longines, Ultronic, um 1972. Wasserdichtes Stahlgehäuse mit Druckboden und zwei Drückern als Additionsstopper. Weißes Zifferblatt mit 30-Minutenzähler und 12-Stundenzähler, Angaben von Wochentag und Datum, Leuchtzeiger. Werk: Kaliber ESA 9210, Stimmgabel, 12¾‴ mit 12 Steinen in Ausführung I (MoSaBa = montre sans balancier = Uhr ohne Unruh). Ø = 37 mm.

430 Omega, 300 Hz Speedsonic Chronometer, um 1972. Wasserdicht verschraubtes Stahlgehäuse mit zwei Drückern als Additionsstopper. Zweifarbiges Zifferblatt mit 30-Minutenzähler und 12-Stundenzähler, Angaben von Wochentag und Datum, Tachymeterskala 500–60 km/h, Leuchtzeiger. Werk: Kaliber ESA 9210, Stimmgabel, 12¾‴ mit 12 Steinen in Ausführung I. Ø = 44 mm. ▷

Chronograph mit Stiftanker

431 Cimier, um 1965. Verchromtes Gehäuse mit Stahlboden und zwei Drückern als Additionsstopper. Zweifarbiges Zifferblatt mit 80-Minutenzähler, Tachymeterskala 950–60 km/h, Leuchtzeiger. Werk: Kaliber Lapanouse 2370, Stiftankerwerk mit 7 Steinen in Ausführung III. Unruh mit Flachspirale und Stoßsicherung. Ø = 37 mm.

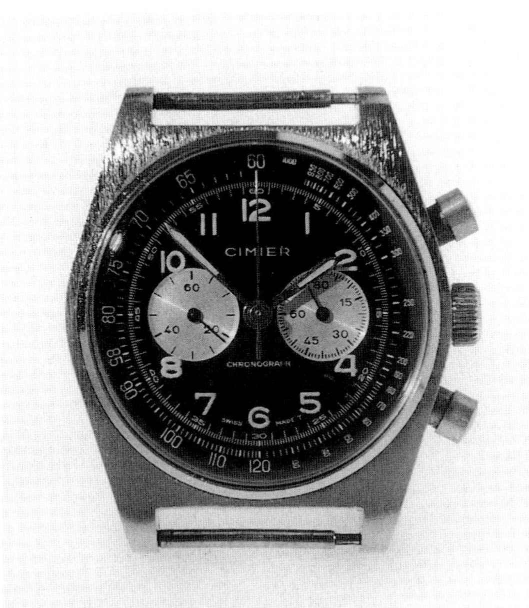

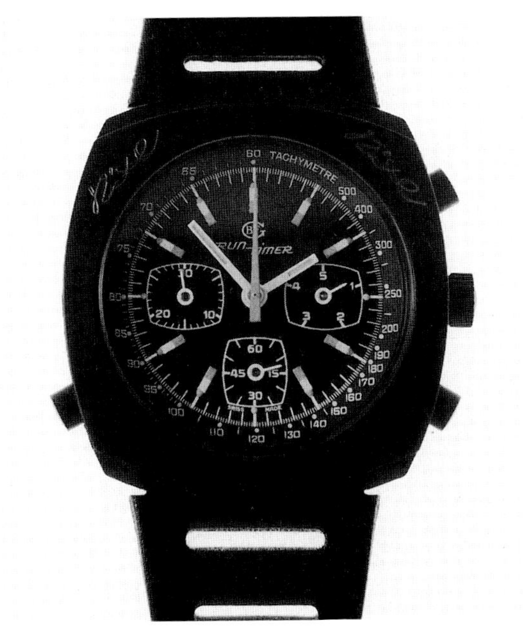

432 BFG, Run-Timer, um 1980. Wasserdichtes Kunststoffgehäuse mit zwei Drückern als Additionsstopper. Rückstellung des Chrono-Zeigers bei der 4, Rückstellung des Minuten- und Stundenzählers bei 8. Schwarzes Zifferblatt mit 30-Minutenzähler und 12-Stundenzähler, Tachymeterskala 500–60 km/h, Leuchtzeiger. Werk: Kaliber BFG 597, 13½''' mit 17 Steinen in Ausführung III. Unruh mit Flachspirale und Stoßsicherung. Ø = 43 mm.

433 Leonidas, Easy-Rider, um 1971. Wasserdichtes, verchromtes Gehäuse mit zwei Drückern als Additionsstopper. Tachymeterskala 220–50 km/h auf dem Gehäuserand. Mehrfarbiges Zifferblatt mit 30-Minutenzähler und Datumangabe, Leuchtzeiger. Werk: Kaliber EB 8420, 12''' mit 17 Steinen in Ausführung III. Unruh mit Flachspirale und Stoßsicherung. Ø = 44 mm.

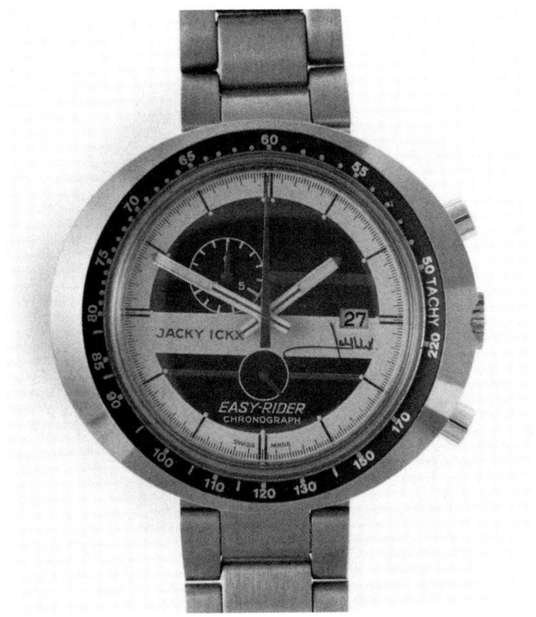

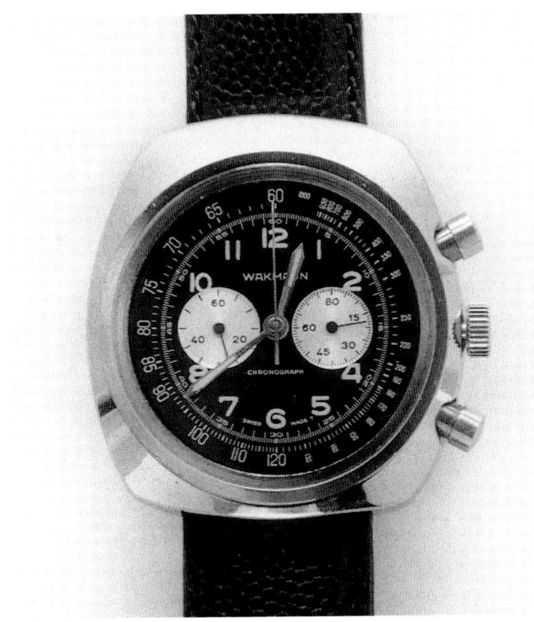

434 Wakmann, um 1970. Verchromtes wasserdichtes Gehäuse mit Stahlboden und zwei Drückern als Additionsstopper. Zweifarbiges Zifferblatt mit 80-Minutenzähler und Tachymeterskala 950–60 km/h, Leuchtzeiger. Werk: Kaliber Lapanouse 2370, 7 Steine in Ausführung III. Unruh mit Flachspirale und Stoßsicherung. Ø = 40 mm.

435/436 Transglobe, um 1975. Verchromtes, wasserdichtes Gehäuse mit Stahlboden und zwei Drückern als Additionsstopper. Rückstellung des Chrono-Zeigers bei der 8, Rückstellung der Minuten- und Stundenzähler bei der 4. Mehrfarbiges Zifferblatt mit 30-Minutenzähler und 5-Stundenzähler, Tachymeterskala 1000–60 km/h, Leuchtzeiger. Werk: Kaliber Baumgartner 597, 13½''' mit 17 Steinen in Ausführung III. Unruh mit Flachspirale und Incabloc-Stoßsicherung. Ø = 44 mm.

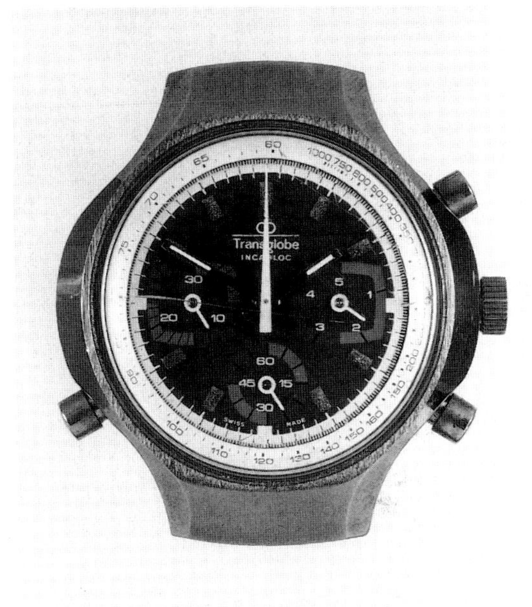

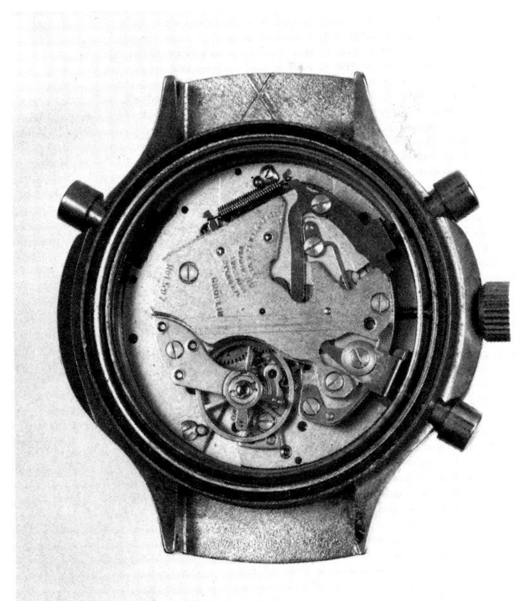

Chronographen, die so aussehen, aber keine sind ▷

437 Sorna, um 1975. Verchromtes, wasserdichtes Gehäuse mit Stahlboden und zwei Drückern als Additionsstopper. Mit Krone bei der 10, verstellbarer innerer Minutenring. Mehrfarbiges Zifferblatt mit 15-Minutenzähler und Datumanzeige. Werk: Kaliber EB 8420, 12‴ mit 17 Steinen in Ausführung III. Unruh mit Flachspirale und Stoßsicherung. ∅ = 40 mm.

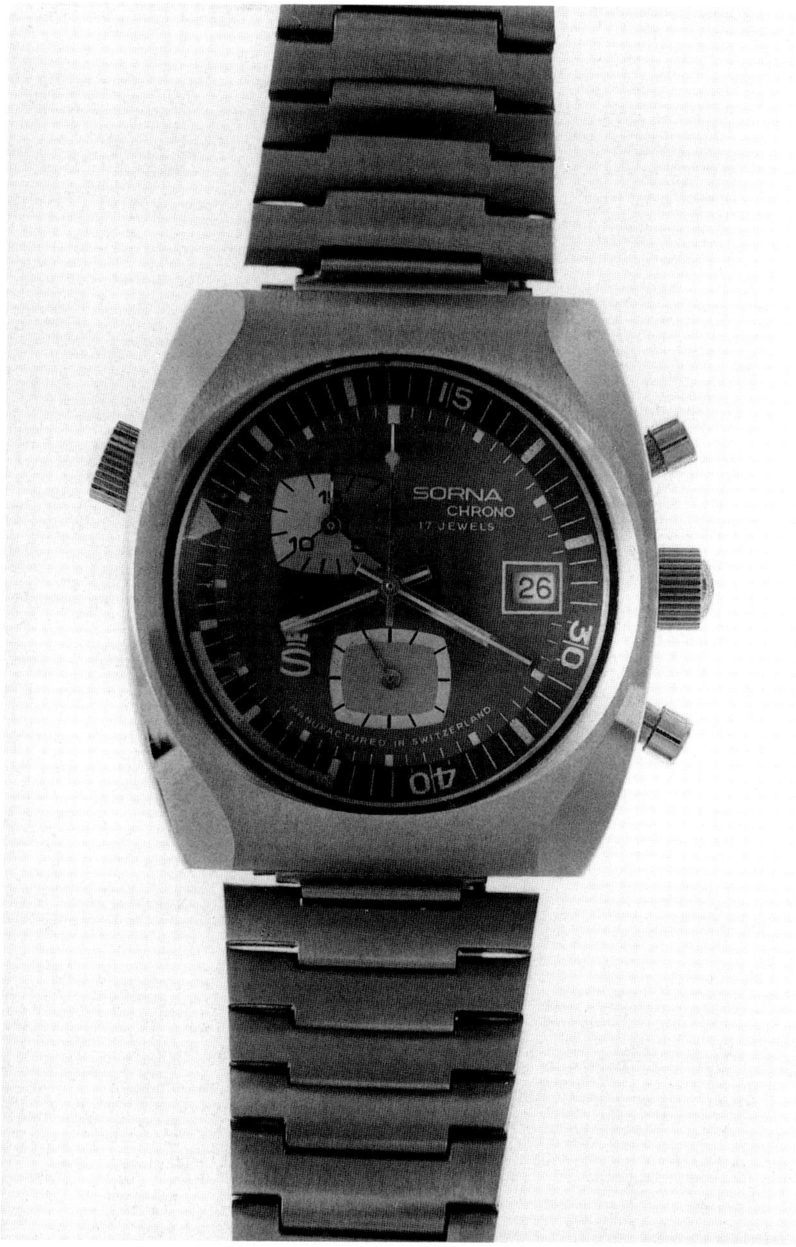

439 Marine and Overseas Services, um 1940. Verchromtes Gehäuse mit Schieber bei der 2 zum Anhalten und Starten des Sekundenzeigers. Beim Anhalten bleibt auch das Werk stehen. Versilbertes Zifferblatt, gebläute Stahlzeiger. Werk: An. Cal. 99. Stiftankerwerk mit 1 Stein, stoßgesichert. ∅ = 32 mm. ▷▷

438 Tegrov, um 1975. Verchromtes, wasserdichtes Gehäuse mit Stahlboden und zwei Drückern als Additionsstopper. Mit Krone bei der 10 verstellbarer innerer Minutenring. Mehrfarbiges Zifferblatt mit 15-Minutenzähler, Tachymeterskala 500–60 km/h, Leuchtzeiger. Werk: Kaliber EB 8420, 12‴ mit 17 Steinen in Ausführung III. Unruh mit Flachspirale und Stoßsicherung. ∅ = 45 mm.

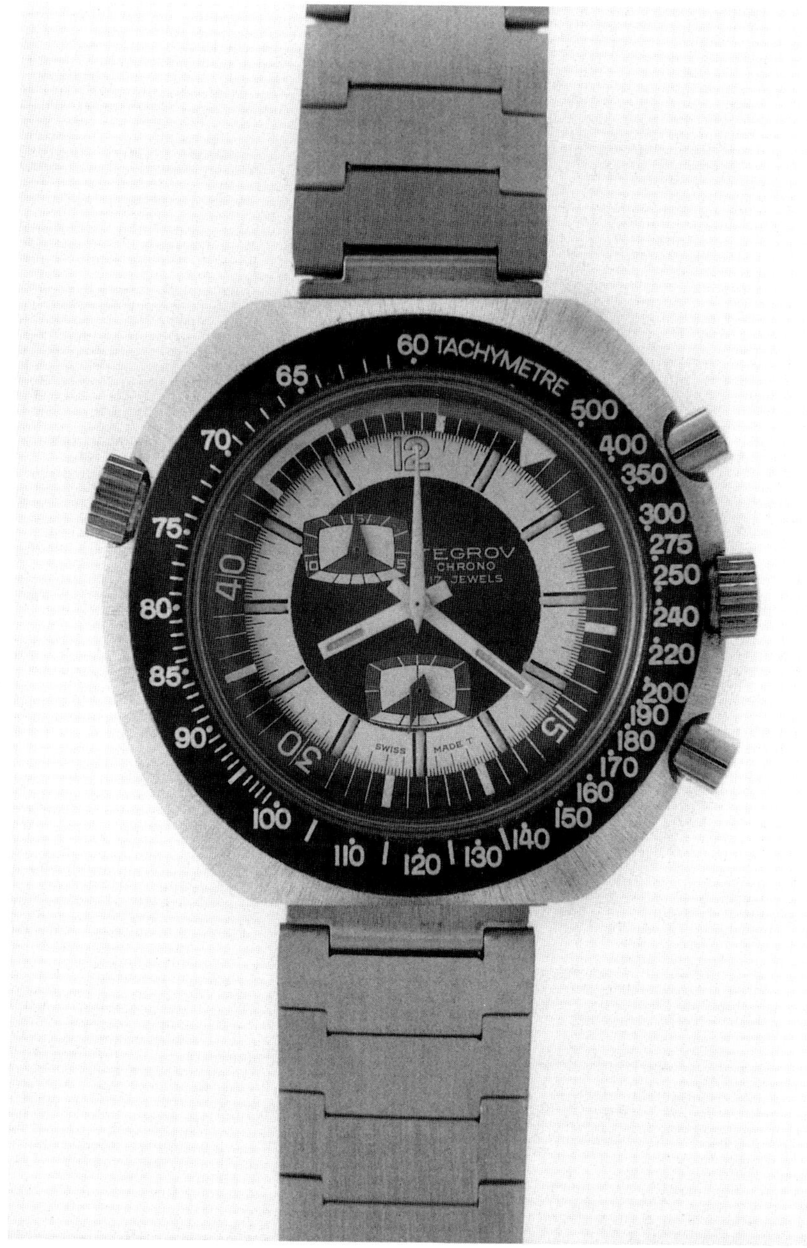

440/441 Helvetia, um 1945. Verchromtes Gehäuse mit Drücker in der Krone für die Nullstellung und Drücker bei der 8 für Anhalten; beim Loslassen starten. Versilbertes Zifferblatt mit gebläuten Zeigern. Werk: versilbert mit 15 Steinen, Unruh mit Flachspirale und Stoßsicherung. ▷

442 Anonym, Stop, um 1960. Dreiteiliges Stahlgehäuse mit Drücker bei der 2 für Nullstellung und Drücker bei der 8 für Anhalten und beim Loslassen für Start. Versilbertes Zifferblatt mit Schneckentachymeterskala. Versilbertes Werk mit 15 Steinen, Unruh mit Flachspirale und Stoßsicherung. ∅ = 23 mm. ▷▷

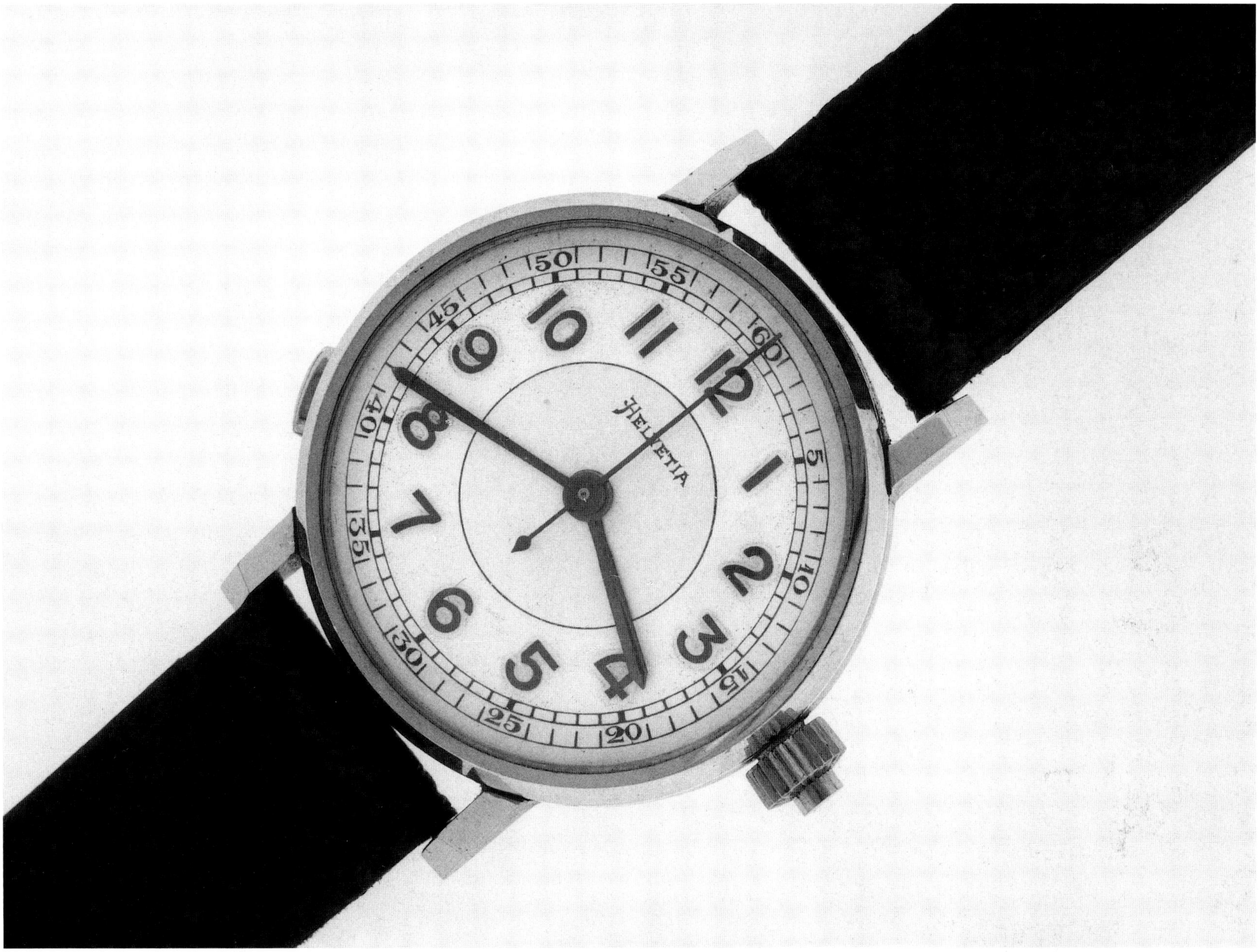

440 △

439 ▽

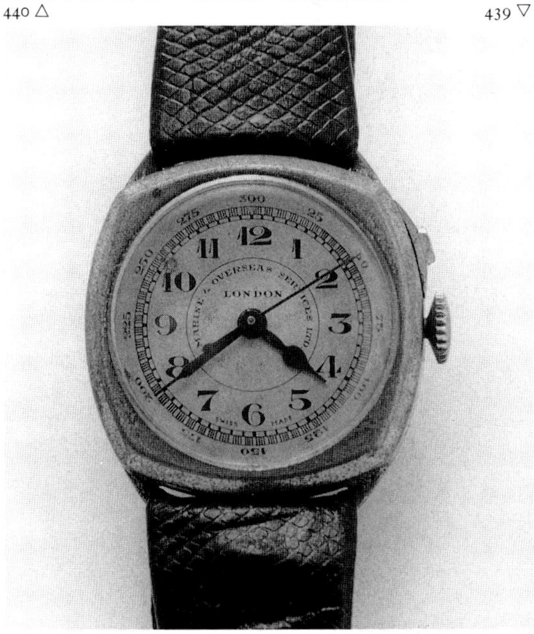

441 ▽

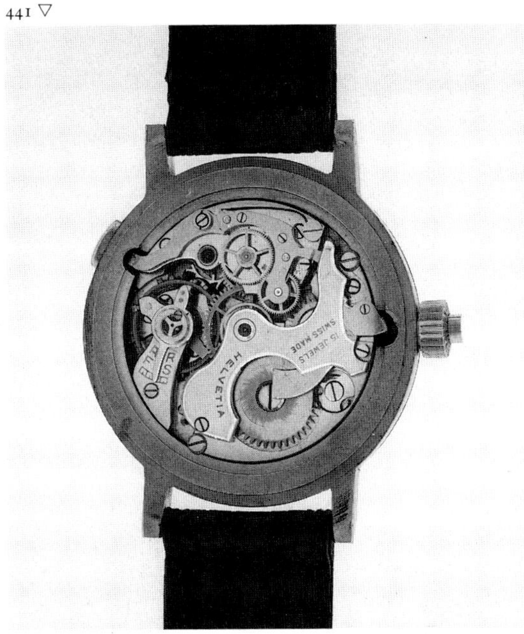

442 ▽

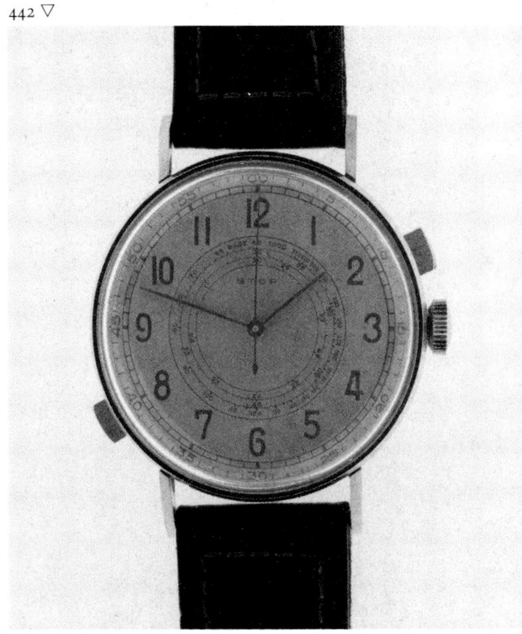

443/444/445 Girard Perregaux, um 1940. Doublé-Gehäuse (10 Kt) mit Kronen-Drücker zum Nullstellen des Sekundenzeigers und des Minutenzählers. Versilbertes Werk mit 17 Steinen, Schraubenunruh mit Flachspirale.

446/447 Longines, wasserdichtes Stahlgehäuse mit Drücker bei der 2 für permanente Nullstellung (kein Anhalten möglich). Versilbertes Zifferblatt mit vergoldeten Zeigern und Minutenzähler aus der Mitte. Werk: Kaliber 12.68 Z, 12‴ mit 17 Steinen. Schraubenunruh mit Breguet-Spirale und Shock-Resist-Stoßsicherung.

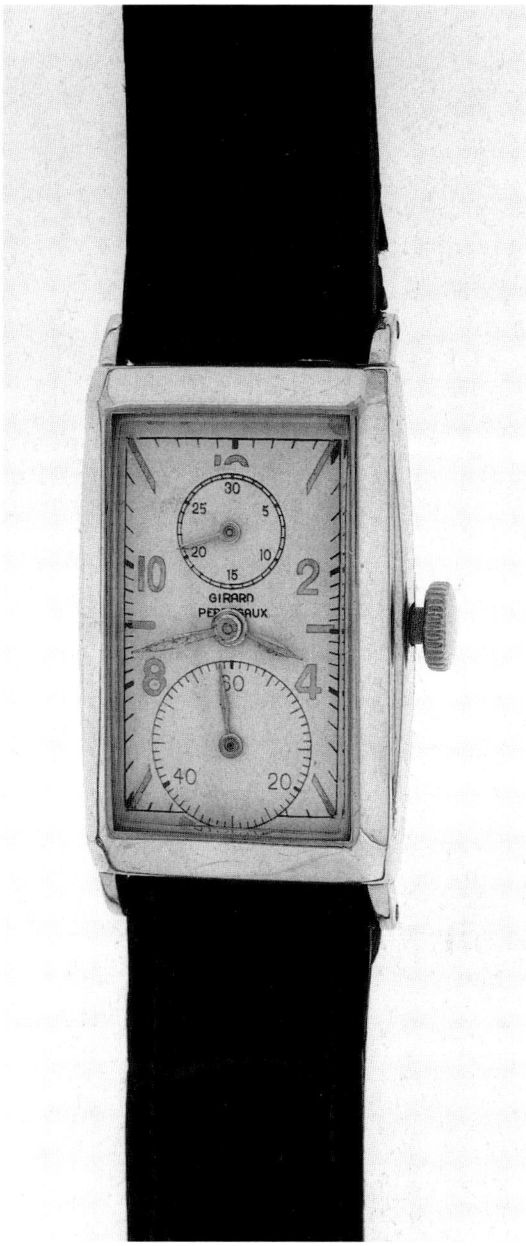

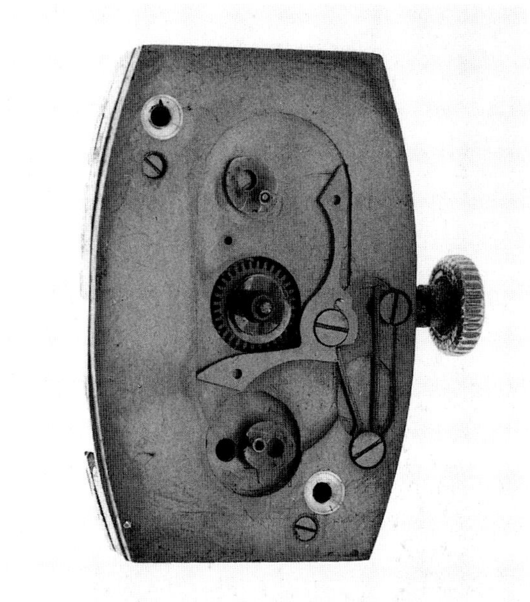

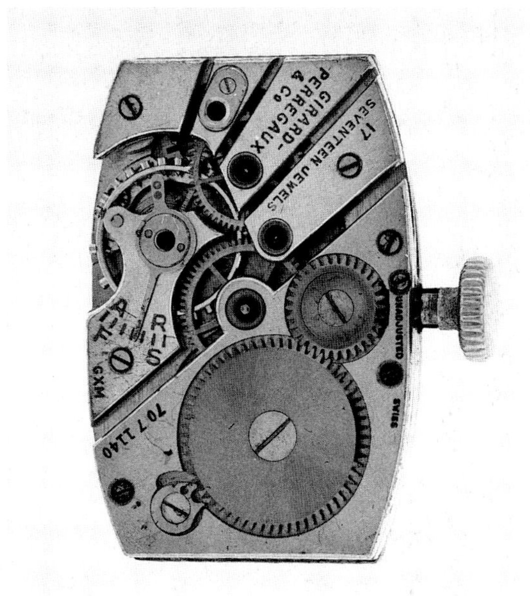

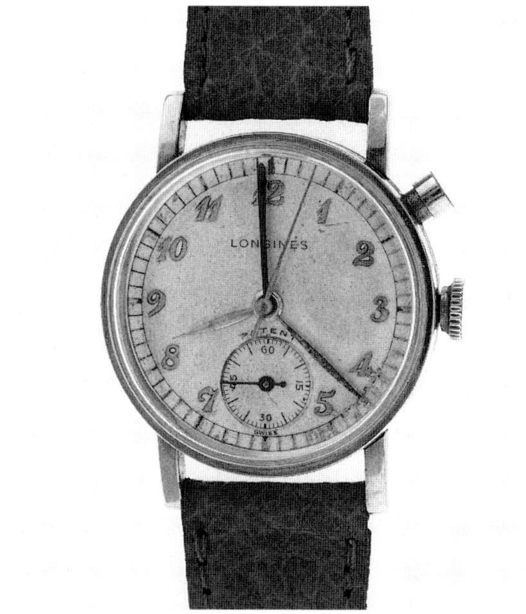

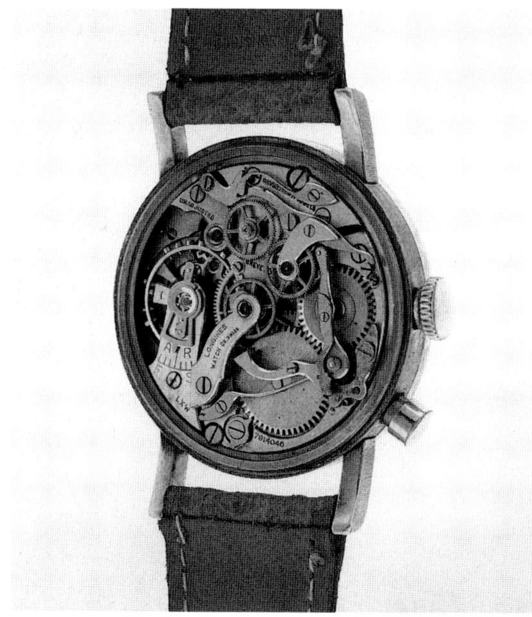

448 Rolex, Oyster Zerograph, Ref. 3346. Wasserdichtes Stahlgehäuse mit Drücker bei der 2 für permanente Nullstellung (kein Anhalten des Sekundenzeigers möglich). Drehbarer Minutendrehring, Leuchtzeiger. Werk: 10½‴, mit Genfer Streifen und 17 Steinen in Ausführung I. Schraubenunruh mit Breguet-Spirale. Ø = 31 mm.

451 Pierce, Correctomatic, um 1950. Vergoldetes Gehäuse mit Stahlboden. Drücker bei der 2 zum Regulieren des Werkes, Drücker bei der 4 mit Nullstellung. Versilbertes Zifferblatt mit vergoldeten Zeigern. Werk: 10½‴ mit 21 Steinen in Ausführung III. Unruh mit Incabloc-Stoßsicherung.

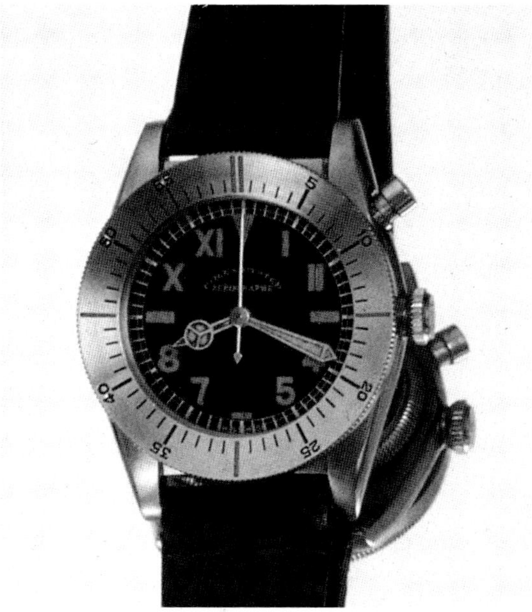

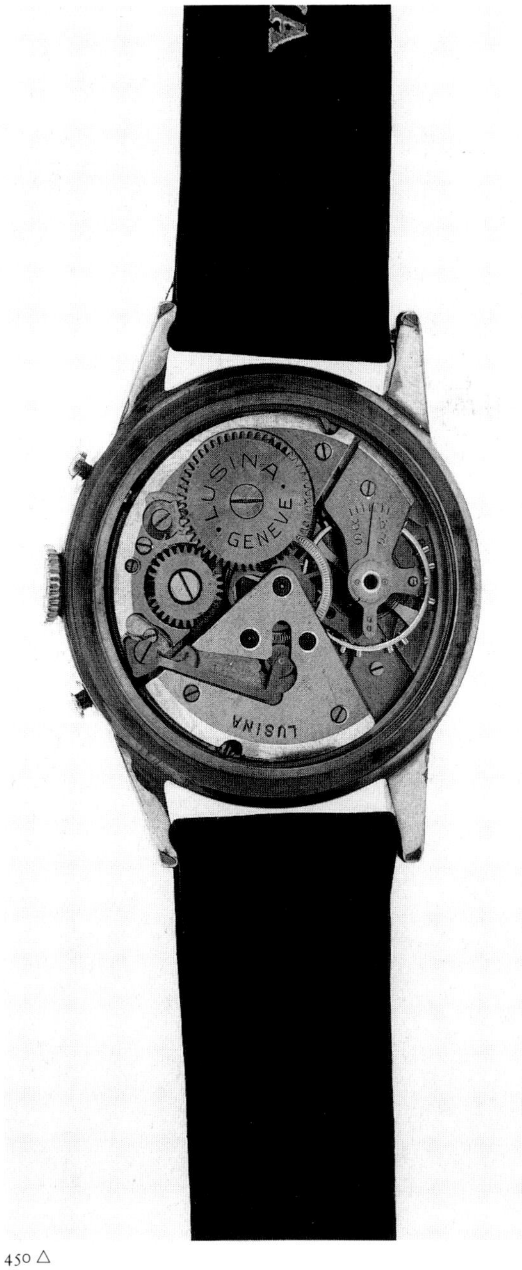

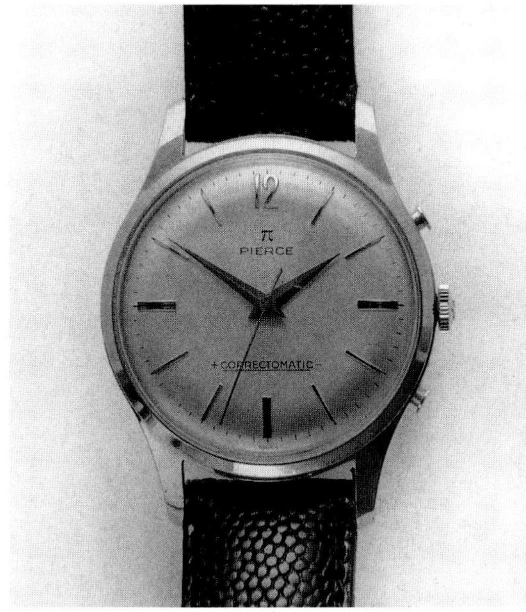

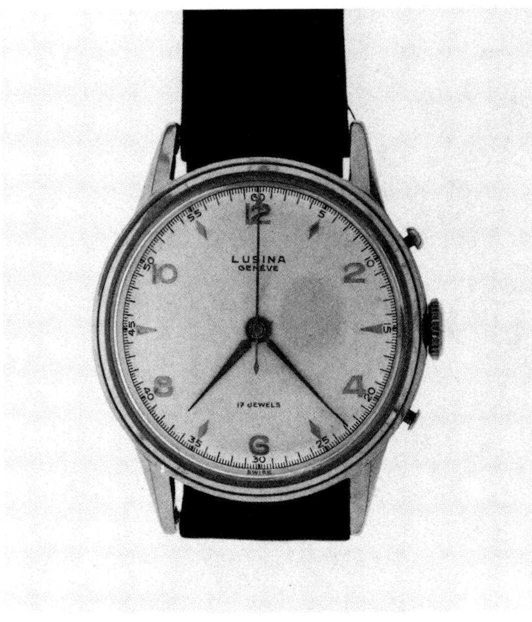

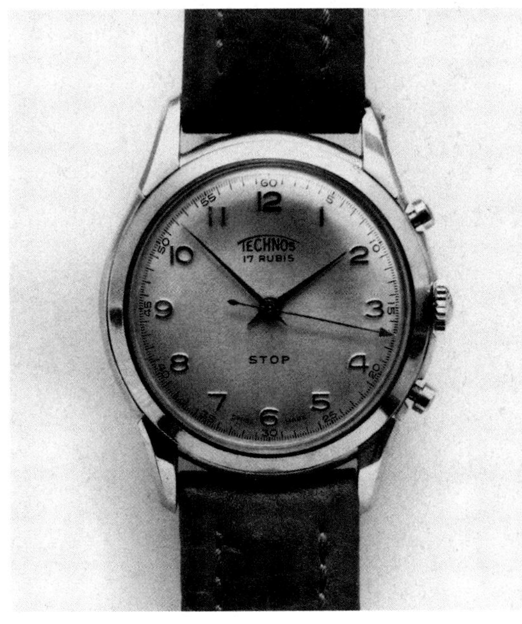

450 △

449/450 Lusina, vergoldetes Gehäuse mit Stahlboden. Drücker bei der 2 für Anhalten, beim Loslassen Start. Drücker bei der 4 für Nullstellen, beim Loslassen Start. Werk: Kaliber ETA 1168, 12‴ mit 17 Steinen. Unruh mit Flachspirale. Ø = 35,5 mm.

452 Technos, um 1950. Vergoldetes Gehäuse mit Stahlboden. Drücker bei der 2 für Anhalten, beim Loslassen Start, Drücker bei der 4 für Nullstellen, beim Loslassen Start. Versilbertes Zifferblatt mit vergoldeten Zeigern. Werk: Kaliber ETA 1168, 12‴ mit 17 Steinen. Unruh mit Flachspirale.

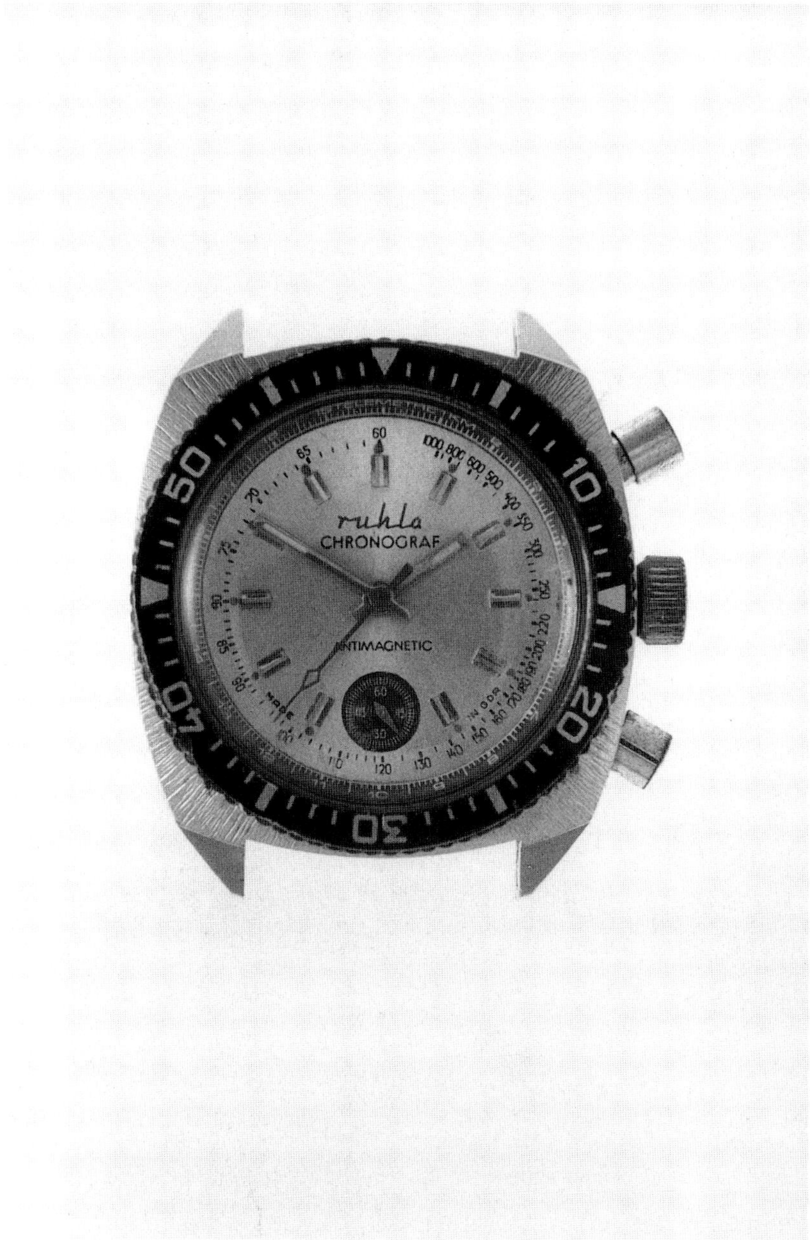

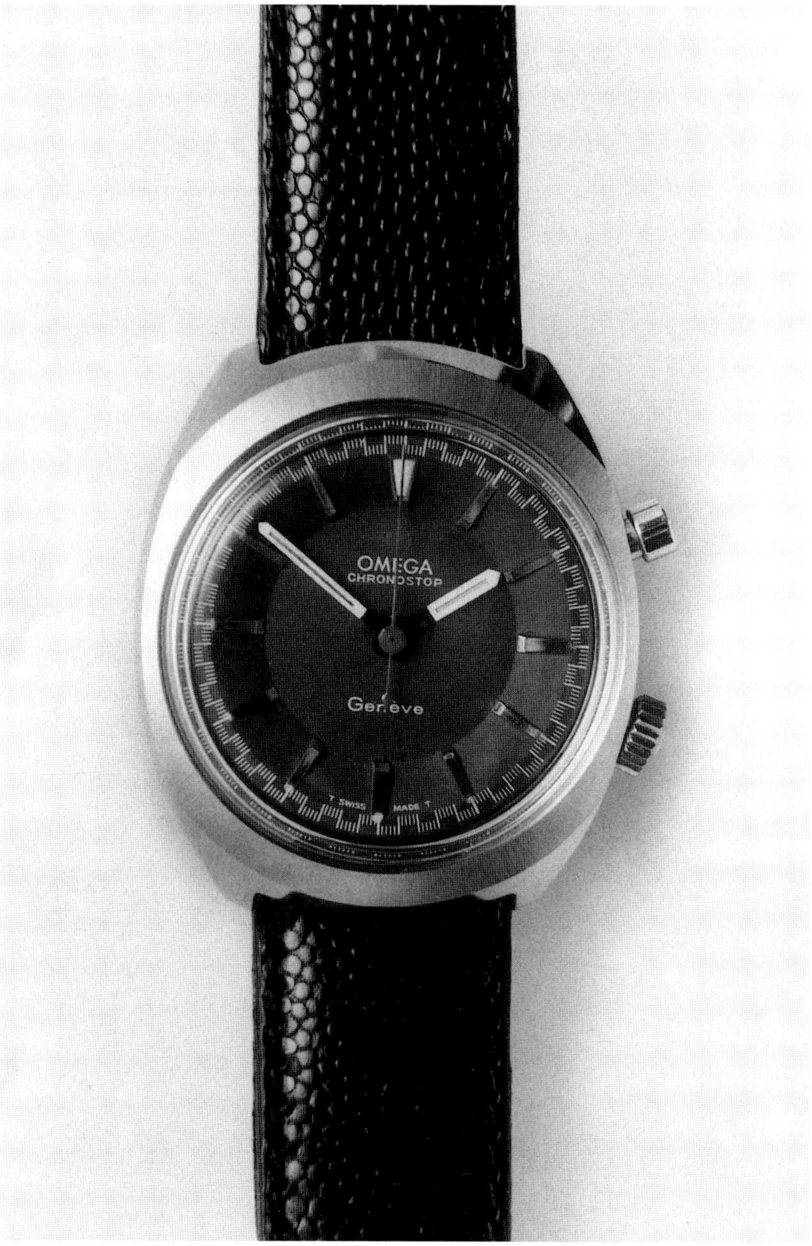

453 Ruhla, um 1970. Verchromtes Gehäuse mit Stahlboden und Drücker bei der 2 für Nullstellen und beim Loslassen Start, Drücker bei der 4 für Anhalten und beim Loslassen Start. Minutendrehring am Gehäuse. Versilbertes Zifferblatt mit Tachymeterskala 1000–60 km/h, Leuchtzeiger. Werk: Kaliber 1274, 11‴ ohne Steine, Stiftanker. Ø = 37 mm.

454 Omega, Chronostop, um 1968. Wasserdichtes Stahlgehäuse mit einem Drücker bei der 2 für Anhalten und Start durch nochmaliges Drücken. Farbiges Zifferblatt mit Leuchtzeigern. Werk: Kaliber Omega 865, 27,5 mm mit 17 Steinen. Unruh mit Flachspirale.

Kaliber-Verzeichnis

Die halbfett gekennzeichneten Kaliber
sind abgebildet.

	Cal.	Größe in Linien	Bemerkung
ANGELUS	**210**	14‴	
	215	14‴	
	217	14‴	Basis Cal. 215 mit Datum, Monat und Tag
	250	12‴	
	252	12‴	
	254	12‴	
BAUMGARTNER	**590**	13½‴	Stiftanker
BREITLING	**11**	14‴	
baugleich mit	12	14‴	verbessertes Cal. 11
Hamilton und	14	14‴	mit 24-Std.-Anzeige
Heuer	15	14‴	nur 30-Min.-Zähler
BULOVA	**10 AH**	10½‴	
CITIZEN	**8100**	12‴	Minutenzähler
	8110	12‴	8100 mit Stundenzähler
EBERHARD	**310-8**	14‴	
	310-82	14‴	mit Kalender
	1600	16‴	Basis Valjoux 70 Rattrapante
	14000	14¾‴	mit Schiebedrücker bei der 4
EBAUCHES BETTLACH	**8423**	12‴	Stiftanker
EXCELSIOR PARK	**4**	14‴	
	40	14‴	wie 4 mit Stundenzähler
	42	14‴	wie 4 als Formwerk
	8	14‴	
GENEVA SPORT	**GSW 237**	10½‴	
GLASHÜTTE GUB	**64**	12½‴	
GLASHÜTTE TUTIMA	**59**	15‴	
GRUEN	**450**	11½‴	
HAMILTON	11	14‴	
baugleich mit	12	14‴	
Heuer und	14	14‴	
Breitling	15	14‴	
HANHART	**40**	15½‴	mit 3 Funktionen
	41	15½‴	mit Addition
	42	15½‴	mit Temposchaltung
	50	15½‴	Basis Cal. 40 mit 3 Funktionen
	51	15½‴	Basis Cal. 41 mit Addition
	52	15½‴	Basis Cal. 42 mit Temposchaltung

	Cal.	Größe in Linien	Bemerkung
HEUER	11	14‴	
baugleich mit	12	14‴	
Breitling und	14	14‴	
Hamilton	15	14‴	
INVICTA	Formwerk		
JUNGHANS	**88**	14‴	
KELEK	**1369 TDBK**	**11½‴**	
	1376		
LANDERON/HAHN		**12¾‴**	mit Formwerk
		12¾‴	rund
		13‴	rund
	14½ +	**15½‴**	rund
	14½ +	**15½‴**	rund
	15½ +	**16‴**	rund
	15½ +	**16‴**	rund
LANDERON ab 1942	**2**	15½‴	
	3	15½‴	
	10		mit Kalender
	11		kein Kalender
	13	13‴	
	39	14½‴	
	39	14½‴	mit Rattrapante
	42	14½‴	wie 39 mit Stundenzähler
	47	13¾‴	Basis Cal. 48 mit 3 Drückern
	48	13¾‴	mit Additionsstopper
	49	13¾‴	
	50	13¾‴	
	51	13¾‴	
	51		mit Monorattrapante
	52	14½‴	
	53	14½‴	
	54	14‴	Basis Cal. 47
	55	14‴	Basis
	55		mit Monorattrapante
	56	14‴	Basis Cal. 48 mit Kalender
	57	14‴	Basis Cal. 55 mit Kalender
	58	13¾‴	Basis Cal. 48 mit Kalender
	59	13¾‴	Basis Cal. 51 mit Kalender
	70	14‴	
	71	14‴	
	72	14‴	Basis Cal.
	73	14‴	Basis Cal. 71
	75	14‴	Basis Cal. 71
	77	14‴	Basis Cal. 73
	78	14‴	Basis Cal. 71
	79	14‴	Basis Cal. 78
	80	13¾‴	Basis Cal. 51 mit Kalender

	Cal.	Größe in Linien	Bemerkung
LANDERON ab 1942	81	13¾‴	Basis Cal. 51 mit Kalender und Mond
	82	13¾‴	mit Kalender
	85	13¾‴	mit Kalender
	86	13¾‴	mit Kalender
	148	13¾‴	
	149	13¾‴	Basis Cal. 148
	151	13¾‴	Basis Cal. 51
	152	13¾‴	Basis Cal. 51
	153	13¾‴	Basis Cal. 51
	154	14‴	Basis Cal. 149
	155	14‴	
	159	13¾‴	
	180	13¾‴	Basis Cal. 151
	181	13¾‴	Basis Cal. 51
	185	13¾‴	Basis Cal. 148 mit Kalender
	186	13¾‴	Basis Cal. 148 mit Kalender und Mond
	187	13¾‴	Basis Cal. 148 mit Kalenderscheibe
	189	13¾‴	
	248	13¾‴	
	254	14‴	
	348	13¾‴	
	349	13¾‴	Basis Cal. 149 mit Stundenzähler
	352	13¾‴	Basis Cal. 51 mit Stundenzähler
	353	13¾‴	Basis Cal. 151 mit Stundenzähler
LAPANOUSE			Stiftanker
LE COULTRE		**11‴**	
LEMANIA	**13**	13‴	
(OMEGA)	28.9 TI		
LEMANIA	**13 CH**	13‴	mit 3 Funktionen
(OMEGA)	13 CH 2 P	13‴	mit Additionsstopper
LEMANIA	**CH 27**	12‴	
(OMEGA)	320	12‴	
	CH 27 C 12	12‴	mit 12-Stunden-Zähler
(OMEGA)	321		
LEMANIA	15 CHT	15‴	mit 3 Funktionen
	15 TL	15‴	mit Additionsstopper
(OMEGA)	170	15‴	
(TISSOT)	33.3	15‴	
LEMANIA	**1270**	12‴	
	1275	12‴	mit Stoßsicherung Kif
	1280	12‴	mit Stundenzähler
LEMANIA	**1872**	12‴	mit 30-Minuten-Zähler
(OMEGA)	860	12‴	
	910	12‴	mit 24-Stunden-Zähler
LEMANIA	1873	12‴	mit Stundenzähler
(OMEGA)	861	12‴	
LEMANIA	3872	12‴	Basis Cal. 1872 mit Kalender
(OMEGA)	930	12‴	mit Datum
LEMANIA	**1340**	13¾‴	mit 22 Steinen und Automatik
(OMEGA)	1040	13¾‴	
(OMEGA)	1041	13¾‴	
LEMANIA	1341	13¾‴	mit 17 Steinen
LEMANIA	1345	13¾‴	mit Segeleinstellung
LEMANIA	**5100**	13¾‴	Automatikwerk
(OMEGA)	1045	13¾‴	

	Cal.	Größe in Linien	Bemerkung
LEONIDAS	**196**	11½‴	Venus Ebauche
	45 C	19‴	Unitas Ebauche
LONGINES	**13.33 Z**	13‴	
	13 ZN	13‴	
	13 ZN	13‴	mit zentralem Minutenzähler
	30 CH	13‴	
	18.72	18‴	Lepine
MIDO	**1300**	13‴	
MINERVA	**13-20 CH**	12¾‴	mit 3 Funktionen
	13-20 CH	13‴	mit Addition
	17-29 CH	16¾‴	
	19-9 CH	19‴	
	52	13¾‴	
MOERIS	**13**	13‴	
MOVADO	**90 M**	11¾‴	mit 30-Minuten-Zähler
	95 M		mit 12-Stunden-Anzeige
	478	10½‴	
NICOLET		18¼‴	
ORIS	**725**	12‴	
PATEK PHILIPPE		**13‴**	Basis Valjoux 23
		13‴	Basis Valjoux 23 Rattrapante
		13‴	Basis V. Piguet
		13‴	Basis V. Piguet
PIERCE	**134**	13‴	
	130	13‴	
PHENIX	**132**	10½‴	mit Chronostop
POLJOT	3017	13‴	Basis Venus 150
	3133	14‴	Basis Valjoux 7732
SEIKO	6138		
	6139 A	12‴	
UNIVERSAL	**289**	10½‴	
(MARTELL)	1016		
UNIVERSAL	**281**	12¼‴	
(MARTELL)	1226		
UNIVERSAL	381	12¼‴	mit Stundenzähler
UNIVERSAL	283	13‴	
UNIVERSAL	383	13‴	mit Stundenzähler
UNIVERSAL	481	14½‴	mit Kalender
UNIVERSAL	**285**	14‴	
(MARTELL)	1416		
	285	14‴	Rattrapante
	385	14‴	Basis Cal. 285 mit Stundenzähler
	386	14‴	Basis Cal. 385 mit Vollkalender
	287	15‴	
	292	15¾‴	
	339	15‴/16‴	
	335	17¾‴	

	Cal.	Größe in Linien	Bemerkung
VALJOUX	**69 DX**	10½‴	
	13	13‴	
	VZ	13‴	
	VZH	13‴	mit Stundenzähler
	VZHC	13‴	mit Vollkalender
	23	13‴	
	72	13‴	mit Stundenzähler
	72 C	13‴	mit Vollkalender
	88	13‴	mit Mond
	236	13‴	mit 21 600 Schwingungen
	234	13‴	mit Datum
	726	13‴	mit Stundenzähler
	235	13‴	mit Temposchaltung
	237	13‴	Basis Cal. 235 mit Datum
	725	13‴	mit 12-Stunden-Zähler und Temposchaltung
	729	13‴	mit 12-Stunden-Zähler und 24-Stunden-Zeigerwerk
	730	13‴	mit 12-Stunden-Zähler
	77	13‴	
	92	13‴	
	GH	14‴	mit 3 Funktionen
	GHT	14‴	mit Addition
	GHH	14‴	mit Stundenzähler
	22	14‴	
	222	14‴	mit Temposchaltung
	71	14‴	mit Stundenzähler
	84	14‴	mit Monorattrapante
	22-GH	15‴	
	55 VBR	17⅔‴	mit Rattrapante
	74 VPR	17¾‴	mit Rattrapante
	7730	14‴	
	7731	14‴	nur Zähler
	7732	14‴	mit Kalender
	7733	14‴	
	7734	14‴	mit Datum
	7736	14‴	mit Stundenzähler
	7740	14‴	
	7741	14‴	mit 24-Stunden-Anzeige
	7750	14‴	Automatik
	7755	14‴	ohne Stundenzähler
	7765	14‴	Handaufzug

	Cal.	Größe in Linien	Bemerkung
VENUS	**140**	13‴	
	150	13‴	
	152	13‴	mit Stundenzähler
	186	13‴	mit dezentralem Datum
	187	13‴	mit Mondphase
	191	13‴	Basis Cal. 152 mit Datum, Wochentag, Monat
	170	12½‴	
	175	14‴	
	178	14‴	mit Stundenzähler
	179	14‴	Basis Cal. 175 mit Rattrapante
	183		Basis Cal. 178 mit Datum
	184		Basis Cal. 178 mit Datum und Mondphase
	189		Basis Cal. 178 mit Datum und Rattrapante
	190		Basis Cal. 178 mit Datum, Mondphase und Rattrapante
	191		Basis Cal. 178 mit Datum, Monat und Wochentag
	188	14‴	
	196	11½‴	reserviert für Leonidas
	210	12½‴	
	211		Basis Cal. 210 mit Datum
VULCAIN	**65**	10½‴	
ZENITH	**146 D**	14‴	
	146 H		mit Stundenzähler
	3019 PHC	13¼‴	Automatik
	400		baugleich wie 3019 PHC
ANONYM		**14½‴**	
		14½‴	
		12½‴	
		17½‴	
		16‴	

[1] Angelus 210
Ankerwerk,
Handaufzug,
kleine Sekunde
Chronographenmechanismus mit Schaltrad
und Kupplung
$\frac{1}{5}$ sek., 45-Minutenzähler
Ø 33,30 mm, 14‴
Höhe 6,55 mm
A/h 18000
Steine 17

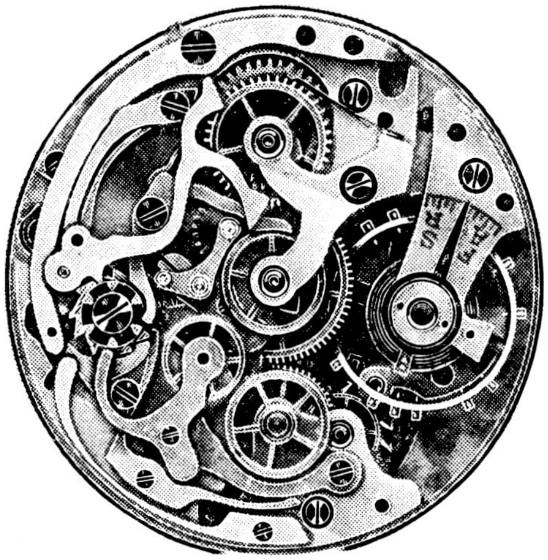

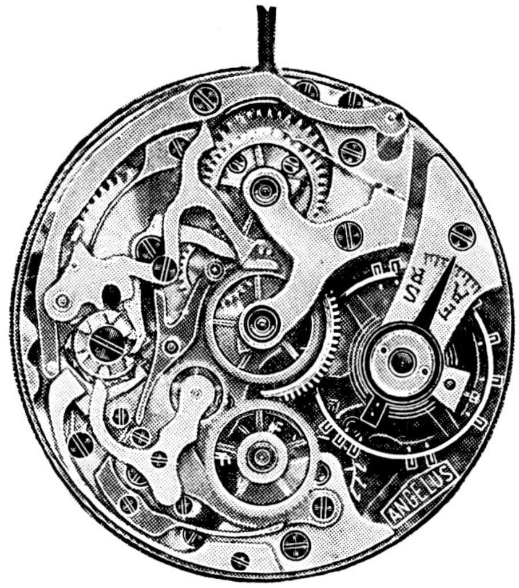

[2] Angelus 215
Ankerwerk,
Handaufzug,
kleine Sekunde
Chronographenmechanismus mit Schaltrad
und Kupplung
$\frac{1}{5}$ sek., 45-Minutenzähler
Ø 33,30 mm, 14‴
Höhe 6,55 mm
A/h 18000
Steine 17

[3] Angelus 250
Ankerwerk,
Handaufzug,
kleine Sekunde
Chronographenmechanismus mit Schaltrad
und Kupplung
$\frac{1}{5}$ sek., 30-Minutenzähler
Ø 28,80 mm, 12‴
Höhe 5,70 mm
A/h 18000
Steine 17

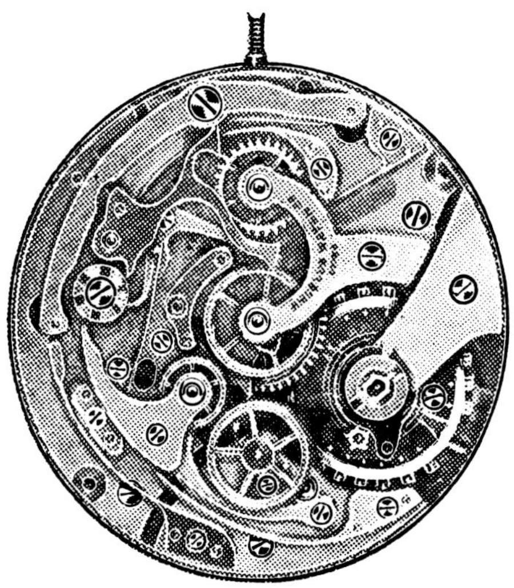

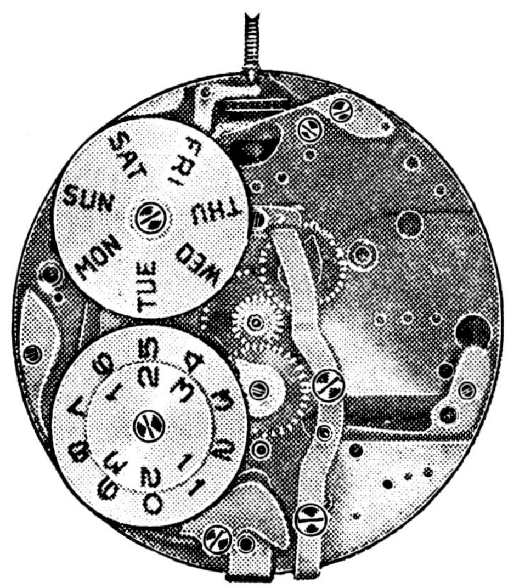

[3a] Angelus 254

[4] Baumgartner 590
Stiftankerwerk,
Handaufzug,
kleine Sekunde
Chronographenmechanismus mit Nocken
$\frac{1}{5}$ sek., 30-Minutenzähler,
5-Stundenzähler
Ø 30,50 mm, $13\frac{1}{2}$‴
Höhe 5,60 mm
A/h 21600
Steine 17

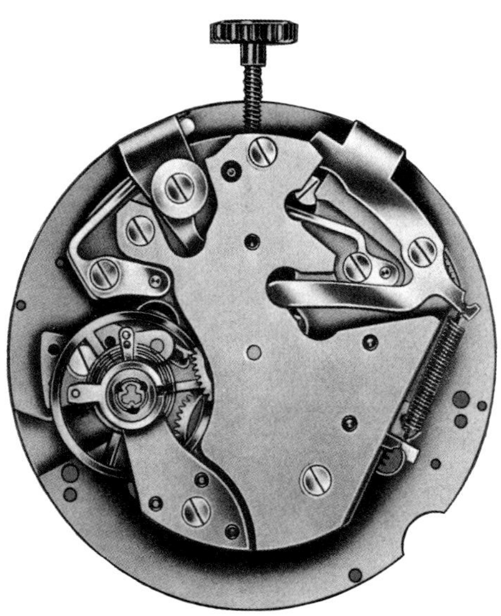

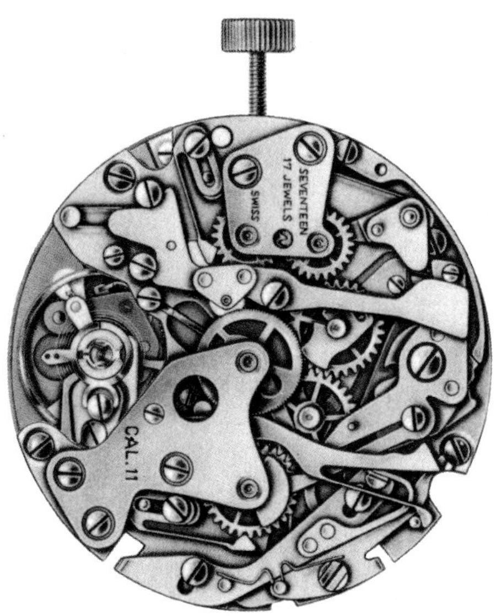

[5] Breitling-Heuer-Hamilton 11
11 – 12 – 14 – 15
Ankerwerk, Automatik
Chronographenmechanismus mit Nocken und
Schwingtrieb
$\frac{1}{5}$ sek., 30-Minutenzähler, 12-Stundenzähler
Ø 31,00 mm, $13\frac{3}{4}$‴, 14‴
Höhe 7,70 mm
A/h 21600 (19800)
Steine 17

[6] Bulova 10 AH
Ankerwerk,
Handaufzug,
kleine Sekunde
Chronographenmechanismus mit Schaltrad und Kupplung
1/5 sek.
Ø 23,70 mm, 10½'''
A/h 18 000
Steine 17

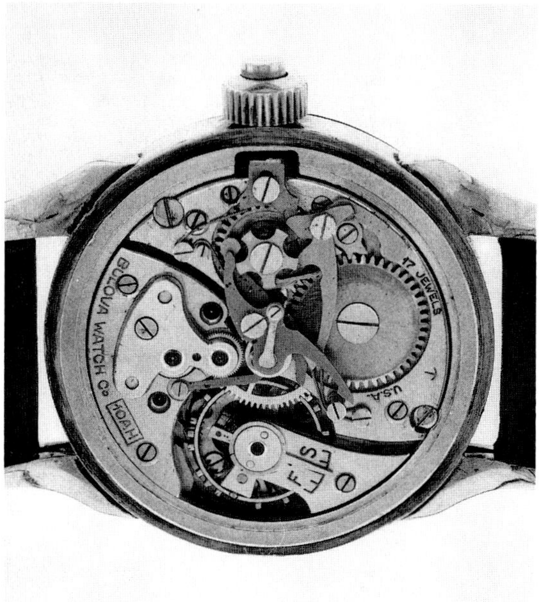

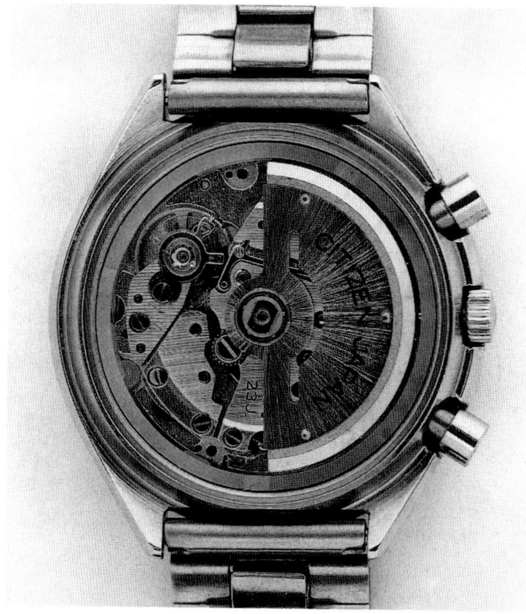

[7] Citizen 8100
Ankerwerk, Automatik,
Datum, Wochentag
Chronographenmechanismus mit Nocken und Kupplung
1/5 sek., 30-Minutenzähler
Ø 27,00 mm, 12'''
Höhe 5,32 mm
A/h 28 800
Steine 23

[8] Eberhard 310-8
Ankerwerk,
Handaufzug,
kleine Sekunde
(310-82 Datum)
Chronographenmechanismus mit Schaltrad und Kupplung
1/5 sek., 30-Minutenzähler
Ø 31,58 mm, 14'''
A/h 18 000
Steine 17

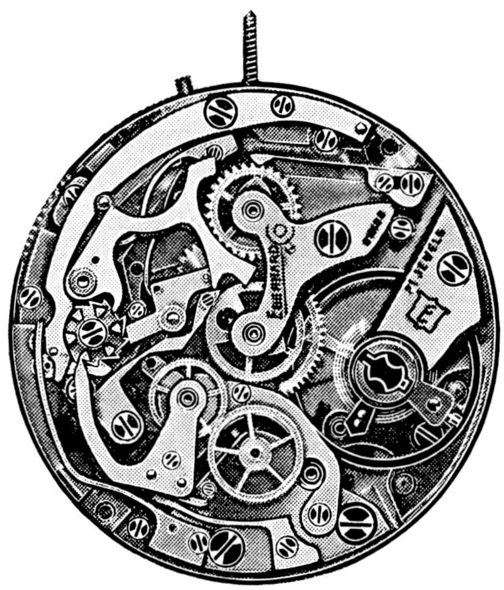

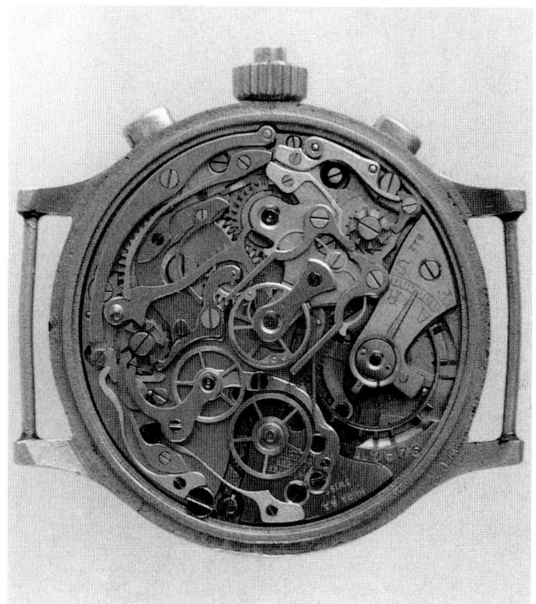

[9] Eberhard 1600
Ankerwerk,
Handaufzug,
kleine Sekunde, Doppelzeiger
Chronographenmechanismus mit Schaltrad und Kupplung
1/5 sek., 30-Minutenzähler, 12-Stundenzähler
Ø 36,00 mm, 16'''
A/h 18 000
Steine 17

[10] Eberhard 14 000
Ankerwerk,
Handaufzug,
kleine Sekunde
Chronographenmechanismus mit Schaltrad und Kupplung
1/5 sek., 30-Minutenzähler
Ø 33,30 mm, 14¾'''
A/h 18 000
Steine 17

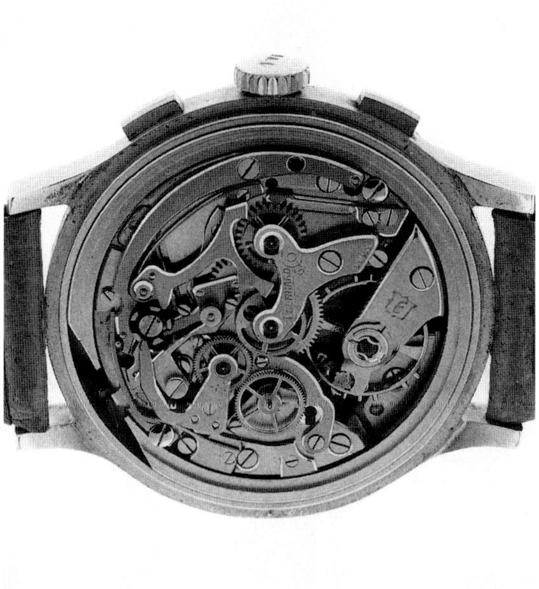

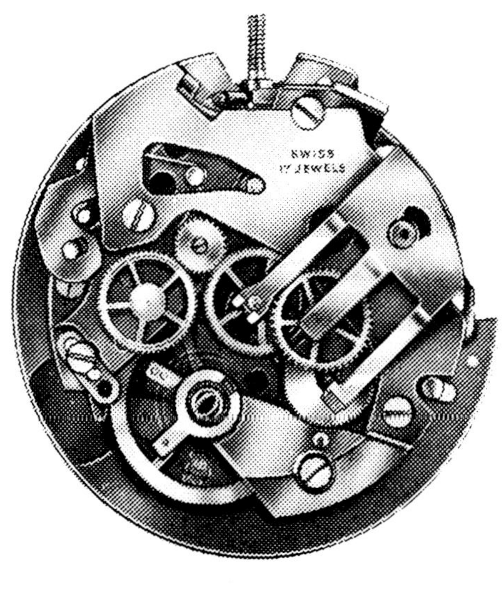

[11] EB Bettlach 8423
Stiftankerwerk,
Handaufzug,
kleine Sekunde (Datum 8429)
Chronographenmechanismus mit Nocken und Kupplung
1/5 sek., 15-Minutenzähler
Ø 27,00 mm, 12'''
Höhe 6,40 mm
A/h 18 000
Steine 17

[12] Excelsior Park 4
Ankerwerk,
Handaufzug,
kleine Sekunde
Chronographenmechanismus mit Schaltrad
und Kupplung
⅕ sek., 45-Minutenzähler
Ø 31,60 mm, 14‴
A/h 18000
Steine 17

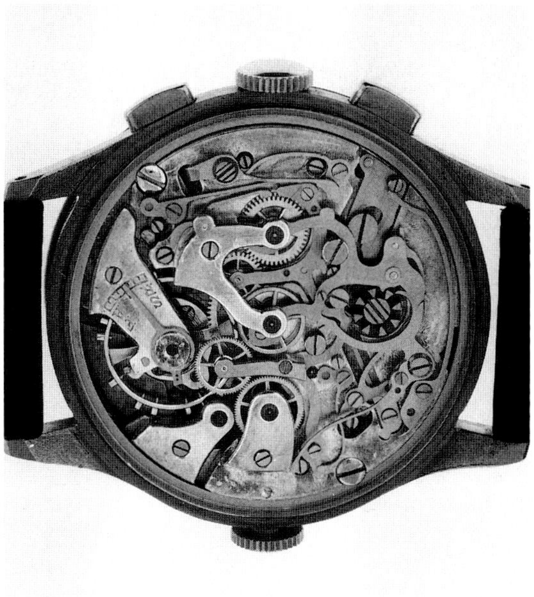

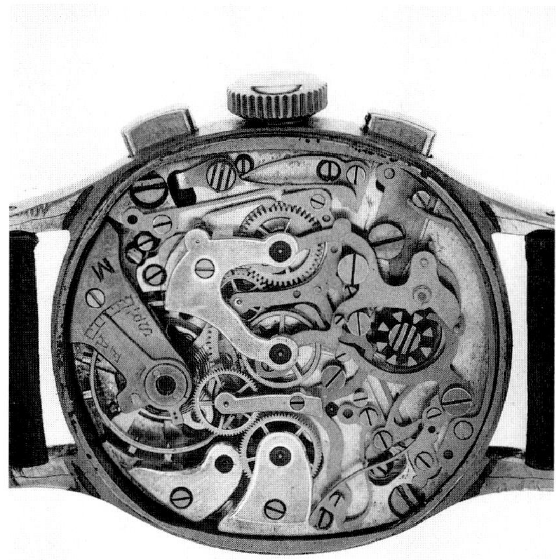

[13] Excelsior Park 42
Ankerwerk,
Handaufzug,
kleine Sekunde
Chronographenmechanismus mit Schaltrad
und Kupplung
⅕ sek., 45-Minutenzähler
Ø 27,10 mm + 29,40 mm, 14‴
A/h 18000
Steine 17

[14] Excelsior Park 8
Ankerwerk,
Handaufzug,
kleine Sekunde
Chronographenmechanismus mit Schaltrad
und Schwingtrieb
⅕ sek., 45-Minutenzähler
Ø 31,60 mm, 14‴
A/h 18000
Steine 17

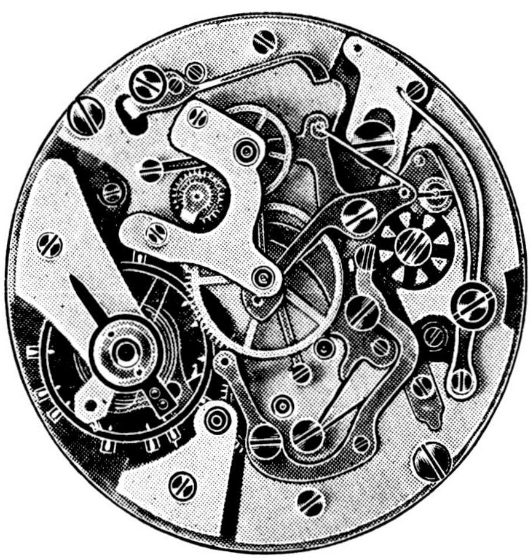

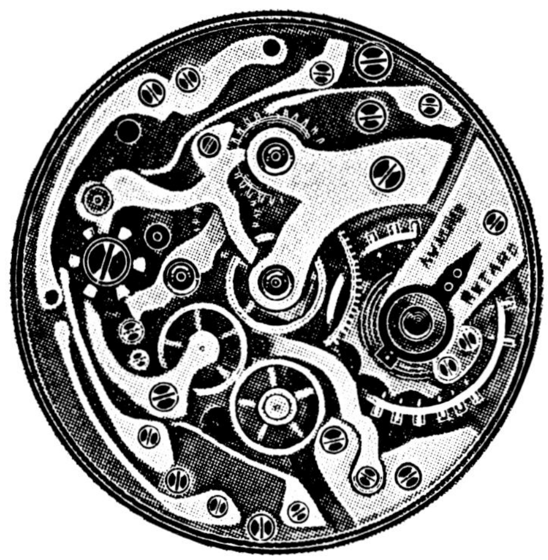

[15] Geneva Sport GSW 237
Ankerwerk,
Handaufzug,
kleine Sekunde
Chronographenmechanismus mit Schaltrad
und Kupplung
⅕ sek., 30-Minutenzähler
Ø 23,70 mm, 10½‴
A/h 18000
Steine 17

[16] Glashütte GUB 64
Ankerwerk,
Handaufzug,
kleine Sekunde
Chronographenmechanismus mit Schaltrad
und Kupplung
⅕ sek., 30-Minutenzähler
Ø 28,20 mm, 12½‴
A/h 18000
Steine 17

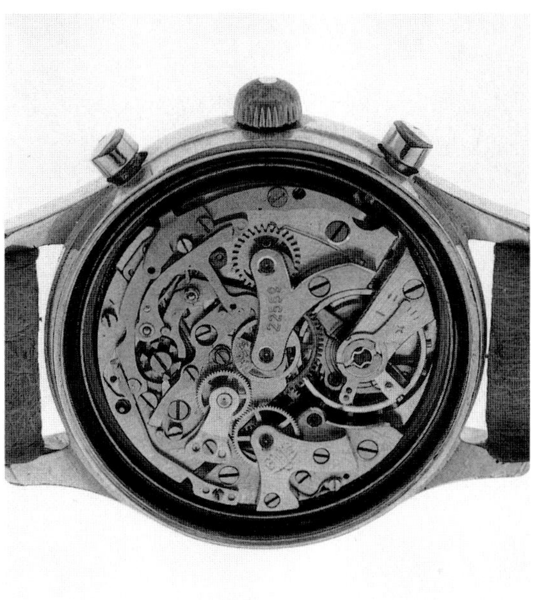

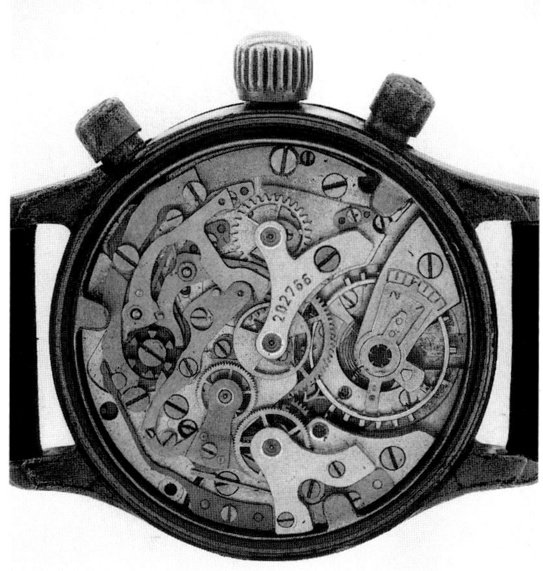

[17] Glashütte Tutima 59
Ankerwerk,
Handaufzug,
kleine Sekunde
Chronographenmechanismus mit Schaltrad
und Kupplung
⅕ sek., 30-Minutenzähler
Ø 33,80 mm, 15‴
A/h 18000
Steine 17

[18] Gruen 450
Ankerwerk,
Handaufzug,
kleine Sekunde
Chronographenmechanismus mit Schaltrad
und Kupplung
$\frac{1}{5}$ sek.
Ø 26,00 mm, $11\frac{1}{2}'''$
A/h 18000
Steine 17

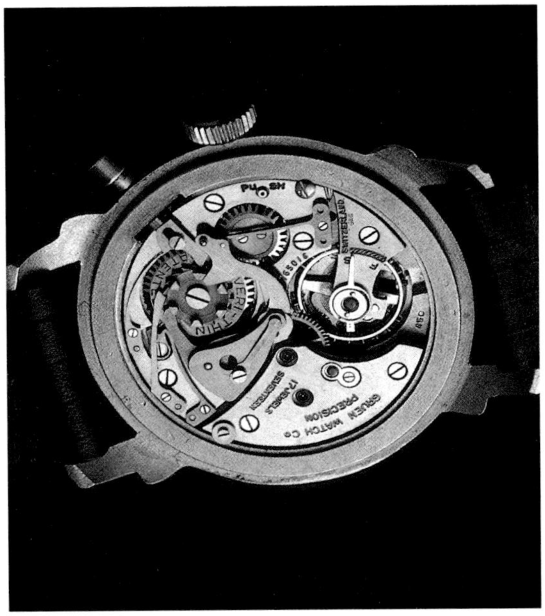

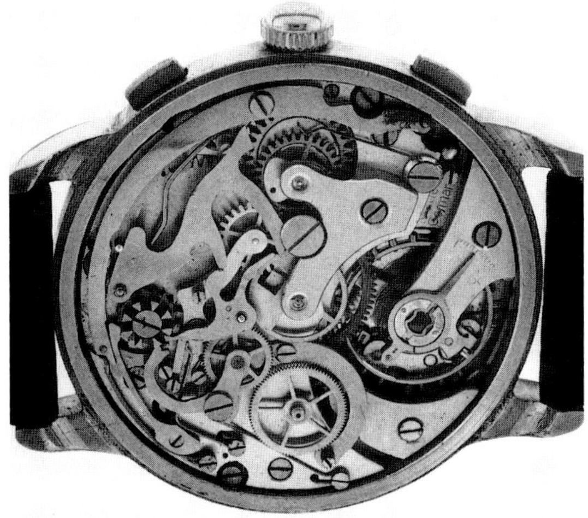

[19] Hanhart 40
Ankerwerk,
Handaufzug,
kleine Sekunde
Chronographenmechanismus mit Schaltrad
und Kupplung
$\frac{1}{5}$ sek., 30-Minutenzähler
Ø 35,00 mm, $15\frac{1}{2}'''$
A/h 18000
Steine 17

[20] Junghans 88
Ankerwerk,
Handaufzug,
kleine Sekunde
Chronographenmechanismus mit Schaltrad
und Kupplung
$\frac{1}{5}$ sek., 30-Minutenzähler
Ø 31,60 mm, $14'''$
A/h 18000
Steine 17

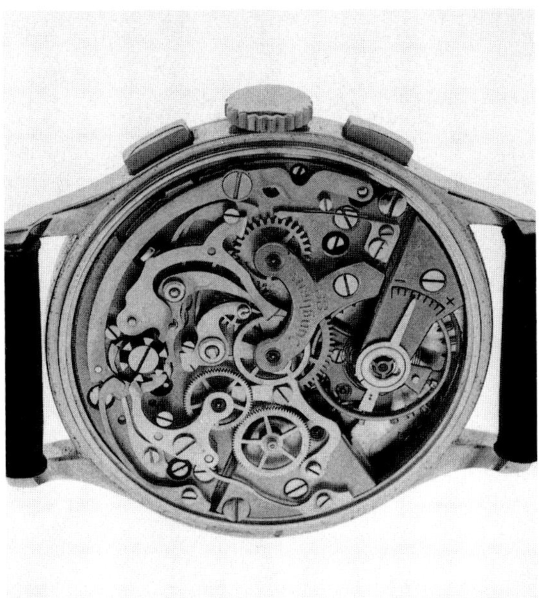

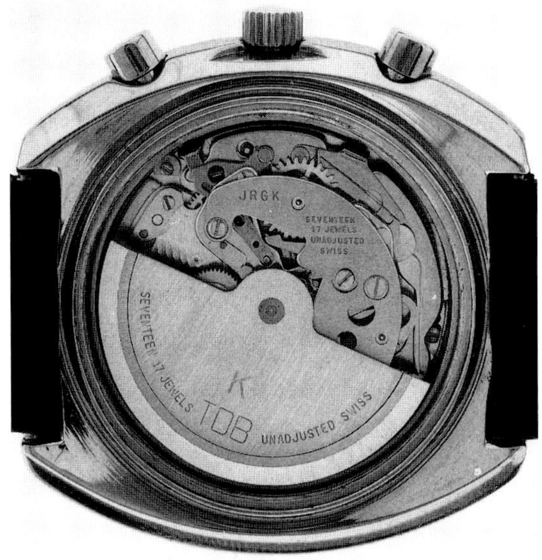

[21] Kelek 1369 TDBK
Ankerwerk,
Automatik, Datum
Chronographenmechanismus mit Nocken und
Kupplung
$\frac{1}{5}$ sek., 30-Minutenzähler, 6-Stundenzähler
Ø 26,00 mm, $11\frac{1}{2}'''$
Höhe 7,60 mm
A/h 21600
Steine 21

[22] Landeron/Hahn
Ankerwerk,
Handaufzug,
kleine Sekunde
Chronographenmechanismus mit Schaltrad
und Kupplung
$\frac{1}{5}$ sek., 30-Minutenzähler
$12\frac{3}{4}'''$
A/h 18000
Steine 17

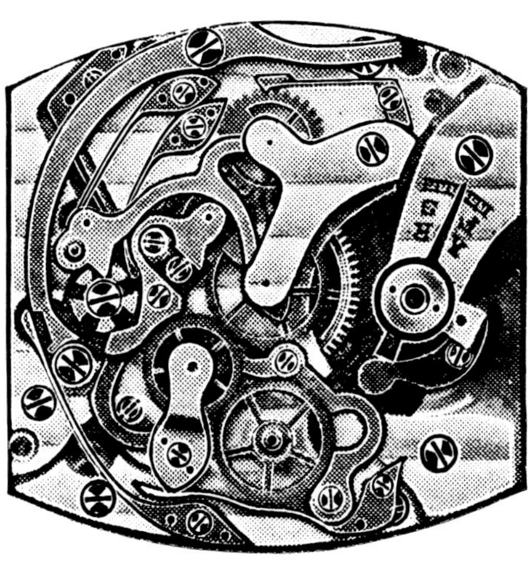

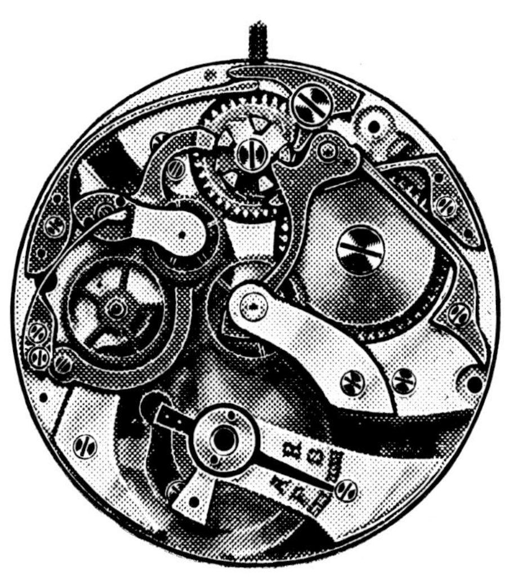

[23] Landeron/Hahn
Ankerwerk,
Handaufzug,
kleine Sekunde
Chronographenmechanismus mit Schaltrad
und Kupplung
$\frac{1}{5}$ sek.
Ø 28,80 mm, $12\frac{3}{4}'''$
A/h 18000
Steine 17

[24] Landeron/Hahn
Ankerwerk,
Handaufzug,
kleine Sekunde
Chronographenmechanismus mit Schaltrad
und Kupplung
⅕ sek., 30-Minutenzähler
∅ 29,30 mm, 13‴
A/h 18000
Steine 17

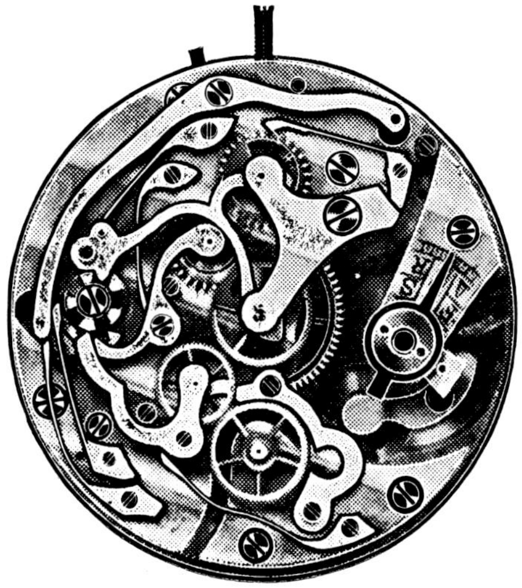

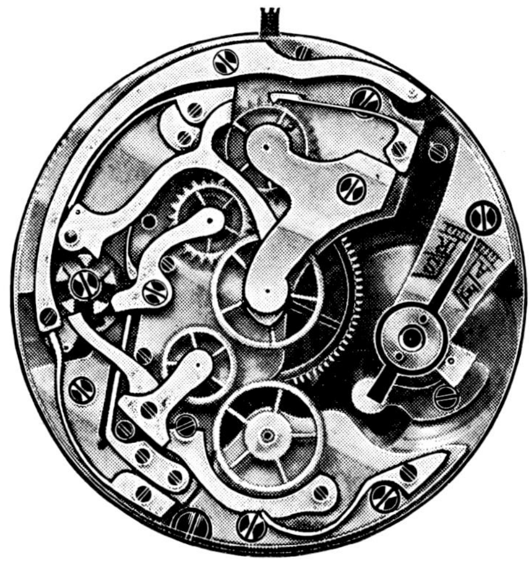

[25] Landeron/Hahn
Ankerwerk,
Handaufzug,
kleine Sekunde
Chronographenmechanismus mit Schaltrad
und Kupplung
⅕ sek., 30-Minutenzähler
∅ 32,70 mm (35,00 mm)
14½‴ (15½‴)
A/h 18000
Steine 17

[26] Landeron/Hahn
Ankerwerk,
Handaufzug,
kleine Sekunde
Chronographenmechanismus mit Schaltrad
und Kupplung
⅕ sek., 30-Minutenzähler
∅ 32,70 mm (35,00 mm)
14½‴ (15½‴)
A/h 18000
Steine 17

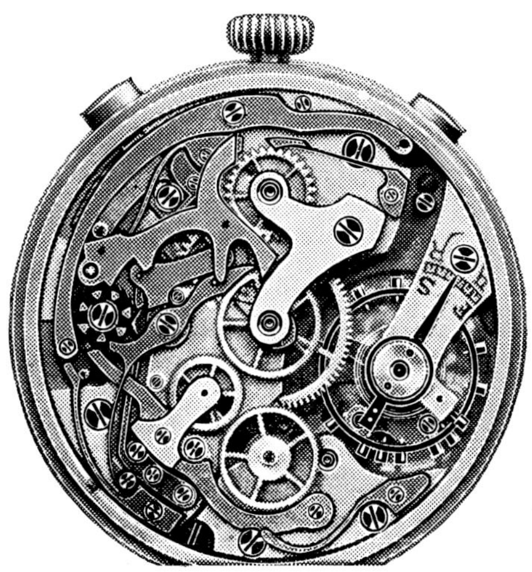

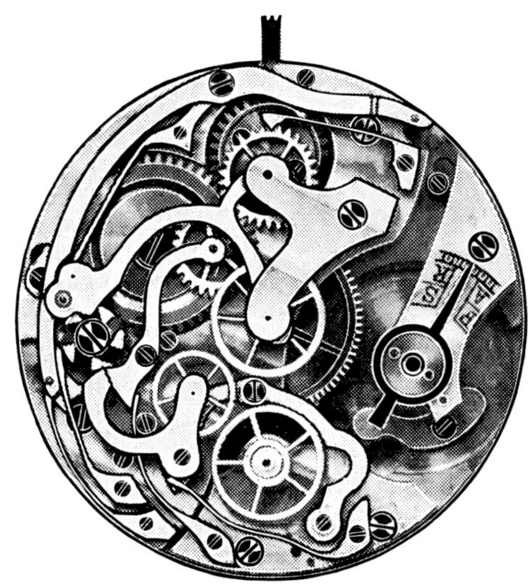

[27] Landeron/Hahn
Ankerwerk,
Handaufzug,
kleine Sekunde
Chronographenmechanismus mit Schaltrad
und Kupplung
⅕ sek., 30-Minutenzähler
∅ 35,00 mm (36,00 mm)
15½‴ (16‴)
A/h 18000
Steine 17

[28] Landeron/Hahn
Ankerwerk,
Handaufzug,
kleine Sekunde
Chronographenmechanismus mit Schaltrad
und Kupplung
⅕ sek., 30-Minutenzähler
∅ 35,00 mm (36,00 mm)
15½‴ (16‴)
A/h 18000
Steine 17

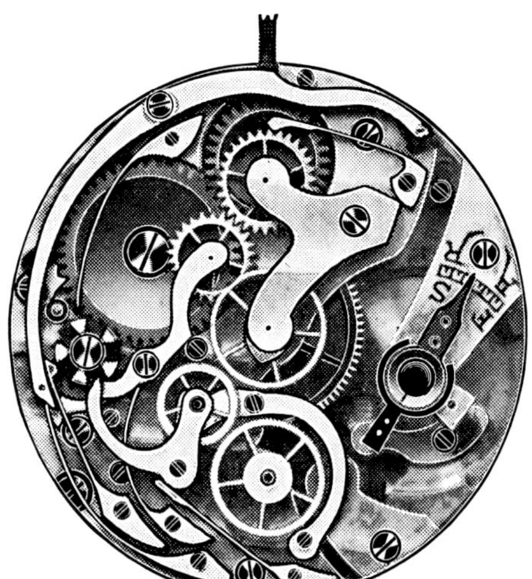

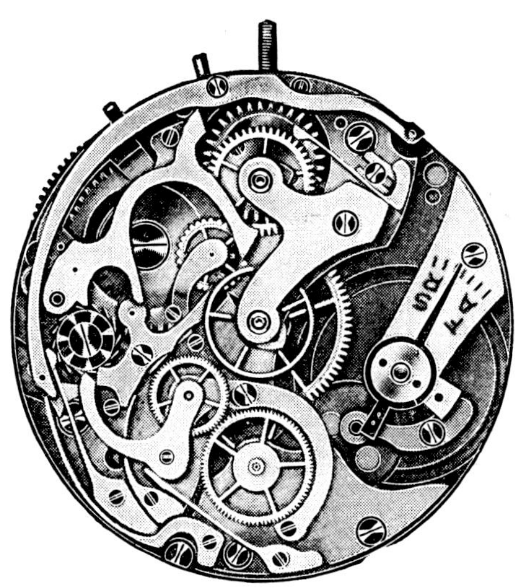

[29] Landeron 2
Ankerwerk,
Handaufzug,
kleine Sekunde
Chronographenmechanismus mit Schaltrad
und Kupplung
⅕ sek., 45-Minutenzähler
∅ 35,00 mm, 15½‴
A/h 18000
Steine 17

[30] Landeron 3
Ankerwerk,
Handaufzug,
kleine Sekunde
Chronographenmechanismus mit Schaltrad
und Kupplung
⅕ sek., 30-Minutenzähler
Ø 35,00 mm, 15½‴
A/h 18000
Steine 17

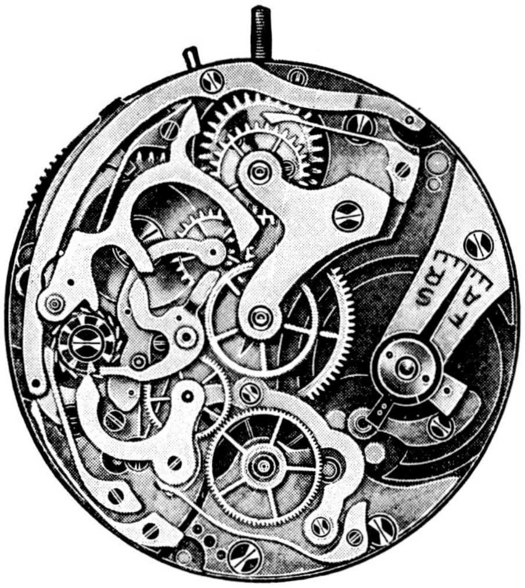

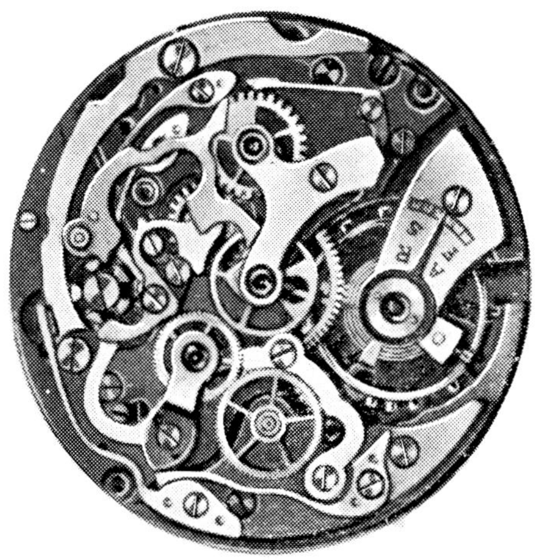

[31] Landeron 13
Ankerwerk,
Handaufzug,
kleine Sekunde
Chronographenmechanismus mit Schaltrad
und Kupplung
⅕ sek., 30-Minutenzähler
Ø 29,40 mm, 13‴
A/h 18000
Steine 17

[32] Landeron 39
Ankerwerk,
Handaufzug,
kleine Sekunde
Chronographenmechanismus mit Schaltrad
und Kupplung
⅕ sek., 30-Minutenzähler
Ø 32,45 mm, 14½‴
Höhe 6,50 mm
A/h 18000
Steine 17

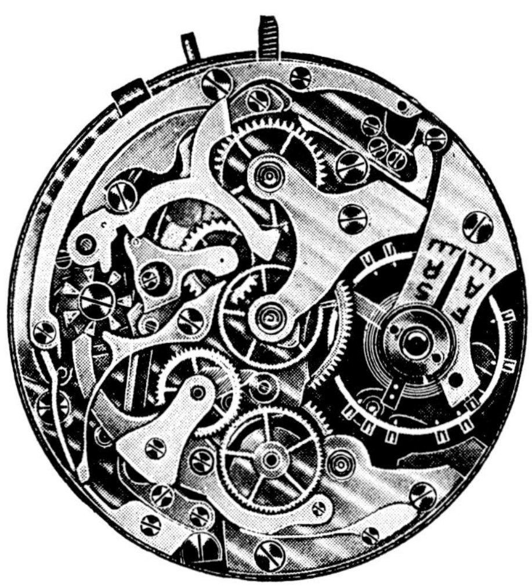

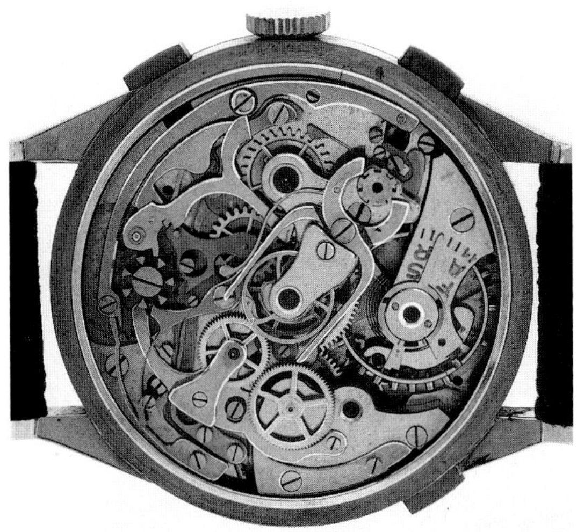

[33] Landeron 39
Ankerwerk,
Handaufzug,
kleine Sekunde
Chronographenmechanismus mit Schleppzeiger
⅕ sek., 30-Minutenzähler
Ø 32,45 mm, 14½‴
A/h 18000
Steine 19

[34] Landeron 42
Ankerwerk,
Handaufzug,
kleine Sekunde
Chronographenmechanismus mit Schaltrad
und Kupplung
⅕ sek., 30-Minutenzähler, 12-Stundenzähler
Ø 32,45 mm, 14½‴
A/h 18000
Steine 17

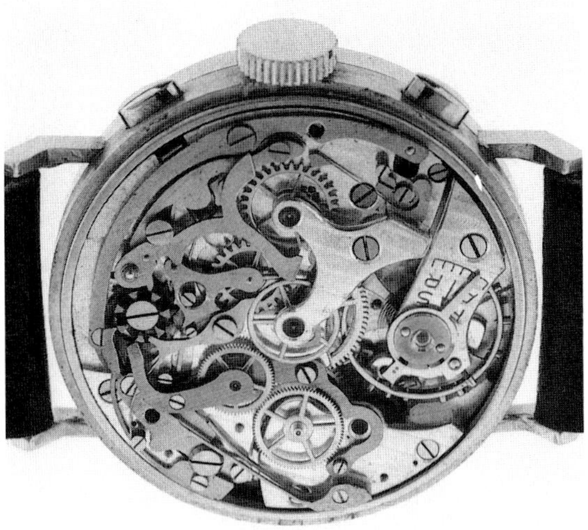

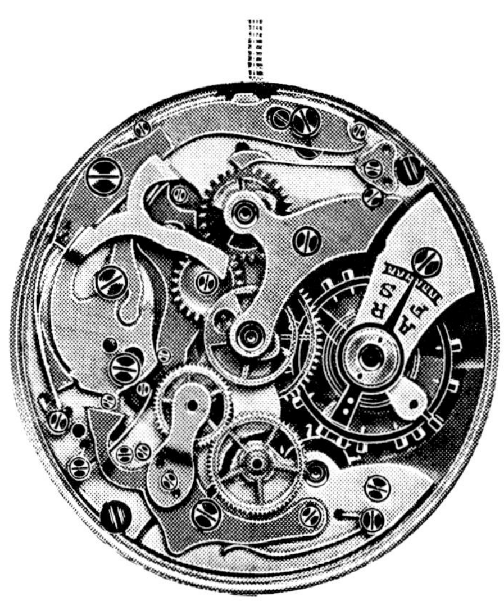

[35] Landeron 48
Ankerwerk,
Handaufzug,
kleine Sekunde
Chronographenmechanismus ohne Schaltrad
mit Kupplung
⅕ sek., 30-Minutenzähler
Ø 31,00 mm, 13¾‴
Höhe 6,30 mm
A/h 18000
Steine 17

[36] Landeron 49
Ankerwerk,
Handaufzug,
kleine Sekunde
Chronographenmechanismus mit Schaltrad
und Kupplung
⅕ sek., 30-Minutenzähler
Ø 31,00 mm, 13¾'''
Höhe 6,30 mm
A/h 18000
Steine 17

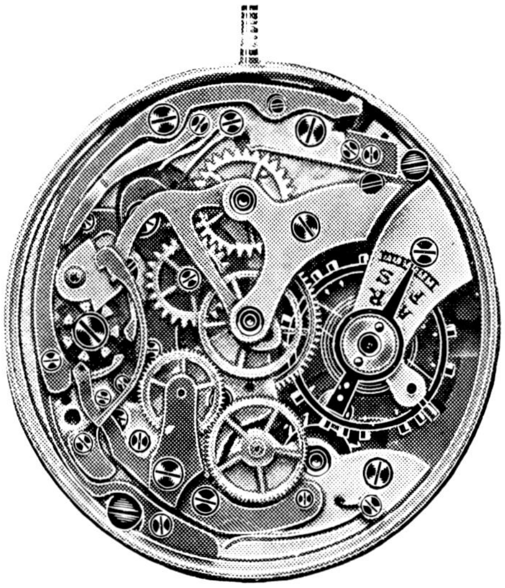

[37] Landeron 50
Ankerwerk,
Handaufzug,
kleine Sekunde
Chronographenmechanismus ohne Schaltrad
mit Kupplung
⅕ sek., 30-Minutenzähler
Ø 31,00 mm, 13¾'''
A/h 18000
Steine 17

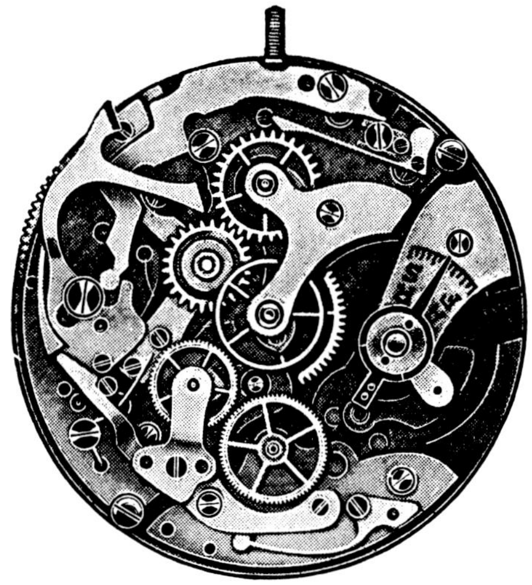

[38] Landeron 51
Ankerwerk,
Handaufzug,
kleine Sekunde
Chronographenmechanismus ohne Schaltrad
mit Kupplung
⅕ sek., 45-Minutenzähler
Ø 31,00 mm, 13¾'''
A/h 18000
Steine 17

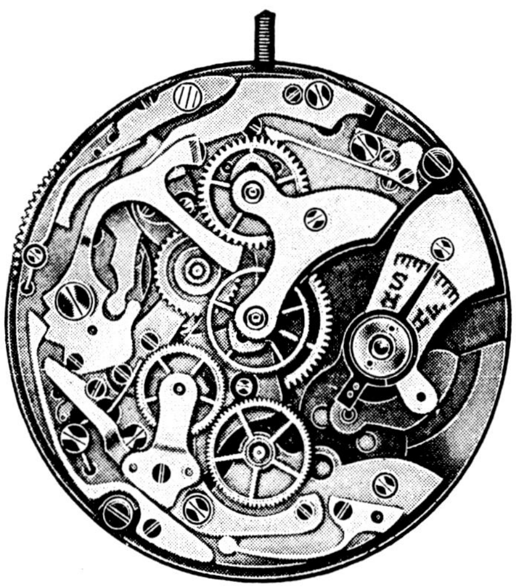

[39] Landeron 52
Ankerwerk,
Handaufzug,
kleine Sekunde
Chronographenmechanismus mit Schaltrad
und Kupplung
⅕ sek., 30-Minutenzähler
Ø 32,45mm, 14½'''
Höhe 6,50 mm
A/h 18000
Steine 17

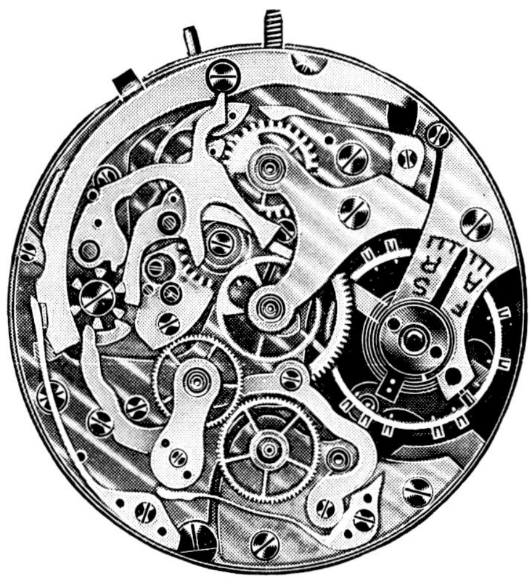

[40] Landeron 53
Ankerwerk,
Handaufzug,
kleine Sekunde
Chronographenmechanismus ohne Schaltrad
mit Kupplung
⅕ sek., 45-Minutenzähler
Ø 32,45 mm, 14½'''
A/h 18000
Steine 17

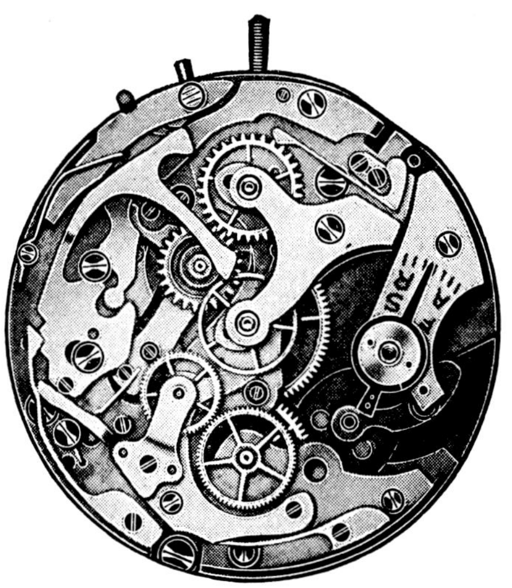

[41] Landeron 48 (NEU)
Ankerwerk,
Handaufzug,
kleine Sekunde
Chronographenmechanismus ohne Schaltrad
mit Kupplung
⅕ sek., 30-Minutenzähler
Ø 31,00 mm, 13¾'''
Höhe 6,30 mm
A/h 18000
Steine 17

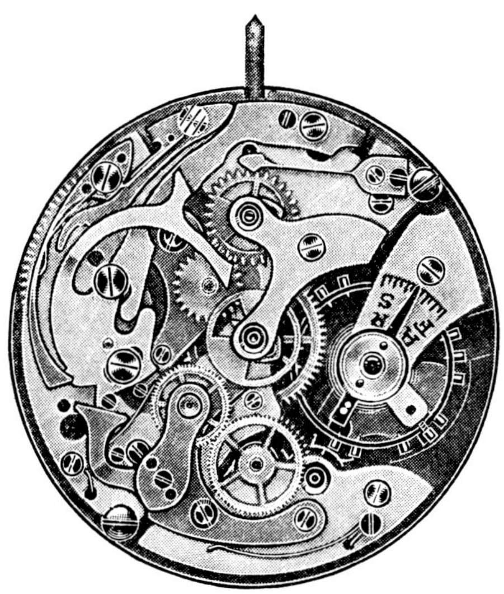

[42] Landeron 70
Ankerwerk,
Handaufzug,
kleine Sekunde
Chronographenmechanismus mit Nocken und Kupplung
⅕ sek., 30-Minutenzähler
Ø 31,50 mm, 14‴
A/h 18000
Steine 17

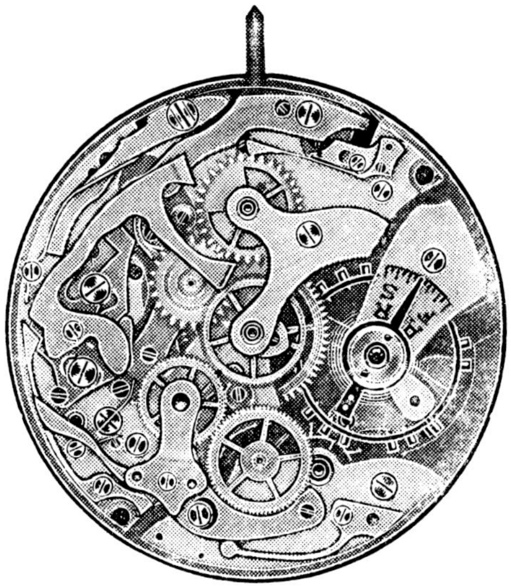

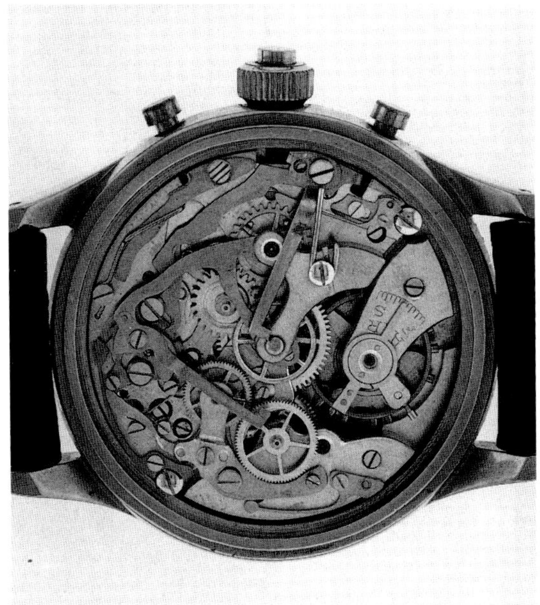

[43] Landeron 70
Ankerwerk,
Handaufzug,
kleine Sekunde
Chronographenmechanismus mit Nocken, Kupplung und Mono-Schleppzeiger
⅕ sek., 30-Minutenzähler
Ø 31,50 mm, 14‴
A/h 18000
Steine 17

[44] Landeron 71
Ankerwerk,
Handaufzug,
kleine Sekunde
Chronographenmechanismus mit Nocken und Kupplung
⅕ sek., 45-Minutenzähler
Ø 31,50 mm, 14‴
A/h 18000
Steine 17

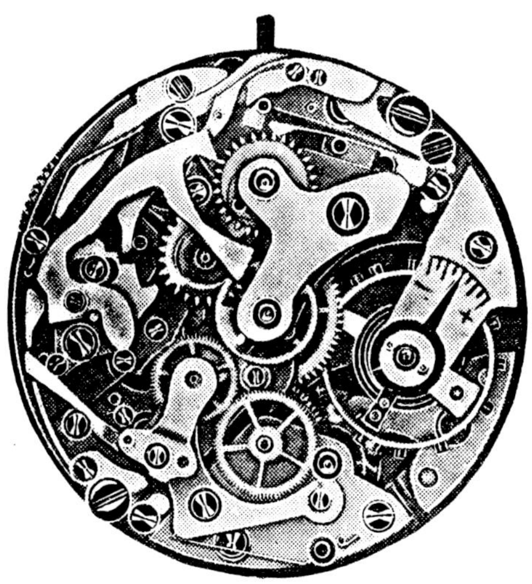

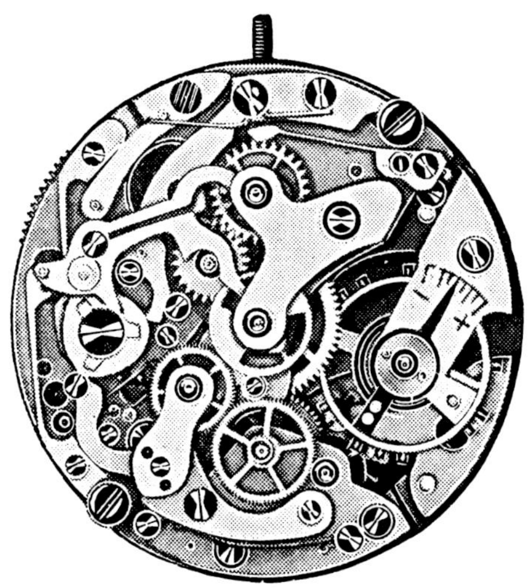

[45] Landeron 72
Ankerwerk,
Handaufzug,
kleine Sekunde
Chronographenmechanismus mit Schaltrad und Kupplung
⅕ sek., 30-Minutenzähler
Ø 31,50 mm, 14‴
A/h 18000
Steine 17

[46] Landeron 148
Ankerwerk,
Handaufzug,
kleine Sekunde
Chronographenmechanismus mit Nocken und Kupplung
⅕ sek., 30-Minutenzähler (45-Minutenzähler)
Ø 31,00 mm, 13¾‴
A/h 18000
Steine 17

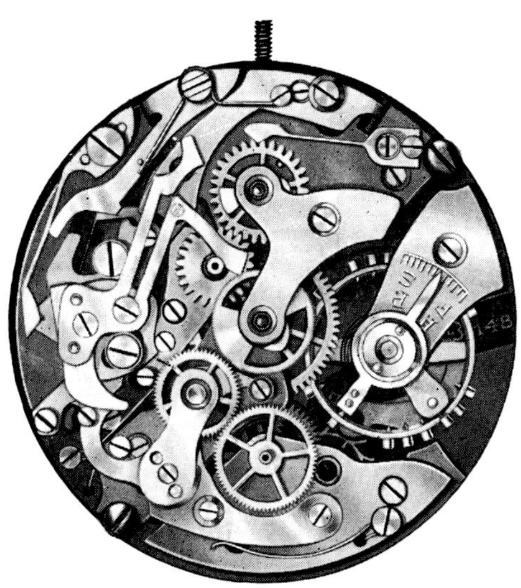

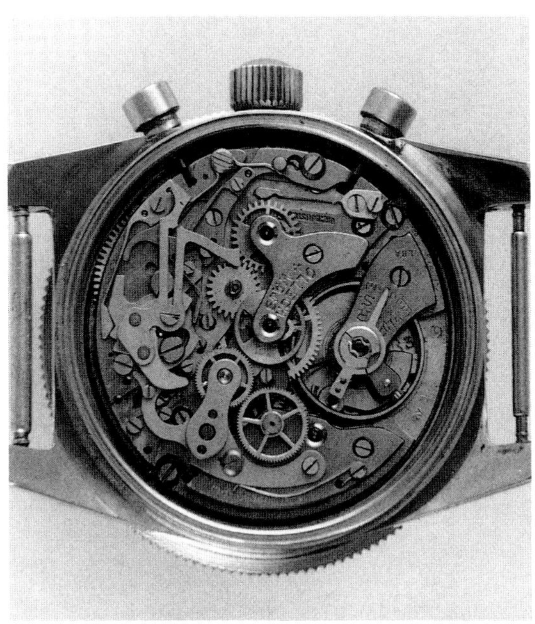

[47] Landeron 349
Ankerwerk,
Handaufzug,
kleine Sekunde
Chronographenmechanismus mit Nocken und Kupplung
⅕ sek., 30-Minutenzähler, 12-Stundenzähler
Ø 31,00 mm, 13¾‴
A/h 18000
Steine 17

[48] Le Coultre
Ankerwerk,
Handaufzug,
kleine Sekunde
Chronographenmechanismus mit Schaltrad und Kupplung
1/5 sek., 30-Minutenzähler
Ø 24,80 mm, 11'''
A/h 18000
Steine 22

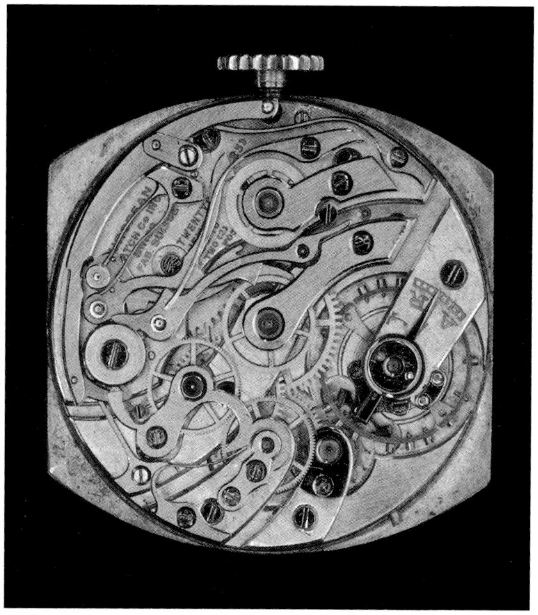

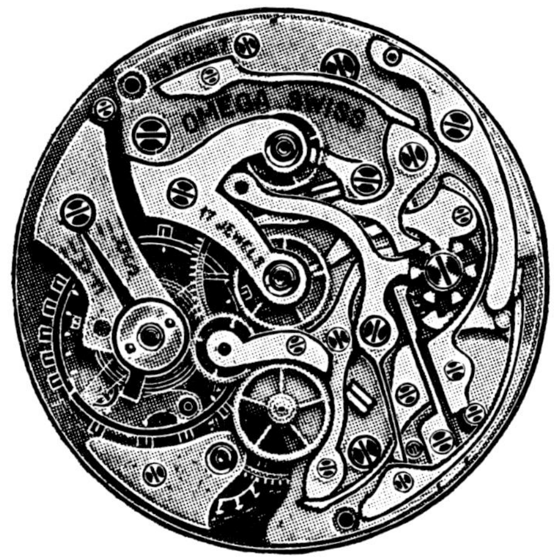

[49] Lemania 13
Ankerwerk,
Handaufzug,
kleine Sekunde
Chronographenmechanismus mit Schaltrad und Kupplung
1/5 sek., 30-Minutenzähler
Ø 28,90 mm, 13'''
A/h 18000
Steine 17

[50] Lemania 13 CH
Ankerwerk,
Handaufzug,
kleine Sekunde
Chronographenmechanismus mit Schaltrad und Kupplung
1/5 sek., 45-Minutenzähler
Ø 28,90 mm, 13'''
A/h 18000
Steine 17

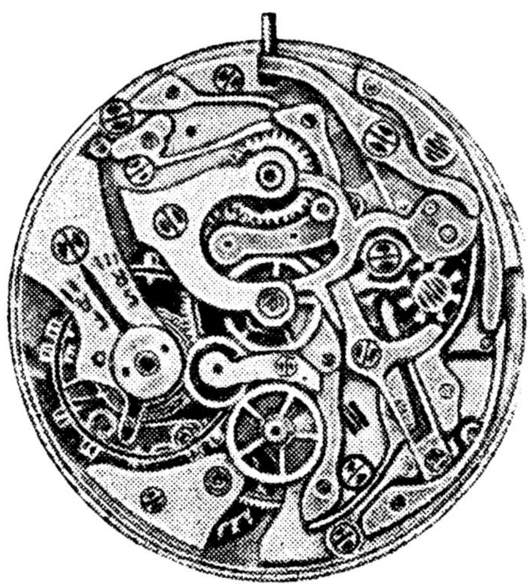

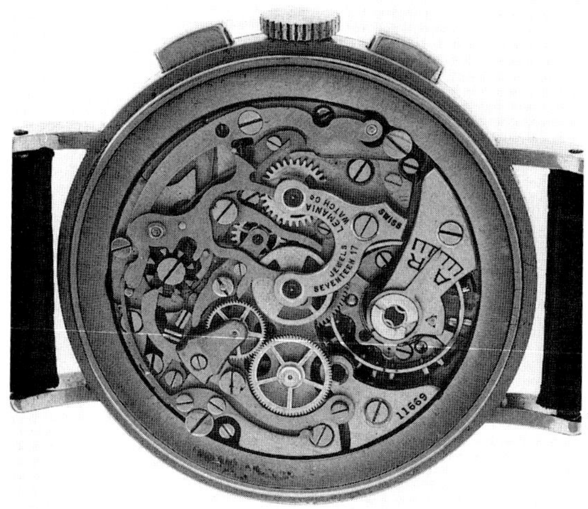

[51] Lemania CH 27
Ankerwerk,
Handaufzug,
kleine Sekunde
Chronographenmechanismus mit Schaltrad und Kupplung
1/5 sek., 30-Minutenzähler
Ø 27,00 mm, 12'''
Höhe 5,57 mm
A/h 18000
Steine 17

[52] Lemania 15 TL
Ankerwerk,
Handaufzug,
kleine Sekunde
Chronographenmechanismus mit Schaltrad und Kupplung
1/5 sek., 30-Minutenzähler
Ø 33,30 mm, 15'''
Höhe 6,50 mm
A/h 18000
Steine 17

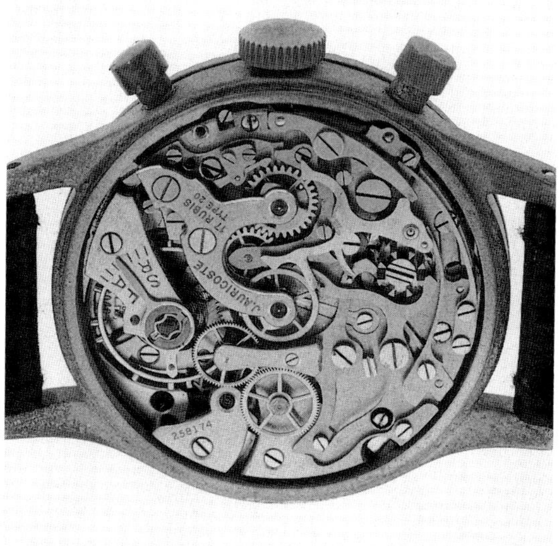

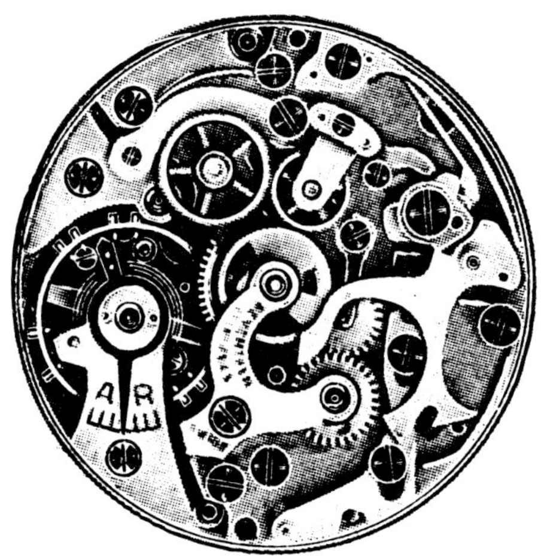

[53] Lemania 1270
Ankerwerk,
Handaufzug,
kleine Sekunde
Chronographenmechanismus mit Nocken und Kupplung
1/5 sek., 30-Minutenzähler
Ø 27,00 mm, 12'''
A/h 18000
Steine 17

[54] Lemania 1872
Ankerwerk,
Handaufzug,
kleine Sekunde
Chronographenmechanismus mit Nocken und Kupplung
1/5 sek., 30-Minutenzähler
Ø 27,00 mm, 12‴
A/h 21600
Steine 17

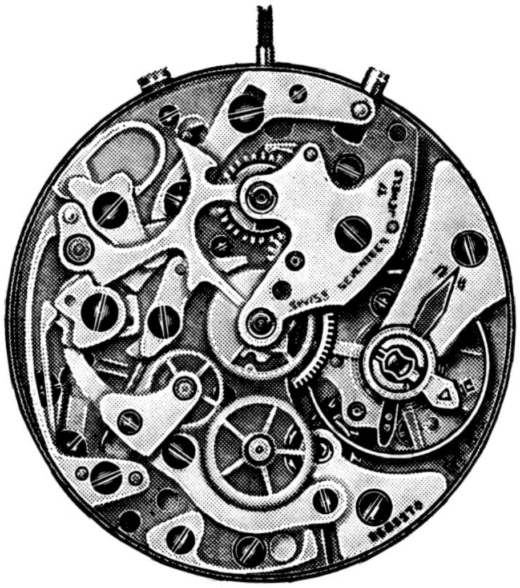

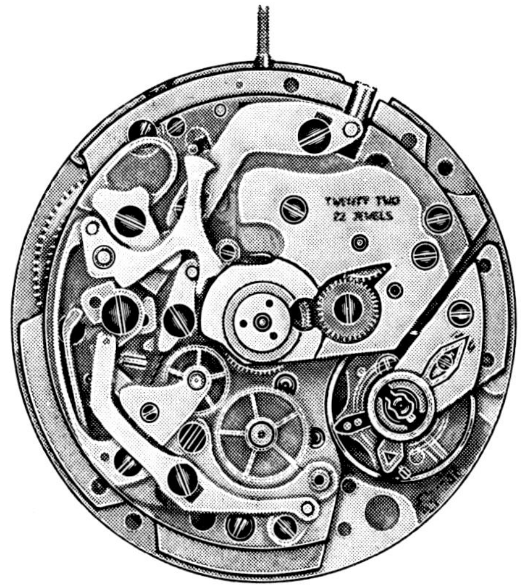

[55] Lemania 1340
Ankerwerk,
Automatik,
kleine Sekunde
Chronographenmechanismus mit Nocken und Kupplung
1/5 sek., 60-Minutenzähler, 12-Stundenzähler, 24-Stundenanzeige
Ø 31,00 mm, 13¾‴
Höhe 8,00 mm
A/h 28800
Steine 22

[56] Lemania 5100
Ankerwerk,
Automatik,
kleine Sekunde
Chronographenmechanismus mit Nocken und Kupplung
1/5 sek., 60-Minutenzähler, 12-Stundenzähler, 24-Stundenanzeige
Ø 31,00 mm, 13¾‴
Höhe 8,20 mm
A/h 28800
Steine 17

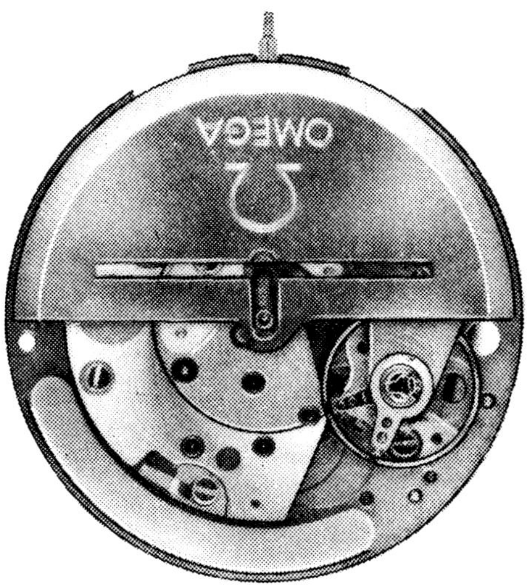

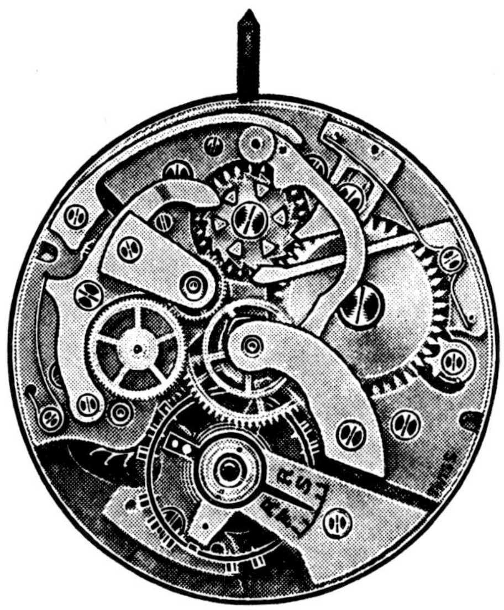

[57] Leonidas 196
Ankerwerk,
Handaufzug,
kleine Sekunde
Chronographenmechanismus mit Schaltrad und Kupplung
1/5 sek.
Ø 25,94 mm, 11½‴
A/h 18000
Steine 17

[58] Leonidas 45 C
Ankerwerk,
Handaufzug,
kleine Sekunde
Chronographenmechanismus mit Schaltrad und Kupplung
1/5 sek., 30-Minutenzähler
Ø 42,86 mm, 19‴
A/h 18000
Steine 17

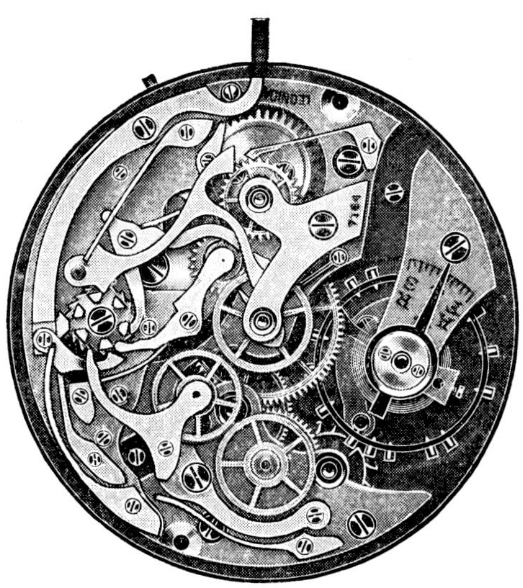

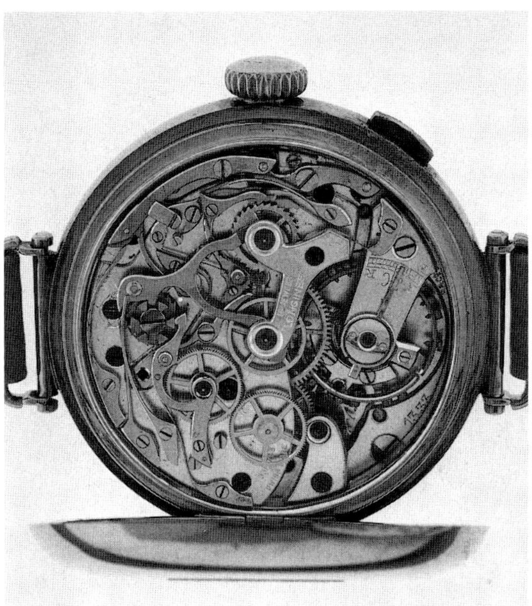

[59] Longines 13.33 Z
Ankerwerk,
Handaufzug,
kleine Sekunde
Chronographenmechanismus mit Schaltrad und Kupplung
1/5 sek., 30-Minutenzähler
Ø 29,33 mm, 13‴
A/h 18000
Steine 18

[60] Longines 13 ZN
Ankerwerk,
Handaufzug,
kleine Sekunde
Chronographenmechanismus mit Schaltrad
und Kupplung
1/5 sek., 30-Minutenzähler
Ø 29,33 mm, 13‴
A/h 18000
Steine 18

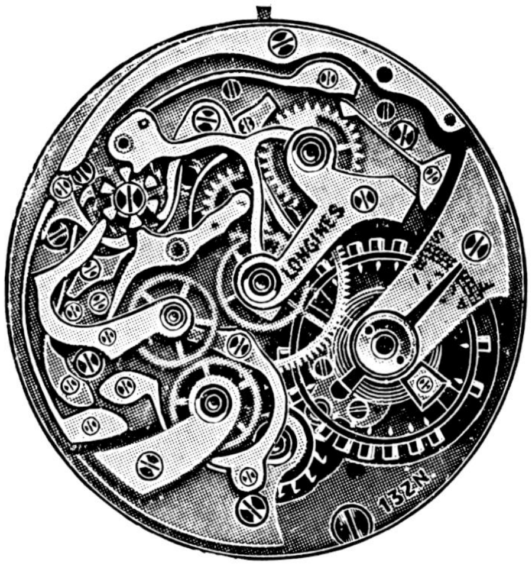

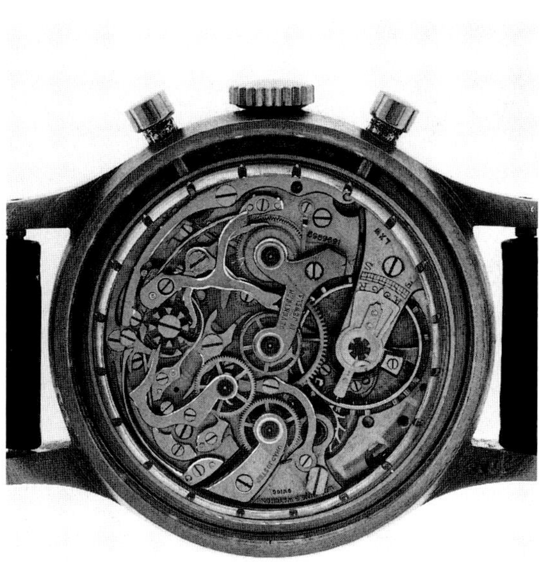

[61] Longines 13 ZN
zentraler Minutenzähler,
Ankerwerk,
Handaufzug,
kleine Sekunde
Chronographenmechanismus mit Schaltrad
und Kupplung
1/5 sek., 60-Minutenzähler, 12-Stundenzähler
Ø 29,33 mm, 13‴
A/h 18000
Steine 17

[62] Longines 30 CH
Ankerwerk,
Handaufzug,
kleine Sekunde
Chronographenmechanismus mit Schaltrad
und Kupplung
1/5 sek., 30-Minutenzähler
Ø 29,33 mm, 13‴
A/h 18000
Steine 17

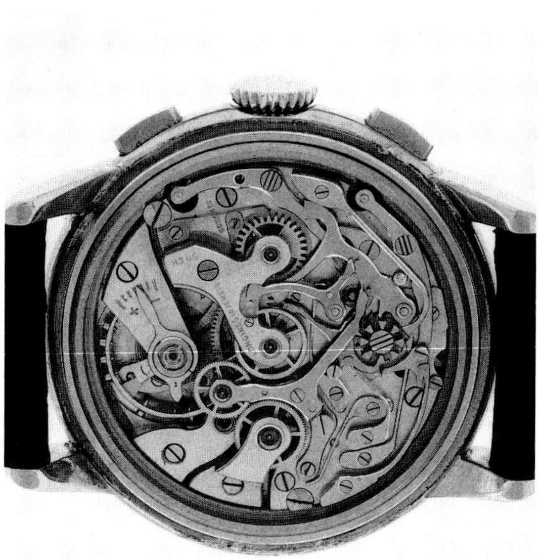

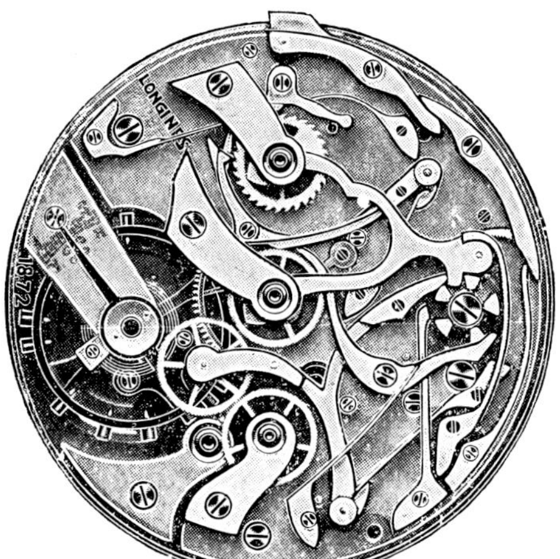

[63] Longines 18.72
Ankerwerk,
Handaufzug,
kleine Sekunde
Chronographenmechanismus mit Schaltrad
und Kupplung
1/5 sek., 30-Minutenzähler
Ø 40,60 mm, 18‴
A/h 18000
Steine 17

[64] Mido 1300
Ankerwerk,
Handaufzug,
zentraler Minutenzähler
Chronographenmechanismus mit Schaltrad
und Kupplung
1/5 sek., 60-Minutenzähler
Ø 29,50 mm, 13‴
A/h 18000
Steine 17

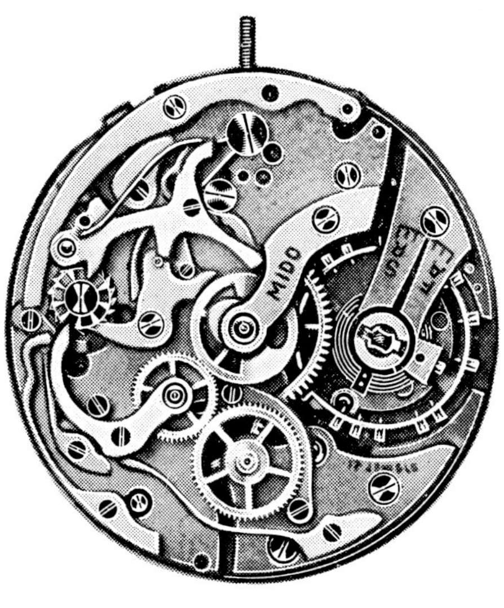

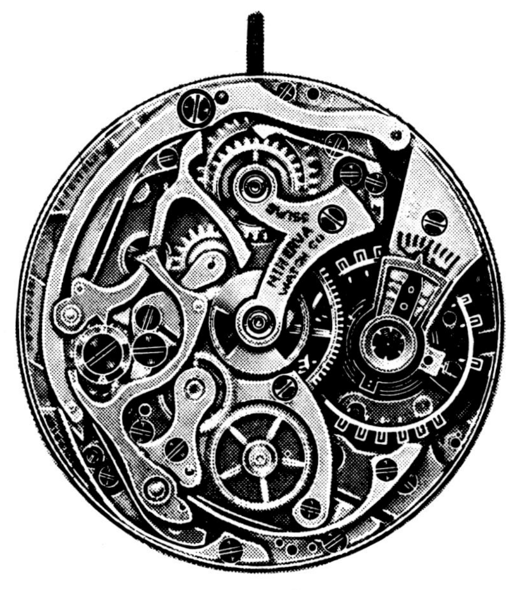

[65] Minerva 13–20 CH
Ankerwerk,
Handaufzug,
kleine Sekunde
Chronographenmechanismus mit Schaltrad
und Kupplung
1/5 sek., 30-Minutenzähler
(45-Minutenzähler)
Ø 28,80 mm, 12¾‴
Höhe 6,40 mm
A/h 18000
Steine 17

[66] Minerva 17–29 CH
Ankerwerk,
Handaufzug,
kleine Sekunde
Chronographenmechanismus mit Schaltrad
und Kupplung
⅕ sek., 30-Minutenzähler
Ø 37,80 mm, 16¾‴
Höhe 5,60 mm
A/h 18000
Steine 17

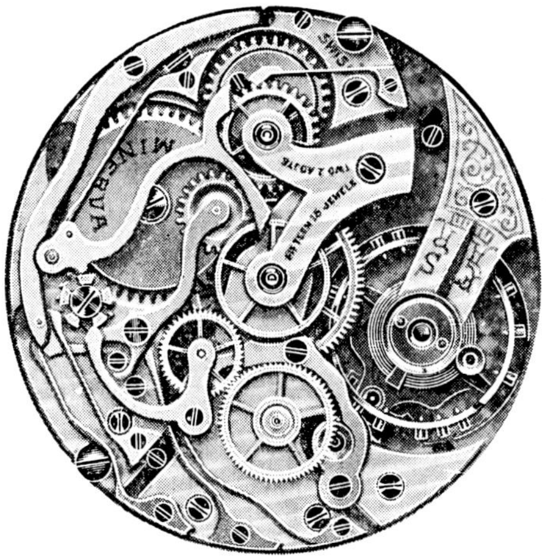

[67] Minerva 19–9 CH
Ankerwerk,
Handaufzug,
kleine Sekunde
Chronographenmechanismus mit Schaltrad
und Kupplung
⅕ sek., 30-Minutenzähler
Ø 42,15 mm, 19‴
Höhe 7,60 mm
A/h 18000
Steine 17

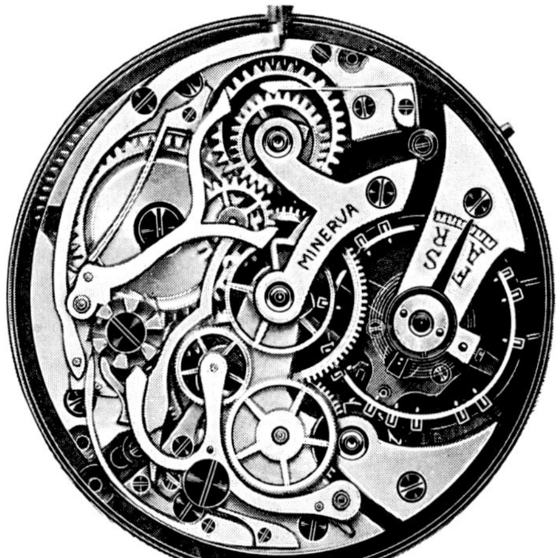

[68] Moeris 13
Ankerwerk,
Handaufzug,
kleine Sekunde
Chronographenmechanismus mit Schaltrad
und Kupplung
⅕ sek., 30-Minutenzähler
Ø 29,33 mm, 13‴
A/h 18000
Steine 17

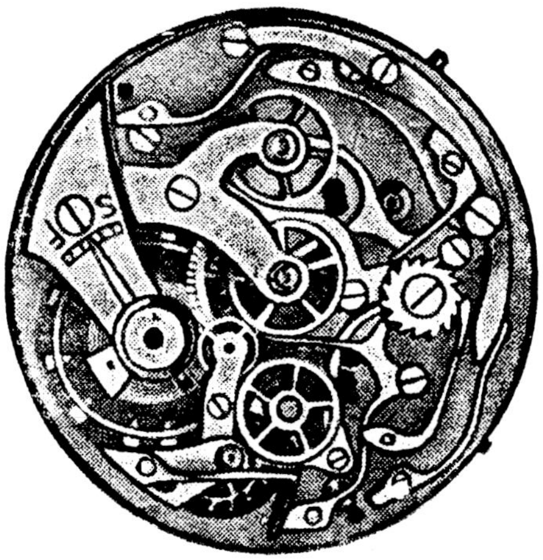

[69] Movado 90 M
Ankerwerk,
Handaufzug,
kleine Sekunde
Chronographenmechanismus mit Schaltrad
und Kupplung
⅕ sek., 60-Minutenzähler
Ø 26,60 mm, 11¾‴
A/h 18000
Steine 17

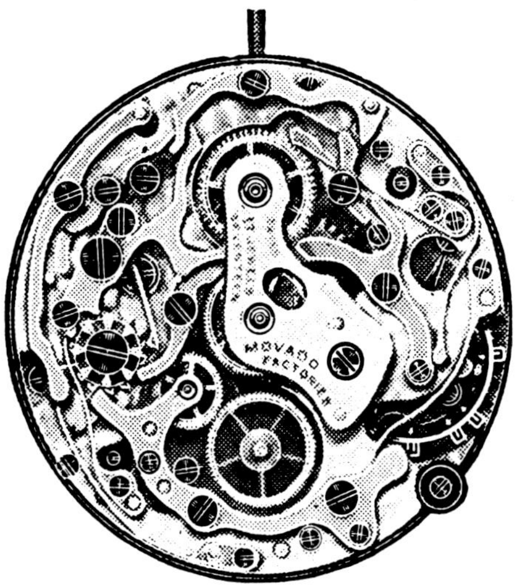

[70] Movado 478
Ankerwerk,
Handaufzug,
kleine Sekunde
Chronographenmechanismus mit Schaltrad
und Kupplung
⅕ sek.
Ø 23,50 mm, 10½‴
A/h 18000
Steine 17

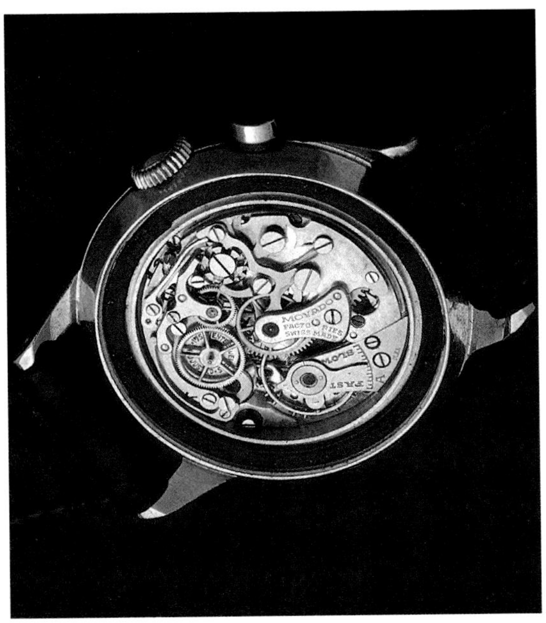

[71] Nicolet
Ankerwerk,
Handaufzug,
kleine Sekunde
Chronographenmechanismus mit Schaltrad
und Kupplung
⅕ sek., 60-Minutenzähler
Ø 41,20 mm, 18¼‴
A/h 18000
Steine 17

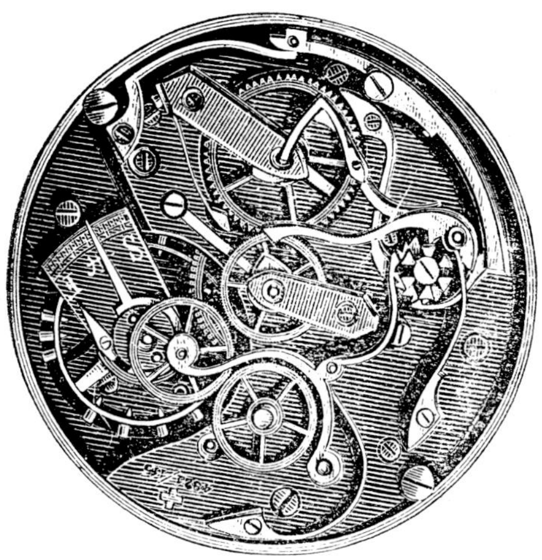

[72] Oris 725
Ankerwerk,
Handaufzug,
Datum
Chronographenmechanismus mit Nocken und Kupplung
⅕ sek.
Ø 27,00 mm, 12‴
Höhe 6,70 mm
A/h 18000
Steine 17

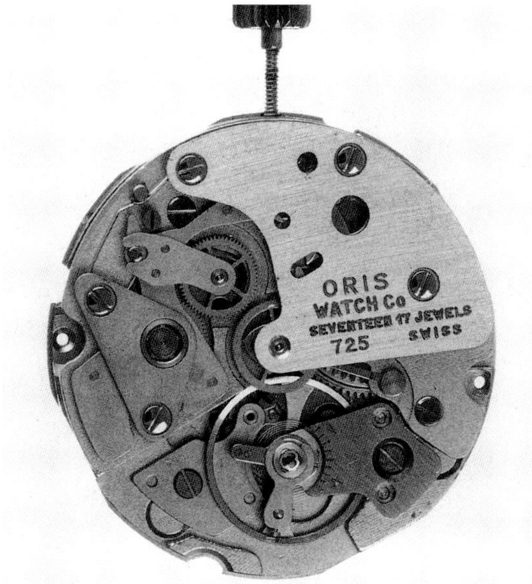

[73] Patek Philippe
Ankerwerk,
Handaufzug,
kleine Sekunde
Chronographenmechanismus mit Schaltrad und Kupplung
⅕ sek., 30-Minutenzähler
Ø 29,50 mm, 13‴
A/h 18000
Steine 23

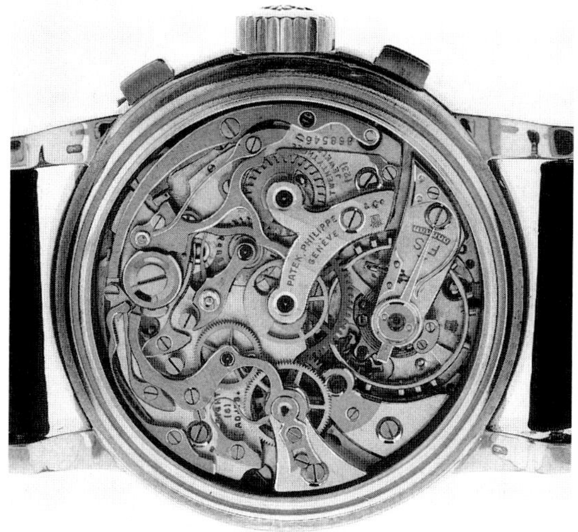

[74] Patek Philippe
Ankerwerk,
Handaufzug,
kleine Sekunde
mit Schleppzeiger
Chronographenmechanismus mit Schaltrad und Kupplung
⅕ sek., 30-Minutenzähler
Ø 29,50 mm, 13‴
A/h 18000
Steine 25

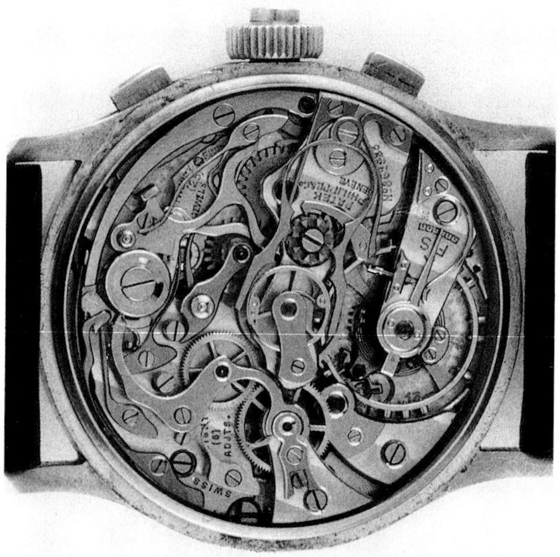

[75] Patek Philippe
Ankerwerk,
Handaufzug,
kleine Sekunde
mit Schleppzeiger
Chronographenmechanismus mit Schaltrad und Kupplung
⅕ sek., 30-Minutenzähler
Ø 29,50 mm, 13‴
A/h 18000
Steine 25

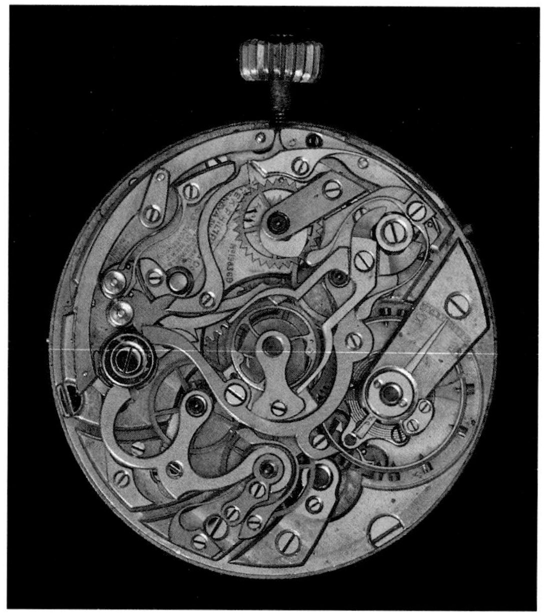

[76] Patek Philippe
Ankerwerk,
Handaufzug,
kleine Sekunde
mit Schleppzeiger
Chronographenmechanismus mit Schaltrad und Kupplung
⅕ sek., 30-Minutenzähler
Ø 29,50 mm, 13‴
A/h 18000
Steine 25

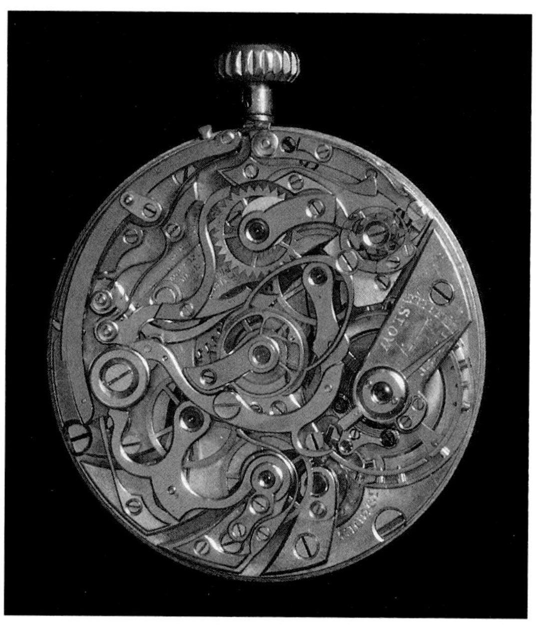

[77] Pierce 134
Ankerwerk,
Handaufzug,
kleine Sekunde
Chronographenmechanismus mit Schaltrad und Reibungskupplung
⅕ sek., 60-Minutenzähler
Ø 29,30 mm, 13‴
A/h 18000
Steine 17

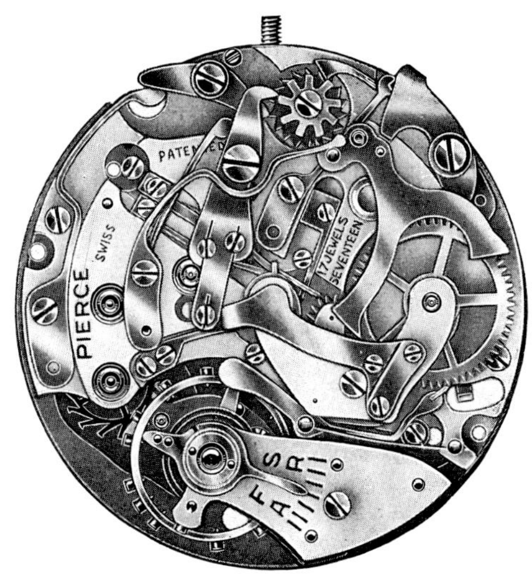

[78] Pierce 130
Ankerwerk,
Handaufzug,
kleine Sekunde
Chronographenmechanismus mit Schaltrad und Reibungskupplung
⅕ sek.
∅ 29,30 mm, 13‴
A/h 18000
Steine 17

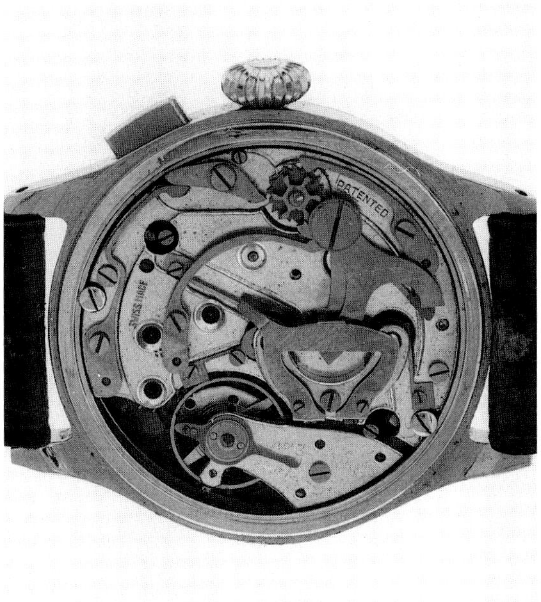

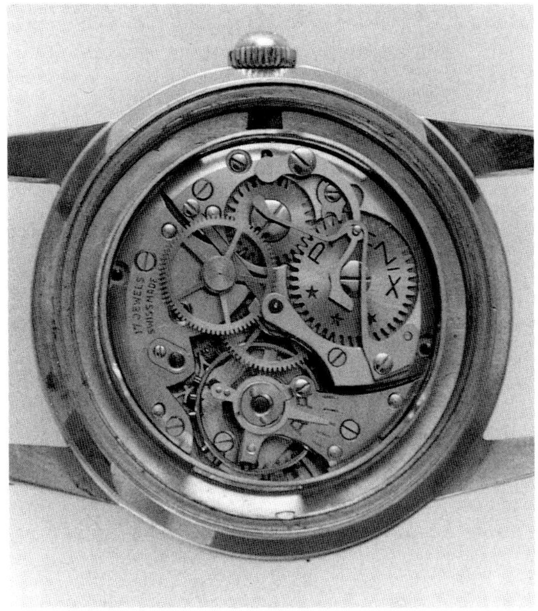

[79] Phenix 132
Ankerwerk,
Handaufzug
Chronographenmechanismus ohne Schaltrad und Kupplung
⅕ sek.
∅ 23,60 mm, 10½‴
A/h 18000
Steine 17

[80] Poljot 3133
Ankerwerk,
Handaufzug,
kleine Sekunde, Datum
Chronographenmechanismus mit Nocken und Kupplung
⅕ sek., 30-Minutenzähler
∅ 31,00 mm, 14‴
A/h 18000
Steine 23

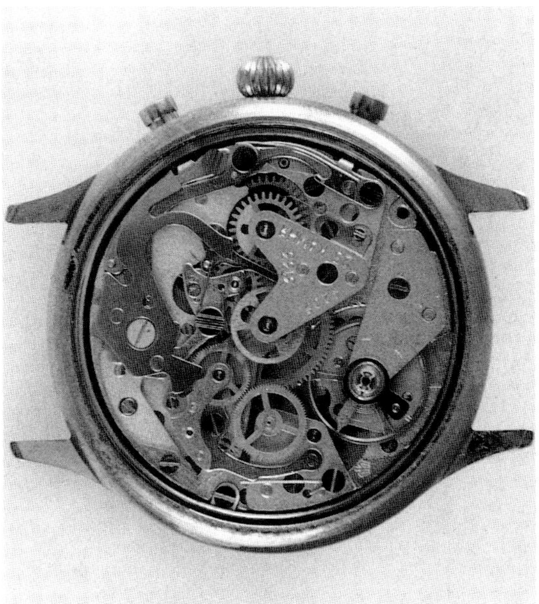

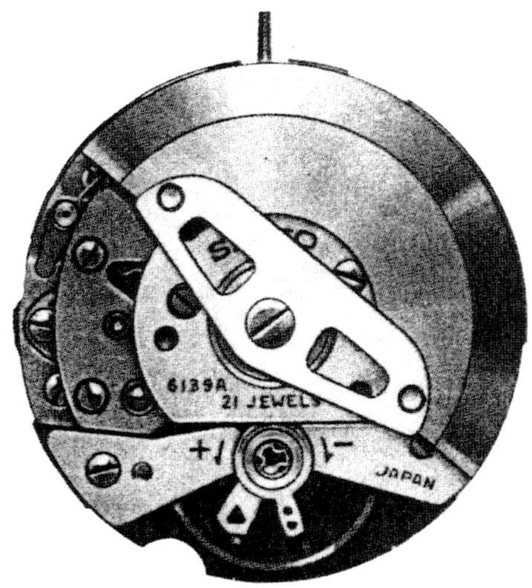

[81] Seiko 6139 A
Ankerwerk,
Automatik, Datum
Chronographenmechanismus mit Schaltrad und Kupplung
⅕ sek., 30-Minutenzähler
∅ 27,00 mm, 12‴
Höhe 6,65 mm
A/h 21600
Steine 21

[82] Universal 289
Ankerwerk,
Handaufzug,
kleine Sekunde
Chronographenmechanismus mit Schaltrad und Kupplung
⅕ sek., 30-Minutenzähler
∅ 23,20 mm, 10½‴
Höhe 5,55 mm
A/h 18000
Steine 17

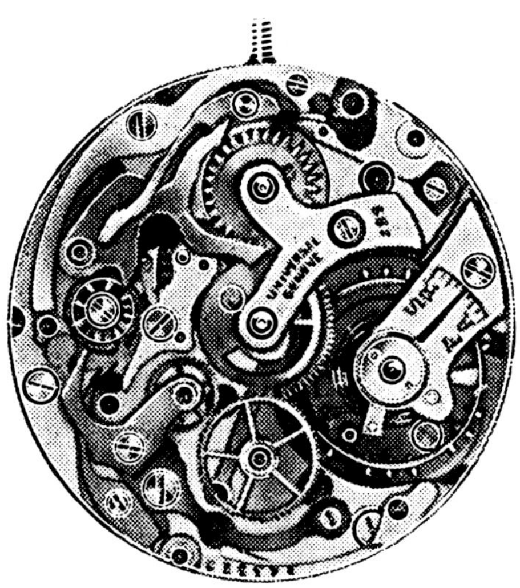

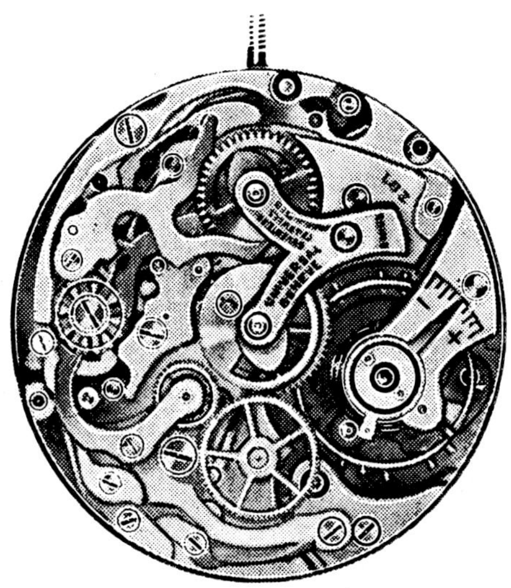

[83] Universal 281
Ankerwerk,
Handaufzug,
kleine Sekunde
Chronographenmechanismus mit Schaltrad und Kupplung
⅕ sek., 30-Minutenzähler
∅ 27,80 mm, 12¼‴
Höhe 5,50 mm
A/h 18000
Steine 17

[84] Universal 285
Ankerwerk,
Handaufzug,
kleine Sekunde
Chronographenmechanismus mit Schaltrad
und Kupplung
⅕ sek., 30-Minutenzähler
Ø 31,70 mm, 14'''
Höhe 6,05 mm
A/h 18000
Steine 17

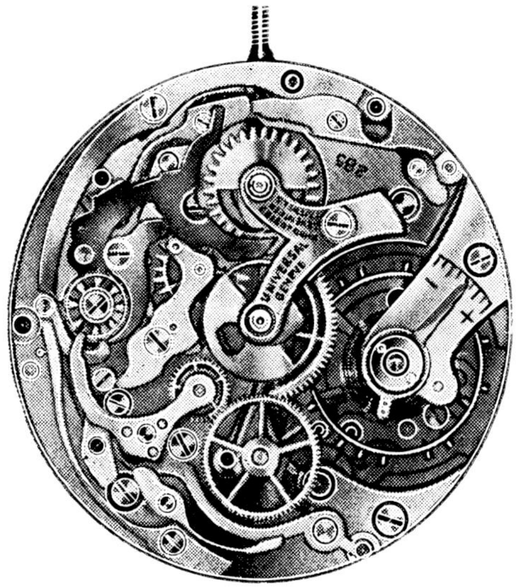

[84a] Universal 386
⅕ sek., 30-Minutenzähler, 12-Stundenzähler, Datum,
Wochentag, Monat,
Mondphase
Höhe 6,35 mm, 14'''

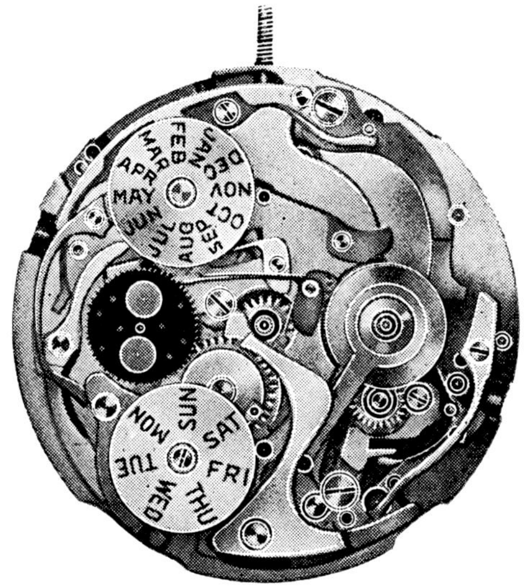

[84b] Universal 285
Ankerwerk,
Handaufzug,
kleine Sekunde
mit Schleppzeiger

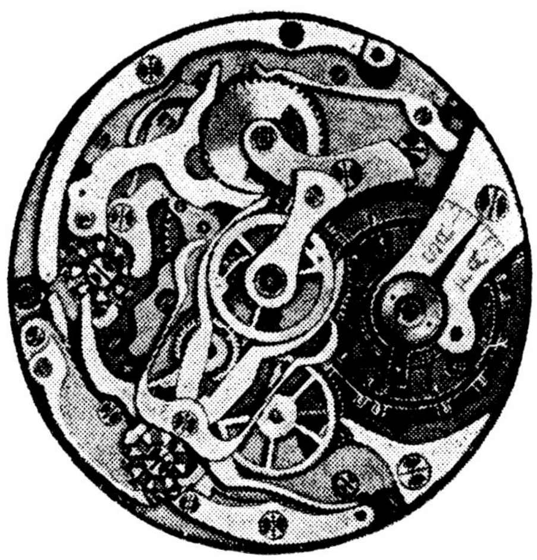

[85] Universal 339
Ankerwerk,
Handaufzug,
kleine Sekunde
Chronographenmechanismus mit Schaltrad
und Kupplung
⅕ sek., 30-Minutenzähler
Ø 34,40 mm, 15'''/16'''
A/h 18000
Steine 17

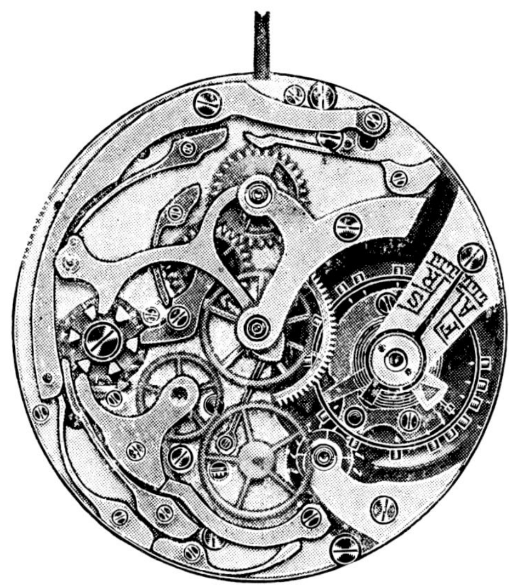

[86] Universal 335
Ankerwerk,
Handaufzug,
kleine Sekunde
Chronographenmechanismus mit Schaltrad
und Kupplung
⅕ sek., 30-Minutenzähler
Ø 40,00 mm, 17¾'''
A/h 18000
Steine 17

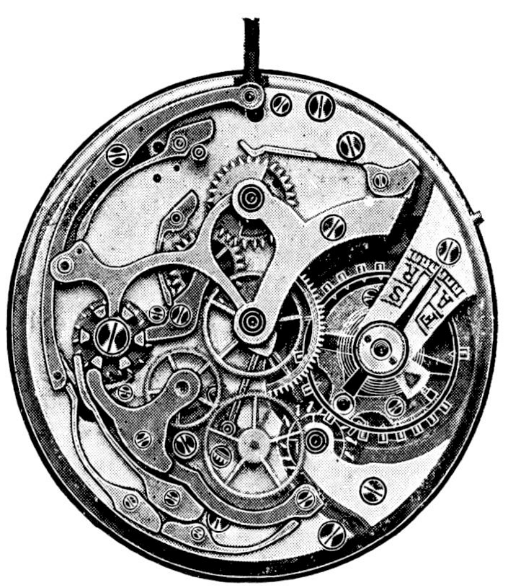

[87] Valjoux 69 DX
Ankerwerk,
Handaufzug,
kleine Sekunde
Chronographenmechanismus mit Schaltrad
und Kupplung
⅕ sek., 30-Minutenzähler
Ø 23,35 mm, 10½'''
Höhe 5,65 mm
A/h 18000
Steine 17

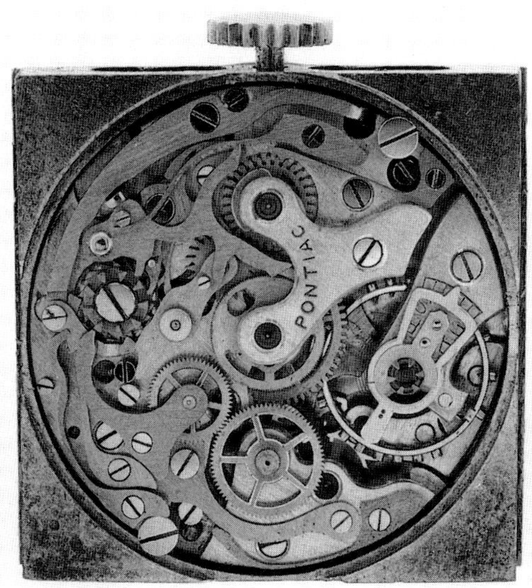

[88] Valjoux 13
Ankerwerk,
Handaufzug,
kleine Sekunde
Chronographenmechanismus mit Schaltrad
und Kupplung
⅕ sek., 30-Minutenzähler
Ø 29,50 mm, 13‴
Höhe 5,85 mm
A/h 18000
Steine 17

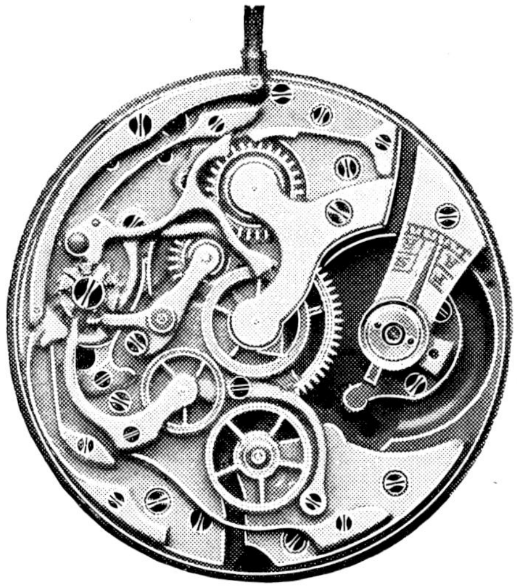

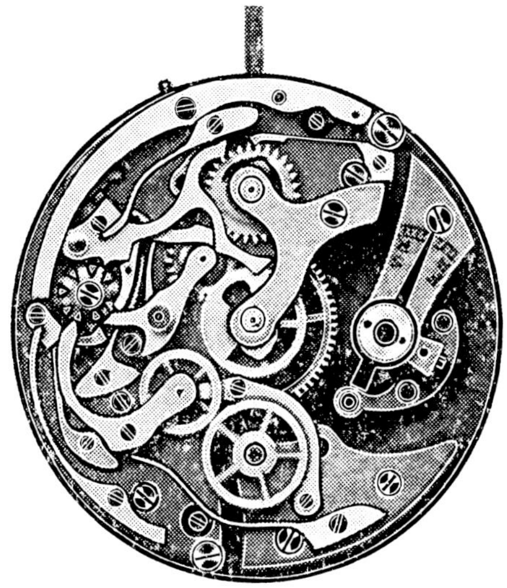

[89] Valjoux VZ
Ankerwerk,
Handaufzug,
kleine Sekunde
Chronographenmechanismus mit Schaltrad
und Kupplung
⅕ sek., 30-Minutenzähler
Ø 29,50 mm, 13‴
Höhe 5,85 mm
A/h 18000
Steine 17

[90] Valjoux 23
Ankerwerk,
Handaufzug,
kleine Sekunde
Chronographenmechanismus mit Schaltrad
und Kupplung
⅕ sek., 30-Minutenzähler
Ø 29,50 mm, 13‴
Höhe 5,85 mm
A/h 18000
Steine 17

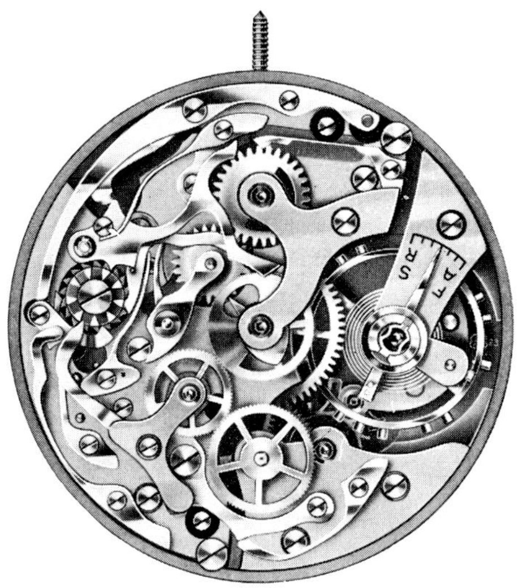

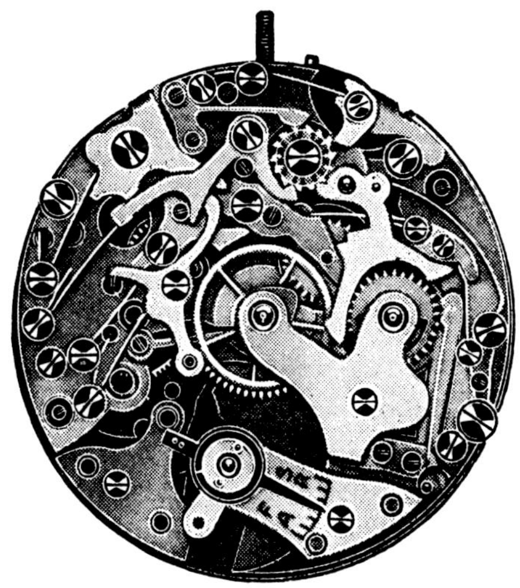

[91] Valjoux 77
Ankerwerk,
Handaufzug,
kleine Sekunde
Chronographenmechanismus mit Schaltrad
und Schwingtrieb
⅕ sek., 30-Minutenzähler
Ø 29,50 mm, 13‴
Höhe 6,00 mm
A/h 18000
Steine 17

[92] Valjoux 92
Ankerwerk,
Handaufzug,
kleine Sekunde
Chronographenmechanismus mit Schaltrad
und Schwingtrieb
⅕ sek., 30-Minutenzähler
Ø 29,50 mm, 13‴
Höhe 6,00 mm
A/h 18000
Steine 17

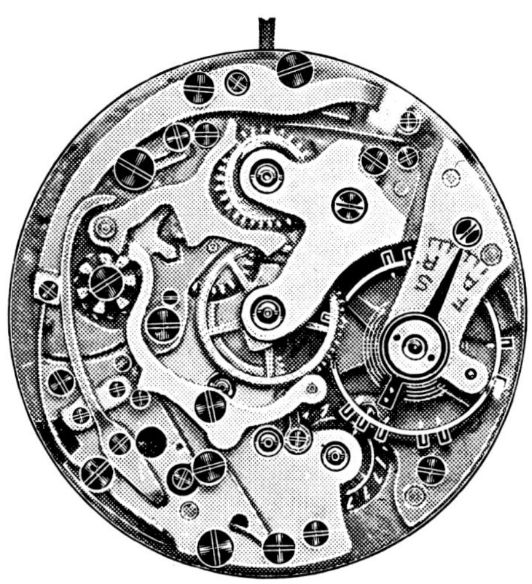

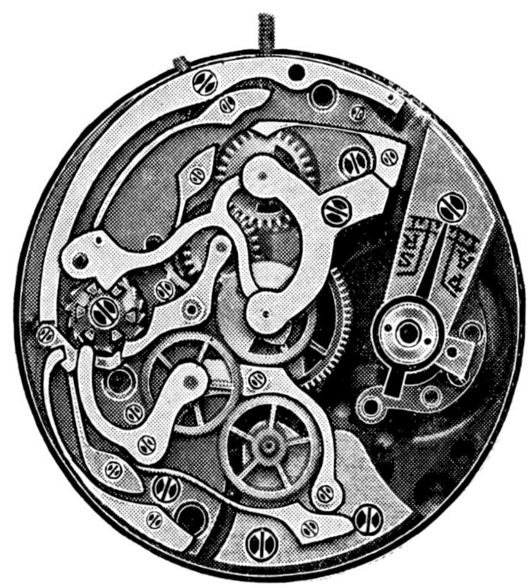

[93] Valjoux GHT
Ankerwerk,
Handaufzug,
kleine Sekunde
Chronographenmechanismus mit Schaltrad
und Kupplung
⅕ sek., 30-Minutenzähler
Ø 32,60 mm, 14‴
Höhe 6,40 mm
A/h 18000
Steine 17

[94] Valjoux 22
Ankerwerk,
Handaufzug,
kleine Sekunde
Chronographenmechanismus mit Schaltrad und Kupplung
⅕ sek., 30-Minutenzähler
∅ 32,60 mm, 14‴
Höhe 6,40 mm
A/h 18000
Steine 17

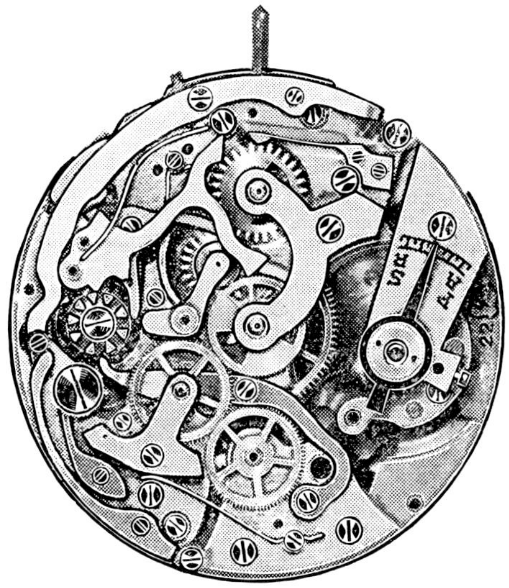

[95] Valjoux 84 (Bovet)
Ankerwerk,
Handaufzug,
kleine Sekunde
mit Mono-Schleppzeiger
Chronographenmechanismus mit Schaltrad und Kupplung
⅕ sek., 30-Minutenzähler
∅ 32,60 mm, 14‴
Höhe 6,40 mm
A/h 18000
Steine 17

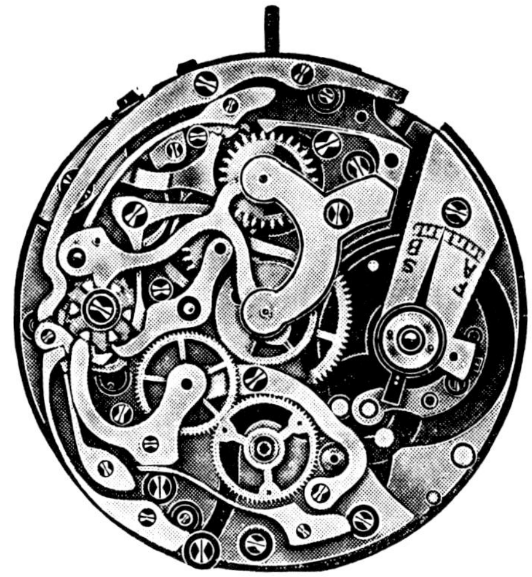

[96] Valjoux 22–GH
Ankerwerk,
Handaufzug,
kleine Sekunde
Chronographenmechanismus mit Schaltrad und Kupplung
⅕ sek., 30-Minutenzähler
∅ 33,84 mm, 15‴
A/h 18000
Steine 17

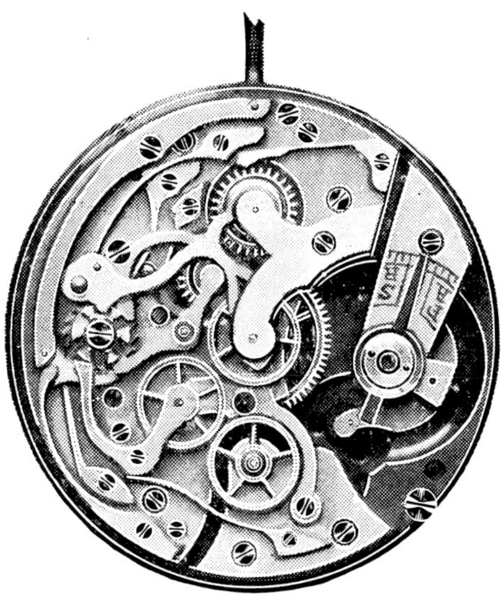

[97] Valjoux 55 VBR
Ankerwerk,
Handaufzug,
kleine Sekunde
mit Schleppzeiger
Chronographenmechanismus mit Schaltrad und Kupplung
⅕ sek., 30-Minutenzähler
∅ 39,30 mm, 17⅔‴
Höhe 7,90 mm
A/h 18000
Steine 17

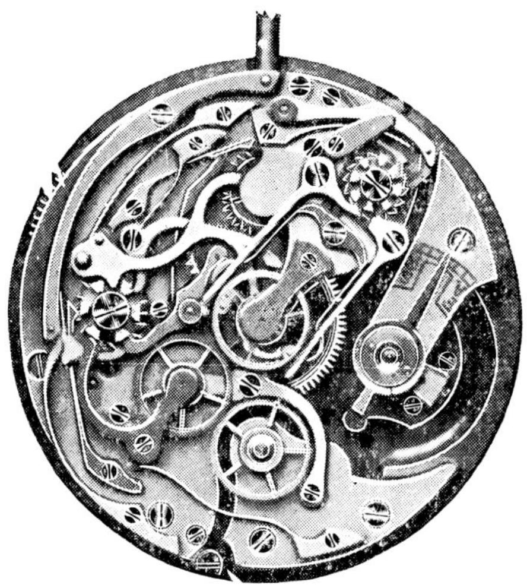

[98] Valjoux 7730
Ankerwerk,
Handaufzug,
kleine Sekunde
Chronographenmechanismus mit Nocken und Kupplung
⅕ sek., 30-Minutenzähler
∅ 31,00 mm, 14‴
Höhe 6,65 mm
A/h 18000
Steine 17

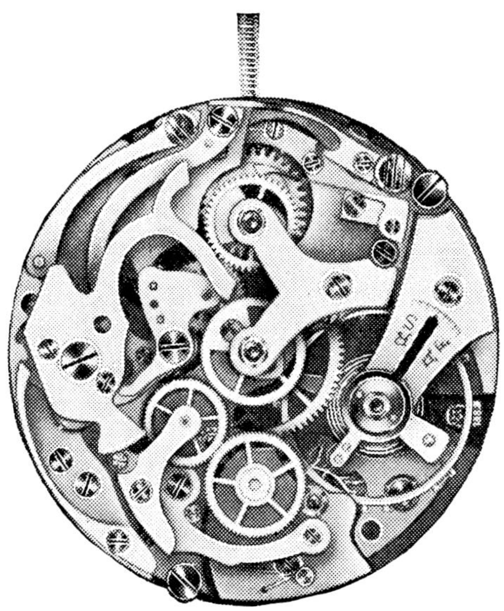

[99] Valjoux 7733
Ankerwerk,
Handaufzug,
kleine Sekunde
Chronographenmechanismus mit Nocken und Kupplung
⅕ sek., 30-Minutenzähler
∅ 31,00 mm, 14‴
Höhe 6,00 mm
A/h 18000
Steine 17

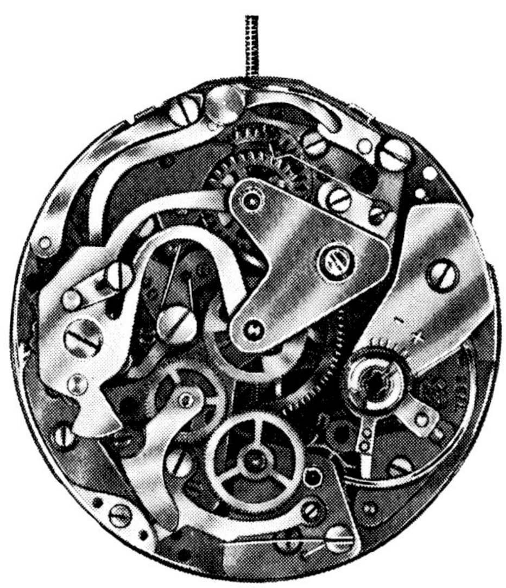

[100] Valjoux 7740
Ankerwerk,
Handaufzug,
Datum
Chronographenmechanismus mit Nocken und Schwingtrieb
$^1/_5$ sek., 30-Minutenzähler, 12-Stundenzähler
Ø 31,00 mm, $14'''$
Höhe 7,70 mm
A/h 28800
Steine 17

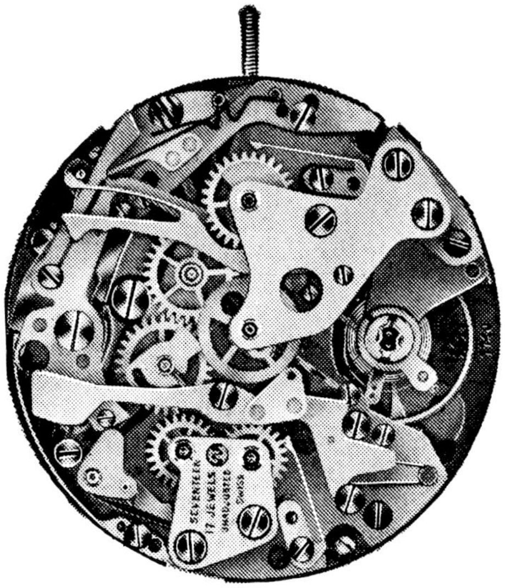

[101] Valjoux 7750
Ankerwerk,
Automatik,
kleine Sekunde,
Datum, Wochentag
Chronographenmechanismus mit Nocken und Schwingtrieb
$^1/_5$ sek., 30-Minutenzähler, 12-Stundenzähler
Ø 30,00 mm, $13^1/_4'''$
Höhe 7,80 mm
A/h 28800
Steine 17

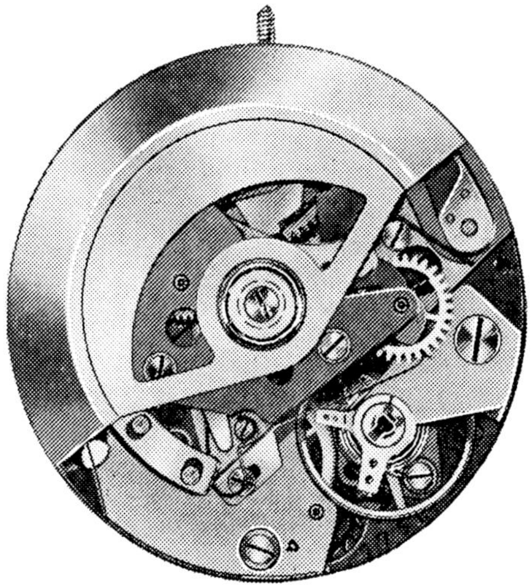

[102] Venus 140
Ankerwerk,
Handaufzug
Chronographenmechanismus mit Schaltrad und Kupplung
$^1/_5$ sek., 30-Minutenzähler
Ø 29,00 mm, $13'''$
Höhe 4,20 mm
A/h 18000
Steine 17

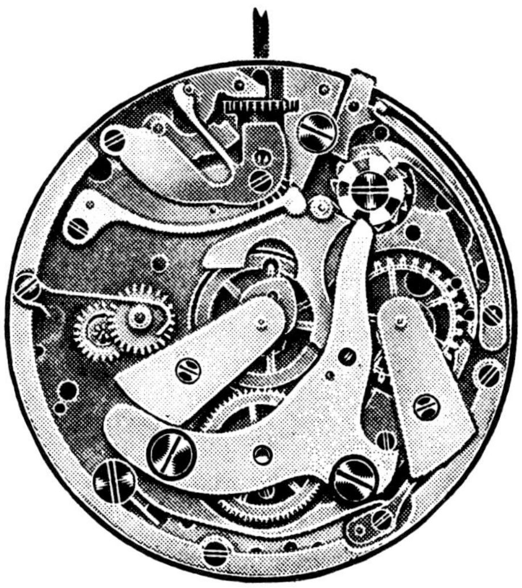

[103] Venus 150
Ankerwerk,
Handaufzug,
kleine Sekunde
Chronographenmechanismus mit Schaltrad und Kupplung
$^1/_5$ sek., 30-Minutenzähler
Ø 29,00 mm, $13'''$
Höhe 5,70 mm
A/h 18000
Steine 17

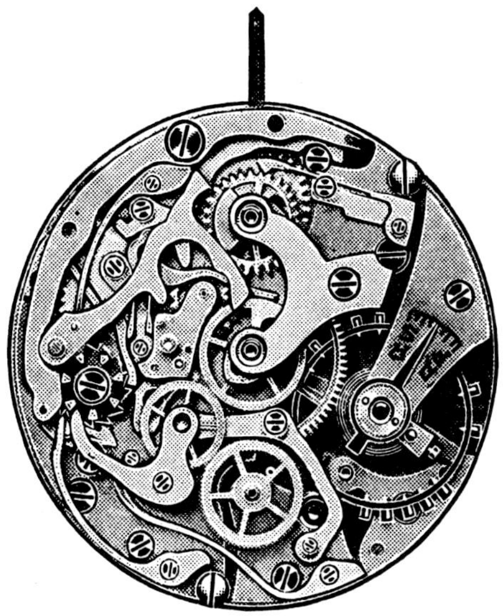

[104] Venus 170
Ankerwerk,
Handaufzug,
kleine Sekunde
Chronographenmechanismus mit Schaltrad und Schwingtrieb
$^1/_5$ sek., 30-Minutenzähler
Ø 28,00 mm, $12^1/_2'''$
Höhe 6,00 mm
A/h 18000
Steine 17

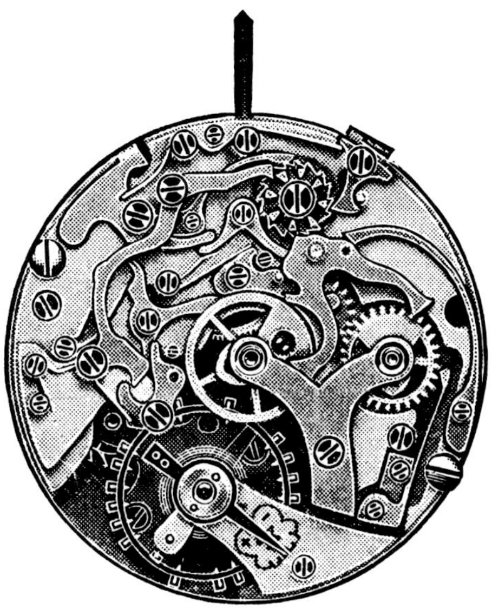

[105] Venus 175
Ankerwerk,
Handaufzug,
kleine Sekunde
Chronographenmechanismus mit Schaltrad und Kupplung
$^1/_5$ sek., 30-Minutenzähler
Ø 31,00 mm, $14'''$
Höhe 5,70 mm
A/h 18000
Steine 17

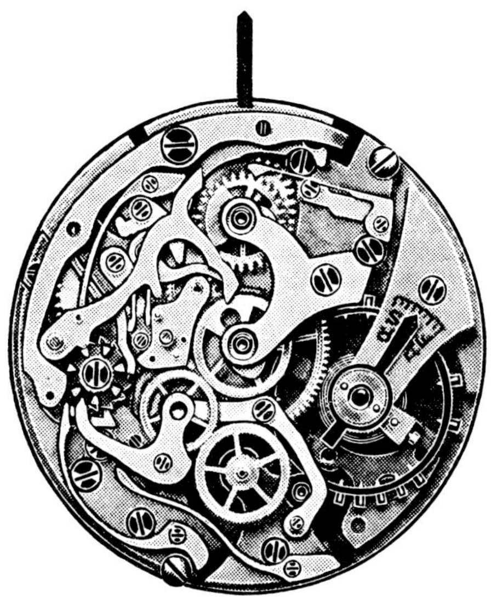

[106] Venus 179
Ankerwerk,
Handaufzug,
kleine Sekunde
mit Schleppzeiger
Chronographenmechanismus mit Schaltrad
und Kupplung
⅕ sek., 30-Minutenzähler
(45-Minutenzähler)
Ø 31,00 mm, 14‴
Höhe 7,20 mm
A/h 18000
Steine 19

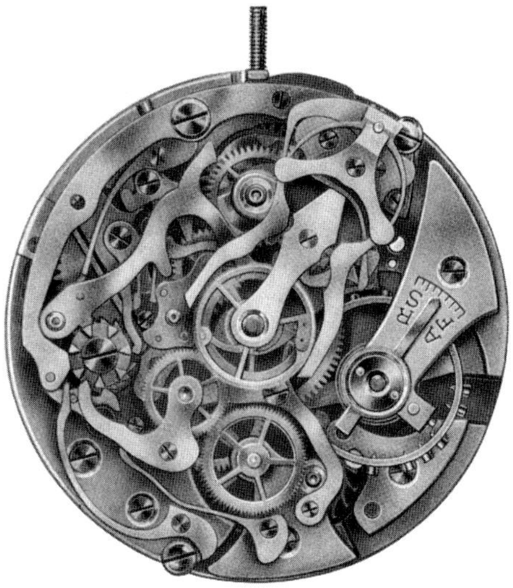

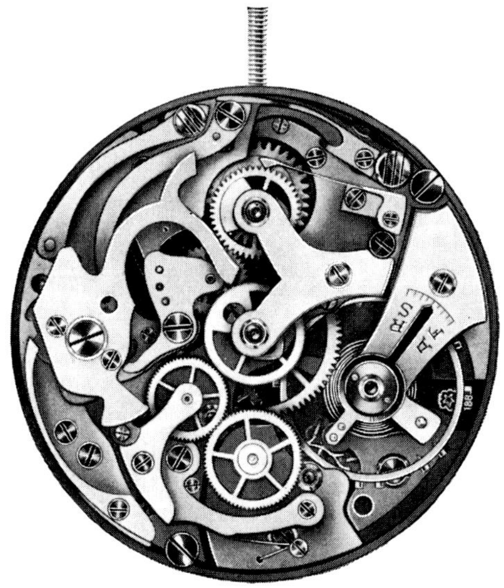

[107] Venus 188
Ankerwerk,
Handaufzug,
kleine Sekunde
Chronographenmechanismus mit Nocken und
Kupplung
⅕ sek., 30-Minutenzähler
Ø 31,00 mm, 14‴
A/h 18000
Steine 17

[108] Venus 210
Ankerwerk,
Handaufzug,
kleine Sekunde
Chronographenmechanismus mit Nocken und
Kupplung
⅕ sek., 30-Minutenzähler
Ø 28,00 mm, 12½‴
A/h 18000
Steine 17

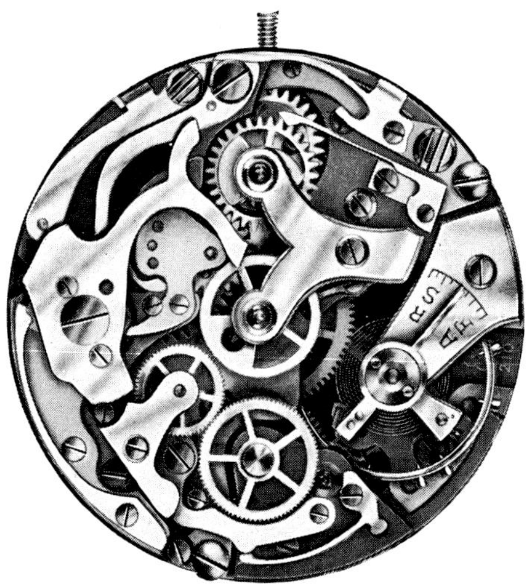

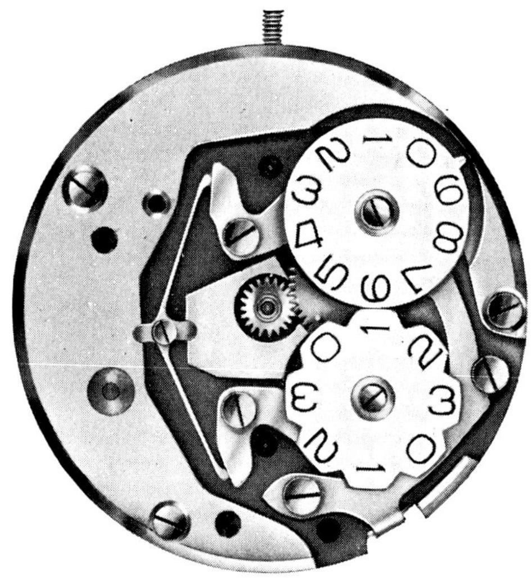

[108a] Venus 211
Ankerwerk,
Handaufzug,
kleine Sekunde
Datumwerk mit
1 Fenster

[109] Vulcain 65
Ankerwerk,
Handaufzug,
kleine Sekunde
Chronographenmechanismus mit Schaltrad
und Kupplung
⅕ sek.
Ø 23,70 mm, 10½‴
A/h 18000
Steine 17

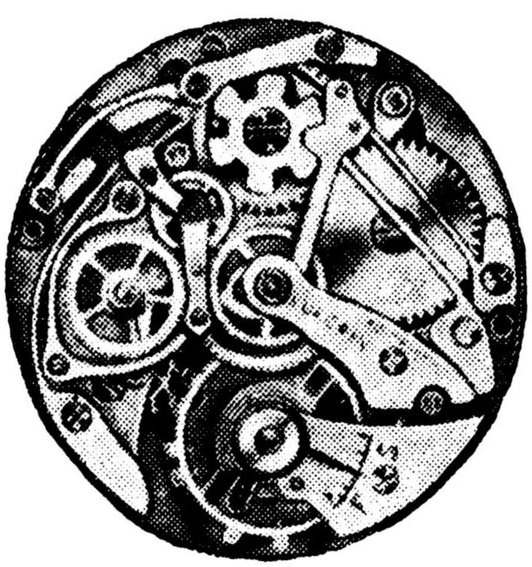

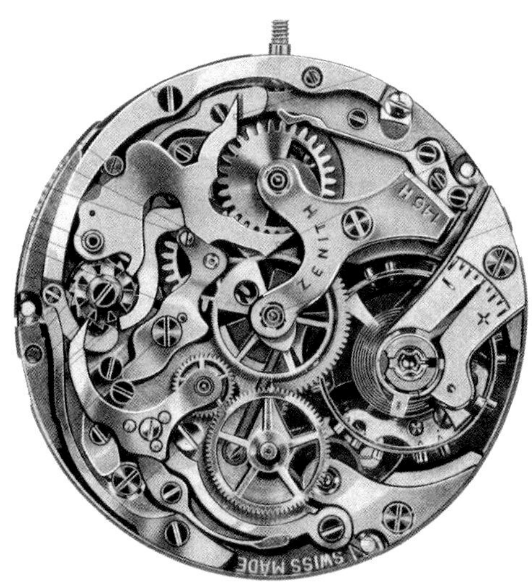

[110] Zenith 146 D
Ankerwerk,
Handaufzug,
kleine Sekunde
Chronographenmechanismus mit Schaltrad
und Kupplung
⅕ sek., 30-Minutenzähler
Ø 31,70 mm, 14‴
Höhe 5,95 mm
A/h 18000
Steine 17

[111] Zenith 3019 PHC
Ankerwerk,
Automatik, Datum,
kleine Sekunde
Chronographenmechanismus mit Schaltrad
und Kupplung
1/10 sek., 30-Minutenzähler, 12-Stundenzähler
Ø 30,00 mm, 13¼‴
Höhe 6,50 mm
A/h 36000
Steine 31

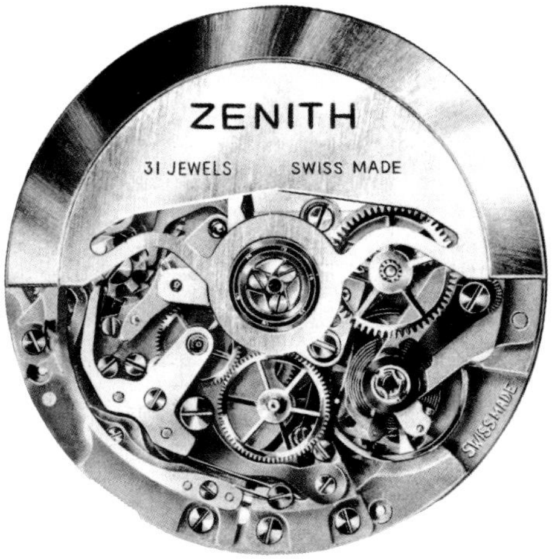

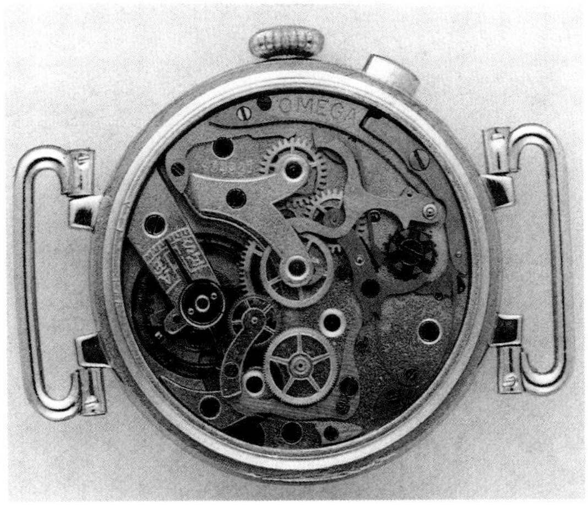

[112] Lemania
Ankerwerk,
Handaufzug,
kleine Sekunde
Chronographenmechanismus mit Schaltrad
und Kupplung
1/5 sek., 30-Minutenzähler
Ø 28,90 mm, 13‴
A/h 18000
Steine 17

[113] Anonym
Ankerwerk,
Handaufzug,
kleine Sekunde
Chronographenmechanismus mit Schaltrad
und Kupplung
⅕ sek., 30-Minutenzähler
Ø 32,70 mm, 14½‴
A/h 18000
Steine 17

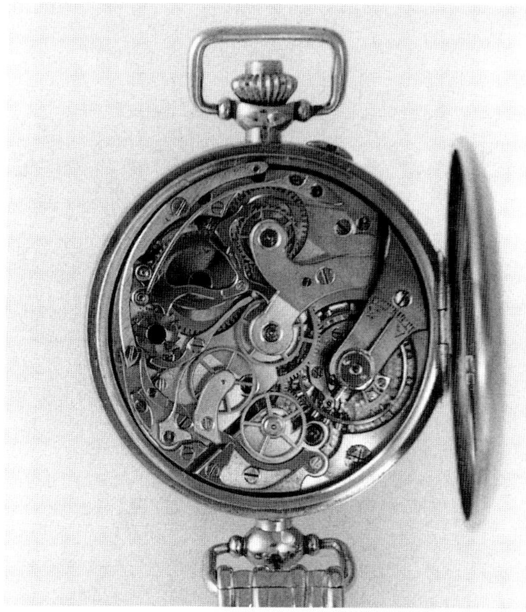

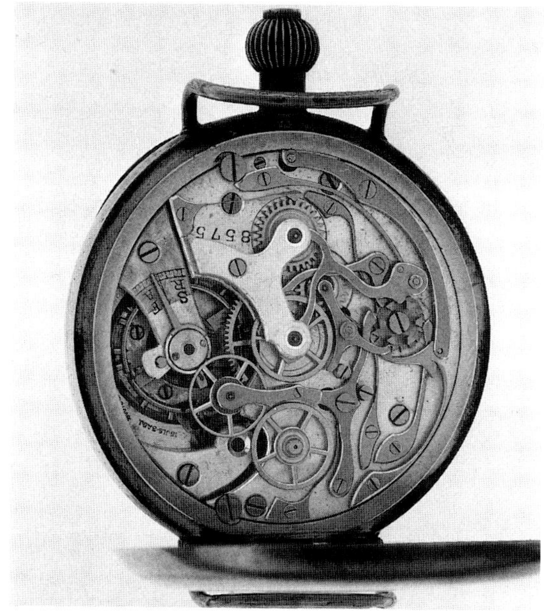

[114] Anonym
(Rose Watch)
Ankerwerk,
Handaufzug,
kleine Sekunde
Chronographenmechanismus mit Schaltrad
und Kupplung
⅕ sek., 30-Minutenzähler
Ø 32,80 mm, 14½‴
A/h 18000
Steine 17

[115] Anonym
Ankerwerk,
Handaufzug,
kleine Sekunde
Chronographenmechanismus mit Schaltrad
und Kupplung
⅕ sek., 30-Minutenzähler
Ø 28,20 mm, 12½‴
A/h 18000
Steine 17

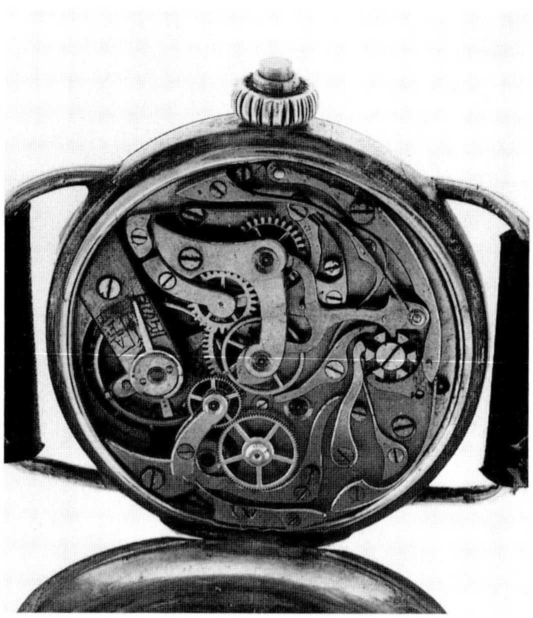

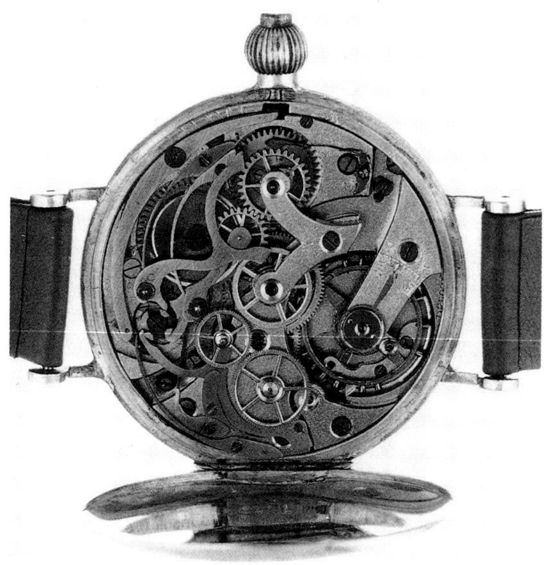

[116] Anonym
Ankerwerk,
Handaufzug,
kleine Sekunde
Chronographenmechanismus mit Schaltrad
und Kupplung
⅕ sek., 30-Minutenzähler
Ø 39,40 mm, 17½‴
A/h 18000
Steine 17

[117] Anonym
Ankerwerk,
Handaufzug,
kleine Sekunde
Chronographenmechanismus mit Schaltrad
und Kupplung
⅕ sek., 30-Minutenzähler
Ø 36,10 mm, 16‴
A/h 18000
Steine 17

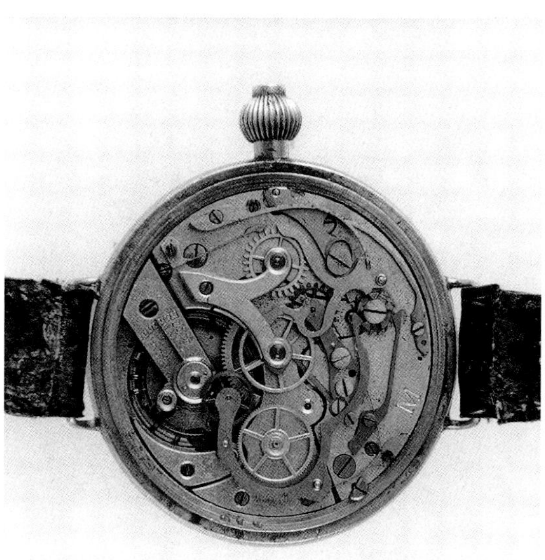

Anhang

Literatur

Bestfit	Encyclopedia of Watch	New York 1976
Chapponiere, H.	Le Chronographe	Bienne 1824
Ebauches S.A.	Katalog No. 1	Neuchâtel 1935
Ebauches S.A.	Katalog No. 4	Neuchâtel 1938
Ebauches S.A.	Katalog No. 5	Neuchâtel 1942
Ebauches S.A.	Katalog	Neuchâtel 1973
Flume, Rudolf	Kleinuhr-Schlüssel	Essen 1972
Humbert, B.	Der Chronograph	Lausanne 1952
Indicateur-Devoine	L'Horlogerie Suisse	Berne 1894
Jacob, Georg	Werkerkennung	Leipzig 1948
Jobin, A.-F.	La Classifikation Horlogere	Genève 1930
Jobin, A.-F.	La Classifikation Horlogere	Genève 1939
Jobin, A.-F.	La Classifikation Horlogere	Genève 1949
Les Fabricants Suisse d'Horlogerie	Offizieller Katalog Tome 1	1955
Les Fabricants Suisse d'Horlogerie	Offizieller Katalog Tome 1	1955

Register

Die geraden Ziffern verweisen auf die Seitenzahlen, die **halbfetten** auf die Abbildungsnummern.

Bildnachweis

Antiquorum, Genf
313/314, 448
Archiv Callwey
24, 188–190, 235, 341, 348, 370, 389, 435/436
Bauer, Alexander, München
318, 327
Chapuis-Gertsch, Genf
45
Christie's, New York
311/312, 323
Chronoswiss, München
390/391
Cuellar, R. de, Zürich
86, 129, 130, 241, 243
Crott, Dr., Auktionen, Aachen
5, 28, 30, 46/47, 52, 54, 64/65, 72, 116, 138–142, 151, 169, 197, 202, 266, 277, 280, 287, 310, 328, 331/332, 360, 364, 366, 369, 371/372, 405
IWC, Schaffhausen
373/374
Kuck, München
125, 128, 246, 267, 270, 272
Meis, Reinhard, Wahlwies
3, 6–11, 13/14, 17–23, 33–39, 41–44, 49–51, 53, 60–62, 74, 78–81, 84/85, 87, 94/95, 103–112, 117/118, 126/127, 134–137, 143/144, 146, 148–150, 156–162, 167, 170–172, 179/180, 182–187, 191–196, 198–201, 203, 205/206, 208–218, 221/222, 224–228, 232/233, 237–240, 242, 245, 247–249, 256, 261, 268, 275/276, 281–286, 289–300, 306, 319–322, 325, 330, 334–340, 353–356, 359, 361–363, 359, 367/368, 379, 381, 383/384, 392/393, 408/409, 426, 440–447, 449/450
Minerva, Villeret/CH
40
Omega, Biel
16
Patek Philippe, Genf
67–69, 75/76, 88/89, 315–317, 375–378, 382, 385–388
Preller, Heiko, Düsseldorf
90–93, 229/230, 269, 271, 307/308
Sotheby, New York
2, 309
Tietz, Thomas, München
1, 4, 12, 15, 25–27, 29, 31/32, 48, 55–59, 63, 70/71, 73, 77, 82/83, 96–102, 113–115, 119–124, 133, 145, 147, 152–155, 163, 166, 168, 173, 175, 176–178, 181, 204, 207, 219, 223, 231, 234, 236, 244, 250–255, 257–259, 260, 262/263, 273/274, 278/279, 288–297, 299, 301–305, 329, 333, 342–347, 349–353, 357/358, 365, 394–404, 406/407, 410–413, 415–425, 428–434, 437–439, 451–454
Voithenberg, Voith von, München
66, 131/132, 264/265
Zenith, Le Locle
427

Auf den folgenden Seiten
präsentiert sich
das internationale Angebot
hochwertiger
Armbanduhr-Chronographen

Folgende Firmen empfehlen sich
Ihrer Aufmerksamkeit

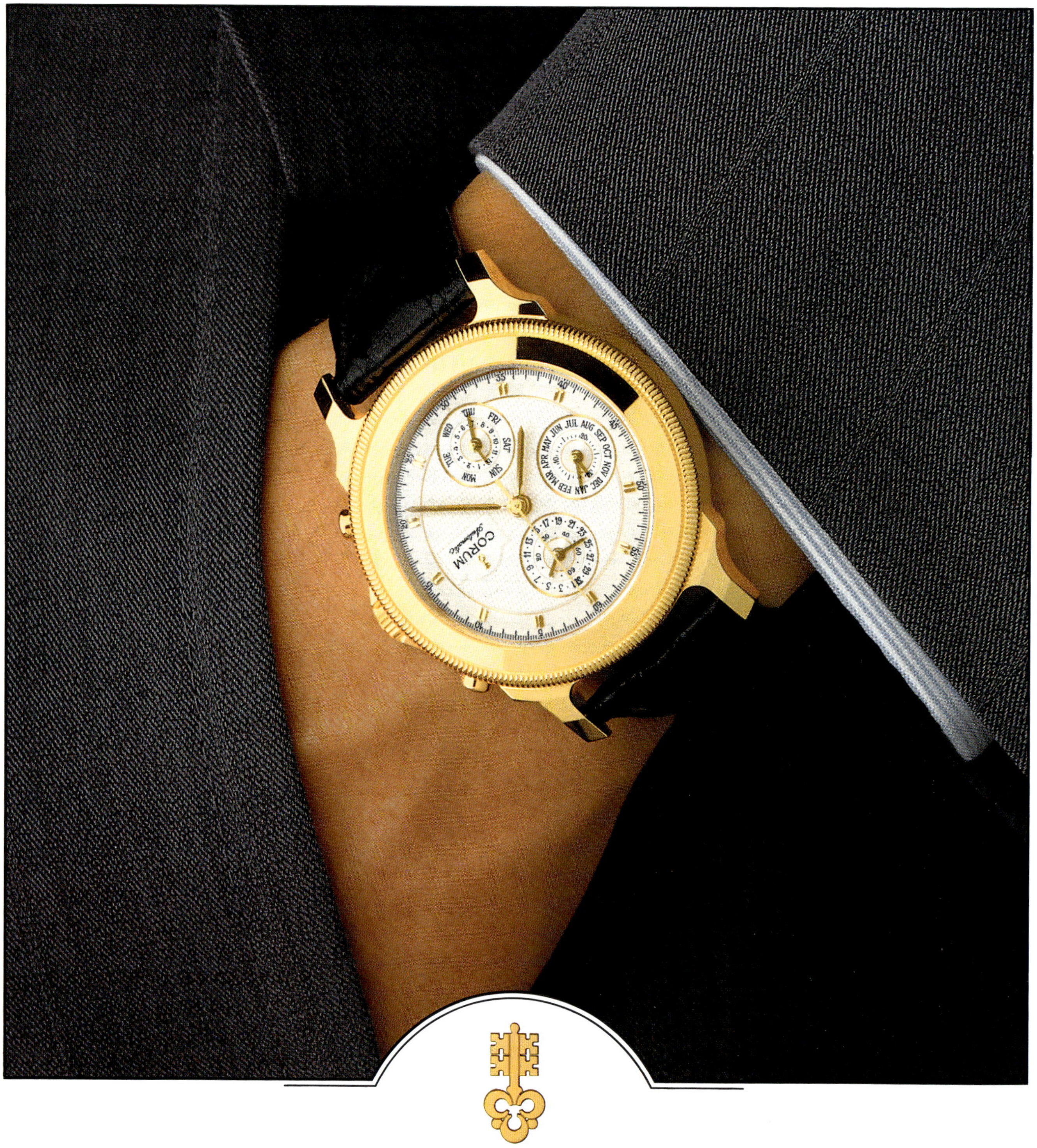

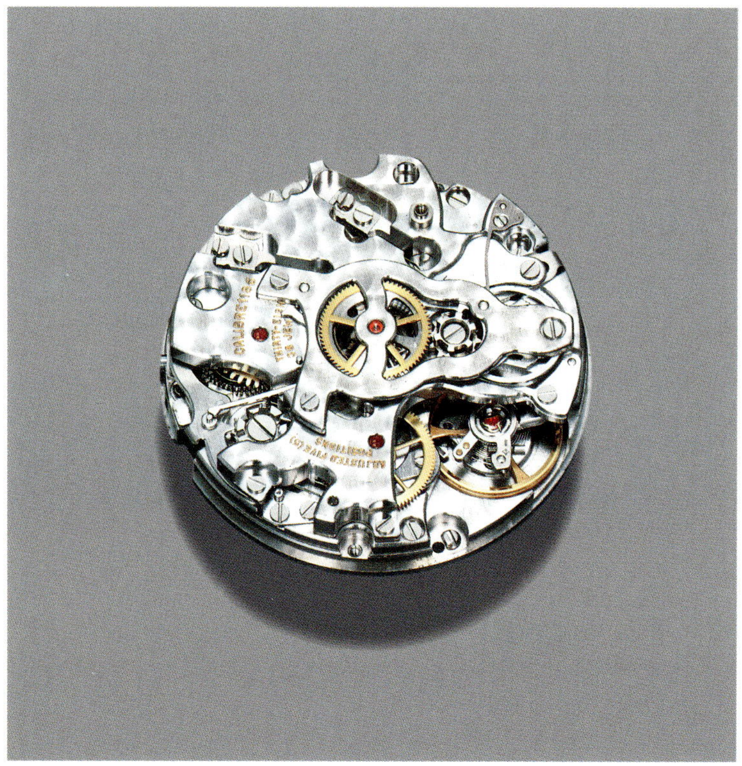

Cal: 1186 P. 11 1/2'''

SEIT 1735 GIBT ES BEI BLANCPAIN KEINE QUARZUHREN. ES WIRD AUCH NIE WELCHE GEBEN.

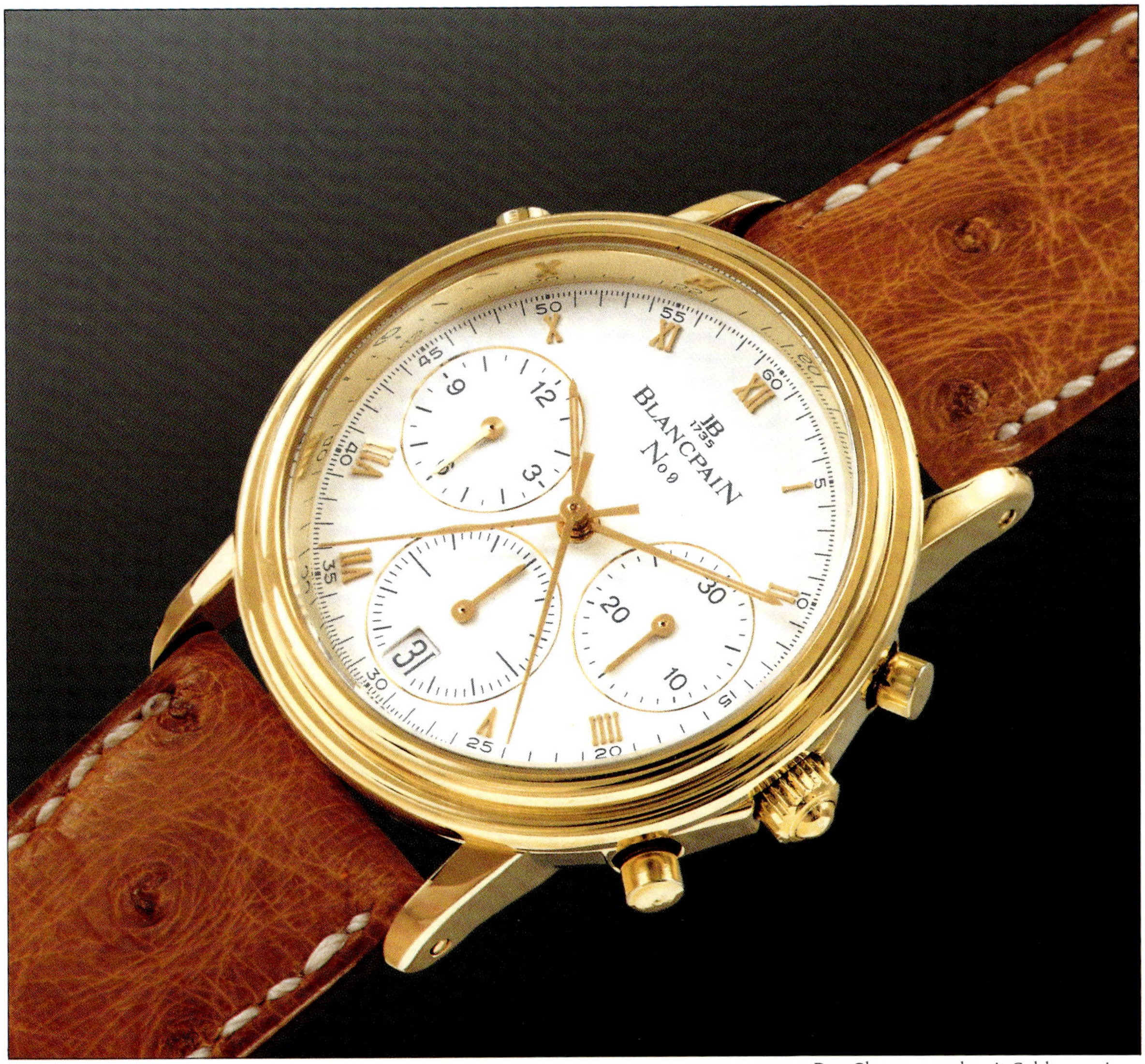

Der Chronograph mit Schleppzeiger

Mit diesem einzigartigen Zeitmeßinstrument ist es möglich, Ereignisse unterschiedlicher Dauer simultan zu stoppen. Dazu läßt sich der Schleppzeiger unabhängig vom eigentlichen Chronographenzeiger beliebig oft anhalten, und, nach dem Ablesen der Zwischenzeiten, mit diesem wieder in Deckung bringen.

Der Chronograph mit Schleppzeiger zählt deshalb zu den besonders komplizierten Meisterstücken der Uhrmacherkunst. Jedes Exemplar ist das Werk eines einzigen Uhrmachermeisters. Es wird, in Gold oder Platin, in aufwendiger Handarbeit hergestellt, danach numeriert und von Hand signiert. Nur etwa zehn dieser unvergleichlichen Chronographen verlassen jede Woche die Ateliers von Blancpain – Armbanduhren für Kenner außergewöhnlicher uhrmacherischer Leistungen.

JB 1735
BLANCPAIN

BLANCPAIN SA   CH-1348 Le Brassus, Schweiz   Tel. 0041-21 845 40 92   Fax 0041-21 845 41 88

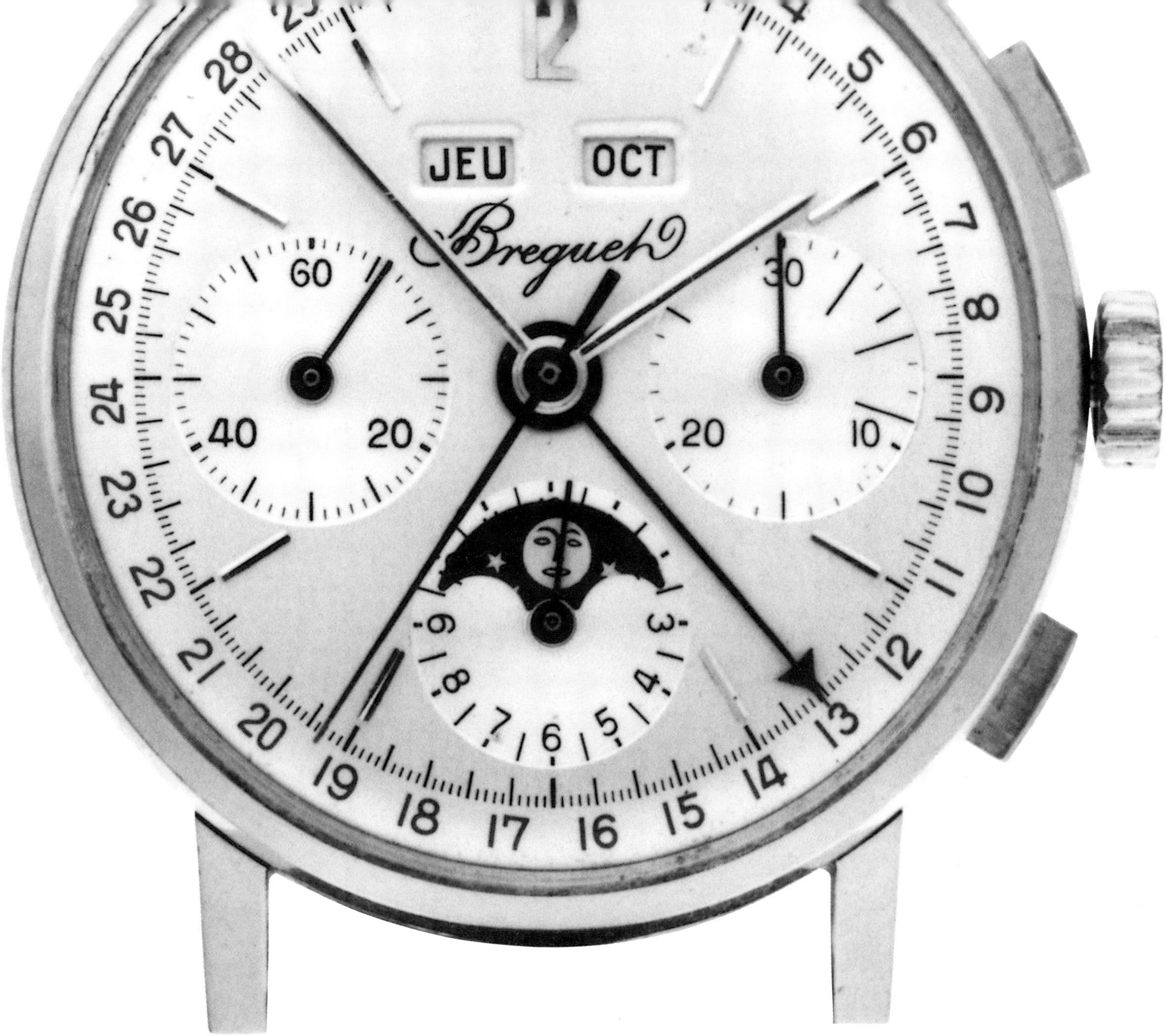
JEU
OCT
Breguet

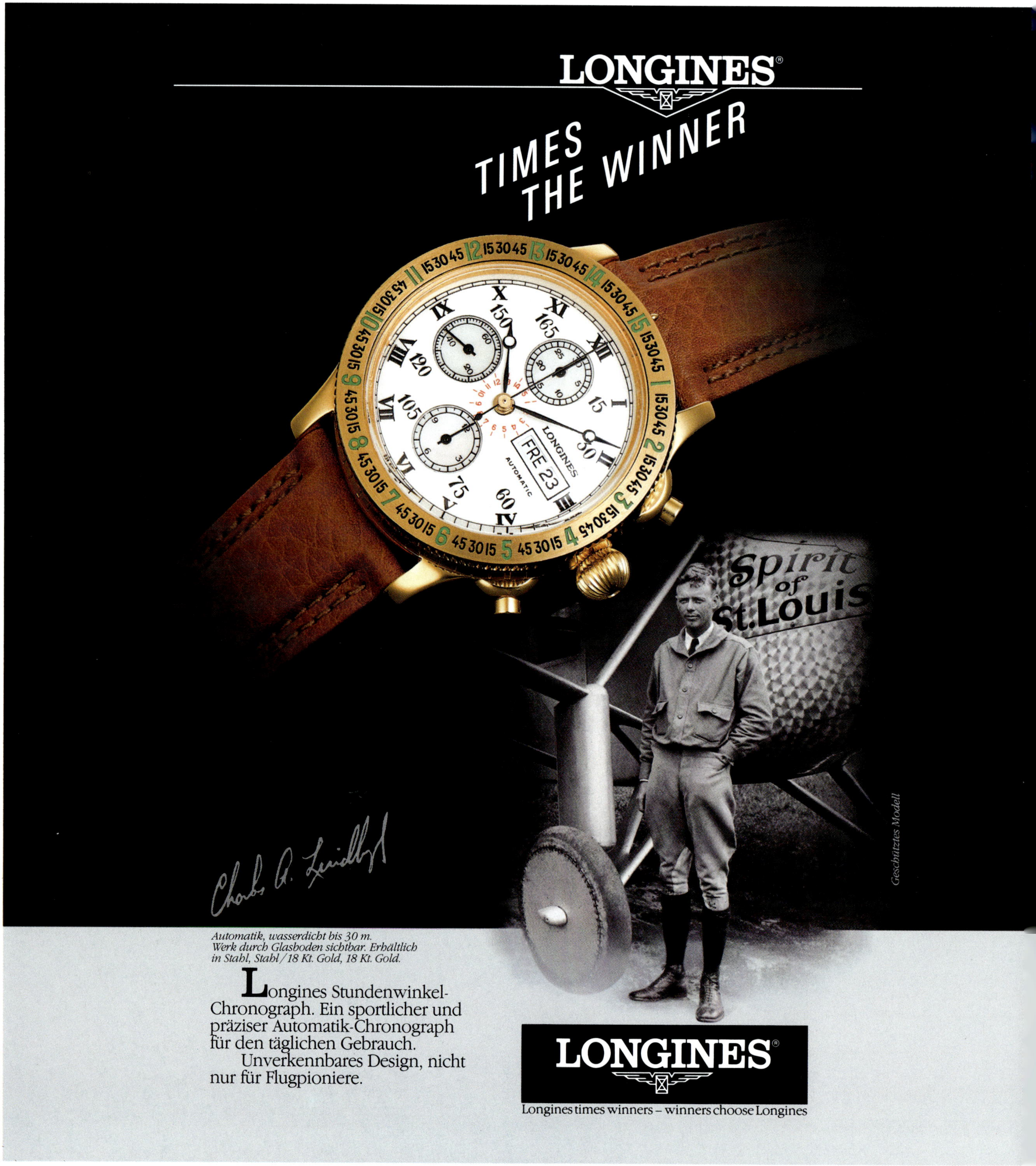

LONGINES
TIMES THE WINNER
LONGINES
AUTOMATIC
FRE 23
Spirit of St. Louis
Automatik, wasserdicht bis 30 m.
Werk durch Glasboden sichtbar. Erhältlich
in Stahl, Stahl / 18 Kt. Gold, 18 Kt. Gold.
Longines Stundenwinkel-Chronograph. Ein sportlicher und präziser Automatik-Chronograph für den täglichen Gebrauch.
Unverkennbares Design, nicht nur für Flugpioniere.
LONGINES
Longines times winners – winners choose Longines
Geschütztes Modell

Der automatische Chronograph
Da Vinci® mit ewigem Kalender
und Mondphasenanzeige von IWC.
Wer ihn erklären will, kommt
ins Philosophieren.

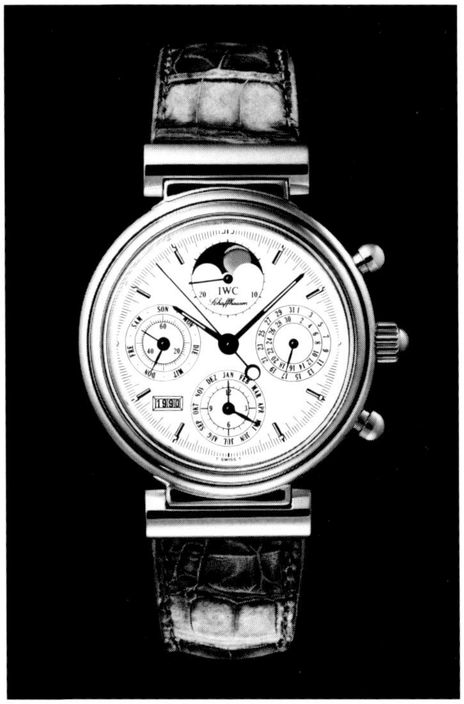

DM 24'700.–/18 Kt. Gold, mit Lederband
(unverbindliche Preisempfehlung)

Die Vollendung ist ein endloses Thema. Weil man zum Beispiel bezweifeln kann, dass es sie gibt. Aber auch sagen darf, dass sie von nichts anderem abhängig sei als vom eigenen Gefühl. Da sind die Besitzer und Bewunderer der Da Vinci einer Meinung. Und kommen mit ihrer Aufzählung einiger Eigenschaften dieses Chronographen ganz automatisch auf ein weiteres, unendliches Thema, nämlich auf die Zeit. Darauf, wie man ihrer Kostbarkeit gebührend Ausdruck verleihen kann:
Den Tagen, Monaten und Jahren, den Wochentagen und Mondphasen, die von der Da Vinci bis in alle Ewigkeit festgehalten werden.
Den Stunden, Minuten und Sekunden, die von der Da Vinci bis auf die 1/8 Sekunde genau gezählt und gestoppt werden.
Den Ver-rücktheiten der Zeit, die Schaltjahre, die von der Da Vinci bis zur Sylvesternacht 2199 mitberücksichtigt werden.
Und selbst dem Zerrinnen der Zeit, das die Da Vinci zwar auch nicht aufhalten, aber schöner festhalten kann: In einem massiven Gehäuse aus 18 Karat Gelb- oder Weissgold, mit individueller Fertigungsnummer und auf Wunsch mit Ihrem Namen im Boden eingraviert. Da sind sich die Besitzer und Bewunderer der Da Vinci einig, und kommen gern ins Philosophieren.
Ohne Ende.

IWC

International Watch Co Ltd, Schaffhausen . Switzerland

Since 1868

Wenn Sie ganz genau über den Chronographen «Da Vinci» und andere Meisterwerke von IWC informiert sein wollen, fordern Sie den IWC Sammelband an.
Sie erhalten ihn in Deutschland bei der IWC Frankfurt, Tel. (069) 78 30 85 oder 78 30 86,
in Österreich bei der Chronogold in Wien, Tel. (0222) 83 15 42, und
in der Schweiz bei der IWC in Schaffhausen, Tel. (053) 28 55 55.

Comor

MONTRES JOAILLERIE ANCIENNES ET MODERNES

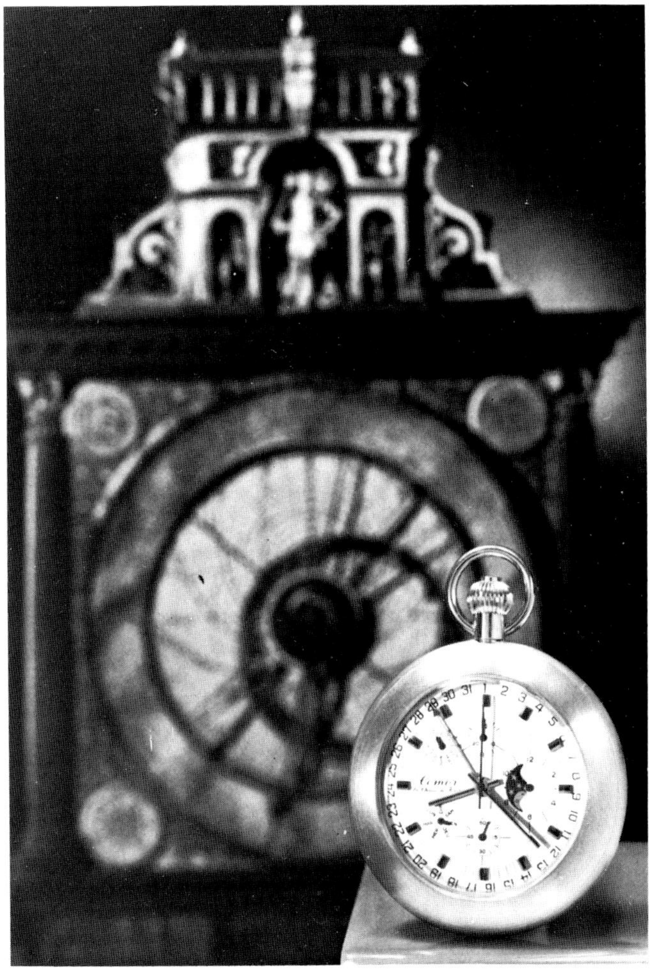

ELEGANCE: Der einzigartige Taschenchronograph mit komplettem Kalender und Mondphase, ausgerüstet mit Cal. 88 Valjoux.

Die sportliche Lösung in Form (Gallet Gehäuse), Format (∅ 45 mm) und Technik (3 unsichtbare, im Gehäuse integrierte Drücker).

Ein Beispiel unter vielen Modellen von COMOR, wo das Außergewöhnliche zum Thema wird.

Comor

COMOR WATCH Dr. Adolf L. Benz
Theaterplatz 8, Postfach, CH-3000 BERN 7
Telefon (031) 222361, FAX (031) 444064

KOMPLIZIERTE KOMPLIKATIONEN

VON DER PLATINE
BIS ZUM HEBEL

VOM GEHÄUSE
BIS ZUM DRÜCKER

VOM ZEIGER
BIS ZUM ZIFFERBLATT

SPEZIALWERKSTÄTTE FÜR
CHRONOGRAPHEN UND
ALTE ARMBANDUHREN
ALLER QUALITÄTSMARKEN

FRIEDRICH MANDL
UHRMACHERMEISTER
GUMPENDORFERSTR. 113
A – 1060 WIEN
TEL 0222 56 98 175

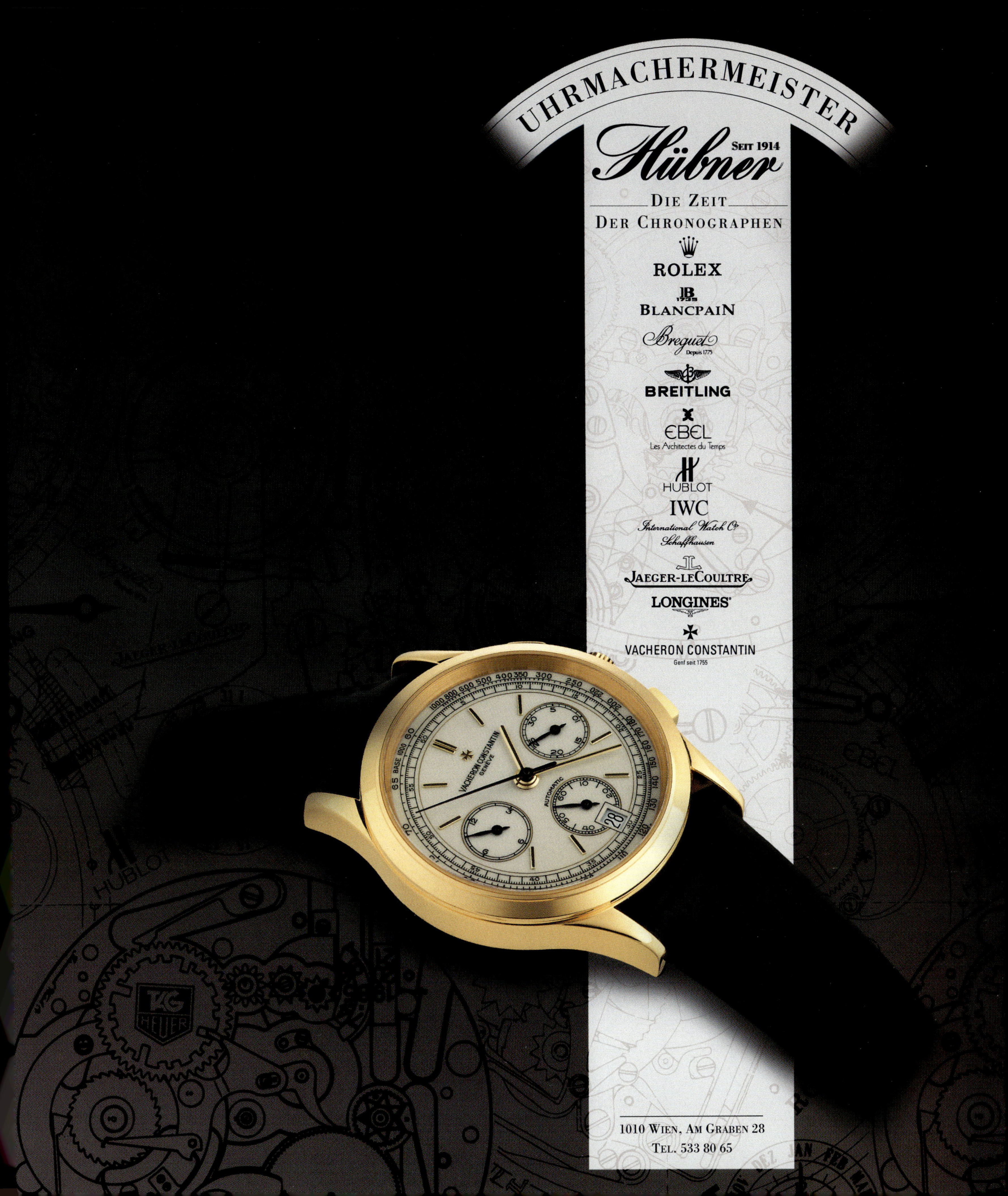
UHRMACHERMEISTER
Hübner
Seit 1914
Die Zeit
der Chronographen
ROLEX
BLANCPAIN
Breguet
Depuis 1775
BREITLING
EBEL
Les Architectes du Temps
HUBLOT
IWC
International Watch Co
Schaffhausen
JAEGER-LECOULTRE
LONGINES
VACHERON CONSTANTIN
Genf seit 1755
1010 Wien, Am Graben 28
Tel. 533 80 65

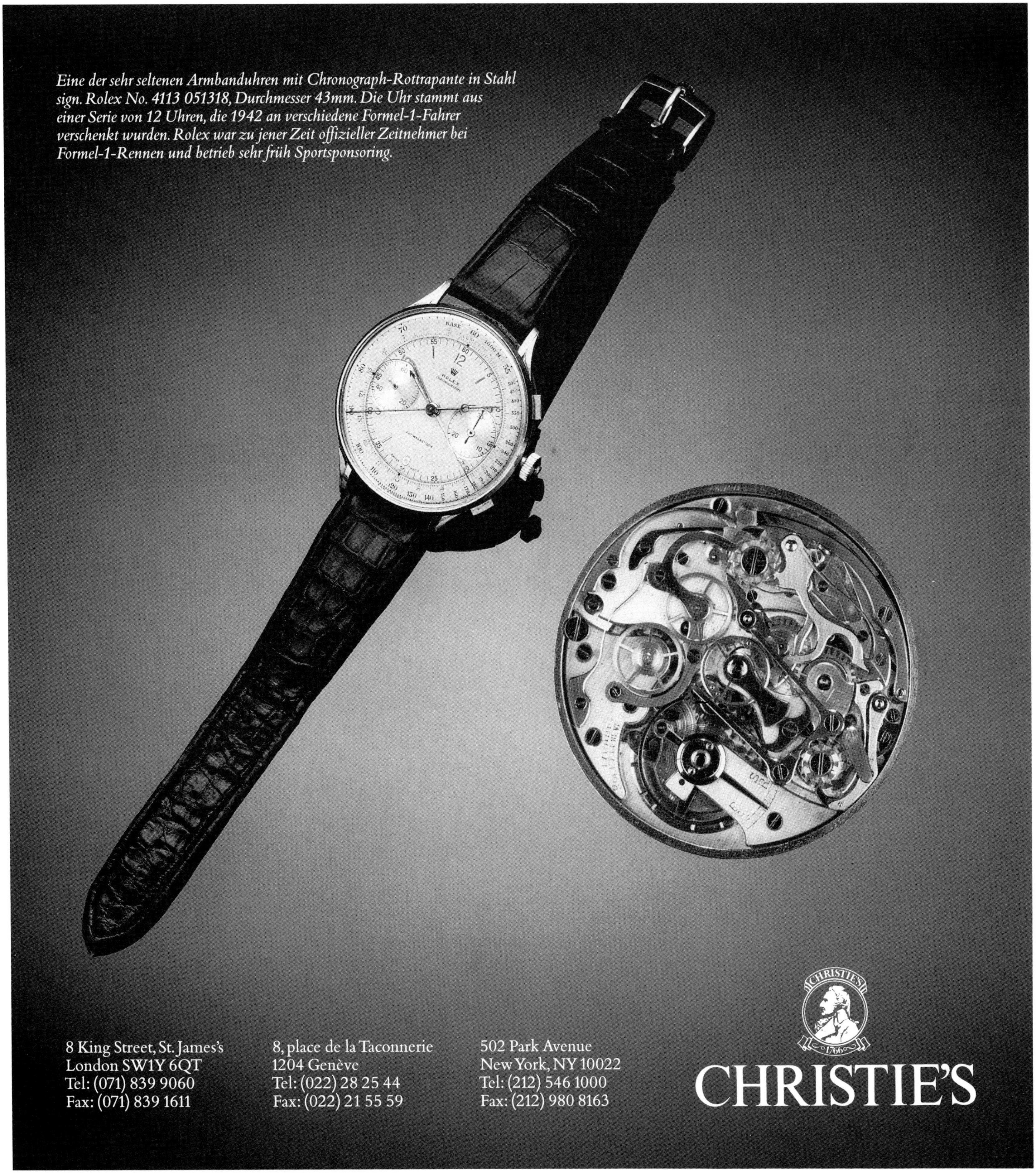

Eine der sehr seltenen Armbanduhren mit Chronograph-Rottrapante in Stahl sign. Rolex No. 4113 051318, Durchmesser 43mm. Die Uhr stammt aus einer Serie von 12 Uhren, die 1942 an verschiedene Formel-1-Fahrer verschenkt wurden. Rolex war zu jener Zeit offizieller Zeitnehmer bei Formel-1-Rennen und betrieb sehr früh Sportsponsoring.
8 King Street, St. James's
London SW1Y 6QT
Tel: (071) 839 9060
Fax: (071) 839 1611
8, place de la Taconnerie
1204 Genève
Tel: (022) 28 25 44
Fax: (022) 21 55 59
502 Park Avenue
New York, NY 10022
Tel: (212) 546 1000
Fax: (212) 980 8163
CHRISTIE'S

Hommage an die Zeit: Der Chronograph von Audemars Piguet.

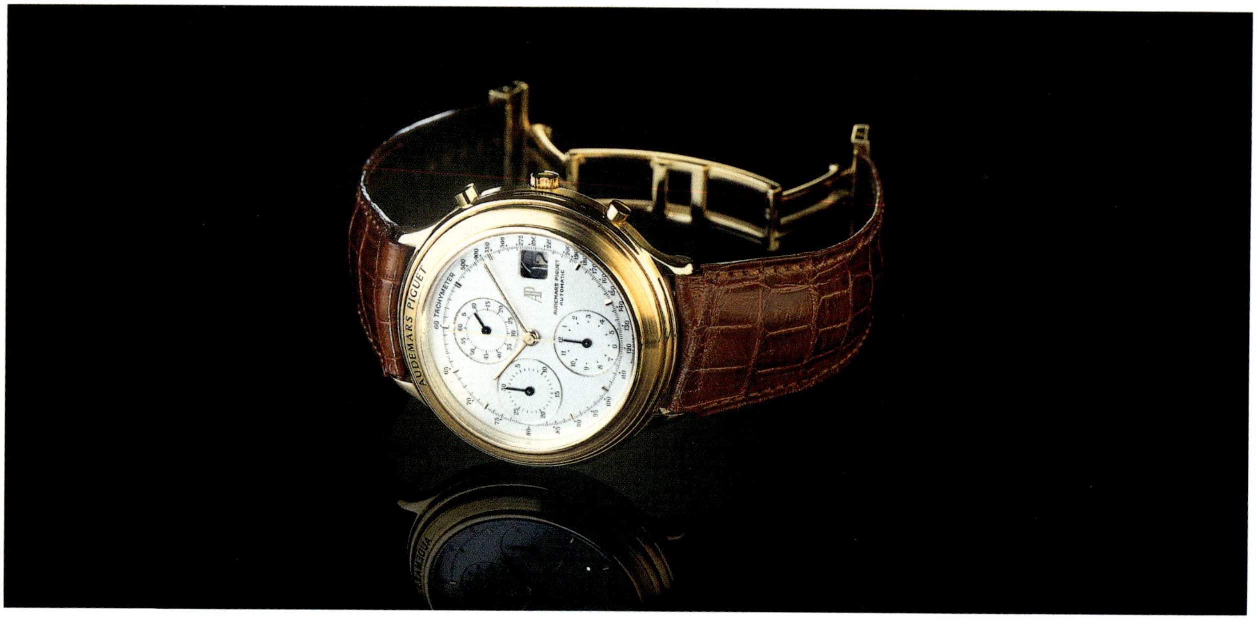

Kunstwerke der Zeit zu kreieren ist für eine außergewöhnliche Uhrenmanufaktur wie Audemars Piguet nicht die einzige Maxime. Sie ist jedoch Voraussetzung dafür, daß die Resultate des uhrmacherischen Strebens Symbole der Perfektion sind und bleiben.

Bei dem „Chronographe Automatique" ist es Audemars Piguet aufs Neue gelungen, Funktionalität und Ästhetik so in einer Armbanduhr zu vereinigen, daß das Ganze weit mehr ist als die Summe seiner Einzelteile: Chronographenwerk mit automatischem Aufzug durch zentralen Goldrotor, mit 30-Minuten- und 12-Stunden-Zählzeiger, mit Datumsanzeige und Zifferblatt mit Tachymeter-Skala zum unmittelbaren Ablesen von Durchschnittsgeschwindigkeiten; umgeben von einem formvollendeten, ergonomisch gestalteten Gehäuse, wasserdicht bis 2 atm.

Der heimliche Wunsch vieler, manchmal Herr über die flüchtige Zeit zu werden, findet im „Chronographe Automatique" von Audemars Piguet seine ausdrucksvolle Gestalt.

Weitere Informationen
erhalten Sie von
AUDEMARS PIGUET
UHREN GmbH
Postfach 1149
6232 Bad Soden
Telefon 06196/25061

AUDEMARS PIGUET®